M. Hafner / A. Meier

Geriatrische Krankheitslehre
Teil II: Allgemeine Krankheitslehre und somatogene Syndrome

2., vollständig überarbeitete und erweiterte Auflage

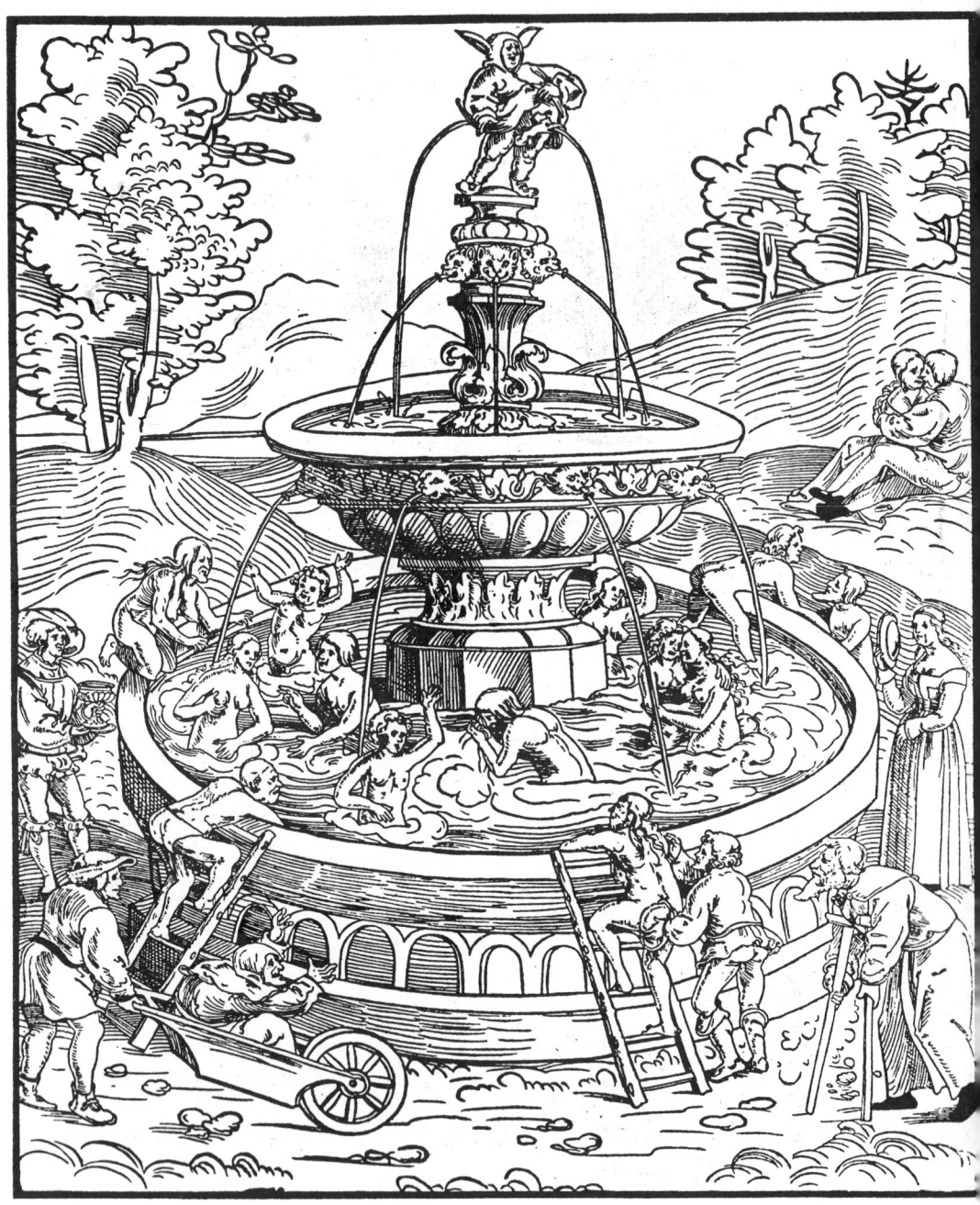

An der Wende zur frühen Neuzeit war der Jungbrunnen ein in Dichtung und Malerei verbreitetes Motiv. In der Allegorie vom Jungbrunnen sind verschiedenste Vorstellungen präsent: vom alttestamentlich-orientalischen Lebensquell bis zur christlichen Taufe als Schöpfungserneuerung im Glauben. In einer Zeit des frühen Todes war die wundersame Rückgewinnung der Jugend in jedem Fall ein starkes Motiv – ähnliche Vorstellungen leben bis heute fort, etwa in den Wasser-Ritualen des Wallfahrtorte Lourdes.

(Holzschnitt, von Hans Sebald Beham, um 1530

Manfred Hafner
Andreas Meier

Geriatrische Krankheitslehre

Teil II:

Allgemeine Krankheitslehre und somatogene Syndrome

2., vollständig überarbeitete und erweiterte Auflage

Verlag Hans Huber
Bern • Göttingen • Toronto • Seattle

Die Deutsche Bibliothek – CIP-Einheitsaufnahme

Hafner, Manfred D.:
Geriatrische Krankheitslehre / Manfred Hafner ; Andreas Meier. – Bern ; Göttingen ;
Toronto ; Seattle: Huber
Teil 2. Allgemeine Krankheitslehre und somatogene Syndrome. – 2., vollst. überarb.
und erw. Aufl. – 2000
ISBN 3-456-83167-6

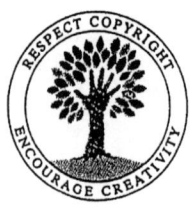

© 2000 Verlag Hans Huber, Bern
Druck: Druckhaus Beltz, Hemsbach
Printed in Germany

Inhaltsverzeichnis Teil II

Inhaltsverzeichnis Teil II V

Autoren und Fachlektoren XIII

Vorwort XV

I. Kapitel: Allgemeines, Einführung

1. Allgemeine Krankheitslehre 1

Gesundheit und Krankheit 1

Allgemeine Krankheitslehre 2

2. Notfälle beim alten Menschen 9

Allgemeines 9

Praktisches Vorgehen in Ausnahmesituationen 9

Allergische Reaktionen 12

Kardio-pulmonale Notfälle 14

Gastro-intestinale Notfälle 15

Notfälle seitens des Urogenitaltrakts 16

Geriatrische Notfälle aus verschiedenen Gebieten 17

Medizinisch-technische Apparate und Instrumente 18

II. Kapitel: Syndrome

1. Status febrilis – Der Fieber-Patient 19

Bedeutung 19

Physiologie 19

Pathogenese 20

Definitionen 20

Klinik 21

Diagnostik 23

Therapie 23

2. Der bewegungsbehinderte Patient 25

Bedeutung 25

Folgen eingeschränkter Mobilität 25

Ursachen 26

Rehabilitation 28

3. Der Patient mit Atemnot   29

Bedeutung 29

Definitionen 29

Diagnostik 30

Klinische Bilder und Ursachen von Atemnot 30

Behandlung und Betreuung des Patienten mit akuter Atemnot 31

4. Der gefäßkranke Patient   33

Bedeutung 33

Akute Krankheitsbilder 33

Chronische Krankheitsbilder 34

Regeln betreffend Betreuung von Gefäßpatienten 35

5. Der Patient mit gestörter Nahrungsaufnahme   37

Bedeutung 37

Definition der Malnutrition 37

Schweregrade der Malnutrition 38

Ursachen der Fehlernährung im Alter 38

Abklärung der Malnutrition mittels Ernährungsanamnese 39

Ernährungsparameter 40

Therapeutisches Vorgehen bei Malnutrition 41

6. Diarrhö (Durchfall)   45

Bedeutung 45

Allgemeines 45

Akute Diarrhö 46

Chronische Diarrhö 49

Diarrhö bei alten Leuten 50

7. Obstipation (Verstopfung)   53

Bedeutung 53

Definitionen 53

Ätiologie und Pathogenese 54

Obstipation beim alten Menschen 55

Therapie der Obstipation 56

8. Flüssigkeitshaushalt beim alten Menschen   59

Bedeutung 59

Physiologie des Flüssigkeitshaushaltes 60

Flüssigkeitshaushalt beim alten Menschen 61

Die Dehydratation, das Exsikkose-Syndrom 61

Spezielles Problem in der Geriatrie: Die Verweigerungshaltung 63

9. Der Patient mit gestörter Urin-Ausscheidung; die Urin-Inkontinenz   65

Bedeutung 65

Epidemiologie 65

Definition 66

Diagnostik 66

Ursachen und pathophysiologische Formen 67

Stress-Inkontinenz 68

Urge-Inkontinenz 69

Blasenentleerungsstörungen (mit Überlaufinkontinenz) 71

Inkontinenzabklärung beim Betagten 73

Therapieempfehlungen bei Urin-Inkontinenz 75

III. Kapitel: Sinnesorgane

1. Ophthalmologie (Augenkrankheiten) 79
Grundlagen und Definitionen 79
Symptome bei Augenerkrankungen 81
Altersveränderungen der Augen ohne Krankheitswert 86
Häufige Augenerkrankungen im Alter 87
Sehverminderung im Alter 94

2. Oto-Rhino-Laryngologie (Hals-Nasen-Ohren-Krankheiten) 97
Bedeutung 97
Obere respiratorische Infekte 97
Wichtige Krankheitsbilder im ORL-Bereich 101
Externa im ORL-Bereich 105
Altersschwerhörigkeit (Presbyakusis) 106
Hörhilfen 107
Tumoren im Kopf-Hals-Bereich 107

3. Dermatologie (Hautkrankheiten) 111
Bedeutung 111
Anatomie 111
Grundlagen und Definitionen 113
Hautveränderungen und Hautkrankheiten im Alter 114
Auswahl wichtiger dermatologischer Krankheitsbilder 118
Dekubitus = Druck-Geschwür 120

IV. Kapitel: Herz/Kreislauf

1. Allgemeine und spezielle Kardiologie 125

1.1 Allgemeine Kardiologie 125
Anamnese 126
Untersuchung 128
Diagnostik 129

1.2. Spezielle Kardiologie 131
Herzrhythmusstörungen 131
Herzschrittmacher = Pacemaker 134
Herzfehler (Herzvitien) 137
Herzchirurgie im Alter 138
Erkrankungen von Endokard und Perikard 140
Erkrankungen der Aorta 142
Schock 144
Herz-/Kreislaufstillstand 148

2. Blutdruck-Regulationsstörungen 151

2.1. Hypertonie 151
Bedeutung 151
Definition 151
Häufigkeit 153
Einteilung 153
Abklärung / Diagnostik 154
Klinik 156
Therapie 156
Hypertensive Krise 162

2.2. Hypotonie 163

Bedeutung 163

Definitionen und Pathophysiologie 163

Diagnostik 164

Symptomatik und Therapie 165

2.3. Schwindel und Synkopen 166

3. Koronare Herzkrankheit (KHK) 169

Bedeutung 169

Definition 170

Risikofaktoren 170

Klinik der KHK 173

Therapie der KHK 175

Herzinfarkt = Myokardinfarkt 178

Myokardinfarkt beim älteren Patienten 179

Diagnostik bei der KHK 180

Folgezustände und Komplikationen der KHK 182

Wichtige Aspekte bei der Betreuung und Pflege von KHK-Patienten 182

4. Herzinsuffizienz 185

Bedeutung 185

Vorkommen und Häufigkeit 185

Definitionen 185

Einteilung 186

Ursachen 186

Pathophysiologie 187

Klinik 191

Therapie 194

5. Arteriosklerose – PAVK: Periphere arterielle Verschlusskrankheit 201

Arteriosklerose (Atherosklerose) 201

Periphere arterielle Verschlusskrankheit PAVK 203

Der diabetische Fuß 206

Akuter arterieller Verschluss 207

Arterieller Verschluss an den Armen 209

6. Venen-Leiden und Lymphödeme 211

Bedeutung 211

Varizen / Varikosis 212

Thrombophlebitis 214

Varikophlebitis 214

Phlebothrombose der tiefen Beinvenen 215

Chronisch-venöse Insuffizienz CVI 217

Ulcus cruris (das Beingeschwür) 219

Lymphödeme 224

Entstauungstherapie / Entstauungsverbände 226

V. Kapitel: Atmungsorgane

1. Allgemeine und Spezielle Pneumologie 229

1.1. Allgemeines 229

Pathophysiologische Syndrome 230

Pneumologische Untersuchung 231

Leitsymptome in der Pneumologie: Husten und Dyspnoe 232

Lungenfunktionsdiagnostik 233

1.2. Spezielle Pneumologie 233

Hyper- und Hypoventilationssyndrome 233
Husten 235
Hämoptoe 237
Restriktive Lungenerkrankungen 238
Lungenembolie 239
Cor pulmonale chronicum 241
Lungentuberkulose 242
Rauchen / Tabakkonsum 242

2. Chronisch-obstruktive Lungenerkrankungen und Asthma bronchiale 245

Bedeutung 245
Pathophysiologische Einteilung 245
I. Asthma bronchiale 247
II. COPD 256

3. Pneumonie 263

Bedeutung 263
Definition 263
Einteilung 263
Klinik 264
Therapie 268

4. Lungentuberkulose 271

Bedeutung 271
Definition 271
Charakteristika der Tbc 271
Ätiologie 272
Epidemiologie 272
Diagnostik 274
Klinische Klassifikation der Tbc 275
Umgebungsuntersuchungen 277
Therapie der Tuberkulose 277

VI. Kapitel: Magen/Darm

1. Allgemeine Gastro-Enterologie (Erkrankungen des Magen-Darm-Traktes) 279

Bedeutung 279
Allgemeine Symptomatologie 279
Gastrointestinale Untersuchungen 282
Gastrointestinale Notfälle 282

2. Spezielle Gastro-Enterologie: Ösophagus, Magen, Darm 287

Erkrankungen des Mundes und der Mundhöhle im Alter 287
Erkrankungen des Ösophagus (Speiseröhre) 287
Erkrankungen des Magens und des Bulbus duodeni 291
Erkrankungen des Dünndarms 294
Erkrankungen des Kolons (Dickdarm) 295
Proktologie 299
Hernien 302
Weitere Krankheitsbilder 304

3. Leber, Gallenwege, Pankreas 307

Leber 307
Gallenblase 314
Gallenwege und Verschlussikterus-Syndrom 315
Pankreas (Bauchspeicheldrüse) 318

VII. Kapitel: Nieren und Harnwege

1. Allgemeine Nephrologie und Urologie   321
Bedeutung 321
Urinuntersuchung 321
Definitionen und wichtige Begriffe 323
Die Miktion und ihre Störungen 324
Hämaturie 326

2. Erkrankungen der Nieren und der ableitenden Harnwege   329
Harnwegsinfekt 329
Pyelonephritis 331
Urogenitaltuberkulose 333
Nephro-/Urolithiasis 334
Nephrotisches Syndrom 336
Glomerulopathien (Glomerulonephritiden) 337
Diabetische Nephropathie 337
Chronische Niereninsuffizienz 340
Akutes Nierenversagen 342
Raumforderungen in den Nieren 343

VIII. Kapitel: Urologie

1. Urologie   345
Einleitung und Bedeutung 345
Prostata-Hyperplasie 346
Prostatakarzinom 351
Erkrankungen der männlichen Sexualorgane 351
Genitale Kontaktinfektionen, sexuell übertragbare Erkrankungen 354
Urologische Notfälle 354

2. Gynäkologie   357
Einleitung und Bedeutung 357
Geriatrische Aspekte der Gynäkologie 357
Genitale Kontaktinfektionen bei der Frau 362

3. Katheterismus   369
Der Einmal-Katheterismus EK 369
Der Dauer-Katheter DK 371
Die Blasenspülung 372
Praktische Richtlinien bezüglich Dauerkatheter 373

IX. Kapitel: Stoffwechsel

1. Diabetes mellitus   377
Bedeutung 377
Physiologie und Pathophysiologie 378
Definitionen und Klassifikation 380
Klinik des Diabetes mellitus 382
Diagnostik 382
Epidemiologie 383
Das Metabolische Syndrom 385
Therapie des Diabetes mellitus 388
Komplikationen des Diabetes mellitus 400
Das diabetische Fuß-Syndrom DFS 405
Therapie des diabetischen Fuß-Syndroms 412

2. Schilddrüsen-Erkrankungen 415

    Bedeutung 415

    Hyperthyreosen 417

    Hypothyreose 419

    Subklinische Schilddrüsenfunktionsstörungen 422

X. Kapitel: Hämatologie

Veränderungen des roten und weißen Blutbildes 425

    Allgemeines 425

1. Krankheiten der Erythrozyten 426

    Anämien 426

    Anämien im Alter 427

    Sonderformen von Blutbildungsstörungen 432

2. Krankheiten der Leukozyten 433

    Leukämien (Leukosen) 433

    Sonderformen neoplastischer Erkrankungen 434

3. Krankheiten der Thrombozyten 436

    Hämorrhagische Diathesen 436

4. Thromboembolie-Prophylaxe (Antikoagulation) 438

XI. Kapitel: Onkologie

Allgemeine und spezielle Onkologie 441

1. Allgemeine Tumorlehre 441

2. Spezielle Tumorlehre 445

    Prostatakarzinom 445

    Mammakarzinom (Brustkrebs) 448

    Übrige, in der Geriatrie relevante Karzinome 450

XII. Kapitel: Rheumatologie

Rheumatismus 455

    Definition und Bedeutung 455

    Einteilung 456

    Degenerativer Rheumatismus 458

    Entzündlicher Rheumatismus 463

    Kristallarthropathie 468

    Extraartikulärer Rheumatismus 469

    Osteoporose 471

XIII. Kapitel: Traumatologie

Traumatologie 481

    Allgemeines und Bedeutung 481

    Beurteilung der Operabilität bei geriatrischen Patienten 481

    Allgemeine Traumatologie 483

    Ausgewählte Kapitel aus der Traumatologie 486

    Infektionen und Verletzungen von Haut und Weichteilen 496

    Temperaturschäden 500

XIV. Kapitel: Medizinische Spezialgebiete

Medizinische Spezialgebiete 503

Sozial- und Präventivmedizin 503
Definition 503
Todesursachen-Statistik 503

Allgemeine Pathologie 504
Definitionen 504
Krankheitsursachen 504

Medizinische Mikrobiologie 505
Definition 505
Infektion 505
Erreger von Infektionskrankheiten (Mikroorganismen) 506
Mechanismen der Infektabwehr 509
Immunität 509

Hygiene 510
Bedeutung 510
Begriffsdefinitionen 511

Anhang

Abkürzungen und Begriffserklärungen 515
Abkürzungen 515
Begriffserklärungen 518

Abbildungsverzeichnis Teil II 519

Tabellenverzeichnis Teil II 523

Präparateverzeichnis Teil II 527

Stichwortverzeichnis Teil II 535

Adressen der Autoren:

Dr. med. Manfred HAFNER
Facharzt FMH für Allgemeine Medizin
Krankenheim Bombach
Limmattalstrasse 371
CH-8049 Zürich

Dr. med. Andreas MEIER
Facharzt FMH für Allgemeine Medizin
Krankenheim Entlisberg
Paradiesstrasse 45
CH-8038 Zürich

Adressen der Fachlektoren:

Dr. med. Christian M. BRÜDERLI-VAUDAUX
Facharzt FMH für Psychiatrie und Psychotherapie
Rigistrasse 6
CH-8006 Zürich

Dr. med. Marco CASANOVA
Facharzt FMH für Chirurgie
Chefarzt Venenklinik Bellevuepark
CH-8280 Kreuzlingen

Dr. med. Arno CAVIGELLI
Facharzt FMH für Innere Medizin
Universitätsklinik Balgrist
Schweizerisches Paraplegikerzentrum
CH-8008 Zürich

Dr. med. Roman DIENER
Facharzt FMH für Allgemeine Medizin
Gottfried Keller-Strasse 7
CH-8021 Zürich

lic. iur. Bruno DÖRIG
Leiter Rechtsdienst
Vormundschaftsbehörde der Stadt Zürich
Walchestrasse 31
CH-8006 Zürich

Dr. med. Urs N. DÜRST
Facharzt FMH für Innere Medizin spez. Kardiologie
Zollikerstrasse 79 / Dufourplatz
CH-8702 Zollikon

Dr. med. Niklaus GÄUMANN
Facharzt FMH für Innere Medizin spez. Pneumologie
Stockerstrasse 42
CH-8002 Zürich

Dr. med. Gérald KEUSCH
Facharzt FMH für Innere Medizin spez. Nephrologie
Leitender Arzt Abteilung Nephrologie, Stadtspital Waid
Tièchestrasse 99
CH-8037 Zürich

Dr. med. Stephan LAUTENSCHLAGER
Leitender Arzt, Dermatologisches Ambulatorium
des Stadtspitals Triemli
Herman Greulich-Strasse 70
CH-8004 Zürich

Dr. med. Roger LEHMANN
Oberarzt Endokrinologie und Diabetologie,
Dept. Innere Medizin, UniversitätsSpital Zürich
CH-8091 Zürich

Prof. Dr. med. Urs METZGER
Chefarzt Chirurgische Klinik, Stadtspital Triemli
Birmensdorferstrasse 497
CH-8063 Zürich

Frau Dr. med. Ursula MÜNTENER
Fachärztin FMH für Gynäkologie und Geburtshilfe
Limmattalstrasse 352
CH-8049 Zürich

Dr. med. Bernhard ROTHENBÜHLER
Facharzt FMH für Rheumatologie
Leitender Arzt für Physikalische Medizin
SUVA-Rehabilitationsklinik Bellikon
CH-5454 Bellikon

Frau PD Dr. med. Ursula SCHREITER GASSER
Chefärztin Gerontopsychiatrisches Zentrum Hegibach
Psychiatrische Universitätsklinik Zürich
Minervastrasse 145
CH-8029 Zürich

Prof. Dr. med. Walter WAESPE
Facharzt FMH für Neurologie
Ärztezentrum Prisma, Trichtenhauser Strasse 12
CH-8125 Zollikerberg

Dr. med. Kurt B. WEBER
Facharzt FMH für Innere Medizin spez. Gastroenterologie
Mellingerstrasse 1
CH-5400 Baden

Prof. Dr. med. Markus WOLFENSBERGER
Facharzt FMH für Otorhinolaryngologie
HNO-Universitätsklinik
CH-4031 Basel

Frau Dr. med. Marianne ZOGG STRÜBI
Fachärztin FMH für Ophthalmologie
Zähringerstrasse 51
CH-8001 Zürich

VORWORT Vorwort

Gerade in der Altersmedizin verhält sich die Qualität der medizinisch-pflege-rischen Betreuung eines Patienten proportional zur Qualität der interdiszipli-nären Kommunikation. Wie beim Teil I der «Geriatrischen Krankheitslehre» ist es uns daher ein Anliegen, mit dem vorliegenden Band II einen Brücken-schlag zu schaffen zwischen Patient, Arzt, Pflegenden und allen anderen Per-sonen und Berufsgruppen, die sich um alte kranke Leute kümmern, sei es pro-fessionell, freiwillig oder schicksalshaft.

Hauptzielgruppe sind die Pflegenden, da sie die Kernleistung in der Betreu-ung von alten Patienten erbringen. Da sich erfahrungsgemäß vermehrt auch Ärztinnen und Ärzte durch das Buch angesprochen fühlen, ist die vorliegende Neuauflage im medizinischen Bereich stark erweitert und verbessert worden.

Wir haben großen Wert auf die Pathophysiologie (= Lehre von den Krank-heitsentwicklungen) gelegt, und zwar um Zusammenhänge oder Erklärungen zu schaffen, die das Verständnis für die Symptomatik einer Krankheit (und somit die Krankenbeobachtung) fördern sowie therapeutische Schritte (ins-besondere eine Medikation) plausibel erscheinen lassen.

Analog zum Teil I gliedert sich das Buch in ei-nen einleitenden syndrom- respektive sym-ptom-orientierten Abschnitt, dem dann die ge-ordnete Nosologie (= systematisierte Krank-heitslehre) folgt. Hier wird die Klinik der ein-zelnen Organabschnitte gesondert und struktu-riert dargestellt.

Als unabdingbare Grundlage für die Geriatrie – basierend auf der Schulmedizin – wird die allgemeine Krankheitslehre behandelt; die spezifisch altersmedizinischen Aspekte sind entweder bereits in die Kapitel integriert oder werden in eigenen Abschnitten eingehender besprochen.

Für die vorliegende zweite Auflage wurden sämtliche Kapitel korrigiert und um wesentli-che Abschnitte erweitert sowie durch entspre-chende Fachlektoren überprüft und dem aktu-ellen Wissensstand angepasst.

Manfred Hafner, im Januar 2000

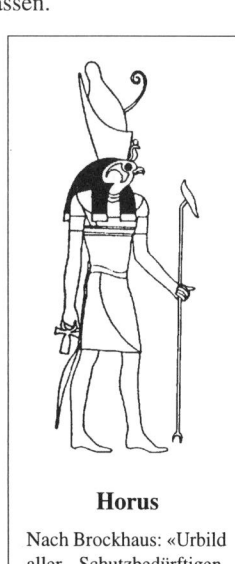

Horus

Nach Brockhaus: «Urbild aller Schutzbedürftigen, Kinder und Kranken.»

Geleitwort und Dank

Wir leben in einer Epoche, welche immer deutlicher geprägt wird durch Schnelllebigkeit, Datenerfassung, Vernetzung und Informationszuwachs. Zudem wird auch das medizinische Informationswesen immer stärker durch die Medien (Internet, Fernsehen, Presse) beeinflusst. Das quantitative Wachstum birgt aber die Gefahr in sich, dass die Qualität der Informationen nicht mehr hinterfragt wird. Immer häufiger werden Fehlinformationen oder schlicht Unsinn verbreitet. Es gilt daher vermehrt, die Spreu vom Weizen abzusondern. Für diese Aufgabe (Qualitätssicherung) brauchen wir die Unterstützung durch Fachleute.

Der Geriater ist wie der niedergelassene praktizierende Allgemeinarzt ein Generalist, der von fast allen Dingen möglichst viel wissen und verstehen sollte. Man könnte ihn als «medizinischen Mehrkämpfer» bezeichnen. Neben analytischer Tätigkeit ist er vor allem durch synthetisches Denken gefordert. Es gilt speziell für ihn die alte Metapher: er sollte trotz der vielen Bäume den Wald nicht aus den Augen verlieren. In Anbetracht des exponentiell wachsenden Fortschrittes und Informationszuwachses in der Medizin ist es aber einem praktizierenden Arzt kaum mehr möglich, neben der Alltagsarbeit die Flut an medizinischer Fachinformation zu sichten, zu werten und zu verarbeiten.

Bei der «Geriatrischen Krankheitslehre» handelt es sich streng genommen um ein Zwei-Männer-Buch, welches zudem viele medizinische Spezialgebiete beleuchtet. Gerade deshalb ist die Forderung nach einer Qualitätssicherung besonders wichtig. Wir freuen uns daher außerordentlich, dass unser Text durch entsprechende Fachärztinnen und Fachärzte einem umfassenden Lektorat unterzogen worden ist.

Wir **danken** den Fachlektorinnen und Fachlektoren (siehe *Adressen der Fachlektoren* auf Seite XIII) herzlich für ihre zeitaufwendige und wertvolle Durchsicht sowie die vielen fachspezifischen Korrekturen und Hinweise. Ohne ihre engagierte Mitarbeit könnte unser Buch nicht mehr publiziert werden.

Anmerkung der Autoren

Als grundlegende Informationsquellen dienten uns neben den klassischen Standardwerken der inneren Schulmedizin auch medizinische und geriatrische Zeitschriften. Viele Anregungen vermittelten uns Fortbildungsveranstaltungen verschiedenster Art. Eigene Erfahrungen haben wir zusammen mit den Angaben der Lektoren verarbeitet und in die Texte einfließen lassen.

Für detailliertere Quellenangaben stehen die Autoren gerne zur Verfügung.

1. Allgemeine Krankheitslehre

Gesundheit und Krankheit

Gesundheit

Beachte: Gesundheit ist ein subjektiver Begriff und somit nicht definierbar.
Gemäß WHO (World Health Organisation = Weltgesundheitsorganisation)
bedeutet Gesundheit Wohlbefinden in den fünf Dimensionen der Gesundheit:
körperlich, psychisch (seelisch), sozial, ökonomisch und funktionell.
Gesundheit heißt somit «Fehlen von körperlichen und seelischen Störungen»,
bzw. «die Unmöglichkeit, entsprechende krankhafte Veränderungen objektiv
nachzuweisen».

Krankheit

In Anlehnung an obige Definitionen bedeutet Krankheit subjektives und/oder
objektives Bestehen körperlicher und/oder psychischer Störungen oder einfacher ausgedrückt: Störung des biologischen Gefüges. Krankheit kann auch
aufgefasst werden als Gesamtheit der Reaktionen eines lebenden Organismus
auf innere oder äußere Noxen (= schädigende Einflüsse).
Ihre Bedeutung für das betroffene Individuum liegt einerseits in der Einschränkung oder sogar Aufhebung von Genuss- und Arbeitsfähigkeit, andererseits in einer möglichen vitalen Bedrohung (Lebensbedrohung) verbunden
mit seelischen (Angst) und psychosozialen (Familie!) Auswirkungen.

Beachte

In der Schulmedizin beziehen sich Begriffe wie «Krankheit» und «Diagnose»
auf ein naturwissenschaftlich fundiertes, anatomisch-physiologisches Modell, dem das «Ursache-Wirkung-Prinzip» (Kausalitätsprinzip) zugrunde-
liegt. Gerade die Medizin des 20.Jahrhunderts ist geprägt worden durch über-
handnehmende Fortschritte von Wissenschaften und Technik, so dass «Krankheit» als Fehlfunktion eines enorm komplexen, auf physikalischen und chemischen Gesetzmäßigkeiten beruhenden Organismus gedeutet werden kann,
den es zu reparieren gilt. Seit den 70er Jahren meldet sich die auf der Strecke
gebliebene Psyche zurück. Das Ausblenden von seelischen oder funktionellen
Störungen in der Schulmedizin hat unter anderem dazu geführt, dass die sogenannte Komplementärmedizin mehr und mehr an Gewicht gewinnt. Hier
spricht man vermehrt von einem «bio-psycho-sozialen Modell» als Ausdruck
einer multidimensionalen Entstehung und Auffassung von «Krankheit».

Allgemeine Krankheitslehre

Wichtige Begriffe aus der allgemeinen Krankheitslehre

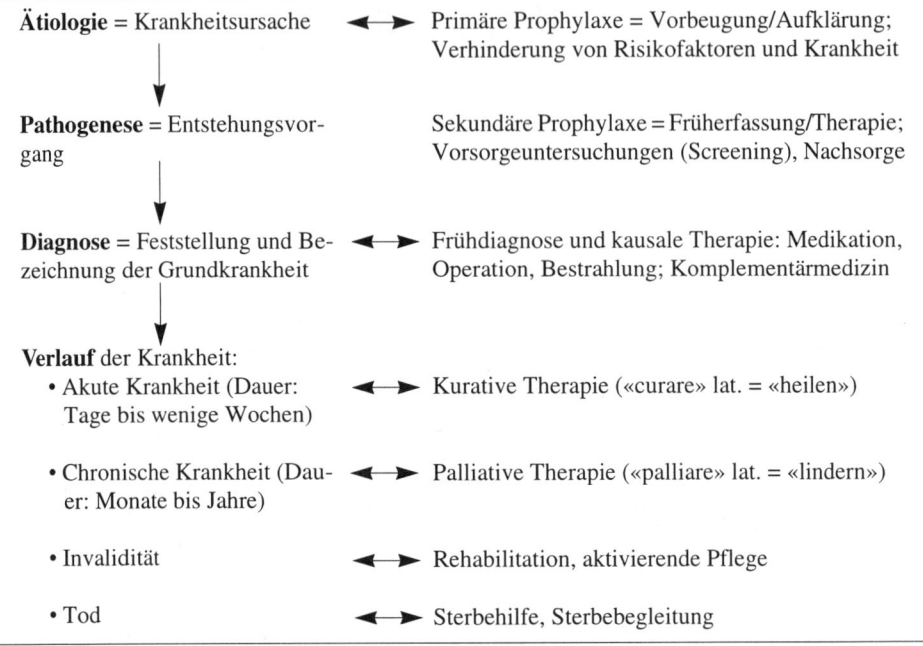

Ätiologie = Krankheitsursache ◄───► Primäre Prophylaxe = Vorbeugung/Aufklärung;
Verhinderung von Risikofaktoren und Krankheit

Pathogenese = Entstehungsvor-
gang

Sekundäre Prophylaxe = Früherfassung/Therapie;
Vorsorgeuntersuchungen (Screening), Nachsorge

Diagnose = Feststellung und Be- ◄───► Frühdiagnose und kausale Therapie: Medikation,
zeichnung der Grundkrankheit

Operation, Bestrahlung; Komplementärmedizin

Verlauf der Krankheit:
• Akute Krankheit (Dauer: ◄───► Kurative Therapie («curare» lat. = «heilen»)
Tage bis wenige Wochen)

• Chronische Krankheit (Dau- ◄───► Palliative Therapie («palliare» lat. = «lindern»)
er: Monate bis Jahre)

• Invalidität ◄───► Rehabilitation, aktivierende Pflege

• Tod ◄───► Sterbehilfe, Sterbebegleitung

Abbildung 1: Übersicht über die Krankheitsentwicklung

Medizinische Terminologie

Die Begriffe *Ätiologie* und *Pathogenese* beschreiben Krankheitsursache und
Krankheitsentwicklung. Die Krankheitsursache führt zu den Krankheitszeichen, welche als *Symptome* bezeichnet werden. Einzelne oder mehrere Symptome ermöglichen dem Arzt, früher oder später eine *Diagnose* zu stellen.

Die Diagnose beschreibt ein klinisch fassbares und klar definiertes Krankheitsbild. Die Gesamtheit aller Krankheitsbilder wird in der *Nosologie* («no-
so» = Krankheit, «logos» = Lehre) zusammengefasst. Das mechanistische
Modell der Schulmedizin besagt, dass jeder Krankheit eine Ursache zugrun-
deliegen muss, und daß ohne fassbare Ursache eine Krankheit kurativ d.h.
heilend nicht angegangen werden kann. Eine weitere Regel fordert, dass *vor*
der Therapie die Diagnose zu stehen hat. Die Aufgabe des Arztes besteht nun
darin, möglichst schnell und treffend vom Symptom zur Diagnose zu gelangen um so bald wie möglich eine Therapie einleiten zu können.

Die Krankengeschichte

Jede Konsultation eines Patienten bei einem Arzt besteht grundsätzlich aus
einem Gespräch und einer ärztlichen Untersuchung. Der Arzt legt von jedem
Patienten eine Krankengeschichte (KG) an, in welcher alle Daten genau
strukturiert festgehalten werden. Die KG ist ein wichtiges Arbeitsinstrument
des Arztes und enthält persönliche, ja intime Informationen sowohl über den
Patienten wie auch seine Angehörigen, zudem persönliche Gedanken und
Überlegungen des Arztes. Aus diesem Grunde muss sie geschützt werden und
untersteht der ärztlichen Schweigepflicht.

Schweigepflicht

Die Schweigepflicht (fälschlicherweise auch «Arztgeheimnis» genannt) beinhaltet einen einzigen Sinn: Schutz der Persönlichkeitssphäre des Patienten (Privat-, Geheimnis-, Intimssphäre). Arzt und Betreuer sind Mitwisser der Patientengeheimnisse, der Patient selbst ist der Geheimnisherr.

Beachte: In der Schweiz ist das Patientengeheimnis stark geschützt, nämlich strafrechtlich! Die Schweigepflicht gilt gegenüber jedermann mit Ausnahme des Behandlungsteams und der nächsten Angehörigen des Patienten.

Vom Symptom zur Diagnose

Die Krankengeschichte enthält strukturiert Informationen über die Bereiche: Anamnese, jetziges Leiden, Symptome, Status (ärztliche Untersuchungsbefunde), diagnostische Zusatzuntersuchungen, Beurteilung (= Diagnosen), Therapie und Verlauf.

Anamnese

Anamnese heißt Vorgeschichte der jetzigen Krankheit. Wir unterscheiden:

- Familienanamnese (FA): Krankheiten der Großeltern, Eltern, Geschwister. Besonderes Interesse gilt den Erbkrankheiten (familiär gehäuft vorkommende Krankheiten), z.B. koronare Herzkrankheit, Diabetes mellitus, Hämophilie, Chorea Huntington.
- Persönliche Anamnese (PA): Frühere Krankheiten und Unfälle des Patienten, Spitalaufenthalte, Operationen. Von medizinischer Bedeutung sind auch berufliche und private Lebenssituation sowie Lebensgewohnheiten des Patienten. Der Arzt fahndet in diesem Zusammenhang auch nach möglichen schädigenden Verhaltensweisen (Noxen): am wichtigsten sind Alkohol-, Nikotin- und Drogenabusus.

Sehr bedeutend, aber oft vernachlässigt ist in diesem Zusammenhang auch die Erhebung einer Sexualanamnese.

Jetziges Leiden (JL)

JL = Entwicklung der jetzt aktuell vorliegenden Krankheit.

Im Verlaufe einer Krankheit entstehen Symptome, welche in Abhängigkeit vom subjektiven Erleben und Befinden den Patienten früher oder später veranlassen oder sogar zwingen, einen Arzt aufzusuchen. Ob die Störung der Befindlichkeit Krankheitswert erlangt oder nicht, hängt mitentscheidend von der Gesellschaft und vom betroffenen Individuum ab.

Klinik

Unter dem Überbegriff «Klinik» verstehen wir das gesamte Erscheinungsbild einer Krankheit, sowohl aus subjektiver Sicht des Patienten (= Symptome) wie auch aus objektiver Sicht der Untersuchungspersonen (= Befunde).

Symptome = *subjektiv* vom Patienten geäußerte und somit nicht immer objektiv sicher nachweisbare Krankheitszeichen.

Bsp.: Müdigkeit, Schmerzen, Atemnot, Übelkeit, Gangstörung, Inkontinenz. Durch klinische und evtl. apparative Zusatzuntersuchungen versucht der Arzt, die subjektiven Angaben des Patienten zu objektivieren: Atemnot mit Lungenfunktionsanalyse; Angina pectoris mit Belastungs-Elektrokardiographie; Gangstörung durch neurologische Ganganalyse; Brennen beim Wasserlösen durch Urinuntersuchung.

Es gibt Symptome, die nur ansatzweise objektiviert werden können, z.B. Schmerz mittels visueller Analogskala, Schwindel mit Frenzelbrille.

Einzelne Symptome können leider nicht oder kaum objektiviert werden, z.B. Tinnitus (= Ohrensausen), Krankheitsgefühl und Müdigkeit.

Befunde = *objektiv* durch die ärztliche Untersuchung ermittelte Krankheitszeichen, welche mittels Statusblatt («status» = Zustand) dokumentiert werden. Bsp.: Herz-, Atmungsfrequenz, Blutdruckwerte, Gewicht, Temperatur.
Auf speziellen Formularen werden sowohl Angaben bezüglich Allgemein-
und Ernährungszustand festgehalten wie auch die pathologischen Veränderungen im Bereiche der einzelnen Organsysteme.
Zu den Befunden gehören auch die durch Zusatzuntersuchungen und medizinische Apparate erfassten Krankheitszeichen.
Bsp.: Laborbefunde; Röntgenbefunde; EKG-Befunde etc.

Verdachtsdiagnose und Differentialdiagnose: Anamnese, jetziges Leiden
und Klinik führen den Arzt meistens dazu, eine Verdachtsdiagnose auszu-
sprechen und weiterführende apparative Zusatzuntersuchungen anzuordnen.
Dadurch sollen die Verdachtsdiagnose erhärtet und andere mögliche Krankheiten ausgeschlossen werden (= Differentialdiagnose).

Krankenbeobachtung in der Geriatrie (Altersmedizin)

Informationen zur Krankheitsgeschichte und zum jetzigen Leiden stützen
sich oft zusätzlich zu den Patientenangaben auf die *Fremdanamnese*. Diese
beruht auf Gesprächen mit nächsten Bezugspersonen, also Dritten, z.B. Angehörigen, Betreuern, Pflegenden, Spitexpersonal. Die Fremdanamnese ist
sowohl für den hausärztlich wie auch den im Spital tätigen Arzt von großer
Bedeutung. Bei institutionalisierten geriatrischen Patienten spielt aber zudem
die Krankenbeobachtung durch die Pflegenden eine besonders große Rolle,
da der «Hauptzeuge», nämlich der Patient, oft ausfällt (z.B. wegen Verges-
slichkeit, einer demenzbedingten Sprachstörung oder wegen eines akuten
Verwirrungszustandes).
Daher gilt: *Je besser die Krankenbeobachtung, desto sicherer die Diagnosestellung und um so treffender die Therapie.*

Diagnostische Zusatzuntersuchungen

- Häufig durchgeführte Untersuchungen: Röntgen, EKG, Labor (Blut, Urin)
- Seltener durchgeführt: Computertomographien, Ultraschall.
- Nur in speziellen Situationen durchgeführt: Szintigraphien.
- In Abhängigkeit vom Spezialgebiet häufig angeordnete Untersuchungen:
  Innere Medizin: Mikrobiologie (Uricult, Blutkulturen);
  Hämatologie: Rotes und weißes Differentialblutbild;
  Pneumonologie: Lungenfunktionsdiagnostik (LUFU);
  Kardiologie: Belastungs-EKG; Herzkatheter-Untersuchung;
  Gastroenterologie: Endoskopie (Gastroskopie, Koloskopie);
  Urologie: Urin-Untersuchungen (Urin-Status, -Sediment), Zystoskopie;
  Neurologie: Lumbalpunktion (LP); Liquor-Untersuchungen;
  Onkologie: FNP = Feinnadel-Punktionen, PE = Probe-Exzisionen; Ultra-
  schall; CT, MRI, Szintigraphien.

Röntgendiagnostik (= konventionelle Radiologie)

Am häufigsten durchgeführt werden Röntgendarstellungen der Brustorgane (= Röntgen-Tho-
rax) und des Skelettes. Eine moderne Erweiterung ist die

Computertomographie, abgekürzt CT.

Die CT ist ein radiologisches Verfahren, das rechnergestützt Tomogramme (= Schnittbilder)
herstellen kann und eine dreidimensionale Darstellung des menschlichen Körpers erlaubt.
(G.Hounsfield 1970, Nobelpreisträger 1979). Vorteile: hohe Treffsicherheit und sehr gute
Weichteildiagnostik. Nachteil: relativ hohe Strahlenbelastung.

Elektrokardiogramm (= EKG)

Standarduntersuchung zur Objektivierung der Herztätigkeit.

Langzeit-(24-Stunden-) EKG zur Erfassung von Herzrhythmusstörungen.

Labor-Untersuchungen

Hämatologisches Labor: Nachweis von Blutbildveränderungen.

Chemisches Labor: Erfassung von pathologischen Organfunktionen.

Urin-Labor: Nachweis von Infekten, Blutungen im Urogenitaltrakt.

Vergleiche dazu *Tabelle 2: Auswahl wichtiger Labor-Parameter auf Seite 8*!

Sonographie = Ultraschall

Bildgebendes Verfahren unter Verwendung von Ultraschallwellen (Schallwellen oberhalb von 20 kHz, d.h. oberhalb des menschlichen Hörbereiches). Vorteil: keine Strahlenbelastung. Nachteil: Treffsicherheit ist Untersucher-abhängig.

Magnetresonanz = Kernspintomographie (MRI, KST)

Herstellung von Schnittbildern des menschlichen Körpers mittels eines starken Magnetfeldes und Radiowellen. Vorteil: nahezu unschädlich.

Nuklearmedizin

Diagnostische und therapeutische Verfahren. Darstellung der Morphologie und Funktion von Organen durch Verwendung von radioaktiven Substanzen (Szintigraphien, «szintilla» lat = Funke, «graphein» = schreiben).

Bsp.: Schilddrüsen-, Skelett-, Leber-, Lungen-, Herz-Szintigraphien.

Verlaufsformen von Krankheiten

In Abhängigkeit von der Schnelligkeit und der Schwere einer Krankheitsentwicklung unterscheiden wir:

- Ambulante Medizin:
  Grundversorgung durch Hausärzte und Fachärzte. (Ambulant heißt, der Patient lebt zuhause; stationär heißt, der Patient ist hospitalisiert respektive institutionalisiert worden.)
- Notfallmedizin: Symptomatik sofort und oft lebensbedrohlich auftretend; Diagnostik und Notfalltherapie unmittelbar vor Ort und in Spitälern auf Notfallstationen oder Intensivstationen (IPS).
  Beispiele: Herzinfarkt, zentrale Lungenembolie, Status asthmaticus, Aortenaneurysma, akutes Abdomen, Harnverhaltung, Apoplexie, Sturz.
- Akutmedizin: Krankheitsentwicklung innerhalb von Stunden bis Tagen; Abklärung und Behandlung auf Akutabteilungen in Spitälern.
  Beispiele: Pneumonien, Appendizitis, Steinkoliken, Ileus.
- Langzeitmedizin: Krankheitsentstehung und Verlauf über Monate, Jahre oder lebenslänglich, chronisch-progredient; Behandlung und Betreuung auf Langzeitpflegeabteilungen in Spitälern, Rehabilitationskliniken oder Langzeitinstitutionen (z.B. Pflegeheimen).
  Beispiele: Demenz, M.Parkinson, Multiple Sklerose, chronische Polyarthritis, Paraplegie.

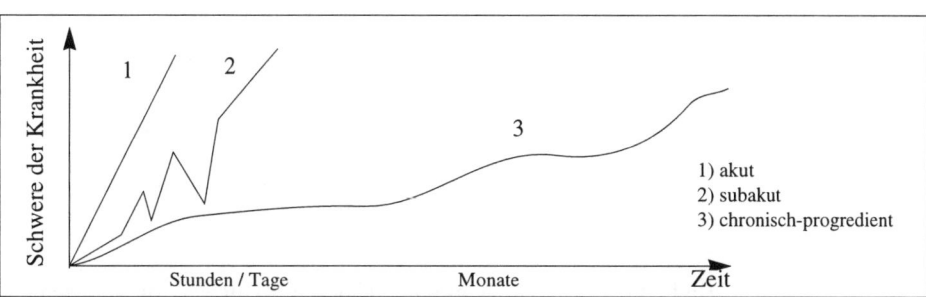

Abbildung 2: Verlaufsformen von Krankheiten

Therapie

Oberstes Ziel jeglicher Behandlung ist grundsätzlich die Heilung (englisch «cure»), d.h. die Wiederherstellung und Erhaltung des Gesundheitszustandes. Dieses Ziel kann aber bei allen *chronischen* Krankheiten definitionsgemäß nicht erreicht werden. Hier stehen die Linderung von Beschwerden und die Betreuung im Vordergrund (englisch «care»). Dies ist die Aufgabe der *Palliativmedizin*. Viele Grundprinzipien der Palliativmedizin kommen naturgemäß auch in der Geriatrie zur Anwendung, wo chronische, nicht heilbare Krankheitsbilder die größte Rolle spielen.

Merke: Unterschiedliche Begriffsbestimmung:

- **Kurative Therapie** (von lateinisch «curare» = heilen):
  Ziele: Wiederherstellung von Gesundheit, Lebenserhaltung, Lebensverlängerung; Verbesserung der Lebens*quantität*.
  Prinzip: kausale Therapie («causa» lat. = die Ursache)

- **Palliative Medizin** («palliare» lat. lindern, «pallium» = der Mantel)
  Ziele: Linderung von Beschwerden, Verbesserung der Lebens*qualität*.
  Prinzip: symptomatische Therapie (Bekämpfung von Symptomen).

Polymorbidität und funktionelles Assessment in der Geriatrie

Polymorbidität

Aus griechisch «poly» = viel, «morbus» = Krankheit.

Gleichzeitiges Vorliegen von mehreren Krankheiten resp. Diagnosen.

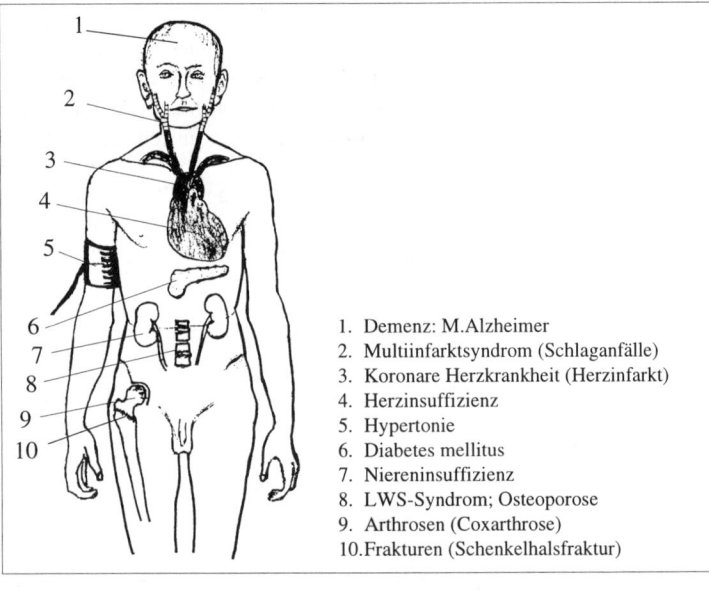

1. Demenz: M.Alzheimer
2. Multiinfarktsyndrom (Schlaganfälle)
3. Koronare Herzkrankheit (Herzinfarkt)
4. Herzinsuffizienz
5. Hypertonie
6. Diabetes mellitus
7. Niereninsuffizienz
8. LWS-Syndrom; Osteoporose
9. Arthrosen (Coxarthrose)
10. Frakturen (Schenkelhalsfraktur)

Abbildung 3: Polymorbidität beim älteren Menschen: Auswahl von wichtigen Krankheitsbildern

Assessment

Aus englisch «to assess» = beurteilen. Erfassen der funktionellen Ausfälle des Patienten, welche die Ursache einer möglichen Pflegebedürftigkeit sind.

Beachte: Viel wichtiger als das Stellen von Diagnosen ist die Beurteilung ihrer Auswirkungen auf die Funktionalität und die Lebensqualität des alten Menschen. Durch ein einfaches Screeningsystem (= gezielte Fragestellungen) können funktionelle Ausfälle resp. noch vorhandene Ressourcen (Fähigkeiten) identifiziert und erfasst werden.

Tabelle 1: Screeningsystem zur Identifikation der funktionellen Kompetenz alter Menschen

Zielfunktion	Testverfahren
Gedächtnis/Orientierung	Fragen bezüglich: aktuellem Datum, Zeit, Ort, Situation.
Gedächtnis Merkfähigkeit	Instruieren: «Ich werde Ihnen drei Dinge nennen, die Sie für einige Minuten nicht vergessen sollten: [z.B. Uhr, Bleistift, Buch.]»
Affekt Gestimmtheit	Fragen: «Woran haben Sie Freude? Fühlen Sie sich manchmal traurig oder schwermütig? Was haben Sie für Pläne für die Zukunft?»
Wahrnehmung Welterleben (Wahn)	Fragen: «Sind Sie zufrieden mit ihrem Leben und Ihrer Situation? Meint man es gut mit Ihnen? Wer will Ihnen etwas zuleide tun?»
Sprache	Beurteilung der Spontansprache; Schreiben lassen. 2-Stufen-Kommandos.
Praxis (ideatorisch)	Frage/Bitte: «Könnten Sie uns einen Tee/Kaffee zubereiten?»
Raumsinn und Praxis	Würfel und Zifferblatt zeichnen lassen.
Sehen	Vorlesen lassen oder evtl. Sehtest mit Sehprobentafel (mit Brille!)
Hören	Flüstern der Frage: «Wie heißen Sie?» ohne Möglichkeit des Lippenlesens
Stabilität	Frage: «Sind Sie schon einmal gestürzt? Haben Sie sich etwas gebrochen?»
Mobilität: Transfer und Mobilitätsgrad	Fragen: «Können Sie allein Ihr Bett verlassen? Können Sie alleine das WC aufsuchen? Können Sie ohne Hilfe die Strassenbahn benützen?»
Mobilität und Motorik: Arm und Praxis	Proximal: Aufforderung: «Berühren Sie den Hinterkopf mit beiden Händen!» Distal: Aufforderung: «Ergreifen Sie den Kugelschreiber!»
Mobilität und Motorik: Bein und Gang	Patienten beobachten nach Aufforderung: «Stehen Sie auf, gehen Sie 3 Meter, kommen Sie zum Stuhl zurück und setzen Sie sich!»
Essen/Ernährung	Fragen: «Was haben Sie heute/gestern gegessen? Haben Sie an Gewicht verloren?»
Kontinenz	Frage: «Verlieren Sie manchmal Urin, so dass Sie nass werden?»
Soziale Unterstützung	Fragen: «Wem telephonieren Sie, wenn Sie Hilfe brauchen? Wer würde Ihnen beistehen im Fall einer Krankheit oder eines Notfalles?»
Aktivitäten des täglichen Lebens (ATL und IATL)	Fragen: «Können Sie sich alleine anziehen? Wie geht es mit dem Treppensteigen? Können Sie alleine einkaufen? Können Sie sich ihre Mahlzeiten selbst zubereiten?»

Tabelle 2: Auswahl wichtiger Labor-Parameter

Parameter	Kürzel	Ursachen / Diagnosen	Symptome / Bedeutung
Alkalische Phosphatase	AP	↑: - Cholostase-Syndrom (Gallen-steine; Pankreas-Karzinom) - Knochenerkrankungen	↑: Ikterus-Syndrom: Gelbverfär-bung der Haut und Skleren, Juckreiz
Blutkörperchensen-kungsgeschwindigkeit	BSG BSR	↑: - Entzündung/Infektion - Leukämie, Tumor; Nekrosen - Autoimmunerkrankungen - Anämie; Schwangerschaft ↓: - Polyglobulie, Polycythaemia, Sichelzellanämie	↑: Suchtest bei entzündlichen und tumorösen Veränderungen. Die BSG steigt gegenüber dem CRP später an und fällt später wieder ab, daher bei akuten Erkrankun-gen weniger gut geeignet
C-reaktives Protein	CRP	↑: akute Entzündung/Infektion > 40 mg/l = Hinweis auf bakteriel-len Infekt (DD zu viralem Infekt)	↑: Entzündungszeichen (Schmerz, Fieber oder Überwär-mung, Rötung, Schwellung)
Glukose	Gluc BZ	↑: - Diabetes mellitus - Hypophysen-/NNR-Krankheiten ↓: - Hypoglykämie	↑: Bewusstseinsabnahme; Exsik-kose, Polyurie, Polydipsie ↓: Reizbarkeit, Hunger, Kopfweh, Verwirrung, Angst
Glutamat-Oxalacetat-Transaminase	GOT ASAT	↑: Lebererkrankungen: Hepatitis, Zirrhose, toxisch	Neue Bezeichnung: Aspartatamino-transferase (ASAT)
Glutamat-Pyruvat-Transaminase	GPT ALAT	↑: Lebererkrankungen: Hepatitis, Zirrhose, toxisch	Neue Bezeichnung: Alaninamino-transferase (ALAT)
Hämatokrit	Hkt	↑: - Polyglobulie (bei COPD) - Polycythaemia vera - Exsikkose/Dehydratation ↓: Anämie:	↑: Symptome der COPD ↓: - Anämie-Symptome: Müdig-keit, Schwäche, Atemnot, Blässe, Schwindel, Demenz-Symptome!
Hämoglobin	Hb	- Blutverlust (akut, chronisch) - Eisen- / Vitamin B12-Mangel - Tumoren; Nierenkrankheiten	- bei massivem Blutverlust/ Schock
Harnsäure	H'sre	↑: Hyperurikämie: - Gicht; gesteigerter Zellabbau - Medikamenten-Nebenwirkung	↑: - akut: Gichtanfall - chronisch: Gicht-Arthropathie
Kalium	K	↑: - Niereninsuffizienz (terminal) - Diabetische Azidose ↓: - Erbrechen, Diarrhö - Diuretika-Therapie - Niereninsuffizienz	↑: Herzrhythmusstörungen: Tachykardie, Extrasystolie ↓: Müdigkeit, Muskelschwäche, Polyurie, Nykturie, Obstipation
Kalzium	Ca	↑: Paraneoplastisch, Knochenmeta. ↓: Tumorerkrankungen, Knochen-Metastasen	Immer im Zusammenhang mit Phosphatwerten im Serum/Urin beurteilen!
Kreatinin-Clearance	Kreat-Cl	↓: Niereninsuffizienz	↓: Urämie
Leukozyten	Lc	↑: Leukozytose: - Infektionen - Leukosen (Leukämien) ↓: Leukopenie: - Agranulozytose/Panmyelopathie - unerwünschte NW auf Leponex®	↑: Bakterielle Infekte, Sepsis (Fie-ber, AZ-Abnahme, Exantheme, Erbrechen, evtl. Schock) ↓: Virusinfekte (Grippe, Masern, Röteln)
Quick-Wert International norma-lized Ratio Thromboplastinzeit	- Quick - INR	Kontrollparameter bei oraler Dauer-Antikoagulation (OAK) ↓: - Lebererkrankungen (Zirrhose) - Vit.-K-Resorptionsstörungen	↓: - Hämatome spontan auftretend, ohne Trauma (Haut-Blutungen) - Makrohämaturie
Troponin-T	Trop-T	↑: bei Herzinfarkt und Myokard-schädigungen (z.B. nach Kontu-sion): Frühdiagnose	↑: KHK: akuter schwerer Thorax-schmerz ohne Ansprechen auf Nitroglyzerin
Thyreotropin basal Schilddrüsen-stimulie-rendes Hormon	TSH	↑: Hypothyreose, zusätzlich fT_3/fT_4 (Schilddrüsenhormone) erniedrigt ↓: Hyperthyreose, zusätzlich evtl. fT_3/fT_4 erhöht	↑: Hypothyreose: Subkortikale De-menz (Adynamie), Depression, Ge-sichtsödeme, Gewichtszunahme ↓: Hyperthyreose: psychomotori-sche Unruhe, Depression, Angst, Herzinsuffizienz, Vorhofflimmern

Kapitel I

ALLGEMEINES

2. Notfälle beim alten Menschen

Allgemeines

- Bei alten Menschen sind grundsätzlich dieselben Notfallsituationen möglich wie bei jüngeren Leuten. Das klinische Bild ist aber häufig uncharakteristisch. Auftreten und Verlauf der Symptome sind oft nicht «lehrbuchmäßig», so dass auch (lebens)bedrohliche Notfälle nicht sofort als solche erkannt werden können.

- In der Geriatrie gibt es keine für jeden Fall gültigen «Checklisten»; jeder Patient muss individuell behandelt werden.

- Bezüglich der therapeutischen Absicht (kuratives respektive palliatives Vorgehen) ist es wichtig, rechtzeitig den Willen des Patienten zu erforschen (beim nicht mehr urteilsfähigen Patienten den Willen der nächsten Angehörigen). Allenfalls vorhandene (und noch aktuelle d.h. nicht widerrufene) Patientenverfügungen sind zu beachten.

- Vor Einleitung einer Therapie sollte bei allen Betroffenen (Patient, Angehörige, Betreuer) Einigkeit herrschen bezüglich des Vorgehens.
  Beachte: Große Probleme können entstehen, falls Patient und/oder Angehörige ihre einmal geäußerte Meinung ändern (Beispiele: Einsatz von Antibiotika, Verlegungen, Anlegen von Ernährungsgastrostomien).

Praktisches Vorgehen in Ausnahmesituationen

Die folgenden praktischen Empfehlungen gelten vor allem für institutionalisierte geriatrische Patienten, also Bewohner von Alters-, Alten- und Pflegeheimen. Beim Auftreten einer akuten Verschlechterung des Gesundheitszustandes eines Patienten soll folgendermaßen vorgegangen werden:

1. Informationen zusammentragen

Kardex[1] konsultieren

Man beachte folgende Punkte:

- Bekannte Diagnosen (welche evtl. die Symptomatik bereits erklären)?
- In-Reserve-Medikation (als Hinweis auf ein bekanntes Problem)?
- Pflegeberichte der vorangegangenen Tage und Nächte lesen.

---

1. Patienten-Dokumentations-System des Pflegepersonals

Die ersten Fragen lauten:

- Ist die Symptomatik bereits bekannt und daher im Rahmen der Diagnosen erklärbar oder neu aufgetreten und daher ungewöhnlich?
- Ist das Prozedere (Konzept) grundsätzlich abgesprochen worden?

2. Krankenbeobachtung

Symptomatik des Patienten beschreiben

Grundsätzlich gilt: Immer die Begleitumstände erfragen oder beobachten, z.B. Verbesserung, Verschlechterung nach bestimmten Maßnahmen, Ansprechen auf bereits erfolgte In-Reserve-Medikation.

Die häufigsten Symptome sind

Schmerzen:

- wo?: Kopf, Thorax, Abdomen, Extremitäten.
- wann?: in Ruhe, lageabhängig, anstrengungsabhängig, nachts usw.
- Dauer?: Sekunden, Minuten, Stunden dauernd.
- Art?: stechend, krampfartig, brennend; lokal, ausstrahlend.
- wie stark?: leicht bis unerträglich.

Atemnot:

- wann?: bei Anstrengung, in Ruhe; lageabhängig; tags, nachts.
- Art?: akut, chronisch; «pfeifend», «brodelnd».
- Begleitsymptome?: Atemabhängige Thoraxschmerzen; Angst.

Verwirrung/Unruhe/Angst:

- wann?: Uhrzeit; vor, nach Medikamenteneinnahme.
- Schweregrad?: Selbst-/Fremdgefährdung.

Schwindel:

- Art?: gerichtet, ungerichtet; lageabhängig (liegend, stehend).
- wann?: morgens; nach Anstrengung, Medikamenten.
- Begleitsymptome?: Synkope, Übelkeit, Gangstörung.

Übelkeit (Nausea):

- wann?: vor, nach dem Essen; frühmorgens, nachts.
- Begleitsymptome?: Oberbauchschmerzen; Kopfweh; Schwindel.

Erbrechen:

- wann?: prä-/postprandial (Nüchtern-Erbrechen/nach dem Essen)
- Erbrochenes?: Menge; Farbe; Geruch; Frischblut, Kaffeesatz.

3. Vitalparameter

Das Erheben von pathologischen (und normalen!) Befunden als Hinweis auf gestörte lebenswichtige Organfunktionen ist bei akuten Erkrankungen für die Beurteilung, Therapie und Prognose unerlässlich!

Allgemeinzustand (AZ)

Häufig schwierig objektivierbar und von der subjektiven Beurteilung und Erfahrung des Untersuchers abhängig.

Bewusstseinslage

Quantitativ: Normale Ansprechbarkeit, Schläfrigkeit, Bewusstseinsverlust.
Qualitativ: geordnet, verwirrt, delirant.

Puls = Herzfrequenz (HF)

Frequenz, Regelmäßigkeit; Pulsdefizit (Unterschied peripher/zentral).
Normal: HF 60 - 100, regelmäßig, gut gefüllt, kein Pulsdefizit.

Blutdruck (BD)

BD systolisch und diastolisch (evtl. an beiden Armen messen).
Normal: BD ≤ 135/85 mmHg (altersabhängig).

Atmung

Frequenz, Typus der Atmungsstörung.
Normal: 16 - 20 Atemzüge pro Minute.

Temperatur (T)

Bei Verdacht auf Fieberzustand evtl. mehrmalige Messung notwendig.

Gewicht

Bei Herzpatienten Hinweis auf kardiale Dekompensation.

Trinkmenge/Ausscheidung

Hinweise auf Exsikkosesyndrom, Harnretention, Nierenversagen.

Blutzuckerbestimmung mittels HGT (Hämo-Gluco-Test)

Bei Diabetikern wichtige Information bezüglich Stoffwechsellage.

4. Beurteilung der Situation

Die Beachtung der Punkte 1 bis 3 erlaubt den Pflegenden meistens eine Beurteilung der Situation im Sinne einer Zuordnung zu einer bestimmten, meistens bereits bekannten Krankheit des Patienten. Aufgrund dieser Beurteilung muss nun aber entschieden werden, ob die Intervention eines Arztes notwendig geworden ist oder nicht. Diese Triage kann sehr schwierig und seelisch belastend sein (Angst, Verantwortung, Unsicherheit). Sie setzt medizinische Grundkenntnisse und praktische Berufserfahrung in der Krankenbeobachtung voraus.

In der Folge werden häufige Notfallsituationen, welche in der Regel auch die Intervention eines Arztes notwendig machen, kurz dargestellt. Es handelt sich lediglich um eine Auswahl. Für eine detailliertere Darstellung wird auf die entsprechenden Kapitel verwiesen.

Allergische Reaktionen

Roter Hautausschlag, Juckreiz, Gesichtsschwellung
→ Allergische Reaktion

Definition

«Allergie» = Überempfindlichkeit: erworbene Bereitschaft, nach wiederholtem Kontakt mit (immunogenen) Substanzen, zum Beispiel Medikamenten, Nahrungsmitteln oder Giften tierischen Ursprungs (Insekten, Spinnen, Schlangen) mit «abnormal» starken Symptomen zu reagieren.

Beachte: Allergische Reaktionen auf Arzneimittel werden auch bei alten und sehr alten Leuten häufig gesehen.

Ursachen von allergischen Reaktionen bei Betagten

Man fahnde in drei Bereichen (oft eine «Detektivarbeit»):

1. Medikamente:
   Fragen: Neu verordnet? Selbstmedikation? Therapie durch Angehörige oder andere Bezugspersonen (auch «Hausmittel» eruieren)?
   Antibiotika (Augmentin®, Bactrim® etc); Antirheumatika (Aspirin®, Voltaren® etc); Antiepileptika (Phenytoin®, Luminal®); Insuline.

2. Nahrungsmittel:
   Zitrusfrüchte? Farbstoffe (Süßigkeiten)? Fisch?

3. Kosmetika:
   häufig Gesichtsallergien (Ausschläge im Gesicht, im Mundbereich).

Pathogenese der Reaktion auf Insektenstiche oder Medikamente

Allergischer Reaktionstypus I = Anaphylaxie- oder Reagin-Typus.
Dies bedeutet: Die Symptome können innerhalb von *Sekunden* auftreten, z.B. eben sofort nach Einnahme eines Medikamentes (in 50% innerhalb von 5 Minuten!).

Die Sensibilisierung kann auch 8 - 14 Tage in Anspruch nehmen.
Aber: Ein Patient kann ein Medikament monatelang einnehmen, ohne zu reagieren, und dann plötzlich sensibilisiert werden.

Klinisches Erscheinungsbild gemäß verschiedenen Schweregraden

I. Lokal-Reaktion

1. Leichte Lokalreaktion

- Symptomatik:
  Rötung (Erythrodermie = flächenhafte Rötung, meistens Überwärmung)
  Schwellung (Urtikaria: «Nesselsucht», «Quaddelsucht», häufig).
  Juckreiz, Brennen der Haut.

- Therapie:
  1. Medikamente absetzen, von denen man eine Allergisierungsreaktion vermutet, also z.B. ein neu verordnetes Antibiotikum (z.B. Bactrim® oder Augmentin®).
  2. Antihistaminikum lokal:
     Fenistil-Gel®, 2 - 4 Applikationen tgl., Euceta®, Eurax®-Lotion.
     Lindernde Wirkung auf den Juckreiz hat auch Kälte: cold pack™.

2. Schwere Lokalreaktion

- Symptomatik:
  Ödem. Lymphangitis, Lymphadenitis (innert Stunden).

- Therapie:
  Antihistaminikum: Zyrtec® 1 x 2 Tbl, dann 1 x 1 Tbl, oder Teldane®.
  Bei älteren Patienten auch alte Antihistaminika mit sedierendem Effekt:
  Fenistil ret.® Kps. à 4 mg, 1 Kps. tgl. oder Tavegyl® Tbl. à 1 mg, 3 x 1 bis
  2 Tbl. tgl.
  Bei ausgedehntem Ödem: Prednison® 50 mg/Tag per os für drei Tage.

II. Allgemein-Reaktion

1. Leichte Allgemeinreaktion (Grad I)

- Symptome:
  Generalisierte Urtikaria und Juckreiz, Übelkeit, Rhino-Conjunctivitis. Bei
  älteren Patienten häufig psychomotorische Unruhe, Angst!

- Therapie: sofort!
  Zyrtec® 1 x 2 Tbl. per os plus Prednison 2 x 1 Tbl. à 50 mg per os.

2. Mäßig schwere Allgemeinreaktion (Grad II)

- Symptome:
  Generalisiertes Ödem, Quincke-Ödem
  Asthmatische Beschwerden leichten Grades, heißt leichte bis mittel-
  schwere spastische Dyspnoe, keine schwerere Atemnot/Zyanose.
  evtl.: Erbrechen, Durchfall, Bauchkrämpfe, leichter Schwindel.

- Therapie:
  Tavegyl® 1 Amp. i.m. (Amp. zu 2 mg in 2 ml).
  Falls der Patient ungenügend anspricht, vor allem falls er unter Dyspnoe
  leidet: Steroide indiziert: Ultracorten-H® 1 Amp. à 100 mg i.v., evtl. Bu-
  scopan® 1 Amp. i.v.

3. Allgemein-Reaktion schweren Grades (Grad III)

- Symptome:
  Halsschwellung (Quincke-Ödem, Larynx-Ödem) mit Dyspnoe: Erstik-
  kungsgefahr! Giemen, Stridor (Behinderung der Inspiration).
  Asthma-Anfall schweren Grades, heißt: schwere Dyspnoe, Patient hat
  starken Lufthunger, wird bereits zyanotisch; Benommenheit, Todesangst!
  Schwäche, Schwitzen, Blässe, Kollaps.

- Therapie: Schwerer Notfall (Arzt avisieren)!
  Adrenalin EpiPen® (Auto-Injektor 0,3 oder 0,15 mg i.m.)
  evtl. Adrenalin 0,1% 0,3 - 0,5 mg tief s.c. oder i.m.; Sauerstoff 3 - 4 lit.
  Prednisolon Ultracorten-H® / Solu-Dacortin® Amp. à 100 mg 1 Amp. i.v.

4. Anaphylaktischer Schock (Grad IV)

- Symptome:
  Schweres Schock-Syndrom mit starkem BD-Abfall und Bewusstlosigkeit.

- Therapie: Notfall-Hospitalisation!
  Adrenalin immer zuerst (eminente Bedeutung!)
  0,5 mg s.c. oder i.m. (im äußersten Notfall evtl. i.v.). Med-IPS!

Kardio-pulmonale Notfälle

Akuter Brustschmerz, Atemnot, Angst
→ Herzinfarkt

Symptomatik

- Sehr starker Thoraxschmerz verbunden mit Atemnot und Todesangst.
- Beim alten Patienten oft asymptomatisch oder aber atypisch: Übelkeit, Unwohlsein, Erbrechen, rasch sich verschlimmernde Dyspnoe, Verwirrung.
- evtl. bereits Zeichen der Linksherzdekompensation, d.h. Lungenstauung.

Sofortmaßnahmen

- Nitroglyzerin Nitrolingual® 1 - 3 Kps. s.l. (aufstechen, unter die Zunge legen)
- Sauerstoff-Zufuhr 2 - 3 lit.
- Morphin parenteral s.c., i.m. oder besser i.v. 1 - 2 Amp. à 10 mg.

Starke Atemnot, beschleunigte «röchelnde» Atmung, Angst
→ Lungenödem

Symptomatik

- Extreme Atemnot (bei einem chronisch-dyspnoischen Patienten)
- Orthopnoe: Oberkörper in aufrechter Position (Patient sitzt).
- Brodelnde, röchelnde Atmung, evtl. «schäumt» der Patient. (Bildlicher Vergleich: «Ertrinken in sich selbst.»)

Sofortmaßnahmen

- Lasix® parenteral i.m. oder besser i.v., 1 - 2 Amp. à 20 - 40 mg.
- Sauerstoff 2 - 3 lit.
- Nitroglyzerin® und Morphin je nach klinischem Bild.

Starke Atemnot, «pfeifende» Atmung, Angst
→ Asthmaanfall

Symptomatik

- Akute Atemnot, Angst (evtl. nach langem ruhigem Intervall)
- evtl. Tachypnoe (erhöhte Atemfrequenz, AF über 30/Min)
- Sitzende Stellung, Tachykardie, Schwitzen, Zyanose.
- Trockene Nebengeräusche oder aber fehlende Atemgeräusche über der Lunge.
- Status asthmaticus = sehr schwerer, lebensbedrohlicher Asthma-Anfall

Sofortmaßnahmen

- Zuwendung, Geborgenheit und Sicherheit vermitteln
- Sauerstoff-Zufuhr 2 - 3 lit.
- Inhalationen mit Ventolin® DA, sofort 2 - 3 Hübe, evtl. mit Maske
- Theophylline rektal in leichteren Fällen, Escophyllin® Supp.
- Theophylline parenteral in schweren Fällen, Aminophyllin, Euphyllin i.v.
- Steroide hochdosiert, Ultracorten-H® 100 mg parenteral.

Gastro-intestinale Notfälle

Akutes Erbrechen von Blut, Unruhe, Oberbauchschmerzen
→ Obere Gastro-Intestinal-Blutung

Ursachen

- Blutung aus erosiver Gastritis (häufig), Ulcus ventriculi oder Ulcus duodeni
- Reflux-Ösophagitis (Ösophagusentzündung durch Magensaft-Rückfluss)
- Ösophagus-Varizen-Blutung bei Leberzirrhose
- Ösophagus-, Magen-Karzinom

Symptomatik

- Anamnestisch Nüchtern-Erbrechen (vor dem Essen, eher bei Ulkus) oder postprandiales Erbrechen (nach dem Essen, eher bei Passagebehinderung).
- Epigastrische (unterhalb vom Brustbein) oder retrosternale Schmerzen (hinter dem Brustbein), fakultativ.
- Hämatemesis = Bluterbrechen. Beachte: bei Blutungsquellen im oberen Magen-Darm-Trakt ist eine Hämatemesis *fakultativ.*
  - Erbrechen von hellrotem Blut bei frischer Blutung. Unter Einwirkung von Magensäure wird das Erbrochene durch die Bildung von Hämatin kaffeesatzartig (bei Unklarheit kann das Erbrochene auf Blutbestandteile getestet werden z.B. mittels Hämostix).
  - Beginn des Erbrechens ohne Blut, gefolgt von späteren Partien mit Frischblut, spricht für eine Mallory-Weiss-Läsion: emetogene (= durch das Erbrechen verursachte) Schleimhauteinrisse am Übergang der Speiseröhre in den Magen; meistens ist keine Behandlung notwendig; die Läsionen heilen sehr schnell ab.

Sofortmaßnahmen

- Seitenlagerung, Überwachung der Vitalparameter
- Inspektion, evtl. Ausräumung der Mundhöhle wegen Aspirationsgefahr
- Medikamente (Sedativa und Analgetika) nur auf spezielle Verordnung
- Möglichst früh Diagnose-Stellung anstreben und Operationsindikation abklären: die erste Frage lautet: Indikation zur Gastroskopie (Magenspiegelung) gegeben?

Akute starke Bauchschmerzen, AZ-Abnahme, Erbrechen
→ Akutes Abdomen

Definition

Akutes Abdomen heißt: Der Patient befindet sich in einer durch einen Abdominalprozess verursachten, bedrohlichen Situation, die wahrscheinlich zu einer Operation oder zum Tod führen wird.

Ursachen

- Ulcus ventriculi perforatum (Magendurchbruch bei Ulkus)
- Divertikulitis und (seltener) Appendizitis perforata
- Kolon-Volvulus (Drehung des Coecums oder Sigmas)

- Perforation der Gallenblase bei Cholezystitis
- Hernien-Inkarzeration (eingeklemmter Bruch)
- geplatztes abdominales Aorten-Aneurysma
- Mesenterialinfarkt

Symptomatik

- Anamnestisch oft unregelmäßige oder fehlende Stuhlausscheidung
- Dauerschmerz im Abdomen, krampfartig oder ziehend-stechend
- Bauchmuskelabwehrspannung (= Défense): brettharter Bauch
- Ileus (= Darmverschluss), je nach Ursache mechanisch oder paralytisch

Sofortmaßnahmen

- So schnell wie möglich Arzt benachrichtigen!
- Überwachung der Vitalparameter; Analgetika auf Verordnung.

Notfälle seitens des Urogenitaltrakts

Fehlende Urin-Ausscheidung, Unterbauchschmerzen, Unruhe → Akute Harnverhaltung

Definition

Akute Harnverhaltung heißt: Unmöglichkeit, die prall gefüllte Harnblase zu entleeren.

Ursachen

- Prostata-Hyperplasie (und zwar in jedem Stadium möglich)
- Urethra-Striktur (Einengung der Harnröhre nach Verletzung, Entzündung)
- Harnwegsinfekt mit starker Schwellung im Bereiche des Blasenausganges
- Blasenblutung mit Blasentamponade (Harnblase mit Koagula tamponiert)
- Blasenatonie (durch Medikamente verursacht)

Beachte: Eine Harnverhaltung ist auch bei liegendem, allerdings infolge Inkrustationen oder durch Blutkoagula «verstopftem» DK möglich, mit anderen Worten: «Urin im DK-Sack» heißt nicht etwa «keine Harnverhaltung»!

Symptome/Befunde

- Sehr starke Unterbauchschmerzen
- Psycho-motorische Unruhe, Angst, evtl. kalter Schweiß
- Unterbauch gespannt und druckdolent. Evtl. ist die prall gefüllte Harnblase als «Ballon» palpabel (bei sehr großen Urinvolumina sogar bis zum Nabel reichend und daher übersehbar).

Sofortmaßnahmen

- am wichtigsten: «daran denken» und EK legen (lieber einmal «zu oft»)
- Urin portionenweise (50 ml) über längere Zeit (15 - 30 Minuten) ablassen und Urinvolumen messen
- bei Blasenblutung: 3-Weg-Spül-Katheter legen, Dauer-Blasenspülung mit steriler physiologischer NaCl-Lösung, bis Urin klar geworden ist.

Starke krampfartige Flanken- oder Bauchschmerzen, Erbrechen
→ Nieren-Kolik

Ursachen

- Nephro-/Urolithiasis (Nieren-, Harnleitersteine)
- Papillennekrose bei Diabetes mellitus
- Tumoren

Symptomatik

- Krampfartige Schmerzattacke lumbal in Rücken und Leiste ausstrahlend
- Übelkeit, Erbrechen
- evtl. Makrohämaturie (sichtbar blutiger Urin)

Sofortmaßnahmen

- Falls möglich: Patienten mobilisieren, d.h. herumgehen, nicht liegen
- Reichliche Flüssigkeitszufuhr, Infusion anlegen
- Spasmolytika: Buscopan® Supp., oder 1 Amp. s.c., i.m., evtl. sogar i.v.

Geriatrische Notfälle aus verschiedenen Gebieten

Akut auftretende Lähmung, verwaschene Sprache
→ Schlaganfall

Symptome/Befunde

- Meistens einseitige Lähmung einer Extremität, Empfindungsstörung
- veränderte Gesichtszüge (Fazialis-Parese)
- Sprach- und Sprechstörungen (akute Aphasie und Dysarthrie)
- Übelkeit, Erbrechen; evtl. Bewusstseinstrübung oder sogar Koma
- unwillkürlicher Abgang von Urin und Stuhl

Sofortmaßnahmen

- Bettruhe; Überwachung (Gefahr des Erbrechens, Sturzes)
- Beachte: Der fast immer erhöhte Blutdruck entspricht einer normalen Reaktion des Organismus auf die verminderte Hirndurchblutung (genannt «Erfordernis-Hochdruck») und soll daher nicht gesenkt werden.
- bei starker Unruhe, Angst: Sedation mittels Anxiolytikum (z.B. Seresta®).

Schwerste Atemnot, Todesangst, Schwitzen, Zyanose
→ Akuter Erstickungsanfall

Ursachen

- Fremdkörperaspiration v.a. bei Patienten mit Dysphagie im Rahmen eines Multiinfarktsyndroms, bei M.Parkinson; gehäuft bei Äthylikern nachts!
- Larynx- und Glottis-Ödem bei allergischen Reaktionen
- Lungenödem und schwere Lungenembolie; Asthma-Anfall

Symptome/Befunde

- Schwere Dyspnoe und Zyanose (Patient ist violett-blau im Gesicht)
- Todesangst; präterminal: hypoxische Krämpfe, Bradykardie.

Sofortmaßnahmen

- bei Verdacht auf Aspiration: manuelle Entfernung des Fremdkörpers nach kräftigem Zungenzug (Heimlich-Manöver ist umstritten)
- O_2-Zufuhr, absaugen und evtl. kurze assistierte Beatmung.

Medizinisch-technische Apparate und Instrumente

Möglicher Einsatz von medizinisch-technischen Untersuchungen und Apparaten in einem Krankenheim / Altenheim.

Tabelle 3: Medizinisch-technische Untersuchungen / Apparate

Bezeichnung	Indikation / Untersuchung
Stethoskop (gr.: stethos = Brust)	Herz-/Lungenuntersuchung: Lungen-, Herzgeräusche
Stimmgabel	Neurostatus: Gehörsprüfung; Vibrationssinn (Abklärung von Gefühlsstörungen, Polyneuropathie)
Ophthalmoskop (Augenspiegel)	Augenuntersuchung: brechende Medien, Augenhintergrund (Katarakt, diabetische Retinopathie)
Otoskop (Ohrspiegel)	Ohruntersuchung: Gehörgang, Trommelfellbeurteilung, Abklärung von Schwerhörigkeit
Doppler-Ultraschall	Gefäßstatus: Beurteilung der Durchblutungsstörung bei PAVK; Quantifizierung der PAVK I - IV
Puls-Oximeter	Herz-Kreislauf: transkutane Messung der Sauerstoffsättigung; Kontrolle bei O_2-Therapie
Elektrokardiogramm, EKG	Kardiologie: Beurteilung der Herztätigkeit, Abklärung bei KHK, Rhythmusstörungen
Herzmonitor	Herz-Kreislauf: Notfall-EKG mit Thoraxelektroden, Herzfrequenz und Herzrhythmus
Frenzel-Brille	Nystagmus der Augen: Leuchtbrille mit Vergrößerungsgläsern; Abklärung von Schwindelgefühlen
Bladder Scan (Ultraschall)	Harnblase: Beurteilung des Füllungszustandes der Harnblase; Abklärung auf Harnverhaltung

<table>
<tr><td>

Kapitel II

SYNDROME

</td><td>

1. Status febrilis –
Der Fieber-Patient

</td></tr>
</table>

Bedeutung

- Fieber ist ein Symptom und soll abgeklärt werden.

- Fieber bedeutet erhöhte Körpertemperatur und deutet meistens auf eine Systemerkrankung hin (vor allen Dingen auf eine Infektionskrankheit).

- Fiebermessen ist wahrscheinlich die am häufigsten angewandte klinisch-technische Untersuchung (v.a. bei Laien).

- In der Geriatrie kommt der exakten Dokumentation eines Temperaturverlaufes eine weniger große Bedeutung zu als in der Akutmedizin; wichtiger ist hier die Kranken- und Verlaufsbeobachtung, vor allem die Beurteilung des Allgemeinzustandes eines Patienten.

- Beim alten Menschen können selbst schwerere Allgemeininfekte mit einer nur leichten Temperaturerhöhung einhergehen – umgekehrt treten Fieberzustände auf, ohne dass ein entsprechendes klinisches Korrelat gefunden werden kann.

Physiologie

Die Körpertemperatur des Menschen wie auch der meisten Säugetiere und Vögel wird im gesunden Zustand innerhalb enger Grenzen aufrechterhalten (= «Warmblüter»).

Temperaturkontrolle

Durch zerebrale Zentren im Hypothalamus.

Zentraler koordinierender Mechanismus, vergleichbar mit einem «Thermostaten», welcher auf verschiedenste Reize antwortet.

Wärme-Produktion

- durch Muskelzittern (wichtig für gesteigerte Wärmeproduktion)
- durch den Verdauungsvorgang

Wärme-Verlust

- durch die Körperoberfläche (genannt «Konvektion»)
- durch das Schwitzen, d.h. Wasserverlust (genannt «Evaporation»)
- durch vermehrte Hautdurchblutung (gesteigerter Wärmeverlust)

Beachte: Der Wärmeverlust infolge Schwitzens kann enorm sein:
In einer Stunde kann bis zu 1 Liter Schweiß verloren werden!

Pathogenese

Fieber kann durch viele Stimuli (Reize), sogenannte «Pyrogene» entstehen:
Man nimmt dabei an, dass exogene Pyrogene, z.B. Mikroorganismen (Bakterien, Viren, Pilze; vergleiche *Erreger von Infektionskrankheiten (Mikroorganismen)* auf Seite 506), Immunreaktionen, Hormone (Thyroxin, Progesteron) oder Medikamente über eine Vermittlersubstanz wirken, die man als «endogenes Pyrogen» bezeichnet hat. Dieses endogene Pyrogen regt nun seinerseits thermosensible Nervenzellen im Hypothalamus (= Region im Zwischenhirn) an, was zum Temperaturanstieg führt: «Der Thermostat wird höher gestellt», der Körper passt die Temperatur der Vorgabe im Thermostaten an: Frösteln.

Definitionen

Normale Körper-Temperatur («T» = Temperatur)

Beachte: Es kann keine genaue obere Grenze der T angegeben werden, denn es bestehen individuelle Unterschiede.

Normale Grenzwerte: 35,8 - 37,2° C oral (= im Mund gemessen).
Die Rektal-T ist gewöhnlich etwa 0,3 - 0,5° höher als die oral gemessene.
Bei warmem Wetter darf die T bis 0,5° C höher liegen als normal.

Tagesschwankungen: morgens Tiefwert, z.B. 36,1°, im Laufe des Tages ansteigend bis maximal 37,0° abends. Minimum nachts 2 - 4 Uhr.

Die Temperatur ist bei Fieber meistens abends höher (abendliche Spitzen):
viele Fieber-Patienten weisen morgens normale T auf.

Fieber = status febrilis

Fieber bedeutet Erhöhung der Körper-T

- über 37,0° C bei oraler Messung und
- über 38,0° C bei rektaler Messung.

Bei T zwischen 37,2 und 37,8° C oral/axillär spricht man von «Subfebrilität» («Unterfiebrigkeit»).

Sepsis

Massive Allgemeininfektion mit permanenter oder wiederholter Streuung von Erregern ins Blut («Blutvergiftung» im Volksmund). Es handelt sich um eine Erkrankung des Allgemeinorganismus, daher: Allgemeinzustand (AZ) ist reduziert.

Unterscheide: Bakteriämie = vorübergehende Erregerausschwemmung ins Blut ohne Generalisierung. Der Übergang in eine Sepsis ist abhängig von der Anzahl und Virulenz («Angriffsfähigkeit») der Erreger sowie von der Resistenzlage (Abwehrmöglichkeiten) des Patienten.

Klinik

Fieber-Formen

Remittierendes Fieber

Die T fällt jeden Tag ab, hingegen nicht auf Normalwerte.
Vorkommen: bei den meisten Fieberverläufen, d.h. dieser Fiebertyp ist für keine Krankheit typisch.

Intermittierendes Fieber

Die T fällt jeden Tag auf Normal-Werte ab.
Vorkommen:
- bei Infektionskrankheiten durch Bakterien (typisch); bei Abszessen
- bei Lymphomen (Malignome des lymphatischen Systems)
- bei Miliar-Tuberkulose

Septisches Fieber

Sehr großer Unterschied zwischen der Fieberspitze und dem niedrigsten gemessenen Wert, z.B. morgens 37,4, abends 39,8° C.
Vorkommen: Sepsis, d.h. schwere Infektionskrankheit (AZ reduziert!).

Fieber-Kontinua

Dauernde T-Erhöhung ohne wesentliche Tagesschwankungen.
Vorkommen: Salmonellosen, Typhus.

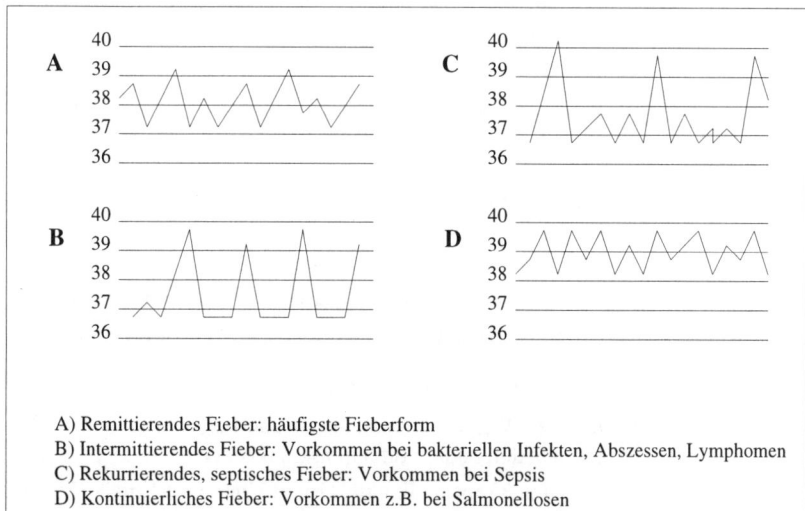

A) Remittierendes Fieber: häufigste Fieberform
B) Intermittierendes Fieber: Vorkommen bei bakteriellen Infekten, Abszessen, Lymphomen
C) Rekurrierendes, septisches Fieber: Vorkommen bei Sepsis
D) Kontinuierliches Fieber: Vorkommen z.B. bei Salmonellosen

Abbildung 4: Fieber-Typen

Klinische Bedeutung des Fiebers

Die Körpertemperatur ist ein einfacher, objektiver und (vor allem beim jüngeren Menschen) genauer Hinweis für die Beurteilung des Schweregrades einer Krankheit. Sie ist viel weniger von äußeren Faktoren oder der Psyche abhängig als z.B. Pulsfrequenz und Blutdruck.
Der physiologische Sinn des Fiebers ist beim Menschen nicht ganz geklärt. Auf manche Krankheiten wirkt Fieber günstig, z.B. Neurosyphilis, rheumatoide Arthritis.

Fieber kann aber auch schädlich wirken infolge Salz- und Wasserverlust durch das Schwitzen. Bei Epileptikern kann Fieber Anfälle auslösen. Sehr unangenehm für den Patienten sind hochfieberhafte Zustände mit Schüttelfrösten und starkem Schwitzen.

Klinik bei Fieber-Zuständen und mögliche Ursachen

Prädispositionen

1. Prädispositionen von Seiten des Patienten:
   Diabetiker (gestörte Abwehr); bei Immunsuppression; AIDS-Kranke; Postoperative Zustände; Karzinom-Patienten; alte Leute.
2. Risikosituationen:
   Katheter (Dauerkatheter, intravenöse Katheter); implantierte Fremdkörper; intubierte Patienten.

Subjektive vom Patienten geäußerte, uncharakteristische Symptome

Beachte: Sehr unterschiedlich. Begleitsymptome sind je nach zugrundeliegender Krankheit verschieden, z.B.:
Kopfschmerzen, Rückenschmerzen, Muskel- und Gelenkschmerzen, Gefühl des Fröstelns (unterscheide davon Schüttelfröste).
Vorkommen: vor allem bei viralen Infektionen, z.B. bei Grippe.

Schüttelfröste

Echter Schüttelfrost ist begleitet von Zähneklappern und Schütteln der Glieder, meist als Einleitung eines starken Temperaturanstieges. Vorkommen: v.a. bei bakteriellen Infektionen, akut beginnend.

Fieber-Delirien

Verwirrungszustand, v.a. bei Alkoholikern und bei seniler Demenz.

Sepsis

Risikofaktoren: Abwehrschwäche (alte Leute, HIV-Infekt, schlechter AZ); Diabetes mellitus (Abwehrschwäche); Fremdkörper (DK, caths); Intubation.

- Urosepsis: in 50%! Harnwegsinfekte, DK (fast immer E.coli-Sepsis)
- Cholangitische Sepsis: Gallenwege (E.coli, Enterokokken)
- Venenkatheter-Sepsis: intra-caths (Staphylococcus aureus / epidermidis)

Fieber bei Krankenheim-Patienten

Beachte: Weitaus am häufigsten sind Fieberzustände bei Krankenheimpatienten bedingt durch Infektionskrankheiten:

- Viren: Grippale Infekte, Grippe (Influenza-Virus), Herpes zoster.
- Bakterien: Pneumonie, Harnwegsinfekt, Hautinfekte (Erysipel).
- Fieber aber auch bei Lungenembolie, Beinvenenthrombose.

Diagnostik

Entscheidend: Anamnese und klinische Untersuchung.

Status febrilis und zusätzliche Leit-Symptome

In vielen Fällen von Fieberzuständen tritt ein Leitsymptom auf, was eine Differentialdiagnose wesentlich erleichtert, z.B. (Auswahl):

- Mäßig hohes Fieber und Erkältungssymptome:
  Grippale (virale) Infekte (Fieber meistens nur für 2 - 3 Tage).

- Hohes Fieber mit Husten und Thoraxschmerzen:
  Pneumonie (Lungenentzündung)

- Fieber und Hautausschläge:
  Infektionskrankheiten durch Viren, Bakterien.

- Fieber und Gelenkschmerzen:
  Grippe, bakterielle Arthritiden.

- Fieber und Lymphknotenschwellungen:
  Virus-Infekte (Mononukleose, Röteln usw.); Maligne Lymphome.

- Fieber mit Kopfschmerzen und Meningismus (Nackensteife):
  Meningitis (Hirnhaut-Entzündung)

- Fieber und Ikterus (Gelbsucht):
  Cholezystitis; Cholangitis (= Entzündung des Gallenganges);
  Hämolyse bei Malaria. Schwer verlaufende Sepsis. Miliar-Tbc.

- Fieber mit Diarrhö (Durchfall):
  Infektionen durch Salmonella typhi, Amöbenruhr (Ruhr-Syndrom).

- Fieber mit Algurie und Pollakisurie (Brennen beim Wasserlösen):
  Harnwegsinfekte; Vaginitiden (Scheidenentzündungen).

Zusatzuntersuchungen

Sie werden durch den Arzt angeordnet in Abhängigkeit von der gestellten Diagnose respektive Verdachtsdiagnose, z.B.:

- Weißes Differential-Blutbild (Leukozytose, Linksverschiebung)

- Blutkulturen (Nachweis von Erregern im Blut)

- Urin-Untersuchung (Urin-Sediment, eventuell Uricult/Sensicult)

- Sputum-Untersuchungen (Verdacht auf Tuberkulose)

- Röntgendiagnostische Abklärungen (Thorax-Röntgen)

- Ultraschall des Abdomens (Verdacht auf intraabdominalen Abszess)

- Lumbalpunktion (LP bei Verdacht auf Meningitis)

Therapie

Merke: Fieber ist lediglich ein Symptom und zwingt zur Abklärung zwecks Diagnosestellung. Die Behandlung erfolgt demzufolge kausal, heißt: gemäß dem zugrundeliegenden Leiden («causa» lat. = der Grund).

Empfehlungen bezüglich der Behandlung von Fieberzuständen

1. Fieber allein verursacht in der Regel keinen großen Schaden und auch keine großen Beschwerden, so dass Antipyretika *generell nicht* eingesetzt werden sollen. Diese Medikamente können zudem den natürlichen Verlauf einer Krankheit oder die Wirkung eines spezifischen Medikamentes (Antibiotikums) verschleiern.

2. Fieber soll nur dann behandelt werden, wenn es wegen der Begleitsymptome dem Patienten Beschwerden verursacht, also z.B. bei:
Frösteln, Kopfschmerzen, Gliederschmerzen, starkem Schwitzen.

3. Bei Fieberzuständen ist es sinnvoll, eine Trinkbilanz anzulegen, weil der Patient bedroht werden kann durch Flüssigkeitsverlust!
→ Auf regelmäßige Flüssigkeitszufuhr ist zu achten!

4. Fieber soll gesenkt werden, wenn durch den damit verbundenen Flüssigkeitsverlust und wegen der geringen Trinkmenge ein Exsikkosesyndrom droht.

5. Zur Temperatursenkung sind «Hausmittel» sehr wirksame Maßnahmen und zudem ohne schädliche Nebenwirkungen:
   • Kältekompressen auf Haut, Stirn (cold pack™, Kälte-Kissen);
   • Kühlende Tücher.

Beachte: Alkohol bringt abgesehen vom Gestank keinen Vorteil!

2. Der bewegungsbehinderte Patient

Bedeutung

- Die Immobilität zählen wir zu den vier großen geriatrischen Syndromen, den vier Riesen (auch die vier **I** genannt):
  1. Intellektueller Abbau (= Demenz)
  2. Instabilität und Sturz
  3. Immobilität
  4. Inkontinenz.

- Die Selbsthilfefähigkeit eines Patienten ist direkt abhängig von seiner Beweglichkeit. Aus diesem Grunde ist die Beweglichkeit in die Definition des Begriffes ADL integriert (Activities of daily living = einfache Selbsthilfe, umfassend Baden, sich ankleiden, Toilettenbenützung, Beweglichkeit, Kontinenz und Mahlzeiteneinnahme). Vergleiche dazu Teil I.

- Einschränkung von Beweglichkeit und Mobilität bedeutet in unserer (Auto-) mobilen Gesellschaft fast immer Reduktion der Lebensqualität. Zur Vermeidung von Pflegeheimeinweisungen im Alter gehört daher Prävention von Behinderung und Erhaltung von Mobilität.

- Beachte aber: beim alten Menschen ist «höchste Mobilitätsstufe» nicht immer mit «beste Lebensqualität» gleichzusetzen. Demente und verwirrte Patienten können von einer Rückstufung profitieren, das heißt: Sie sind unter Umständen zufriedener im Rollstuhl oder sogar im Bett als auf den eigenen wackeligen Beinen.

Beachte: Rehabilitation bedeutet «Wiederfähigwerden» resp. «Wiederbeweglichwerden».

Folgen eingeschränkter Mobilität

- Eingeschränkter Lebensraum (verminderter Aktionsradius).

- Psychosoziale Isolation (Gefahr: reaktive Depression).

- Pflegeheimeinweisung (allgemeine Bedingung für Altersheimpatienten: selbständiges Aufsuchen des Speisesaales, Selbständigkeit nachts).

Gefahren der Bettlägerigkeit

1. Dekubitus (Beachte: Dieser kommt rasant schnell!)
   Folgen: Schmerzen, Infekte, Sepsis.
2. Muskel- und Gelenkskontrakturen
   Folgen: Schmerzen, Dekubitus.
3. Darm- und Harnblasendysfunktionen
   Folgen: Obstipation und Ileus; Harnwegsinfekte und Urosepsis.
4. Tiefe Beinvenenthrombosen
   Folge: Lungenembolie.
5. Verminderte Ventilation (Belüftung) der Lungen im Liegen
   Folgen: Hypostatische Pneumonie, Exitus letalis.
6. Stressulkus des Magens (Immobilisation bedeutet Maximalstress!)
   Folge: Magenblutung.
7. Muskelatrophien (vor allem im Oberschenkelbereich schnell eintretend)
   Folge: Instabilität und Stürze bei erneuter Mobilisation.
8. Psychische und soziale Deprivation
   Folgen: Depression, Pseudo-Demenz wegen fehlender Aktivierung.
9. Stürze aus dem Bett
   Folgen: Schädelhirntrauma, Frakturen.
10. Bett-Atonie (Tonus-Verlust der quergestreiften Muskulatur)
    Folge: Stürze bei Mobilisation.

Ursachen

Beachte: Enorm vielfältig und oft kombinierte Faktoren (viele Krankheiten bewirken sowohl Instabilität wie Immobilität).

1. Neurologische und neuropsychiatrische Krankheiten
(vergleiche dazu Teil I, Kapitel VI.4)

1. Senile Demenz:
   Kortikale und subkortikale Demenzen unterscheiden sich bezüglich der Mobilität: Während kortikal demente Patienten (typischerweise der Alzheimer-Patient) lange Zeit in ihrer Gehfähigkeit und Beweglichkeit uneingeschränkt bleiben, ist die Störung der motorischen Programmierung das Leitsymptom der subkortikalen Demenz. Mangelnder Antrieb mit Akinese (Bewegungsarmut) und Apathie (geistiger Inaktivität) sind weitere typische Merkmale der subkortikalen Demenzen.

2. Morbus Parkinson:
   Leitsymptome dieser auch als Schüttellähmung bezeichneten Krankheit sind: subjektive (jedoch *nicht* objektive) Muskelschwäche, Tremor (Zittern), Antriebsstörung sowie Bewegungsarmut (Hypo- oder Akinese), Gedankenverlangsamung.

3. Intoxikationen des ZNS:
   Chronische Übermedikationen können beim älteren Menschen eine erhebliche Immobilisierung herbeiführen (Pseudo-dementielle Zustände, Neuroleptika-induzierte Parkinsonsyndrome).

4. Erkrankungen des Rückenmarks:
   Zervikale Myelopathie (degenerative Wirbelsäulenveränderung mit Störungen der Feinmotorik von Händen und Beinen sowie Spastik); Para- und Tetraplegie (traumatisch verursachte Querschnittsläsion).

5. «post-fall syndrome» (Syndrom im Anschluss an Stürze auftretend):
   Ältere Patienten sind nach Stürzen oft in ihrer ganzen Leib-Seele-Integri-tät verunsichert. Sie haben Angst vor Mobilisationsversuchen und erneu-ten Stürzen, klagen über Schwindel oder ein Gefühl von Trunkenheit beim Gehen und schränken ihre Mobilität und Aktivität massiv ein. Objektiv kann der Gang entgegen dem subjektiven Gefühl recht sicher, vielleicht leicht zögernd sein. Im Extremfall klammern sich die Patienten verzwei-felt an die Betreuer oder Untersuchungsperson und machen nur trippelnde Schritte an Ort, was die Sturzgefahr erneut erhöht.

2. Zerebrovaskuläre Erkrankungen
(siehe dazu Teil I, Kapitel VI.3)

1. Multiinfarkt-Syndrome:
   Die Apoplexie, der Hirnschlag ist die häufigste Ursache für eine akut auftretende Immobilisierung: der von einem Schlaganfall getroffene Pa-tient fällt zu Boden und bleibt gelähmt liegen (Begriff «Apoplexie» aus griechisch: «zu Boden geschleudert werden»).

2. Morbus Binswanger (= subkortikale arteriosklerotische Enzephalopathie, vor allem vergesellschaftet mit arterieller Hypertonie):
   Kleine, weniger als 1 cm messende Läsionen (Schädigungen) im Stamm-hirn, verursacht durch eine arteriosklerotische Mikroangiopathie (Ver-schluss kleinerer und kleinster Arterien), vergesellschaftet mit Hypertonie und Diabetes mellitus. Patienten mit M.Binswanger entwickeln häufig ei-ne subkortikale Demenz mit einer Störung von Antrieb und motorischer Programmierung (Verlangsamung, Inaktivität, Immobilität, Apathie). In den späteren Stadien sehen wir bei solchen Patienten oft ausgeprägte spa-stische Zustände (vergleiche Teil I).

3. Rheumatologisch-orthopädische Erkrankungen

1. Lokalisierte und generalisierte Arthrosen:
   Eine Immobilität bedingt durch eingeschränkte Gehfähigkeit wird vor al-lem verursacht durch Coxarthrosen (Hüftgelenksarthrose) und Gonar-throsen (Kniegelenksarthrosen).
   Merke: Leitsymptome der Arthrosen und Arthritiden sind Bewegungs-einschränkung und Gelenksschmerzen.
   Beachte: Oft kann der Einsatz von einfachen orthetischen Hilfsmitteln (z.B. Kniegelenksbandage bei einem durch Gonarthrosen instabil gewor-denen Kniegelenk) eine erstaunliche Verbesserung des Mobilitätsgrades bewirken. Dasselbe gilt für eine gute analgetische Behandlung.

2. Orthopädische Erkrankungen:
   Angeborene Missbildungen; Fußgelenksdeformationen; Beinlängendiffe-renzen; Zustand nach Unter-/Oberschenkelamputationen (häufigste Ursa-che: diabetische Angiopathie).

4. Minderfunktion der Sinnesorgane (sensorische Defizite)

1. Visusstörungen = Beeinträchtigung des Sehens:
   Eine Visusstörung wird am häufigsten verursacht durch Katarakt (grauer Star, Linsentrübung) und/oder Makuladegeneration (Untergang des gel-ben Flecks). Eine Sehstörung bedeutet oft eine ausgeprägte Behinderung und somit Einschränkung des Mobilitätsgrades.

2. Vestibulopathien = Störungen des Gleichgewichtssinnes:
Falls die Sicherung des Körpers im Raum nicht mehr durch das Sehen kontrolliert werden kann (im Dunkeln oder bei Visusstörungen), geschieht dies vermehrt durch das Gleichgewichtsorgan, den Vestibularapparat. Eine Vestibulopathie kann durch den Arzt objektiviert werden mittels Untersuchung mit der Frenzel-Brille.

3. Neuropathien = Erkrankungen des peripheren Nervensystems:
Sie bewirken Gangunsicherheit und somit indirekt eine Immobilität. Eine Verminderung der Propriozeption = Eigenwahrnehmung des Körpers im Raum durch den Berührungs-, Gelenkslage- und Vibrationssinn kann im Alter zu schweren Gang- und Standstörungen führen.

5. Chronische Dyspnoe

1. Linksherzinsuffizienz:
Leitsymptom: Anstrengungsdyspnoe.
Beachte: Eine gute medikamentöse Therapie der Herzinsuffizienz im Alter bewirkt eine Steigerung der Lebensqualität einerseits durch Reduktion von Dyspnoe, andererseits durch Verbesserung der Mobilität.

2. Chronische Lungeninsuffizienz:
Häufigste Ursache: Chronisch obstruktive Lungenerkrankungen.
Bezüglich der Bedeutung gilt dasselbe wie unter Punkt 1.

Rehabilitation

Definition: Rehabilitation bedeutet «Wiederbeweglichwerden», «Wiederfähigwerden» durch den Einsatz von gezielten Maßnahmen, somit Reduktion der Immobilität. Fernziel ist die Verbesserung der Selbständigkeit, hiermit eine positive Beeinflussung der ATL-Funktionen (Aktivitäten des täglichen Lebens).

Beachte:

- Eine Erhöhung des Mobilitätsgrades bedeutet auch bei institutionalisierten Patienten (Altersheim, Pflegeheim) eine Verbesserung der Lebensqualität. Subjektiv quälend ist oft nicht die Hilflosigkeit an sich, sondern die Tatsache des von anderen Menschen Abhängigseins.

- Der Mobilitätsgrad sagt nichts aus über die Lebensqualität: Ein geschickter Rollstuhlfahrer kann seine Mobilität oft besser geniessen als ein bewegungsbehinderter, sturzgefährdeter vollmobiler Patient. Nicht selten ergibt sich auch die paradoxe Tatsache, dass ein Patient durch eine bewusste, geschickt durchgeführte Reduktion des Mobilitätsgrades an Lebensqualität gewinnt. Dies erleben wir nicht selten bei chronisch verwirrten oder paranoiden Patienten, bei welchen die gestörte Reizverarbeitung die psychomotorische Unruhe steigern kann, und die geplante Deprivation eine Beruhigung des psychischen Zustandes bewirkt.

- Am wichtigsten für eine erfolgreiche Rehabilitation (Entlassung des Patienten nach Hause) sind eine konsequente aktivierende Pflege (zur Verhinderung von Hospitalismus) und ein gut funktionierendes soziales Netz (motivierte Angehörige). Medizinische Diagnosen spielen dabei eher eine untergeordnete Rolle.

Kapitel II

SYNDROME

3. Der Patient mit Atemnot

Bedeutung

- Eine freie Atmung wird subjektiv stark assoziiert mit «Leben», «guter Gesundheit» und Lebensqualität. Der Atem wird philosophisch und dichterisch auch als «Lebenshauch» aufgefasst.

- Atemnot ist daher eng verwoben mit seelischen Erlebnissen wie Angst (vor dem Ersticken!) und Besorgnis, bedeutet daher psychosomatischer Stress sowie schlechte Lebensqualität (eben: «Not»!).

- Atemnot ist ein sehr häufiges und quälendes Symptom bei geriatrischen Patienten.

- Chronische Atemnot führt indirekt zu eingeschränkter Mobilität oder sogar Pflegebedürftigkeit.

- Bei Patienten mit Atemnot denke man vor allem an chronische Herz- und/oder Lungenerkrankungen. Dank guter medikamentöser Behandlung kann die Lebensqualität von alten Menschen *entscheidend* positiv beeinflusst werden. Dies unterstreicht die Wichtigkeit der modernen geriatrischen Kardiologie und Pneumonologie.

- Atemnot ist manchmal schwer objektivierbar und kommt auch beim somatisch (= organisch) gesunden Menschen vor.

Definitionen

- Dyspnoe: «dys» = erschwert, «pnoe» griechisch = Atem (im weiteren Sinne: Hauch, Seele). Erschwerte Atmungsarbeit; Lufthunger.
  Unter Dyspnoe versteht man die unangenehme Atemnot oder eine (abnorme) Wahrnehmung der Atmungstätigkeit als Belastung und/oder die subjektive Notwendigkeit, mehr zu atmen. Beachte: Normalerweise wird die Atmungstätigkeit subjektiv nicht wahrgenommen, d.h. «es atmet in uns» (Automatie wie bei der Herzaktion).

- Orthopnoe = Linderung von Atemnot in aufrechter Körperlage und Zunahme der Dyspnoe in liegender Position (ein Symptom der Linksherzinsuffizienz).

Klassierung der Dyspnoe nach der NYHA (New York Heart Association 1979)

Die NYHA-Klassierung wird sowohl für das Symptom «Dyspnoe» wie auch für das Symptom «Thoraxschmerz» bei der KHK verwendet.

- Dyspnoe NYHA I: keine Atemnot (rsp. Angina pectoris) / normal
- Dyspnoe NYHA II: Atemnot bei größeren Anstrengungen
- Dyspnoe NYHA III: Atemnot bei alltäglichen Anstrengungen
- Dyspnoe NYHA IV: Atemnot bei jeder Belastung und/oder in Ruhe

Beachte: Diese Klassierung wird international verwendet und hat diagnostische, therapeutische und prognostische Bedeutung (Vergleichsstudien). Dyspnoe NYHA III bedeutet bereits deutlich reduzierte Leistungsfähigkeit; Dyspnoe NYHA IV entspricht einer vollen Invalidität!

Diagnostik

Subjektive Dyspnoe

Atemnot ist ein schwer fassbares klinisches und oft alarmierendes Leitsymptom und zwingt in jedem Lebensalter zur Abklärung. Diese erfolgt primär mittels einer subtilen Anamnese und einer klinischen Untersuchung.

Dank einfachen Hilfsuntersuchungen kann die Dyspnoe in den meisten Fällen einer kardialen, pulmonalen oder seltener systemischen (z.B. Anämie) Krankheit zugeordnet und somit einer kausalen Behandlung zugeführt werden.

Objektive Dyspnoe

Hilfreich zur Erfassung der Korrelation zwischen subjektiv empfundener Atemnot und objektiv nachweisbarer Dyspnoe eignet sich (vergleichbar mit der Schmerzerfassung) der Einsatz einer Visuellen Analogskala (VAS).

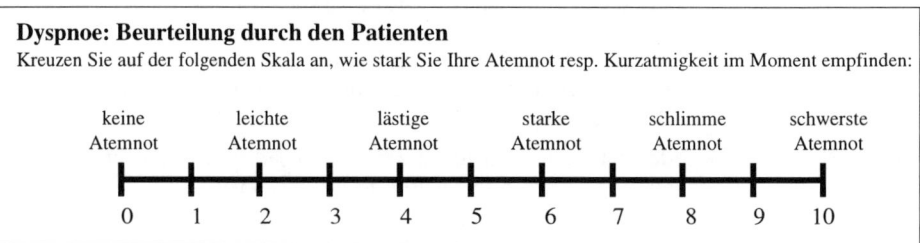

Dyspnoe: Beurteilung durch den Patienten
Kreuzen Sie auf der folgenden Skala an, wie stark Sie Ihre Atemnot resp. Kurzatmigkeit im Moment empfinden:

| keine | leichte | lästige | starke | schlimme | schwerste |
| Atemnot | Atemnot | Atemnot | Atemnot | Atemnot | Atemnot |

0   1   2   3   4   5   6   7   8   9   10

Abbildung 5: Dyspnoe: visuelle Analogskala VAS

Klinische Bilder und Ursachen von Atemnot

Inspiratorische Dyspnoe = Behinderung der Einatmung

- Häufig: Akut und dramatisch auftretende inspiratorische Dyspnoe verbunden mit Zyanose vor allem bei Kindern (Krupp) und bei geriatrischen Patienten: Verdacht auf Fremdkörperaspiration (Gefahr: Bolustod: «bolos» griechisch «Klumpen»: reflektorischer Herzstillstand infolge Aspiration); Glottisödem (akutes Anschwellen der Schleimhaut im Bereich des Kehlkopfes, vor allem der Epiglottis; Kehlkopfödem = Larynxödem).

- Selten: Chronische Einengungen der oberen Luftwege (Kehlkopf): Struma (Kropf); Kehlkopferkrankungen (Larynx-Karzinom). Leitsymptom: inspiratorischer Stridor (lateinisch «stridor» = «Zischen»), ein charakteristisches pfeifendes Atemgeräusch beim Einatmen.

Exspiratorische Dyspnoe = Behinderung der Ausatmung

- Eine chronische (*objektive*) Behinderung der Ausatmung wird hauptsächlich verursacht durch chronisch obstruktive Lungenerkrankungen, genannt COPD (Chronic Obstructive Lung Disease) und Asthma bronchiale. Siehe *Chronisch-obstruktive Lungenerkrankungen und Asthma bronchiale* auf Seite 245! Beachte: *subjektiv* wird oft die *Inspiration* als erschwert wahrgenommen! Die Lunge ist dabei überbläht, d.h. bereits voll.
- Akute exspiratorische Dyspnoe mit pfeifendem Atemgeräusch ist charakteristisch für einen akuten Asthma bronchiale-Anfall, in schweren Fällen sogar fast fehlendes Atemgeräusch (englisch «silent lung», stille Lunge).

Akut auftretende Atemnot

- Spontanpneumothorax: junge leptosome Männer.
- Asthma bronchiale-Anfall: trockene Rasselgeräusche (Pfeifen, Giemen).
- Lungenembolie: Thoraxschmerz, Zyanose, HF-Anstieg, BD-Abfall.
- Akut dekompensierende Herzinsuffizienz: Orthopnoe.
- Chronisch-rezidivierende Hyperventilation; anstrengungsinduzierte Hyperventilation beim Sportler.
- Psychogen (seelisch ausgelöst): bei starken Thoraxschmerzen; im Rahmen einer akuten Hyperventilationstetanie; im Rahmen von Angstzuständen oder Panik-Attacken (oft mit Hyperventilation vergesellschaftet).

Chronische Atemnot

- Pulmonal: chronisch obstruktive Lungenerkrankungen; Lungenfibrosen.
- Kardial: Linksherzinsuffizienz oder globale Herzinsuffizienz.
- Extrapulmonal: Anämie.
- Psychogen: Chronisches Hyperventilationssyndrom; generalisiertes Angstsyndrom.

Beachte: Die Unterscheidung zwischen pulmonal oder kardial bedingter Dyspnoe sowie Angina pectoris kann beim älteren Patienten schwierig sein und erfordert eine exakte klinische und apparative Untersuchung und Erfahrung. Beim Cor pulmonale liegt definitionsgemäß ein Mischbild vor (Cor pulmonale = Rechtsherzinsuffizienz verursacht durch eine Lungenerkrankung).

Behandlung und Betreuung des Patienten mit akuter Atemnot

Merke: Patienten mit Atemnot sind unruhig, haben Angst und leiden unter Lufthunger. Erste sinnvolle Maßnahme ist daher: Patienten sollen *sitzen* und dabei nicht alleine gelassen werden (Angst).
Die weiteren Erstmaßnahmen richten sich nach dem klinischen Erscheinungsbild und den vermuteten Ursachen akut aufgetretener Atemnot:

- Patient mit «pfeifender» Ausatmung, Einsatz der Atemhilfsmuskulatur:
→ COPD oder Asthma bronchiale-Anfall = stark verengte Luftwege (Obstruktion).
Therapie: Sauerstoffzufuhr: 2 - 3 lit. über Nasenbrille/Maske, Inhalationen mit Ventolin® 15 Trpf. oder Atrovent® 30 Trpf. (evtl. ohne NaCl); Escophyllin® Supp; Steroide Ultracorten®-H wasserlöslich (beachte: verzögerter Wirkungseintritt erst nach 4 Stunden).

- Patient mit «brodelnder», «röchelnder» Atemnot (Orthopnoe), evtl. Halsvenenstauung:
→ Akute Herzdekompensation = akut sich verschlechternde Herzfunktion, meistens verursacht durch einen Zusatzfaktor oder eine Komplikation wie Herzinfarkt, Rhythmusstörung, Infekt oder Lungenembolie.
Erst-Therapie: O_2-Zufuhr: 2 - 3 lit., Nitrolingual®, Nitroderm® TTS 5, Lasix® i.v. 20-40 mg, ACE-Hemmer Lopirin®, Morphin.

- Akut auftretende Atemnot (evtl. mit Zyanose = Blauverfärbung von Lippen und Akren), typischerweise während des Essens auftretend:
→ Fremdkörperaspiration (als Differentialdiagnose Lungenembolie).
Therapie: manuelles Ausräumen der Mundhöhle, Absaugen.

- Dyspnoe bei terminalen (sterbenden) Patienten:
Viele geriatrische Patienten sterben im Zustand der dekompensierten Linksherzinsuffizienz: Das Herz beginnt endgültig zu versagen. Leitsymptom ist die Lungenstauung, welche sich bis zum eigentlichen quälenden Lungenödem steigern kann: der Patient röchelt und zeigt eine Orthopnoe: Zunahme der Atemnot in liegender, Abnahme der Lungenstauung in aufrechter Körperposition.
Therapie: wie bei der akuten Herzdekompensation, d.h. Sauerstoff-Zufuhr, Nitroderm®TTS, Escophyllin® Supp. und vor allem *Morphin* als Morphin 1% s.c. $1/2$ bis 1 Amp. je nach Zustandsbild.
Beachte: Hauptfehler bei der Morphin-Therapie ist die fehlerhafte *Unter*dosierung, einer allgemeinen Hemmung gegenüber dem Einsatz von Opiaten entsprechend.

Merke:

- Bei allen Zuständen mit Atemnot (vor allem bei Linksherzdekompensationen mit Orthopnoe) erste sinnvolle Verhaltensmaßnahmen:
Zuwendung und Sicherheit vermitteln (beim Patienten bleiben!); Atemwege freimachen/freihalten; Sauerstoffzufuhr; Lagerung: Oberkörper hoch, Beine tief; bei bedrohlichen Zuständen lieber zu früh als zu spät Morphin zuführen (bei schwerkranken und vor allem herzkranken Patienten sollte eine In-Reserve-Verordnung des Arztes im Kardex vorliegen)!

- Beachte bezüglich der Sauerstoff-Zufuhr:
Die Dosierung erfolgt individuell. Eine gewisse (oft aber überbewertete) Gefahr besteht in der Hyperkapnie: Anstieg von CO_2, auch CO_2-Narkose genannt. Pathophysiologische Begründung: Durch die O_2-Zufuhr wird der durch die Sauerstoffkonzentration im Blut gesteuerte periphere Atmungsantrieb über die Chemorezeptoren reduziert oder aufgehoben.
Die Technik der O_2-Zufuhr muss ebenfalls individuell angepasst werden: Viele Patienten entwickeln Angst, wenn sie mit einer Maske inhalieren müssen; die Nasenbrille hingegen wird von einigen Patienten wegen der Reizung im Bereiche der Nasenöffnung oder Druck auf die Nasenscheidewand als unangenehm oder schmerzhaft empfunden und daher abgelehnt.

4. Der gefäßkranke Patient

Bedeutung

- Gefäßkrankheiten spielen in der Geriatrie eine große Rolle und sind häufig sowohl für chronische wie auch akute Probleme verantwortlich.
- Erkrankungen des arteriellen und venösen Systems können eine Invalidität und ein akutes und/oder chronisches Schmerzsyndrom bewirken beziehungsweise verstärken.
- Herz-Kreislauferkrankungen als pathogenetische Einheit gesehen sind verantwortlich für die häufigsten Todesfälle.
- In der Angiologie (= Lehre von den Gefäßkrankheiten) ist die Arteriosklerose die *wichtigste*, Varikosis und Venenthrombose die *häufigste* und das invalidisierende Lymphödem die *seltenste* Erkrankung.
- Merke: Hoher Blutdruck, Zuckerkrankheit und Rauchen sind wichtige Risikofaktoren für Arteriosklerose. Hypertoniker, Diabetiker und Raucher sind daher typische «Gefäßpatienten» (vergleiche auch diabetisches Spätsyndrom).
- Ein akuter arterieller Verschluss einer Beinarterie bei einem alten, gehunfähigen Menschen zwingt den Arzt und die Betreuer oft zur schwierigen Entscheidung, ob kurativ (heißt operativ) oder palliativ (bedeutet vor allem schmerzlindernd) vorgegangen werden soll bzw. muss.
- Epidemiologische Studien zeigen, dass die Arteriosklerose in etwa 2 - 5% aller Fälle zu ernsthaften Ischämien führt, die in letzter Konsequenz eine Amputation zur Folge haben können.

Akute Krankheitsbilder

Akut auftretende Beinschmerzen mit Abblassung
→ Akuter arterieller Verschluss

Leitsymptom: Starke, akut auftretende Beinschmerzen, meistens im Unterschenkel und/oder im Fuß lokalisiert.

Leitbefunde: Pulslosigkeit, Abblassung, später Blauverfärbung (Zyanose) eines Beines. Beachte: keine Beinschwellung.
Die Diagnose kann erschwert sein, falls zusätzlich eine chronisch-venöse Insuffizienz vorliegt (Pulse wegen der Ödeme schwer tastbar).

Schwerwiegende Komplikation: Gliedmaßenverlust wegen der gestörten Durchblutung mit Gangrän (aus griechisch «fressendes Geschwür», Brand).

Akut auftretende Beinschmerzen mit Schwellung und Verfärbung
→ Akute tiefe Beinvenenthrombose

Leitsymptom: geschwollenes, schmerzhaftes Bein, oft postoperativ auftretend. Bei chronisch bettlägerigen Patienten typischerweise oft keine auffällige Schwellung!

Leitbefunde: Livide (bläulich-violette) Verfärbung sowie sichtbare Kollateralvenenzeichnung mit praller Füllung (nur sichtbar, falls der Patient im Stehen untersucht werden kann).

Akute Bedrohung: Lungenembolie.
Spätfolgen: Postthrombotisches Syndrom.

Tabelle 4: DD akuter arterieller Verschluss / akute tiefe Beinvenenthrombose

DD	Akuter arterieller Verschluss	Akute tiefe Beinvenenthrombose
Vorbestehende Krankheiten und Zustände	Arteriosklerose, Diabetes mellitus; Herzfehler	Immobilität; Zustand nach Operation
Schmerz	sehr stark plötzlicher Beginn	mäßig stark bis fehlend verzögerter Beginn
Farbe des Beines	blass, eventuell zyanotisch	blauverfärbt (livid) im Stehen
Haut-Temperatur	Bein ist kühl	Bein ist überwärmt
Schwellung des Beines	fehlend	stark, mäßig oder fehlend
Pulsbefund	Pulse fehlend (wo vorher vorhanden)! (evtl. schwer tastbar bei einem Ödem)	unverändert (evtl. fehlend bei zusätzlicher PAVK)
Notfall-Therapie	Embolektomie (Gerinnselentfernung) Thrombolyse (Gerinnselauflösung)	Thrombolyse und Thrombektomie *oder* konservativ mit Heparinisierung und anschließender Langzeitantikoagulation und Kompressionstherapie.

Chronische Krankheitsbilder

Einseitige Wadenschmerzen beim Gehen
→ Periphere arterielle Verschlusskrankheit PAVK

Vergleiche dazu: *Periphere arterielle Verschlusskrankheit PAVK* auf Seite 203!

Leitsymptom: Beim Gehen belastungsabhängig auftretende krampfartige Beinschmerzen, genannt Claudicatio intermittens oder «intermittierendes Hinken», im Volksmund «Schaufensterkrankheit»: Der Patient wird wegen der Schmerzen gezwungen, stillzustehen. Um nicht aufzufallen, betrachtet er ein Schaufenster, bis der Schmerzanfall vorbei ist (Schmerzdauer weniger als fünf Minuten).

Leitbefunde: Fußpulse fehlend, das betroffene Bein ist abgeblasst und kühler, eventuell bereits blauverfärbt (zyanotisch).

Beachte: In der Regel sind die Beine bei der PAVK *nicht* geschwollen.

Mögliche schwerwiegende Komplikation: Gliedmaßenverlust infolge Progredienz bis ins Stadium IV (= Nekrose, Gangrän) durch notwendig gewordene Amputation. Folgen: Immobilität, eventuell sogar Institutionalisierung.

Geschwollene Beine mit Venen- und Haut-Veränderungen → Chronisch-venöse Insuffizienz CVI

Vergleiche dazu: *Chronisch-venöse Insuffizienz CVI* auf Seite 217!

Leitsymptom: Phlebödeme = orthostatische Unterschenkel- und Knöchel-Ödeme (anfangs morgens noch reversibel) verursacht durch einen chronisch gestörten venösen Abfluss bei primärer Varikose oder nach durchgemachten tiefen Beinvenenthrombosen.

Leitbefunde: Schweregefühl, Parästhesien, eventuell Schmerzen in den Beinen, Schwellung, Juckreiz, sichtbare Stauungsflecken und Venenerweiterungen (= Phlebektasie) der Knöchelkulissen. Im Stadium II Pigmentierung, entzündliche Stauungsdermatosen, Ekzem und schließlich Übergang in Stauungsinduration (Verhärtung, Vernarbung).

Im Stadium III mit Ulcus cruris (= Beingeschwür) verursacht durch eine Ernährungsstörung der Haut mit resultierenden Nekrosen (= Zelltod).

Regeln betreffend Betreuung von Gefäßpatienten

- Gefäßpatienten (mit PAVK) sind häufig zugleich Diabetiker!
- Immer auf korrekte Lagerungen achten:
  Bei PAVK: Fußende tief stellen, bei CVI: Fußende hoch stellen.
- Sowohl für PAVK wie auch CVI gilt: regelmäßiges Gehen ist gut.
  Speziell für CVI: «Sitzen und Stehen sind schlecht – Gehen und Liegen sind gut.» (In sitzender Position: wo immer möglich: Beine hochlagern).
- Patienten mit chronischen Durchblutungsstörungen (PAVK) und chronischen Blutabfluss-Störungen (CVI) der Beine sind gefährdet durch Hautverletzungen und Hautinfektionen. Konsequenz: Hautbeschaffenheit an den Unterschenkeln und Füßen regelmäßig inspizieren; fachgerechte Fußpflege (am besten durch eine Podologin).
- Geschwollene Beine sind auch beim älteren Patienten häufig durch eine chronische Veneninsuffizienz verursacht. Man denke aber auch an eine beginnende Dekompensation einer Herzinsuffizienz (siehe *4. Herzinsuffizienz* auf Seite 185), Nieren- oder Lebererkrankungen, oder hormonelle Einflüsse.
  Daher sinnvolle Maßnahmen: Kontrolle und Überwachung von Gewicht sowie Patientenbeobachtung bezüglich allgemeiner Leistungsfähigkeit und Anstrengungsdyspnoe.
- Die Erfassung und Beurteilung einer zusätzlichen PAVK sind wichtig vor der Verordnung von Entstauungsverbänden oder der Anpassung von Kompressionsstrümpfen: eine PAVK kann durch zu starke oder fehlerhafte Kompression in ein höheres Stadium (z.B. Stadium III mit Ruheschmerzen) überführt werden.
- Oberstes Ziel bei Gefäßpatienten: Verhütung (Prophylaxe) eines Ulcus cruris (Beingeschwür)!

Checkliste bei Patienten mit geschwollenen Beinen

1. Ist die Schwellung einseitig oder beidseitig?
   Phlebödem und Lymphödem treten ein- *oder* beidseitig auf.
   Lipödem und andere Ödemursachen treten in der Regel *beidseitig* und symmetrisch auf.
   Bei beidseitiger Schwellung müssen andere Ödemursachen gesucht werden, d.h. Krankheiten von Herz, Leber und Nieren.

2. Ist die Schwellung innerhalb von Stunden oder langsam progredient aufgetreten?
   Akut: Verdacht auf Thrombosierung der tiefen Beinvenen.
   Chronisch: Verdacht auf Phlebödem, Lymph-, Lipödem oder Herzinsuffizienz.

3. Liegen Entzündungszeichen vor (Schmerz, Rötung, Überwärmung)?
   Falls ja: Abakterielle Entzündung (Fachausdruck: Hypodermitis) oder Verdacht auf eine Infektion, z.B. Erysipel, Lymphangiitis.

4. Ist die Schwellung leicht oder schwer eindrückbar?
   Leicht eindrückbar: venöse Ödeme, schwer eindrückbar: Lymphödeme.

5. Wie steht es mit der arteriellen Durchblutung?
   Ausschluss einer zusätzlichen PAVK ist wichtig vor jeglicher Kompressionstherapie (Verband oder Strumpf).

6. Hat der Patient an Gewicht zugenommen (bei gleichbleibendem Appetit)?
   Falls ja: Verdacht auf eine beginnende dekompensierende Herzinsuffizienz (man achte auf Dyspnoezeichen!).

7. Richtige Lagerung des Venenkranken:
   Unterschenkel ca. 15 cm höher als Herzebene mit leicht angewinkelten Knien auf einem Schaumstoffkissen.

Tabelle 5: Übersicht: Therapeutische Lagerungen

Bettstellung	Beschreibung	Indikation
	Fußende tief	PAVK
	Fußende hoch (15 cm)	CVI (chronisch-venöse Insuffizienz)
	horizontal	PAVK *plus* CVI
	Kopfende hoch	Linksventrikuläre Insuffizienz
	Antirefluxlagerung	Gastro-ösophagealer Reflux
	Seitenlagerung	Erbrechen, Hämatemesis, Aspirationsgefahr bei Ohnmacht
	Block- oder Böckli-Lagerung	akute Diskushernie

Kapitel II

SYNDROME

5. Der Patient mit gestörter Nahrungsaufnahme

Bedeutung

- Eine reichliche und vor allen Dingen gute Ernährung («gut essen», Esskultur) wird in unserer Gesellschaft oft als Parameter für Lebensqualität, Wohlergehen, Genuss und auch Wohlstand herangezogen.
  Beachte: Früher war Hunger auch für uns Mitteleuropäer ein Problem!

- Die Malnutrition (= Fehl-, Mangel-, Unterernährung) ist beim Geriatriepatienten ein oft verkanntes Krankheitsbild.

- Eine Fehlernährung erhöht beim alten Menschen sowohl die Morbidität (Krankheitsanfälligkeit) wie auch die Mortalität (Sterblichkeit).

- Malnutrition erhöht Infekt- und Dekubitusgefahr. Sie vermehrt das Risiko für kardiovaskuläre Komplikationen und Schenkelhalsfrakturen.

- Eine einseitige Diät kann verheerende Folgen mit sich bringen und beim alten Menschen als alleiniger Faktor eine Demenz verursachen: wegen Vitamin B_{12}-Mangels.

- Häufigkeit: Etwa ein Drittel der hospitalisierten Geriatriepatienten leidet an Fehlernährung. Fast die Hälfte der neu ins Krankenhaus eintretenden älteren Patienten zeigt Zeichen der Malnutrition.

Definition der Malnutrition

Malnutrition ist das Vorkommen eines oder mehrerer nicht normaler Ernährungsparameter:

- Kalorienmangel = Mangel an Energie.
  Endstadium: völliger Muskelschwund; Kachexie (Auszehrung).

- Proteinmangel = Eiweißmangel (Hypalbuminämie: Albuminmangel)
  Folgen: Ödeme, Aszites.

- Mangel an Vitaminen und Spurenelementen:
  - Vitamine B_1, B_2, B_6, B_{12}, C, A, D, E, K, Folsäure;
  - Spurenelemente Kalzium, Eisen, Magnesium, Zink.
    Zink nimmt eine spezielle Stellung ein: Zinkmangel verursacht Anorexie, Hautveränderungen, Wundheilungsstörungen, Alopezie (Haarausfall), Geruchs- und Geschmacksstörungen.
  Folgen: Anämie, Osteomalazie, neurologische Störungen.

Schweregrade der Malnutrition

Als «schwer» gilt eine Malnutrition, wenn die Gewichtsabnahme innerhalb von 3 Monaten mehr als 10% des Ausgangsgewichtes beträgt.

Tabelle 6: Malnutritions-Grad

Parameter	Norm	mild	mäßig	schwer
Albumin (g/l)	45 - 35	35 - 32	32 - 28	< 28
Lymphozytenzahl (mm^3)	5000 - 1800	1800 - 1500	1500 - 900	< 900

Der Body Mass Index (siehe dazu Seite 40!) gibt ebenfalls Hinweise auf Fehlgewichtigkeit (Über- / Untergewicht).

Ursachen der Fehlernährung im Alter

Beachte: Wie andere geriatrische Leitsyndrome (z.B. Immobilität, Instabilität) ist auch die Malnutrition des Geriatriepatienten multifaktoriell bedingt!

1. Risikofaktoren für Malnutrition

*   Immobilität und Isolation (alleinstehende Männer ohne Kochkenntnisse!)
*   Kau- und Schluckstörung (Prothesenprobleme!)
*   Erschwertes Schneiden von Nahrung (vor allem Fleisch)

2. Psychische und psychiatrische Ursachen

*   Demenz: Antriebsstörung, Kau- und Schluckstörung. Möglicherweise beeinflusst die Demenz an sich direkt den Ernährungszustand negativ wegen eines veränderten Stoffwechsels; demgegenüber entsteht die Malnutrition des Depressiven durch verminderte Kalorienaufnahme (kein Hunger!).
*   Reaktive Depression: Belastende Lebensereignisse wie Tod des Lebenspartners, Verlegung (auch Auszug aus dem angestammten Quartier).
*   Alkoholismus: fast nur kohlehydratreiche Ernährung (falls überhaupt) mit Mangel an Vitamin B$_1$ und Eiweiß.

3. Organische Krankheiten

*   Dysphagie = Schluckstörung: Leitsymptom von Ösophaguserkrankungen, siehe dazu auch Seite 279 und die Abbildung *Anatomie des Schluckens* auf Seite 280!
*   Erkrankungen des oberen Magen-Darmtraktes: Karzinome von Mund, Pharynx, Ösophagus (Dysphagie), Ösophagusdivertikel, peptische Stenose im distalen Ösophagus (bei Reflux); Magen- und Duodenalulkus (Oberbauchschmerzen); Magenentleerungsstörung durch Tumor oder peptische Stenose des Pyloruskanals oder des Bulbus duodeni (Übelkeit, Erbrechen).
*   Diabetes mellitus: Magenentleerungsstörung (Gastroparese im Rahmen der enteralen Neuropathie), bakterielle Dünndarmbesiedelung.
*   Chronischer Infekt mit Verschlechterung des Allgemeinzustandes.

- Bösartiger Tumor (= Malignom), v.a. im metastasierenden Stadium.

- Chronischer Schmerzzustand (schlechte Lebensqualität).

- Gestörter Zahn- oder Gebiss-Status mit nicht angepasster Nahrung.

- Visusstörung; Einschränkung des Geschmack- und Geruchsinnes!

- Erkrankungen des Magen-Darmtraktes: Ösophagusdivertikel (Schluck-störung); Magen- und Duodenal-Ulkus (Oberbauchschmerzen); Magen-entleerungsstörung (Übelkeit und Erbrechen).

- Malabsorptionssyndrom: Zustand nach Magen- oder Darmoperationen; bakterielle Dünndarmbesiedelung; Lambliasis; Pankreaserkrankung.

- Schluckstörungen nach Schlaganfall oder im Rahmen von neurodegene-rativen Erkrankungen (M.Parkinson, Steele-Richardson-Olszewski-Syn-drom, Multiple Sklerose).

- Chronische Dyspnoe mit vermehrter Anstrengung beim Essen und ge-blähtem Bauch (chronische Herzinsuffizienz und obstruktive Lungener-krankung).

- Durchblutungsstörung des Dünndarms (Angina abdominalis): Mesenteri-al-Ischämie mit postprandialen Bauchschmerzen (nach dem Essen).

4. Medikamente als mögliche Ursachen der Malnutrition

- Digoxin (Intoxikationszeichen: Übelkeit, Erbrechen, Gelbsehen, Brady-kardie und Bigeminie im EKG).

- Laxantien und Diuretika (Hypokaliämie).

- Nicht-steroidale Antirheumatika NSAR (erosive Gastritis, Ulkus).

Abklärung der Malnutrition mittels Ernährungsanamnese

1. Psychosoziale Anamnese

- Armut

- Soziale Isolierung (Beginnende Demenz!)

- Immobilität

- Behinderung mit Unselbständigkeit beim Einkaufen oder Zubereiten der Mahlzeiten

- Einsamkeit! (einsam essen ohne Animation)

- Demenz

- Depression

2. Medizinische Anamnese

- Gewichtsverlust? (relevant heißt: mehr als 10% des Körpergewichtes in-nerhalb der letzten drei Monate)

- Zahn- oder Prothesenproblematik?

- Gastrointestinale Anamnese: Schluckstörung? Durchfall? Inappetenz? Magen-, Duodenalulkus bekannt?

- Einschränkungen von Visus, Geschmack- und Geruchsinn?

- Demenz, Depression, chronischer Äthylismus

- Parkinsonsyndrom und Multiinfarktsyndrom mit neurogener Schluckstörung

- Tumorkrankheiten, besonders Mund-, Ösophagus- und Magenkarzinome

- Medikamenten- und Alkoholanamnese

3. Aktivitäten des täglichen Lebens ATL (Einkaufs- und Kochmöglichkeiten)

- ATL auch als Spiegel für die Schwere einer Demenz oder Immobilität.

Ernährungsparameter

1. Anthropometrie

- «Body Mass Index» BMI (Körper-Massen-Index) $= \dfrac{\text{Gewicht in kg}}{\text{Größe in m}^2}$
  Richtwerte BMI:

  - Idealgewicht: für Frauen: 19 - 23, für Männer 20 - 23

  - mäßiges Übergewicht: 24 - 30

  - Adipositas: >30

  - Untergewicht: 17,5 - 20

  - extremes Untergewicht: < 17,5

- Hautfaltendicke über dem Trizeps-Muskel in mm:
  korreliert mit der Körperfettmasse.

- Umfang Oberarm-Mitte in cm:
  korreliert mit der fettfreien Muskelmasse.

- Fettverteilung im Körper:
  «Waist Hip Ratio» WHR $= \dfrac{\text{Größter Bauchumfang in cm}}{\text{Gesäßumfang in cm}}$
  Richtwerte WHR:

  - Ideal für Frauen: <0,8

  - Ideal für Männer: <1,0

2. Laborbefunde

- Albumin: Wichtigster Ernährungsparameter.
  Normalwert: 35 - 45 g/l. Wegen der langen Halbwertszeit von 14 - 21 Tagen gilt Albumin als träger Ernährungsparameter. Ein Wert unter 30 g/l geht mit erhöhter Morbidität und Mortalität einher. Albumin besitzt somit prognostische Bedeutung.

- Hämatologie (Anämie-Abklärung):
  Bestimmung von Hämoglobin, Leukozyten, Thrombozyten, MCV (mittleres erythrozytäres Volumen, erhöht bei Alkoholismus), Ferritin (Eisenmangel), Vitamin B_{12} (Perniziosa), Folsäure.
  Erfassung von Blutverlust im Stuhl (Hämoccult™-, Colorectal™-Test).

Therapeutisches Vorgehen bei Malnutrition

1. Abklärung von Risikofaktoren und Ursachen der Fehlernährung mit dem Ziel einer kausalen (= ursächlich angreifenden) Behandlung

Tabelle 7: Ursachen und Therapiemöglichkeiten bei Fehlernährung

ursächliches Problem der Fehlernährung	therapeutische Konsequenz
Dysphagie: Kau- und Schluckstörung nach Apoplexie, bei neurodegenerativen Erkrankungen (M. Parkinson)	Anpassung, Eindickung der Nahrung; PEG (= perkutane endoskopische Gastrostomie)
Dysphagie bei Malignomen von Mund, Ösophagus und Magen	Endoskopie, kausale Therapie (Operation, Radiotherapie)
gestörter Zahnstatus, Karies	Zahnarzt
fehlerhafte Prothese (Prothesendruckstellen, Alveolarkammhypoplasie mit schlechter Prothesenhaftung)	Solcoseryl® Dental Adhäsivpaste, Mundisal® Gel; Zahnprothetiker
Reflux-Ösophagitis (retrosternales Brennen)	Antirefluxlagerung; medikamentöse Säureblockierung (Protonenpumpenblocker: Antra®, Agopton®, Pantozol®, Zurcal®).
Magen-, Duodenalulkus (Oberbauchschmerzen)	Medikamente: Zantic®, Antra®; Hp-Eradikation
Magenatonie v.a. bei Diabetes mellitus (Völlegefühl nach wenig Essen, gestörte Magenentleerung)	Gehäufte kleine Mahlzeiten; Medikamente: Motilium®, Prepulsid®
Reaktive Depression (fehlender Appetit)	Gespräche; Psychotherapie; Antidepressiva
Paranoid (Vergiftungsideen)	Gespräche; Neuroleptika
Chronische Dyspnoe (schlechter AZ)	Therapie von Herz- und Lungeninsuffizienz
Mesenterialischämie (Bauchschmerzen postprandial)	Gehäuft kleine Mahlzeiten; Nitrate
Medikamente (Digoxin, NSAR, Psychopharmaka)	Dosisreduktion, absetzen oder ersetzen
Geringer Genuss beim Essen und Trinken	«Gluschtiges» Essen; attraktivere Präsentation
Psychosoziale Faktoren (Isolation, einsam essen, Interaktionen mit Mitpatienten oder Angehörigen!)	Gruppendynamik der Patienten beim Essen abklären: Patienten werden evtl. von Mitpatienten schikaniert.

Siehe auch: *Tabelle 8: Störungsbilder bei Kau- und Schluckstörungen* auf Seite 42!

2. Individuell angepaßte Kalorien- und Eiweißzufuhr

Beachte: Eine alleinige Proteinsubstitution z.B. mittels Eiweißcocktail genügt nicht! Zusätzlich müssen Vitamine und Spurenelemente zugeführt werden, meistens in Form eines Polyvitaminpräparates.

1. Allgemeine Maßnahmen

- Verordnung von Bewegungstherapie (Anregung von Appetit und Antrieb).
- Erhöhung der Trinkmenge (Trinkmengen-Protokoll).
- Abschaffung allfälliger Diätmaßnahmen.
- Behebung der Obstipation!

Tabelle 8: Störungsbilder bei Kau- und Schluckstörungen

Störungs-bild	Erscheinungsform, Folgen	Unterstützende Maßnahmen	Ziel
Offener Mund (Fazialisparese)	Wirkt sich ungünstig auf Essen, Lautbildung und Atmung aus → Nahrung fließt aus dem Mund, sabbern → erhöhtes Risiko für Atemwegserkrankungen (Erkältung, Husten)	a) Kieferkontrolle von der Seite: der Daumen liegt am Kiefergelenk, der Zeigefinger befindet sich zwischen Kinn und Unterlippe, der Mittelfinger liegt hinter dem Kinn und übt gleichmäßig Druck aus b) Kieferkontrolle von vorn: Daumen: Kinn/Unterlippe, Zeigefinger: Kiefergelenk, Mittelfinger: Kinn Oft ausreichend, nur ein/zwei Finger unter das Kinn zu legen	Mundschluss, Unterstützung der Kau- und Schluckbewegungen
Zungenstoß (neurogene Kaustörung)	Hervorstoßen der Zunge während des Essens → Nahrung wird aus dem Mund herausbefördert → Nahrung gelangt unkontrolliert in den hinteren Mundraum (würgen, husten)	Mit dem Löffel einen kurzen, festen Druck auf die Zungenmitte ausüben, kurzes Verbleiben in dieser Stellung, Abstreifen der Nahrung möglichst mit der Oberlippe beim Herausnehmen des Löffels, Schlucken abwarten, auf Mundschluss achten	Abbau des Zungenvorstoßes
Kaustörungen, Kau-Apraxie	Durch unvollständige oder «falsche» Kaubewegungen wird die Nahrung nicht schluckgerecht vorbereitet → Nahrung wird häufig nur «gebissen» und nicht gekaut → erschwerter Schluckakt	Nahrung in Wangentasche legen / seitlich zwischen die Mahlzähne einschieben, auf Mundschluss achten, Anregung zum Abbeißen, leicht z.B. am Brot ziehen, vor dem Abbeißen mit der Brotkruste den Zähnen entlang streichen	Kaubewegungen anregen
Schluckstörungen, Dysphagie	Nahrung verbleibt ohne Weitertransport im Mundraum Starke Verzögerung der Schluckbewegungen auf den zugehörigen Reiz der Mundfüllung Nahrung fließt aus dem Mundraum	Behandlung nur nach ärztlicher Anweisung (Klärung organischer Ursachen!) Keine Eigeninitiative, nur Unterstützung der Therapie, z.B. indirekte Zungenstimulation, Kehle streicheln, Streichbewegungen vom Kehlkopf aus und zurück Kleine Flüssigkeitsmengen anbieten	Schluckakt unterstützen
Untersensibilität im Mundraum	Nahrung wird im Mund kaum wahrgenommen Häufig eingeschränkte Geschmacks- und Temperaturempfindung	Mechanische Stimulation: «Tapping»: Wangen, Ober- und Unterlippe, Zungenboden mit dem Handrücken bzw. dem Finger kräftig beklopfen Anbieten von Geschmacksreizen: süß, sauer, salzig Anbieten thermischer Reize: kalt/warm Basale Stimulation	Sensibilisierung des Mundraums

2. Perorale Ernährung

- Wichtig: Anpassung der Zubereitungsform der Mahlzeiten (Abwechslung, Kreativität und Spürsinn sind gefordert).

- Eiweißzufuhr: Allgemein empfohlene Mindestzufuhr: 0,8 g Protein pro Kilo Körpergewicht. Darunter Substitution von Vitaminen, insbesondere Vitamin B_1, B_6, Folsäure und Vitamin D. Ebenso Substitution eines möglichen Zink- und Kalziumdefizites.

- Eventuell müssen zusätzlich zu den Mahlzeiten konfektionierte, flüssige voll-bilanzierte Supplementnahrungen zugeführt werden (z.B. Fresubin[®], Meritene[®], Gevral-Protein[®] in verschiedenen Aromata).

Tabelle 9: Kost bei Kau- und Schluckstörungen

Nahrungsmittel-Gruppe	Gut geeignet, homogen (bietet Kauanreiz)	Weniger geeignet, krümelig
Fleisch	Geflügel, feine Bratwurst, Würstchen, Leber	Trockenes Fleisch (Wild), zähes Rindfleisch, krümelige Zubereitungen, scharf Gebratenes, Paniertes
Wurst	Sehr fein geschnittene Wurst ohne stückige Zusätze, Fleischwurst, Pasteten, Leberwurst	Wurst mit stückigen Zusätzen (Fett- oder Fleischstückchen, grob vermahlene Leber- oder Teewurst, Sülzen, Corned beef)
Fisch	Kochfische mit weichem Fleisch, Schollenfilet	Trockenes Fischfleisch, Lengfisch, Fische, die mit Haut und Gräten verzehrt werden, panierte Fertigfische
Eier	Frisch zubereitetes feuchtes Rührei	Hartgekochte Eier, stark gebratenes Spiegelei, trockenes Rührei
Süßspeisen	Cremes, Pflaumenmus, Gelee, glatte Puddings, Grütze, Götterspeise, Eis	Nussnougatcrème, Pralinen
Getreideprodukte	Toastbrot, Graubrot ohne Rinde, abgelagertes Weißbrot, Löffelbisquits, Butterkekse, gut ausgerollte Nudeln, Grieß, Schmelzflocken, sehr gut ausgequollener Milchreis	Alle unvermahlenen Körner, Produkte mit hohem Schalenanteil, Reis, Sago, kernige Haferflocken, kleine Faden- oder Sternchennudeln (Suppeneinlage), frisches Weißbrot, Kuchen mit Nüssen, Rosinen, Weggli
Kartoffeln	Salzkartoffeln, Püree	Bratkartoffeln, Klöße mit Croutons, Pommes frites, Kartoffel-Chips
Gemüse	Kohlrabi, Möhren, Blumenkohl, Rosenkohl, Spinat, Sellerie, Broccoli, Gurkenfleisch ohne Kerne, Tomatenfleisch ohne Haut und Kerne, Rote Bete, Schwarzwurzeln, Zucchini	Faseriges Gemüse: Spargel, Porree, Brechbohnen, Rhabarber Hülsenfrüchte mit Schalensplitter: Erbsen, Bohnen, Linsen, Mais Küchenkräuter, Sauerkraut, Rot- und Grünkohl, Rettich
Obst	Roh: Apfel, Birne, Pfirsich ohne Haut, Avocado, Nektarine Kompott: Aprikosen	Faserige Sorten: Ananas, Zitrusfrüchte, Beeren mit Kernen, Zwetschgen, Pflaumen, Mirabellen, Reineclauden, Stachelbeeren, Weintrauben
Milch und Milchprodukte	Milch, Buttermilch, Milchmix, Kefir, Joghurt und Quarkspeisen mit den geeigneten Obstsorten, feinverrührt ohne Stückchen	Joghurt und Quarkspeisen mit ungeeigneten Obstsorten, Kräuterquark
Getränke	Milchmixe, Obst- und Gemüsesäfte, Milch, Buttermilch, Kefir, Fruchtsaft mit Kartoffelstärkemehl andicken	CO_2-haltige Getränke Alkoholische Getränke

3. Enterale Nahrungszufuhr

Indikation: Kau- und/oder Schluckstörung; Aspirationsgefahr.

1. Kombination von peroraler Ernährung mit zeitlich limitierter, ausschließlich nächtlicher Ernährung via dünne Magensonde.
   Beachte: Grundsätzlich sind Magensonden in der Geriatrie verpönt!
   Mögliche Komplikationen der Magensonde: Refluxösophagitis, Aspiration, Druckgeschwür im Magen, Magenblutung.

2. PEG: Perkutane endoskopische Gastrostomie. Die PEG hat sich als Lang-
    zeiternährung in den letzten Jahren weitgehend etabliert. Die PEG-Einla-
    ge ist technisch einfach: es werden v.a. Charrière 15-Sonden verwendet
    mit einer unbeschränkten Liegezeit. Sondenbedingte Komplikationen tre-
    ten in etwa 10% auf: im Wesentlichen handelt es sich um lokale Hautin-
    fekte; Perforationen sind sehr selten. Ernährungsbedingte Nebenwirkun-
    gen sind Regurgitation, Flatulenz und Diarrhö. Spätkomplikationen sind
    leichter Art und in fast allen Fällen konservativ zu behandeln.

    Zur Technik: Die PEG-Einlage kann ambulant erfolgen. Nach einer Rachenanästhesie und
    intravenöser Sedation mit Dormicum® erfolgt zuerst eine Übersichtsendoskopie von Öso-
    phagus, Magen und Duodenum. Danach wird eine Freka®-PEG-Gastrostomiesonde mit
    Hilfe einer Durchzugsmethode plaziert.

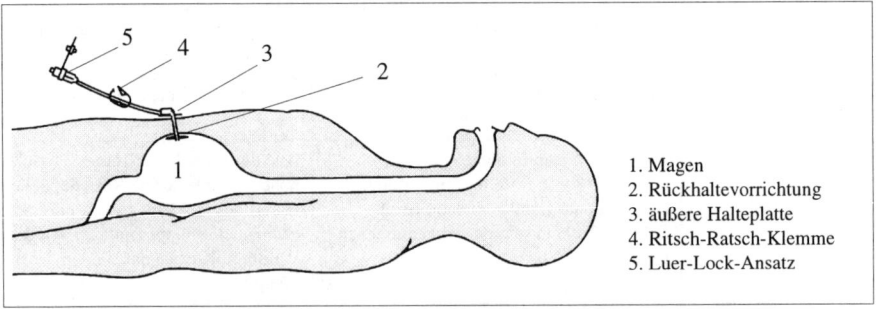

1. Magen
2. Rückhaltevorrichtung
3. äußere Halteplatte
4. Ritsch-Ratsch-Klemme
5. Luer-Lock-Ansatz

Abbildung 6: Perkutane endoskopisch kontrollierte Gastrostomie (PEG)

Wichtig: die Indikation zur PEG-Einlage muss sorgfältig geprüft und interdisziplinär abgesprochen werden. Insbesondere ist es wichtig, dass sowohl Betreuer wie auch Angehörige mit dieser Maßnahme einverstanden
sind. Oberstes Gebot ist und bleibt, den Willen des Patienten zu respektieren. Es ist aber sorgfältig zu überdenken, ob die Lebensqualität und die
Prognose des Grundleidens diese palliative aber lebensverlängernde Maßnahme rechtfertigen. Es lohnt sich, das Einverständnis aller Beteiligten
schriftlich zu dokumentieren.

4. Parenterale Ernährung

Hochkalorische, parenterale Ernährung mittels peripher-venösen Zugangs
(Zufuhr von isotonen Lipidlösungen, evtl. Kombinationslösungen mit Glukose und Aminosäuren).

Beachte: Wegen der sehr hohen Kosten und vieler anderer Nachteile (Venenentzündung, Kathetersepsis) ist die parenterale Ernährung nur in speziellen
Situationen – und kurzfristig – sinnvoll.

Kapitel II

SYNDROME

6. Diarrhö (Durchfall)

Bedeutung

- Akute schwere Diarrhöen sind für ältere Menschen gefährlich, manchmal lebensbedrohlich wegen des damit verbundenen Flüssigkeits- und Elektrolytverlusts. Es kann zu einem Exsikkosesyndrom (Austrocknung) mit metabolischer Enzephalopathie (akute Verwirrungszustände) kommen.

- Endemisch auftretende Diarrhöen (gehäuftes Auftreten in Langzeitinstitutionen) werfen immer den unheimlichen Schatten einer möglichen Salmonellen-Infektion voraus und bewirken daher erhebliche Unruhe.

- Der Salmonellose kommt die größte Bedeutung zu.

- Diarrhö-Endemien (auch klinisch «harmlose») verursachen einen beträchtlichen zusätzlichen Pflegeaufwand.

- In der Geriatrie ist die exakte Abgrenzung zwischen «dünner Stuhl», «Stuhlschmieren», «Stuhl-Inkontinenz» und «Durchfall» oft uneinheitlich und schwierig. Pflegepersonal (und Arzt) sind oft verunsichert.

Allgemeines

Normale Stuhlwerte

- Stuhlfrequenz: große Variation zwischen 3 bis 5 mal täglich und 1 bis 2 mal pro Woche (was für den einzelnen Menschen «normal» ist).

- Stuhlgewicht: in Mitteleuropa 100 bis 200 Gramm pro Tag.

- Stuhlkonsistenz: normalerweise geformt oder selten leicht breiig.

Akute Diarrhö

- Akuter Durchfall heißt Entleerung von mehr als drei ungeformten Stühlen mit vermehrtem Stuhlvolumen innerhalb von 24 Stunden.

Chronische Diarrhö

- Längerdauernde Durchfallerkrankung, Wochen bis sogar Monate.

Akute Diarrhö

Allgemeines

- Kurze selbstlimitierende Krankheit, welche nur wenige Tage dauert.
- Therapeutisches Problem (wegen des Wasser- und Elektrolytverlusts).
- Die akute infektiöse Diarrhö ist meistens begleitet von mindestens einem Symptom wie Fieber, Erbrechen, Übelkeit oder Bauchkrämpfen.

Ätiologie und Differentialdiagnose

Häufigste Ursachen

- Bakterien: Einteilung in nicht-invasive und invasive (siehe unten). Beachte: Hauptinfektionsquellen sind Nahrungsmittel! Escherichia coli; Salmonella, Campylobacter, Shigella.
- Viren: Virale Gastro-Enteritis (Rota-, Norwalk-Viren), «Darm-Grippe».
- Spezielle Ursachen einer akuten Diarrhö:
  - Clostridium difficile (genannt «Pseudomembranöse Kolitis»), nach Antibiotika-Therapie möglich, aber selten, evtl. schwerer Verlauf.
  - psychogen in Stress-Situationen;
  - Laktose-Intoleranz und Laktase-Mangel: Bauchkrämpfe und Durchfälle nach Milchgenuss (auch oft *nach* erreger-bedingter akuter Diarrhö während mehreren Wochen möglich).
  - Reiseanamnese («Reisediarrhö»): enteropathogene E.coli und viele andere (Salmonellen, Shigellen).
  - Verdacht auf Lebensmittelintoxikation: Staphylococcus aureus (kurze Inkubationszeit von wenigen Stunden, Überwiegen von Erbrechen).

Seltenere Ursachen

- Akut beginnende organische Darmerkrankungen: Morbus Crohn (Entzündung des Dünn- und/oder Dickdarms, vor allem terminale Ileitis), Colitis ulcerosa (Entzündung des Dickdarmes mit Darmblutung); Divertikelkrankheit des Kolons (macht aber eher Obstipation), Divertikulitis (= «Appendizitis der Greise»).
- Vibrio cholerae: klassisches Reservoir der Cholera: Bangladesch. Peru 1991: 300'000 Fälle in 1 Jahr. Ursache: nicht abgekochtes Wasser (fast keine Touristen betroffen).
- Parasiten (fast nie): Protozoen (Einzeller): Amöben, Lamblien; Helminthen (Würmer); Schistosomen.

Beachte: in ca. 60 bis 70% bleibt die Ursache einer akuten Diarrhö ungeklärt!

Akute infektiöse (bakterielle) Gastro-Enteritis

Definition und Bedeutung

Akute Magen-Darmerkrankung mit Durchfall, evtl. Fieber und Erbrechen, krampfartigen Abdominalschmerzen, Blähungen.

In schwereren Fällen kommt es zu hohem Fieber, Darmblutungen, Exsikkose, Elektrolytverlust und Verschlechterung des Allgemeinzustandes.

Infektiöse Enteritiden sind die häufigste Ursache aller akuten Diarrhöen.

Dazu zählt auch die «Reisediarrhö». Siehe dazu auch: *Enteritis* auf Seite 294!

Ätiologie

In der Reihenfolge der Häufigkeit: Salmonella enteritidis, Campylobacter jejuni, Aeromonas, Yersinien, enteroinvasive E. coli (= EIEC), enterotoxinbildende E. coli (= ETEC). ETEC sind die häufigsten Erreger der Reisediarrhö von Auslandreisenden.

Pathophysiologie und Symptomatik

Die verursachenden Bakterien können in nicht-invasive und invasive eingeteilt werden und entsprechend unterscheidet man pathologisch-anatomisch
zwei Syndrome:

- Cholera-Syndrom
- Ruhr-Syndrom.

Diese Unterscheidung hilft uns die Durchfallpathologie zu verstehen; eine klinische Unterscheidung ist aber meistens nicht möglich. Bei uns sieht man fast
nie einen reinen Choleratypus, eher Mischbilder oder den Ruhrtypus.

- Nicht-invasive Keime zerstören die Schleimhaut nicht, produzieren aber Enterotoxine
  (klassischerweise das Cholera-Toxin), welche zu einer verminderten Natriumresorp-
  tion und gesteigerter Chlorid- und Wasser-Sekretion führen. Typisch für das Cholera-
  Syndrom sind daher profuse (starke) wässerige Durchfälle.
- Invasive Keime wandern in die Schleimhaut von Kolon und Ileum ein, führen zu Entzündung und Zellzerstörung; typisch für das Ruhr-Syndrom sind daher blutig-eitrige
  Stühle.

Tabelle 10: Diarrhö: Unterscheidung zwischen Cholera- und Ruhr-Syndrom

Klinisches Merkmal	Cholera-Syndrom	Ruhr-Syndrom
Erreger	Nicht-invasive Keime: Enterotoxin-bil-dende Vibrio cholerae, Escherichia coli	Invasive Keime: Shigella, Salmonella typhi, invasive E.coli; Amöben
Stuhlfrequenz	+++	++
Stuhlvolumen	+++	+
Symptomatik	wässerige Durchfälle keine Bauchkrämpfe Patient ist subfebril	blutig-eitrige Durchfälle Darmkoliken (= Bauchkrämpfe) Patient hat hohes Fieber
Klinisches Beispiel	Cholera	Typhus; bakterielle Ruhr
Abklärung	in der Regel keine Indikation zur Stuhl-Bakteriologie	Abklärung dringend angezeigt (klini-sche/hygienische Gründe)

Indikationen zur bakteriologischen Stuhl-Untersuchung

Beachte: Wegen fehlender therapeutischer Konsequenzen ist die bakteriologische Stuhluntersuchung nur indiziert bei:
- schwerem Verlauf (massive, evtl. blutige Diarrhö, schlechter AZ, hohes Fieber)
- Verdacht auf Epidemien und Endemien
- bei Patienten mit längerdauernden Erkrankungen und blutigen Diarrhöen.

(Die Malaria kann sich oligosymptomatisch als Diarrhö mit leichtem Fieber äußern; aus diesem Grunde ist bei Tropenrückkehrern mit diesen Symptomen auch nach Plasmodien im Blut
zu fahnden.)

Praktisches Vorgehen:
- Bei akuter Diarrhö: Normale Stuhlbakteriologie genügt (Salmonella ohne Salmonella typhi,
  Campylobacter; bei Reiseanamnese Salmonella inkl. Salmonella typhi, Shigella, Campy-
  lobacter, Aeromonas).
- Bei chronischer Diarrhö: zusätzlich ist auch eine Stuhlparasitologie indiziert, vor allem bei
  Tropenrückkehrern. Stuhluntersuchung für den Nachweis auf: Amöben, Giardia (Lamblia),
  Cryptosporidien, Microsporidien.
Beachte: Würmer machen keine Diarrhö; spezielle Untersuchungen muss man nicht anfor-
dern, falls die Stuhlproben an ein größeres diagnostisches Zentrum eingesandt werden.
(Beachte: Salmonellen-Dauerausscheider haben keine epidemiologische Bedeutung, da sie
zu wenig Keime ausscheiden.)

Therapie

Beachte: In der Behandlung des akuten Durchfalles hat sich ein Wandel vollzogen aufgrund folgender Erkenntnis: Beim akuten Durchfall verliert die Darmwand für eine gewisse Zeit die Fähigkeit, Flüssigkeit, das heißt Wasser und darin gelöste Salze, aus dem Darmlumen in den Körper aufzunehmen. Der Körper bekommt daher zu wenig Flüssigkeit, was sich in allgemeiner Schwäche, erniedrigtem Blutdruck und Durstgefühl äußern kann.

Die moderne Behandlung macht sich die Erkenntnis zu eigen, dass der Transport von Zucker durch die Darmwand auch beim akuten Durchfall funktioniert. Weil Zucker aber nicht allein, sondern immer nur zusammen mit Wasser durch die Darmwand geht, kann die Verabreichung von gezuckerten Getränken die Flüssigkeitsbilanz des Körpers verbessern. Die Tatsache, dass der Stuhl weiterhin dünn und flüssig bleibt, stört nicht; viel wichtiger ist, dass dem Körper wieder Flüssigkeit zugeführt wird.

Prophylaxe gegen infektiöse Diarrhö

Im Inland: Salmonella enteritidis findet sich meistens in Glacé, Crèmen und Süßspeisen mit Ei-Beimengungen. Weniger häufig sind Poulet, Hackfleisch, Fleisch- und Wurstwaren, Rohmilch, Eier und Käse mit Keimen kontaminiert. Die beste Prophylaxe gegen eine infektiöse Diarrhö ist die Beachtung der allgemeinen Hygieneregeln (Hände waschen nach dem Stuhlgang!).

Im Ausland gilt: Tropengrundregel «cook it (koche es), peel it (schäle es), or forget it (oder vergiss es)»! Keine Salate oder rohes Gemüse essen; nur heiße offene Getränke zu sich nehmen, kein Eis.

Hygieneregeln:

- Küchenhygiene: Rohes Poulet *nicht* in Kontakt mit Oberflächen bringen, z.B. Rüstbrett (Salmonellen!), besser auf einem Papier belassen. Eier möglichst kurzfristig und kühl lagern.
- Speisen mit rohen Eiern (z.B. Tiramisu) frisch zubereiten.
- Offene Wunden an Händen (v.a. wenn sie infiziert sind) wasserdicht abdecken; auf keinen Fall mit Speisen in Kontakt bringen (Kontamination mit Staphylokokkus aureus).
- Bei Durchfallerkrankung: Hände gut waschen nach dem Toilettenbesuch!
- Beachte: Im Gegensatz zu Salmonelleninfektionen, bei denen der Koch auch das *Opfer* ist, ist er bei Staphylokokkus aureus-Kontaminationen meistens der *Täter*. Allerdings müssen dann die Speisen massiv verunreinigt worden sein, damit Symptome auftreten.

Leichte Diarrhöen

- Leichte Diarrhö heißt:
  - für den Patienten: weder (schwereres) Cholera- noch Ruhr-Syndrom, guter Allgemeinzustand, kein relevanter Flüssigkeitsverlust.
  - für die Allgemeinheit: kein epidemisches oder endemisches Auftreten.
- Vorgehen: rein symptomatische Therapie (also nicht kausal angreifend):
  - Keine Stuhlbakteriologie veranlassen;
  - Keine Antibiotika, sondern Korrektur des Wasser-Elektrolyt-Verlustes.

Therapie-Schema

- Wasser- und Elektrolyt-Glukose-Zufuhr:
  Am einfachsten in Form von gezuckerten Fruchtsäften, gezuckertem Tee, Suppen (Bouillon, Haferschleim, Mehlsuppen); Menge: etwas über den Durst trinken.

Alternative: Wasser-/Elektrolyt-Zufuhr als WHO-Lösung Elotrans® Beutel (beachte: 3 Jahre haltbar). Elotrans® enthält 90 mmol Natrium, 20 mmol Kalium/lit.

Anderes Präparat: Oralpädon® Elektrolyt-Glucose-Tabletten (speziell für Säuglinge und Kleinkinder), enthält 30 mmol Natrium/lit., 20 mmol Kalium/lit.

Bei alten Leuten Kontraindikationen beachten: Vorsicht bei Patienten mit Herzinsuffizienz, Niereninsuffizienz, Hypertonie und Diabetes mellitus. Diese Patienten ertragen sowohl Verluste wie auch ein Überangebot von Flüssigkeit und Elektrolyten schlecht.

- Im Anschluss an die akute Phase sind Milchprodukte (auch Rivella) wegen Laktasemangels eventuell noch längere Zeit schlecht verträglich.
  Antidiarrhoika sind meistens nicht nötig, da die Krankheit spontan innerhalb von 24 bis 72 Stunden abklingt. Imodium® wirkt aber meistens gut.

Schwere Diarrhöen

- Schwere Diarrhö heißt:
  - für den Patienten: lebensbedrohliche Wasser- und Elektrolyt-Verluste; Durchfallerkrankung durch invasive Erreger mit Dysenterie-Ruhr-Syndrom, reduzierter Allgemeinzustand.
  - für die Allgemeinheit: endemisches Auftreten (z.B. in Betrieben, in Alten-/Alters- und Krankenheimen oder Spitälern) und/oder epidemisches Auftreten (Bsp. Cholera-, Typhus-Epidemien).
- Vorgehen:
  - Abklärung ist indiziert mit Erreger-Isolierung (gelingt aber meistens nicht) und Umgebungsuntersuchung (bei Salmonellosen Eruierung von Infektquelle und Verfolgung der Infektkette in Zusammenarbeit zwischen amtsärztlichen Diensten und Lebensmittelinspektoraten).
  - Zusatzmedikation nach Verordnung:
    Antibiotika und zusätzlich zur peroralen Wasser- und Elektrolyt-Substitution eventuell parenterale Flüssigkeits-/Elektrolyt-Zufuhr.

Darmperistaltik-hemmende Antidiarrhoika, z.B. Imodium®, Reasec® sollten bei Verdacht auf invasive Erreger nicht verabreicht werden, da sich dadurch der klinische Verlauf verlängern oder sogar verschlechtern kann.

Chronische Diarrhö

Allgemeines

- Längerdauernde Durchfallerkrankung (Wochen bis Monate);
- Keine symptomatische primäre Therapie mehr angezeigt;
- Diagnostisches Problem (mögliche Ursachen sind enorm vielfältig).

Funktionelle Diarrhö (Colon irritabile-Syndrom)

Colon irritabile-Syndrom (Spastisches Kolon, Reizdarm-Syndrom)

- *Ursache:* psychosomatisches Krankheitsbild (auch im Rahmen einer vegetativen Dystonie vorkommend), eng verwoben mit der Lebensweise in den industrialisierten Ländern (Stichwort: Stress).

- *Symptomatik:* Jüngere Patienten mit einer jahrelangen abdominalen Anamnese und oft zusätzlich Zeichen anderer funktioneller Störungen (z.B. Schwindel etc); Episoden von diffusen Bauchschmerzen wechselnder Lokalisation vor allem tags und typischerweise Beschwerdefreiheit nachts oder in sorgloser Zeit (in den Ferien); oft Durchfall nach dem Essen (postprandial); Stuhlgang: erste Portion fest, dann weich bis flüssig-wässerig.

- *Therapie:* biographische Veränderung, Sport; Meiden von unverträglichen Lebensmitteln; Quellmittel (Kleie, Metamucil®); evtl. medikamentöse Therapie, z.B. Dicetel®, Duspatalin® ret.; Psychotherapie.

Organische Diarrhö (Malabsorptionssyndrom)

Malabsorptionssyndrom (Sprue-Syndrom)

- *Ursachen:* primär: Zöliakie = Gluteninduzierte Zottenatrophie (mit Steatorrhö). Die Zöliakie führt zwar zur Malabsorption, vor allem von Folsäure und Eisen, oft verläuft sie aber ohne Diarrhö!
  Sekundär: viel häufiger und enorm vielseitig: bakterielle Dünndarmbesiedelung; Zustand nach Magenoperation; Cholostase-Syndrom; chronische Pankreatitis; Gallensäureverlustsyndrom bei Zustand nach Ileumresektion oder Blind loop-Syndrom.

- *Symptomatik:* Maldigestion = mangelhafte Enzym- und Gallesekretion; Malabsorption = Störung der Aufnahme der Spaltprodukte im Dünndarm; Leitsymptom: Steatorrhö = vermehrte Stuhlfett-Ausscheidung; klinische Trias (3 Symptome) mit Gewichtsverlust, Schwäche und Diarrhö.
  Mangelsymptome können sein: Müdigkeit, Schwäche, Dyspnoe (Anämie bei Eisen-, Vitamin B_{12}-, Folsäure-Mangel); Ödeme (Eiweißmangel); Knochenschmerzen (Vitamin D-Mangel); Hämorrhagische Diathese (Vitamin K-Mangel); Neuritis (Nervenschmerzen wegen Vitamin B-Mangels).

- *Therapie:* gemäß dem Grundleiden.

Weitere organische Ursachen einer chronischen Diarrhö

- Entzündliche Darmerkrankungen: Colitis ulcerosa und Morbus Crohn;
- Chronischer Missbrauch von Laxantien (Abführmitteln);
- Chronischer Alkoholismus;
- Zustand nach Radiotherapie (Strahlen-Colitis und Strahlen-Proktitis);
- Laktase-Mangel / Milch-, Laktose-Intoleranz.

Diarrhö bei alten Leuten

Akute Diarrhö

- **Sporadische infektiöse Enteritis:**
  Viele ältere Leute erleiden episodisch eine Durchfall-Erkrankung, welche meistens nicht bedrohlich ist und nur wenige Tage andauert.
  Die Ursache kann oft nicht gefunden werden (oder besser: sie wird gar nicht gesucht). Am häufigsten dürfte es sich um leichte (auch endemisch auftretende) bakterielle oder virale Darminfektionen handeln.

- **Endemische Enteritiden:**
  In Alters- und Pflegeheimen sowie Spitälern können schwerere Diarrhöen *endemisch* auftreten (aus griechisch «demos» = Volk: «innerhalb eines Volkes»): Viele Patienten zeigen gleichzeitig in etwa dieselben Krankheitserscheinungen mit Durchfall, reduziertem Allgemeinzustand und Fieber. (Aber auch epidemisches Auftreten, bei ambulanten Patienten «außerhalb»).
  In solchen Situationen ist eine Abklärung dringend angezeigt, um eine allfällige *Salmonellose* frühzeitig zu erfassen: Hygiene-Problem!
  Mittels Umgebungsuntersuchungen muss die Infektionsquelle gesucht und gefunden werden! Das Erfassen einer Salmonellose ist deshalb so wichtig, weil die Krankheit eine potentiell tödliche Bedrohung des alten Menschen darstellt, und sie eine fassbare Ursache hat, die eliminiert werden muss (Lebensmittelhygiene, Infektionskette). Je früher die Therapie eingeleitet werden kann, desto besser ist die Prognose bezüglich Überleben. Gefahr droht in Form von Dehydratation und Elektrolytentgleisung!

Chronische Diarrhö

- **Paradoxe Diarrhö:**
  Diese in der Geriatrie wichtige Erscheinung kommt vor im Rahmen des Koprostasesyndroms: Stuhl bleibt im letzten Abschnitt des Dickdarmes liegen (also eine Obstipation) und dickt ein; periodisch wird nun dünnflüssiger bis wässeriger Stuhl entleert, welcher an den eingedickten Stuhlmassen vorbeigepresst wird.
  Therapie: nicht etwa Antidiarrhoika einsetzen, sondern manuelle rektale Ausräumung (evtl. Klistier, hoher Einlauf), gefolgt von konsequenter Behandlung der chronischen Obstipation (siehe Seite 57).

- **Laktasemangel mit Milch- und Laktose-Intoleranz:**
  Milchzuckerunverträglichkeit. Vorkommen: bei uns im Rahmen von Dünndarmerkrankungen (Sprue, akuter Durchfall, Mukoviszidose). (Beachte: Keine Laktase haben Chinesen in 100%, Afrikaner in 90%.)
  Symptomatik: Durchfall, Blähungen und Bauchkrämpfe im Anschluss an den Genuss von Milch oder Milchprodukten (Rivella!).
  Therapie: wenige oder keine Milch und Milchprodukte.

- **Vegetative Polyneuropathie mit Gastroenteropathie:**
  Im Rahmen einer Neuropathie z.B. bei Diabetes mellitus auftretende Motilitäts- und Funktionsstörungen: Gastroparese mit postprandialem Erbrechen, aber auch Neigung zu Stuhlunregelmäßigkeiten: Diarrhö, Stuhl-Inkontinenz (vor allem wegen Analsphinkterschwäche) und Obstipation.
  Therapie: symptomatisch mit milder Stuhleindickung z.B. mit Metamucil®, Motilium®, eventuell zusätzlich Motilitätshemmung mit Imodium®, (bei Obstipationsneigung Prepulsid®).

- **Bakterielle Dünndarm-Besiedelung:**
  Wichtiges geriatrisches Krankheitsbild.
  Vorkommen: gehäuft bei Diabetes mellitus und Zustand nach Magen-Darm-Operation. Behinderung der normalen Digestions- und Resorptionsvorgänge. Diagnostik ist schwierig, aufwendig.
  Therapie der Wahl bei klinischem Verdacht: Flagyl®, Tetrazykline.

- **Antibiotika-assoziierte und Antibiotika-induzierte Diarrhö:**
  Durchfall während oder im Anschluss an eine Antibiotikabehandlung. Meistens spontane Heilung. Die schwere Form ist die pseudomembranöse Kolitis, verursacht durch das Bakterium Clostridium difficile.

Beachte: Die Bedeutung der Clostridium difficile-bedingten Diarrhöen, welche dosisunabhängig nach Antibiotikatherapie auftreten können und oft mit Krämpfen und Fieber einhergehen, werden häufig unterschätzt. Die resultierende Umweltkontamination ist groß: Clostridium difficile ist ein robuster Keim, der lange überlebt und daher insbesondere im Spital oder Heim ein Risikopotential für nosokomiale Infektionen darstellt!

Prophylaxe (und Therapie) der leichteren Formen: Hefepräparate Ultra-Levure®, Perenterol®; Bakterienpräparate Bioflorin®, Ribolac®.

Therapie der schwereren pseudomembranösen Kolitis:
Flagyl® 3 x 250 mg/Tag, evtl.Vancomycin Vancocin®.

- **Kolon-Polypen (z.B. Villöses Adenom des Dickdarmes):**
  Prinzipiell gutartige Kolontumoren, welche vor allem beim ausgedehnten Befall (sehr große und sehr viele Tumoren = Polyposis coli) erstaunliche Sekretmengen produzieren. Größere Polypen entarten oft maligne (bösartig). Bei konservativ therapieresistenten Diarrhöen beim älteren Patienten lohnt es sich, die Indikation zur Koloskopie zu stellen.
  Therapie: endoskopische / operative Resektion oder Segmentresektion.
  Beachte: Kolonkarzinome manifestieren sich durch Stuhlunregelmäßigkeit, in späteren Stadien durch Obstipation.

Differentialdiagnose

- **Stuhlinkontinenz:**
  Entstehung: Schwächung oder Verletzung der für die Kontinenz verantwortlichen Strukturen (M.sphincter ani, Puborectalisschlinge, M.levator ani); im Rahmen eines Rektumprolapses; Beckenbodeninsuffizienz als Begleiterscheinung einer Neuropathie oder als Sekundär-Symptom der senilen Demenz (analog zur Urin-Inkontinenz).
  Therapie: Je nach Pathophysiologie operativ oder konservativ (Stuhlregulierung, Beckenboden-/Sphinktertraining).

- **Das Problem «Schmieren»: Mischbild zwischen Diarrhö und Stuhlinkontinenz:**
  Dieses unangenehme pflegerische Phänomen entsteht wahrscheinlich durch eine Neigung zu eher wenig konsistenten Stühlen kombiniert mit Analsphinkterschwäche und Stuhlinkontinenz. Die Funktion des Enddarmes, nämlich als Reservoir ist nicht mehr gewährleistet, so dass regelmäßig kleinere, dünnflüssige Stuhlmengen ausgeschieden werden.
  Therapie: WC-Training; milde Stuhleindickung mit pflanzlichen Quellmitteln z.B. Metamucil® einschleichend und niedrig dosiert, eventuell kombiniert mit Peristaltikhemmung, z.B. Duspatalin® oder Imodium®.
  Differentialdiagnostische Abgrenzung:
  Schmieren ist auch typisch für die sogenannte falsche Diarrhö:
  chronische Darmreizung durch zu harten Stuhl mit Koprostase (Stuhl bleibt in der Rektumampulle liegen und dickt ein, so dass er hart wird).
  Therapie: manuelle Ausräumung gefolgt von lokalen Entleerungshilfen und Stuhlaufweichung z.B. mit Bulboid® Suppositorien.

Kapitel II

SYNDROME

7. Obstipation
(Verstopfung)

Bedeutung

- Die chronische Obstipation ist absolut gesehen sehr häufig; sie ist zudem die häufigste Darmerkrankung des älteren Menschen.

- Die sogenannte habituelle Obstipation (Verstopfung, an die man sich gewöhnt hat) ist ein großes Problem in der ambulanten Praxis und gilt als typische Zivilisationskrankheit. Das heißt: Die Krankheit ist eng verwoben mit den Lebens- und Ernährungsgewohnheiten des Menschen in den industrialisierten, sogenannt zivilisierten Ländern der Erde.

- Wegen der Häufigkeit der Obstipation kann man sich fragen, ob die Verstopfung überhaupt als Krankheit definiert werden soll oder nicht. Sie hat aber dann Krankheitswert, wenn sie zu subjektivem Leiden und medizinischen Komplikationen führt (z.B. akute Koprostase, Sub-Ileus).

- Lebens- und Ernährungsgewohnheiten sind medizinisch eng verwoben mit den Themenkreisen «Obstipation», «Diabetes mellitus» und «Risikofaktoren für Arteriosklerose».

Definitionen

Normale Stuhlentleerungen

Eine Defäkation pro Tag (oder bis 3 mal pro Tag resp. 3 mal pro Woche).
Stuhl (= Faezes): braun, geformt, homogen, weich, 100 bis 200 g pro Tag.
Beachte: sehr große individuelle Unterschiede.

Obstipation heißt chronische Verstopfungskrankheit

- Bei der chronischen Obstipation sind die abgesetzten Stühle
  - zu selten (z.B. nur 1x pro Woche während mehrerer Monate),
  - zu klein: zu kleines Volumen und Gewicht (oft falsche Erwartungen!)
  - zu hart: heißt: von zu harter Konsistenz.
- Subjektiv wird der Patient am meisten gestört durch die Gefühle
  - «Ich muss pressen» oder
  - «Ich sollte Stuhl entleeren, aber es kommt nichts» oder
  - «Ich spüre ein Völlegefühl und Unbehagen im Bauch».

Tabelle 11: Kriterien für eine normale Stuhlentleerung bzw. für Obstipation

Zielgrößen	Normalbereich	Hinweis auf Obstipation
Stuhlfrequenz	≥ 3 Entleerungen pro Woche und ≤ 3 Entleerungen pro Tag	≤ 3 Entleerungen pro Woche
Stuhlgewicht	35 - 150 g pro Tag	< 35 g pro Tag
Stuhlwassergewicht	etwa 70%	< 70%
Gastrointestinale Transitzeit	2 - 3 Tage	> 5 Tage

Ätiologie und Pathogenese

Beachte: Sehr viele Ursachen und Verhaltensweisen führen zur Verstopfungskrankheit. Häufig finden sich mehrere Faktoren kombiniert.

Wir unterscheiden prinzipiell drei Formen von chronischer Obstipation:

I. Obstipation mit normalem Transit

- **Colon irritabile-Syndrom (funktionelles Bauchschmerzsyndrom):** Reizkolon, Reizdarm. Seelisch ausgelöste Abdominalschmerzen, begleitet von Stuhlunregelmäßigkeiten (Blähungen, Diarrhö, Obstipation). Oft vegetative Symptome (Kopfschmerzen, Atemnot, sexuelle Störungen).

II. Obstipation bei verlangsamter Passage («slow transit constipation»)

Folgende pathophysiologische Zusammenhänge werden diskutiert:

- **Faserarme Ernährung unserer Zivilisation (Faserdefizit):** «Diätetische Fasern» sind alle für den Menschen unverdaubaren Pflanzenbestandteile. Diese Fasern führen zu einer Volumenzunahme sowie Konsistenzabnahme des Stuhles. Grund: Hohe Wasserbindungskapazität, vor allem der Zellulose. Faserdefizit führt zu abdominalem Hochdruck: intra*abdominal*, d.h. im Abdomen drinnen (bei Bauchpresse) und intra*luminal*, d.h. Erhöhung des Druckes im Kolon. Zusammenhang zwischen Stuhlgewicht, Kolonpassagezeit und Ballaststoffzufuhr mit der Nahrung.

- **Echte idiopathische chronische Obstipation (Ursache unbekannt).** Die sogenannte idiopathische Obstipation ist relativ häufig und umfasst alle Fälle, bei denen diagnostisch kein pathophysiologischer Hintergrund feststellbar ist. Die Diagnose der Obstipationsform ist anhand der klinischen Symptome und Zusatzuntersuchungen (Transitzeitmessung, Proktoskopie, Sphinktermanometrie) in spezialisierten Zentren möglich.

III. Obstipation infolge einer Passage- oder Entleerungsstörung

Vorkommen: häufig bei *älteren* Patienten!

- **Organische (anatomische) Obstruktion:** Klinische Hinweise sind die Notwendigkeit des Pressens beim Stuhlgang, Abdominalkrämpfe (= Darmkoliken, -spasmen), schmerzhafter Stuhldrang (= Tenesmen) und Blut am oder im Stuhl. Vorkommen: Darmerkrankungen: Sigmakarzinom! Sigmadivertikulose; Narbenstenosen; Briden (eine Verwachsung); große Hernien.

- **Funktionelle Obstruktion:** Klinische Hinweise auf eine funktionelle Obstipation sind Fremdkörpergefühle und das Gefühl einer unvollständigen Darmentleerung oder eines tief sitzenden Hindernisses.

Vorkommen:
1. Neurogen: Autonome Neuropathie: Diabetes mellitus; M.Parkinson, Multiple Sklerose; Querschnittsläsion (= Paraplegie).
2. Medikamente: Opiate; Anticholinergika; Psychopharmaka mit anticholinergen NW (Antidepressiva, Neuroleptika); Ca-Antagonisten.
3. Stoffwechselerkrankungen: Hypothyreose; Niereninsuffizienz; Hypokaliämie und Hypercalcämie.
4. Psychische Erkrankungen: Depressionen, Neurosen.
5. Abnorme Verhaltensweisen: Stress («Keine Zeit haben für das Kolon»); Wichtig: fehlende körperliche Aktivität ist eine der wichtigsten Ursachen der Obstipation als Folge unserer zivilisierten Lebensweise.

IV. Anorektale Obstipation = Defäkationsstörung

- **Organisch:** Proktologische Erkrankungen: Analfissur (reflektorisch), Hämorrhoiden; Invagination, Rektocele und Rektumprolaps (Darmvorfall); Rektumkarzinom, Analstenosen.
- **Funktionelle** Probleme wie gestörte anorektale Motorik, verminderte Rektumsensibilität und gestörte Sphinkterkoordination können zu Obstipation führen. Dabei ist es oft schwierig zu beurteilen, was Ursache und was Folge ist. Bei vielen Patienten liegen auch Mischformen vor.

Obstipation beim alten Menschen

Beachte: Häufiges und oft sehr lästiges Problem für alle Beteiligten.

Ursachen und Faktoren

Praktisch immer multifaktoriell bedingt: Viele Ursachen führen zur chronischen Verstopfungskrankheit beim älteren Menschen:

«Normale» vegetative Neuropathie im Alter

Infolge Abnahme und Minderfunktion der Ganglienzellen der glatten Darmmuskulatur (der Darm der alten Menschen arbeitet an sich träger, langsamer).

Durstdefizit im Alter

Bedeutung: Der alte Mensch trinkt zu wenig, bietet also dem Darm zu wenig Flüssigkeit an, um die Stuhlmenge zu erhöhen.

Immobilität (Bewegungsarmut und Bewegungsbehinderung)

Physiologische Regel: «Wenn wir ruhen, ruht auch unser Darm».

Vernachlässigte Stuhlgewohnheiten

Keine regelmäßigen, täglichen Stuhlentleerungen z.B. wegen des infolge Immobilität fehlenden täglichen Ganges zur Toilette.

Faserarme Ernährung der alten Leute

Grund: Schlecht sitzende Prothesen (Druckulzera); fehlende oder mangelhafte Kaukraft; Schluckstörungen; typische individuelle Vorlieben der alten Leute, z.B. für Café complet, Süßes und Würste – aber Abneigung gegen faserreiche Nahrungsmittel wie Früchte, Gemüse, Salate.

Spezifische, im Alter gehäuft auftretende Krankheiten

- Neurologische Krankheiten (neurodegenerative Erkrankungen mit vegetativer Neuropathie, z.B. M.Parkinson); Störung der Rektumsensibilität;

- Endokrine Erkrankungen (Diabetes mellitus mit vegetativer Polyneuropa-
  thie, Gastroparese; Hypothyreose = Unterfunktion der Schilddrüse);
- Metabolische Störungen (Niereninsuffizienz; Hypokaliämie);
- Psychische Krankheiten (Depressionen mit Anorexie = Appetitabnahme).

Obstipation als Nebenwirkung auf verordnete Medikamente

Auswahl von wichtigen Arzneimittelgruppen: Analgetika (Opiate, z.B.
MST®); Antitussiva (z.B. Dicodid®); Antidepressiva und Neuroleptika; An-
tiparkinsonika (z.B. Akineton®); Antihistaminika (z.B. Fenistil®); Antihypertensiva (z.B. Isoptin®); Eisenpräparate (z.B. Resoferon®).

Beachte: Eigenmedikation («Geheimrezepte»)! Ältere Leute betreiben oft eine (verheim-
lichte) Selbstmedikation. Schmerz- und Abführmittel gehören zu den am häufigsten verwendeten (aber nicht von einem Arzt verordneten) Arzneimitteln. Abführmittel werden jahrzehn-
telang auch in Form von «Fruchtwürfeln» oder Feigensirup eingenommen (alles potente Laxantien). Effektive Schäden z.B. am autonomen Nervensystem des Darmes sind nicht nachgewiesen worden. Die häufiger verordneten Ballaststoffe und Quellmittel werden von den alten Patienten oft schlecht ertragen (Blähungen, Verstärkung der Obstipation), so dass sie
wieder zur bewährten Eigenmedikation zurückkehren.

Therapie der Obstipation

Beachte: Die Behandlung der chronischen Verstopfungskrankheit ist aufwendig und oft nur erfolgreich, falls der Patient bereit ist, aktiv mitzuhelfen
und gegebenenfalls auch seine Lebens- und Essensgewohnheiten zu verändern. Dies ist aber gerade für ältere Menschen kaum mehr möglich, selten zu
erwarten und darf daher auch nicht in jedem Fall gefordert werden. Oft besteht
eine falsche Erwartungshaltung seitens Patient, aber auch seitens Arzt und
Pflegepersonal!

Tabelle 12: Basismaßnahmen zur symptomatischen Behandlung der habituellen Obstipation

• Umstellung auf eine ballaststoffreiche Ernährung (ca. 30 g Ballaststoffe pro Tag) • Versuch der körperlichen Aktivierung • Versuch der regelmäßigen Darmentleerung («Toilettentraining»)

Allgemeine Empfehlungen (vor allem für jüngere Menschen)

Beachte: Vor Einleitung einer Therapie sollte eine Abklärung erfolgt sein!

I. Nicht-indizierte Laxantien absetzen!

Wichtig: Patienten mit Colon irritabile-Syndrom dürfen keine Laxantien einnehmen.

II. Anregung der Darm-Tätigkeit:

1. Umstellung auf eher faserreiche Ernährung (Zellulose-haltige Kost):
   Faser-Gehalt der empfohlenen Nahrungsmittel:
   - sehr hoch: Kleie! Knäckebrot; Dörrfeigen, Dörrzwetschgen;
   - hoch: Haferflocken, Cornflakes, Vollkornbrot; Erbsen, Linsen;
   - mittel: Vollreis; Gerste; Gemüse; Früchte, Salate.
   Beachte: zu viele Ballaststoffe bewirken Blähungen!
   Nahrungsmittel mit niedrigem Fasergehalt:
   - Teigwaren; Fleisch; Milchprodukte; Eier; Zucker; Fette.
   Beachte: Der zivilisationsgeschädigte Mensch isst falsch, nämlich zu einseitig, vor al-
   lem aber: zu viel / zu süß / fettig.
   Anmerkung: Eine faserreiche Kost ist auch indiziert bei häufigen Darmkrankheiten wie:
   Kolondivertikulose; Colon irritabile-Syndrom; chronische Durchfallerkrankung.
2. Körperliche Betätigung steigern (wichtig):
   Regel: Maßvoll das tun, was Freude macht (schwimmen, Velofahren, spazieren etc).

III. Erziehung des Defäkations-Rhythmus

Diese Maßnahme hat die größte Bedeutung!

1. Regelmäßige Stuhlentleerung («Toilettentraining»):
Am besten immer morgens nach dem Frühstück 15 Minuten reservieren für den Stuhl-gang (sich Zeit nehmen für das Kolon).

2. Bequemes Sich-Installieren auf dem WC:
Wichtig: keine Zeitlimite setzen! Schemel unter die Füße legen, *leichtes* Pressen (wich-tig!), Bauchmassage, versuchen sich zu entspannen.
Wichtig: lange und stark pressen beim Stuhlgang schadet!

3. Morgens nüchtern ein Glas Wasser oder einen Fruchtsaft trinken zwecks Aktivierung des gastro-colischen Reflexes.
Beachte: Eine Erhöhung der Trinkmenge wird nicht mehr gefordert! Begründung: Für viele Menschen ist es eine Qual, mehr trinken zu müssen, als sie Durst empfinden. Zu-dem wird die aufgenommene Flüssigkeit zum größten Teil durch die Nieren wieder aus-geschieden. Der Darm hat eine enorm große Potenz, Flüssigkeit dem Stuhl zu entziehen. Eine zusätzliche Flüssigkeitsaufnahme hat bei einer Obstipation nur einen geringen Ef-fekt. Zudem ist zu wenig bekannt, dass die Flüssigkeit, die wir trinken, nur zu einem kleinen Teil unseren Wasserbedarf sicherstellt; den größten Anteil an Flüssigkeit neh-men wir mit der festen Nahrung auf (jede Speise enthält sehr viel Wasser); zudem ent-steht im Körper selbst Wasser bei der Energiegewinnung.
Allgemeine Regel: Solange eine Person eine normale Urinausscheidung hat, muss man sie nicht zwingen, mehr zu trinken! Das Durstgefühl regelt den Wasserhaushalt mei-stens sehr gut (im Zweifelsfall hat die Bestimmung des spezifischen Gewichts des Urins mehr Aussagekraft).

4. Jedem Defäkationsreiz («call of nature» = «Ruf der Natur») muss baldmöglichst Folge geleistet werden, denn es gilt das physiologische Gesetz:
«Die Darmentleerung kann nicht mehr willkürlich wie die Miktion (= Blasenentlee-rung) eingeleitet werden!»

Therapie der Obstipation bei älteren Patienten

Allgemeine Regeln

- Eine Obstipation (akut oder chronisch) im Alter sollte abgeklärt werden!
- Die allgemeinen Empfehlungen haben auch in der Geriatrie Gültigkeit.
- Flüssigkeitszufuhr falls möglich erhöhen.
- Immobilität beheben (ist oft leichter gesagt als getan).
- Obstipationsfördernde Medikamente überprüfen, möglichst meiden.

Indikationen für Laxativa (Laxantien, Abführmittel)

Beachte: In folgenden Situationen ist der Einsatz von Laxantien bei alten Leu-ten indiziert und meistens therapeutisch nicht zu umgehen:

- Organische (anatomische) Obstruktion:
Darmerkrankungen: Divertikulose, Verwachsung nach Entzündung oder Operation/Bestrahlung mit Stenose (Einengung des Darmlumens); Er-krankung des Enddarmes (Darmvorfall, Rektozele).
- Funktionelle Obstruktion:
  - Neurogene Darmlähmung: M.Parkinson, Multiple Sklerose, Quer-schnittslähmung (Paraplegie).
  - medikamentös: Anfangsphase einer Therapie mit Opiaten (wichtig!).
  - Schwere Immobilität mit Bettlägerigkeit.

Differential-Indikationen für therapeutische Maßnahmen

- Obstipation mit normalem Transit (Colon irritabile-Syndrom):
Ballaststoffe; Quellmittel (Metamucil®) in einschleichender Dosierung. Beratung, Aufklärung, evtl. Psychotherapie. *Aber:* keine Laxantien!
- Obstipation bei verzögertem Transit:
Ballaststoffe; Prepulsid® (Hauptwirkung im oberen Magen-Darm-Trakt).

- Obstipation bei Dolichocolon (zu langer Darm):
  Salinische Laxantien: Glauber-, Bittersalz; Magnesia S. Pellegrino®.
- Obstipation infolge einer anatomischen Entleerungsstörung:
  Invagination, Prolaps, Rektozele: Operation.
  Lokale Entleerungshilfen, z.B. Glycerin-Suppositorien (Bulboid®), saline
  Mittel (Practo-Clyss®); CO_2-Suppositorien (Lecicarbon®).
- Obstipation infolge einer funktionellen Entleerungsstörung:
  Querschnittslähmung: Dulcolax®-Suppositorien nach vorheriger manuel-
  ler Stimulation der Rektumentleerung (Stimulation eines peristaltischen
  Reflexes über S_2/S_3).
  Autonome Neuropathie, z.B. bei M.Parkinson: Duphalac®, Importal®.
- Schwere Immobilität (lange dauernde Bettlägerigkeit):
  Lokale Entleerungshilfen; manuelle Ausräumung oft nicht vermeidbar.

Tabelle 13: Einteilung und Wirkungsweise von Laxantien

Einteilung und Produkte	Wirkprinzip	Mögliche Nebenwirkungen
Füll- und Quellstoffe • Weizenkleie • Flohsamen • Ind. Flohsamen (Agiolax®) • Sterculia • Psyllium-Mucilloid (Metamucil®, Laxiplant®) • Colosoft®	Volumenvermehrung durch Was-seraufnahme; z.T. osmotisch wirkende Spaltprodukte	• Flatulenz • Völlegefühl • mechanische Obstruktion • nach Flohsamen: Allergie (selten)
Osmotische = Salinische Laxantien • Glaubersalz (NaSO₄) • Bittersalz (MgSO₄) • Na-Phosphat (Practo-Clyss®, Fre-ka-Clyss®) • Na-Citrat (Microklist®)	Osmotischer Wassereinstrom	• Elektrolytstörungen möglich, beson-ders schwerwiegend bei Niereninsuf-fizienz • Meteorismus, Flatulenz
Zuckeralkohole und Zucker • Lactulose (Duphalac®, Rudolac®) • Sorbitol (Agarol® soft) • Lactitol (Importal®) • Invertzucker (Feigensirup®) *Glycerol* • Glycerol (Bulboid®)	pH-Senkung → Anregung der Peristaltik; osmotisch-aktiv Spaltprodukte→ Wasserretention und Volumenzunahme im Lumen	• Meteorismus, Flatulenz (meist nur initial)
Iso-osmotische Laxantien • Macrogol (PEG; Transipeg®)	iso-osmotische Wasser-Retention im Lumen	• vereinzelt abdominelle Befindlich-keitsstörungen
Stimulantien, Reizmittel • pflanzliche Anthrachinone (Emo-della®, Bekunis® Kräuter-/Abführ-tee, Darmol®, X-Prep® Liquid) • Diphenole • Rizinus	antiresorptiv sekretagog	• krampfartige Bauchschmerzen • Elektrolytstörungen möglich • sekundärer Hyperaldosteronismus • Pseudomelnosis coli: sehr oft zu sehen bei Patienten mit Laxantienabusus («brauner Darm»)
Gleitmittel • Paraffinöl (Paragol®) • Glyzerin (Bulboid®) • Norgalax®	antiabsorptiv (sekretagog)	• Reizung der Analschleimhaut • Granulombildung • Malabsorption fettlöslicher Vitamine
Rektale Entleerungshilfen • CO_2 (Lecicarbon®); • Klysmen	antiabsorptiv (sekretagog)	• Reizung der Analschleimhaut
Kombinationspräparate • Feigensirup® mit Senna; • Schwedentropfen; • Agiolax® mit Senna; • Paragar®; • Valverde® Abführdragées	Beachte: Kombinationspräparate enthalten meistens auch Reiz-mittel!	

Kapitel II

SYNDROME

8. Flüssigkeitshaushalt beim alten Menschen

Bedeutung

- Im praktischen Alltag werden die Betreuer immer wieder mit der häufigen Tatsache konfrontiert, dass alte Patienten zu wenig trinken. Dieses geriatrische Phänomen heißt *Durst-Defizit* (siehe unten).

- Das mit dem Durst-Defizit zusammenhängende Exsikkose-Syndrom kann verantwortlich sein für einen Verwirrungszustand und führt nicht selten zur notfallmäßigen Hospitalisation eines alten Menschen.

- Exsikkose (Dehydratation, Austrocknung) bewirkt oft viele Nachteile (Verwirrung, Sturz); beim sterbenden Patienten kann sie aber positive Auswirkungen haben (Endorphinausschüttung, fehlende Ausscheidung).

Bedeutung des Flüssigkeitsmangels für ältere Patienten

- Verminderte Urinproduktion, fehlende «Blasenspülung von innen»; Folgen: Harnwegsinfekte; DK-Komplikationen.

- Verminderte Nierendurchblutung, prärenales Nierenversagen; Folgen: Zunahme der Toxizität von Medikamenten (Digoxin®, NSA).

- Vermindertes Stuhlvolumen, Eindickung des Darminhaltes; Folgen: verstärkte Obstipation; Koprostase-Ileus.

- Verminderung des intravasalen Volumens, Blutdrucksenkung; Folgen: Verwirrungszustände; Orthostasereaktionen; Stürze.

- Dehydrierung der Hirnzellen, metabolische Enzephalopathie; Folgen: Verwirrungszustände; Stürze.

- Blutdrucksenkung, Störung der Fließeigenschaften des Blutes; Folgen: Auslösung von Schlaganfällen.

Praktische Konsequenz: Besonders während der Sommermonate auf genügend Trinkmenge achten.
Speziell: Den Patienten sollen Flüssigkeiten angeboten werden, die sie gerne haben!

Beachte: *Vorteile* des Flüssigkeitsmangels können unter Umständen sein: Beim moribunden Patienten wegen der fehlenden Urin- und Sekretproduktion kleinere Dekubitusgefahr, seltener Indikation zum trachealen Absaugen und wegen der Lethargie verminderte Schmerz- und Leidenswahrnehmung.

Physiologie des Flüssigkeitshaushaltes

Die Bilanz

Wassergehalt des Erwachsenen: Mann 60%, Frau 50% (höherer Fettanteil)
Wassergehalt des *alten* Menschen: Mann 50%, Frau 45%

Flüssigkeitshaushalt: das Bilanzproblem:

- *Wasseraufnahme pro Tag:*	getrunken:	1000 - 1500 ml
	mit Nahrung:	700 ml
	Oxidationswasser:	300 ml
	Total:	**2000 - 2500 ml**
- *Wasserabgabe pro Tag:*	Urin:	1000 - 1500 ml
	via Haut / Lungen:	900 ml (!)
	mit dem Stuhl:	100 ml
	Total:	**2000 - 2500 ml**

Beachte:
• Die Trinkmenge ist individuell sehr variabel!
• Ausscheidung via Haut/Lungen = Perspiratio insensibilis («nicht verspürt»).
• Verluste durch Perspiratio und Schwitzen steigen an:
   - bei leichtem Fieber oder motorischer Unruhe um 1 - 2 Liter,
   - bei höherem Fieber und Hyperventilation um mehrere Liter!
   - Sehr starke Verluste treten auf bei Erbrechen oder Durchfall!

Volumen- und Osmo-Regulation / Durst

Beachte: Willentlich ist die Bilanz nur durch die Flüssigkeitszufuhr steuerbar; sie wird vor allem durch den Durst gesteuert.

Osmoregulation

Hier spielt der Durst die entscheidende Rolle:

• Osmorezeptoren messen die Osmolalität, also die Natrium-Konzentration im Blut. Steigende Osmolalität bewirkt einen linearen Anstieg von ADH (= Anti-Diuretisches Hormon), welches die H_2O-Ausscheidung via Urin vermindert.

• Steigende Osmolalität bewirkt aber auch das Durstgefühl, welches durch das Durstzentrum im Hypothalamus bzw. durch Dehydratation seiner Zellen ausgelöst wird.

• Durst ist ein subjektives Gefühl, eine Empfindung, ein Symptom, das bei einer Plasmaosmolalität von etwa 290 mosm/kg auftritt.

• Mögliche Definition von «Durst»: bewusstes Verlangen nach Wasser.

• Durstgefühl entsteht wahrscheinlich auch durch unzureichende Befeuchtung der Schleimhäute im Mund, Rachen und oberen Gastrointestinaltrakt.
Die meisten Menschen assoziieren «Durst» mit «Mundtrockenheit». Daher ist es sinnvoll, bei durstenden Menschen Mundschleimhaut und Zunge zu befeuchten, um das Durstgefühl zu mildern.

Urin-Ausscheidung

• Oligurie = Urinausscheidung unter 500 ml pro Tag:
Bei Dehydrierung (Flüssigkeitsverlust), Hypotonie (z.B. Schock), beim Nierenversagen oder bei Behinderung des Harnabflusses aus den Nieren.

• Anurie = Urinausscheidung unter 100 ml pro Tag.

• Polyurie = Urinausscheidung über 2, evtl. bis 6 oder 10 Liter pro Tag:
Bei Diabetes mellitus, endokrinen Erkrankungen der Hypophyse, selten bei chronischen Nierenerkrankungen.

Flüssigkeitshaushalt beim alten Menschen

Das Durst-Defizit

Auch gesunde alte Menschen werden manchmal hospitalisiert wegen bedrohlicher Dehydratation bei Flüssigkeitsverlusten. Trotz erheblichem Wassermangel klagen diese Patienten kaum oder gar nicht über Durst und trinken zu wenig.

Ursache: «Durstdefizit» oder «Hypodipsie» genannt.

Untersuchung des Trinkverhaltens im sogenannten Durstversuch:
Befunde nach einer Durstphase von 24 Std bei alten und jungen Männern:

- Durstgefühl (subjektiv):   Junge: ++   Alte: 0 bis (+)!
- Trinkmenge durchschn.:   Junge: 600 ml   Alte: 250 ml (0 bis 430!)

Entscheidend ist, dass bei Alten der Durst und das Trinkverhalten nicht mehr den Anforderungen genügen: Im Alter besteht eine Hypodipsie, deren Ursache unklar, deren Bedeutung aber enorm ist!

Der alte Mensch ist vor allem bei außergewöhnlichen Flüssigkeitsverlusten von einem Wasserdefizit bedroht (Hitze, Fieber, Durchfall).

Die Dehydratation, das Exsikkose-Syndrom

Ursachen

- Vermehrter Flüssigkeitsverlust infolge Schwitzen, Fieber, psychomotorische Unruhe, Hyperventilation.
  Folge: Hypertone Dehydratation, d.h. es geht mehr Wasser verloren als Elektrolyte (Natrium, Kalium usw.).
- Gastrointestinale Sekretverluste infolge Erbrechen und/oder Diarrhö.
  Folge: Hypotone Dehydratation, d.h. es gehen neben Wasser auch viel Elektrolyte verloren (Gefahr: Hypokaliämie!).
- Hyperglykämisches, d.h. diabetisches Koma infolge extremen Blutzuckeranstieges.
  Folge: Hypertone Dehydratation (vor allem Wassermangel, relativ weniger: Natriummangel).

Klinik der Dehydratation («Austrocknung»)

- Abnahme des Allgemeinzustandes mit Schwäche.
- Enzephalopathie (= Hirnleistungsstörung) infolge Abnahme (hypertone Dehydratation) oder Zunahme (hypotone Dehydratation) des Zellvolumens der Hirnzellen mit folgenden Symptomen:
  Verwirrung, Unruhe, später Apathie, Erbrechen, Gedächtnisstörung (Desorientierung). Gefahr: Bewusstseinstrübung bis zum Koma!
- Verminderte Urinproduktion, Zunahme der Urinkonzentration.
- Mucositis sicca = entzündliche Reaktion der Schleimhaut von Mund und Rachen mit brennenden Missempfindungen, trockener schwerbeweglicher Zunge und somit Sprech- und Schluckstörungen.

Befunde

- Gute Zeichen eines Volumenmangels sind:
  erniedrigter Blutdruck, Tachykardie, verminderte Jugularvenenfüllung im
  Liegen, orthostatisches BD-Verhalten = abnorm tiefes Abfallen des BD im
  Stehen gegenüber dem Liegen; Abnahme der Urinmenge, stark konzentrierter (vermehrt riechender) Urin.
  Beachte: «stinkender Urin» heißt nicht immer «Harnwegsinfekt».
- Leider unzuverlässige Zeichen sind: Trockenheit von Haut und Schleimhäuten (Hinterwand des Rachens inspizieren: fehlender Lichtreflex!). Verminderter Hautturgor (Spannungszustand): «stehende Hautfalte».

Diagnose

Am wichtigsten: Anamnese und «daran denken»; bei Verdacht auf verminderte Flüssigkeitsaufnahme Trinkmenge und auch Nahrungsaufnahme täglich
aufschreiben, evtl. Flüssigkeitsbilanz errechnen (Bilanz = Differenz zwischen
Flüssigkeitsaufnahme und Ausscheidung), Kontrolle des Körpergewichtes.

Differentialdiagnose: Andere Ursachen von Verwirrungszuständen

- Infekt (Auch Exsikkose allein kann Fieber verursachen!)
- Fieberzustand jedwelcher Genese
- Harnretention, Harnverhaltung, evtl. auch Stuhlretention
- Medikamenten-Nebenwirkung und vor allem -Überdosierung
- Kleinere, oft unbemerkte Schlaganfälle (sogenannte TIA)
- Milieuwechsel (Verlegungen, Veränderungen, psychosozialer Stress)
- Im Rahmen einer Demenz als Sekundärsymptom

Therapie

- Zufuhr von Wasser: in erster Linie per os (Trinkmenge erhöhen).
- Bei ungenügenden Trinkmengen, Trinkunfähigkeit: Infusionen anlegen:
  Mischinfusion (gemischte Lösungen).
  Die Infusion erfolgt am einfachsten subkutan (s.c.).
  Menge: individuell, meist nicht mehr als 1 Liter pro Tag.
- Gefahr: Dekompensation einer vorher kompensierten Herzinsuffizienz.

Prophylaxe

- Am wichtigsten: daran denken! Unklare AZ-Verschlechterungen oder
  Verwirrungszustände können beim alten Menschen immer durch einen
  Flüssigkeitsmangel ausgelöst worden sein.
- Achte besonders bei exsikkosegefährdeten Patienten auf genügende Flüs-
  sigkeitsaufnahme mittels Trinkmengekontrollblatt auf dem Nachttisch.
- Kontrolle des Körpergewichtes.
- Flüssigkeit in regelmäßigen Abständen anbieten.

Merke: Entscheidend ist oft nicht bloß die Tatsache, dass dem alten Menschen Flüssigkeit angeboten wird; die Art und Weise, wie dies geschieht, und
die Qualität der «Flüssigkeit» sind manchmal entscheidend: Alte Menschen,
die den (leidigen) Tee zurückweisen, trinken oft wider Erwarten gerne Mineralwasser oder einfach kaltes Wasser (es darf auch mal ein kühles Bier sein).

Spezielles Problem in der Geriatrie: Die Verweigerungshaltung

Problem

Der alte Mensch verweigert Nahrungs- und/oder Flüssigkeitsaufnahme.

Ursachen

Siehe Kapitel *5. Der Patient mit gestörter Nahrungsaufnahme* auf Seite 37!

Chronische Probleme

- Schwere seelische Krankheit: Vereinsamung, Depression, Paranoid.
- Chronische organische Krankheit im Endstadium: Appetitmangel, AZ-Abnahme (Karzinom; senile Demenz).
- Enorales Problem mit Kaustörung: Alveolarkammatrophie (schlecht sitzende Prothesen), Schmerzen (Karies, Prothesendruckstellen).
- Erkrankungen des Magen-Darm-Traktes (Reflux, Ulkus, Karzinom).
- Schluckstörungen verschiedenster Genese mit Aspirationsgefahr.
- und als Ausschlussbeurteilung wichtig in der Geriatrie:
  Realer Sterbewunsch: der alte Mensch mag und will nicht mehr (einfühlbare Sterbebereitschaft)!

Akute Probleme

- Medikamentenüberdosierung (Übelkeit, Verwirrung)
- Exsikkose-Syndrom (AZ-Abnahme, Apathie, Verwirrung)
- Schmerzen beim Kauen (Prothesendruckstellen, Mund-Soor, Aphten).

Praktisches Vorgehen (nach Ausschluss obiger Ursachen)

- Wille und Persönlichkeit des Patienten respektieren: auch der alte, senildemente Mensch ist bezüglich des Rechts auf den eigenen Körper optimal zu schützen. Eine Verweigerungshaltung kann einem echten, realen, nicht-krankhaften Sterbewunsch entsprechen!
- Keine Magensonde!
- Dem Patienten immer wieder in regelmäßigen Abständen, z.B. 3-stündlich Flüssigkeit anbieten, und zwar Getränke, die er schätzt (z.B. Mineralwasser, auch Bier!).
- Falls wir bei bedrohlicher Exsikkose im Sinne, d.h. *für* den Patienten entscheiden müssen, Infusionen verordnen, z.B. bei stark ausgetrockneten Schleimhäuten, bei starker Urinkonzentration mit DK-Problemen, bei metabolischer Enzephalopathie mit AZ-Abnahme, Fieber, drohendem Koma. Oft ist in diesem Stadium das Erbrechen ein Symptom der Dehydratation!
  Aber: individuell entscheiden!

Beachte:

- Ein alter Mensch kann, falls er genügend isst, auch ohne zu trinken auskommen (stoffwechselbedingte Wasseraufnahme, «Oxidationswasser»).
- Es ist oft erstaunlich, wie lange ein alter Mensch selbst ohne Flüssigkeits- und Nahrungsaufnahme leben kann (viele Tage, sogar Wochen)!

Wichtige pflegerische Maßnahmen bei Exsikkose

- Regelmäßige Mundpflege mit Befeuchten der Schleimhäute von Mund und Rachen sowie der Zunge lindert das quälende Durstgefühl: Glandosane® und Glandosane® aromatisiert Spraydose, oder Pharyngor® Dosierspray verwenden: so oft wie möglich Mund- und Rachenschleimhaut besprühen.
  Lemon-Glycerine-Swabs® vermindern ebenfalls die Austrocknung der Schleimhaut (wichtig bei Mundatmern, terminal häufig).

- Luftbefeuchtung mit Vernebler/Verdunster, v.a. beim sterbenden Patienten wichtig (Verneblerwolke nicht direkt aufs Gesicht richten).

- Bei Sekreteindickung in Mund und Rachenraum regelmäßiges Absaugen (auch wichtig bezüglich Atemwege/Atmung).

- Ein guter *Hinweis* auf mögliches Durstgefühl bei einem dementen, evtl. terminalen Patienten ist das Lutschen oder Saugen an einem befeuchteten, nassen Wattebausch: Falls ein Patient solche Saugbewegungen macht, besteht Indikation zu Infusionen (d.h. falls er nicht mehr trinken kann oder «will»).

Beachte: Es spricht vieles dafür, dass die Dehydratation bei moribunden Patienten von Vorteil sein kann (Endorphinausschüttung mit Analgesie = Schmerzfreiheit; verminderte Urinproduktion). Es soll daher immer im Einzelfall, *individuell* entschieden werden, ob Infusionen verabreicht werden sollen oder nicht.
Wichtig: Konsens anstreben innerhalb des Betreuerteams und den Angehörigen! (Nicht selten «müssen» Infusionen auf dringendsten Wunsch der Angehörigen verordnet und angelegt werden.)

Tabelle 14: Vor- und Nachteile der Flüssigkeitszufuhr bei Sterbenden

ohne Flüssigkeitszufuhr	Symptome	*mit* Flüssigkeitszufuhr
Abnahme	← Erbrechen →	Zunahme
Abnahme	← Atemnot →	Zunahme
Abnahme	← Erstickungsgefühl →	Zunahme
Abnahme	← Menge der Sekretionsabsonderung →	Zunahme
Abnahme	← Urinproduktion →	Zunahme
Abnahme	← periphere Ödeme, Aszites →	Zunahme
Zunahme	← trockener Mund, Durst →	Abnahme
Ungleichgewicht	← Flüssigkeit, Elektrolyte →	korrigiert
evtl. beschleunigt *oder* verzögert, «natürliche Anästhesie»	← Sterbeprozess →	evtl. hinausgezögert oder beschleunigt

9. Der Patient mit gestörter Urin-Ausscheidung; die Urin-Inkontinenz

Bedeutung

- Die Inkontinenz ist eines der großen geriatrischen Syndrome (neben Demenz, Depression, Immobilität, Instabilität und Malnutrition).

- Urin-Inkontinenz ist nicht bloß ein urologisches Symptom. Vielmehr kann sie wegen Scham- und Demütigungsgefühlen zu einer sozialen Isolation und Depression führen, ist also ein medizinisches, hygienisches und vor allen Dingen psychosoziales Problem!

- Trotz steigender Inkontinenzrate im Alter ist Inkontinenz nicht als ein normaler Bestandteil des Alterns anzusehen: die meisten älteren Leute sind kontinent (wobei gelegentliches Urintröpfeln nicht mit Inkontinenz gleichgesetzt wird).

- Viele inkontinente Patienten (ältere und jüngere) verschweigen dieses Übel dem Arzt – meistens wegen Schamgefühlen (und verheimlichen es sogar vor dem Lebenspartner).

- Inkontinenz im Alter kann schwere Folgeerscheinungen bewirken wie Harnwegsinfekte, Hautläsionen, vermehrte Pflegebedürftigkeit und somit Institutionalisierung.

- Die geriatrische Urininkontinenz wird sehr häufig durch Medikamente ausgelöst oder mitverstärkt.

- Inkontinenz ist in jedem Alter ein *Symptom* und zwingt zur Abklärung.

Epidemiologie

Häufigkeit und Vorkommen

- Inkontinenz bei über 65jährigen in den USA (US National Institute of Health, 1988): Zu hause 20%; in Institutionen 50%, in geriatrischen Langzeitinstitutionen bis 80%. Frauen sind doppelt so häufig befallen wie Männer. In den USA leiden 10 Millionen Menschen an Urininkontinenz!

- Kosten in den USA: über 10 Milliarden US-Dollars pro Jahr.

Definition

- Unwillkürlicher, ungewollter Urinabgang (zu ungelegener Zeit an unpassendem Ort).

- Definition nach International Continence Society (ICS):
  Der Urinabgang ist unfreiwillig, objektivierbar, regelmäßig und bedeutet ein soziales Problem.

- Wichtig: Inkontinenz ist ein Symptom und keine Diagnose!
  Konsequenz: es muss eine Abklärung (Beurteilung und Gewichtung) erfolgen.

Diagnostik

1. Abklärung durch den Hausarzt

Anamnese: *Beginn, Dauer, Häufigkeit, Ausmaß* der Inkontinenz (Tropfen, Spritzer, große Urinmengen, Anzahl von Vorlagen pro Tag), *Typus* (Stress-, Urge-, Überlaufinkontinenz), *Tagesrhythmus* (Diurie, Nykturie), *zusätzliche Symptome* (Restharngefühl, unterbrochene Miktion, Pressen, Dysurie, Algurie, Hämaturie, Pollakisurie, suprapubische und perineale Schmerzen).

Persönliche Anamnese: Zustand nach Operationen oder Radiotherapie im Beckenbereich, Diabetes mellitus, neurologische Erkrankungen.
Sehr wichtig ist die Medikamentenanamnese, siehe *Medikamente als Auslöser einer Urin-Inkontinenz im Alter* auf Seite 68.

Sehr hilfreich bezüglich Diagnostik ist ein vom Patienten geführtes Trink- und Miktionsprotokoll (Trinkverhalten, insbesondere Konsum von Alkohol, Tee, Kaffee), Miktionsvolumen, Tätigkeit beim Auftreten der Inkontinenz). Siehe dazu *Abbildung 8: Miktionskalender* auf Seite 76.

Laboruntersuchungen: Kreatinin-Clearance, Blutzucker, Elektrolyte inkl. Calcium; Urinstatus, evtl. Urinkultur.

2. Abklärungen durch den Facharzt

Abklärung des unteren Harntraktes: Restharnbestimmung und Uroflowmetrie.

Zystoskopie: Die Blasenspiegelung ergibt Hinweise auf die Art der Inkontinenz (Beurteilung von Urethra, Sphincter externus, prostatische Harnröhre des Mannes, Blasenhals sowie Restharn bezüglich subvesikaler Obstruktion).

Urodynamik: Die Indikationen für die aufwendigen Urodynamikmessungen erfolgen interdisziplinär (Neurologie, Gynäkologie, Urologie, Paraplegiologie). Mittels Druckmessungen in der Blase, im Rektum (= Abdominaldruck) und im Sphinkterbereich während der Blasenfüllungs- und Blasenentleerungsphase kann die Sphinkter- und Detrusorfunktion quantifiziert werden und somit die funktionelle Ursache einer Urininkontinenz abgeklärt werden.

Ursachen und pathophysiologische Formen

Beachte: Im Prinzip kommen dieselben beiden pathophysiologischen Formen sowohl bei jüngeren wie bei älteren Patienten vor:

I. **Füllungsvermögen der Harnblase ist beeinträchtigt:**
   1. durch Schwächung des Blasen- / Harnröhrenverschlussmechanismus; Symptom: Stress-Inkontinenz; Vorkommen: Lageanomalien, Zystourethrozelen, Postmenopause (Östrogenabfall);
   2. durch Detrusor-Hyperaktivität (M.detrusor = Blasenentleerungsmuskel); Symptom: Drang-Inkontinenz. Vorkommen: Reizblase, Harnwegsinfekt.

II. **Entleerung der Harnblase ist gestört:**
   1. durch infravesikale Obstruktion («infravesikal» = unterhalb der Blase; «obstruere» lateinisch verstopfen, behindern); Vorkommen: Prostatahyperplasie, Urethrastrikturen;
   2. durch Detrusor-Hypoaktivität
      Vorkommen: Neurogene Blasenstörung; Symptome: Restharn, Überlaufinkontinenz.

Beachte: Kombinationen von beiden Störungen sind bei älteren Leuten am häufigsten: Inkontinenz bei Obstruktion kombiniert mit Detrusorschwäche.

Ursachen für temporäre Inkontinenz

Eselsbrücke: «diapers» = englisch «Windeln»:
- **D** elirium/Verwirrungszustand
- **I** nfektion (symptomatischer Harnwegsinfekt)
- **A** trophie (atrophe Urethritis/Vaginitis, Stress- und Urge-Inkontinenz)
- **P** harmazeutika (Medikamente, v.a. Psychopharmaka, Schlafmittel))
- **e** ndokrine Ursachen (Glukose: Hyperglykämie, Kalzium: Hyperkalzämie)
- **r** estricted Mobilität (Immobilität, führt zu «Pseudo-Inkontinenz»)
- **S** tuhlverhaltung (Koprostase, Stuhlverhaltung plus Überlauf-Inkontinenz)

Risikoliste für Inkontinenz

- Alter über 75 Jahre
- Urologische und gynäkologische Erkrankung aktuell oder anamnestisch
- Rezidivierende Harnwegsinfekte
- Restharn über 100 ml (Normalwert für RH: unter 30 bis 50 ml)
- Medikamente (vor allem Psychopharmaka)
- Polymorbidität (mehrere Krankheitsbilder miteinander kombiniert)
- Erkrankung mit vermehrter Urinausscheidung (z.B. Diabetes mellitus)
- ZNS-Erkrankung (Insult, Hydrozephalus, Multiple Sklerose, M.Parkinson)
- Psychische/psychiatrische Erkrankung (Demenz, Depression)
- Autonomieverlust (ATL-Funktionseinbußen).

Merke: Eine sehr wichtige Inkontinenz-Form im Alter ist die medikamentös verursachte, vor allem die Neuroleptika-induzierte Inkontinenz!

Tabelle 15: Medikamente als Auslöser einer Urin-Inkontinenz im Alter

Medikament	Inkontinenzform und andere Nebenwirkungen
Diuretika z.B. Lasix®	Urge-Inkontinenz; Blutdrucksenkung, Stürze
Betablocker z.B. Tenormin®	Urge-Inkontinenz; Blutdrucksenkung, Bradykardie (tiefer Puls)
Hypnotika z.B. Mogadon®	Überlauf-Inkontinenz; Verwirrung; Vigilanzabnahme
Neuroleptika z.B. Clopixol®	Überlauf-Inkontinenz; BD-Senkung; Parkinson-Syndrom
Antidepressiva z.B. Saroten®	Überlauf-Inkontinenz; BD-Senkung; Verwirrung; Stürze
Ca-Antagonisten z.B. Adalat®	Überlauf-Inkontinenz; Blutdrucksenkung; US-Ödeme; Tachykardie
Antihistaminika z.B. Fenistil®	Akute Harnverhaltung; chronische Urinretention
Alphablocker z.B. Minipress®	Stress-Inkontinenz (auch unter Thioridazin Melleril®); Orthostase

Stress-Inkontinenz = «Harnröhren-bedingte Inkontinenz»

Definition

Unwillkürlicher Urinabgang bei Druckerhöhung im Bauchraum (z.B. beim Pressen oder Husten) infolge eines gestörten Verschlussmechanismus (Urethralinsuffizienz = Schwäche des Verschlussmechanismus an Harnröhre und Blasenhals mit Absinken des Blasenhalses nach unten-hinten und Verziehung der Harnröhre).
Siehe dazu *Tabelle 16: Unterscheidung von Urge-, Stress- und Misch-Inkontinenz* auf Seite 73!

Vorkommen

Relativ häufig bereits bei jüngeren Frauen, praktisch in allen Altersstufen vorkommend. Beachte: Im Gegensatz zur Urge-Inkontinenz kommt die Stress-Inkontinenz vorwiegend tagsüber vor.

Ätiologie und Pathophysiologie

- Bei der Frau:
  - Verminderter Ruheverschlussdruck in der Harnröhre:
    Lageanomalien: Uterus-Prolaps = Descensus uteri, Gebärmuttervorfall; Zustand nach Operationen im kleinen Becken; nach Geburtstrauma. Tonusverlust in der Harnröhre durch den Östrogenabfall in der Postmenopause (Östrogen ist also ein Kontinenzfaktor bei der Frau).
  - Extraabdominalisierung der Urethra: Blasen- und Harnröhrenvorfall = Zysto-Urethrozele: Die Blasensenkung bewirkt eine teleskopartige Zusammenstauchung und Verkürzung der funktionellen Länge der Urethra.
- Beim Mann:
  - Zustand nach Prostata-Operationen;
  - Ausweitung des äußeren Blasenschließmuskels nach langem Liegenbleiben eines DK.

Symptome

- Urinabgang bei Druckerhöhung im Abdomen.
- Pseudo-Pollakisurie = willentliches Wasserlösen «oft und wenig». Beachte: Es handelt sich oft um eine *willentliche* Pollakisurie, da die Frauen durch gehäuftes Wasserlösen prophylaktisch die Urinabgänge klein halten wollen (psychogen).

Grad-Einteilung

- Grad 1: Urin-Abgang nur bei Husten, Lachen (aber: Frau trägt Einlagen!)
- Grad 2: Urin-Abgang beim Treppensteigen, Lastentragen, Springen.
- Grad 3: Urin-Abgang beim normalen Gehen, Lagewechsel (Orthostase).

Therapie

Primär konservativ!

- Milde Formen: Beckenbodengymnastik.
  Siehe dazu *Abbildung 7: Beckenbodengymnastik (Übungsanleitung)* auf Seite 75; Obstipation beheben, Korsett-Verbot, Gewichtsabnahme!
- Topische (lokale) Östrogene (zur Tonisierung der Harnröhrenschleimhaut), z.B. mit Ortho Gynest D® (Depotwirkung), Femina-Konen.
- Therapie mit Östrogenen: systemische plus topische (lokale) Östrogene (zwecks Aufbau der Harnröhrenschleimhaut), z.B. mit Orthogynest D® (Depotwirkung).
- Medikamente: Tonisierung des Blasenhalses: Alphamimetika Gutron®, Kontexin® (beachte Doppelindikation im Alter: Orthostase plus Inkontinenz); Antidepressiva Tofranil®; Östrogene.
- Schwerere Formen: Pessar-Einlage (Sieb- oder Würfel-Pessar) oder Inkontinenz-Operation.

Operatives Vorgehen

- Inkontinenzoperationen:
  a) abdominal: Inkontinenzoperation nach Marshall-Marchetti-Krantz;
  b) TVT = Tension free vaginal tape;
  c) vaginal: Kolposuspension;
  d) Endourethra-Injektionen.

Urge-Inkontinenz = «Blasen-bedingte Inkontinenz»

Definition und Häufigkeit

- Drang- oder Zwang-Inkontinenz («to urge» englisch «drängen») heißt: Unwillkürlicher Urinabgang bei imperativem Harndrang (die Zeit reicht nicht mehr zum Gang zur Toilette).
- Inkontinenz infolge gestörter Urinspeicherung, am häufigsten verursacht durch eine Detrusor-Hyperaktivität.
  Häufigste Inkontinenzform in der Geriatrie.
  Siehe dazu *Tabelle 16: Unterscheidung von Urge-, Stress- und Misch-Inkontinenz* auf Seite 73!

Ätiologie und Pathophysiologie

Motorische Urge-Inkontinenz

- Detrusor-Hyperaktivität (Hyperreflexie und Instabilität) infolge Wegfalls der Hemmung auf die Blasenentleerung (d.h. auf den musculus detrusor vesicae = Blasenentleerungsmuskel):
  Die zentrale Hemmung des Miktionszentrums im Rückenmark wird auch bei gesunden alten Leuten schwächer und somit ineffektiver. Diese im Alter häufigste Inkontinenzform findet sich vor allem bei neurologischen Erkrankungen mit Befall des Frontalhirns (Tumoren, Traumata, Frontallappendemenz), Multiinfarktsyndrom, Morbus Parkinson, zervikaler Rückenmarkschädigung oder aber im Rahmen einer Alzheimer-Demenz!
  Man spricht auch von einer «ungehemmten Blase».

- Detrusor-Hyperaktivität beim älteren Mann:
  Beachte: Sie kommt mit oder ohne infravesikale Obstruktion vor, d.h.: Reizblasebeschwerden bei Männern im Prostataalter sind nur in ca. 50% durch die vergrößerte Prostata verursacht.

- Idiopathische Detrusor-Instabilität bei der Frau:
  Bei jüngeren Frauen bleibt die Ursache oft unklar oder wird als psychogen abgetan (respektive als «Reizblase» im Rahmen einer vegetativen Dystonie gedeutet). Bei der älteren Frau ist die abnehmende Hemmung der Blase die Ursache der Inkontinenz; sie ist oft kombiniert mit im Alter ebenfalls abnehmendem Harnröhrenverschlussdruck (Urge- plus Stress-Inkontinenz).

Sensible Urge-Inkontinenz

- Die hintere Harnröhre ist dauernd offen, bedeutet dauernden Miktionsreiz.

- Entzündungen oder andere Reizzustände in der Blase auch via Nachbarorgane führen zu einem dauernden Blasenentleerungsreiz, z.B. bei Harnwegsinfekt.

Symptomatik

- Der Patient verspürt permanent einen quälenden intensiven Harndrang und zwar tags und nachts, oft vermehrt oder ausschließlich nachts.

- Urinabgang im Strahl, welcher zwar bemerkt aber nicht mehr verhindert werden kann («Lache am Boden»).
  Imperativer (zwanghafter) Harndrang mit Urinabgang («die Zeit reicht nicht mehr»).

- Pollakisurie (Urinlösen oft und wenig) und Nykturie (Urinlösen nachts).
  Pollakisurie ist auch ein Symptom der Stress-Inkontinenz, da Frauen häufig prophylaktisch urinieren, um die Urinverluste klein zu halten.

- Die Symptomatik wird durch schnelle Blasenfüllungen z.B. infolge Diuretika (Lasix®) verstärkt.

- *Beachte:* Bei alten dementen Patienten kann sich eine solche «Inkontinenz» lediglich in motorischer, evtl. nächtlicher Unruhe äußern! Äußerlich erscheint dann der Patient als «verwirrt». Umgekehrt kann die Inkontinenz subjektiv auch wenig oder gar nicht störend sein.

Therapie

- Erster Schritt: auslösende Ursachen suchen und ausschließen: Harnwegsinfekt; Obstipation; Medikamenten-Nebenwirkung.
- Urin ansäuern (sehr wichtig): Preiselbeersaft 1 - 2 dl pro Tag. Urotractan®.
- Beckenbodengymnastik (Üben im Tabu-Bereich), siehe *Abbildung 7: Beckenbodengymnastik (Übungsanleitung)* auf Seite 75.
- Medikamentöse Behandlung der ungehemmten Detrusor-Überaktivität:
  - Leichtere Fälle: vorwiegend spasmolytisch (erschlaffend auf die glatte Muskulatur) wirkende Medikamente: Urispas®, Spasmo-Urgenin® Neo.
  - Schwerere Fälle: Anticholinergika = Parasympathikolytika einsetzen: Ditropan® (Ditropan hat auch lokalanästhetische und muskelrelaxierende Wirkungen), Cetiprin®, Pro-Banthine®, Detrusitol®.
- Ditropan® ist ein muskulotrop-spasmolytischer Wirkstoff mit analgetischen und lokalanästhetischen Eigenschaften und das Medikament erster Wahl. Beachte: Die Wirkung der Anticholinergika ist auffallend individuell. Bei Versagen soll eine andere Substanz versucht werden.
- Sekundär: Gynäkologische und urologische Abklärung: Zystoskopie = Blasenspiegelung: Stein-, Tumorsuche.
- Inkontinenz-Hilfen: Toiletten-Training; Einlagen; Urinal (Uridom, Kondom-Katheter); zuletzt: Dauerkatheter. Urge-Inkontinenz bei rezidivierenden Harnwegsinfekten: Langzeittherapie mit Bactrim® forte $^1/_2$ Tbl. alle 2 Tage.

Blasenentleerungsstörungen (mit Überlaufinkontinenz)

Definition

Sammelbegriff für alle Inkontinenzformen, welche mit einer erhöhten Restharnmenge einhergehen.
Gestörte Blasenentleerung infolge Obstruktion (lateinisch obstruere = verlegen, behindern) oder Atonie (schlaffe Blase bei Detrusorhypoaktivität).

Beachte: In der Geriatrie findet man häufig eine kombinierte Detrusor-Funktionsstörung, nämlich sowohl in der Speicherphase: Hyperaktivität als auch in der Entleerungsphase: Hypokontraktilität.

Konsequenzen: Sowohl Blasenfüllung wie auch Harnblasenentleerung sind gestört. Dieser Zustand kann neben der Inkontinenz jederzeit auch zu einer Harnverhaltung führen.

Überlauf-Inkontinenz

Ursachen

- Infravesikale Obstruktion = Abflusshindernis unterhalb der Harnblase: Prostatahyperplasie oder Prostatakarzinom; Blasenhalssklerose; Harnröhrenstrikturen (narbige Verengerungen nach Entzündungen oder mechanischen Verletzungen, vor allem falsche Kathetermanipulationen).
- Neurogene Blasenentleerungsstörungen: Detrusorhypokontraktilität (Blasenfüllung ohne Miktionsreiz); konsekutiv schlaffe atone Blase. Vorkommen: vegetative autonome Neuropathie bei Diabetes mellitus oder chronischem Äthylismus; Zustand nach opera-

tiven Eingriffen im kleinen Becken; Medikamentennebenwirkungen (vor allem Anticholinergika, Antidepressiva, Neuroleptika und Sedativa); Querschnittsyndrom.

- Atone Blase = Ungenügende Detrusorfunktion:
  Detrusor-Hypokontraktilität, Blasenfüllung ohne Miktionsreiz.
  Vegetative autonome Neuropathie = neurogene Blase (Diabetes mellitus oder chronischer Äthylismus); Zustand nach operativen Eingriffen im kleinen Becken.

  Medikamenten-Nebenwirkung (vor allem Anticholinergika, Antidepressiva, Neuroleptika und Sedativa).

Symptomatik

- Miktionen sind nur mit hohem intraabdominalem Druck möglich.
- Resturin = das nach einer normalen Miktion (= Blasenentleerung) in der Harnblase verbleibende Urin-Restvolumen (normal: weniger als 50 ml).
- Komplikationen (wichtig):
  Überlaufinkontinenz, rezidivierende Harnwegsinfekte, vesico-ureteraler Reflux, Urosepsis.

Therapie

- Anpassung der Miktionsgewohnheiten.
- Kausale Therapie bei infravesikaler Obstruktion: Prostata-Operation; Operative Behandlung einer Harnröhrenstriktur oder Phimose.
- Atone Blase: Intermittierender (steriler!) Selbst- oder Fremd-Katheterismus 2 bis 3mal täglich.
- Einlagen oder Dauerableitung (oft nicht zu umgehen).

Neurogene Blasenentleerungsstörungen

Definition

Inkontinenz als Begleitsymptom von streng definierten neurologischen Leiden mit einer Dyssynergie (Nicht-mehr-Zusammenspielen) von Detrusor der Blase und Sphincter der Harnröhre.

Ursachen

- Detrusor-Sphincter-Dyssynergie, unvollständige Blasenhalseröffnung:
  Abnorme spinale Reflextätigkeit des Miktionszentrums (S_2 - S_4). Der äußere Harnröhrenschließmuskel erschlafft nicht bei der Miktion sondern bleibt spastisch = angespannt, kontrahiert, d.h. es resultieren Resturin und Überlauf-Inkontinenz.
  Rückenmark-Erkrankungen; Multiple Sklerose; Neuroleptika-induziert.
- Querschnittläsion = Paraplegie mit zwei möglichen Verletzungsarten:
  - Verletzung *oberhalb* vom Miktionszentrum (oberhalb BWK_{12}):
    Folge: Automatische Blase = Reflex-Blase: Inkontinenz durch Detrusorkontraktion plus Restharn durch gleichzeitige Sphinkterspasmen und Reflux vesico-ureteral. Therapie: Botulinus-Toxin.
  - Verletzung *unterhalb* vom Miktionszentrum (unterhalb von LWK_1):
    Folge: Autonome Blase = atone reflexlose Blase: Überlauf-Inkontinenz plus Resturin mit gewaltigen Mengen und Reflux.

Tabelle 16: Unterscheidung von Urge-, Stress- und Misch-Inkontinenz

	Urge (=Drang)-Inkontinenz[*]	Stress-Inkontinenz	Mischinkontinenz[*]
Ungewollter Urinverlust	mehrmals täglich	gelegentlich	unterschiedlich
Menge des Urinverlusts	größere Mengen	einige Tropfen	kleinere Mengen
Wann tritt Harnabgang auf	auch im Sitzen, Liegen nachts im Schlaf	bei Niesen, Husten, körperlicher Betätigung, selten nachts	meist tags, manchmal nachts
Beim Harndrang	muss sofort die Toilette aufgesucht werden	kann bis zu 15 Minuten gewartet werden	unterschiedlich
Harndrang	ist stark, tritt plötzlich auf, ist kaum zu unterdrücken, Harnabgang ist nicht zu verhindern	kein Drang	leichter Harndrang
Harnabgang	meist auf dem Weg zur Toilette	selten / nie auf dem Weg zur Toilette	gelegentlich auf dem Weg zur Toilette
Harnstrahl	ist nicht willkürlich zu unterbrechen	kann willkürlich unterbrochen werden	ist meist nicht willkürlich zu unterbrechen
Nach dem Wasserlassen	Gefühl, dass Blase nicht völlig entleert ist	Gefühl, dass Blase völlig leer ist	unterschiedlich

[*]: Bei Urge- und Mischinkontinenz kann Spasmo-Urgenin® Neo eingesetzt werden.

Inkontinenzabklärung beim Betagten

Geriatrisches Inkontinenz-Assessment

Beachte: In der Geriatrie muss nicht unbedingt bei jedem Patienten eine vollständige Abklärung durchgeführt werden; «geriatrische Assessments» entsprechen nicht selten Wunschvorstellungen, welche im Alltag sowohl aus praktischen wie aus Kostengründen nicht immer verfolgt werden können.

- Anamnese des Trinkverhaltens (Alkohol, insbesondere Bierkonsum bei Männern, «Hausmittel» bei Frauen), Tee- und Kaffeekonsum.

- Miktionsprotokoll (Inkontinenz-Erfassungsblatt):
  Aufzeichnen der willentlichen und unbeabsichtigten Urinabgänge gemäß Zeit, körperlicher Aktivität, Menge, Dranggefühl, Zusammenhang mit Medikamenteneinnahme.

- Persönliche Anamnese, insbesondere gynäkologisch und urologisch:
  Operationen? Dauerkatheter (warum, wann, vom wem eingelegt)?
  Wie steht es mit der Orientierung des Patienten? WC-Verhältnisse? Medikamente (Psychopharmaka, Diuretika; auch «Hausmittel»)? Obstipation und Koprostase? Harnwegsinfekte? Vaginitis?

- Untersuchung/Abklärung, insbesondere gynäkologisch und urologisch:
  Ausschluss von Harnwegsinfekt, Prostatahyperplasie, Vaginitis (Kolpitis = Scheidenentzündung), Blasenvorfall (= Zystozele), Gebärmuttervorfall oder -senkung (= Descensus uteri, Uterusprolaps), Koprostase.

- Stress-Test = Husten-Test:
  Im Stehen wird bei gefüllter Blase (mittlere Füllung ca. 300 ml) beobachtet, ob es bei einem Hustenstoß zu einem Urinabgang kommt.
  Beachte: Stress-Inkontinenz ist eine relativ einfach zu stellende Diagnose.

- Restharn-Bestimmung:
  Restharn = das nach einer normalen Blasenentleerung (= Miktion) in der Blase verbleibende (zurückgebliebene) Urin-Restvolumen.
  Grenze bei jüngeren Leuten: weniger als 30 bis 50 ml.
  Restharnmengen über 100 ml sprechen für eine infravesikale Obstruktion und/oder eine Detrusor-Hypokontraktilität.

Tabelle 17: Schrittweises Vorgehen: Abklärung und Therapie der geriatrischen Inkontinenz

Grundabklärung Anamnese klinische Untersuchung Urinuntersuchung			
Blasenentleerungsstörungen Stress-Inkontinenz Urge-Inkontinenz Überlaufinkontinenz			
Zweiter Abklärungsschritt Stress-Test Resturinbestimmung			
Wahrscheinliche Inkontinenzform			
Sphinkterdysfunktion → Stress-Inkontinenz	Detrusor-Hyperaktivität → Urge-Inkontinenz	Detrusor-Hyperaktivität mit Obstruktion	Detrusor-Akontraktilität
Konservative Behandlung			
Beckenbodengymnastik (Levator ani kontrahieren!) Östrogene Alphastimulator (Gutron®)	Anticholinergika Verhaltenstherapie (Üben im Tabu-Bereich)	Alphablocker	Alphablocker, wenn auch obstruktiv
Bei erfolgloser konservativer Behandlung: **Zusatzuntersuchungen und Optionen, falls weitere Behandlungen gewünscht** Urodynamik			
Operation	Urinansäuerung (Preisel- beersaft, Acimethin®) Bactrim®-Langzeitpro- phylaxe (bei rezidiv. HWI)	Sanierung der Obstruk- tion, z.B. TUR-P oder Alternativen (Stents, Laser, etc.)	Intermittierender, steriler Selbstkatheterismus (IK)
Definitive Versorgung, falls keine weitergehenden Therapien gewünscht			
Inkontinenzhilfen	Inkontinenzhilfen	DK	Inkontinenzhilfen, evtl. Zystofix

Quelle: Schweiz. Rundschau Med. (PRAXIS) 83, Nr. 10 (1994), Seite 291

Therapieempfehlungen bei Urin-Inkontinenz

Allgemeine Therapiemaßnahmen

- Ausschluss und Therapie von Harnwegsinfekt, Hyperglykämie, Scheidenentzündung und Koprostase;
- Reduktion von übermäßigem (diuretischem) Kaffee-, Teegenuss;
- Gewichtsabnahme bei Übergewicht;
- Anpassung der diuretischen Therapie respektive der Trinkgewohnheiten zwecks Eindämmung einer Diureseflut.
- Bei Urge-Inkontinenz plus rezidivierenden Harnwegsinfekten: Urin ansäuern mit Preiselbeersaft 1-2 dl /Tag oder Acimethin®; Bactrim® forte Dauerprophylaxe $^1/_2$ Tbl. jeden 2. Tag; Östrogene (topisch und systemisch)!
  Beachte: saurer Urin bewirkt sensomotorisch eine bessere Blasenkontrolle; zusätzlich wirken Antibiotika bei saurem Urin besser.
- Stress-Inkontinenz bei Betagten: konservative Therapie mit systemischen Östrogenen, Arabin-Pessar, Feminakonen, Devices; Beckenbodengymnastik mit dem Ziel einer Stärkung des Musculus levator ani.
- Therapie einer Herzinsuffizienz mit Nykturie.
- Mobilisierung (Immobilität kann Inkontinenzfördernd sein).
- Toilettenanpassung (Behinderten-WC).

Beachte: Neu aufgetretene Urin-Inkontinenz bei einem dementen Patienten mit nächtlicher Verwirrung heißt bis zum Beweis des Gegenteils Harnwegsinfekt!

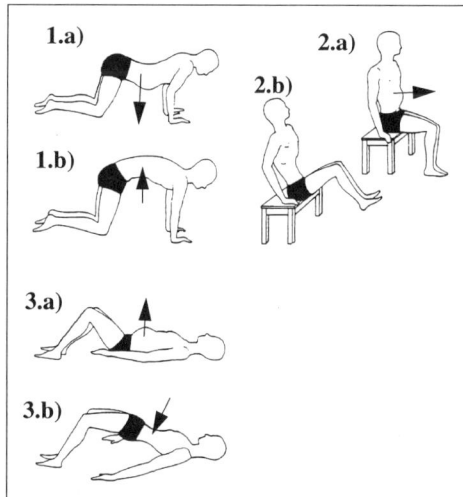

1.a) **2.a)** **2.b)** **1.b)** **3.a)** **3.b)**

Anleitungen:

1. Vierfüßlerstand
a) Während der *Einatmung* hängt der Rücken hohl durch (Hohlkreuz);
b) Während des *Ausatmens* wird der Rücken rund gemacht (Katzenbuckel), der Bauch flach eingezogen und die Gesäßmuskulatur kräftig angespannt.

2. Hockesitz
a) Füße am Boden: *Einatmen*;
b) Die Beine mit geschlossenen Knien vom Boden abheben, Rücken gerade. Bauch- und Gesäßmuskulatur *während des Ausatmens fest anspannen* (2-3 sec. lang). Zum *Einatmen* Beine wieder abstellen.

3. Rückenlage
a) *Einatmen* mit angestellten Beinen, Bauch vorbringen;
b) Während des *Ausatmens* Gesäß anheben und den Bauch flach einziehen (2-3 sec. lang).

Abbildung 7: Beckenbodengymnastik (Übungsanleitung)

Gymnastik macht Spaß:
Die Beckenbodengymnastik ist für Menschen mit Inkontinenzproblemen entwickelt worden. Sie stärkt die Beckenmuskulatur und aktiviert die Bereiche, die für eine einwandfreie Funktion der Ausscheidungsorgane zuständig sind. Beckenbodengymnastik kann Inkontinenz günstig beeinflussen und in vielen Fällen vorbeugend wirken.

Verhaltenstherapie: Blasen-Training mit Miktionsschema (Miktionskalender)

Prinzip: Durch regelmäßige Blasenentleerungen will man dem unwillentlichen Urinabgang zuvorkommen; der Patient soll dabei vor Erreichen einer bestimmten Blasenfüllung, welche die imperative Entleerung triggert, seine Blase entleeren. Wenn z.B. das Miktionsprotokoll Urge-Inkontinenzepisoden alle 3 Stunden aufzeigt, soll der Patient routinemäßig alle 2 Stunden zur Toilette gehen. Nach Erreichen kontinenter Intervalle kann sekundär versucht werden, diese zu verlängern. Steht eine Nykturie mit Inkontinenz im Vordergrund, soll die Flüssigkeitszufuhr abends gedrosselt werden.

Beachte: In der Regel ist diese Maßnahme vor allem bei kooperierenden Patienten erfolgversprechend, kann aber auch bei dementen Patienten sinnvoll sein, da diese ja die willentliche Miktion nicht «vorausplanen» können. Viele alte Leute warten zu lange und gehen erst bei starkem Drang zur Toilette, die sie dann wegen Immobilität zu spät erreichen. Umgekehrt gibt es Patienten, die jedem Miktionsreiz sofort nachkommen wollen und dann einen «WC-Komplex» entwickeln. Diese Patienten müssen mit dem Blasentraining lernen, die Miktionsreize zu unterdrücken um die Miktionsintervalle zu vergrößern.

Blasentraining bei Stress-Inkontinenz: Der Patient lernt, bei Kontraktion des Sphinkters gleichzeitig die Beckenbodenmuskulatur locker zu lassen (Biofeedback-Technik), beziehungsweise Miktionsintervalle zu verlängern.

UM DIE THERAPIE ZU VERSTEHEN

Der vorliegende Miktionskalender ist ein wesentliches Hilfsmittel in der Therapie der Drangbeschwerden. Mit dem Miktionskalender können Sie selbst Ihre Harndrangbeschwerden kontrollieren und so Ihre Trinkgewohnheiten korrigieren, damit Sie wieder genügend trinken und Ihre Blase in richtigen Zeitintervallen entleeren.

Sie trinken genug, wenn Sie täglich 2 Liter Urin lösen können. Die gesunde Blase löst durchschnittlich 3 Deziliter (dl) pro Blasenentleerung und Sie sollten nicht mehr als einmal nachts aufstehen müssen.

Kontrollieren Sie Ihr Trink- und Miktionsverhalten an einem Tag pro Woche und trainieren Sie Ihr Verhalten nach den untenstehenden Regeln.

TRINKREGEL
6 mal täglich ein 3 Deziliter-Glas Tee oder Mineralwasser trinken.

MIKTIONSREGEL
Durchschnittlich sollten Sie 3 Deziliter pro Blasenentleerung lösen.

DATUM: ___   BEISPIEL

Zeit	Trinkmenge (dl)	Urinmenge (dl)	Urinverlust (+/++/+++)
06.30		1	
07.00	1		
08.30		1,5	
08.45			++
09.30	1,5	2	
11.30	1		
13.00		0,5	
13.30	1		
14.00			+++
15.00		1	
15.30	2		
17.00		1	
19.00	2		
19.30		1	
03.00		1,5	
TOTAL	8,5	9,5	
HÄUFIGKEIT DES URINLÖSENS	TAG: 7 MAL	NACHT: 1 MAL	
MEDIKAMENT:		ANZAHL TABLETTEN:	

Abbildung 8: Miktionskalender

Inkontinenz-Hilfsmittel

Beachte: Es gibt sehr viele Mittel. Wegen der hohen Morbidität (Krankheits-anfälligkeit, Komplikationsrate) sollte der Dauerkatheter heutzutage immer an letzter Stelle der eingesetzten Mittel stehen.

- Einlagen: unterschiedliche Saugfähigkeit (300 - 700 ml).
- Bei Männern: Uridom = Kondomkatheter.
- Inkontinenz-Prothesen.

Zum Thema Blasenkatheter, siehe auch: *Tabelle 93: Alternativen zur transu-rethralen Katheterisierung* auf Seite 375; sowie *Tabelle 94: Blasenkatheter – «State of the Art»* auf Seite 376!

Urogenitalsymptome bei Östrogenmangel

Vergleiche dazu auch: *Östrogen-Mangelerscheinungen im unteren Genital-trakt* auf Seite 358!

Der in der Menopause auftretende Östrogenmangel führt zu wesentlichen strukturell-funktionellen Veränderungen: Verdünnung des Epithels im unte-ren Urogenitaltrakt, Abnahme des Kollagengehaltes des Bindegewebes, Ver-änderungen der vaginalen Flora mit Verlust der Lubrifikation.

Folge: postmenopausale vaginale Atrophie: das Plattenepithel wird dünner, die Scheide wird kürzer und das Scheidengewölbe flacht sich ab. Der Glyko-gengehalt des Vaginalepithels nimmt ab. Dadurch schwinden die Döderlein-bakterien und der normalerweise niedrige pH-Wert steigt auf 6,0 bis 8,0 an. Diese Atrophie kann bereits 6 Monate nach der Menopause auftreten.

Symptome: Trockenheitsgefühl im Intimbereich, Dyspareunie (Schmerzen beim Geschlechtsverkehr), Algurie (Brennen beim Wasserlassen).

Erhöhte Infektanfälligkeit: Wegen der Veränderung des vaginalen Milieus kommt es zu einer vermehrten Keimbesiedelung mit erhöhter Infektanfällig-keit. Gehäuft finden sich Soor-Vaginitiden, bakterielle Mischflora und Amin-Kolpitiden.

Vulva-Atrophie: Die Haut der Vulva wird dünner, das Unterhautfettgewebe spärlicher und die Schambehaarung nimmt zunehmend ab. Labia majora und minora werden zunehmend kleiner; nicht selten kommt es zum Einreissen im Bereiche des Dammes. Vulvaveränderungen gehen häufig mit dem Symptom des Pruritus vulvae einher.

Atrophische Veränderungen an Harnblase und Urethra: Abnahme der Blasen-kapazität, Zunahme der Häufigkeit unwillkürlicher Detrusorkontraktionen. Symptomatik: Zunahme der Tagesmiktionsfrequenz, der Nykturie, rezidivie-rende Harnwegsinfekte, Drangbeschwerden.

Kapitel III
SINNES-
ORGANE

1. Ophthalmologie
(Augenkrankheiten)

Grundlagen und Definitionen

Sehschärfe

Die Sehschärfe ist ein Maß für die Funktionstüchtigkeit des Auges. Man versteht darunter die Fähigkeit des Auges, mit optimaler Korrektur (z.B. Brille oder Kontaktlinsen) zwei Objektpunkte getrennt wahrzunehmen. Die höchste Sehschärfe wird in der Fovea centralis der Makula erreicht (siehe *Abbildung 9: rechtes Auge, Horizontalschnitt* auf Seite 80).

Als häufig gebrauchtes Maß für das Sehen wird die *Sehleistung* benützt, d.h. die Sehkraft (Visus) ohne Korrektur. Der *normale Visus beträgt 1,0.* Es erfolgt ein richtiges Erkennen von Sehzeichen, bei denen die Zwischenräume der Balken (z.B. E-Haken n. Snellen) unter einem Gesichtswinkel von einer Minute erscheinen. Visuswerte von 1,2 bis 1,6 sind nicht selten anzutreffen.

Eine hohe Sehschärfe ist zwar notwendig, aber nicht genügend für «gutes Sehen», ebenso wichtig ist ein ausreichendes Gesichtsfeld.

Sehverminderung

Eine Verminderung der Sehschärfe ist dann vorhanden, wenn trotz optimaler Korrektur der Fehlsichtigkeit und der Alterssichtigkeit kein Visus von 1,0 erreichbar wird.

Eine *Sehbehinderung* besteht, wenn der Patient die visuellen Anforderungen der Gesellschaft nicht mehr erfüllen kann. Dies sind in Industrieländern in der Regel Personen, welche normalen Zeitungsdruck mit eigener Brille oder Kontaktlinsen nicht mehr lesen können.

Einteilung der Blindheit gemäß WHO

- Gruppe 1   Visus weniger als 0,3   Low Vision =Sehbehinderung
- Gruppe 2   Visus weniger als 0,1
- Gruppe 3   Visus weniger als 0,05
- Gruppe 4   Visus weniger als 0,02
- Gruppe 5   keine Lichtperzeption

Gruppe 4 gilt als *Blindheit* im gesetzlichen Sinne (funktionelle Blindheit) in Deutschland, Gruppe 2 in der Schweiz, in den USA und anderen Ländern.

Die Ursachen der Blindheit sind weltweit unterschiedlich. In Entwicklungsländern sind vor allem Katarakt und Infektionskrankheiten (v.a. Trachom) relevant, in den Industrienationen Makulopathie, Glaukom und diabetische

Retinopathie. In diesen Ländern besteht eine *starke Korrelation mit dem Alter*. Die meisten Erblindungen erfolgen hier nach dem 60. Lebensjahr, 50% der neuen Erblindungsfälle entstehen bei über 80jährigen.

Große epidemiologische Studien bezüglich der Seheinbuße im Alter fehlen im deutschsprachigen Raum; in den USA wird die Prävalenz der funktionellen Blindheit bei den 70 - 74jährigen mit 1%, bei den über 90jährigen mit 16,8% angegeben.

In einer großen Studie (Framingham Eye Study) wurden in den USA die *wichtigsten Augenerkrankungen im Alter* (ab 52 Jahren) mit ihrer Häufigkeit ermittelt:

- Katarakt   15,6%
- Altersbedingte Makuladegeneration   8,8%
- Glaukom   3,3%
- Diabetische Retinopathie   3,1%

Anatomie des Auges

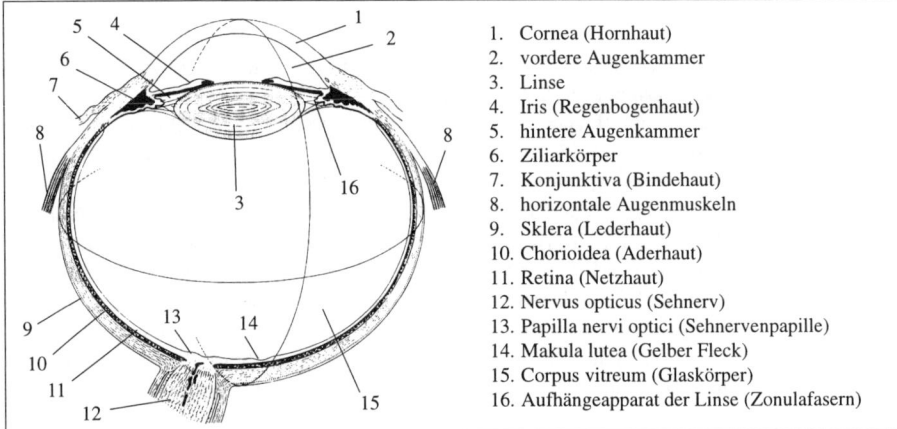

1. Cornea (Hornhaut)
2. vordere Augenkammer
3. Linse
4. Iris (Regenbogenhaut)
5. hintere Augenkammer
6. Ziliarkörper
7. Konjunktiva (Bindehaut)
8. horizontale Augenmuskeln
9. Sklera (Lederhaut)
10. Chorioidea (Aderhaut)
11. Retina (Netzhaut)
12. Nervus opticus (Sehnerv)
13. Papilla nervi optici (Sehnervenpapille)
14. Makula lutea (Gelber Fleck)
15. Corpus vitreum (Glaskörper)
16. Aufhängeapparat der Linse (Zonulafasern)

Abbildung 9: rechtes Auge, Horizontalschnitt

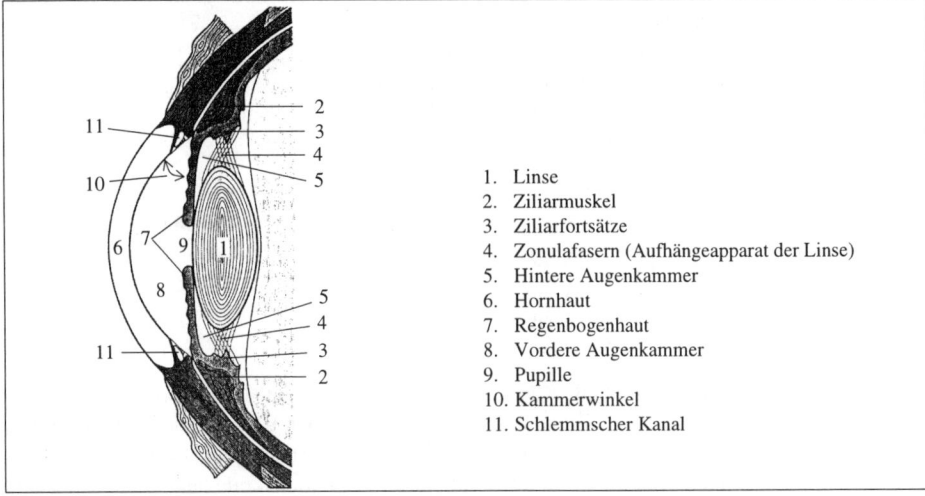

1. Linse
2. Ziliarmuskel
3. Ziliarfortsätze
4. Zonulafasern (Aufhängeapparat der Linse)
5. Hintere Augenkammer
6. Hornhaut
7. Regenbogenhaut
8. Vordere Augenkammer
9. Pupille
10. Kammerwinkel
11. Schlemmscher Kanal

Abbildung 10: vordere Hälfte des Auges

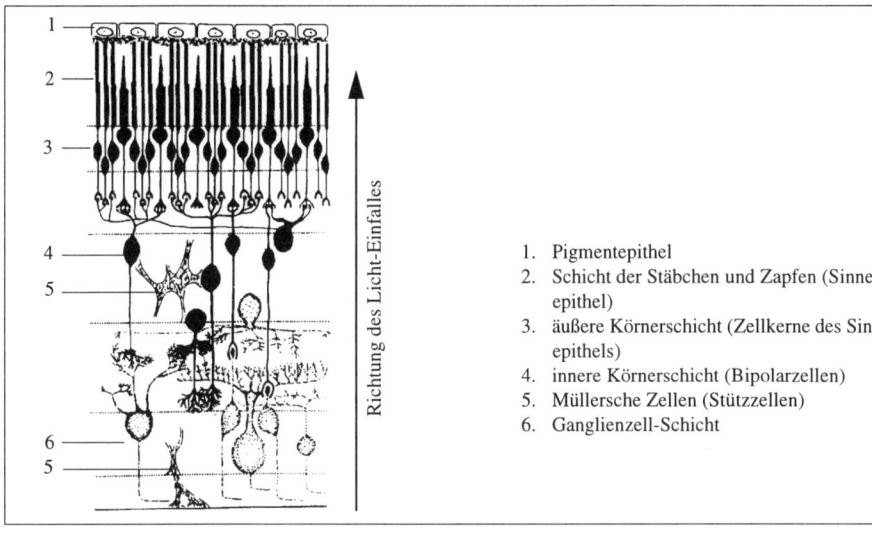

Richtung des Licht-Einfalles

1. Pigmentepithel
2. Schicht der Stäbchen und Zapfen (Sinnes-epithel)
3. äußere Körnerschicht (Zellkerne des Sinnes-epithels)
4. innere Körnerschicht (Bipolarzellen)
5. Müllersche Zellen (Stützzellen)
6. Ganglienzell-Schicht

Abbildung 11: Schematischer Aufbau der Netzhaut

Symptome bei Augenerkrankungen

Schmerzen

Konjunktivitis (Bindehautentzündung)

Brennen, Tränen, vermehrte Sekretion, gerötetes Auge.

Ätiologie: viral (z.B. Erkältung), seltener bakteriell oder allergisch (z.B. Heu-schnupfen).

Therapie: Da oft selbstlimitierend, genügen meist adstringierende Substanzen (z.B. Auswaschen mit Schwarztee), evtl. zusätzlich Augentropfen (schwach wirksame Kombination Antibiotika / Kortison, z.B. FML-Neo®). Erfolgt nach 2-3 Tagen keine Besserung, sollte eine augenärztliche Untersuchung stattfinden.

Keratokonjunktivitis (Bindehautentzündung mit Hornhautbeteiligung)

Tränen und Stechen. Fremdkörpergefühl, rotes Auge, Lichtscheu.

Durch Infiltration der Hornhaut infolge der Entzündung kann es zu deren *Erosion* (Epitheldefekt) oder tiefen Infektion (*Ulkus*) kommen.

Ätiologie: Fremdkörper in der Hornhaut, evtl. unter dem Lid (subtarsal), bakteriell (Abstrich und Kultur beim Ulkus indiziert, v.a. bei Antibiotika-Resistenzen), viral (z.B. Herpes simplex mit verminderter Hornhautsensibilität, Herpes zoster mit Hautbeteiligung), autoimmun (z.B. rheumatoide Arthritis u.a.).

Therapie: je nach Ursache, antibiotische oder antivirale Substanzen erst nach augenärztlicher Untersuchung.

Sicca-Syndrom (sog. trockenes Auge = Keratokonjunktivitis sicca):

Sehr häufig beim älteren Menschen. Verminderte Benetzung infolge ungenü-gender Sekretion der wässrigen Phase oder des Muzinanteils des Tränenfilms.

Häufig durch verminderte Tränenproduktion im Alter, kann aber auch im Rahmen von Allgemeinerkrankungen (z.B. chronische Polyarthritis) oder durch Medikamente auftreten (siehe *Auge und Allgemeinleiden* auf Seite 93).

Therapie: Tränenersatzmittel, Gels (z.B.Liquifilm®-Tropfen, Lacrinorm®-Gel).

Akuter Glaukomanfall (Winkelblockglaukom)

Starke Schmerzen okulär und periorbital. Ausstrahlung bis in die Zähne möglich, evtl. Brechreiz. Rotes Auge, Visusverminderung. *Notfall!* Siehe dazu *Winkelblockglaukom (akuter Glaukomanfall)* auf Seite 93.

Iritis, Uveitis (Regenbogenhautentzündung)

Dumpfer Schmerz «hinter dem Auge», Zunahme bei Akkommodation (z.B. Lesen). Rotes Auge. Visusverminderung möglich. Enge Pupille. Kann mit sekundär erhöhtem Augendruck einhergehen.

Ätiologie: bakteriell, viral (z.B.Herpes simplex, Herpes zoster), rheumatische Erkrankungen, z.T. infolge Autoimmunprozess.

Therapie: entsprechend der Ursache nach augenärztlicher Untersuchung.

Arteriitis temporalis Horton (Riesenzellarteriitis)

Starke Kopfschmerzen, Visusverminderung, evtl. verdickter Ast der Arteria temporalis an der Schläfe tastbar, erhöhte Blutsenkung. *Notfall!* Vergleiche Seite 88.

Kopfschmerzen infolge

- falscher Brille: Frontale Kopfschmerzen mit Augenbrennen, rote und tränende Augen. Beschwerden gegen Abend zunehmend.
- Migräne: Passagere Flimmerskotome, Kopfschmerzen, nachfolgend oft Erbrechen.

Akute Sehverschlechterung

Mit rotem Auge

- Glaukomanfall, *Notfall!* Siehe *Winkelblockglaukom (akuter Glaukomanfall)* auf Seite 93.
- Hornhautläsion, z.B. Erosion oder Ulkus, siehe dazu Seite 81.
- Trauma (z.B. Perforation)

Ohne rotes Auge

- Gefäßerkrankungen
  - Zentralarterienverschluss, *Notfall!* (siehe Seite 87).
  - Zentralvenenverschluss (siehe Seite 88).
  - Diabetes mellitus (z.B. infolge Glaskörperblutung, Makulaveränderungen, siehe *Diabetische Retinopathie* auf Seite 88).
- Sehnervenerkrankungen
  - Papillenapoplexie (Durchblutungsstörung infolge Arteriosklerose, Arteriitis temporalis, siehe Seite 88).
  - Neuritis nervi optici, Retrobulbärneuritis (Sehnervenentzündung).
  - Stauungspapille (infolge Hirndruck, bei über 70jährigen aber infolge Schwund der Gliazellen nicht immer sichtbar).

- Netzhauterkrankungen
    - *Netzhautablösung* = *Amotio retinae* (Blitzen, Russregen, Schatten-sehen. Ein Visusverlust erfolgt erst nach Ablösen der Makula).
    - Retinitis (Netzhautentzündung).
- zerebrovaskuläre Erkrankungen
    - Infolge Durchblutungsstörungen, Tumoren, Aneurysma etc., evtl. beide Augen betroffen, z.T. mit Gesichtsfelddefekten.
- Migräne
    - Flüchtiges homonymes Flimmerskotom, selten vorübergehende zentra-le Visusbeeinträchtigung.

Langsame Sehverschlechterung

- Katarakt = Grauer Star (siehe Seite 89).
- Altersbedingte Makuladegeneration (AMD, siehe Seite 90). Achtung: Bei Verzerrtsehen rasches Handeln nötig!
- Diabetische Retinopathie (siehe Seite 88).
- Glaukom = Grüner Star (siehe Seite 91). Konzentrische Gesichtsfeldeinschränkung, später röhrenförmiger Ge-sichtsfeldrest, im letzten Stadium zentraler Visusverlust.

Diplopie (Wahrnehmung von Doppelbildern)

Monokular = am selben Auge

Auftreten bei Astigmatismus oder infolge Hornhaut- oder Linsentrübung (Entstehung mehrerer Brennpunkte).

Binokular = beim beidäugigen Sehen

Verschwindet beim Abdecken eines Auges, vorhanden bei

- Manifest gewordener Heterophorie (= latentes Schielen)
- Augenmuskellähmungen
    - *Abduzensparese*: Bewegung des Auges nach temporal eingeschränkt in-folge Lähmung des Musculus rectus lateralis (häufig bei Diabetikern, auch bei Hirntumor, Aneurysma).
    - *Okulomotoriusparese:* siehe *Ptosis* auf Seite 84.
    - *Trochlearisparese*: Höhenschielen infolge verminderter Senkung beim Blick nach nasal durch Lähmung des Musculus obliquus superior, in-folge Trauma, zerebraler Durchblutungsstörung oder Tumor.

Äußere sichtbare Augenveränderungen

Hyposphagma

Subkonjunktivale Blutung, Resorption innerhalb von zwei Wochen, harmlos. Auftreten oft spontan oder beim Pressen (z.B. Husten). Gehäuft bei Antikoa-gulation; bei Rezidiven: Ausschluss von erhöhtem Blutdruck und Diabetes.

Blepharitis

Schuppende Lidrandentzündung. Führt zu Sekretstau der Meibom-Drüsen, Therapie siehe unter Hordeolum (Seite 85).

Exophthalmus

Hervortreten des Augapfels durch raumfordernden Prozess (z.B. Tumor, Aneurysma, endokrine Orbitopathie). Infolge schlechtem Lidschluss oft mit Sicca-Syndrom verbunden.

Ptosis

Herunterhängen des Oberlids. Die Ursache muss eruiert werden!

Akut aufgetreten

- Okulomotoriusparese
  - totale: weite, lichtstarre Pupille mit Akkommodationslähmung, Ptosis (infolge Lähmung des M. levator palpebrae) und Augenmuskellähmung mit Lähmung der Mm. recti superior, inferior und medialis sowie M. obliquus inferior (das Auge steht nach aussen und unten). Doppelbilder werden wegen der Ptosis nicht als störend empfunden.
    Ausschluss von - Hirndruck, Aneurysma der A. communicans posterior
                               - Durchblutungsstörungen
  - äußere: Augenmuskellähmungen ohne Pupillenstörung, z.B. infolge Durchblutungsstörungen, häufig bei Diabetes.
  - innere: Pupillenstörung allein infolge Ganglionitis ciliaris (z.B. nach Virusinfektionen).
- Sympathikuslähmung
  Horner-Syndrom: Ptosis, Miosis (infolge Lähmung des M. dilatator pupillae) und geringer Enophthalmus (infolge Wegfall der Innervation des Müller-Lidmuskels). Ausschluss von Plexusläsionen (Lungenspitzentumoren), Tumoren im Bereich des Grenzstranges (Hals) und Hirntumoren.

Langsam aufgetreten

- Senile Ptosis
  Entsteht infolge Atrophie des Levatoransatzes am Tarsus. Therapie operativ, wenn die Gesichtsfeldeinschränkung stört.
- Pseudoptosis
  Bei älteren Menschen infolge überschüssiger Haut, welche auf das Lid drückt.
- Myasthenie
  Die Ptosis nimmt gegen Abend zu, abhängig von der Müdigkeit. Meist zusätzlich Augenmuskelparesen. Diagnose mittels Tensilontest.

Pupillenstörungen

Neu aufgetretene Pupillenstörungen müssen abgeklärt werden!

- Unterschiedliche Pupillengröße (Anisokorie)
  - Lokale Augenaffektionen:
    z.B. Entzündungen und Verletzungen der Iris, nach Operationen
  - Physiologische Anisokorie:
    Nimmt bei dunklerer Beleuchtung zu.
  - Mydriase bei Läsionen des Nervus oder Tractus opticus infolge Aneurysma, Tumor, Hirnödem, Trauma.
  - Horner-Syndrom:
    Miosis, siehe *Sympathikuslähmung* oben.
  - Medikamente:
    Miosis: Glaukommedikamente (z.B. Pilocarpin); Überdosierung von parasympathomimetisch wirksamen Psychopharmaka.
    Mydriase: Atropin, Adrenalin, (z.B. als Tropfen nach Augenoperationen und Entzündungen), Parasympatholytika wie Spasmolytika, Psychopharmaka.

- Unterschiedliche Pupillenreaktion
  - Amaurose: Keine Lichtperzeption. Pupille weit und lichtstarr. Indirekte Lichtreaktion aber vorhanden.
  - Okulomotoriusparese: Fehlende direkte und indirekte Lichtreaktion.
  - Retrobulbärneuritis: Afferente Pupillenstörung (Beleuchtung der betroffenen Seite bewirkt keine Verengung der Pupille, bei Beleuchtung der Gegenseite erfolgt beidseits eine Miosis).
  - Seltene Pupillenstörungen: z.B. Adie-Pupille, reflektorische Pupillenstörung.

Entropium

Einwärtswendung des Augenlids. Häufig im Alter infolge Erschlaffung des Aufhängeapparates des Lids. Es kommt zum Reiben der Wimpern auf der Hornhaut mit Fremdkörpergefühl und später zu Erosion bzw. Ulkus der Hornhaut. Kurzfristig ist durch Zug nach unten mittels Heftpflaster eine Entlastung möglich, langfristig ist die Therapie operativ.

Ektropium

Auswärtskippen des Augenlids durch Erschlaffung und Dehnung des Bindegewebes der Lider. Führt zum Austrocknen der Bindehaut mit Trockenheit und Entzündung der Hornhaut (Keratokonjunktivitis sicca, evtl. Hornhauterosion). Kurzfristig Therapie mit befeuchtenden Gels und Salben (evtl. Verbandlinse möglich), langfristig operative Sanierung. Als Ursache gelten ebenfalls das Alter sowie die *Fazialisparese* (unvollständiger Lidschluss!).

Lidtumoren

Gutartig

- Hordeolum
  Akute Staphylokokkeninfektion (Hautkeim) der Lidranddrüsen, sog. «Gritli», «Urseli». Oft infolge chronischer *Blepharitis* (Lidrandentzündung mit Schuppen und Krusten). Mittels Wärmehyperämie und evtl. unterstützt durch antibiotische Salben gelingt oft die Elimination des Eiters. Ansonsten kann vom Augenarzt eine kleine Inzision zur Entfernung des Eiters durchgeführt werden. Als Prophylaxe gilt eine Lidrandhygiene durch mechanische Reinigung mittels Wattestäbchen und Babyshampoo.
- Chalazion
  Chronische Entzündung der Meibom-Drüsen infolge Verstopfung der Ausführgänge. Es entstehen erbsgroße, schmerzlose Knoten, welche sich spontan wieder zurückbilden können. Therapie allenfalls mit Augentropfen, welche eine Kombination von Antibiotika mit Kortison enthalten, bei Nichtansprechen operative Entfernung.
- Seborrhoische Warzen
  Harmlose, nicht viral bedingte Hyperkeratosen der Lidhaut.
- Xanthelasmen
  Es handelt sich um Lipideinlagerungen der Lidhaut, gelegentlich vermehrt bei Diabetes und Hyperlipidämien.

Bösartig

- Basaliom
  Häufigster bösartiger Lidtumor bei älteren Leuten. Geht von den Basalzellen der Haut aus. Metastasiert nicht, wächst aber lokal invasiv. Der Tumor besitzt einen erhabenen Kraterrand mit oft feiner Gefäßzeichnung

(Hinweis auf Basaliom!) und zentraler Eindellung (oft verkrustet). Er blutet leicht. Infolge invasivem Wachstum ist eine frühzeitige Exzision im Gesunden nötig.

- Spinaliom
  Entsteht häufig aus einer aktinischen Präkanzerose (entstanden durch starke Sonnenbestrahlung). Flache, schuppende Hautveränderung. Tritt ebenfalls in den späteren Lebensjahren (nach jahrelanger Lichtexposition) auf. Eine Metastasierung ist möglich.

Altersveränderungen der Augen ohne Krankheitswert

Veränderungen des Sehens

Akkommodation

Infolge Abnahme der Verformbarkeit der Augenlinse nimmt die Brechkraft der Linse mit zunehmendem Alter ab. Es kommt zur Abnahme der Akkommodation (Fähigkeit der Naheinstellung des Auges) mit Verminderung der Lesefähigkeit und Ausbildung der *Presbyopie (Alterssichtigkeit)*. Der Normalsichtige benötigt eine Lesebrille.

Sehschärfe

Die Sehschärfe bleibt beim Normalsichtigen bis zum Alter von ca. 50 Jahren konstant bei 1,0. Danach erfolgt bis zum achtzigsten Lebensjahr eine allmähliche Reduktion. Die Abnahme ist individuell verschieden, als Ursache wird eine Abnahme der Dichte der Photorezeptoren diskutiert.

Die Lichtempfindlichkeit nimmt im zentralen und peripheren Netzhautbereich mit dem Alter ab. Die *Kontrastempfindlichkeit* kann deshalb reduziert sein, was die Anpassung an die Dunkelheit erschwert, sodass das *Dämmerungssehen* vermindert wird. Die optischen Medien werden zunehmend gelber (v.a. die Linse), dadurch verändert sich das *Farbensehen*, Pastell-Töne sind weniger eindeutig erkennbar. Bei zunehmender Trübung der Augenmedien kommt es zur Zunahme der Streustrahlung, was eine *stärkere Blendung* zur Folge hat. Auch die *Stereosehschärfe* kann abnehmen, was sich vor allem bei Tätigkeiten im Nahbereich (z.B. Handarbeiten) auswirken kann.

Gesichtsfeld

Die periphere Lichtempfindlichkeit kann mit einem Perimeter (siehe unter *Glaukom* auf Seite 91) gemessen werden, sie nimmt ab dem 55. Lebensjahr individuell ab. Dies kann sich im Strassenverkehr auswirken.

Äußerlich sichtbare Augenveränderungen

Orbitale Fetthernie

Im Volksmund fälschlicherweise als «Tränensack» bezeichnet, handelt es sich hier um ein Hervortreten des orbitalen Fettgewebes infolge Erschlaffen der orbitalen Faszie.

Seniler Enophthalmus

Der Fettgewebsschwund in der Orbita kann zum sogenannten «Höhlenauge» führen.

Pingueculum

Gelbliche Einlagerung (hyaline Degeneration) in der Bindehaut im Lidspaltenbereich.

Arcus senilis (Gerontoxon, «Greisenring»)

Ringförmige Ablagerung von Lipoiden in der Hornhaut. Bei Patienten unter 50 Jahren sollte nach Lipidstoffwechselstörungen gesucht werden.

Häufige Augenerkrankungen im Alter

Infektionskrankheiten

Herpes zoster ophthalmicus

Es handelt sich um eine endogene Reaktivierung des Varizella-Zoster-Virus. Betroffen sind vor allem ältere Menschen, gehäuft tritt der Herpes zoster auch bei Allgemeinerkrankungen (Diabetes, Leukämie) oder Immunsuppression auf. Das Auge erkrankt nur, wenn der Nervus ophthalmicus (erster Ast des Nervus trigeminus) befallen ist. Es kommt zu Schmerzen und Bläschenbildung im Stirn- und Lidbereich. Ist die Haut der Nasenspitze befallen, muss mit der Erkrankung im Augeninnern gerechnet werden, da dann der Nervus nasociliaris betroffen ist, welcher das Augeninnere versorgt. Es kann neben einer Konjunktivitis zum Hornhautbefall, Sekundärglaukom sowie zu Uveitis, Augenmuskellähmungen und Neuritis kommen. Aus diesem Grund sollte deshalb beim Augenbefall eine augenärztliche Untersuchung erfolgen, die Therapie ist je nach Befund verschieden.

Gefäßerkrankungen

Zentralarterienverschluss

Durch Verschluss der Arteria zentralis retinae erfolgt innert Minuten ein ischämischer Infarkt der Netzhaut. Diese erscheint infolge Ödem der Nervenfaserschicht grauweiß, die Fovea erscheint rot, da sie keine Ganglienzellen enthält und die normal durchblutete Aderhaut durchschimmert. Arterienastverschlüsse und spontane Rekanalisation kommen vor.

Symptome: Innerhalb von Minuten starke Visusverminderung, Erblindung möglich. In der Regel sind Gesichtsfeldausfälle und afferente Pupillenstörung vorhanden.

Ursache: Embolie (ausgehend von Karotisbifurkation, Aortenklappen, gehäuft bei Vorhofflimmern), Arteriitis temporalis.
Suche nach *Risikofaktoren*: Rauchen, Hypertonie, Diabetes mellitus.

Therapie: Notfall: Bei Verdacht *sofort augenärztliche Untersuchung* (wenn möglich Augenklinik) organisieren. Beste Behandlungsmöglichkeit (Augendrucksenkung, Hämodilution, evtl. Fibrinolyse) mit Visusverbesserung in den ersten Stunden, nach 24 Std keine Therapie mehr möglich.
Suche nach Emboliequelle (Herz-Kreislaufdiagnostik, Doppler-Ultraschall der Halsarterien), hämatologische Abklärung (BSG, Gerinnung etc.)

Amaurosis fugax

Reversible Erblindung während Sekunden bis Minuten. Erhöhtes Risiko eines Hirninfarkts vorhanden, Doppler-Ultraschall und neurologische Untersuchung sind indiziert.

Arteriitis temporalis Horton (Riesenzellarteriitis)

Immunologisch bedingte Entzündung der kleineren Arterien. Sie kann am Auge die kurzen hinteren Ziliararterien befallen, welche den Sehnervenkopf (Papille) versorgen. Es kommt dann zur Papillenapoplexie (**A**nteriore **I**schämische **O**ptikus**n**europathie = AION). Ein Befall der Arteria zentralis retinae ist ebenfalls möglich, dadurch entsteht ein *Zentralarterienverschluss.*

Vergleiche dazu im Kapitel «Rheumatismus»: *Polymyalgia rheumatica* auf Seite 466.

Symptome: starke Visusverminderung, Kopfschmerzen, Fieber, Krankheitsgefühl, evtl. Polymyalgia rheumatica, verdickte Arteria temporalis an der Schläfe oft tastbar.

Diagnose mittels *Blutsenkung* (stark erhöht) und Biopsie der Arteria temporalis.

Therapie: *Notfall:* Sofort hochdosiert Steroide zur Prophylaxe des zweiten Auges und Vorbeugung anderer Gefäßverschlüsse.

Zentralvenenverschluss

Bei einer venösen Stase mit Verschluss der Zentralvene treten am Augenhintergrund ausgeprägte streifige Blutungen auf, oft kommt es zu einer ödematösen Schwellung der Makula und zu einer starken Visusverminderung. Bei der ischämischen Form können zusätzlich Cotton-Wool-Herde als Zeichen der Nervenfaserischämie auftreten. Teilverschlüsse (Venenastverschlüsse) sind häufig. Als Folge der Ischämie kann es zur Neubildung von Gefäßen *(Neovas-kularisationen)* kommen, welche leicht bluten und infolge ihrer Lokalisation zu Sekundärkomplikationen (z.B. Glaukom bei Gefäßproliferationen im Kammerwinkel) führen können.

Risikofaktoren sind Hypertonie, Diabetes, erhöhte Blutviskosität, Störungen des Gerinnungssystems, Vaskulitiden.

Symptome: Verdunkelung im Gesichtsfeld, dann Visusverminderung.

Therapie: Als therapeutische Maßnahme kann eine frühzeitige Hämodilution in gewissen Fällen die Visusprognose verbessern. Sobald die Blutungen genügend resorbiert sind, sollte eine *Fluoreszenzangiographie* durchgeführt werden, damit avaskuläre Zonen und evtl. beginnende Neovaskularisationen erkannt werden und eine *Laserkoagulation* durchgeführt werden kann, welche auch einen positiven Effekt auf das visusbestimmende Makulaödem hat.

Diabetische Retinopathie

Beim Diabetes mellitus kommt es im Auge zur Bildung einer sog. Mikroangiopathie, d.h. es erfolgt eine frühzeitige Gefäßsklerose mit Kapillarverschlüssen und Ischämie. Dadurch kommt es wie bei der Venenthrombose zu Gefäßneubildungen und erhöhter Gefäßpermeabilität, welche zum Netzhautödem führt.

Häufigkeit: Nach 20 Jahren Diabeteserkrankung finden sich bei 70% der Patienten Fundusveränderungen. *Es sind daher jährliche augenärztliche Untersuchungen bei Diabetikern indiziert.* Sind diabetische Veränderungen festgestellt worden, werden die Untersuchungsintervalle vom Augenarzt individuell festgelegt.

Symptome: Der Patient ist oft lange symptomlos und bemerkt eine Sehverschlechterung erst, wenn das Netzhautzentrum befallen ist.

Die zunächst *nicht proliferative Retinopathie* besteht aus Mikroaneurysmen, intraretinalen Blutungen und Lipidablagerungen. Es kann zu einem Makulaödem kommen, wodurch die Sehschärfe vermindert wird. Cotton-Wool Herde sind als Zeichen der Nervenfaserischämie oft feststellbar. Sobald sich als Folge der Ischämie neue, allerdings fragile und dadurch leicht blutende Gefäße, sog. *Neovaskularisationen*, gebildet haben, spricht man von der *proliferativen diabetischen Retinopathie*. Besteht der Verdacht auf einen Übergang in die proliferative Form, sollte eine *Fluoreszenzangiographie* durchgeführt werden. So werden avaskuläre Zonen und Neovaskularisationen dargestellt und es kann mit einer *panretinalen oder fokalen Lasertherapie* deren weitere Ausbreitung verhindert werden, da die Behandlung die Sauerstoffversorgung in den zentralen, für den Visus entscheidenden Gebieten, verbessert. Die Laserbehandlung hat oft auch einen positiven Effekt auf das Makulaödem. Erfolgt keine Behandlung, kann es zu Glaskörperblutungen und Ausbildung von fibrovaskulären Membranen mit Traktionsamotio (Netzhautablösung durch Zug an der Netzhaut) kommen. Neovaskularisationen im Kammerwinkel führen zum schwierig behandelbaren Sekundärglaukom.

Therapie:

- Der Diabetes sollte möglichst optimal eingestellt sein, dies kann das Auftreten der Retinopathie verzögern.

- Die Laserkoagulation kann das Auftreten von Neovaskularisationen verhindern und deren Rückgang beschleunigen. Sie hat einen positiven Effekt auf das Makulaödem, was einen Visusanstieg bewirken kann.

- Ist bereits eine länger bestehende Glaskörperblutung oder eine Netzhautablösung vorhanden, kann keine Laserbehandlung durchgeführt werden, es muss dann operativ vorgegangen werden.

Die Katarakt = grauer Star = Linsentrübung

Beim normalen Altern der Augenlinse entsteht infolge Anlagerung von neuen Fasern um den Linsenkern während des Lebens eine Vergrößerung der Linse mit Verhärtung des Kerns. Dadurch kommt es zur Abnahme der Akkommodation mit Verminderung der Lesefähigkeit und Ausbildung der *Presbyopie* (sog. Alterssichtigkeit).
Die Eintrübung der Augenlinse ist eine zusätzliche, nicht bei jedem älteren Menschen vorhandene Veränderung der Linse infolge Strukturänderungen der Proteine. Ein Zusammenhang mit der lebenslangen Lichtexposition wird vermutet.
Die Linsentrübung führt zu einer Sehverminderung, welche heute durch eine Operation reversibel ist. Dies gilt nur, wenn keine zusätzlichen Netzhaut- oder Sehnervenerkrankungen vorhanden sind!

Häufigkeit

Sie ist immer noch die *häufigste Erblindungsursache weltweit*. In den Industrienationen nimmt die Katarakt mit dem Alter deutlich zu, bei den Siebzigjährigen haben bereits zwei Drittel eine Katarakt entwickelt. Risikofaktoren sind Alter und Diabetes. Hypoproteinämie (v.a. in Entwicklungsländern) und UV-Licht werden diskutiert.

Symptome

Kontrastverminderung, später Nebelsehen. Blendung infolge Lichtstreuung. Durch Auftreten verschiedener Brennpunkte wird Doppelt-, evtl. Dreifachsehen möglich. Durch die veränderte Streuung des Lichts kann eine vorübergehende Myopie (=Kurzsichtigkeit) auftreten, das Lesen ist dann über eine gewisse Zeit wieder ohne Lesebrille möglich.

Therapie

Abhängig vom Ausmaß der Sehstörung. Solange sich der Patient im täglichen Leben nicht eingeschränkt fühlt, ist in der Regel keine Operation nötig.

Eine *Kataraktoperation* (Entfernen der trüben Linse und wenn immer möglich Einsetzen einer Kunstlinse) ist heute zum Teil auch ambulant und meist ohne Allgemeinnarkose möglich. Selbst hohes Alter ist keine Kontraindikation, limitierend ist höchstens ein schlechter Allgemeinzustand.

Altersbedingte Makuladegeneration (AMD)

Makuladegenerationen sind Erkrankungen des Netzhautzentrums, der Makula (sog. gelber Fleck). In ihrer Mitte liegt die Fovea centralis, hier wird die höchste Sehschärfe erreicht (siehe Abbildung auf Seite 80). Erkrankungen der Netzhautmitte führen zu einer Verminderung der zentralen Sehschärfe (Fixation, Lesen), während das periphere Sehen (= Gesichtsfeld) erhalten bleibt.

Häufigkeit

Die senile Makuladegeneration ist in den Industrienationen die häufigste Ursache einer erheblichen Sehverminderung jenseits des 50. Lebensjahres, welche bis heute nicht optimal therapiert werden kann. Die Prävalenz nimmt mit dem Alter zu, sie beträgt für alle Stadien bei den 65 - 74jährigen 20%, bei den 75 - 84jährigen 35%, für die nicht behandelbaren Endstadien 1% bzw. 5%. *Das Alter ist bis jetzt der einzige bewiesene Risikofaktor.* Rauchen, Arteriosklerose und lebenslange Lichtexposition werden vermutet.

Da der Verlauf unterschiedlich ist, ist die augenärztliche Untersuchung mit Einteilung der Form wichtig. Insbesondere muss auf das Auftreten von *Verzerrtsehen* geachtet werden.

Nicht proliferative AMD = Trockene AMD

Es kommt zu Ablagerungen in die Basalmembran des Pigmentepithels (siehe *Abbildung 11: Schematischer Aufbau der Netzhaut* auf Seite 81), sog. harten und weichen Drusen. Es kann zu einer geographischen Atrophie des Pigmentepithels mit Abnahme der Photorezeptorzellen sowie Pigmentverdichtungen kommen.

Symptome: Es entsteht eine zentrale Visusverminderung. Oft verläuft der Prozess langsam, die Lesefähigkeit geht nicht immer verloren. Leider ist der Übergang in die feuchte Form (siehe unten) nicht selten.

Proliferative AMD = Feuchte AMD

Wenn die Pigmentepithelzellen zugrunde gehen, ist die Abdichtung der darunterliegenden Gefäßschicht (Choriokapillaris) nicht mehr gewährleistet, es kann Flüssigkeit unter das Pigmentepithel und in die Netzhaut eindringen. Durch diese Lücken wachsen choroidale Gefäße hinein, welche leicht bluten. Es kommt zur Pigmentepithelabhebung und Bildung einer *Neovaskularisationsmembran* sowie in gewissen Fällen zu einer Netzhautfältelung (sog. epiretinale Fibroplasie).

Symptome: Neben der zentralen Visusverminderung bemerkt der Patient nun ein *Verzerrtsehen* von geraden Objekten (sog. Metamorphopsien).

Bei diesem Symptom sollte eine *Fluoreszenzangiographie* durchgeführt werden, da bei günstiger Lokalisation der Neovaskularisation eine *Laserkoagulation* möglich ist, welche zwar den Visus in der Regel nicht verbessert, aber eine spätere Blutung und damit einen weiteren Visusabfall verhindern kann. Allerdings sind Rezidive an anderer Stelle nicht selten, so dass häufige augenärztliche Kontrollen nötig sind. Operativ kann in einigen Fällen eine Entfernung der epiretinalen Fibroplasie durchgeführt werden.

Therapie: Die therapeutischen Möglichkeiten sind begrenzt. Operative Maßnahmen sind in wenigen Fällen möglich (siehe oben), funktionierende Netzhauttransplantate gibt es noch keine. Für einige Formen der feuchten AMD kann neuerdings die photodynamische Therapie mit Verteporfin zur Anwendung kommen, Langzeitresultate stehen aber noch aus. Die Anpassung von vergrößernden Sehhilfen (Low Vision-Beratung) ist deshalb wichtig. Es ist durchaus möglich, dass mit einer starken Plusbrille (evtl. zusätzlich mit einer Lupe) wieder eine gewisse Lesefähigkeit erreicht werden kann. Verschiedene andere Hilfsmittel (Bildschirmlesegeräte, Fernrohrbrillen, Hörbücher) können ebenfalls hilfreich sein. Zudem muss auf eine gute Beleuchtung geachtet werden, da immer eine Kontrastverminderung besteht. Der Erfolg der Sehberatung hängt jedoch nicht alleine von den zur Verfügung stehenden Mitteln ab, sie ist auch sehr abhängig von der Mitarbeit und Motivation des Patienten (siehe auch *Hilfsmittel bei einer Sehbehinderung* auf Seite 95).

Der Verlust des zentralen Sehens mit Einschränkung der Lesefähigkeit ist für den Patienten sehr schmerzhaft. Es bleibt ihm aber ein gewisser Trost, *dass bei dieser Erkrankung das periphere Gesichtsfeld und damit die Orientierung und weitgehende Selbständigkeit im täglichen Leben erhalten bleiben.*

Das Glaukom = Grüner Star

Als grünen Star bezeichnet man eine Anzahl ätiologisch verschiedener Krankheitsbilder, welche infolge eines individuell zu hohen Augendrucks zu einer Sehnervenschädigung mit Einschränkung des Gesichtsfeldes führen.

Das unbehandelte Glaukom führt zu einer irreversiblen Gesichtsfeldeinschränkung und zur Erblindung.

Am häufigsten kommt es infolge Behinderung des Abflusses von Kammerwasser im Kammerwinkel zu Augendruckproblemen (siehe *Abbildung 10: vordere Hälfte des Auges* auf Seite 80). Der Augendruck ist individuell verschieden und schwankt während des Tages. Genaue Augendruckwerte werden vom Augenarzt mit der Applanationstonometrie an der Spaltlampe gemessen. Andere Messungen sind ungenau. Ab 21 mm Hg (je nach Sehnervenbefund auch schon darunter) sind regelmäßige Druckkontrollen mit Beurteilung des Sehnerven und evtl. Gesichtsfelduntersuchungen nötig. Bei einem Fortschreiten des Glaukoms kommt es zur Vergrößerung der Sehnervenexkavation (= Einbuchtung im Bereich des Sehnervenkopfes) sowie zu Gesichtsfeldausfällen, zunächst bogenförmig innerhalb der zentralen 30 Grad, später konzentrisch. Diese Skotome werden heute am besten mit der statischen Perimetrie (z.B. Octopus™-Perimeter) gemessen. Hierbei wird die Helligkeit einer unbewegten Lichtmarke gesteigert, bis sie wahrgenommen wird. Die früher angewendete kinetische Perimetrie (Goldmann) mit Bewegung der Lichtmarken wird nur noch in Einzelfällen benützt.

Häufigkeit:

Abhängig vom Alter, d.h. bis 40jährige: 1% der Bevölkerung, ab 60jährig 3%, ab 70jährig 7%. *Das heißt, dass ab dem 40. Altersjahr regelmäßige Augendruckkontrollen nötig sind.*

Risikofaktoren für die Entwicklung eines Glaukoms sind:

- Alter
- Glaukom am anderen Auge
- Positive Familienanamnese
- Große Exkavation (größer 60% des Papillendurchmessers) und Seitenunterschiede in der Exkavation
- Prädisponierende Erkrankungen (z.B. Myopie, Diabetes)
- Ethnische Zugehörigkeit (schwarze Rassen unterliegen einem höheren Risiko).

Offenwinkelglaukom (Glaucoma chronicum simplex)

Mit über 90% aller Glaukome ist dies die häufigste Form bei älteren Patienten. Der Kammerwinkel ist offen (siehe *Abbildung 10: vordere Hälfte des Auges* auf Seite 80), die Drucksteigerung erfolgt durch Verschlechterung des Kammerwasserabflusses.

Symptome: *Keine während sehr langer Zeit* (z.T. über Jahre). Das eingeschränkte Gesichtsfeld wird durch Kopfdrehung kompensiert, erst bei Stürzen oder Anstoßen (kein Gesichtsfeld mehr im unteren und seitlichen Bereich) wird der Patient aufmerksam. Die zentrale Sehschärfe ist bis ins Endstadium nicht vermindert.

Therapie: Sie ist je nach Augendruck und Stadium der Schädigung unterschiedlich. *Die Therapie führt nicht zur Wiederherstellung der Gesichtsfeld- und Sehnervenschädigung, sondern soll deren Fortschreiten verhindern.*

- Medikamentös: Zunächst wird in der Regel versucht, den Augendruck lokal mit Augentropfen zu senken. Es werden heute vor allem folgende Tropfen angewendet:
  - Betablocker: reduzieren die Kammerwasserproduktion; z.B. Arteoptic®,Timoptic®; nicht anwendbar bei Asthma und gewissen Herzrhythmusstörungen (v.a.Bradykardien).
  - Parasympathomimetika: verbessern den Kammerwasserabfluss; z.B. Pilocarpin®,Timpilo® (Kombination mit Betablocker), bewirken enge Pupille, können durch Akkommodationsspasmen Leseprobleme erzeugen, evtl. kommt es zur allgemeinen subjektiven Sehverschlechterung infolge vermindertem Lichteinfall bei gleichzeitiger Katarakt. Zudem oft Druckgefühl im Auge infolge Ziliarmuskelschmerzen. Vorsicht bei Netzhautdegenerationen und hoher Myopie wegen Gefahr einer Netzhautablösung.
  - Karboanhydrasehemmer: vermindern die Kammerwasserproduktion; z.B. Trusopt®, kann bei älteren Leuten gut angewendet werden, da bis heute keine systemischen Nebenwirkungen bekannt sind, lokal Brennen und Bindehauthyperämie möglich.
  - Alpha 2-Rezeptoren-Agonist: Alphagan®: wirkt durch Reduktion der Kammerwasserproduktion und Steigerung des uveoskleralen Abflusses. Systemische Nebenwirkungen sind selten, am häufigsten treten Augenbrennen und lokale allergische Reaktionen am Auge auf.
  - Latanoprost: bewirkt eine Verbesserung des uveoskleralen Abflusses: Xalatan® (Prostaglandin F_2 Alpha-Derivat), als Nebenwirkung ist bis

jetzt vor allem die Möglichkeit der Braunverfärbung der Iris bei blau-
äugigen Patienten bekannt.

- Muss rasch eine starke Drucksenkung erfolgen, wird ein Carboanhydrasehemmer (Diamox®) in Tablettenform oder i.v. angewendet.

• Lasertherapie: Sie wird bei ungenügend wirksamer medikamentöser Therapie angewendet, wenn eine Operation nicht durchgeführt werden kann.
Die Drucksenkung überschreitet aber selten 8 mm Hg und dauert in der
Regel nur ca. 2-3 Jahre. Mit der sog. Argonlaser-Trabekuloplastik (ALTP)
wird mittels einer thermischen Koagulation eine erhöhte Durchlässigkeit
des Trabekelwerks erreicht.

• Operation: Die häufigste Operation bei Nichtansprechen der obigen Therapie ist die Trabekulektomie (Wegschneiden von Trabekelwerk, Bedek-
ken der Öffnung mit Sklera und Bindehaut, wodurch ein sog. Filterkissen
unter dem Oberlid entsteht). Glaukomoperationen sind infolge anatomischer Gegebenheiten nicht ganz einfache Operationen und werden in der
Regel erst bei Nichtansprechen der medikamentösen Therapie angewendet.

Winkelblockglaukom (akuter Glaukomanfall)

Bei flacher Vorderkammer, z.B. infolge kleinem Augapfel bei Hypermetropie
(Weitsichtigkeit) oder bei großer Linse, wird der Kammerwinkel sehr eng und
kann sich verschließen (z.B. infolge Pupillenerweiterung bei wenig Licht,
nicht selten beim Fernsehen!). Es kommt zum sog. Winkelblock, das Kammerwasser kann nicht mehr abfließen.

Symptome: Schmerzen im Auge und periorbital, Rötung des Auges, Sehverschlechterung infolge Hornhautödem. Evtl. Erbrechen (Vagusreizung). Der
Augapfel ist sehr hart und druckdolent (Vergleich mit anderem Auge).

Therapie: *Notfalltherapie, sofort beginnen und gleichzeitig Augenarzt organisieren:*

1. Im Abstand von 10 Minuten einleitend 0,5%, dann 1-2% Pilocarpin® für
die Dauer von einer Stunde tropfen. Wenn sich die Pupille nicht verengt,
nicht weitertropfen.

2. Carboanhydrasehemmer: Diamox® 500 mg wenn möglich i.v., sonst p.o.

3. Zur Drucksenkung kann zusätzlich 20 ml Weinbrand (oder anderer Alkohol) verabreicht werden.

Operativ erfolgt nach der Notfalltherapie eine *Iridektomie* (Entfernen eines
peripheren Irissegments, wodurch sich das Kammerwasser hinter der Iris
nicht mehr stauen kann), in der Regel kombiniert mit einer Trabekulektomie.
Als Prophylaxe wird am zweiten Auge mit meist ähnlich engem Kammerwinkel eine Laser-Iridotomie durchgeführt.

Auge und Allgemeinleiden

Verschiedene *Allgemeinerkrankungen* können mit einer Augenbeteiligung
einhergehen:

• Diabetes mellitus: Retinopathie mit Gefäßneubildungen, Blutungen in
den Glaskörper, Netzhautablösung, Katarakt, Augenmuskellähmungen
(siehe *Diabetische Retinopathie* auf Seite 88).

• Hyperlipidämie: Xanthelasmen, Gerontoxon vor dem 50. Lebensjahr.

- Rheumatische Erkrankungen: Sicca-Syndrom, Iritis, Uveitis, Hornhaut-
  ulzera.

- Endokrine Orbitopathie: Exophthalmus, Sicca-Syndrom, Augenmuskelparesen.

- Polymyalgia rheumatica: Arteriitis temporalis Horton, siehe *Arteriitis*
  temporalis Horton (Riesenzellarteriitis) auf Seite 88).

- Myasthenia gravis: Ptosis, Augenmuskellähmungen.

- Herpes zoster: Bläschen im Lidbereich (siehe *Herpes zoster* auf Seite
  119), Hornhautbefall, Iritis, Sekundärglaukom, Neuritis (Sehnervenentzündung), siehe *Herpes zoster ophthalmicus* auf Seite 87.

- Herpes simplex: Hornhautbefall, Uveitis, Retinitis (Netzhautentzün-
  dung).

Einige häufig abgegebene *Medikamente* können ebenfalls Augenveränderun-
gen bewirken (Auswahl):

- Kortison: Katarakt, Glaukom

- Chloroquin: Hornhauteinlagerungen, Makulaschaden

- Ethambutol: Sehnervenschaden

- Einzelne Parasympatholytika wie Spasmolytika oder Psychopharmaka:
  Winkelblockglaukom

- Digitalis: Gelbsehen, Rot-/Grünstörungen, Visusstörungen.

Sehverminderung im Alter

Bedeutung des Sehens und der Sehverminderung

Das Sehen gilt als eine der wichtigsten Sinnesfunktionen des Menschen.
Das visuelle System dient sowohl der Orientierung wie auch der Wahrnehmung von Ereignissen und dem Erkennen von Handlungsmöglichkeiten.

Seheinbußen führen zu psychosozialen Veränderungen mit unterschiedlichen
Bewältigungsstrategien. Das schnelle Erkennen einer Situation, der Über-
blick, ist nicht mehr in gleicher Weise gewährleistet. Dies führt dazu, dass die
Handlungsplanung verändert werden muss. Da Verschiedenes nicht mehr
gleichzeitig geschehen kann, kommt es zur Verlangsamung. Das Erleben im
Raum und die Wahrnehmung des eigenen Ich («Wie sehe ich aus – Wie sieht
mich der andere?») wird verändert. Visusverminderungen werden von Menschen jeglichen Alters als angstauslösend erlebt. Die Vorstellung der Sehverminderung mit Zunahme der eigenen Hilflosigkeit kann zu Aggression, Depression und Widersprüchlichkeit in sozialen Kontakten führen.

Spezielle Probleme Im Alter

Bei einer Sehverminderung im Alter kommen noch andere Gesichtspunkte
hinzu:

- Oft kann eine Kompensation durch den Hör- oder Tastsinn infolge Nach-
  lassen auch dieser Funktionen nicht erfolgen, und die Defizite der Sehbehinderung können nicht ausreichend ausgeglichen werden.

- Andere zerebrale Funktionen wie Gedächtnis, Konzentration und Aufmerksamkeit haben ebenfalls nachgelassen.

- Zusätzliche Erkrankungen (z.B. Gehschwierigkeiten, Gleichgewichtsstörungen) fallen stärker ins Gewicht.
- Eine vorbestehende soziale Isolation kann noch verstärkt werden (z.B. bei alleinstehenden Personen).
- Der Alltag muss auf verschiedenen Ebenen neu organisiert werden (z.B. Wohnen, Freizeitbeschäftigung, Körperpflege).

Es müssen also oft mehrere, zum Teil alteingesessene Gewohnheiten aufgegeben werden. Meistens sind ältere Leute, obwohl die Sehverminderung in der Regel langsam fortschreitet, ungenügend darauf vorbereitet. Es kann zu einem Gefühl der Überforderung kommen, vor allem wenn gleichzeitig noch andere Krankheiten bestehen. Wird die eigene Selbständigkeit in Frage gestellt, kommt es nicht selten zu einer negativen Zukunftsperspektive und es können gehäuft depressive Verstimmungen auftreten.

Therapeutische Möglichkeiten

Augenärztliche Untersuchung

Verschiedene Augenerkrankungen lassen sich durch regelmäßige augenärztliche Untersuchungen im Frühstadium erkennen (z.B. grüner Star, diabetische Retinopathie), dadurch wird die Möglichkeit einer späteren Sehbehinderung entscheidend vermindert. Es ist allgemein zu wenig bekannt, dass bei Diabetes im Alter jährliche Augenkontrollen nötig sind und bei Früherfassung der altersbedingten Makulopathie gewisse Therapiemöglichkeiten bestehen. Einige Augenerkrankungen lassen sich auch operativ beheben (z.B. grauer Star), womit ein wichtiger Beitrag für die Bewahrung der Selbständigkeit im Alter geleistet werden kann. *Da das Risiko für viele Augenerkrankungen mit dem Alter zunimmt,* ist eine augenärztliche Untersuchung beim Normalsichtigen mit dem Einsetzen der Alterssichtigkeit (ab 40 Jahre) indiziert. Tritt beim älteren Patienten eine Sehverminderung ein, ist eine augenärztliche Untersuchung wichtig, damit die Ursache festgestellt wird. Brillenprobleme können nach dem Besuch beim Augenarzt oft vom Optiker behoben werden. Entgegen weit verbreiteter Meinung kann der Optiker die Ursache einer Sehverminderung *nicht* eruieren.

Hilfsmittel bei einer Sehbehinderung

Die genaue *Information* über die Art der Sehbehinderung ist sehr wichtig. Viele Patienten haben große Angst, plötzlich gar nichts mehr zu sehen. Hier hilft nur wiederholte Information und Erklärung über die Seheinbuße sowohl von ärztlicher wie auch von pflegerischer Seite. Auch das Pflegepersonal sollte über die Art der Sehverminderung informiert sein, da nur so ein richtiger Umgang mit dem Patienten erreicht werden kann. So hat ein Patient mit einer Makulopathie eine normale Orientierung im Raum, ein Glaukompatient hingegen muss je nach Gesichtsfeldeinschränkung evtl. geführt werden, da eine erhöhte Sturzgefahr besteht. Nur durch ausreichende Aufklärung kann zudem die Motivation für die Anwendung verschiedener Hilfsmittel erreicht werden.

Die Art der Sehverminderung ist entscheidend für die Anwendung von Sehhilfen.
Handelt es sich um eine *zentrale Visusverminderung* mit Leseschwierigkeiten (z.B. altersbedingte Makuladegeneration), können vergrößernde Sehhilfen eine Verbesserung der Lesefähigkeit bringen. In der *Sehberatung* (Low Vision-Beratung) können verschiedene Lesehilfen (z.B. Fernrohr- und Lupenbrillen,

Bildschirmlesegeräte) ausprobiert werden. Ein gewisses Training ist nötig, da die Handhabung der Sehhilfen nicht ganz einfach ist. Es werden auch andere Hilfsmittel wie die Hörbücherei, sprechende Uhren, Lesepulte oder elektronische Vorlesegeräte besprochen und die Beleuchtungsmöglichkeiten erklärt.

Bei einer *peripheren* Seheinbuße mit Einschränkung des Gesichtsfeldes (z.B. Glaukom, Hemianopsie) besteht eine verminderte Orientierungsfähigkeit, welche in gewissen Situationen eine erhöhte Gefahr für den Patienten mit sich bringen kann (z.B. im Verkehr, beim Treppensteigen). Die Sturzgefahr ist erhöht, die Selbständigkeit kann wesentlich eingeschränkt sein. Hier kann ein Training der Mobilität und Orientierung (durch Führungspersonen, evtl. mit Langstock oder Blindenhund) hilfreich sein. Der Sehbehinderte lernt so, sich in seiner Umwelt freier zu bewegen, wodurch die Isolation vermindert und die Selbständigkeit gefördert werden kann.

In jedem Fall sind *individuelle Therapieziele* bei älteren Menschen anzustreben. Die Erfolge hängen nicht nur von der Schwere der Sehbehinderung ab. Sie sind in hohem Maße beeinflusst von der Motivation und der zerebralen Leistungsfähigkeit sowie von den oft zahlreich vorhandenen Begleiterkrankungen.

Wichtige Adressen

Angaben über regionale Beratungsstellen (Informationen über Hilfsmittel, Sozialberatungen, Selbsthilfegruppen etc.) sind bei folgenden Institutionen erhältlich:

- Schweizerischer Zentralverein für das Blindenwesen, Schützengasse 4, CH-9000 St.Gallen
- Deutscher Blindenverband, Bismarck-Allee 30, D-53173 Bonn
- Österreichischer Blindenverband, Hägelingasse 4 - 6, A-1140 Wien.

Kapitel III
SINNES-
ORGANE

2. Oto-Rhino-Laryngologie (Hals-Nasen-Ohren-Krankheiten)

Bedeutung

- ORL-Erkrankungen (Oto-Rhino-Laryngologie = Lehre der Krankheiten im Bereiche Ohren, Nase und Hals/Kehlkopf) sind auch bei Hochbetagten häufig und zwingen nicht selten zur spezialärztlichen Behandlung.

- Der Presbyakusis (Altersschwerhörigkeit) kommt eine besondere Bedeutung zu einerseits wegen der Häufigkeit und Auswirkungen, andererseits wegen der Möglichkeit einer heutzutage hochtechnisierten Hörmittelanpassung.

- Infektionskrankheiten spielen in der ORL eine entscheidende Rolle, speziell bei abwehrgeschwächten älteren Patienten.

Obere respiratorische Infekte

Definition

Obere respiratorische Infekte (abgekürzt ORI, Synonym «Grippale Infekte») ist der Überbegriff für alle hauptsächlich viralen Infektionen der oberen Atemwege: Nase, Rachen, Kehlkopf, Luftröhre.

Beachte:
Ursache der Infektionen der oberen Atemwege sind in über 90% Viren.
Viren : Bakterien = 9 : 1. Dies erklärt die Tatsache, dass Antibiotika meistens *nicht* indiziert sind, da sie gegen Viren keine Wirkung zeigen.

Bedeutung

- Infektionen der oberen Luftwege sind die häufigsten Krankheiten überhaupt!
  Bei Erwachsenen: etwa drei Infekte pro Jahr; Häufung in Frühjahr/Herbst.

- Grippale Infekte (vor allem Influenza-Infekte = Grippe) sind für Hochbetagte immer mit besonderen Risiken verbunden bezüglich Morbidität (Komplikationsrate) und Mortalität. Grippe-Endemien in Alters- und Krankenheimen können daher eine erhebliche Sterblichkeit bewirken (Todesursachen: Grippe-Pneumonien, Linksherzversagen).

Symptomatik

Typisch: Ablauf in vier Stadien

I. Trockenes Vorstadium

- Symptomatik: Brennen, Jucken, Kratzen im Nasen-Rachen-Raum.
- Therapie: Nicht-steroidale Antirheumatika.

II. Katarrhalisches Stadium

- Definition: Katarrhalische Entzündung: einfachste Form der Schleimhautentzündung mit akuter Rhinitis, Pharyngitis, Laryngitis, Bronchitis.
- Symptomatik: «Erkältung» im Volksmund:
  - **Akute Rhinitis:** Vermehrte Absonderung wässerigen Sekretes aus der Nase, verstopfte Nase, herabgesetztes Riechvermögen.
  - **Akute Pharyngitis:** Schluck- und Halsschmerzen, «Wundsein im Rachen», Fremdkörpergefühl, kratzen.
    DD: Angina = eitrige Mandelentzündung. Ursache: Bakterien.
  - **Akute Laryngitis und Bronchitis:** Heiserkeit und Hustenreiz.
- Therapie:
  1. Schleimhautabschwellende Behandlung: sehr wichtig!
     Großzügig einsetzen, denn die Therapie unterbricht den Teufelskreis Schleimhautschwellung/Sekretstau durch Verbesserung von Belüftung (Ventilation) und Sekretabsonderung (Drainage).
     - Lokal abschwellende Nasentropfen: Otrivin®, Nasivin®.
     - Systemische Rhinologika: Rhinopront® (Vorsicht bei Herzkranken).
     - Warme Getränke, gurgeln mit Kamillentee, Lemocin®-Lutschtbl., Collunosol®-Spray, Inhalationen mit Nasobol®.
  2. Antiphlogistische Therapie:
     Entzündungshemmende und schmerzlindernde Behandlung mittels nicht-steroidalen Antiphlogistika: z.B. Aspirin®, Voltaren®.

III. Schleimig-eitriges Stadium

Symptomatik: Absonderung eines gelben Sekretes (= normaler Verlauf).
Beachte: «Gelbes Sekret» bedeutet nicht immer (aber oft) «bakterielle Superinfektion». (Eitriges Sekret: gelb-grün, fötid stinkend, zähflüssig.)

IV. Abheilungsstadium

Symptomatik: Oft postinfektiöse Anosmie (zeitlich begrenzte Herabsetzung des Riechvermögens).

Komplikationen

1. Sinusitis acuta = Akute Nasennebenhöhlen-Entzündung

- Ursache: Bakterieller Infekt (mit Streptokokken, Hämophilus influenzae)
- Symptomatik: Schmerzen über der betroffenen Nebenhöhle, verstärkt bei Druckerhöhung, z.B. beim Husten, Bücken. Eitrige einseitige Nasensekretion. Krankheitsgefühl, d.h. reduzierter AZ, Fieber.
- Befunde:
  - Druckdolenz über der betroffenen Nebenhöhle.
  - Rhinoskopie (= Nasenspiegelung): Eiter sichtbar in Nase und Rachen.
- Therapie:
  - Schleimhautabschwellung: sehr wichtig! Nasentropfen Otrivin®, Nasivin®; Rhinologika: Rhinopront®.
  - Antibiotika: Augmentin®, Klacid®.

2. Otitis media acuta = Akute Mittelohr-Entzündung

- Ursache: Bakterieller Infekt.
- Symptomatik: Ohrschmerzen, Gehörsabnahme, reduzierter AZ, Fieber.
- Befunde: Schalleitungsstörung; Otoskopie (= Ohrspiegelung): hochrotes Trommelfell.
- Therapie: Antibiotika (Augmentin®), Analgetika.

Spezialform eines ORI: Die Grippe = Influenza epidemica

Name

«Grippe» stammt aus dem Französischen: «gripper» = «erhaschen».

Ätiologie

Das Grippevirus wurde 1933 durch Smith, Andrews und Laidlaw in England beschrieben; es heißt heute Influenzavirus mit 3 Unterarten A, B und C, wobei der Typ C nicht als humanpathogen gilt (nur bei Vögeln). Influenza A kommt in mehreren Subtypen des Hämagglutinins (H1 - H3) und der Neuraminidase (N1 - N2) vor. Influenzaviren gehören zur Familie der Orthomyxoviren.

Einzelne Stämme werden nach dem Herkunftsort bezeichnet, der Nummer des Isolates, dem Jahr der Isolierung und dem Subtyp.
Nomenklaturbeispiele: A/Sidney 5/97 (H3N2); A/Beijing /262/95 (H1N1).

Bei den Vögeln zirkulieren ständig sehr viele verschiedene Stämme von Influenzaviren.

Epidemiologie

Gelingt es einem Virus, Menschen zu infizieren, entsteht Grippe, welche Genesene hinterlässt, die nun immun sind gegen das entsprechende Virus. Durch Mutationen kann sich das Virus aber verändern, so dass es unser Immunsystem nicht mehr erkennt (genannt: «antigenic drift»). Diese antigenic drifts werden durch die WHO in den Influenzazentren laufend verfolgt. Dadurch entstehen Empfehlungen an die Hersteller von Impfstoffen. (In der Schweiz: Schweizerisches Serum- und Impfinstitut SSII in Bern.)

Alle 10 - 30 Jahre landet das Virus einen großen «Coup», nämlich eine Transformation (genannt: «antigenic shift»), die derart gründlich ist, dass unser Immunsystem so reagiert, als wäre es mit einer neuen Krankheit konfrontiert. Durch diese antigenic shifts entstehen Pandemien: Dies sind schwere Epidemien, die sich über mehrere Kontinente erstrecken und innerhalb von 2 Jahren rund die Hälfte der Menschheit befallen (d.h. etwa 3 Milliarden Menschen). Der Ursprung dieser pandemischen Stämme ist unbekannt. Die letzten schweren Pandemien fanden 1918/19 und 1957/58 statt; leichtere bis mäßige Pandemien ereigneten sich 1968/69 und 1977/78.

Mortalität: Bei einer sehr geringen Sterblichkeit entsprechend 1 Todesfall pro 1'000 Erkrankte muss man mit 3 Millionen Toten rechnen. Wenn nur jeder 10. stirbt, erreichen wir 300 Millionen Tote.

Inkubationszeit: 18 - 72 Stunden.
Beachte: Influenza-A-Epidemien setzen schlagartig ein, erreichen ihren Höhepunkt nach 2 - 3 Wochen und dauern 2 - 3 Monate.

Infektionsweg: Tröpfcheninfektion, d.h. die Viren werden durch das Husten und Niesen von Mensch zu Mensch übertragen und eingeatmet. Übertragungen von Hand zu Hand sind beschrieben. Im Rahmen einer Influenzaepidemie erkranken 10 - 20% der Bevölkerung.

Symptome

Beachte: Die Symptome setzen schlagartig ein: Oft kann der Kranke den Beginn der Krankheit auf die Stunde genau angeben.

Grippe ist gekennzeichnet durch plötzliches Auftreten von Krankheitsgefühl, Kopfschmerzen, Fieber und Muskelschmerzen. Die Temperaturen erreichen Werte von 38 - 41° C (wichtiger Unterschied zu «grippalen Infekten»!).

Weitere Symptome: Übelkeit, Frösteln, bei älteren Leuten auch lediglich Verschlechterung des Allgemeinzustandes, Verwirrungszustände und Erbrechen!

Charakteristisch sind Schüttelfröste, gefolgt von einem Fieberanstieg bis 41° C. Des weiteren finden sich: Kopf- und Gliederschmerzen, Schweregefühl in den Muskeln, Muskel- und Kreuzschmerzen, Zeichen von weiterem Schleimhautbefall im oberen Respirationstrakt, insbesondere Pharyngitis (Kratzen im Hals) sowie Laryngitis (Heiserkeit) und Augensymptome (Tränenfluss, Brennen, Bewegungsschmerz der Augäpfel).

Beachte: Bei Grippe besteht ausgeprägtes Krankheitsgefühl, d.h. man wird in der Regel bettlägerig (im Gegensatz zum einfachen grippalen Infekt, welcher zwar lästig ist, aber nicht zur Reduktion des Allgemeinzustandes führt).

Komplikationen

* Pneumonien: bei Alten gefürchtet. Sekundäre bakterielle Pneumonien sind häufig Todesursache im Rahmen von Grippe-Endemien in Heimen.
* Otitis media acuta (akute Mittelohrentzündung) und Otitis externa acuta (virale oder «Grippe-Otitis»): starke Schmerzen *im* Ohr, Gehörsabnahme, reduzierter AZ; typischer Befund: blutige Blasen auf dem Trommelfell.

Therapie

* Beachte: Der Arzt ist bisher gegen Viren machtlos: wir können keine kausale, ursächliche. sondern «nur» eine palliative = lindernde Therapie anbieten (Linderung von Symptomen = symptomatische Behandlung).
* Gegen das quälende Krankheitsgefühl, Knochen-/Gelenksschmerzen: Salicylate: Alcacyl®, Aspirin® oder andere nicht-steroidale Antirheumatika (= NSA), z.B. Voltaren®, Brufen®, Aulin®.
  NW: Magen-Darm-Reizung, Nierenversagen. Bei alten Leuten auch Gefahr von Magen-Darm-Blutungen und Magen-Perforation (Durchbruch).
* Symptomatische Therapie bei Influenza-A-Infektion: Amantadin, Symmetrel® oder PK-Merz®: Influenza-A-Virostatikum mit hemmender Wirkung auf die Virusreplikation; die Wirkung setzt bereits 1 - 2 Stunden nach Einnahme von Amantadin ein.
* Therapie und Prophylaxe bei Influenza-A- und B-Infektionen: Neuraminidase-Hemmer Oseltamivir (Tamiflu®, Kps.) und Zanamivir (Relenza®, Disk-haler). Virostatika (selektive Hemmer der Neuraminidase der Influenza-Viren vom Typ A und B), verhindern im oberen und unteren Respirationstrakt die weitere Ausbreitung des Virus. Sehr teuer!
* Prophylaktische Maßnahme: Grippeimpfung mit inaktiven Influenza-Vakzinen, z.B. Influvac®, Inflexal®; die Grippeimpfung ist trotz neuer Generation von Neuraminidasehemmern nach wie vor die beste Maßnahme gegen Grippe! Impfwirkung bei gesunden Erwachsenen: 25% weniger Atemwegserkrankungen, milderer Verlauf bei Krankheitseintritt; 45% weniger Krankheitstage und somit Absenzen. Endemische Wirkungen der Impfungen im Gesundheitswesen: Senkung der Übertragungsrate des Virus vom Personal auf die Patienten. Eine «Herdimmunität» kann aber nur erwartet werden, wenn sich mindestens 80% der Patienten *und* des Personals impfen lassen. Eintritt der Wirkung der Grippeimpfung: nach 8 - 14 Tagen.

Wichtige Krankheitsbilder im ORL-Bereich

Nasenbluten = Epistaxis

Bedeutung

Nasenbluten zählt zu den häufigsten Notfällen überhaupt, kommt auch bei geriatrischen Patienten immer wieder vor und verursacht erhebliche Unruhe bei den Betreuern (wahrscheinlich wegen der Assoziation «Verbluten»). Es ist aber harmloser, als es aussieht, und hat meistens banale Ursachen (am häufigsten: zu trockene Nasenschleimhaut. Prophylaxe: Schleimhautpflege).

Ursachen

- Lokale leichtere Blutungen: Gefäß-Ruptur der nasalen Schleimhaut im vorderen unteren Septumbereich, genannt Locus Kiesselbachii (oberflächliches Gefäßgeflecht mit zahlreichen Anastomosen).
  Therapie: ambulant Kaustik, Ätzungen, evtl. vordere Tamponade.

- Symptomatische schwerere Blutungen: im Rahmen von Infektionskrankheiten, bei Gefäß- und Kreislaufkrankheiten oder Gerinnungsstörungen einschließlich Antikoagulantien-Therapie (Marcoumar®, Liquemin®).
  Therapie: stationär, vordere/hintere Tamponade (1% aller Epistaxis-Patienten).

Erste-Hilfe-Maßnahmen

- Wichtig: Patient darf nicht liegen (Gefahr der Aspiration von Koagula) sondern soll in sitzender Position mit leicht vornübergeneigtem Kopf das Blut ausspucken und nicht schlucken (sonst Gefahr von Erbrechen).
- Kalte Kompressen auf den Nacken (reflektorische Gefäßverengung).
- Mit Otrivin® getränkten Wattebausch in die Nase einführen.
- Beide Nasenflügel über 5 Minuten konsequent zusammendrücken.

Gehörgangsentzündung = Otitis externa acuta

Symptome

Schmerzen lokal und Sekretion aus dem Gehörgang verursacht durch einen bakteriellen Infekt. Die Infektion wird begünstigt durch Aufweichung der Haut (Schwimmer, Taucher) und Manipulationen (Verletzungen durch «Ohrenstäbchen»).

Therapie

Antibiotika-haltige Ohrentropfen, z.B. Panotile®, Otosporin®. Eventuell mit dem Medikament getränkte Mèche (= Drainage) in den Gehörgang einlegen.

Schnupfen = Rhinitis acuta/chronica

Definition

- Akute Rhinitis: im Rahmen eines ORI häufig.
- Chronische Rhinitis: Eine länger als 3 Wochen dauernde Rhinitis wird verursacht durch eine von drei Möglichkeiten: allergische Entzündung (Rhinopathia allergica), Überempfindlichkeit der Nasenschleimhaut auf verschiedene Reize (Rhinopathia vasomotorica) oder eine chronische Nasennebenhöhlenentzündung.
  Bei der allergischen Rhinopathie unterscheidet man perenneale von saisonalen Formen (letztere nennt man auch Pollinosis oder Heuschnupfen).

Symptomatik der Rhinopathia allergica

- Alternierende Behinderung der Nasenatmung
- Wässerige Rhinorrhö (Sekretion aus der Nase)
- Niesattacken, typischerweise mehr als dreimal hintereinander.

Therapie

Jeder chronische Schnupfen muss abgeklärt werden! Behandlung gemäß Grundleiden (Antihistaminika, topische Steroide oder Antibiotika).

Asthma bronchiale und chronische Rhino-Sinusitis

Asthma bronchiale (siehe dazu Kapitel *I. Asthma bronchiale* auf Seite 247) und allergische Rhinitis sind miteinander eng verknüpft.

Einteilung

Chronische Rhino-Sinusitis:

- primär infektiöse (bakterielle) Rhinosinusitis
- nicht-infektiöse, hyperplastische Rhinosinusitis mit Polyposis nasi
  - Rhinopathia allergica:
    a)Saisonale Form = Pollinosis, Heuschnupfen, Heuasthma:
      Asthma-Anfälle im Frühjahr und Sommer (Pollenflugkalender).
    b)Perenneale Form = Milben-Allergie (Hausstaub-/Mehlstaubmilben):
      Asthma-Anfälle eher im Herbst und Winter.
  - Nicht-allergische Rhinopathie (idiopathisch)
  - Allergie gegen Haustiere (Katzen, Hunde, Kleinnager, Pferde)
  - Berufsasthma (Bäcker, Landwirte; Zement, Chrom, Nickel).

Symptomatik

Trias Nasenatmungsbehinderung, posteriore Rhinorrhoe (PND), gestörter Geruchssinn.
Beachte: der post nasal drip PND kommt bei allen Formen von Rhino-Sinusitis vor!

PND: Der post nasal drip ist das wichtige Leitsymptom der chronischen Rhino-Sinusitis und im Grunde genommen eine akustische Diagnose: Betroffene ziehen das störende, zähflüssige nasale Sekret, welches nicht mehr abgeschneuzt werden kann, laut hörbar in den Epipharynx. Das eingedickte Nasensekret bleibt liegen, bewirkt einen ständigen Reiz, der zu einer Überproduktion von Sekret führt → Circulus vitiosus.

Beachte: Zusätzlich wird ein naso-sino-bronchialer Reflex beschrieben.

Diagnostik

Nasenendoskopie (Rhinoskopie), Rhinomanometrie, Geruchs-Screeningtest.

Therapie

Primär optimal konservative Therapie, lokale Pflege, Spülungen mit NaCl, z.B. Rhinomer®.

Tabelle 18: Medikamentöse Therapie der allergischen Rhinitis

Maßnahmen	Beispiele	Juckreiz	Rhinorrhö[a]	Verstopfung	Hyposmie[b]
Abschwellende Sprays	Otrivin®	-	-	+++	-
Antihistaminika	Allergodil®	+++	++	+	-
Anticholinergika	Rhinovent®	-	+++	-	-
Mastzellstabilisatoren	Lomusol®	+	+	+	-
Kortikosteroide	Nasacort®, Rhinocort®	+++	+++	++	++

a. wässerige Nasensekretion
b. Abnahme des Geruchssinnes

Hyperplastische Form mit Polyposis nasi: Topische Steroide: Nasacort®. Bei schwerer Symptomatik mit Gesichtsschmerzen, Verlust des Geruchssinnes, Mundatmung und posteriorer Rhinorrhoe (unfiltrierte, schmutzige Luft gelangt in die Lungen): Prednison® 4 Tage à 100 mg, gefolgt von 4 Tagen à 75 mg.

Operationsindikation: Kein Ansprechen auf Prednison®. Operationstechnik: endonasale Mikrochirurgie: Eröffnung des infundibulum frontale / ethmoidale (Drainage des Sinus frontalis), Polypektomie, Korrektur von Adenoidhyperplasie, Septumdeviation, Muschelhyperplasie sowie einer häufigen Concha bullosa media.

Rachenentzündung = Pharyngitis acuta/chronica

Symptome

- Akute Pharyngitis = Rachenkatarrh: Hals- und Schluckschmerzen, fast immer im Rahmen eines grippalen Infektes auftretend.
- Chronische Pharyngitis: Dauer-Reizzustand einer chronisch zu trockenen Rachenschleimhaut. Trockenheits-, Fremdkörper-, Verschleimungsgefühl im Rachen, zähes Sekret mit Schluck- und Räusperzwang, Würgegefühl. Aber kein allgemeines Krankheitsgefühl, kein Fieber.

Therapie der chronischen Pharyngitis

Dauerndes Feuchthalten der Schleimhäute: Luftbefeuchter (sehr wichtig), erhöhte Trinkmenge, Nasensalbe, Glycerin-Lutschtbl., z.B. Blackcurrent Pastilles, gurgeln mit Kamillentee, Einatmen von Eukalyptus-Dämpfen.

Beachte: Wie die trockene Haut einer regelmäßigen Pflege bedarf, ist die Therapie der chronischen Pharyngitis eine Dauertherapie, speziell im Winterhalbjahr (also: «darauf achten»). Rauchverbot.

Nasennebenhöhlenentzündung = Sinusitis acuta/chronica

Symptomatik

- Sinusitis acuta: Kopf- und Gesichtsschmerzen; eitrige Sekretion aus der Nase; Klopfschmerz über der betroffenen Nasennebenhöhle.
  Komplikation: Lidödeme, Orbitaabszesse, Meningitis.
- Sinusitis chronica: Länger als 3 bis 4 Wochen dauernde Sinusitis mit Kopf-und Gesichtsschmerzen sowie Husten. Man unterscheidet eine polypöse von einer eitrigen Form (verursacht durch Bakterien).

Komplikation

- «Syndrome descendent»: Absteigende Infektion mit eitriger Rhinitis, Sinusitis, chronischer Pharyngitis, Laryngitis und Bronchitis.
  Symptome: Chronischer Husten, Heiserkeit, Fremdkörpergefühl und Ver-
  schleimung im Rachenbereich.

DD: Post nasal drip (PND): posteriore Rhinorrhö heißt: Gestörte Verarbeitung
des Nasensekretes (Transportstörung; histologisch Abnahme der Flimmerepi-
thelzellen bei Vermehrung der Becherzellen).

Therapie

- Akute Sinusitis: Schleimhautabschwellung mittels Nasentropfen (Otri-
  vin®, Nasivin®) kombiniert mit Antibiotika Augmentin®, Klacid®.
- Chronische Sinusitis: Abklärung; Antibiotika, evtl. wird eine Operation
  notwendig (Technik heutzutage: Endonasale ORL-Mikrochirurgie).

Störungen des Riechens

Bedeutung

Riechen (und Schmecken) sind lebenswichtige Sinne (z.B. frühzeitige Erken-
nung eines Brandes) und tragen entscheidend zu dem bei, was allgemein als
Lebensqualität bezeichnet wird. Ein Riechverlust kann auch dadurch zu sozialen Schwierigkeiten führen, dass der eigene unangenehme Körpergeruch
nicht mehr wahrgenommen werden kann. Etwa 1% der Bevölkerung leidet
unter einem kompletten Riechverlust.

Definitionen

- Anosmie: Verlust der Riechempfindung.
- Hyposmie: Verminderung der Riechempfindung.

Ätiologie

Es gibt 3 hauptsächliche Ursachen von Riechstörungen:
1. Zustand nach Schädel-Hirn-Trauma mit Abriss der Fila olfactoria;
2. Virale Infektionen des oberen Respirationstraktes mit Schädigung der ol-
   faktorischen Rezeptorneuronen (postvirale Anosmie);
3. Nasale Ursachen: entzündlich bedingte, funktionelle Beeinträchtigung
   bzw. eine mechanische Verlegung des Zugangs zum Riechepithel im Rahmen von Sinusitis / Polyposis nasi.

Tabelle 19: Charakteristika der häufigsten Ursachen von Riechstörungen

	Schädel-Hirn-Trauma	Infektion des oberen Respirationstraktes	Sinusitis / Polyposis nasi
Wahrscheinliche Ursache	Abriss der Fila olfactoria	Virale Schädigung des olfaktorischen Epithels	Mechanische Verlegung, entzündliche Prozesse
Epithel	Degeneration	Metaplasie, fehlerhafte Entwicklung der olfaktorischen Rezeptorneuronen	meist normal
Typisches Alter	20 - 50 Jahre	älter als 60 Jahre	20 - 60 Jahre
Beginn	schnell	schnell	langsam
Auftreten von Parosmie	häufig	sehr häufig	eher selten
Wahrscheinlichkeit der Rückbildung der Riechstörung	weniger häufig, Besserung v.a. bei hyposmischen Patienten	häufig	sehr häufig, Besserung durch Operation / Therapie mit Kortikosteroiden

Testung des Riechvermögens

Standardisierte Tests zur psycho-physischen Untersuchung von Riechstörungen, wobei Duftstoffe mikroverkapselt auf Papier aufgebracht werden.

Therapie

Chirurgie: Polypektomie, Pansinusoperationen.

Medikamentös: Topische Applikation von Kortikosteroiden (Rhinocort®, Nasacort®).

Externa im ORL-Bereich

Häufige, äußerlich angewendete Präparate im Bereiche der Mundhöhle und Lippen sind:

1. Grundpflege:
   - Perkamillon® Kamillen-Öl in Chamazulen.
     Dosierung: Mehrmals tgl. gut Mund und Rachen spülen.
   - Bepanthen® Lösung/Pastillen
     Dexpanthenol, Lösung zu 5%; Vitamine des B-Komplexes.
     Dosierung: Unverdünnt oder verdünnt 1:1 mehrmals tgl. spülen lassen.

2. Trockene Schleimhäute; Stomatitis sicca, Sicca-Syndrom:
   - Glandosane® Spray. Künstlicher Speichel in Spray-Form.
     Dosierung: Mehrmals tgl. nach der Mundpflege Mund und Rachen besprühen.
   - Emser Pastillen®
     Indikation: Wirken gut bei ausgetrockneten Schleimhäuten.
     Dosierung: Mehrmals tgl. eine Pastille lutschen.

3. Entzündliche Schleimhautveränderungen (Stomatitis, Pharyngitis, Aphthen, Rhagaden):
   - Mundisal® Gel; Cholinsalicylat, Cetalkoniumchlorid.
     Wirkungen: lokalanalgetisch, antiphlogistisch, desinfizierend.
     Indikation: Schürfungen, Reizzustände der Mundschleimhaut; Druckgeschwüre.
     Dosierung: 1 cm Gel alle 2 - 3 Stunden auf die schmerzhafte Stelle auftragen.
   - Solcoseryl® Dental Adhäsivpaste; Solcoseryl, Polidocanol, Methyl-/Propylparaben, Pfefferminzöl, Menthol.
     Indikation: Aphthen, Rhagaden, Gingivitis, Prothesendruckstellen (Dekubitus).
     Dosierung: Paste 3 - 5 x tgl. auf Läsion auftragen, v.a. vor dem Schlafengehen. Paste nicht einmassieren. Läsion vorher gut trocknen.

4. Antibakterielle, antimykotische und antivirale Therapie im ORL-Bereich:
   - Collunosol® Mundspray; Trichlorphenol, Tetracain, Glycerin.
     Wirkungen: bakterizid, bakteriostatisch, antimykotisch und analgetisch
     Indikation: Angina, Rhinopharyngitis, Gingivitis, Stomatitis, Aphthen.
     Dosierung: Tgl. mehrere Zerstäubungen.
   - Ampho-Moronal® Lutsch-Tbl./Suspension; Amphotericin B
     Indikation: Soor im ORL-Bereich, Mund-Dekubitus.
     Dosierung: - Als Prophylaxe: 2 x 1 Tbl. tgl.
                   - Als Therapie: 4 x 1 Tbl. tgl., 5 Tage, nach dem Essen.
                   - Bei Verdacht auf intestinalen Soor: zusätzlich Suspension.
   - Daktarin® Gel oral, Crème, Puder, Spray-Lotion; Miconazol (Gel oral hat Orangengeschmack)
     Indikation: Candida und andere Pilzinfektionen; Perlèche (= angulus infectiosus oris: schlecht heilende Einrisse der Mundwinkel)
     Dosierung: 4 x $^1/_2$ Messlöffel tgl. Gel möglichst lange im Mund behalten und verteilen, anschließend schlucken.
   - Zovirax Lip® Crème; Aciclovir
     Indikation: Herpes-simplex-Virus-Infektionen («Fieberblasen»)
     Dosierung: Crème bis 5 x tgl. applizieren. Wichtig: möglichst frühzeitig beginnen!

Tabelle 20: Basistherapie für nasale Mukosaprobleme

1. Regelmäßige Reinigung der Nase: Durchspülen beider Nasenseiten mit je 1 dl physiologischer Kochsalzlösung, 2 - 3 x täglich (Rhinomer®). Herstellung der Kochsalzlösung durch den Patienten: 1 Messerspitze Salz in 1 Glas mit sauberem Leitungswasser, Aufsaugen mit Gummiballon (Bsp.: Ohrspülballon Sanor Gr. 8).
2. Topische Kortikosteroidtherapie: Turbuhaler sind zu bevorzugen: dringen tiefer ein, z.B. Rhinocort® Turbuhaler.
3. Verzicht auf Vasokonstringentien.
4. Keine öligen Nasentropfen oder Nasensalben: Nur Nasensalben auf wässeriger Basis verwenden, z.B. Bepanthen®-Nasensalbe.

Altersschwerhörigkeit (Presbyakusis)

Definition und Bedeutung

Unter dem unpräzisen Sammelbegriff «Presbyakusis» verstehen wir eine altersbedingte sonst nicht erklärbare Abnahme der Hörfunktion.

Hören besitzt Warnfunktion, aktiviert Aufmerksamkeit, sichert Orientierung und dient der Kommunikation. Der schwerhörige Mensch ist daher in vielerlei Hinsicht behindert. Kommunikativ entstehen oft Missverständnisse ja sogar peinliche Situationen, so dass der Patient sein Selbstwertgefühl verlieren kann. Folge davon sind Frustration, sozialer Rückzug, Isolation/Depression oder Entwicklung eines Paranoides.

Diagnostik

Ton-/Sprachaudiometrie

Symmetrische, im Hochtonbereich ausgeprägtere Innenohr- oder Schallempfindungs-Schwerhörigkeit; Abnahme des Sprachverständnisses und der Spracherkennung im Hintergrund.

Beachte: Es ist schwierig, eine altersbedingte noch «normale» Hörleistung zu definieren und eine «Hörschwelle» festzulegen. Je nach Lebensbedingungen, individuellen Ansprüchen und Messfrequenz kann eine Einschränkung des Gehörs als Hörbehinderung empfunden werden oder nicht.

Differentialdiagnose einer Hörbehinderung im Alter

- Ceruminalpfropf: Schalleitungsschwerhörigkeit infolge eingedickten Ohrenschmalzes (= Cerumen obturans) mit Verlegung des äußeren Gehörganges. Häufig, auch bei jüngeren Menschen vorkommend.
  Therapie: Spülung des äußeren Gehörganges mittels Ohrenspritze und lauwarmem Wasser. (Kontraindikation: Trommelfell-Perforation).
- Sensorische Aphasie: Sprachverständnisstörung als kortikales Defizit-Symptom im Rahmen einer senilen Demenz oder als Folge eines Schlaganfalles.

Therapie

Stichwort: Hörgeräteversorgung. Diese erfolgt in Arbeitsteilung zwischen Hausarzt, ORL-Facharzt und Hörgeräteakustiker.

Beachte:

- Die Hörgeräteverordnung erfordert Erfahrung, Fähigkeit zur Interpretation von Messresultaten und vor allem Einfühlungsvermögen in die psychosoziale Situation des Hörbehinderten.

- Bei alten Menschen erfolgt die Anschaffung eines Hörapparates oft auf Drängen der Betreuer respektive Angehörigen, die unter der erschwerten Kommunikation mehr leiden als der Patient selbst.
- *Vor* der Anpassung eines Hörgerätes gilt es, eine sensorische Aphasie also eine zentral bedingte Sprachverständnisstörung auszuschließen.
- Gefahren der Unterversorgung: Isolation, Depression, Pseudo-Demenz. Gefahren der Überversorgung: Verwirrung; Hörgerät wird nicht getragen.

Hörhilfen

Hörhilfen lassen sich anhand der äußeren Form in zwei Gruppen unterteilen:
- Hinter-dem-Ohr-Geräte (HdO)
  Vorteile: bessere Verstärker, Richtmikrophon. Nachteile: Große Abmessungen, Reibegeräusche im Kunststoffschlauch und Ohrpassstück.
- In-dem-Ohr-Geräte (IdO)
  Vorteile: Akustisch besser (Ohrmuschel wird als Schalltrichter genutzt), kosmetisch unauffällig. Nachteile: schwächere Leistung, schwierigere Bedienung.

Tumoren im Kopf-Hals-Bereich

Häufigkeitsverteilung (relative Häufigkeiten, Schweiz)
- Larynx (Supraglottis, Glottis) — 35%
- Mundhöhle (Mundschleimhaut, Zungenkörper) — 25%
- Pharynx (Naso-, Oro-, Hypopharynx) — 25%

Larynxkarzinom

Vorkommen
Vor allem bei Männern (M : F = 9 : 1). Oft im Alter von 50 - 70 Jahren mit Altersmaximum um 60.

Wichtige pathogenetische Faktoren
Nikotin- und Alkoholabusus (oft kombiniert).

Klinik
Supraglottische Karzinome: Schluckweh, Otalgie (typisch), evtl. Heiserkeit. Sehr lange Zeit nur diskrete Symptome, so dass die Diagnose erst in späteren Stadien gestellt wird.
Glottiskarzinome: Leitsymptom: Heiserkeit, generell Stimmveränderung, Räusperzwang.

Diagnostik
Beachte: Eine länger als 3 - 4 Wochen andauernde Heiserkeit heißt bis zum Beweis des Gegenteils: Larynxkarzinom!
Wichtigste Untersuchung: Direkte Laryngoskopie mit Biopsie.

Differentialdiagnose einer chronischen Heiserkeit
Chronische Laryngitis (typisch bei Rauchern); Larynx- und Hypopharynxkarzinome; Stimmbandlähmung; Stimmbandödem Reinke (bei Rauchern); Stammbandpolypen; Larynxpapillome.

Therapie

Allgemeine Hinweise:
- Frühe Stadien (T1 und T2, N0 bis N1): Therapiemöglichkeiten: Stimmerhaltende Chirurgie oder perkutane Radiotherapie unter Einschluss der regionären Lymphabflusswege.
- Fortgeschrittene Stadien (T3 und T4 sowie N2 bis N3): Stimmbänder fixiert: Radiochemotherapie; Alternative: totale Laryngektomie plus Neckdissection.

Lippenkarzinome

Lokalisation

Unterlippe : Oberlippe = 10 : 1.

Vorkommen

Männer von 50 - 70 Jahren.
Fast immer gut differenzierte Plattenepithelkarzinome.

Symptomatik

Lokale Tumorbildung, Ulzeration (das Ulkus ist oft primär, «offene Lippe»).

Therapie

Operative Entfernung (Exzision) oder Radiotherapie.

Mundhöhlenkarzinome

Anatomische Bezirke

Mundhöhlen-Wangenschleimhaut, Mundboden, Zungenkörper, Alveolarkämme oben und unten, harter Gaumen.

Prädisposition

Alkohol- und Nikotinabusus, schlechte Mundhygiene, Zahnkaries.

Symptome

Lokale Tumorbildung, zuerst nur inspektorisch sichtbar, später palpatorisch fassbar; in späteren Stadien Schmerzen und Blutung, sowie sekundäre Superinfektion mit foetor ex ore (fauliger Mundgeruch).

Therapie

Radiotherapie und/oder Operation.

Epipharynxkarzinom

Vorkommen

V.a. in Südchina; bei uns sehr selten. Inzidenz 1 : 500'000 jährlich (→ Rarität).

Anatomie

Epipharynx = Nasopharynx, eine annähernd würfelförmige Kammer, unten vom weichen Gaumen begrenzt, vorne von den Choanen (Nasengang-Ausgänge), hinten durch den 1. und 2. Halswirbelkörper, oben durch das Os occipitale und den Keilbeinkörper. Seitlich münden die Öffnungen der Tubae auditivae eustachii, umgeben von den Tubentonsillen.

Symptomatik

Symptome entstehen leider sehr oft erst spät; ein einseitiger Tuben-Mittelohrkatarrh mit Schallleitungsstörung beim Erwachsenen ist bis zum Beweis des Gegenteils verursacht durch ein Epipharynxkarzinom. Eine zervikale Lymphknotenschwellung ist oft das erste Symptom (bei 30%). Weitere Hinweise: Hirnnervenausfälle sowie Ausfälle des zervikalen Sympathikus.

Diagnostik

ORL-Status, Endoskopie, Palpation des Epipharynx, Biopsie.

Therapie

Radiotherapie = Therapie der Wahl. Unter Einschluss des ganzen Lymphknotenapparates am Hals sowie der Schädelbasis.

Prognose

In etwa 50% Heilung!

Oropharynxkarzinome

Anatomische Bezirke

Der Oropharynx erstreckt sich vom Übergang des harten zum weichen Gaumen bis zum Boden der Valvecula, Zungengrund, lingualer Anteil der Epiglottis, Tonsillen, Vorderfläche des weichen Gaumens und der Uvula.

Klinik

Leider sehr lange symptomlos; die zervikale Adenopathie ist oft erstes Symptom. Verdächtig sind: Fremdkörpergefühle im Bereich der Mundhöhle hinten/seitlich, spätere Symptome: Schmerzen, Dysphagie, foetor ex ore und v.a. Ohrenschmerzen (Infiltration der lateralen Pharynxwand und Ummauerung der Hirnnerven mit Neuralgien der Hirnnerven IX und X, v.a. Nervus glossopharyngaeus (IX) mit dem Ast des Nervus tympanicus → Ohrenschmerzen!).

Diagnostik

Inspektion und vor allem Palpation von Zungengrund und Tonsillen, Biopsie mit Histologie.

Therapie

Frühe Stadien: Primär Operation (Resektion); Vorteil: keine Sikka-Symptomatik (siehe Seite 110). Mittlere und spätere Stadien: Radiotherapie, späte Stadien: kombinierte Behandlung (Operation plus Radiotherapie).

Hypopharynxkarzinome

Anatomische Bezirke

Der Hypopharynx beinhaltet die pharyngo-ösophageale Grenze mit dem Ösophagusmund sowie den Sinus piriformes (mediale Wand = Larynxaussenwand, laterale Wand = äußere Pharynxwand).

Symptome

Wichtige Symptomatik: Schluckweh! Schmerzen neben dem Kehlkopf mit Ausstrahlung in Richtung Ohr (die Patienten zeigen unters Mastoid); einseitige Dysphagie.

Diagnostik

Beachte: Otalgien (Ohrenschmerzen) bei normalem Trommelfellbefund sind bis zum Beweis des Gegenteils bedingt durch ein Karzinom von Oro- oder Hypopharynx!

Therapie

Stichwort: Kombinierte Therapie nötig: Operation plus Radiotherapie.

Nasennebenhöhlen-Tumoren

Vorkommen

Gehäuftes Vorkommen bei Holzarbeitern und Möbelschreinern.

Anatomie

Beachte: Es gibt vier Nasennebenhöhlen: Sinus maxillaris = Kieferhöhle, Sinus ethmoidalis = Siebbeinzellen, Sinus frontalis = Stirnhöhle, Sinus sphenoidalis = Keilbeinhöhle.

Symptomatik

Typische und wichtige Symptomatik: 1. einseitig behinderte Nasenatmung, 2. einseitig blutige Nasensekretion, 3. Schwellung im Oberkieferbereich, 4. Doppelbilder oder Exophthalmus, 5. Hypästhesie im Bereiche des Nervus trigeminus (spät).

Beachte: Schmerzen sind, falls überhaupt vorhanden, nur gering, d.h. die Patienten warten zu lange, bis sie den Arzt aufsuchen.

Diagnostik

Endoskopie, Rhinoskopie, CT (Frage: knöcherner Befall, Ausdehnung?), Biopsie.

Therapie

Beachte: Im Rahmen des Therapiekonzeptes spielen paratumorale Faktoren eine große Rolle (Alter, Lebenseinstellung, Schonung des Auges, kurative Chance).

Prinzip: Frühe Stadien: radikale Exzision, evtl. postoperative Radiotherapie falls Operationsränder tumor-positiv sind; spätere Stadien: primäre Radiotherapie, Operation bei Tumorpersistenz.

Palliative Maßnahmen bei Patienten mit ORL-Karzinomen

foetor ex ore (fötider Mundgeruch)

Dieser sehr unangenehme Mundgeruch entsteht beim Zerfall von Tumoren im Mund- und Pharynxbereich mit sekundärer bakterieller Besiedelung mit anaeroben Bakterien.

Therapie: Lokal antiseptische und analgetische Maßnahmen, Hextril®, Collunosol®-Spray, bei Infekt (ist immer vorhanden) Dalacin® C Kps, Tiberal® oder Flagyl® (Kurzzeittherapie während drei Tagen, evtl. sind wiederholte Therapien notwendig).

Nebenwirkungen der Radiotherapie im ORL-Bereich

Mucositis sicca = Sikkasyndrom

2 Patiententypen:
- trockene Schleimhäute (lederne Zunge)
- leimiger, zähflüssiger, klebriger Speichel.

Pathogenese: Entzündung mit Hyperämie, Ödem und Epithelabschilferung, Herabsetzung der Sekretionsfähigkeit der Speicheldrüsen.

Symptome: brennende Schmerzen im Mund/Rachenbereich, Fremdkörpergefühl, Schluckstörung und Nausea.

Therapie: künstlicher Speichel (Glandosane®-Spray), Collunosol®-Zerstäuber, regelmäßige Luftbefeuchtung, Eiswürfel lutschen, kaltes Joghurt, Glacé. Therapietrick: Emulsionen, z.B. Mayonnaise.

3. Dermatologie (Hautkrankheiten)

Bedeutung

- Sichtbare Zeichen des Alterns finden sich naturgemäß an der Haut als flächenmäßig größtes (nach der Lunge) und hochdifferenziertes Grenzorgan zur Umwelt.

- Hauterkrankungen sind sehr häufig bei alten Leuten und können erheblichen Leidensdruck verursachen wegen Juckreiz, Schmerzen und kosmetischer Beeinträchtigung.

- Bei institutionalisierten Patienten werden Hautveränderungen häufig von den Pflegenden zuerst wahrgenommen. Der Krankenbeobachtung kommt daher eine besondere Bedeutung zu z.B. hinsichtlich Früherkennung von Hauttumoren, infektiösen und entzündlichen Hautkrankheiten.

Anatomie

Aufbau des Hautorgans (siehe dazu auch *Abbildung 12: Übersicht über den Aufbau der unbehaarten Haut (Leistenhaut)* auf Seite 112):
Die Haut ist nicht nur ein «Flächenorgan», sondern auch ein «Schichtenorgan» mit 3 Hauptschichten:

- *Epidermis*: Mehrschichtiges, verhornendes Plattenepithel.
  Die Epidermis besteht zu etwa 90% aus Keratinozyten, die sich in Korneozyten (Hornzellen) umwandeln. Diese Zellen bilden nach außen die Hornschicht. Zusätzlich enthält die Epidermis die melaninbildenden Zellen des Pigmentsystems (Melanozyten), dendritische Zellen des Immunsystems (Langerhans-Zellen) und Zellen des peripheren Nervensystems (Merkel-Zellen).

- *Dermis (Korium, Lederhaut):* faserreiches Bindegewebe. Epidermis und Dermis werden zusammen als Kutis bezeichnet.
  Die Dermis ist eine fibroelastische Schicht aus kollagenem Bindegewebe. Sie verleiht der Haut mechanische Festigkeit und ist Trägerin des Gefäß- und Nervensystems der Haut.

- *Subkutis:* subkutanes Fettgewebe, das die Verbindung zur allgemeinen Körperfaszie herstellt.

Die Subkutis besteht aus Fettzellen und Bindegewebe. Die Fettzellen bilden ein läppchenartig aufgebautes Fettgewebe. Gefäße und Nerven verlaufen in bindegewebigen Septen. In der Subkutis liegen etwa die Hälfte bis zwei Drittel der Gesamtfettmasse des Organismus.

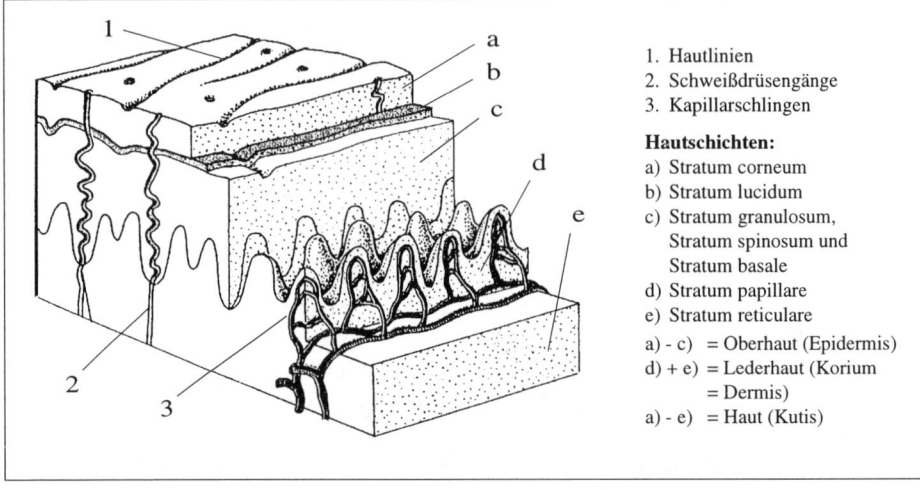

1. Hautlinien
2. Schweißdrüsengänge
3. Kapillarschlingen

Hautschichten:
a) Stratum corneum
b) Stratum lucidum
c) Stratum granulosum,
   Stratum spinosum und
   Stratum basale
d) Stratum papillare
e) Stratum reticulare

a) - c) = Oberhaut (Epidermis)
d) + e) = Lederhaut (Korium
          = Dermis)
a) - e) = Haut (Kutis)

Abbildung 12: Übersicht über den Aufbau der unbehaarten Haut (Leistenhaut)

Folgende Hautkrankheiten sind bei alten Leuten häufig und daher wichtig

- Ekzem (Synonym: Dermatitis):
  Akute oder chronische entzündliche Erkrankung der Epidermis.
  Lokalisation: Extremitäten, Kopfhaut, Ohrbereich.

- Psoriasis vulgaris (Schuppenflechte):
  Chronische oder in Schüben (lebenslänglich) verlaufende Hautkrankheit.
  Lokalisation: Extremitäten Streckseiten, Stamm.

- Pruritus senilis (Altersjuckreiz):
  Chronischer Juckreiz mit Kratzspuren und evtl. sekundären Infektionen.
  Lokalisation: Extremitäten (Vorderarme, Unterschenkel), Rücken.

- Haut-Mykosen (Pilz-Infekte):
  Häufig, v.a. bei Abwehrschwäche (Alter, Diabetes, Malignome).
  Lokalisation: inguinal, unter den Brüsten, zwischen den Zehen (= sog. Intertrigo-Bereiche).

- Erysipel (Wundrose, Rotlauf; siehe Seite 118):
  Infektion meist durch Streptokokken mit gutem Ansprechen auf Penicillin.
  Lokalisation: Füße, Unterschenkel, gehäuft bei Patienten mit Ödemen, Gefäßkrankheiten und vorbestehenden interdigitalen Pilzinfekten.

- Herpes zoster (Gürtelrose):
  Reaktivierung einer VZV-Infektion (= Varizellen-Zoster-Virus) bei früher durchgemachten Varizellen.
  Gehäuft bei abwehrgeschwächten Patienten.
  Lokalisation: streng einseitige Blasenbildungen meist am Thorax / Abdomen oder im Gesicht.

Grundlagen und Definitionen

Primär-Effloreszenzen (Haut-Symptome bei verschiedenen Krankheiten)

Fleck = Macula:
Umschriebene Farbänderungen im Niveau der Haut.
Beispiel: Erythem = Rötung der Haut, z.B. bei Verbrennungen, Infektionen.

Knötchen = Papula:
Erhabenheit der Haut, meistens umschrieben.
Beispiel: Akne (Erkrankung der Talgdrüsen und Haarfollikel).

Quaddel = Urtica:
Erhabenheit der Haut mit Rötung und Juckreiz, flüchtig.
Beispiel: Arzneimittelreaktion (allergisches Exanthem).

Bläschen = Vesicula:
Erhabenheit der Haut infolge Ansammlung von Serum oder Blut.
Beispiel: Herpes-Infekt (Fieberblase, Gürtelrose), Verbrennung.

Pustel = Pustula:
Gleicher Aufbau wie Blase, aber mit Eiter gefüllt.
Beispiel: Impetigo contagiosa, Furunkel, Abszesse.

Zyste = Cystis:
Erhabenheit der Haut durch Flüssigkeit in präformiertem Hohlraum.
Beispiel: Atherom (Talgdrüsen-Zyste).

Sekundär-Effloreszenzen (erst nach Primär-Effloreszenzen auftretend)

Erosion = Erosio:
Oberflächlicher Substanzverlust bedingt durch einen Krankheitsprozess.
Vorkommen: Ekzeme, Pilze. Typischerweise nässend.

Geschwür = Ulkus:
Tiefgreifender Substanzverlust bedingt durch einen Krankheitsprozess.
Vorkommen: Ulkus cruris (Unterschenkelgeschwür, am häufigsten venös bedingt).

Schuppe = Squama:
Auflagerung aus normalen oder pathologisch veränderten Hornzellen.
Vorkommen: Psoriasis (Schuppenflechte).

Kruste = Crusta:
Auflagerung von eingetrocknetem Serum, Blut oder Eiter.
Vorkommen: Herpes labialis (Fieberbläschen im Endstadium).

Fissur / Schrunde = Rhagas:
Einriss der Haut durch Dehnung im Rahmen einer Entzündung der Haut.
Vorkommen: Tinea pedis (Fußpilz).

Wunde = Vulnus:
Mechanisch-traumatisch bedingter tiefgreifender Substanzverlust.
Vorkommen: Verletzung; Abheilung nur unter Narbenbildung.

Narbe = Cicatrix:
Minderwertiger bindegewebiger Ersatz für tiefgreifenden Substanzverlust.
Vorkommen: Zustand nach Verletzung (Schnitt, Verbrennung).

Gewebsschwund = Atrophie:
Verdünnung der Haut durch Krankheit oder altersbedingte Rückbildung.

Hautveränderungen und Hautkrankheiten im Alter

Epidermis (Oberhaut) und Dermis (Lederhaut, Korium)

- Hautdicke nimmt ab. Haut trocknet aus.
- Elastizitätsverlust (Haut reißt leicht ein). Zunahme der Blasenbildung.
- Durchblutung ist vermindert; Sensibilität ist gestört.
- Wundheilung ist verzögert.
- Konsequenzen für die Pflege:
  - Hautoberfläche erscheint gerunzelt, spröde, trocken, schuppend, also rückfettende Substanzen wie Öle, Salben oder eine lipidreiche Emulsion, z.B. Excipial® Lipolotio, verwenden.
  - Nicht selten finden sich größere von der Unterlage losgelöste Epidermisanteile vor allem an den Extremitäten, ohne fassbares Trauma entstanden.
  - Bei beginnenden Infektionen früh desinfizierende Externa anwenden; d.h. Grundpflege z.B. mit Betadine®-Lösung gemäß Verordnung.

Ekzematöse Dermatitiden

- Synonym: «Ekzeme», oft als uneinheitlicher Überbegriff verwendet.
- Klinik: Flächenhafte, oberflächliche Entzündungen der Haut.
  - Akutes Stadium: Erythem, Bläschen, Krusten;
  - Chronisches Stadium: Hautverdickung, Schuppung, Rhagadenbildung.
- Pathogenese: verschiedene externe und interne Ursachen, welche zu diversen Bezeichnungen führen: Toxisches und allergisches Kontaktekzem, bakterielles Ekzem, atopisches Ekzem, seborrhoisches Ekzem, Exsikkationsekzem.
- Therapie: je nach Klinik unterschiedlich potente steroidhaltige Externa, je nach Stadium in entsprechender Grundlage (*akutes* Ekzem: Crème, *chronisches* Ekzem: Salbe), z.B. Alfacorton® (schwach), Betacorton® (stark).

Exsikkationsekzem, Xerodermie

- Häufigste Altershauterkrankung. Fortschreitende Hautaustrocknung infolge verminderter exokriner Sekretion von Hautfetten (= Sebostase) und begünstigt durch Reizstoffe (Seifen, Alkohole und Gele!).
  Symptome: Pruritus, Erythem, Fissuren der Hornschicht.
- Lokalisation: häufig an den Beinen (trockene weißliche Schuppen).
- Therapie: Haut fetten; nicht zu lange baden. Hautreinigung: *weniger* häufig waschen, sorgfältiges Abspülen nach dem Waschvorgang; keine Seifen, sondern sogenannte Syndets (synthetische Detergenzien: alkalifrei und teilweise leicht desinfizierend) verwenden: z.B. Procutol® oder Dermed® (mit integriertem Rückfetter). Excipial® Lipolotio (rückfettend).

Bullöses Pemphigoid

- Autoimmunerkrankung des mittleren und höheren Alters, einhergehend mit generalisierter praller Blasenbildung, Erythem und Pruritus.
- Klinik: Im Frühstadium Hautrötung, wie Ekzem oder Allergie aussehend. Späteres Stadium: Innerhalb von Wochen bis Monaten treten größere, pralle, teils hämorrhagische Blasen auf. Meist von sehr starkem Juckreiz (evtl. sogar als Schmerz erlebt) begleitet.
  Die Krankheit ist hartnäckig und schwer zu therapieren. Letaler Ausgang ist möglich.
- Therapie: systemisch Immunsuppressiva (Prednison; Imurek), topisch Steroidsalben.

Dermatomykosen (Hautpilz)

- Infektion durch Dermatophyten an Füßen, Händen, Intertrigostellen, Nägeln. Pilze brauchen Hornhaut und bevorzugen Feuchtigkeit und Wärme.
- Symptome: weiße Schuppen, evtl. Erythem oder Bläschen.
  Diagnosesicherung durch mikroskopisches Direktpräparat oder Pilzkultur.
- Therapie: topische Antimykotika, z.B. Imazol®, Daktarin®, Pevaryl®.
  Beachte: Dic Behandlung dauert in der Regel vier bis sechs Wochen.
  Wichtig: 1 - 2 Wochen über klinische Heilung hinaus behandeln!

Beachte bei Diabetikern:
Gehäuft Verletzungen (Polyneuropathie!) und Hautinfekte (Pilz- / Staphylokokken-Infektionen).
Prophylaxe: Peinliche Fußpflege und regelmäßige Inspektion der Intertrigostellen (Leistengegend, Intimregion, Zehenzwischenräume).

Die Intertrigo = Wundsein (sog. «Wolf»)

- Symptomatik: brennende, juckende Hauterosionen in den Körperfalten (Haut auf Haut, feuchte Kammer). Häufig bei Säuglingen und adipösen älteren Menschen.
- Ursachen: primär mechanische Verletzungen (Reibung, zu häufiges Waschen), sekundär Superinfektion mit Bakterien und Pilzen.
- Typische Lokalisationen: unter den Brüsten (submammär), Analfalte, Bauchnabel, Leisten, Dammregion.
- Therapie: primär Farbstoffe z.B. Gentianaviolett 1% mit Wasser 1:1 verdünnt (oder direkt 0,25%ige Lösung); bei Mischinfekt Imazol® Crème oder falls stark nässend Crèmepaste, bei starken Beschwerden, ausgeprägter Entzündungsreaktion mit brennenden Schmerzen Pevisone® Crème.

Seborrhoische (senile) Warze = Alterswarze

- Häufiger, gutartiger epidermaler Hauttumor unbekannter Ursache. Auftreten einzeln oder aber multipel (viele Tumoren nebeneinander), evtl. Juckreiz.
- Befund: grau-bräunlich pigmentierter, flacher, verrucöser Knoten.
- Lokalisation: Gesicht, Stamm (v.a. am Rücken).
- Therapie: bei Beschwerden oder aus kosmetischen Gründen Curettage.

Aktinische Veränderungen (verursacht durch Sonnenexposition)

Lentigo senilis: umschriebener, solitärer braun bis schwarz pigmentierter Fleck, häufig multipel auftretend (Handrücken, Gesicht). Basale Epidermis mit verstärktem Melaningehalt.
Prophylaxe: Keine gehäuften Sonnenexpositionen. Abzugrenzen sind melanotische Präkanzerosen, d.h. Vorstufen von Melanomen (evtl. Biopsie veranlassen).

Malignome (Hautkrebse)

Beachte: Die beobachtete Zunahme von Hautkrebs ist einerseits durch die UV-Belastung bedingt, die während Jahren erfolgt ist (= kumulative Lichtschädigung) → Basaliome, Spinaliome. Andererseits stellen kurzdauernde, intensive Sonnenbelastungen v.a. im Kindesalter einen Risikofaktor für die Melanomentstehung dar. Die heutige Hautkrebsepidemie ist mitunter eine Folge des veränderten Freizeitverhaltens (Hautbräune als Symbol für Schönheit und Wohlstand).

- **Basaliom und Spinaliom:**
  Leitbefund: Knötchen, später evtl. zentrales Ulkus, nicht abheilend, größer werdend, Krustenbildung, evtl. sogar Schmerz.
  Lokalisation: an sonnengeschädigter Haut: Gesicht, Handrücken, Vorderarme, auch Beine.
  → Im Zweifelsfall dermatologisches Konsilium veranlassen!

- **Malignes Melanom:**
  Leitbefunde: ABCDE-Regel: **A**symmetrie, **B**egrenzung unregelmäßig, **C**oloration unterschiedlich (schwarz, blau, braun), **D**urchmesser über 5 mm, **E**rhabenheit.
  Lokalisation: im Prinzip überall am Körper, auch am Rücken, sogar an der Fußsohle, bei älteren Patienten v.a. sonnenexponierte Haut (Lentigo maligna Melanom).
  Therapie: Totalexzision weit im Gesunden (Sicherheitsabstand: 1-3 cm).
  Wichtigste Differentialdiagnosen: Seborrhoische Warze; andere pigmentierte Tumoren (z.B. pigmentiertes Basaliom).

Haare und Talgdrüsen

- Die Anzahl Haare nimmt je nach Konstitution und hormonellem Gleichgewicht allmählich ab (Kind: 1'000/cm^2, über 80 Jahre: 400/cm^2).
- Die männliche Glatze ist genetisch verankert, d.h. vererbt.
- Gesamtzahl der Talgdrüsen nimmt mit dem Alter ab. Folge: Trockenheit und Abwehrschwäche durch Verminderung des Fettmantelschutzes.
- Ausnahme: Hyperseborrhö: bei M.Parkinson (Salbengesicht).
- Konsequenzen für die Pflege: Rückfettung mit Ölen, Salben oder fettenden Emulsionen (z.B. Excipial$^®$ U Lipolotio).

Seborrhoische Dermatitis

- Vorkommen: Häufig bei älteren Leuten.
- Befunde: Erythem und fettige oder trockene Schuppen der Kopfhaut (oft Haaransatz), hinter den Ohren, in der Gesichtsmitte, an den Augenbrauen.
- Komplikation: Seborrhö begünstigt Bakterien- und Pilzbesiedelung.
- Therapie: entfettend, keine Rückfettung: Keine Salben und Pasten sondern Tinkturen oder Crèmes verwenden. Antiseborrhoische Shampoos (Selsun$^®$, Nizoral$^®$); bei schweren Formen mit Juckreiz topische Steroide (Betnovate$^®$ Scalp Application).

Schweißdrüsen

- Schweißdrüsen verringern sich und werden zum Teil zerstört.
- Der alte Mensch wird trockener und duftet in der Regel weniger (eine unangenehme Ausdünstung kann auch sehr belastend sein für die Betreuer).
- Konsequenzen für die Pflege: Ersetzung des Fettmantels durch Salben, Fettcrèmes oder Ölbäder.

Schwitzen (übermäßig stark)

- Entzündungen: Tuberkulose; Endokarditis; Polyarthritis.
- Endokrine Erkrankungen: Hyperthyreose (Schilddrüsenüberfunktion), Diabetes mellitus; aber bei Polyneuropathie: Anhidrose!
- Neoplasien: Morbus Hodgkin, hypernephroides Karzinom (Nierenkrebs).
- Diverses: vegetative Dystonie («seelisch»); Äthyliker.
- Therapie: Antihidrotika, z.B. Aluminiumhydroxid Sansudor$^®$ Crème. Bei übelriechenden Ausdünstungen: Chlorophyll$^®$ Berna Drg (Blattgrün).

Gefäße

Purpura senilis = Altershautblutungen

- Befund: Kleinere bis größere Suffusionen (= Hautblutungen): Flohstich-artige oder flächenhafte Blutungen, schmerzlos, ohne wahrgenommenes Trauma; spontane Rückbildung innerhalb von Wochen. Kosmetisches Problem.

- Pathogenese: Erhöhte Gefäßbrüchigkeit im Alter (Bindegewebe-schwund). Thrombozytenzahl, Blutungs- und Gerinnungszeit normal.

Chronisch-venöse Insuffizienz = CVI

- Gefahr: Stadium III mit chronischem therapieresistentem Ulkus cruris. Komplikationen zusätzlich bei Lymphödemen: Erysipel, Pilz-Infekte.

- Prophylaxe ist von entscheidender Bedeutung:
  Regel: «Gehen und liegen sind gut – stehen und sitzen schlecht».
  Beachte: eine korrekte Lagerung des Patienten ist sehr wichtig: bei *CVI:* Fußende des Bettes *hoch* stellen, bei *PAVK:* Fußende *tief* stellen.

Periphere arterielle Verschlusskrankheit = PAVK

- Gefahr: Stadium IV = trophische Störungen, Nekrosen: arterielles Ulkus, Gangrän (Gliedmaßenverlust!).

- Lokalisation der Ulcera cruris (Unterschenkel-Geschwüre): venöses Ulkus: eher medial (innen), arterielles Ulkus: eher lateral (aussen).

Vasculitis allergica

- Definition: Die auch Hypersensitivitätsvaskulitis genannte Vaskulitis ist die häufigste Form einer Gefäßentzündung. Es handelt sich hierbei um mit Hautblutungen (Hämorrhagien) einhergehende symmetrische Exantheme, vorwiegend an den Unterschenkeln und Vorderarmen. Die variablen Hauterscheinungen umfassen Purpura und Ekchymosen (Hautblutungen), Papeln, Vesiculae und nekrotische Ulzerationen.

- Vorkommen: als eigenständige, unabhängige Erkrankung; oder aber als Folge von Infektionen oder im Rahmen von Autoimmunkrankheiten (Lupus erythematodes, rheumatoide Arthritis, Colitis ulcerosa) oder bei malignen Erkrankungen (M.Hodgkin etc.) und als Medikamentennebenwirkung.

- Bedeutung: Bei diesen Hauterscheinungen muss stets an eine mögliche Systembeteiligung gedacht und eine zugrundeliegende Krankheit ausgeschlossen werden: Infektionskrankheiten (durch Viren, Bakterien, Protozoen und Würmer), Nahrungsmittelantigene (Gluten, Milchproteine) und vor allem Medikamente, z.B.: Insulin, Penizillin, Sulfonamide (Bactrim®), Antiepileptika (Phenytoin®), Aspirin®.

Kutanes Nervengewebe

- Deutlich abnehmend: Tastkörperchen für Berührungsempfindlichkeit.

- Wenig abnehmend: Freie Schmerzfasern, Kälte- und Wärme-Rezeptoren.

Pruritus senilis = Altersjuckreiz

- «Nervenkitzelsucht»: Alters-Juckreiz, zum Teil lokalisiert, meistens generalisiert, verursacht durch viele Einflüsse (metabolische, endokrine, psychische und psychosomatische Störungen).

- Differentialdiagnostische Überlegungen vor Beginn einer symptomatischen Behandlung:
  - Hautzustand: Exsikkationsekzem (ausgetrocknete, gerötete Haut)?
  - Allergien? (Medikamente, Kosmetika)
  - Zoonosen/Parasiten? (Milben, Flöhe, Läuse, Skabies = Krätzemilbe)
  - Metabolische (stoffwechselbedingte) Ursachen: Diabetes mellitus, Hypothyreose, Leberkrankheiten (Cholostase), Nierenkrankheiten (Urämie), Gicht (Hyperurikämie).
  - Innere Erkrankungen: Fe-Mangel; Polyzythämia vera, M.Hodgkin, MS.
- Therapie-Prinzip: Je nach zugrunde liegender Störung therapieren. Bei lokalisiertem Juckreiz kann eine Kühlung mit Cold packs (Kältepackungen) sinnvoll sein. Evtl. Menthol-Spiritus 1 - 2% (Vorsicht vor Austrocknung!) oder Anal-Gen® Spray. Bei Parasiten: Eurax® Crème oder Lotio.
  Generell auf gute Rückfettung achten; siehe dazu Seite 114.
  Bei stärkerem generalisiertem Juckreiz Antihistaminika, z.B. Tavegyl® (bei allergischer Pathogenese) und/oder Psychopharmaka einsetzen (z.B. Antidepressiva oder Anxiolytika, z.B. Atarax®).
  → Hautreinigung, siehe *Exsikkationsekzem, Xerodermie* auf Seite 114!

Auswahl wichtiger dermatologischer Krankheitsbilder

Siehe dazu auch: *Infektionen und Verletzungen von Haut und Weichteilen* auf Seite 496!

Psoriasis

Definition und Ätiologie

«Psora»: Schuppige Flechte, chronisch (lebenslang), häufig in Schüben verlaufende schuppende Hautkrankheit mit Herden von Verhornungsstörung und Entzündung bei genetischer Veranlagung.

Krankheitsbild

Psoriasis vulgaris: Runde, scharf begrenzte, schuppende Herde.
Lokalisation: Ellenbogen, Knie, Haarboden und Lumbosakral-Region.
Arthritis psoriatica: von der cP abgrenzbare sero-negative Polyarthritisform.

Therapie

1. Lokal-Therapie: Salicylsäure-haltige Externa, Steroide oder Kombinationspräparate wie Locasalen®, Diprosalic® oder Vitamin D_3-Derivate Daivonex®.
2. Lichttherapie: UVB-Phototherapie oder PUVA; Klima-/Bädertherapie (Meer, Berge).

Erysipel

Definition und Ätiologie

Erysipel = «rote Haut», «Wundrose»: Oberflächliche bakterielle Hautinfektion verursacht meist durch Streptokokken, typischerweise rezidivierend!
Eintrittspforten sind Hautverletzungen, Ulzera, ekzematöse und psoriatische Läsionen sowie vorbestehende Pilzinfekte der Zehenzwischenräume. Gehäuftes Vorkommen bei alten Leuten, Diabetikern, Alkoholikern und bei venöser Insuffizienz und/oder Lymphödemen.

Krankheitsbild

Schmerzhafte Hautrötung und Schwellung mit leicht erhabenem, scharf abgegrenztem sich ausbreitendem Rand, typischerweise begleitet von systemischen Infektzeichen wie Fieber und Linksverschiebung im Blutbild.

Lokalisation: früher v.a. im Gesicht, heute an den unteren Extremitäten.

Differentialdiagnose: Phlegmone = durch Streptokokken oder anaerobe Mischflora verursachte *tiefe* Hautinfektion auch von Subkutis (evtl. Muskulatur) mit schneller Progressions- und Einschmelzungstendenz. Ausgangspunkt: Hautverletzung, Hautinfektion (z.B. Erysipel). Therapie: Antibiotika, evtl. Operation.

Therapie

Antibiotika: Penicilline (Clamoxyl®, evtl. Penicillin intravenös). Wichtig: Lokaltherapie zwecks Wiederherstellung der Keimbarriere, also Ausheilung von Ulzera, Mykosen (Pilzinfekten), Fuß-/Nagelpflege und Entstauungstherapie bei Ödemen (prophylaktisch: medizinische Kompressionsstrümpfe).

Herpes zoster

Definition und Ätiologie

«Gürtelrose»: Reaktivierung einer VZV-Infektion (Varizellen-Zoster-Virus) bei früher durchgemachten Varizellen. Ausbildung von halbseitig-streifenförmigen Hautveränderungen mit gruppierten Bläschen (= «Herpes»).

Beachte: Varizellen (Windpocken) sind die Primärinfektion, der Zoster das Lokal-Rezidiv verursacht durch das VZV.
Besonders schwere Verläufe und Komplikationen sind gefürchtet bei Patienten mit Abwehrschwäche und Tumoren.

Krankheitsbild

Typisch: Prodromi (= Vorboten) mit lokalen brennenden (neuralgiformen) Schmerzen (Stunden bis Tage dauernd), gefolgt von Hautausschlag mit Rötung und Bläschen, meistens auf das Versorgungsgebiet eines Spinalnervs (= Dermatom) beschränkt, daher einseitig und «gürtelförmig». Bei alten Leuten oft Allgemeinsymptome wie reduzierter AZ, Gliederschmerzen und Fieber.

Lokalisation: Brustkorb-, Lendenbereich, aber auch im Gesichtsbereich.

Zoster ophthalmicus: Heftige halbseitige Kopfschmerzen und Lidschwellung, nach einigen Tagen Bläschenausschlag an Stirn, Nasenwurzel und Kopfhaut. Gefürchtet ist der Einbezug des Auges mit Konjunktivitis und Keratitis (Hornhautentzündung = Zoster corneae).

Komplikationen: Postzosterische (postherpetische) Neuralgie in 10 - 15%, mit zunehmendem Alter gehäuft vorkommend, z.B. bei über 70jährigen in 50%!

Therapie

Lokaltherapie (meistens ausreichend): Prinzip: austrocknend und juckreizstillend, z.B. mit Schüttelmixtur. Ziel: Vermeidung von Superinfektionen mit Bakterien.

Beachte: Die Krankheit (also das Lokalrezidiv) ist *nicht* ansteckend. Eine Ausnahme bilden Personen, die noch nie mit dem VZV Kontakt hatten; diese können allenfalls Varizellen (Windpocken) bekommen.

Bei zu erwartendem schweren Verlauf (starke Prodromi, Alter > 60, Grundkrankheiten) und *immer* bei Zoster ophthalmicus möglichst frühzeitige Behandlung mit Valaciclovir Valtrex® oder Famciclovir Famvir®.

Therapie der Zoster-Neuropathie (neurogener Schmerz): Tegretol® oder Gabapentin Neurontin®.

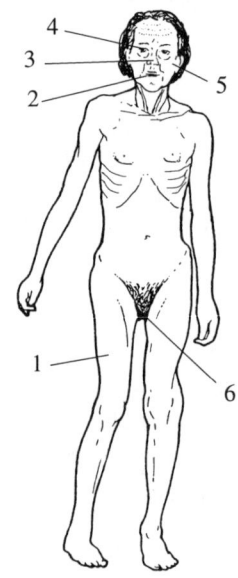

1. Exsikkationsekzem
   → Rückfettende Externa (Excipial® Lipo, Deskin® Lipo).
2. Mucositis / Pharyngitis sicca
   → Glandosane® Mundspray; Vernebler
3. Rhinitis sicca
   → befeuchtende Nasensalben, Nasenspray
4. Conjunctivitis sicca
   → künstliche Tränenflüssigkeit (Viscotears®, Liquifilm® tears)
5. Cerumen obturans des äußeren Gehörganges
   → Cerumenex® und Spülung des Gehörganges
6. Vaginitis sicca / Kolpitis senilis
   → Östrogen-haltige Vaginal-Ovula (Ortho-Gynest D®)

Abbildung 13: Austrocknung und Atrophie von Haut und Schleimhäuten, Pflegemaßnahmen

Dekubitus = Druck-Geschwür

Bedeutung

Dekubitus ist die gefürchtetste Komplikation der Bettlägerigkeit. Anzahl und Häufigkeit von Dekubiti resp. deren Abwesenheit werden häufig von Laienstellen als Qualitätsmerkmal für geriatrische Institutionen herangezogen.

Gefahren der Bettruhe

Dekubitus, Gelenkkontrakturen, Darm- und Harnblasenfunktionsstörungen, tiefe Beinvenenthrombosen und Lungenembolie, Stressulkus (Magen), Hypostatische Pneumonie (ungenügende Respirationstiefe), Muskelatrophien, kardiovaskulärer Trainingsverlust mit Sturzgefahr bei Mobilisation infolge Orthostase, Synkope, Deprivation und Depression, Sturz aus dem Bett!

Definition

«decubare»: lateinisch «sich niederlegen», «decubitum» = «niedergelegt»: Dekubitus = Kompressiv-ischämische Hautläsionen respektive Haut-Geschwüre (= Dekubital-Ulzera), auch «Wundliegen» genannt.

Pathogenese

Beachte folgende wichtige Tatsache: Ursächliche Faktoren sind deren zwei:

1. Druck: «Ohne Druck kein Dekubitus!»

2. Immobilität: «Ohne Immobilität kein Dekubitus!»
   Längerer Druck auf die Haut über harten Stellen führt zu Kompression kleinster Gefäße, Ödemen und Gewebsazidose. Folge: «rote Stelle».

- Primäre Risikofaktoren:
  Bewusstseinsabnahme, Lähmungen (Hemiplegie, Para- und Tetraplegie), Sensibilitätsstörungen (Polyneuropathie bei Diabetikern), Arterienverschluss (PAVK), Gelenkskontrakturen.

- Sekundäre Risikofaktoren:
  Höheres Alter, Fieber, Operation (Anästhesie, Operationstisch, Aufwachphase), Depression, Sedation, BD-Abfall, Anämie, Hypovolämie, Dehydrierung, Kachexie, Herzinsuffizienz.

Tabelle 21: Risikofaktoren für die Bildung eines Dekubitus[a]

Bei allen Altersgruppen	Zusätzlich bei Alterspatienten
• Bewusstseinsverminderung (Koma) • Paralyse (Lähmungen) - Paraplegie - Hemiplegie - M.Parkinson - Sensibilitätsstörungen (Diabetiker!) • Arterienverschluss (v.a. bei PAVK, M.embolicus) - Beine - Füße • Kontrakturen	• Fieber >39°C • Dehydratation (Exsikkose, Austrocknung!) • Anämie • Chirurgische Eingriffe - Prämedikation - Narkose, Operationstisch - lange Aufwachphase • Übersedierung • Schwere apathische Depression («Regungslosigkeit») • Kachexie («Auszehrung») • Katatonie

a. nach W.O.Seiler

Lokalisation

Über den sogenannten «harten Stellen»:

- Kreuz- und Sitzbein («Gesäß», Sakrum und Os ischii);

- Trochanter major («großer Rollhügel» lateral am Femurschaft);

- Fersenbein hinten (Fersenbein = Calcaneus);

- Knöchel innen und außen (Malleolus medialis und lateralis);

- Dornfortsätze (proc. spinosi) der Wirbelkörper und

- über der Skapula (Schulterblatt).

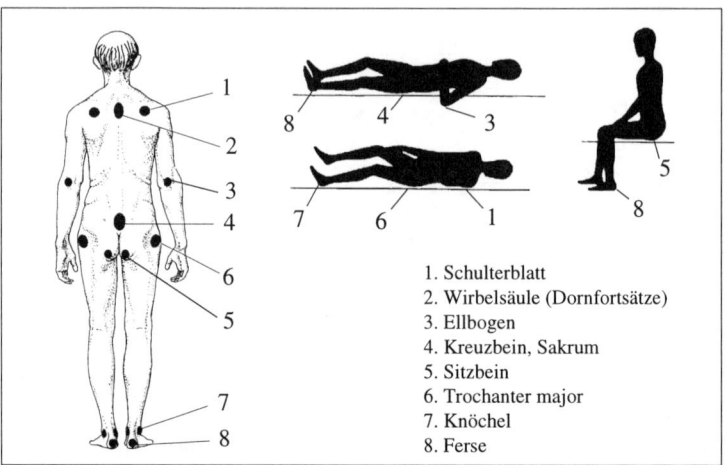

1. Schulterblatt
2. Wirbelsäule (Dornfortsätze)
3. Ellbogen
4. Kreuzbein, Sakrum
5. Sitzbein
6. Trochanter major
7. Knöchel
8. Ferse

Abbildung 14: Dekubitus: gefährdete Körperstellen

Tabelle 22: Die richtige Lagerung entsprechend der Dekubituslokalisation[a]

Lokalisation	Richtige Lagerung	Verbotene Lagerung
• Trochanter rechts	Rückenlage 30° Seitenlage links	90° Seitenlage rechts
• Trochanter links	Rückenlage 30° Schräglage rechts	90° Seitenlage links
Fersen	30° Schräglage links 30° Schräglage rechts	Rückenlage
Sitzbein	Rückenlage 30° Schräglage links 30° Schräglage rechts	Sitzen
Kreuzbein	30° Schräglage links 30° Schräglage rechts	Rückenlage

a. nach W.O. Seiler

Einteilung

nach Ausdehnung in die Tiefe

I.   Rote Stelle oder Druckstelle

II. Epidermis und Dermis, d.h. Hautdefekt

III. Gewebedefekt bis auf die Knochenhaut (Periost)

IV. Periost und Knochen sind defekt (Osteomyelitis!)

nach dem Wundzustand

A) Sauber, kein Infekt, keine Nekrosemassen.

B) Schmierig, Infekt (Eiter), Nekrosen (totes, braun-schwarzes Gewebe).

C) Infekt infiltriert die Umgebung (Rötung und Schwellung).

Therapie

Beachte: am wichtigsten ist die *Prophylaxe*: Risikofaktoren erkennen und ausschalten resp. vermindern.

Allgemein anerkannte Therapiemethode gemäß fünf Prinzipien:

1. Druck-Entlastung (Superweichlagerung, Umlagerungen).
   Diese Maßnahme hat oberste Priorität!
   Weitere Antidekubitus-Systeme: z.B. Pulsair-Wechseldrucksystem (doppelwandige Matratze mit Druckpumpe, Luftfüllung).

2. Nekrosen-Entfernung chirurgisch (mit Skalpell und Pinzette) oder medikamentös (enzymatisch mit Iruxol®).

3. Bekämpfung lokaler Infektionen *systemisch* d.h. mit Antibiotika gemäß Resistenzprüfung (aber: *keine lokale* Desinfektion!).

4. Wundverband: Wichtig: keine Desinfektion! Keine Puder, keine Salben! Und: vor allen Dingen keine Polypragmasie! Sondern: Reinigung mit steriler Ringer-Lösung. Feucht-Therapie mit TenderWet® / TenderWet® 24 (4 cm rund; 5.5 cm rund; 7,5 x 7,5 cm; 10 x 10 cm); TenderWet® Gel.

5. Sekundäre Risikofaktoren angehen:
   - Kalorienzufuhr (evtl. hyperkalorische Ernährung);
   - Anämie-Korrektur/-Therapie; Herzfunktion optimieren;
   - Fieber sofort senken; sedierende Medikamente reduzieren/absetzen;
   - Sitzen im Bett oder am Bettrand; Transfers in den Lehnstuhl anstreben.

Siehe dazu: *Tabelle 23: Dekubitustherapie nach fünf Prinzipien* auf Seite 124!

Tabelle 23: Dekubitustherapie nach fünf Prinzipien[a]

Maßnahme	Ziel	Ärztliche Verordnung
1. Druckentlastung	Komplette und dauernde Druck-entlastung des Ulkus	• *Superweiches Betten* mit 3-teiliger superwei-cher Matratze, z.B. Airsoft™ • *Umbetten* in 30° Schräglage links und rechts, steigern bis 2-stündlich • Antidekubitus-Systeme (z.B. Pulsair-Wech-seldruck-Matrazen)
2. Nekroseentfernung	Nekrosefreier Dekubitus in zwei Wochen	• Debridieren (Abtragen und Reinigen) bei großer Nekrose • Enzymatisch bei schmierigen Belägen, z.B. Iruxol mono® während 1 Woche
3. Lokalinfektion behandeln	Sauberes, rotes Granulationsge-webe	• Diagnostik der Lokalinfektion: Ulkusumge-bung: gerötet, überwärmt, schmerzhaft, öde-matös, evtl. Fieber, Leukozytose • Therapie: Systematisch Antibiotika gemäß Resistenzprüfung, wenn lokale Infektion ge-sichert. Keine lokalen Desinfektionsmittel, d.h. kein Betadine

4. Wundverband	• Wenn Ulkustiefe > 2 mm: Er-nährung (Sauerstoffzutritt, Wasser) und Schutz des jungen Granulationsgewebes.
	
	• Wenn Ulkustiefe < 2 mm: Schutz der jungen Epithel-schicht.
		• - keine Desinfektion
		  - Reinigen mit Ringerlösung
		  -- dauernd mit Ringerlösung befeuchtete dünne (maximal 1-2mm dicke) und luft-durchlässige Gazen oder Tenderwet™
		• Verbandwechsel mind. zweimal täglich; Rei-nigen mit Ringerlösung, TenderWet®

5. Risikofaktoren beeinflussen	Mobilisation	- Hyperkalorische Ernährung (2'000 - 3'000 kCal) - Fieber sofort senken - Reduktion sedierender Medikamente - Umbetten, steigern bis 2-stündlich - Sitzen im Bett, am Bettrand, Transferieren in Lehnstuhl etc.

a. nach W.O. Seiler

1. Allgemeine und spezielle Kardiologie

1.1 Allgemeine Kardiologie

Allgemeines und Bedeutung

- Zu den häufigsten, alltäglichen Aufgaben des Arztes sowohl in der ambulanten Praxis als auch im Krankenhaus gehört die Betreuung von Patienten mit einer Herzinsuffizienz.

- Historische Meilensteine in der kardiologischen Diagnostik waren: Untersuchungen der Pulsfrequenz und -qualität, Perkussion und Auskultation des Herzens (Diese gehören heute noch zu den alltäglichen ärztlichen Untersuchungen).

- Die Häufigkeit der Herzinsuffizienz nimmt überall mit dem Alter stark zu. Bei Hochbetagten sind es 90 neue Fälle pro 1'000 Einwohner pro Jahr. Für die USA, aber auch für die Schweiz, stellt die Herzinsuffizienz die häufigste Ursache für eine notfallmäßige Hospitalisation dar.
  Bei bis zu 10% der Fälle, welche internmedizinisch hospitalisiert werden, ist mit einer Herzinsuffizienz als Zuweisungsgrund zu rechnen.

- Statistische Erhebungen haben gezeigt, dass in den Industrienationen die Herz/Kreislauferkrankungen als Todesursachen mit steigendem Wohlstand in den Vordergrund getreten sind. Ursächlich spielen dabei Veränderungen im arteriellen Gefäßsystem die wesentliche Rolle. In der Schweiz sind 40-50% der Spitaleintritte und der Todesfälle auf Herz- und Kreislauferkrankungen zurück zu führen.

- Die Verlängerung der Lebenserwartung in hochentwickelten Ländern führt zu einer höheren Anzahl älterer Patienten mit einer Indikation zu einer Herzoperation. In den USA waren im Jahre 1986 bereits über 40% der Patienten mit einer koronaren Bypassoperation (= Operation bei KHK) 65jährig oder älter.

- Von 1981 bis 1990 wurden am Universitätsspital Zürich 204 aortokoronare Bypassoperationen (ACBP) an Patienten im Alter zwischen 70 und 81 Jahren durchgeführt. Die guten Spätresultate sprechen dafür, dass hohes Alter keine Kontraindikation mehr darstellt für eine koronare Bypassoperation oder einen Herzklappenersatz.

- Wegen der Bedeutung einer quälenden chronischen Dyspnoe sowohl subjektiv wie auch hinsichtlich Schweregrad einer Pflegebedürftigkeit kommt der modernen geriatrischen Kardiologie ein besonders hoher Stellenwert zu: Dank einer guten kardialen «Einstellung» kann die Lebensqualität eines älteren Patienten *entscheidend* positiv beeinflusst werden!

- Relevante therapeutische Fortschritte werden in den 90er Jahren durch Vasodilatatoren, speziell durch *ACE-Hemmer* erzielt (= Medikamente, welche den peripheren Gefäßwiderstand herabsetzen).

Kardiologische Anamnese

Familiäre und persönliche Anamnese (frühere Krankheiten)

Es interessieren speziell:

- FA: vorzeitige unerwartete Todesfälle in der Familie (Herzschlag wegen KHK oder Kardiomyopathie); KHK.
  Risikofaktoren: Hypertonie, Diabetes mellitus, Fettstoffwechselstörungen, Lebensstil. (Siehe *Das Metabolische Syndrom* auf Seite 385.)
- PA: Krankheiten der Nieren (vgl. sekundäre Hypertonie).
- Medikamenten- und Genussmittel-Anamnese:
  Digoxin (wann, warum verschrieben?); Vasodilatatoren, Diuretika und Antihypertensiva; Antidiabetika.
  Alkoholanamnese (wegen alkoholischer Kardiomyopathie); Nikotin als wichtiger Risikofaktor für KHK (Beachte: Nikotin und Alkohol wirken auch arrhythmogen, d.h. stören die normale Herzrhythmustätigkeit), siehe auch *Rauchen / Tabakkonsum* auf Seite 242.
- Infektionskrankheiten: Streptokokkeninfekte, rheumatisches Fieber, Chorea minor Sydenham («Veitstanz»), Lues (Syphilis).

Beschwerden (jetziges Leiden)

Thoraxschmerz

Brustschmerz bei Anstrengung kann das einzige sichere Zeichen einer KHK sein. Der Thoraxschmerz hat typische Eigenschaften: Er ist zwischen Kinn und Nabel, meistens in der Mitte der Brust und beidseits symmetrisch lokalisiert. Er ist von drückender, manchmal auch brennender Art. Der Schmerz tritt anstrengungsabhängig auf, beim Gehen, vor allem beim Anlaufen, bei den ersten Anstrengungen des Tages also. Dieser Schmerz zwingt den Betroffenen sich zu verlangsamen oder sogar anzuhalten, und er verschwindet dann innerhalb von 2 bis 5 Minuten vollständig.

Ein weiteres Charakteristikum ist das Ansprechen des Thoraxschmerzes bei KHK auf Nitroglyzerin.

Abgrenzung gegen psychogenen Brustschmerz:

Der psychogene (seelisch verursachte) Schmerz: Die Lokalisation ist eher im linken Thoraxbereich im Bereich der Brustmamille oder im Bereich der linken Skapula. Er ist punktförmig, stechend und verstärkt sich bei Fingerdruck sowie bei Inspiration (Einatmung) oder in Linksseitenlage. Er dauert Sekunden oder aber Stunden ohne Unterbruch. Der Schmerz tritt nicht *mit* oder *während* der Anstrengung auf, sondern *nach* der Anstrengung, *nach* Aufregungen.

Atemnot

Beachte: Die Atemnot ist fast nie einziges Zeichen einer Herzkrankheit, ihre diagnostische Bedeutung ist auch nicht herzspezifisch (DD: Übergewicht, Lungenerkrankungen, schlechte Kondition, Anämie). Atemnot ist jedoch ein nützliches Kriterium zur Beurteilung von Herzfunktion und Krankheitsverlauf. Die Atemnot kann auch anfallsweise auftreten, vor allem abends und in der Nacht, im Liegen (vergleiche Definition von Orthopnoe und Lungenstauung: *Kardiologische Untersuchung* auf Seite 128).

Abgrenzung gegen psychogen verursachte Atemnot:

Atemnot bei Herzneurose (seelisch verursacht): kurzdauernde (Sekunden, höchstens Minuten) Atemnot nach Aufschrecken aus dem ohnehin schon schlechten Schlaf; Atemnot in geschlossenen Räumen; Durchatmungshemmung, Gähnzwänge. Der Betroffene liegt unter Umständen auch hoch wie der Herzkranke, aber auf Rat anderer oder aus Gewohnheit. Immer sind andere seelische Störungen anamnestisch fassbar.

Atemnot kann Teilsymptom sein des vegetativ-dystonen Psychosyndroms.

Herzklopfen

Das Symptom Herzklopfen kann Ausdruck einer gestörten Herzfunktion sein. Spürbar gewordene Herzaktion nennen wir Palpitation.

Palpitationen entstehen oft paroxysmal (= akut auftretend, anfallsartig) und sind dann leider zur Zeit der Untersuchung nicht objektiv feststellbar.

*   Herzklopfen kann verursacht werden durch Extrasystolie: Extrasystolen sind außerhalb der normalen Herztätigkeit auftretende Extraschläge, welche subjektiv mit einer Missempfindung wahrgenommen werden und kurz (1 bis 5 bis 10 Sekunden) dauern können.
*   Herzklopfen wegen paroxysmaler Tachykardie: anfallsartig auftretende schnelle Herztätigkeit mit einer Herzfrequenz über 140 Schläge pro Minute. Das Herzklopfen tritt unvermittelt und ohne Provokation auf, tags oder nachts und dauert Minuten bis Stunden.

Bewusstseinsstörungen

Eine Befragung umgebender Personen ist nützlich, da der Zeuge ja ausfällt.

*   Vasovagaler Bewusstseinsverlust (= Ohnmacht): während Minuten Unwohlsein, Übelkeit und Schwitzen, Gefühl des drohenden Unheils, hierauf Synkope (= kurzfristige Bewusstlosigkeit) aus sitzender oder stehender Position, oft unter besonderen Umständen. Auch nachts auf dem Weg zur Toilette oder daselbst, bei längerem Stehen in der Hitze, im Zahnarztstuhl.
*   Kardialer Bewusstseinsverlust: plötzlicher Bewusstseinsverlust bei körperlicher Anstrengung verursacht durch kleines Herzminutenvolumen z.B. bei Aortenstenose (Stenose = Einengung) oder Kammertachykardie (KT).
*   Plötzlicher Bewusstseinsverlust ohne Provokation tritt ein im Rahmen des Adams-Stokes-Syndroms (= Herzrhythmusstörung mit anfallsweise auftretender sehr tiefer Herzfrequenz und BD-Abfall).

Husten

Husten ist häufiger Folge einer vom Herzen unabhängigen Erkrankung der Bronchien oder Lungen.

Husten kann – selten – Folge einer Lungenstauung sein bei linksbetonter Herzinsuffizienz oder einem Mitralvitium (Herzfehler). Dann ist die Atemnot primär, der Husten sekundär. Bei alten Leuten oft nächtliche Hustenanfälle.

Hämoptoe

Hämoptoe = Bluthusten kann vorkommen bei Mitralstenose, nach Anstrengung oder während der Gravidität. Wiederholte kleine Hämoptoen können im Rahmen einer chronischen Linksherzinsuffizienz auftreten; führendes Symptom ist dann die Atemnot.

Müdigkeit

Chronische Müdigkeit ist viel häufiger seelisch verursacht, und das Herz selber ist selten schuld an der Müdigkeit (In den USA wird ein neues medizinisches Syndrom beschrieben: das CMS = chronisches Müdigkeitssyndrom). Müdigkeit, Ermüdbarkeit und Leistungsabnahme (Adynamie) können aber organischen Ursprunges sein und auf eine Herzkrankheit hinweisen:

- Kleines fixiertes Herzminutenvolumen («low output syndrome»): Herzinsuffizienz, Klappenfehler, pulmonale Hypertonie.

- Subakute bakterielle Endokarditis: Müdigkeit als Begleitsymptom.

Kardiologische Untersuchung

Inspektion

Kolorit (= Hautfarbe, Teint)

Zyanose («Blausucht»): Blau-rote Verfärbung der Lippen, Bindehäute, evtl. Akren (= Finger, Nagelbett; generell «Enden der Gliedmaßen»). Zyanose bedeutet verminderte Sauerstoffsättigung des Blutes. (Definition von Zyanose: mehr als 5 g Hämoglobin liegt in reduziertem Zustand pro 100 ml Kapillarblut vor.)

- Eine zentrale Zyanose entsteht durch eine unvollständige Aufsättigung des venösen Blutes mit Sauerstoff in der Lunge. Sie entsteht vor allem beim obstruktiven Lungenemphysem mit Cor pulmonale oder bei globaler Herzinsuffizienz.

- Die periphere Zyanose wird verursacht durch erniedrigtes Herzminutenvolumen mit vermehrter Ausschöpfung des Blutes an O_2 in der Peripherie.

Unterscheidungsmöglichkeit: *Zentrale Zyanose:* Extremitäten weisen eine normale Temperatur auf; *periphere Zyanose:* die Extremitäten sind kühl.

Atmung

Orthopnoe: Abnahme der Dyspnoe in aufrechter Stellung, Zunahme der Atemnot im Liegen. (Folge: Der Herzasthmatiker sitzt im Bett.) Sowohl Orthopnoe wie auch paroxysmale Dyspnoe sind bedingt durch verschieden stark ausgeprägte Grade von Lungenstauung.

Cheyne-Stokes-Atmung: Zu- und abnehmende Atemtiefe und -frequenz bei Linksherzinsuffizienz. Dieser Atemtyp ist ein gutes Zeichen für eine Insuffizienz des linken Ventrikels! Cheyne-Stokes-Atemtyp kommt auch vor im Rahmen einer Apoplexie, generell bei schlechter Hirndurchblutung.

Halsvenen

Inspektion: Die Beurteilung der Halsvenen ist wichtig für die Diagnose einer Rechtsherzinsuffizienz: Leitbefund ist die Halsvenenstauung! Beachte: Oberkörper des Patienten aufrichten, Untersuchung am besten in 45° Schräglage.

Palpation

Herzspitzenstoß (HSS)

Normalerweise im 5. Interkostalraum innerhalb der Medioklavikularlinie liegend, hervorgerufen durch den linken Ventrikel, mit einer Ausdehnung von weniger als 2 cm. Der Herzspitzenstoß kann durch aufgelegtes Endglied des Mittelfingers gedeckt werden. Ein hebender HSS ist charakteristisch für eine Linksherzhypertrophie. Eine Verlagerung des HSS spricht für eine Dilatation (= Ausweitung, Vergrößerung) des linken Ventrikels (dilatatives Stadium der Linksherzinsuffizienz).

Arterienpulse

Normale Befunde: die Pulswellen sind kräftig, regelmäßig und von guter Füllung.

Pathologische Pulsbefunde:

- Pulsus tardus: verminderte Anstiegsgeschwindigkeit des arteriellen Druckes bei Aortenstenose.
- Pulsus alternans: abwechselndes Auftreten von starken und schwachen Schlägen mit identischem Intervall bei Linksherzinsuffizienz und Aortenstenose.
- Puls-Defizit: Differenz zwischen palpiertem Puls und der Herzfrequenz, fehlende periphere Pulswelle bei frustraner Ventrikelkontraktion, im Rahmen einer Herzinsuffizienz oder bei Vorhofflimmern.
- Einseitig abgeschwächte Radialispulse finden sich bei Aortenaneurysmen oder Subklaviastenose (im Rahmen eines Schultergürtelsyndromes).
- Absolute Arrhythmie: völlige Unregelmäßigkeit der Pulswellen sowohl bezüglich Frequenz wie auch Füllungsgrad, typischer Befund bei Vorhofflimmern.
- Pulsus paradoxus: Kleinerwerden oder gar Verschwinden der Pulse bei Inspiration durch Perikardverwachsungen mit der Umgebung, z.B. dem Zwerchfell (Füllung des linken Ventrikels wird stärker gehemmt als während der Exspiration).

Auskultation

«auscultare» lateinisch «horchen». Auditives Erfassen von Herztönen und Strömungsgeräuschen über dem Herzen mittels Stethoskop.

Kardiologische Diagnostik

Apparativ einfach

- Thorax-Röntgenbild: Darstellung der Herzgröße, Herzkonfiguration und Hinweise auf Lungenstauung und pulmonale Hypertonie.
- EKG = Elektrokardiogramm («Herzstromkurve»):
  Sehr wichtige allgemeine und vor allem präoperative Untersuchung. Nachweis von Rhythmusstörungen, Herzinfarktdiagnostik (akutes, subakutes und chronisches Stadium), Zeichen von Herzüberlastung (Herzhypertrophie), Schenkelblockbilder. Das EKG ist ein wichtiges Dokument für die Beurteilung des Verlaufs von Herzkrankheiten (EKG-Veränderungen).

- Transkutane Messung der Sauerstoffsättigung (Pulsoximetrie, Micr O_2™ Siemens): Einfache Messung der O_2-Sättigung in % am Krankenbett mit einem Gerät in Taschenrechnergröße.

- Arterielle Blutgasanalyse ABGA:
  Wichtige Informationen über den Blutgas- und Säuren/Basen-Status (pH, pO_2, pCO_2 in mmHg, O_2-Sättigung in %). Sehr wichtige Untersuchung vor allem in der Pneumonologie.

Apparativ aufwendig

- Langzeit-EKG (Holter-EKG; 24-Stunden-EKG): objektiver Nachweis von intermittierend oder anfallweise auftretenden Herzrhythmusstörungen mit Korrelation zur Klinik (der Patient führt ein Tagebuch); Nachweis von stummen Ischämien.

- Ergometrie (EKG-Registrierung unter Belastung) zum Nachweis oder Ausschluss einer KHK (Repolarisationsstörung der ST-Strecke).

- Echokardiographie: Nachweis von Herz-Morphologie und -Dynamik (systolische und diastolische Funktion, Kontraktilität), Druck- und Strömungsverhältnissen in den verschiedenen Herzabschnitten (Klappen-Stenosen, Klappen-Insuffizienzen, kongenitale Vitien, Endokarditis, etc.)

- Koronarangiographie: wichtigste präoperative Abklärung einer KHK zwecks Darstellung der Durchblutungsverhältnisse des Myokards, Nachweis von Stenosen. Herzkatheteruntersuchung: hämodynamische Messungen bei Vitien.

Personelle und apparative Spezialuntersuchungen

- Myokardszintigraphie. Ruheszintigramm: Überprüfung der Vitalität des Myokards; Belastungsszintigramm: Ischämienachweis bei nachgewiesener Stenose. Nachweis / Ausschluss einer KHK vor großer extrakardialer Operation. Nachweis einer Reststenose nach PTCA resp. Re-Ischämie nach AC-Bypass.

- Stressechokardiographie: Fragestellungen bei: Screening zur Diagnostik der KHK; Beurteilung der funktionellen Bedeutung szintigraphisch nachgewiesener Koronarstenosen; Abschätzung der Prognose nach Myokardinfarkt; Beurteilung der Belastungsfähigkeit bei Vitium, dilatativer Kardiomyopathie und Zustand nach Herztransplantation; Angioplastie (Identifizierung funktionell wirksamer Stenosen).

- TEE (Transösophageale Echokardiographie): Beurteilung von Klappenprothesen, Endokarditisbeurteilung, Erkrankungen der Aorta, Ausschluss kardialer Emboliequellen, bei Klappenrekonstruktionen intraoperativ, zur kardialen Überwachung bei Hochrisikopatienten.

- MRI-Herz: Magnetresonanzuntersuchung des Herzens bei speziellen Fragestellungen, z.B. zur besseren Beurteilung des Myokardgewebes und dessen pathologischen Anatomie. Beispiel: Rechtsventrikuläre Dysplasie (familiär gehäuft, sudden death = plötzlicher Herztod durch Rhythmusstörung).

- MRI-Angiographie: optimale anatomische, dreidimensionale Darstellung der Gefäße (Aortenaneurysmata).

1.2. Spezielle Kardiologie

Herzrhythmusstörungen

Bedeutung

Herzrhythmusstörungen sind in der Praxis ein schwieriges und häufiges Problem. Beurteilung und Therapie stellen an den Arzt besonders hohe Ansprüche und erfordern häufig Konsilien beim Herzspezialisten (= Kardiologen).

Rhythmusstörungen können möglicherweise tödliche Rhythmusstörungen ankündigen: Kammertachykardie → Kammerflimmern → Asystolie (fehlende Herztätigkeit, kein Herzschlag mehr).

Rhythmusstörungen weisen fast immer auf eine Herzkrankheit hin: Beispiel Vorhofflimmern: Vorkommen im Rahmen einer äthylischen Herzkrankheit, bei hohem Vorhofdruck wegen Herzinsuffizienz oder bei Klappenvitien (Herzfehler z.B. Mitralinsuffizienz). Es gibt aber auch sehr harmlose supraventrikuläre und ventrikuläre Extrasystolen.

Normaler Schrittmacher des Herzens

Sinusknoten in der äußeren Wand des rechten Vorhofes. Frequenzbereich in Ruhe: 45 - 120 Schläge pro Minute; bei Anstrengung bis 200 Schläge /Minute.

Einteilung der Rhythmusstörungen

1. Erregungsbildungsstörungen

- Sinustachykardie / -bradykardie: Frequenz >100 resp. <60 Schlägen/Min.
- Extrasystolien: Extrasystolen (ES) sind vorzeitig einsetzende Myokardkontraktionen. Sie sind die häufigste Störung der Erregungsbildung.
  - Supraventrikuläre Extrasystolen (SVES, Vorhof-ES) sind meistens bedeutungslos.
  - Ventrikuläre Extrasystolen (VES) sind ernster zu nehmen: VES heißt vorzeitiger Einfall einer Ventrikelerregung; VES können banal sein oder aber Vorläufer schwerer Rhythmusstörungen wie Kammertachykardie oder Kammerflimmern. VES müssen daher immer abgeklärt werden.

2. Erregungsüberleitungsstörungen

- Atrioventrikulärer Block (atrium = Vorhof; Ventrikel = Kammer): meistens Zeichen einer ischämischen Myokarderkrankung (KHK).

Klinik der Herzrhythmusstörungen

Tachykarde Herzrhythmusstörungen

- **Paroxysmale supraventrikuläre Tachykardie:**
  - Symptomatik: plötzliches, schlagartiges, aus heiterem Himmel einsetzendes rasendes Herzklopfen, verbunden mit unangenehmen Herzsensationen wie Beklemmungs-, Schwindelgefühlen, Übelkeit, Atemnot und Angst.

- Therapie: Vagus-Stimulierung durch rasches Bücken, Pressen, auslösen von Brechreiz; medikamentös mit Isoptin® oder Adenosin (Krenosin®), Digoxin®, Betablocker: Sotalex®, Inderal® (und andere).

- **Vorhofflimmern VHF:**
  - Bedeutung: Das Vorhofflimmern ist die häufigste in der täglichen Praxis angetroffene anhaltende Arrhythmieform. Vorhofflimmern ist im Alter gehäuft. Meistens handelt es sich nicht um eine akut lebensgefährliche Arrhythmie, hingegen ist das Vorhofflimmern mit deutlich eingeschränkter Leistungsfähigkeit, erhöhtem Mortalitäts- und Morbiditätsrisiko und Entwicklung oder Zunahme einer Herzinsuffizienz verbunden. Gefährlich sind systemische, vor allem zerebrale Embolien.
  - Symptomatik: asymptomatisch (VH-Flimmern als Zufallsbefund), Palpitationen, Müdigkeit, Unwohlsein, Zunahme einer Angina pectoris, Anstrengungsdyspnoe, manifeste Stauungs-Herzinsuffizienz, Schwindel, Synkope, als Komplikation Thromboembolien, Lungenödem.
  - Ursachen:
    A) VHF bei nicht strukturellen Vorhofsveränderungen:
    - Sympathikusstimulation: Angst, Alkohol, Koffein; Hyperthyreose.
    - Parasympathikusstimulation.
    - Toxisch: Alkohol, CO (Kohlenmonoxyd), medikamentös.
    - neurologisch: im Rahmen einer Subarachnoidalblutung.
    - Idiopathisches VHF; Hypoxie; Pneumonie.
    B) VHF bei strukturellen Vorhofsveränderungen:
    - Erhöhter Vorhofdruck: Mitral- oder Trikuspidalklappenerkrankung; ventrikuläre Erkrankung mit systolischer oder diastolischer Dysfunktion (KHK, Kardiomyopathie, Aorten- / Pulmonalklappenerkrankung); systemische oder pulmonale Hypertonie.
    - Vorhofsischämie: im Rahmen einer KHK.
    - Vorhofsentzündung: Perikarditis, Postmyokardiotomiesyndrom, Myokarditis.
    - Vorhofs-Fibrose im Alter.
    - Kongenitale Herzerkrankung z.B. Vorhofseptumdefekt.
    - Kardiales Trauma.
  - Klinik: *paroxysmales* VH-Flimmern: Palpitationen (unangenehm spürbar gewordene Herzaktion, unregelmäßiger Puls während Stunden). *Chronisches* VH-Flimmern heißt schlechtere Kreislaufleistung mit wechselndem systolischem Blutdruck und Puls.
  - Komplikationen: Beeinträchtigung des Schlagvolumens. Arterielle Embolien, genannt Morbus embolicus («Embolie-Krankheit»): Hirn (Apoplexie!), Nieren, Extremitäten.
  - Therapie: Die Behandlungsstrategie richtet sich primär danach, ob das VH-Flimmern hämodynamisch toleriert wird oder nicht, d.h. ob eine akut behandlungsbedürftige Linksherzinsuffizienz vorliegt. Bei allen Patienten mit akuter Linksherzdekompensation und kurativem Konzept ist die rasche Elektrokonversion die Therapie der Wahl.
    Ausnahme sind Patienten mit bradykardem VH-Flimmern, die gegebenenfalls mit einem Schrittmacher versorgt werden müssen. Bei länger als 48 Stunden anhaltendem VH-Flimmern steigt das Thromboembolierisiko. Eine Elektrokonversion ist nach 3wöchiger optimaler Antikoagulation zu planen und nachher 3 - 4 Wochen lang fortzusetzen.
    Chronisches Vorhofflimmern: Therapeutische Ziele sind die optimale Kontrolle der Herzfrequenz in Ruhe und unter Belastung sowie Prävention thromboembolischer Ereignisse. Traditionellerweise wird mit

Digoxin® behandelt. Digoxin® bremst durch Erhöhung des Vagotonus die Reizleitung im AV-Knoten in Ruhe.

Ungenügende Frequenzkontrolle (vor allem unter Belastung) kann durch Zugabe von Betablockern oder Kalziumantagonisten (Typus Isoptin® oder Dilzem®) verbessert werden.

Medikamentöse Konversion: Antiarrhythmika der Klasse Ia (Chinidin) oder Ic (Voraussetzung: strukturell gesundes Herz) oder III (Sotalex®, Cordarone®) unter guter Antikoagulation (= INR 2,0 - 3,0).

- **Kammerflimmern:**
  - Bedeutung: Kammerflimmern heißt Kreislaufstillstand.
    Es kann auftreten als Komplikation eines Myokardinfarktes (am häufigsten) oder im Rahmen einer Intoxikation mit Digitalis / Chinidin oder beim Elektrounfall.
  - Symptomatik: plötzlicher Bewusstseinsverlust, Fehlen von Puls und Herztönen, Atmungsstillstand.
  - Therapie: notfallmäßige Reanimation, sofortige und mehrmalige Defibrillation.

Bradykarde Herzrhythmusstörungen

- Sinusknotensyndrom:
  - Definition: bradykarde Rhythmusstörung, unter Umständen abwechselnd mit paroxysmaler supraventrikulärer Tachykardie (Brady-Tachy-Syndrom).
  - Vorkommen: Durchschnittsalter 65 Jahre.
  - Ätiologie: KHK, hypertensive Herzkrankheit, Klappenvitien.
  - Klinik: Schwindel und Synkopen (kurzfristiger Bewusstseinsverlust) sowie Zeichen einer zerebralen Minderdurchblutung wie Gedächtnisstörungen, flüchtige Sprachstörungen, Absenzen, Angina pectoris, episodisch auftretende Atemnot, Palpitationen (Herzklopfen), allgemeine Leistungseinbuße.
  - Diagnostik: verdachterweckend ist eine unerwartete, nicht-medikamentös (Digitalis-) bedingte Sinusbradykardie oder ein chronisches (bradykardes) Vorhofflimmern.
  - Therapie der Wahl: Schrittmacherimplantation mit dem Ziel einer Heraufsetzung der Ruhe-Herzfrequenz; gleichzeitig medikamentöse Therapie der tachykarden Episoden.
- AV-Block 3.Grades = Totaler AV-Block:
  - Symptomatik: Leitsymptom = Synkope. Herzinsuffizienz.
  - Komplikation: Kreislaufstillstand (Asystolie). Morgagni-Adams-Stokes-Anfälle.
- Sinus-caroticus-Syndrom:
  - Definition: Übertreibung eines normalen Reflexes: bei erhöhtem Druck in der Arteria carotis wird ein vagaler Reflex ausgelöst, welcher eine Abnahme der Herzfrequenz sowie eine leichte Blutdrucksenkung bewirkt.
  - Klinik: von Karotis-Sinus-Syndrom spricht man, falls Synkopen auftreten, ausgelöst durch Zurückneigen des Kopfes oder durch einen zu engen Kragen.

Morgagni-Adams-Stokes-Syndrom

- Definition: Herzbedingte lebensbedrohliche Anfälle von Bewusstlosigkeit (wegen zerebraler Hypoxämie) infolge längerdauernder schlechter Herzleistung bei extremer Bradykardie, Asystolie oder Kammerflimmern.
- Symptomatik: Bewusstlosigkeit, Pulslosigkeit, Hypotonie, Blässe.

Kardio-vaskuläre Synkopen

Mögliche Ursachen kardio-vaskulärer Synkopen:

1. Herzkreislaufstillstand: Morgagni-Adams-Stokes-Syndrom (Sinusknotensyndrom; AV-Blockierungen höheren Grades); Asystolie; Kammerflimmern; Karotis-Sinus-Syndrom.
2. Verlegung der Strombahn: zentrale Lungenembolie, Aortenstenose.
3. Abnahme des venösen Rückflusses: Orthostatischer Kollaps, vasovagale
Synkope.

Häufigkeitsverteilung kardialer Synkopen (Reihenfolge der Häufigkeit):

1. Tachyarrhythmien:
Kammertachykardie; Torsades de pointes; VHF; supraventrikuläre Tachykardie; langes QT-Syndrom; Wolff-Parkinson-White-Syndrom.
2. Bradyarrhythmien:
Sinusknoten-Dysfunktion (Sick-Sinus-Syndrom), AV-Block II und III.
3. Verlegung der Strombahn:
Aortenstenose; Hypertrophe obstruktive Kardiomyopathie; schwere Mitralstenose; Lungenembolie; pulmonale Hypertonie.
4. Karotis-Sinus-Syndrom.

Tabelle 24: Differentialdiagnose von Synkopen und epileptischen Anfällen

Symptome	*Synkope*	*Epilepsie*
vorausgehende Faktoren (Lagewechsel, Miktion u.a.)	häufig	selten
vasomotorische Symptome (Nausea, Schwitzen u.a.)	häufig	selten / Dreamy state
Gesichtsfarbe	meist blass	z.T. rot, blau
Sturz	schlaff oder steif	wie ein Baum
Konvulsionsart	asynchr. Zuckungen	
Konvulsionsdauer	1-22 Sek.	1-2 Min.
postiktale Verwirrtheit	selten	häufig
postiktale Erholung	schnell	langsam
Inkontinenz	selten	häufig

Herzschrittmacher = Pacemaker

Absolute Indikationen zur Implantation eines Langzeitherzschrittmachers

- Pathologische Bradykardie und dadurch bedingte klassische Symptomatik: Synkope, Schwindel, Herzinsuffizienz, Leistungseinbuße.
  1. AV-Block des Erwachsenen;
  2. Sinus-caroticus-Syndrom und Sick-Sinus-Syndrom;
  3. Chronischer bi- oder trifaszikulärer Block;
  4. Anschließend an Akutphase nach Myokardinfarkt.
- Gravierende chronische oder intermittierende Leitungsstörungen mit un-
günstiger Prognose: AV-Block III mit bradykardem ventrikulärem Ersatz-
rhythmus.
- Kombinierte bradykarde und tachykarde Arrhythmie.
- Unzureichende Herzfrequenzsteigerung unter Belastung bei ausreichender Ruhefrequenz mit klinischen Symptomen.

- Spezielle Indikationen: Sinusknotenerkrankungen, Karotis-Sinus-Syndrom (kardiodepressive Form), Bradyarrhythmien bei Vorhofflimmern, AV-Leitungsstörungen (AV-Block II Mobitz, AV-Block III), intraventrikuläre Blockierungen: linksfaszikulärer Block mit AV-Block II Mobitz oder intermittierendem AV-Block III.

- Keine SM-Indikation ist gegeben bei Patienten ohne Symptome, selbst wenn Sinus-Bradykardien mit Frequenzen unter 40/Min oder kurzfristige Asystolien (< 3 Sekunden) als Zufallsbefund beobachtet werden (oft nachts im Schlaf).

Wirkungsweise eines Herzschrittmachers

Der Herzschrittmacher beeinflusst direkt sowohl die Herzfrequenz wie auch das Herzzeitvolumen. Der Frequenzsteigerung kommt dabei die übergeordnete Bedeutung zu. Die atriale Systole verbessert zudem das Schlagvolumen und somit das Herzminutenvolumen vor allem in Ruhe um 20 bis 30%.

Bei gesicherter Indikation (Sinusknotensyndrom, höhergradige AV-Blockierungen) ist die Implantation eines «physiologischen» SM-Systems vorzuziehen: DDD = nach Bedarf automatischer Funktionswechsel zwischen reiner Vorhofstimulation, Vorhof- und Kammerstimulation und vorhof-gesteuerter Kammerstimulation.

Einäscherung von Schrittmacher-Patienten: Verstorbene SM-Patienten mit Lithium-Batterien können ohne weiteres eingeäschert werden.

Verschiedene Schrittmachersysteme

Einkammersystem (vorhof- oder ventrikelstimulierend, AAI oder VVI),

Zweikammersystem DDD: ein 3 - 4 Buchstaben umfassender Kode identifiziert die Funktion des Schrittmachers; dabei bezeichnet der Buchstabe A den Vorhof (Atrium), V den Ventrikel und der Buchstabe D bedeutet Dual, also Vorhof und Ventrikel. Der erste Buchstabe definiert die Kammer, in welcher das Herz stimuliert wird (pacing; Ort der Stimulation), der zweite definiert die Kammer, in welcher die Herzaktion registriert wird (sensing; Ort der Wahrnehmung). Der dritte Buchstabe bezeichnet die Betriebsart, wie der Schrittmacher auf die registrierte Herzaktion reagiert (I = inhibiert, T = getriggert, D = dual / av = sequentiell). Ein allfälliger 4. Buchstabe bedeutet die Programmierbarkeit.

Tabelle 25: Buchstabensymbole eines Schrittmachers (Pacemaker-Code)

1. Buchstabe	2. Buchstabe	3. Buchstabe	4. Buchstabe	5. Buchstabe
Stimulierte Kammer Ort der Stimulation	**Steuernde Kammer** Ort der Wahrnehmung	**Betriebsart** Art der Wahrnehmung	Programmierbarkeit **Frequenzadaptation**	Antitachyarrhythmie Funktion
0 Keine	0 Keine	0 Keine	0 Keine	0 Keine
A Atrium	A Atrium	T Getriggert	P Einfachprogrammierbar	P Pacing = Stimulation
V Ventrikel	V Ventrikel	I Inhibiert	M Multiprogrammierbar	S Shock = Defibrillation
D Doppelt (A + V)	D Doppelt (A + V)	D Doppelt (T + I)	C Communication = Telemetrie	D Doppelt (P + S)
			R Rate modulation = Frequenzadaptation	

Tabelle 26: Arbeitsweise der Herzschrittmacher-Systeme

- **Modi mit Demandfunktion (inhibiert durch die Eigenaktion des Herzens):**

VVI	nur im Ventrikel Stimulation und Wahrnehmung, inhibiert
AAI	nur im Atrium Stimulation und Wahrnehmung, inhibiert
DDD	in Atrium und Ventrikel Stimulation und Wahrnehmung, inhibiert und getriggert
VDD	nur im Ventrikel Stimulation; in Atrium und Ventrikel Wahrnehmung, inhibiert und getriggert
DDI	in Atrium und Ventrikel Stimulation und Wahrnehmung, inhibiert und *nicht* getriggert
SSI	als Ventrikeldemandschrittmacher (VVI) *oder* als Vorhofdemandschrittmacher (AAI) verwendbar (S = Single)

- **Modi mit Demandfunktion und Frequenzadaptation (Anstieg der Stimulationsfrequenz je nach Belastung):**

VVIR	wie VVI, jedoch mit Frequenzadaptation
AAIR	wie AAI, jedoch mit Frequenzadaptation
DDDR	wie DDD, jedoch mit Frequenzadaptation
DDIR	wie DDI, jedoch mit Frequenzadaptation
VDDR	= VDD/VVIR, also *entweder* VDD *oder* VVIR

- **Asynchrone (starrfrequente) Stimulationsweise, z.B. durch Magnetauflage:**

V00	Stimulation nur im Ventrikel
A00	Stimulation nur im Atrium
D00	Stimulation in Atrium *und* Ventrikel

Beachte: Oberstes Ziel einer modernen Schrittmachertherapie sind Gewährleistung einer optimalen Hämodynamik (Hirndurchblutung) und somit eine Verbesserung der *Lebensqualität*: Verschwinden von Schwindel und Verbesserung der Leistungsfähigkeit sowie Schutz vor möglichen Komplikationen wie Herzstillstand, Sturz infolge Synkope (somit auch lebensverlängernde Funktion).

Nachfolgend 3 Tabellen zum Thema kardiovaskuläre Synkopen; (vergleiche *2.3. Schwindel und Synkopen* auf Seite 166).

Tabelle 27: Abnahme oder Begrenzung des Herzminutenvolumens als Folge von Herzkrankheiten (kardiogene Synkopen)

A) Krankheiten des Herzens *ohne* Rhythmusstörung

1. Störung der linksventrikulären Entleerung:
   - valvuläre Aortenstenose
2. Behinderung der linksventrikulären Füllung:
   - Mitralstenose
   - Herztamponade
3. Störungen im Bereich des kleinen Kreislaufes und des rechten Herzens:
   - angeborene Fehlbildungen des Herzens (M.Fallot)
   - akute, massive Lungenembolie
   - chronische pulmonale Hypertonie vaskulären Ursprungs

B) Krankheiten des Herzens *mit* Rhythmusstörung

1. Tachykarde Herzrhythmusstörungen (Herzfrequenz zu hoch)
   - supraventrikuläre paroxysmale Tachykardie
   - paroxysmale Kammertachykardie
   - Vorhofflimmern
2. Bradykarde Herzrhythmusstörungen (Herzfrequenz zu tief)
   - AV-Block 2. und 3.Grades
   - Syndrom des kranken Sinusknotens (= Sinusknotensyndrom)

Tabelle 28: Abnahme des Herzminutenvolumens durch extrakardiale Mechanismen[a]

1. Reflektorisch:
- Vago-vasale (= vasodepressorische) Reaktion: Ohnmacht (faint)
- Karotissinus-Syndrom (Bsp.: Kollaps/Synkope beim Rasieren, zu engem Kragen)

2. Postpressorisch (zum Teil reflektorisch):
- Valsalva-Manöver (Pressen!)
- Hustensynkope, Lachschlag
- Miktionssynkope
- Defäkationssynkope

a. Herz morphologisch und funktionell intakt

Tabelle 29: Gestörte orthostatische Kreislaufregulation (inadäquate Vasokonstriktion)

1. Funktionelles Orthostasesyndrom
bei jüngeren Patienten im Rahmen eines vegetativ-dystonen Psychosyndromes.

2. Orthostatische Hypotonie
- bei Hypovolämie, Natrium-Mangel (oft Diuretika-induziert!)
- im Rahmen von endokrinen Störungen (M.Addison, Hypothyreose, usw.)

3. Neurogene orthostatische Hypotonie
bei älteren Patienten, z.B. bei Morbus Parkinson, Polyneuropathie bei Diabetes mellitus.

4. Durch Pharmaka induzierte orthostatische Hypotonie
Diuretika, Psychopharmaka (Neuroleptika, Antidepressiva).

Herzfehler (Herzvitien)

Definition

Vitium cordis = Herzfehler, heißt krankhafte Veränderung an Herzklappen, am Septum (Herzscheidewand) oder angeborene Herzmissbildung.

Pathophysiologisch bewirken Herzfehler Strömungsveränderungen des Blutes in Form von Stenose (= Einengung, Behinderung) oder Insuffizienz (ungenügender Klappen-Verschluss mit Rückfluss des Blutes).
Diese Strömungsveränderungen bewirken Herzgeräusche, welche mittels Stethoskop über dem Herzen als Austreibungsgeräusche (Stenosegeräusche) oder Rückströmungsgeräusche (bei Insuffizienz) gehört werden können und dem Arzt das Stellen einer Verdachtsdiagnose (oder Diagnose) erlauben.

Einteilung der Herzvitien

1. Angeborene Herzmissbildungen: Bicuspide Aortenklappe (zweizipfelig); Aortenisthmusstenose; offener Ductus Botalli, Vorhofseptumdefekt (ASD), Ventrikelseptumdefekt (VSD), und andere.

2. Erworbene Herzfehler: Mitral- und Aortenklappenfehler (Insuffizienz oder Stenose).
Im Alter handelt es sich meistens um sekundäre Vitien, im Rahmen von anderen Herzkrankheiten auftretend (Klappenverkalkung; Dilatation = Herzvergrößerung bei KHK oder HHK mit dilatativer Herzinsuffizienz).

Rheumatische Herzkrankheiten

- Definition: Sie sind die Folgen einer Infektion durch Streptokokken der Gruppe A (rheumatisches Fieber).

- Klinik: Karditis, Valvulitis (Herzklappenentzündung), Polyarthritis, Fieber, Gelenkschmerzen, Chorea minor/rheumatica Sydenham (Mädchen im Schulalter mit Zappeligkeit).

- Diagnostik: Eine akute rheumatische Herzerkrankung wird diagnostiziert durch den Nachweis eines frischen Herzgeräusches nach einer durchgemachten Streptokokkeninfektion (Scharlach, Tonsillitis, Otitis, Erysipel, Pneumonien).

Klinische Bedeutung der Herzfehler für den älteren Patienten

Herzvitien sind die dritthäufigste Ursache für eine Herzinsuffizienz (nach koronarer und hypertensiver Herzkrankheit)!

Häufigstes Klappenvitium im Alter: Aortenstenose

- Definition: AS = krankhaft eingeengte Aortenklappe.

- Ursachen: Primär verursacht durch rheumatisches Fieber in der Kindheit oder kongenital (bikuspide Klappen).
  Sekundär im Rahmen einer degenerativen Herzkrankheit aufgetreten, «Aortenklappenverkalkung» (viel häufiger).

- Vorkommen: Männer : Frauen = 2 : 1.

- Klinik: Aortenstenose (und Aorteninsuffizienz) sind die am besten kompensierten Fehler: Die Patienten können 20 - 30 Jahre lang mehr oder weniger beschwerdefrei leben, dann aber eine rasche Verschlechterung erleben in Form von: kardiale Synkopen, Schwindel, später Anstrengungsdyspnoe und therapierefraktäre Angina pektoris.
  Patienten mit Aortenstenose sind bedroht durch Sekundenherztod (infolge Kammerflimmerns), Herzinfarkt oder akutes Linksherzversagen.

- Typische Befunde: blasse Männer mit Sprechdyspnoe; Pulsus parvus et tardus (schwache und verzögert sich füllende Pulswelle); leise Herztöne, Austreibungsgeräusch.

- Therapie der Aortenstenose: Die konservative medikamentöse Therapie bei älteren Patienten mit schwerer Klappenerkrankung bringt nur eine geringgradige Verbesserung der Symptomatik.
  Therapie der Wahl: Klappenersatz. Ziel der Operation bei über 80jährigen Patienten ist nicht unbedingt die Lebenserwartung zu verlängern, sondern die Lebensqualität zu verbessern.

Herzchirurgie im Alter

Allgemeines

Die Lebenserwartung betrug 1996 für Frauen 81,9 Jahre, für Männer 75,7 Jahre. Lebernserwartung einer 75jährigen Frau 10,5 Jahre, eines 75jährigen Mannes 8,2 Jahre.

Patientengut in der Herzchirurgie: mehr als 35% der herzoperierten sind heute über 70 Jahre alt! Der Anteil der über 80jährigen beträgt 3%.

Kardiovaskuläre Eingriffe im Alter

Schwere Klappenerkrankungen können nur chirurgisch erfolgreich behandelt werden (in der Reihenfolge der Wichtigkeit: bei der Aorten-, der Mitral- und der Tricuspidalklappe).

Chirurgischer Grundsatz: «der Mensch ist so alt, wie sein Herz und seine Gefäße» (nicht das chronologische Alter bestimmt die kardiovaskuläre Morbidität, sondern die Morbidität des Herz-/Kreislaufsystems, das sogenannte biologische Alter).

Spezielle Aspekte im hohen Alter

- Erhöhte gesundheitliche Vulnerabilität
- Erhöhte Multimorbidität
- Unterschiedliches individuelles Krankheitserlebnis
- Psychosoziale Lebensumstände
- Risikofaktor Zeit.

Operationsrisiko im Alter über 80 Jahre

- AC-Bypass elektiv   2,8%
- AC-Bypass beschleunigt   Risiko 4-6 x erhöht
- AC-Bypass notfallmäßig   Risiko 12 x erhöht

Isolierter Aortenklappen-Ersatz

Er ist einer der erfolgreichsten chirurgischen Therapien mit einem operativen Risiko von bloß 1-2%. Bei korrekter Indikationsstellung ist die alters- und geschlechtsspezifische Lebenserwartung nach Ersatz der Aortenklappe annähernd normal!

Klappenprothesen: Jede Klappenprothese hat spezifische Vor- und Nachteile: bei mechanischen Klappen besteht die Indikation zu lebenslangen Antikoagulation; die Bioprothesen degenerieren und benötigen meistens nach ca. 10 Jahren eine Reoperation. Keine Antikoagulation notwendig, daher für ältere Patienten geeignet.

Indikation zur Mitralklappenoperation

Patienten mit Anstrengungsdyspnoe bei Mitralstenose sollten bei gutem Allgemeinzustand im Hinblick auf eine Ballonintervention oder chirurgische Therapie abgeklärt werden. Der Eingriff soll durchgeführt werden, bevor eine pulmonale Hypertonie oder ein Vorhofflimmern chronisch geworden sind. Bei Männern über 40 und Frauen über 50 Jahren oder beim Vorliegen von Risikofaktoren ist vorgängig eine Koronarangiographie zum Ausschluss einer KHK durchzuführen.

Die Operationsindikation bei Mitralinsuffizienz ist schwieriger festzulegen, da Symptome trotz schwerer MI über mehrere Jahre kaum bemerkt werden. Es empfiehlt sich eine regelmäßige echokardiographische Kontrolle bezüglich linksventrikulärer Funktion. Eine Auswurffraktion von 60% oder weniger sowie ein endsystolischer Durchmesser von 45 mm und mehr sind auch bei fehlenden klinischen Symptomen diskutable Operationsindikationen, insbesondere, wenn eine Mitralklappenrekonstruktion möglich ist.
Patienten mit einer Auswurffraktion unter 40% haben ein erhöhtes Operationsrisiko, und die Chancen, dass sich der linke Ventrikel erholt, sind gering. Unter diesen Umständen muss eine Herztransplantation diskutiert werden.

Erkrankungen von Endokard und Perikard

Infektiöse Endokarditis

Definition und Vorkommen

Endokarditis = Entzündung der Herzinnenhaut, welche das Herz von innen sowie die Herzklappen überzieht.

Risikogruppen: Von einer Endokarditis bevorzugt befallen sind Träger von Klappenprothesen, Patienten mit vorbestehenden Herzvitien sowie Patienten, welche einen IVDA betreiben (= intravenöser Drogenabusus).

Ursache

Die infektiöse Endokarditis wird am häufigsten verursacht durch Bakterien, vor allem Streptokokken und Staphylokokken. Gemäß Klinik unterscheiden wir subakute und akute bakterielle Endokarditiden.

Eintrittspforten der Erreger: Zahnärztliche Affektionen und Eingriffe; Infektionen im ORL-Bereich (Sinusitis und Tonsillitis); Diagnostische Untersuchungen (Endoskopien); Intra-caths; Intravenöser Drogenabusus (IVDA).

Klinik

Symptome: Krankheitsgefühl, Appetitabnahme, Fieber in >80%, Atemnot in 40%, Schüttelfrost in 30%, Frösteln, Schwitzen (Nachtschweiß in 25%), Kopfschmerzen, Gelenkschmerzen (evtl. Arthritis) sowie neurologische Symptome (Delirium, Koma).
Beachte: Fieber kann fehlen v.a. bei Herzinsuffizienz, Antibiotikatherapie.

Befunde: (Neues) Herzgeräusch in 85% als Hauptbefund, Fieber (fakultativ), embolische Phänomene in über 50% (zentral, peripher).
Labor: Erhöhte Blutsenkungsreaktion in 90%, Anämie (< 12 g%) in 70 - 90%, positive Blutkulturen in 96%.

Diagnostik: schwierige Diagnose wegen der uncharakteristischen Präsentation! Wichtigste Untersuchung ist die transthorakale und evtl. transösophageale Echokardiographie (TEE) mit der Frage nach Vegetationen.
Bei Verdacht d.h. beim Risikopatienten mit entsprechenden Symptomen Blutkulturen abnehmen (positiv in über 95%)!
Beachte: keine Antibiotika ohne Blutkulturen!
Wichtigste Differentialdiagnose: Pneumonie.

Tabelle 30: Diagnostische Kriterien der infektiösen Endokarditis (nach Duke)

Diagnosestellung	Die Diagnose wird gestellt beim Erfüllen von 2 Hauptkriterien oder einem Hauptkriterium plus 3 Nebenkriterien oder beim Vorliegen von 5 Nebenkriterien.
Hauptkriterien	Positive Blutkulturen bzw. Nachweis von Bakterien in histologischem Material 1. Typische Erreger in 2 separaten Blutkulturen 2. Mehrfach positive Blutkulturen
Nachweis von endokarditischen Veränderungen	1. Positive Echokardiographie; endokarditische Vegetationen ohne andere Erklärung; Abszessbildung; neue Dehiszenz einer Klappenprothese 2. Neu aufgetretene Klappeninsuffizienz
Nebenkriterien	1. Prädisponierende Herzbefunde oder IV-Drogenabusus 2. Fieber > 38° C 3. Vaskuläre Befunde (arterielle Embolien, septische Infarkte, mykotische Aneurysmen, intrakraniale Blutungen etc.) 4. Immunologische Phänomene (Glomerulonephritis, Osler-Knötchen, etc.) 5. Echokardiographie suggestiv für Endokarditis, aber nicht beweisbar in Blutkultur 6. Mikrobiologische Befunde (positive Blutkultur ohne typische Erreger, serologischer Nachweis akuter Infektion mit Organismen, welche Endokarditis auslösen können)

Typische Komplikation

Arterielle Embolisierungen mit typischen Zielorganen: Nieren, Hirn, Milz und Extremitäten, Finger = Oslersche Knötchen.

Therapie und Prophylaxe der infektiösen Endokarditis

- Therapie: Antibiotika gemäß spezieller Verordnung (Antibiogramm).

- Endokarditisprophylaxe mit Antibiotika bei Risikopatienten:
  - hohes Risiko: Klappenprothesen-Träger, anamnestisch Endokarditis;
  - mäßiges Risiko: Klappenvitien, Herzeingriffe in der Anamnese.

  a) vor allen zahnärztlichen Eingriffen sowie Operationen im ORL-Bereich oder an Dickdarm, Gallenwegen, Harn- und Geschlechtsorganen. Prophylaxe-Vorschlag: Clamoxyl® 3 g per os 1 Stunde vor dem Eingriff Bei Penicillin-Allergie: Dalacin®-C

  b) Eingriffe an infektiösen Herden der Haut (Abszesse, Furunkel, Umlauf). Prophylaxe-Vorschlag: Floxapen® 2 g per os 1 Stunde vor dem Eingriff. Bei Penicillin-Allergie: Vancocin® gemäß Verordnung.

Tabelle 31: Medikamentöse Prophylaxe der infektiösen Endokarditis

Zahnärztliche Behandlungen und Eingriffe an den oberen Luftwegen:
- Niedriges Risiko:
  - Amoxicillin 3 g p.o. 1 Std. vor Eingriff (bei i.v.-Behandlung 1 g $^1/_2$ Std. vor Eingriff)
  - Bei Penicillinallergie: Clindamycin 600 mg p.o. 1 Std. vor Eingriff
- Hohes Risiko:
  - Amoxicillin 3 g p.o. 1 Std. vor Eingriff und 750 mg p.o. alle 6 Std. (insgesamt 7 Dosen); bei i.v.-Behandlung 1 g $^1/_2$ Std. vor Eingriff und 1 g alle 8 Std., 3 Dosen insgesamt
  - Bei Penicillinallergie: Clindamycin 600 mg, anschließend 300 mg alle 6 Std. (3 Dosen)

Eingriffe an gastrointestinalen und urogenitalen Organen:
- Niedriges Risiko:
  - Amoxicillin 3 g p.o. 1 Std. vor Eingriff (bei i.v.-Behandlung 1 g $^1/_2$ Std. vor Eingriff)
  - Bei Penicillinallergie: Vancomycin 1 g i.v., anschließend 1 g alle 12 Std. (3 Dosen)
- Hohes Risiko:
  - Amoxicillin 3 g p.o. 1 Std. vor Eingriff und 750 mg p.o. alle 6 Std. (insgesamt 7 Dosen); bei i.v.-Behandlung 1 g $^1/_2$ Std. vor Eingriff und 1 g alle 8 Std. kombiniert mit Gentamycin 120 mg $^1/_2$ Std. vor und 80 mg alle 8 Std. (5 Dosen insgesamt)
  - Bei Penicillinallergie: Vancomycin 1 g i.v., anschließend 1 g alle 12 Std. (3 Dosen)

Perikarditis

Definition

Perikarditis = Entzündung des Herzbeutels mit oder ohne Erguss.

Ursachen

Pericarditis sicca/fibrinosa: Viren, Tuberkulose, Rheumatismus (Polyarthritis), Urämie, Zustand nach Herzinfarkt.

Pericarditis acuta benigna: idiopathische (Ursache unbekannt) gutartige Perikarditis bei jüngeren Patienten. DD: Myokardinfarkt.

Dressler-Syndrom: Postmyokardinfarkt-Syndrom (Autoimmunerkrankung): Tage bis Wochen nach einem Herzinfarkt auftretende abakterielle Perikarditis, Pleuritis und Myokarditis (Entzündung des Herzmuskels) mit rezidivierendem Fieber und Thoraxschmerz (ohne Re-Infarkt).

Pericarditis serosa (Erguss): Neoplasien (Krebskrankheiten), Herzinsuffizienz, Hypothyreose, Urämie, Infektionen (Tuberkulose, Toxoplasmose).

Klinik

Thoraxschmerz, dumpf, unter/hinter dem Brustbein und zwar lageabhängig und atmungsabhängig (im Sitzen gelindert). Dyspnoe in Abhängigkeit von einer Ergussbildung, Fieber in Abhängigkeit von der Ursache.

Komplikation: Perikarderguss = Flüssigkeitsansammlung im Perikard; Perikard-/Herztamponade = konzentrische Herzkompression durch Ansammlung von Flüssigkeit oder Blut mit mechanischer Behinderung der Herzerschlaffung in Diastole: starke Dyspnoe, Kollaps, Oberbauchschmerz, Erbrechen, Einfluss-Stauung mit stark gestauten Halsvenen und pulsus paradoxus (inspiratorisches Absinken des BD um 15 bis 40 mmHg). Mitbeteiligung des Myokards bei infektiöser Genese = Perimyokarditis.

Häufigste Ursachen des Perikardergusses sind Malignome (Bronchus-, Mamma-Karzinom) und Urämie.

Therapie

Die Behandlung richtet sich nach dem Grundleiden. Die Perikard-Tamponade erfordert eine notfallmäßige Perikard-Punktion und Drainage. Bei Krebspatienten mit Perikarderguss beträgt die mittlere Überlebenszeit nur noch ca. 1 Monat.

Erkrankungen der Aorta

Bauchaortenaneurysma

Definition

Aneurysma verum (echtes Aneurysma): umschriebene Ausweitung der Aorta über 4 cm von sack- oder spindelförmigem Aussehen. Das Aneurysma entsteht durch eine angeborene oder erworbene Wandschwäche, verbunden mit erhöhtem Druck in der Aorta.

Vorkommen

Inzidenz jenseits des 60. Altersjahres: 7 bis 8%.
Durchschnittsalter: 75 Jahre. Es sind mehr Männer als Frauen befallen.
Klinische Risikofaktoren: Männer, Alter, Hypertonie, Rauchen, familiäre Belastung, PAVK, vererbbare Bindegewebestörungen, Arteriitis etc.

Stadieneinteilung und Klinik

1. Ruhendes Bauchaortenaneurysma (oft Zufallsbefund):
   Unbestimmte Empfindungen und Pulsationen im Bauchraum.
   Akute Komplikation: Ischämiesyndrom der Beine durch aorto-arterielle Embolie.
2. Rupturierendes Stadium: diffuse oder umschriebene Abdominalschmerzen hauptsächlich linksseitig, evtl. in den Rücken ausstrahlend oder in Schüben auftretend.
3. Rupturiertes Bauchaortenaneurysma (Stadium der eingetretenen Ruptur):
   Abdominal- und Rückenschmerzen von vernichtendem Charakter, Dauerschmerz oder aber auch Kolik mit bedrohlicher Progredienz.
   Typischer Abdominalbefund: pulsierender Tumor im Abdomen.
   Komplikation: Hämorrhagischer Schock.

Diagnostik

Klinik, Röntgenbild des Abdomens mit sichelförmiger Verkalkung, Ultraschall des Abdomens, Computertomographie, evtl. Aortographie.
Operationsindikation: Aneurysma-Durchmesser mehr als 5 cm.

Therapie der Wahl

Operation: Aneurysmektomie: Aneurysma-Resektion (Entfernung) und Wiederherstellung der Strombahn.

Beachte: die Indikation zur Operation muss auch bei über 70jährigen Patienten ins Auge gefasst werden. Sie hängt ab von der Größe des Aneurysmas, dem kardialen Zustand des Patienten und dem Stadium.

Die Gefahr einer Ruptur nimmt mit der Größe des Aneurysmas zu (Gefahr besteht vor allem bei einem Durchmesser von mehr als 5 bis 6 cm)!

Häufigste Kontraindikation zur Operation ist eine schwere KHK.

Disseziierendes thorakales Aortenaneurysma

Definition

Aortendissektion bedeutet Spaltung der mittleren Aortenwandschicht (zwischen mittlerem und äußerem Drittel).

Assoziierte Krankheiten sind Arteriosklerose und Hypertonie.

Vorkommen und Häufigkeit

Männer : Frauen = 3 : 2. Am häufigsten manifestiert sich die Dissektion im 4. bis 6. Lebensjahrzehnt, bei Frauen auch jenseits des 60.Altersjahres.

Klinik

Leitsymptom: unerträglicher, blitzartig einschießender Thoraxschmerz mit Vernichtungscharakter (scharf, stechend, zerreißend, messerstichartig), in 80% retrosternal, aber auch im Rücken oder im Nacken beginnend. Entsprechend der Dissektion (Spaltung) wandert der Schmerz vom Rücken ins Abdomen oder in die Extremitäten.

Befunde

Die Diagnose einer Aortendissektion ist schwierig. Häufig werden die Patienten in schockiertem Zustand auf eine Notfallstation eingewiesen.

Zyanose der oberen Körperhälfte, obere Einfluss-Stauung (Halsvenenstauung), einseitiger Pulsverlust, evtl. Zeichen einer Perikardtamponade (Kompression des Herzmuskels durch Füllung des Herzbeutels mit Blut): starke Dyspnoe, Kollaps, Oberbauchschmerzen und Erbrechen, stark gestaute Halsvenen.

Notfallmäßige Abklärung mittels Echo, TEE; evtl. CT oder MRI.

Komplikationen

Progrediente Herz-, Niereninsuffizienz, Verschluss der Aortenabgänge (akute Verschlechterung der Durchblutung von Darm, Becken- und Beinarterien, Rückenmarksarterien und Hirnarterien).

Therapie

Notfalloperation! Aortenersatz mit Graft (künstliche Überbrückung).

Aortale Atherome

Definition

Atheromatöse Plaquesbildung der thorakalen Aorta.

Bedeutung

Quelle von atheromatösen Embolien vor allem bei größeren mobilen Plaques größer als 4 - 5 mm.

Abklärung

Transösophageale Echokardiographie.

Therapie

Orale Antikoagulation.

(Beachte: Dieses Krankheitsbild kann mögliche systemische Embolisierungen erklären, falls die üblichen Abklärungen negativ verlaufen sind.)

Schock

Definition

Schock bedeutet Kreislaufversagen, das wegen verschlechterter Herzleistung zur ungenügenden Blutversorgung der lebenswichtigen Organe führt und das unbehandelt den Tod zur Folge hat.

Schockursachen

1. Kardiogener Schock (Pumpversagen)

Vorkommen bei akutem Myokardinfarkt, Myokarditis (Herzmuskelentzündung), Aortenstenose, Herzrhythmusstörungen, Sepsis.

2. Obstruktiver Schock (extrakardiale Verlegung eines Hauptgefäßes)

Vorkommen bei massiver Lungenembolie, Aortendissektion, Perikardtamponade.

3. Hypovolämischer Schock (Volumenverlust)

Vorkommen: hämorrhagischer Schock infolge innerer oder äußerer Blutung, Flüssigkeitsverlust bei Erbrechen, Durchfall, Verbrennungen, Pankreatitis, Ileus, allergischer Schockreaktion (Anaphylaxie).

Klinik

Klinisch unterscheidet man 2 wichtige Schockformen:

I. **Hypovolämischer Schock** (Blut-, Volumenverlust):
Kalte, hypotone Tachykardie: Extremitäten sind kühl, BD-Abfall und Herzbeschleunigung mit verminderter Urinausscheidung.

II. **Septischer Schock** (bei schwerer Allgemeininfektion):
Warme, hypotone Tachykardie: Extremitäten sind überwärmt, BD-Abfall und Herzbeschleunigung mit erhöhtem Herzminutenvolumen.

Fünf Kriterien sind von Bedeutung:

1. Subjektive Symptome des Patienten:
Durst, Brechreiz, Lufthunger.
Beachte: Schockpatienten sind wach!

2. Vom Arzt erhobene und bewertete Befunde:
Peripherie (Extremitäten) ist blass, kalt, feucht, evtl. Zyanose an Akren (= Extremitätenenden) und Lippen.
Beachte: bei Sepsis aber warme Peripherie!

3. Objektive Befunde und Meßwerte:
   • Schockindex (SI): $SI = \dfrac{Puls}{Blutdruck\ syst.}$
   Beurteilung: SI = 0,5:   normal
                 SI > 1,0:   möglicher Blutverlust von 25 - 35%
                 SI > 2,0:   möglicher Blutverlust von 35 - 50%
   siehe dazu *Tabelle 32: Schweregrade des hämorrhagischen Schocks*!
   • Zentraler Venendruck: unter 2 (normal: 2 - 8 cm H_2O)

4. Urinproduktion vermindert = Oligurie: Urinausscheidung pro Stunde unter 30 ml (normal 40 - 80 ml /Std.)

5. Stoffwechselstörung: metabolische Azidose: pH-Abfall unter 7,36

Hypovolämischer Schock

Blutverlust durch Trauma, Plasmaverlust bei Verbrennung, Intoxikationen, schwerer Flüssigkeitsverlust bei Brechdurchfall, Dehydrierung.

Tabelle 32: Schweregrade des hämorrhagischen Schocks

	Grad I	Grad II	Grad III	Grad IV
Blutverlust in ml Blutverlust in % des Blutvolumens	bis 750 bis 15%	750 - 1500 15 - 30%	1500 - 2000 30 - 40%	> 2000 > 40%
Psychisch	leicht ängstlich	zunehmend ängstlich	ängstlich, verwirrt	verwirrt, lethargisch
Haut	normal	weiß, kühl	weiß, kühl, feucht	wächsern, kalt, sehr feucht
Atemfrequenz	14 - 20	20 - 30	30 - 40	> 35
Pulsfrequenz	< 100	> 100	> 120	> 140
Blutdruck	normal	normal	erniedrigt	erniedrigt
Urin-output (ml/h)	> 30	20 - 30	5 - 15	-
Volumenersatz	├─────── Kristalloide und Kolloide ───────┤ ├────── Blut ──────┤			

Komplikationen einer schweren Hypovolämie (40% und mehr Blutvolumenverlust): Zell- und Organschäden mit Herz- und Niereninsuffizienz, Schocklunge, intravasaler Gerinnung, Ödemen.

Therapie: Ziel ist Aufhebung des Schockzustandes.
1. Wiederherstellung der Atmung;
2. Schocklagerung bei Hypovolämie: flache Rückenlage, Beine angehoben.
3. Volumenersatz!
4. Schmerzbekämpfung intravenös

Praktisches Ziel: Erreichen der Transportfähigkeit (rosige, warme, trockene Haut; BD syst. > 80 bis 100 mmHg, gute Venenfüllung an Hals und Handrücken, Puls möglichst unter 100 /Min., Schockindex < 1).

Septischer Schock

Definition: Die Sepsis ist eine generalisierte, massive Allgemeininfektion mit wiederholter oder permanenter Ausstreuung von meistens Gram-negativen Bakterien ins Blut.

Sepsisausgangsorte: Urosepsis (komplizierte Harnwegsinfekte, Blasen-Dauerkatheter), Venenkatheter, Cholangitische Sepsis bei Gallenblasen- und Gallenwegsentzündungen, Uterus (septischer Abort, intrauterine Diaphragmata), schwere Divertikulitis.

Klinik: konstantes Symptom ist die Verschlechterung des AZ.
Frühsymptome: Übelkeit, Erbrechen, Polypnoe und Hyperventilation (beschleunigte, vertiefte Atmung).

Komplikation in der Spätphase: multiples Organversagen mit tiefem BD, erhöhtem peripherem Widerstand und Laktatazidose. Herz-, Niereninsuffizienz und respiratorische Insuffizienz; Blutung aus Magenulzera (Stressulkus). Im Endzustand intravasale Gerinnung und Schocklunge als ungünstige Spätkomplikation.

Diagnostik:
1. Anamnese und klinisches Bild ergeben die Verdachtsdiagnose.
2. Labor: CRP; weißes Differentialblutbild: zuerst Linksverschiebung, dann Leukozytose oder -penie mit morphologischen Infektzeichen. Blutkulturen mit Resistenzprüfung. Gerinnungsanalyse: Hyperkoagulabilität: Blut gerinnt zu schnell. Gefahr: Thromboembolien, Lungenembolie!

Therapie: Jüngere Patienten müssen auf der Intensivpflegestation betreut werden: Lokale Infektsanierung (Drainage, Entleerung von Eiter; Wechsel von Kathetern); Volumentherapie (Plasmaproteinlösung, resp. Frischplasma); Antibiotika (blinder Beginn, weil ein früher Therapiebeginn die Prognose entscheidend beeinflusst; «blind» heißt somit «möglichst breit»).

Prognose: Letalität (Sterblichkeit) bei Gesunden: ca. 20%! In den Intensivstationen der USA ist der septische Schock die häufigste Todesursache. Ein Sepsissyndrom mit Schockzeichen wird in etwa 30 - 40% zum Tode führen.

Anaphylaktischer Schock

Bedeutung: Der akute, meist IgE-vermittelte anaphylaktische Schock ist neben dem Asthmaanfall die wichtigste allergologisch-immunologische Notfallsituation.

Wichtigste Auslöser:
- Medikamente: perioperativ eingesetzte Pharmaka (Muskelrelaxantien, Barbiturate), Antibiotika (Penicilline), nicht-steroidale Antirheumatika. Latex (Handschuhe, Kondome, Luftballons), Plasmaexpander, Röntgenkontrastmittel.
- Nahrungsmittel, in erster Linie Meeresfrüchte, Gemüse (Sellerie), Milch, Früchte, Nüsse (v.a. Erdnüsse), Eier, Additiva (Sulfite, Parabene und Farbstoffe).
- Insektenstiche

Wichtigste Symptome: Hypotonie (in 100%), Bewusstlosigkeit, Übelkeit, Erbrechen, Rhythmusstörungen, Exantheme, Angina pectoris. Die Symptome entwickeln sich sehr schnell innerhalb von 5 Minuten. Sie dauern über mehrere Stunden an und verlaufen gelegentlich biphasisch mit einem Wiederauftreten der Symptome nach mehreren Stunden.

Komplikationen: Larynxödem mit Erstickung, Lungenödem, disseminierte intravaskuläre Gerinnung, Myokardinfarkt, Schockniere.
Anaphylaxie-Todesfälle betreffen fast nur ältere Menschen mit vorbestehenden Schädigungen am Herz-Kreislaufsystem, insbesondere bei KHK oder mit einer COPD.

Sofortmaßnahmen: Die sofortige Therapieeinleitung ist eminent wichtig! Schocklagerung, nasale Sauerstoffzufuhr, Adrenalin 0,3 - 0,5 mg intramuskulär! Siehe dazu *Tabelle 33: Notfalltherapie beim anaphylaktischen Schock* auf Seite 147!

Vorbeugende Maßnahmen: Medikamenten-Allergiker sollten einen Notfallausweis mit einer Liste der verbotenen Präparate auf sich tragen. Alle Allergiker sollten ein Notfallmedikamentenset erhalten (gilt auch für Patienten mit allergischen Reaktionen auf Insektenstiche).

Tabelle 33: Notfalltherapie beim anaphylaktischen Schock

Behandlung	medikamentös	andere Maßnahmen
Durch Notfallarzt	• Adrenalin 0,3 - 0,5 mg i.m.[a] • i.v.-Infusion (Kolloide) • H$_1$- und H$_2$-Antihistaminika i.v. (z.B. Clemastin, Tavegyl® 2 mg, Ranitidin, Zantic® 50 mg) • Kortikosteroid i.v. hochdosiert (Ultracorten® H 100 - 1000 mg)	• Schocklagerung • O$_2$-Zufuhr 4 - 8 Liter/Min. • Bei Bedarf: Beatmung, Herzmassage
Im Spital	• Adrenalin 0,3 - 0,5 mg i.m.[a] (s.c.) • Volumensubstitution (Kolloide) • Pressoren via Dauerinfusion (z.B. Adrenalin 10 - 30 µg/Min.) • Kortikosteroid i.v. • Bei Bedarf: Antiarrhythmika, Inhalation mit Beta-2-Stimulatoren, weitere Antihistaminika, pH-Korrektur, Elektrolytkorrektur.	• Schocklagerung • O$_2$-Zufuhr • Monitoring von EKG, arteriellem und zentralvenösem Druck, Blutgasen, Hämatokrit, Blutchemie • Bei Bedarf: Defibrillation, Herzmassage, Schrittmacher, Intubation, Beatmung • Überwachung mindestens 24 Stunden.

a. Bei Kindern 0,1 mg/10 kg Körpergewicht; Wiederholung bei Bedarf alle 10 - 15 Minuten

Tabelle 34: Notfalltherapie zur Selbstapplikation beim anaphylaktischen Schock

Medikament	Anweisung
• Cetirizin, Zyrtec® 20 mg und Prednison (Ultracorten® H) 100 mg • Adrenalin zur Auto-Injektion (Epi-Pen®/-Jr.)	• Bei Stich resp. Symptomen sofort einnehmen! • Bei Stich bereitstellen, bei Allgemeinsymptomen sofort 0,3 - 0,5 mg s.c. oder i.m. applizieren!

Differentialdiagnose der Schockzustände: «der schlechte Patient»:

Die Differentialdiagnose der kalten, hypotonen Tachykardie:

A) «Chirurgischer Patient»:

1. Blutvolumenverlust (Polytrauma).
2. Schwerer Allgemeininfekt (septischer Schock, Spätphase), Peritonitis.

B) «Internmedizinischer Patient»:

1. Myokardinfarkt (kardiogener Schock).
2. Volumenverlust (Brechdurchfall, Dehydrierung).
3. Akuter schwerer Darminfekt (mit Brechdurchfall).
4. Schwere Pneumonie.

Schocktherapie

Grundpfeiler sind:

1. Atmungshilfe: Offenhalten der Atemwege und Überwachung der Blutgase (arterielle Blutgasanalysen, ABGA).
2. Volumenersatz: die Blut- und Volumenersatztherapie hat erste Priorität.
3. Medikamentöse Kreislauftherapie mittels Dopamin, Adrenalin.
4. Allgemeine Maßnahmen: Unterstützung der Nierenfunktion mit Lasix®, Kontrolle des Säure/Basen-Haushaltes und Thromboembolieprophylaxe.

Herz-/Kreislaufstillstand

Definition

- Kreislaufstillstand:
  völliges Sistieren des Blutflusses zu allen Organen, verursacht durch:
  Herzstillstand, Unterbruch in der Herzmassage, iatrogen (Herzchirurgie).
- Herzstillstand:
  Unvermögen des Herzens, genug Blut zu pumpen, verursacht durch:
  Kammerflimmern, «weak action», Asystolie (fehlende Ventrikeltätigkeit).

Ätiologie

Ein Herz-/Kreislaufstillstand kann unter folgenden Umständen auftreten:
1. Verletzungen von Herz, Lungen, Hirn (Schädelhirntrauma, Hirnblutung)
2. Primärer Atemstillstand (bei Hirndruck oder Intoxikation = Vergiftung)
3. Extreme Hypovolämie (schwerster Blutverlust)
4. Primäres Herzversagen:
   - Rhythmusstörungen (Kammerflimmern)
   - Koronar- und Myokardinsuffizienz (Myokardinfarkt, zentrale Lungen-
     embolie, Herztamponade, Asphyxie = «Pulslosigkeit»).

Klinik

- Ein Kreislaufstillstand ist anzunehmen, falls der Patient bewusstlos ist und
  kein Puls mehr fühlbar ist.
- Ein Atmungsstillstand ist anzunehmen, falls beim Patienten keine Thorax-
  exkursionen mehr sichtbar sind und keine Atemluftbewegungen mehr
  nachweisbar sind.
- Indikationen zu Wiederbelebungsversuchen sind gegeben, falls Aussicht
  auf Erfolg besteht, d.h. die Diagnose sofort gestellt worden ist, und kein
  Endzustand eines chronisch-progredienten Leidens vorliegt.
  Bei Verdacht auf Herzkreislaufstillstand hat der Ersatz von Kreislauf- und
  Atmungstätigkeit *innerhalb von 3 Minuten* zu erfolgen!

CPR = Kardio-pulmonale Reanimation

Stadien und Schritte bei der Wiederbelebung

1. Schutz des Hirns vor Anoxie (innerhalb von 3 Minuten!):
   mittels *Beatmung:* Freimachen, Freihalten der Atemwege, Beatmung
   Mund-zu-Nase oder mittels Ambubeutel; Halswirbelsäule in Retroflexi-
   on, Ausatmung passiv; Frequenz: 12 pro Minute.

2. Herstellung der Herzaktion:
   durch äußere *Herzmassage:* immer mit Beatmung kombiniert; das Herz
   wird zwischen Sternum und Wirbelsäule komprimiert durch rhythmischen
   Druck von aussen (Druck aufs untere Drittel des Sternums).
   Der Patient muss auf einer harten Unterlage liegen; Frequenz: 80 - 100 pro
   Minute.
   Mögliche Komplikationen: Rippenfrakturen, Lungen- und Leber-/Milz-
   verletzungen, Herz-/Gefäßrupturen.

3. Nachbehandlung: einschließlich Behandlung der zugrundeliegenden Störung und Prophylaxe eines weiteren Herzkreislaufstillstandes.

Ablauf bei der Herz-Lungen-Wiederbelebung

1. Allgemeinzustand beurteilen → Faustregel «GABI»

G	Gibt er Antwort? (Schütteln, Anrufen)	Nein	**Bewusstlosigkeit**	
A	Atmet er? (Sehen, Hören, Fühlen)	Nein	**Atemstillstand**	**Herz-stillstand**
B	Blutet er?			
I	Ist der Puls fühlbar? (Halsschlagader)	Nein	**Pulslosigkeit**	

Abbildung 15: Beurteilung Herzstillstand (GABI)

2. Alarmieren / Defibrillator organisieren lassen

3. Lebensrettende Sofortmaßnahmen

Wenn Bewusstlosigkeit, Atemstillstand und Pulslosigkeit vorliegen, wird der Patient auf flacher und fester Unterlage in Rückenlage gebracht, dann wird ohne Zeitverlust nach dem A-B-C-Schema CPR geleistet.

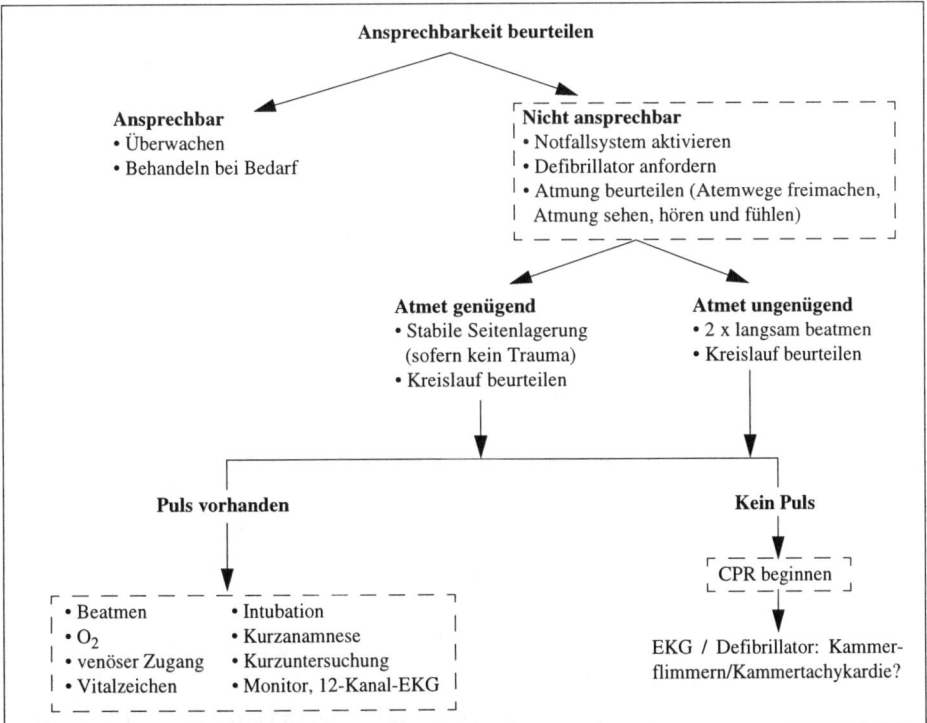

Abbildung 16: Universalalgorithmus für Erwachsene

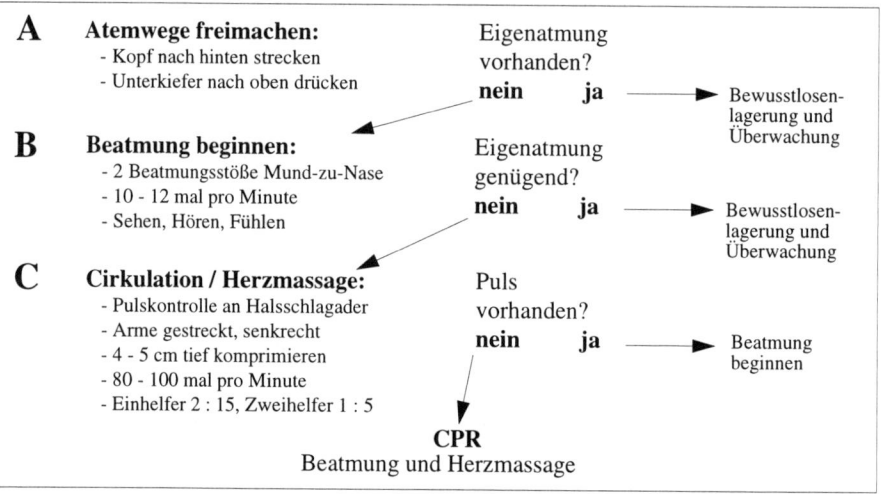

Abbildung 17: Maßnahmen beim Herzstillstand: A-B-C-Schema

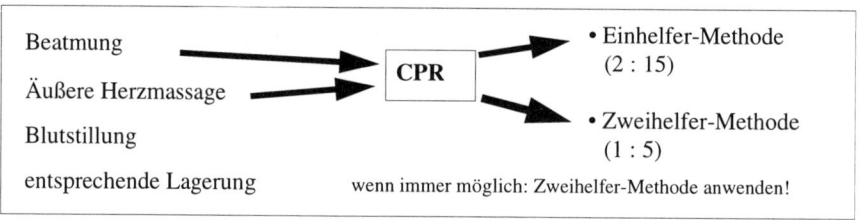

Abbildung 18: Cardio-pulmonale Reanimation (Schema CPR)

Tabelle 35: Cardio-pulmonale Reanimation: Einhelfer- und Zweihelfer-Methoden

	Einhelfer-Methode 2 : 15	Zweihelfer-Methode 1 : 5
Beatmung	Beginn mit 2 Beatmungsstößen Weiterfahren mit 10 - 12 Beatmungsstößen pro Minute	
Herzmassage	Frequenz: 80 - 100 Kompressionen pro Minute	
Ablauf	2 Beatmungsstöße, dann 15 Kompressionen rascher Wechsel	1 Beatmungsstoß, dann 5 Kompressionen Wechsel ohne Unterbruch

Kontrolle einer suffizienten CPR:

- Puls während der Herzmassage an der Leistenarterie tastbar.
- Pupille wird resp. bleibt eng.

Eine begonnene CPR darf bei Erfolglosigkeit nur durch den verantwortlichen Arzt nach Prüfung sämtlicher Befunde abgebrochen werden! (Merke: z.B. bei schwerer Unterkühlung ist eine erfolgreiche Wiederbelebung nach Stunden *suffizienter* CPR noch möglich!)

2. Blutdruck-
Regulationsstörungen

2.1. Hypertonie

Bedeutung

- Die Hypertonie ist ein wichtiger Risikofaktor für alle im Rahmen einer allgemeinen Arteriosklerose auftretenden Krankheiten.

- Im Gegensatz zur *Hypotonie* ist die *Hypertonie* eine gefährliche Krankheit, verhält sich aber bezüglich Symptomatik paradox:
  Hypertonie verursacht (leider) fast keine Symptome – Hypotonie kann mit erheblichem Leidensdruck einhergehen.

- Hypertonie ist bei Betagten verantwortlich für ein Drittel aller Herzkrankheiten (genannt «hypertensive Herzkrankheit») sowie für ca. 40% aller Schlaganfälle bei den Männern und 70% bei den Frauen.

- Die Hypertonie ist der *wichtigste* Risikofaktor für kardiovaskuläre Krankheit und Mortalität (Sterblichkeit) bei den Betagten!

Beachte: Sowohl das isolierte Vorliegen einer systolischen wie auch einer diastolischen Hypertonie sind je eigenständige kardio- *und* zerebrovaskuläre Risikofaktoren. Dabei scheint der systolische BD der gewichtigere Faktor zu sein; das Risiko bei systolischer Hypertonie nimmt mit dem Alter *nicht* ab!

Definition

Hypertonie

Gemäß WHO-Richtlinien 1999 gelten folgende Definitionen und Klassifikationen der Hypertonie:

Tabelle 36: WHO-Definitionen und Klassifikationen des Blutdrucklevels (mmHg)

Kategorie	Systolisch	Diastolisch
Optimal	< 120	< 80
Normal	< 130	< 85
Hoch-Normal	130 - 139	85 - 89
Hypertonie 1. Grades (mild) Untergruppe: Grenzwert	140 - 159 140 - 149	90 - 99 90 - 94
Hypertonie 2. Grades (mäßig)	160 - 179	100 - 109
Hypertonie 3. Grades (schwer)	≥ 180	≥ 110
Isolierte systolische Hypertonie Untergruppe: Grenzwert	≥ 140 140 - 149	< 90 < 90

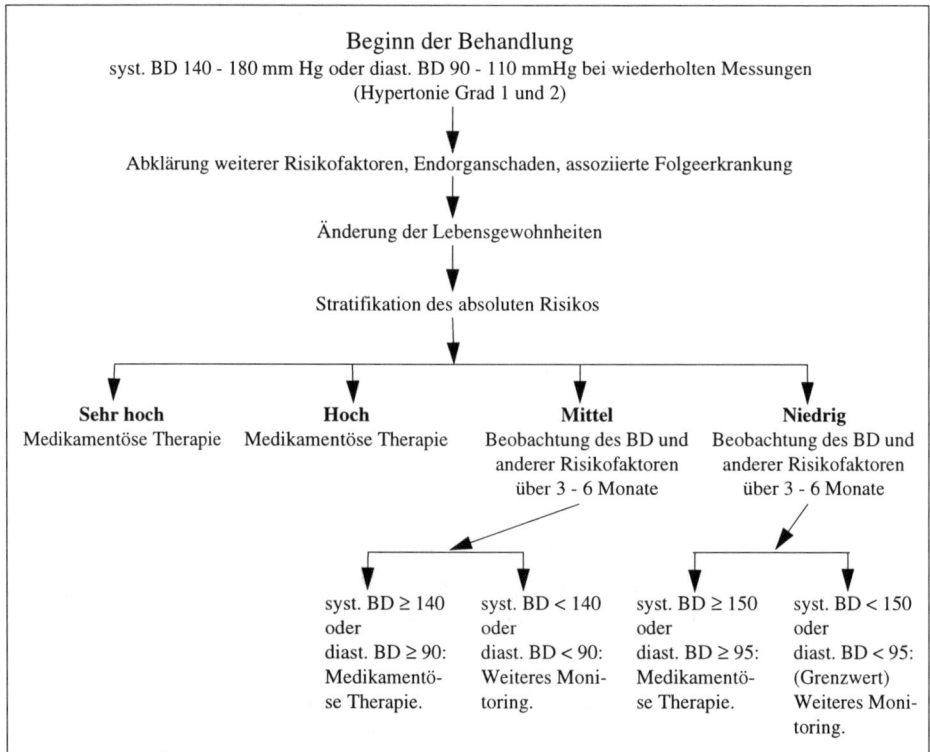

Abbildung 19: WHO-Richtlinien zum antihypertensiven Behandlungsbeginn

Blutdruckwerte beim älteren Patienten

Mit zunehmendem Alter nehmen die BD-Werte, vor allem die systolischen Werte, zu. Sie fallen aber jenseits des 80.Altersjahres wieder ab. Aus diesem Grunde wurde früher die Altershypertonie gesondert definiert.

Sinn: Differenzierte Indikationsstellung zur antihypertensiven Therapie von Hypertonien 1. Grades bei betagten Patienten.

Spezielle Hypertonieform im Alter:

Isolierte systolische Hypertonie (BD syst. > 160, BD diast. < 90 mmHg).

Beachte:
Eine Hypertonie kann beim älteren Patienten neu auftreten; Umgekehrt können sich anamnestisch hypertone Blutdruckwerte im Alter auch ohne Therapie normalisieren.

Häufigkeit

- 10 - 15% aller Menschen in Europa (und USA) leiden an einer Hypertonie.

- Die Altershypertonie ist eine der häufigsten Krankheiten in der Geriatrie.

- Die Hypertonie wird mit zunehmendem Alter immer häufiger, vor allem auch die isolierte systolische Hypertonie.

Einteilung

1. Primäre Hypertonie:

Synonym: «Essentielle Hypertonie».
Ursache: unbekannt (genannt «idiopathisch»).
Häufigkeit: über 90% aller Hypertonieformen.

2. Sekundäre Hypertonie:

Hypertonie im Rahmen anderer Leiden, d.h. bekannte Ursachen.

Häufigkeit: in weniger als 10%.

Ursachen:

- Chronische Nierenerkrankungen (Chronische Glomerulonephritis, Pyelonephritis, Nierenarterienstenose).

- Endokrine Erkrankungen (Primärer Aldosteronismus, Cushing-Syndrom, Akromegalie; Ovulationshemmer-Hypertonie, usw.).
  Hinweise auf ein Conn-Syndrom (Aldosteronom) beim älteren Patienten: Therapieresistente Hypertonie bei normalen Serumkalium-Werten. Kreatininanstieg unter ACE-Hemmer-Therapie. Plötzlicher Anstieg der BD-Werte. Diagnose: Gleichzeitige Bestimmung von Renin plus Aldosteron, Blutentnahme nach einer halben Stunde Liegezeit.

Die Ovulationshemmer-Hypertonie ist die häufigste endokrin bedingte Hypertonieform.

3. Hypertonie im Rahmen des metabolischen Syndroms:

Das metabolische Syndrom ist gekennzeichnet durch Insulinresistenz, Fettstoffwechselstörung, Übergewicht und Hypertonie. 80% der Typ-2-Diabetiker sind übergewichtig und von diesen adipösen Diabetikern leiden wiederum 80% an einer Hypertonie. Siehe auch: *Das Metabolische Syndrom* auf Seite 385!

Abklärung / Diagnostik

Basis-Abklärungsprogramm

- Anamnese (familiär und persönlich); klinische Untersuchung
- BD-Messung (mehrfach an beiden Armen in sitzender Position)
- Urinuntersuchung (Fahndung nach Nierenerkrankungen)

Blutuntersuchung (Kreatinin, Kalium, Glukose, Cholesterin, Harnsäure). Zur Basisabklärung gehört das Erfassen weiterer Risikofaktoren (Nikotinabusus, Hyperlipidämie und Diabetes mellitus). Hypertonie ist häufig mit Diabetes mellitus, Fettstoffwechselstörung und Übergewicht vergesellschaftet (siehe: *Das Metabolische Syndrom* auf Seite 385).

Erweitertes Programm

- Elektrokardiographie EKG
- Echokardiographie
- Ergometrie (Belastungselektrokardiographie)
- 24-Stunden-Blutdruck-Messung (computerisierte Auswertung)

Diagnostik

Situative BD-Messungen:

Bei der Erstuntersuchung liegend und stehend und zwar an beiden Armen. Falls kein wesentlicher Unterschied besteht, können die folgenden Kontrollen sitzend an einem Arm durchgeführt werden. Die Manschette soll so lange aufgepumpt werden, bis der palpierte Radialispuls verschwunden ist (um eine allfällige auskultatorische Lücke zu erfassen respektive auszuschließen).
Das Stethoskop soll auf der Arteria brachialis (cubitalis) aufliegen. Diese befindet sich radial von der Vena basilica.
Wichtig: Messung in verschiedenen Situationen an mehreren Tagen. Patient beruhigen zwecks Vermeidung der sogenannten «Weißkittel-Hypertonie»: Der Patient hat situativ bedingte, durch die Untersuchung ausgelöste Ängste, und dadurch physiologischerweise erhöhte BD-Werte (Sympathikus-bedingt). Vorgehen: BD-Selbstmessung oder 24-Stunden-BD-Messungen.
Beachte: Die Praxis-Hypertonie (Weißkittel-Effekt) ist häufig (bis zu 20%)! Es handelt sich um eine explizit systolische Blutdruckerhöhung, situativ ausgelöst. Diese Patienten sollten regelmäßig nachbeobachtet werden, da sie gehäuft zur Entwicklung einer manifesten Hypertonie innerhalb der nächsten Jahre neigen.
Eine «umgekehrte Praxishypertonie» bedeutet, dass in der als entspannend empfundenen Praxisatmosphäre normale BD-Werte gemessen werden, welche dann im Tagesablauf unter vielfältigen Belastungen nahezu ständig überhöht sind.

Aufgehobener zirkadianer Rhythmus: Vorkommen einer aufgehobenen resp. abgeschwächten BD-Tag/Nacht-Rhythmik mit erhöhten Werten nachts: im Rahmen des Schlaf-Apnoe-Syndroms, bei Asthma bronchiale und bei Zustand nach Herz- oder Nierentransplantation.

Blutdruckmessung über 24 Stunden:

Die standardisierte Auswertung von Rekorderaufzeichnungen liefert folgende Angaben: Blutdrucktagesmittelwert, BD-Schlafmittelwert, Frühmorgenwert, Ausmaß des frühmorgendlichen Druckanstieges, 24-Std-Gesamtwert, prozentuale und absolute Differenz zwischen Tages- und Nachtmittelwerten sowie graphische Darstellungen der Einzelmesswerte für systolischen und diastolischen Blutdruck und Pulsfrequenz.

Indikationen: therapieresistente Hypertonien, Verdacht auf Praxishypertonie, Verdacht auf sekundäre Hypertonie, Therapiekontrollen, Diskrepanz zwischen Blutdruckverhalten und Endorganschäden.

Über Fehler bei der Blutdruckmessung orientiert zusammenfassend *Tabelle 37: Mögliche Fehler bei der BD-Messung.*

Orthostatischer BD-Abfall bei der Altershypertonie

Ältere Hypertoniker weisen oft einen ausgeprägten BD-Abfall im Stehen gegenüber dem Liegen auf. Hier ist die Indikation zu einer antihypertensiven Therapie sehr vorsichtig zu stellen, da sich die Orthostasereaktion verstärken kann (Sturzgefahr!).

Beachte: Alte Hypertoniker unter neu eingeleiteter medikamentöser Therapie sind also sturzgefährdet einerseits wegen der BD-Senkung an sich und andererseits wegen einer möglicherweise verstärkten Orthostasereaktion (Stürze nach dem Aufstehen).

Pseudohypertonie

Fälschlich erhöhte BD-Werte infolge Gefäßsklerose (Befund: Arterie bleibt nach dem Aufblasen der Manschette wegen der Verhärtung trotz fehlender Pulswelle palpabel, fühlbar). BD daher immer an beiden Armen messen.

Tabelle 37: Mögliche Fehler bei der BD-Messung

Keine ausreichende Ruhephase des Patienten vor der Messung
Verwendung einer zu schmalen Manschette
Zu lockeres Anlegen der Manschette
Zu langes Stauen
Kein Aufpumpen über den systolischen BD (fehlende Radialispalpation), so dass bei einer eventuellen «auskultatorischen Lücke» der Korotkow-Töne bei der Messung unter Umständen der systolische BD erheblich zu niedrig gemessen wird[a]
Wahl eines falschen Auskultationsortes
Zu festes oder zu schwaches Aufsetzen des Stethoskops
Zu rasche Ablassgeschwindigkeit des Manschettendruckes
Nichtberücksichtigung veränderter Bedingungen (Schwangerschaft), Verkennung anatomischer Besonderheiten[b]
Nur einmalige BD-Messung
Messung an nur einem Arm
Fehlerhaft arbeitende Blutdruckmessgeräte (Eichung alle 2 Jahre erforderlich); die Aneroid-(Membran-)Geräte sind insgesamt störanfälliger

a. eine auskultatorische Lücke kann durch Interferenz und Auslöschung der Schallphänomene in der Phase II entstehen
b. Mediasklerose bei sog. Gänsegurgelarterien und somit falsch hohe Werte im Sinne der Pseudohypertonie

Klinik

Symptomatik

Beachte: Eine Hypertonie kann viele Jahre klinisch völlig stumm vorliegen, d.h. die Diagnose wird wegen fehlender Beschwerden gar nicht gestellt! Selten klagt der Hypertonie-Patient über morgendliche Kopfschmerzen, Schwindel und Tinnitus (= Ohrensausen).

Gegensatz: Die relativ ungefährliche Hypotonie (chronisch zu tiefer Blutdruck) verursacht dem Patienten häufig sehr unangenehme Symptome (Ängstlichkeit, Nervosität, morgendliche Schlappheit, Schwindelgefühle).

Komplikationen

Komplikationen sind bedeutend und bezüglich Prognose entscheidend! Sehr wichtig sind:

* Hypertensive Kardiomyopathie:
  Nach der KHK zweithäufigste Ursache für eine Linkherzinsuffizienz.

* Hypertensive Enzephalopathie:
  Schlaganfälle: Multiinfarkt-Syndrom, Multiinfarkt-Demenz;
  Morbus Binswanger = Vaskuläre subkortikale Enzephalopathie.

* Weitere Organschäden:
  - Hypertoniefolgen an den Nieren (Nephrosklerose);
  - Hypertoniefolgen an den Augen (Netzhautveränderungen).

Therapie

Kardiovaskuläre Prävention

Beachte: Die als Risikofaktor für Arteriosklerose bekannte arterielle Hypertonie wird nicht mehr als isoliertes Krankheitsbild betrachtet. Präventiv genügt es also nicht, nur einen erhöhten Blutdruck zu senken; vielmehr müssen weitere Faktoren wie Insulinresistenz, Fettstoffwechselstörung und Adipositas in die Therapie mit einbezogen werden (vergleiche *3. Hypertonie im Rahmen des metabolischen Syndroms:* auf Seite 153).

Europäische Empfehlungen zur Primär- und Sekundärprävention bei KHK

Als kardiovaskuläre Prävention gelten für Patienten bezüglich Primär- und Sekundärprophylaxe gleichermaßen folgende Zielwerte:

* Blutdrucksenkung unter 140/90 mmHg

* Gesamtcholesterin unter 5,0 mmol/l (190 mg/dl)

* LDL-Cholesterin unter 3,0 mmol/l (115 mg/dl)

* zusätzlich bei Diabetikern: HbA_{1C}: 5,0 - 7,0%

Tabelle 38: Die europäischen Empfehlungen zur Primär- und Sekundärprävention bei KHK

Patienten mit KHK oder anderen atherosklerotischen Krankheiten	Gesunde mit hohem KHK-Risiko
Allgemeine Maßnahmen Aufhören zu rauchen, gesund essen, körperlich aktiv sein, Idealgewicht erreichen	
Therapeutische Ziele bei Risikofaktoren Blutdruck unter 140/90; Gesamtcholesterin < 5,0 mmol/l (190 mg/dl); LDL-Cholesterin < 3,0 mmol/l (115 mg/dl) Wenn diese Ziele nicht durch allgemeine Maßnahmen erreicht werden, ist eine blutdruck- und lipidsenkende Therapie indiziert!	
Andere prophylaktische medikamentöse Therapien	
ASS (mindestens 75 mg): für alle KHK-Patienten, Patienten mit zerebraler oder peripherer Atherosklerose **Betablocker:** bei Patienten nach Myokardinfarkt **ACE-Hemmer:** bei Patienten mit Symptomen einer Herzinsuffizienz zum Zeitpunkt eines Herzinfarkts oder mit chronischer linksventrikulärer Dysfunktion **Antikoagulantien:** bei ausgewählten Koronarpatienten.	**ASS** (75 mg): für antihypertensiv behandelte Patienten.

Siehe dazu auch *Primärprävention der KHK: Richtlinien zur Kontrolle des Blutdruckes* auf Seite 183 sowie *Primärprävention der KHK: Richtlinien zur Kontrolle der Lipide* auf Seite 184!

Indikationen zur Behandlung

Grundregel: «Den Patienten behandeln und nicht den Blutdruck!»

- Jüngere Hypertoniker: Indikation zur Therapie ist in der Regel gegeben.
- Altershypertonie:
  Indikation wird individuell gestellt und zwar in Abhängigkeit vom biologischen Alter («junge Achtziger» eher behandeln) und den Begleitumständen (Vorliegen zusätzlicher Krankheiten oder Risikofaktoren, die durch die Hypertonie verschlimmert werden könnten; siehe unten).

Therapie-Konzept

Beachte: Heutzutage wird nicht mehr ein Stufenschema, sondern eine Individualisierung der Therapie empfohlen mit Berücksichtigung besonderer Situationen und Risikokonstellationen sowie von Begleitkrankheiten der Patienten.

Als erste Therapie werden bei unkomplizierter Hypertonie immer noch Betarezeptorenblocker oder Diuretika eingesetzt.

Weitere Medikamente sind: Kalziumantagonisten, ACE-Hemmer und Angiotensin II-Antagonisten.

1. Unspezifische Basismaßnahmen: wichtig!

- Gewichtsreduktion (Ziel: Normalgewicht)
- Kochsalzreduktion auf 5 - 8 g NaCl pro Tag (Regel: kein «Zusalzen»).
- Verzicht aufs Rauchen (beseitigt Nikotinbedingte akute BD-Anstiege).
- Alkoholbeschränkung auf unter 30 g/Tag.
- Regelmäßiges Körpertraining (z.B. Heimvelo, Fahrrad, Jogging) fördert Kreislaufstabilisierung, Gewichtsreduktion und das Wohlbefinden.

- Verhaltensänderung: Entspannungsverfahren, Bewältigung von Konflikten lernen.
- Jüngere Frauen mit Hypertonie: keine oralen Kontrazeptiva.
- Ergänzende Maßnahmen: Fettzufuhr unter 80 g/Tag; Cholesterinzufuhr unter 300 mg/Tag; mehr Pflanzenfett, weniger tierische Fette.

2. Pharmakotherapie: Regeln

Allgemeine Empfehlungen:

- Monotherapie (1 Medikament) anstreben, vor allem bei älteren Patienten;
- Möglichst niedrige Anfangsdosis;
- Patienteninstruktion und schriftliche Verordnung;
- Vor Therapieeinleitung und unter Therapie: Messung des Liegend- und Stehend-BD zwecks Erfassung einer Orthostasereaktion.

Wirkstoffgruppen:

- Kalziumantagonisten:
  Beispiele: Adalat® ret. 20 mg Tbl., Dosierung 1/0/1; Adalat® CR 30 mg; Norvasc® 5, 10 mg; Plendil® u.a.
  Haupt-NW: Kopfschmerzen, Herzklopfen, Unterschenkel-Ödeme.

- ACE-Hemmer (Angiotensin-Converting-Encyme-Hemmung):
  zum Beispiel Lopirin®, Reniten®, Fositen® u.a.
  Haupt-NW: Trockener Husten, Exanthem, selten Angioödem.

- Diuretika:
  Hygroton®, Esidrex®, Moduretic®, Fludex®, Torem® u.a.
  Haupt-NW: Müdigkeit, Wadenkrämpfe, Elektrolytstörung; Hypovolämie.

- Betablocker:
  Inderal® LA, Sandonorm®, Tenormin®, Lopresor® u.a.
  Haupt-NW: Müdigkeit, Schlafstörungen (Albträume), kühle Extremitäten, Erektionsstörungen.
  Kontraindikationen: Herzinsuffizienz, Asthma bronchiale, höher-gradige AV-Blockierungen, PAVK.

- Aldosteron-Antagonisten:
  Aldactone®. Indikationen: Primärer oder sekundärer Hyperaldosteronismus (Vorsicht: Hyperkaliämie, Niereninsuffizienz).

- Angiotensin II-Blocker:
  Angiotensin II-Rezeptorantagonisten (Typus AT_1): Cosaar® (Losartan); Diovan®; Atacand®; Aprovel®, Micardis.®
  Wirkungen: Blutdrucksenkung, Reduzierung der Herzmuskelhypertrophie, positive Beeinflussung der Herzinsuffizienz, Minderung der Glomerulosklerose an hochdruckgeschädigten Nieren, Reduktion gefährlicher Arrhythmien bei Herzinsuffizienz (somit Senkung plötzlicher Todesfälle).

Wahl des Präparates:

- Hypertonie und KHK:
  Kalziumantagonisten und/oder Betablocker bei jungen Hypertonikern.

- Hypertonie und Herzinsuffizienz:
  ACE-Hemmer und Diuretika.

- Hypertonie und Diabetes mellitus, COPD, PAVK:
  ACE-Hemmer oder Beta-Blocker oder Kalziumantagonisten.

Antihypertensive Therapie im Alter

Indikationen

- Hypertonie bei Herzinsuffizienz, Aortenaneurysma, Zustand nach Apoplexie, Diabetes mellitus (in der Regel bereits bei BD-Werten über 140/90 mmHg diskutieren).
- Isolierte systolische Hypertonie mit BD systolisch über 170 - 180 mmHg.

Gibt es eine Altersgrenze?

Patienten über 80 Jahren wurden bis jetzt nur in wenigen Studien untersucht. Es scheint, dass Hypertoniker über 80 Jahren von einer neu eingeleiteten Therapie nicht mehr profitieren, das heißt keinen Effekt mehr haben auf kardiovaskuläre Morbidität und Mortalität. Eine bereits bestehende antihypertensive Therapie sollte aber bei fehlenden Nebenwirkungen auch beim über 80jährigen Patienten weitergeführt werden. Viele Patienten erhalten die Medikamente zudem wegen Begleiterkrankungen (Zusatzindikationen).

Wahl der Antihypertensiva und Dosis

Ältere Hypertoniker weisen eine Tendenz zu niedrigem Blut- und Herzminutenvolumen auf. Dadurch besteht ein erhöhtes Risiko für orthostatischen BD-Abfall und Hypovolämie: Sturzgefahr!

Aus diesem Grunde sind heutzutage nicht mehr die Diuretika, sondern ACE-Hemmer und Kalziumantagonisten Mittel der Wahl. (Eventuell Kalium-sparende Diuretikakombination in niedriger Dosierung, z.B. Moduretic® mite.) *Wichtig:* Patienteninstruktion und -führung. Auch bei älteren Patienten sollen falls möglich nicht-pharmakologische Therapiemaßnahmen eingesetzt werden: Regelmäßige körperliche Aktivität ist eine sehr erfolgreiche Maßnahme zur BD-Senkung!

Einfache Regel bezüglich Dosis: Hälfte der handelsüblichen Mite-Dosierungen; Dosissteigerungen vorsichtig und nur in kleinen Schritten.

Beachte:
Gefahren einer höher dosierten Therapie mit Diuretika:

- Orthostatische und postprandiale (nach dem Essen auftretende) Hypotonie. Folge: Sturzgefahr!
- Hypovolämie (vermindertes Blutvolumen)
- Dehydrierung (Exsikkose, «Austrocknung»)
- Niereninsuffizienz
- Hypokaliämie, Hypomagnesiämie. Folge: Gefahr von Herzrhythmusstörungen.

Gefahren durch abrupte oder zu starke BD-Senkung:

- Zerebrale und / oder koronare Ischämie, heißt: Mögliche Auslösung eines Schlaganfalles oder eines Angina pectoris-Anfalles.
  Konsequenz: Im Rahmen eines Schlaganfalles auftretende vorübergehend erhöhte BD-Werte werden heutzutage nicht mehr gesenkt, da sie einer Selbsthilfereaktion des Organismus (Autoregulation) entsprechen, um die gestörte Hirndurchblutung zu erhalten oder zu fördern (genannt Erfordernishochdruck)! Diese Situation muss aber klar abgegrenzt werden vom klinischen Bild einer hypertensiven Krise. Vergleiche Teil I, Kapitel VI.3!

Tabelle 39: Begleiterkrankungen und Therapieindikation bei Altershypertonie[a]

Art der Begleit-erkrankung	Krankheit	Hypertonietherapie
schwer	- fortgeschrittene Demenz - Neoplasien - schwere zerebrovaskuläre Durchblutungsstörung - schwere respiratorische Insuffizienz?	in der Regel nicht angezeigt
komplizierend	- COPD - Diabetes mellitus - Gicht - PAVK - Angina pectoris - Herzinsuffizienz - zerebrovaskuläre Erkrankung - Prostatahyperplasie - Lipidstoffwechselstörungen	Wahl der Präparate krank-heitsspezifisch eingeschränkt bzw. gegeben

a. nach: Vetter W., Greminger P.: Hypertoniebehandlung bei älteren Patienten: Schweiz.Rundschau für Medizin (PRAXIS) 84, Nr. 44 (1995)

Tabelle 40: Begleiterkrankungen und Wahl des Antihypertensivums bei Altershypertonie[a]

Begleiterkrankung	Substanzgruppe indiziert	nicht indiziert
KHK	Betablocker Ca-Antagonisten	
Linksventrikuläre Hypertrophie	Antihypertensiva ACE-Hemmer	
Herzinsuffizienz	ACE-Hemmer Thiazide	Betablocker in üblicher Dosierung
Diabetes mellitus mit Proteinurie	ACE-Hemmer kombiniert mit Ca-Antagonisten	Thiazide Betablocker
gestörte Glukosetoleranz / Dyslipidämie	ACE-Hemmer Angiotensin II-Antagonisten	
Depression		Betablocker
COPD		Betablocker[a]
AV-Blockierungen		Betablocker
Gicht		Thiazide
PAVK	Ca-Antagonisten	Betablocker
zerebrovaskuläre Durchblutungsstörungen	Ca-Antagonisten	Alphablocker
Prostatahyperplasie	Alphablocker	Betablocker
Lipidstoffwechselstörungen	ACE-Hemmer Ca-Antagonisten Alphablocker	Thiazide Betablocker

a. Quelle wie oben

Therapierefraktäre arterielle Hypertonie

Definition

Unkontrollierter Blutdruck trotz Behandlung mit 3 adäquat dosierten antihypertensiven Medikamenten, von welchen eines ein Diuretikum sein muss.

Häufigkeit

1-13% der Hypertoniepatienten.

Ursachen

Tabelle 41: Checkliste bei therapierefraktärer Hypertonie

Mögliche Ursachen	Evaluation	Maßnahme
BD-Fehlmessung	Manschette, Messtechnik	Messfehler beheben
Sprechstundenhypertonie	24-Std.-BD-Tagesprofil, BD-Selbstmessung	Überbehandlung vermeiden
Alkoholabusus, Östrogene, NSAR und andere	Anamnese	Pressorische/antagonistische Substanzen absetzen
Unvollständige Medikamenten-einnahme (Fremdanamnese) - mangelnde Compliance - subjektive Nebenwirkungen	Anamnese	Patienten aufklären und motivieren, Minidosen-Kombination
Ausgeprägte Adipositas	Ernährungsanamnese (Cushing?)	Gewichtsreduktion
Exzessive Salzzufuhr (> 9 g/d)	24-h-Urin-Na^+	Diätetische Na^+-Restriktion
Na^+-H_2O-Retention	Klinischer Status, Na^+-retinierende Medikamente, Niereninsuffizienz	Diuretika
Sekundäre Hypertonie	Gezielt suchen: Nierenparenchymerkrankungen, Reno-vaskuläre Hypertonie, Ovulationshemmer-Hypertonie, Hyperaldosteronismus.	Gezielt behandeln Aldactone®

- Reno-vaskuläre Hypertonie: Eine reno-vaskuläre Hypertonie präsentiert sich relativ häufig als therapieresistente Hypertonie, die entweder vor dem 30. Lebensjahr auftritt, oder mit einem plötzlichen Druckanstieg ab dem 55. Lebensjahr einher geht. Abklärung mittels Duplex-Sonographie, Spiral-CT oder Magnetresonanz-Angiographie.

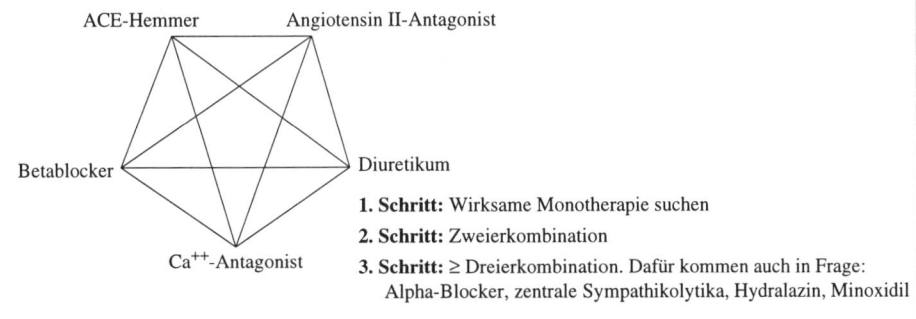

Abbildung 20: Antihypertensive Therapie, falls BD nach 6 Mt Lebensstil-Instruktion ≥ 140/90 mmHg

Hypertensive Krise

Vorkommen, Ursachen und Bedeutung

Seitdem Hypertoniker konsequent medikamentös behandelt werden, ist die Inzidenz (das Auftreten) von hypertensiven Krisen unter 1% gesunken. Über 90% der Patienten mit hypertensiven Krisen sind Hypertoniker. Zwei Drittel der Patienten sind 30 - 50 Jahre alt, nur wenige über 65 Jahre.

Ursachen von hypertensiven Krisen: chronische Hypertonie (in über 90%); Antihypertensiva-Entzug (fehlerhafte/fehlende Medikamenteneinnahme, oft fehlende Patienteninstruktion und/oder mangelhafte Einsicht in die nötige Dauertherapie); Eklampsie; Gefäßentzündungen (Vaskulitis); Phäochromozytom; Intoxikationen: Amphetamine, Cocain (free-base, «crack»).

Klinik

Der rasche BD-Anstieg führt zu einer Störung der Gefäßautoregulation mit starker Vasokonstriktion (Gefäßengerstellung), mechanischer und traumatischer Gefäßschädigung. Die Symptomatik entsteht also vor allem durch Ischämie (Blutarmut).

Symptome: akute Sehstörungen (bei 85%), Kopfschmerzen (in 70%), Agitation, Unruhe, Verwirrtheit, Übelkeit, Krampfanfälle, Nystagmus, fokale vorübergehende Ausfälle (TIA); Angina pectoris; Atemnot.

Komplikationen: instabile Angina pectoris, Myokardinfarkt; Lungenödem; Schlaganfälle, Koma; Nierenversagen.

Therapie

Prinzipiell besteht die Behandlung in der Herabsetzung des peripheren Gefäßwiderstandes, dadurch Senkung des Blutdruckes und Wiederherstellung einer genügenden Organdurchblutung.

Regel: Innerhalb einer Stunde sollte der BD nicht mehr als um etwa 25% des Ausgangswertes reduziert werden. Bei zu abrupter Senkung ist die Gefahr einer Minderdurchblutung des Hirns und damit der Auslösung von Insulten zu groß. Die BD-Senkung muss daher vorsichtig und anfangs mit möglichst gut dosierbaren und kurz wirksamen Medikamenten erfolgen.

Beachte: Jüngere Patienten mit hypertensiven Krisen gehören notfallmäßig auf die medizinische Intensivstation.

Antihypertensiva zur Behandlung einer hypertensiven Krise:
oral: Adalat® ret. 20 mg (Achtung: zu rasche BD-Senkung), Nitroglycerin, Lopirin® (^{1}/2-1 Tbl. zu 12,5 mg auf der Zunge zergehen lassen);
intravenös: Trandate®, Nipride®.

2.2. Hypotonie

Bedeutung

- Hypotone Kreislaufstörungen sind häufig und kommen in jedem Alter vor, allerdings mit unterschiedlichem klinischem Stellenwert.

- Bei jüngeren Leuten ist eine chronische Hypotonie am häufigsten assoziiert mit dem Krankheitsbild «vegetative Dystonie» (vegetative Labilität verbunden mit diversen funktionellen, «seelisch verursachten» Symptomen wie Nervosität, Ängstlichkeit, Schlafstörungen, Reizdarm, Reizblase, Herzsensationen, Atemnot). Es handelt sich um ein klassisches psycho-somatisches Krankheitsbild. Synonyme: vegetativ-dystones Psychosyndrom, Da Costa-Syndrom, Angstneurose, Herzneurose.

- In der Geriatrie kommt der orthostatischen Hypotonie (OH) die größte Bedeutung zu. Darunter versteht man ein abnorm tiefes Abfallen des Blutdruckes bei Lagewechsel vom Liegen oder Sitzen zum Stehen. Die OH ist bei Betagten gefährlich wegen der damit verbundenen Sturzgefahr. Erfasst wird eine allfällige OH mittels Orthostasetests.

- Bei betagten Patienten mit anamnestisch bekannten Gangstörungen, Trümmelerscheinungen und Stürzen gehören Orthostaseteste zwingend zum geriatrischen Abklärungsprogramm (Assessment).

Definitionen und Pathophysiologie

Grundwert-Hypotonie

Definition: Blutdruck-Werte unter 110/60 mmHg in Ruhe.

Pathophysiologie:
- Ungenügende Herzleistung: Herzinsuffizienz
- Endokrine Erkrankungen: Hypothyreose, Morbus Addison
- Hypovolämie: vermindertes Blutvolumen, Natrium-Mangel (Diuretika!)
- Bei Betagten oft kombinierte Faktoren: Herzinsuffizienz, Rhythmusstörungen, Fehlernährung, geringe Trinkmengen, Bettlägrigkeit, Medikation.

Orthostatische Hypotonie

Definition: Systolischer BD-Abfall bei Lagewechsel vom Liegen zum Stehen um mehr als 20 mmHg.
Klinische Einteilung: Zwei verschiedene Formen gemäß Orthostase-Test (siehe unten). Diese Differenzierung ist wichtig wegen der unterschiedlichen Therapie.

Sympathikotone OH

Pathophysiologie:
Periphere Venenfüllung («Venen-pooling») ist abnorm groß – sympathikotone adrenerge Antwort ist aber intakt
→ Herzfrequenzanstieg im Stehen um mehr als 10 Schläge pro Minute.

Vorkommen:
- Jüngere Patienten/-innen; «funktionell»
- Funktionelles Orthostase-Syndrom (= Orthostatische Dysregulation).

Asympathikotone OH

Pathophysiologie:
Sympathikoadrenerge Antwort ist gestört (daher **a**sympathikoton genannt);
Venen-Pooling ist normal groß
→ Fehlender HF-Anstieg stehend und BD-Abfall um mehr als 20 mmHg.

Vorkommen:
- Ältere Patienten/-innen, «organisch»
- Autonome Neuropathie (neurogene OH = autonome Insuffizienz).

Diagnostik

Anamnese und Befunde

Eine detaillierte Anamneseerhebung ist sehr wichtig. Erfragt werden:
Lebensgewohnheiten, Alkohol, Trinkmenge und Medikamente!

Pharmaka (= Medikamente), welche eine OH begünstigen können:

- Diuretika und Antihypertensiva: Hypovolämie und Natrium-Mangel.
- Nitrate (gegen KHK, z.B. Isoket®, Nitroderm®): Blutdrucksenkung.
- Psychopharmaka (Antidepressiva und Neuroleptika), Antiparkinsonmittel, sowie Sedativa (Benzodiazepine).

Beachte:
Bei Betagten können bereits relativ geringe Dosen schwere Stürze bewirken!

Orthostase-Test (früher Schellong-Test genannt)

Schellong-Test mit Vorlagerung: Hochlagerung der Beine für 2 Minuten im
Anschluss an 5 Minuten Liegen. Messphase während 5 Minuten Stehen:
BD und HF nach 1, 2 und 5 Minuten messen, Symptome festhalten.

Phase		Lage	Vorgehen
1	Vorphase	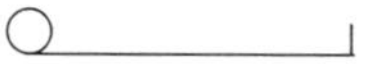 Ruhiges Liegen	5 Minuten
2	Testphase I	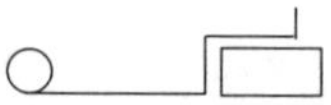 Liegen mit rechtwinklig angestellten Beinen	2 Minuten Messungen der Ausgangswerte von BD und Puls nach 2 Min. Vorlagerung
3	Testphase II	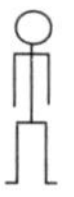 Ruhiges Stehen	5 Minuten Messung von BD und Puls nach **1** Min., **2** Min. und **5** Min. Stehen.

Abbildung 21: Orthostase-Test

Auswertung: • BD-Abfall > 20 mmHg heißt: Orthostatische Dys- (Fehl-)regulation.
• HF-Anstieg > 10 Schläge pro Minute = sympathikotone OH
• HF-Anstieg < 10 Schläge pro Minute = asympathikotone OH.

Symptomatik und Therapie

Funktionelles Orthostasesyndrom (junge Patienten)

Vorkommen und Pathophysiologie

- Primäres Orthostasesyndrom: jüngere, affektiv abhängige, sich überfordert fühlende leptosome (hager, mager, schwächlich) Persönlichkeiten. (Orthostase als Teilsyndrom des vegetativ-dystonen Psychosyndromes.)
- Sekundäres Orthostasesyndrom: meistens nur vorübergehend in der Phase von Rekonvaleszenz oder im Rahmen von Infekten, Intoxikationen.

Symptomatik

Psychische Labilität, vermehrte Ermüdbarkeit, Ängstlichkeit, Depressivität. In Orthostasesituationen zusätzlich Übelkeit, Schwindel, Kopfleere, Ohrensausen (Tinnitus), Herzklopfen, Schwitzen, Angst; «Morgenmuffel».

Therapie

Ziel: Verminderung des vergrößerten Venenpoolings. Beine einbinden (Stützstrümpfe). Psychotherapie bei jüngeren Individuen. Kochsalz-Zulagen. Medikamentöse Venentonus-(Wandspannungs-)Steigerung mit schwachen Sympathikomimetika (den Sympathikus aktivierende Mittel) oder NSA: Dihydergot®, Effortil®, Gutron®. Als zweite Wahl: NSA, z.B. Indocid®.

OH bei autonomer Neuropathie (ältere Patienten)

Vorkommen und Pathophysiologie

- Primär: idiopathische OH (Ursache unbekannt).
  Shy-Drager-Syndrom: Multiple System-Atrophie mit Zelluntergängen in Groß-, Kleinhirn, Stammganglien, Substantia nigra.
- Sekundär: Im Rahmen von neurodegenerativen Erkrankungen wie Morbus Parkinson; vegetative Neuropathie, z.B. bei Diabetes mellitus.

Symptomatik

Orthostasereaktion beim Aufstehen: BD-Abfall *ohne* HF-Anstieg und ohne Angst oder Herzklopfen, daher gefährlich: Der Patient stürzt nach dem Aufstehen ohne Vorboten zu Boden, mit oder ohne Schwindelgefühle. Auch auf Befragen verneinen die Patienten oft Trümmel oder Bewusstseinsstörungen. Symptome seitens vegetatives NS: Inkontinenz, Obstipation oder Diarrhö.

Therapie

Ziel: Arterioläre Vasokonstriktion (z.B. durch Förderung/Verlängerung der Noradrenalin-Freisetzung). Wichtig: *Vor* Therapieeinleitung genaue Diagnosestellung und Überprüfung der bestehenden Medikation (OH im Rahmen anderer Krankheiten? OH als Nebenwirkung von Medikamenten?).
Beachte: Häufigste Sturzzeiten: frühmorgens nach dem Aufstehen, über Mittag nach dem Essen (postprandial, d.h. Mittagsschlaf ist sinnvoll) und nach Mitternacht (erhöhter Vagotonus).

Allgemeine Therapiemaßnahmen: Schlafen mit erhobenem Oberkörper; Stützstrümpfe (Vorsicht bei PAVK); Kochsalz-Zulagen (Vorsicht bei Herzinsuffizienz).
Sinnvolle Medikamenten-Kombinationen gemäß klinischem Bild:
- OH mit Polyarthrosen: Nicht-steroidale Antirheumatika, z.B. Voltaren®
- OH mit Urin-Inkontinenz (Drang-Inkontinenz): Gutron®
- OH mit Apathie und Dysphorie: Yohimbin
- OH mit Motilitätsstörungen im Magen-Darmtrakt: Paspertin®
- OH mit Depression: Tolvon®.

2.3. Schwindel und Synkopen

Definitionen und Bedeutung

Eine Symptomatik mit Schwindel und Synkopen spielt im Rahmen des geriatrischen Assessments eine sehr große Rolle vor allem hinsichtlich der Abklärung und Behandlung von Gangstörungen und Stürzen.

Schwindel

Schwindel ist eines der häufigsten Symptome. Schwindel kann definiert werden als subjektives Gefühl einer Entsicherung gegenüber dem visuell erlebten Raum und wird gedeutet als mangelnde Sicherheit des eigenen Leibes im Raum.

Wegen der Subjektivität stehen wir vor einer ähnlichen Problematik wie beim Phänomen «Schmerz»: Wir können das seelische Erleben des Patienten nicht nachempfinden, müssen aber die Angaben des Patienten ernst nehmen und versuchen sie zu objektivieren.

Schwindel ist ein interdisziplinäres Problem. Eine exakte Abgrenzung gegenüber «Gangstörung», «Gleichgewichtsstörung» ist klinisch oft nicht möglich und auch problematisch.

Synkope

Aus griechisch «synkoptein», «zusammenschlagen». Unter Synkope versteht man das anfallsartige Auftreten von kurzdauernder Bewusstlosigkeit (Präsynkope: Bewusstseinsverminderung, Schwarzwerden vor den Augen). Im Volksmund spricht man auch von «Ohnmachtgefühlen».

Im Gegensatz zum reinen Schwindelgefühl handelt es sich hier also um eine quantitative Bewusstseinsstörung (Bewusstseinsabnahme). Dennoch zeigen Angaben des Patienten wie «Trümmel», «Unsicherheit» und «Benommenheit» eine enge Verwandtschaft zwischen Schwindel und Synkope.

Tabelle 42: Häufige Ursachen von Synkopen

Kardiovaskuläre Krankheiten	Nicht kardiovaskulär verursachte Synkopen
Arrhythmien - AV-Block mit Bradykardie - Sinusstillstand, -bradykardie (SSS = Sick Sinus Syndrom) - Ventrikuläre Tachykardie Nicht-arrhythmisch (Obstruktionen) - Hypertrophe Kardiomyopathie (HOCM) - Aortenstenose	Reflexmechanismen - Vasovagale Synkope - Miktions-/Defäkationssynkopen Orthostatische Hypotonie - Autonome Dysregulation - Flüssigkeitsmangel - Bettlägerigkeit - Medikamente (Antidepressiva) Psychogene Synkopen - Angst-/Paniksyndrom Drogen-induziert, Alkohol
Beachte: Synkopen **unbekannter Ätiologie**: etwa 50% der Patienten mit Synkopen, die einem Spital zugewiesen werden!	

Differentialdiagnostische Abgrenzung

Schwindel aus internistischer Sicht

Pathogenese: «Schwindel» wird verursacht durch eine *kardio-vaskuläre* Genese (= Herz-Kreislauf-Erkrankung) mit Störung der Hirndurchblutung.

Symptomatik: Trümmel, Benommenheit, Schwarzwerden, Sehstörungen; evtl. fassbare Episoden von synkopalen Zuständen; Stürze in der Anamnese.

- Multiinfarkt-Syndrome (subkortikale arteriosklerotische Enzephalopathie = Morbus Binswanger) mit vertebro-basilärer Insuffizienz: Durchblutungsstörungen im Hinterhaupthirn-/Stammhirnbereich: Sehstörungen, Doppeltsehen, Gleichgewichtsstörungen, Übelkeit, Sprechstörung, Schluckstörungen, Synkopen.

- Herzkrankheit (Kardialer Schwindel):
  Schwindel fast immer mit Synkopen kombiniert.
  - HK ohne Rhythmusstörung: Aortenstenose; Obstruktive Kardiomyopathie
  - HK mit Rhythmusstörung: AV-Block, Sick-Sinus-Syndrom, Carotis-Sinus-Syndrom, paroxysmale Tachyarrhythmie.
  - Morgagni-Adams-Stokes-Syndrom.
  - Abnahme des Herzminutenvolumens: Paroxysmale Bradykardie bei Husten (Husten-Synkope), Lachen («Lachschlag»), Miktion, Defäkation.

- Orthostatische Hypotonie:
  Trümmel, Benommenheit nach dem Aufstehen, Stürze!

- Vaso-vagale Synkope («Ohnmacht»):
  Übelkeit, Schwitzen gefolgt von Schwindel, Benommenheit, Blässe.
  Autonome Fehlregulation bei seelischem Stress, Schreck, Trauma, Schmerz, Hitze mit Gefäßerweiterung und Aktivierung des Vagus-Nervs. Folge: Abnahme von Herzfrequenz und Absinken des Blutdruckes.

- Hyperventilationssyndrom und vegetative Dystonie (jüngere Leute):
  Psychosomatische Krankheitsbilder: Angst (am wichtigsten), Schwindel, Benommenheit, Atemnot, Herzklopfen, Nervosität, Schlafstörungen etc.

- Schwindel verursacht durch chronische (Über-) Medikation:
  Antihypertonika, Diuretika, Betablocker, Antidepressiva, Neuroleptika, Benzodiazepine (Schlaf- und Beruhigungsmittel), Antiepileptika!

Schwindel aus ORL-Sicht (Oto-Rhino-Laryngologie, Hals-Nasen-Ohren)

Pathogenese: «Schwindel» wird verursacht durch eine *vestibuläre* Funktionsstörung (Störung des Gleichgewichtsorganes).

Symptomatik: Dreh-, Schwank-, Liftschwindel verbunden mit Lateropulsion (der Patient hat das Gefühl, auf eine Seite geschlagen zu werden).

- Morbus Menière:
  Anfallsweise Drehschwindel, Hörstörung und Tinnitus (= Ohrensausen).

- Vestibularis-(Akustikus-)/Kleinhirnbrückenwinkel-Neurinom:
  Gutartiger Tumor mit progredientem einseitigem Hörverlust, Drehschwindel und Tinnitus.

- Akuter Vestibularis-Ausfall (Störung des Gleichgewichtsorganes):
  Dramatisch auftretender einseitiger Drehschwindel während 2 - 3 Tagen.

- Paroxysmaler benigner Lagerungsschwindel (auch im hohen Alter vorkommend): Bei raschem Lagewechsel auftretender heftiger Schwindel verbunden mit Nystagmus (unwillkürliche Oszillationsbewegungen der Augen). Vergleiche *Abbildung 22: Paroxysmaler Lagerungsschwindel (Diagnose und Therapie)* auf Seite 168!

- Schwindel bei Erkrankungen des Mittelohres:
  Akute Otitis media mit Durchbruch ins Innenohr (Labyrinthitis).
  Otitis media chronica (chronische Mittelohrentzündung) mit randständiger Trommelfellperforation (Verdacht auf Cholesteatom).

Therapie

Vaskuläre Schwindelzustände

Die Behandlung erfolgt *kausal*, indem die Grundkrankheit therapiert wird. Am wichtigsten ist das Erreichen einer optimalen Hirndurchblutung und eine gute Sauerstoffversorgung des Hirns. Die Behandlung von Herz- und Lungenkrankheiten steht daher ganz im Vordergrund.
Wichtig: Ausschalten von Noxen (schädigenden Substanzen) wie Alkohol und Nikotin sowie Überprüfung der Grund- und In-Reserve-Medikation.

Vestibulärer Schwindel

Symptomatische Therapie mittels sogenannter Antivertiginosa. Darunter versteht man vestibulär sedierende Medikamente (= Arzneimittel mit beruhigender, dämpfender Wirkung auf das Gleichgewichtsorgan).
Beachte: Es handelt sich oft um Therapieversuche.
Mittel, welche eingesetzt werden:
Stugeron®, Dogmatil®, Phenergan®, Betaserc®, Scopoderm® TTS.

Paroxysmaler benigner Lagerungsschwindel

Lagerungsprobe zur Diagnose von paroxysmalem Lagerungsschwindel sowie zur anschließenden Therapie:
Der Patient nimmt zuerst die rechte Seitenlage ein, verharrt in dieser Stellung für 30 sec. oder bis aller Schwindel abgeklungen ist, richtet sich auf, nimmt dann die linke Seitenlage ein und wiederholt dieses Manöver mindestens fünfmal.

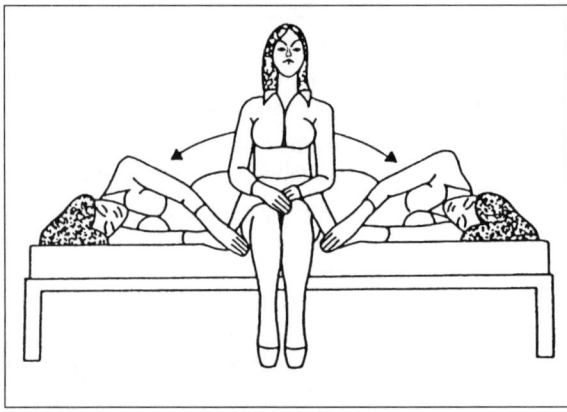

Abbildung 22: Paroxysmaler Lagerungsschwindel (Diagnose und Therapie)

3. Koronare Herzkrankheit (KHK)

Bedeutung

Herz- und Kreislauferkrankungen sind die häufigste Todesursache in den industriell entwickelten Staaten. Seit dem Ende des 2. Weltkrieges macht sich eine Zunahme der KHK bemerkbar.

Häufigste Todesursachen in der Schweiz 1992 (Bundesamt für Statistik):

		Frauen:	Männer:
Herz/Kreislauf:	ca.	48%	40%
Krebs:	ca.	25%	30%
Lungenkrankheiten:	ca.	7%	7%
Unfälle und Gewalt:	ca.	6%	10%
Selbstmord:	ca.	2%	2%
Infektionen:	ca.	2%	2%

Beachte: Demgegenüber sterben aber Krankenheimpatienten (als Gruppe für sich beurteilt) am häufigsten an Infektionskrankheiten (v.a. Pneumonien).

Bedeutung der KHK in der Palliativmedizin und Geriatrie

Herz-Kreislauferkrankungen sind nicht nur für vorzeitige Sterbefälle verantwortlich, sondern auch für eine reduzierte Lebens*qualität*, und zwar wegen der drohenden quälenden Symptome Adynamie, Atemnot und Brust-Engegefühl (Angina pectoris). In diesen Situationen kann aber der Arzt dank guter Medikation das Lebensgefühl eines herzkranken Patienten entscheidend positiv beeinflussen: Die Kardiologie ist also nicht bloß in der Kurativ-, sondern auch in der Palliativmedizin ein äußerst wichtiges Spezialgebiet. Nicht zuletzt gehören die KHK (und die Herzinsuffizienz) auch in der Geriatrie zu den häufigsten Diagnosen.

Eine besondere Bedeutung erhält die KHK und die dadurch verursachte Linksherzinsuffizienz in der terminalen Phase (Sterbensphase): Viele alte Patienten erleben leider in der letzten Lebenszeit eine sogenannte Linksherzdekompensation, d.h. ein fast vollständiges Versagen des linken Ventrikels mit den damit verbundenen quälenden Symptomen Atemnot (infolge ausgeprägter Lungenstauung), thorakales Engegefühl, Unruhe und Angst.

Beachte: Der sogenannte «natürliche Tod», welcher oft mit «Herzversagen» bezeichnet wird, ist eigentlich ein «Ausbleiben des nächsten Herzschlages» (Laienausdruck «Herzschlag»), pathophysiologisch häufig durch eine Rhythmusstörung verursacht. Diese Patienten (oder auch gesunde alte Menschen) werden ohne Vorzeichen tot im Bett liegend aufgefunden.

Definition

KHK bedeutet Arteriosklerose der Herzkranzarterien («Koronararterien» = «Herzkranzgefäße», verantwortlich für die Durchblutung des Myokards). Folgende Begriffe gehören in den Formenkreis einer KHK:

- Angina pectoris: «Angina pectoris» lateinisch: «Enge der Brust»; gemeint ist der Thoraxschmerz, das thorakale Engegefühl, welches *bei Anstrengung* auftritt als Folge/im Rahmen einer KHK.
  Merke: Die Angina pectoris ist das Leitsymptom der KHK.

- Herzinfarkt, genauer Myokardinfarkt: akutes Absterben von Herzmuskelgewebe infolge eines totalen Verschlusses eines Astes einer Herzkranzarterie (also eine Nekrose).

- Herzinsuffizienz: Die KHK ist die häufigste Ursache für die Linksinsuffizienz, d.h. das Unvermögen des linken Ventrikels, den großen Kreislauf genügend mit arteriellem Blut zu versorgen.

Risikofaktoren

Definition

Risikofaktoren sind individuelle Merkmale (z.B. vorbestehende Krankheiten oder Verhaltensmuster), welche die Arteriosklerose fördern und somit die Erkrankungswahrscheinlichkeit voraussagen lassen. Diese Risikofaktoren sind sehr bedeutsam wegen der Möglichkeit und Dringlichkeit, sie diagnostisch zu erfassen und zu therapieren. Es sind dies:

- Positive Familienanamnese (genetische Faktoren):
  Umgebungs- und Erbfaktoren; Familiäre Häufung.
  Beachte: Auch Risikofaktoren zeigen eine familiäre Häufung.

- Männliches Geschlecht.
  Frauen haben v.a. prämenopausal ein erheblich *kleineres* Risiko für KHK.

- Hypertonie (siehe Seite 151!):
  Sowohl systolisch wie auch diastolisch erhöhte BD-Werte erhöhen das Risiko für Myokardinfarkt.

- Diabetes mellitus (siehe Seite 377!):
  2- bis 3-fach erhöhtes Risiko. Beachte: Dyslipidämien (Erhöhung der triglyzeridreichen Lipoproteine und verminderte HDL) und Hypertonie sind bei Diabetikern gehäuft vorhanden (vgl. Metabolisches Syndrom).

- Rauchen (siehe Seite 242!):
  Zigarettenrauchen ist einer der wichtigsten Risikofaktoren, vor allem für PAVK! Mortalität und Morbidität an KHK sind proportional zur Anzahl gerauchter Zigaretten pro Tag. Zigaretten mit Filter und wenig Teer vermindern das Risiko für KHK *nicht*.

- Dyslipidämie (Fettstoffwechselstörung):
  Konzentration *und* Zusammensetzung der Lipide sind entscheidend:
  Gesamt-Cholesterinwert von 7,2 mmol/lit. verdoppelt das Risiko für KHK (Normwert Total-Cholesterin: < 5,0 mmol/lit.).
  Triglyzerid-Werte > 2,3 mmol/lit. sind gefährlich, vor allem falls das «schützende» HDL-Cholesterin (high-density-Lipoprotein) erniedrigt ist und somit der Cholesterin/HDL-Quotient erhöht ist (> 5,0 beim KHK-Patienten).

- Adipositas und stammbetonte, androide (abdominale) Fettverteilung («Apfeltyp», siehe dazu *Abbildung 77: Hauptformen der Fettverteilung* auf Seite 387):

  Definition der Adipositas gemäß «Body Mass Index» BMI = Gewicht in kg dividiert durch Körperlänge in m im Quadrat. (WHO: Adipositas = BMI > 30 kg/m^2). Androide Fettverteilung: Quotient Taille/Hüfte > 0,85. Siehe *Ernährungsparameter* auf Seite 40.

  Siehe *Tabelle 103: Internationale Klassifikation der Adipositas gemäß BMI (nach WHO)* auf Seite 386!

- Bewegungsmangel:

  2- bis 3-fach erhöhte Herzinfarkt-Morbidität. Präventiv sinnvoll ist aerobe körperliche Aktivität 3 - 4x pro Woche, welche sich günstig auswirkt auf Übergewicht, Hypertonie, Diabetes mellitus sowie Dyslipidämie.

- Östrogen-Mangel:

  In der Postmenopause nimmt die Häufigkeit der KHK zu.

  Beachte: Frauen in der Postmenopause, welche eine Östrogen-Substitution erhalten, haben eine um 35% erniedrigte Morbidität und Mortalität an KHK im Vergleich zu nicht behandelten Frauen (vergleiche dazu: Osteoporose: *Medikamentöse Therapie* auf Seite 479).

- Psychosoziale Einflüsse:

  «Typ A»-Verhalten (Erfolgsstreben, unterdrückte Aggressivität, Hast, Ungeduld); hohe berufliche Anforderungen bei niedriger Entscheidungsfreiheit mit Repression und Frustration; Depression und mangelnder sozialer Rückhalt; psychosozialer Stress (Bemerke: Der Herzinfarkt ist also *nicht* eine typische Managerkrankheit!).

- Hyperhomocystinämie; Lipoprotein A; Fibrinogen.

Tabelle 43: Wesentliche Risikofaktoren der koronaren Herzkrankheit

Modifizierbare Risikofaktoren; Lebensstil	Therapeutisch beeinflussbare Risikofaktoren	Nicht beeinflussbare, definitive Risikofaktoren
Kalorien, Cholesterin und gesättigte Fette in der Ernährung Rauchen Mangelnde körperliche Aktivität	Erhöhtes Gesamt-Cholesterin Erhöhtes LDL-Cholesterin Erniedrigtes HDL-Cholesterin (Erhöhte Triglyzeride) Erhöhter Blutdruck Hyperglykämie Diabetes mellitus Adipositas Östrogenmangel (?)	Alter Geschlecht Positive Familienanamnese bzgl. KHK im jungen Alter: < 55 Jahre bei Männer < 65 Jahre bei Frauen Persönliche Anamnese bzgl. KHK oder andere arteriosklerotische Gefäßerkrankungen

Beachte: Herz-Kreislauf-Erkrankungen führten 1994 mit 43% aller Todesfälle die Todesursachenstatistik der Schweiz an (siehe dazu *Tabelle 44: Die häufigsten Todesursachen in der Schweiz 1996*). Die Auswirkungen der einzelnen Risikofaktoren addieren oder potenzieren sich. Beim Vorliegen von Rauchen, Hypertonie und Hypercholesterinämie ist das Herzinfarkt-Risiko 8,6-fach erhöht!

Beachte: Die Risikofaktoren gelten auch für die anderen im Rahmen einer generalisierten Arteriosklerose auftretenden Krankheitsbilder wie: Multiinfarkt-Syndrom (Schlaganfall-Krankheit), periphere arterielle Verschlusskrankheit PAVK.

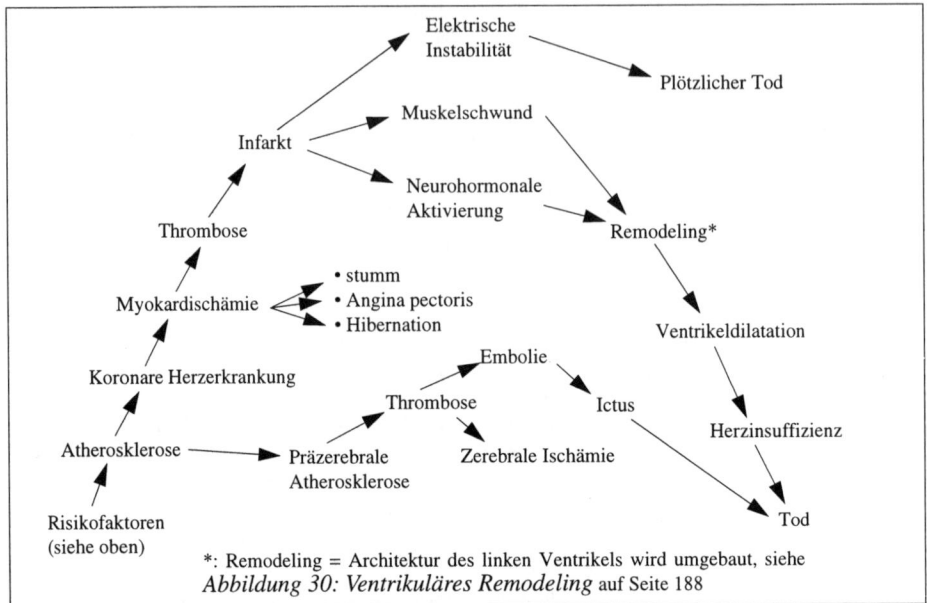

Abbildung 23: Kardiovaskuläre Risikofaktoren bis zum Tod

Tabelle 44: Die häufigsten Todesursachen in der Schweiz 1996

Todesursachen	Frauen	Männer
Herz-Kreislauferkrankungen (davon ca. 73% Herzkrankheiten, 20% Hirn-krankheiten, 7% Krankheiten der peripheren Blutgefäße)	44,5%	37,6%
Krebskrankheiten	21,9%	27,9%
Krankheiten der Atmungsorgane	5,3%	6,7%

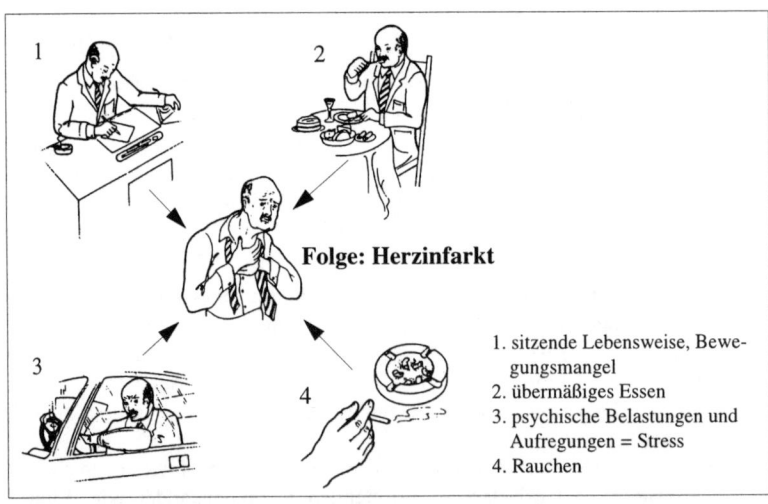

Abbildung 24: Einige Risikofaktoren für Arteriosklerose und KHK
(modifiziert nach Toohey M., Lehrbuch der Inneren Medizin für Pflegeberufe, Enke)

Koronare Herzkrankheit bei Frauen

Beachte: Der Mythos, dass die koronare Herzkrankheit eine typisch männliche Erkrankung sei, welche vor allem den erfolgreichen Managertyp trifft, ist unzutreffend!

Gemäß American Heart Association sterben jedes Jahr fast 500'000 amerikanische Frauen an kardiovaskulären Leiden.

Tabelle 45: Charakteristiken von Myokardinfarkt und KHK bei Frauen

• Häufigste Todesursache bei Frauen
• Auftreten etwa 10 bis 20 Jahre später als bei Männern
• Patientinnen oft in höherem Alter mit mehr Begleiterkrankungen (Diabetes mellitus, Hypertonie, Herzinsuffizienz)
• Mehr und häufiger schwere Angina pectoris
• Häufiger atypische Krankheitssymptome
• Häufiger stumme, nicht erkannte Ischämien und Myokardinfarkte
• Bei akutem Myokardinfarkt mehr Atemnot und Übelkeit, weniger Veränderungen im EKG und weniger Nacken-/Schulterschmerzen
• Längere Vorspitalphase bzw. späteres Eintreffen im Spital
• Häufiger Angina pectoris als Erstsymptom (bei Männern Erstsymptom Herzinfarkt)
• Verlauf oft schwerer als bei Männern und schlechte Prognose (mehr Komplikationen, mehr Zweit/Nachfolge-Infarkte)
• Häufiger plötzlicher Herztod (68% bei Frauen, 49% bei Männern).

Risikoprofil: Das kardiovaskuläre Risikoprofil von Frauen und Männern ist nicht identisch. Bei Frauen steht bei den beeinflussbaren Risikofaktoren das Zigarettenrauchen an erster Stelle. Bei Frauen wirken sich erhöhte Triglyzeride stärker ungünstig auf das Herz-/Kreislaufsystem aus als bei Männern. Diabetes mellitus ist bei Frauen häufiger anzutreffen und wichtiger als bei Männern. Bei Diabetikerinnen erhöht sich das Risiko für eine KHK um das drei- bis siebenfache.

Beachte: Östrogene schützen das Herz der Frauen vor einem Myokardinfarkt. Durch konsequente postmenopausale Hormonersatztherapie (siehe *Systemische Östrogentherapie* auf Seite 358) sinkt das Risiko, nach der Menopause an den Folgen einer KHK zu sterben, um 50-70%!

Siehe dazu auch: *Einfluss der Östrogene auf Herz- und Kreislauferkrankungen bei der Frau* auf Seite 175!

Klinik der KHK

Abklärungen

Ziele der Abklärung

1. Erfassen von Patienten mit Indikation zur Primärprophylaxe bei noch nicht manifester KHK;
2. Diagnosesicherung bei nicht diagnostischer Symptomatik;
3. Erfassung der Indikation zur invasiven Therapie (PTCA und Bypass-Operation) bei manifester koronarer Herzkrankheit;
4. Differenzierte Indikationsstellung für die individuelle Pharmakotherapie und Sekundärprophylaxe der manifesten KHK.

Vorgehen

Lückenloses Erfassen des Risikoprofils (Familienanamnese, Geschlecht, Alter, Nikotinkonsum, Blutdruck, Blutzucker, Lipidprofil). Die Kumulation von Risikofaktoren erlaubt die Indikationsstellung zur medikamentösen Primärprophylaxe mit Thrombozyten-Aggregationshemmern, Lipidsenkern bzw. Östrogensubstitution.

Bei hohem Risikoprofil sowie bei Patienten mit nicht-diagnostischen, auf eine koronare Herzkrankheit verdächtigen Symptomen, ist eine symptomlimitierte Ergometrie sinnvoll.

Bei Hinweisen auf eine gestörte linksventrikuläre Funktion (Dyspnoe, klinische / radiologische Zeichen) ist eine Echokardiographie indiziert.

Ergometrie (Belastungstest)

Ein korrekt durchgeführter Belastungstest ist von zentraler Bedeutung. Er hat symptomlimitiert (nicht submaximal!) zu erfolgen und soll bei kontinuierlicher Belastung 8 - 12 Min. dauern.

Zu beurteilen sind: pathologische Symptome, maximal erreichte Leistung, Blutdruck- und Herzfrequenzverhalten (Doppelprodukt) sowie EKG-Veränderungen und pathologische physikalische Befunde (Zeichen einer Mitralinsuffizienz).

Prognostisch ungünstig sind: Blutdruckabfall unter den Ausgangswert, Leistungseinbuße, komplexe ventrikuläre Rhythmusstörungen, ST-Senkung von mindestens 1 mm anhaltend.

Prognostisch günstig sind: Blutdruck systolisch ansteigend über 200 mm Hg, Leistungssteigerung mit subjektiv anstrengender Intensität (Borg-Skala).

Vorgehen nach EKG plus Ergometrie:
- Bei unsicherer linksventrikulärer Funktion → Echokardiographie.
- Bei unsicherer Ischämie → Koronarangiographie, evtl. vorher Stressechokardiographie oder Szintigraphie.

Komplette Risikostratifizierung bei manifester KHK:
1. Linksventrikuläre Funktion?
2. Ischämie-Schweregrad?
3. Rhythmische Instabilität?
4. Progressionstendenz (Risikofaktoren).

Ist ein aussagekräftiger Belastungstest unmöglich oder die Beurteilbarkeit der Ergometrie eingeschränkt (wegen Linksschenkelblock, Repolarisationsstörung, Digitalismedikation), empfiehlt sich die Durchführung einer Stressechokardiographie oder ein nuklearmedizinisches Verfahren (Perfusionsszintigraphie, Radionuklid-Ventrikulographie).

Echokardiographie

Methode der Wahl für Patienten mit unklarer linksventrikulärer Funktion (Repolarisationsstörung im Ruhe-EKG, Infarktnarben) sowie bei Patienten mit zusätzlicher valvulärer Herzkrankheit.

Indikationen zur Koronarangiographie

- *Ältere* Patienten *trotz* antiischämischer Therapie, Patienten mit hohem Risiko (objektive Ischämiezeichen, deutlich eingeschränkte linksventrikuläre Funktion, ventrikuläre Arrhythmien unter Belastung, anhaltende Kammertachykardien).
- Symptomatische *jüngere* Patienten werden sofort koronarangiographiert.

Symptomatik

Leitsymptom: Angina pectoris

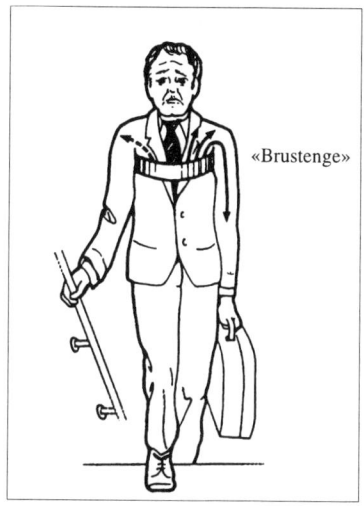

«Brustenge»

Anstrengungsabhängiger Thoraxschmerz, Brustengegefühl. Der Schmerz ist dumpf, bohrend, ziehend, beengend, hinter dem Brustbein (= retrosternal), ausstrahlend in die linke Schulter, evtl. in den linken Arm oder an den linken Kieferwinkel, verbunden mit Atemnot und Angst; typischerweise *während Anstrengung* oder durch Kälte ausgelöst und durch Nitroglycerin behebbar.

Vergleich: Patienten haben oft das Gefühl, es werde ihnen ein Gürtel um den Thorax geschnürt und immer fester angezogen (thorakales Engegefühl).

Dauer: Gemäß Definition nicht länger als 10 bis maximal 15 Minuten, sonst muss an einen Herzinfarkt gedacht werden. In diesem Falle muss der Patient notfallmäßig möglichst mit Kardiomobil auf einer medizinischen Intensivstation hospitalisiert werden (Überwachung wichtig).

Abbildung 25: Angina pectoris

Checkliste bei Angina pectoris-Schmerzen

Lokalisation, Ausstrahlung, Schmerzcharakter, auslösende Faktoren des Schmerzes, schmerzlindernde Faktoren, zeitlicher Bezug (Dauer, Frequenz, Häufigkeit, Manifestationsgelegenheit der Angina pectoris), assoziierte Symptome (Schweißausbruch, Schwächeanfall), welche Gesten macht der Patient beim Beschreiben des Schmerzes.

Symptomatik beim älteren Patienten

Bei alten Menschen können Schmerzlokalisation und Schmerzempfindung atypisch sein: z.B. Schmerzen im Bauchraum oder unterhalb des Brustbeins lokalisiert; Oft aber «stumme» Myokardischämien, heißt: am Herzen läuft eine KHK – evtl. sogar ein Herzinfarkt – ab, ohne dass der alte Mensch starke Schmerzen verspürt (und demzufolge auch nicht meldet).

Therapie der KHK

Primär-Prophylaxe

Siehe dazu *Abbildung 26: Primärprävention der KHK: Richtlinien zur Kontrolle des Blutdruckes* auf Seite 183 und *Abbildung 27: Primärprävention der KHK: Richtlinien zur Kontrolle der Lipide* auf Seite 184!

Einfluss der Östrogene auf Herz- und Kreislauferkrankungen bei der Frau

Östrogene sind vasoaktive Substanzen. Sie bewirken eine Vasodilatation durch direkte und indirekte (d.h. endothelvermittelte) Einwirkungen auf die glatte Gefäßmuskulatur, hemmen die Migration und Proliferation derselben, verhindern die Thrombozytenaggregation und blockieren die Oxidation von Low-density-Lipoprotein (LDL) durch ihre antioxidative Wirkung. Daneben beeinflussen sie insbesondere das Lipidprofil, den Glukosemetabolismus und andere Stoffwechselvorgänge günstig. Diese antiatherogenen Wirkungen können zur primären und sekundären Prophylaxe von Herz-/Kreislauferkrankungen bei der postmenopausalen Frau klinisch ausgenutzt werden, speziell wenn kardiovaskuläre Risikofaktoren vorliegen.

(Siehe auch: *Koronare Herzkrankheit bei Frauen* auf Seite 173)

Sekundär-Prophylaxe

1. Konservative Therapie: Diese steht immer am Anfang der Behandlung.

- Anfallstherapie als Notfallmaßnahme: Nitroglycerin® Kps. s.l. (= sub-lingual): Kapsel zerbeißen und unter die Zunge legen lassen. Diese Therapie soll möglichst rasch eingeleitet werden. Oft tragen Herzpatienten dauernd Nitroglycerin als Kapseln oder in Sprayform bei sich, um sich selbst in einem Anfall sofort Linderung verschaffen zu können (ähnlich wie der Asthmatiker sein Dosier-Aerosol mit Beta$_2$-Stimulator). Innerhalb 20 bis 30 Minuten kann der Patient bis 3 Nitrokapseln einnehmen. Falls dann keine Linderung eingetreten ist, muss der Patient den Arzt aufsuchen!
  Beachte: Es ist aus psychologischen Gründen wichtig, auch im Krankenheim dem Patienten die Sicherheit zu vermitteln, dass ihm jederzeit und sofort bei einem «Herzanfall» geholfen wird.

- Thrombozyten-Aggregationshemmer: Aspirin Cardio®, Tiatral® 100 SR: signifikante Risikoreduktion eines Infarktes von 87% bei Angina pectoris!

- Dauertherapie als Anfallsprophylaxe: Sinn: Verhinderung weiterer Anfälle mit sogenannten Retard-Präparaten, d.h. kontinuierliche Wirkstoff-Freigabe. Beachte: Wichtig ist im Rahmen der konservativen Therapie die Kombination der Dauertherapie mit einem regelmäßigen Gehtraining.

  - Nitrate: Isoket ret.®, Sorbidilat® oder Nitroderm TTS®:
    Nitrate sind Vasodilatatoren d.h. sie bewirken eine Erweiterung der Gefäße und damit vor allem eine Abnahme des Strömungswiderstandes, somit eine Entlastung des Herzmuskels (Folge: verminderter Sauerstoffverbrauch).
    Nitrate verbessern die myokardiale Sauerstoffversorgung durch Senkung der kardialen Vor- und Nachlast, was zu einer Verringerung der enddiastolischen Wandspannung führt.
    Nebenwirkungen: Kopfweh, Hypotonie, Kollaps, Reflextachykardie.
    Probleme: Toleranz (Pausen von 10-12 Std.), Entzug (ausschleichen!), Kopfschmerz, Blutdruckabfall, Synkope.
    Beachte: TTS heißt «Transdermales Therapeutisches System», d.h. der Wirkstoff wird via Haut in den Blutkreislauf resorbiert (aufgenommen). Verweildauer: 12 Stunden. Sowohl bei oraler, wie auch bei transdermaler Verabreichung gilt es, wegen der Toleranzbildung, jeweils 8-12stündige Pausen einzulegen.

  - Alternativpräparat bei eingetretener Nitrattoleranz: Vasodilatator Molsidomin Corvaton® 2 mg, forte 4 mg, retard 8 mg (gutes Medikament!).
    Wirkungsweise und Nebenwirkungen: ähnlich wie Nitrate.
    Therapiealternative bei Nitratunverträglichkeit sowie zur Überwindung der Toleranz.

  - Betablocker: z.B. Tenormin®.
    Betablocker wirken antiischämisch, antihypertensiv und antiarrhythmisch. Sie senken den Blutdruck und die Herzfrequenz und vermindern dadurch den myokardialen Sauerstoffverbrauch. Zusätzlich Prognoseverbesserung nach Myokardinfarkt.
    Betablocker werden vor allem bei jüngeren Patienten eingesetzt. In der Geriatrie sind sie wegen der unerwünschten Nebenwirkungen (Verschlechterung einer Herzinsuffizienz) falls überhaupt nur mit großer Vorsicht zu verwenden.

- Weitere bei KHK eingesetzte Medikamente sind:

Kalziumantagonisten: z.B. Adalat®, Norvasc®, Plendil®, Dilzem®.
Senken die Nachlast via Vasodilatation, vermindern den myokardialen Sauerstoffverbrauch und verbessern die myokardiale Sauerstoffversorgung. Einsatz bei ungenügendem Erfolg der Nitrate und Betablocker.

Vorsicht: die erste Generation der Kalziumantagonisten wirkt negativ chronotrop (Isoptin®) und negativ inotrop!

ACE-Hemmer: Prognose verbessernder Effekt für Patienten mit verminderter linksventrikulärer Funktion nach Herzinfarkt.

- Cholesterin-Synthesehemmer: HMG-CoA-Reduktasehemmer (Statine): bewirken eine Senkung des LDL (15-50%). Zocor®, Selipran®, Sortis®, Lipobay®.
Wirkung: Stabilisierung und Prognoseverbesserung ist nachgewiesen. Weniger Plaques-Rupturen, weniger Ischämie, bessere Perfusion, weniger Angina pectoris.

2. Interventionelle Therapie: PTCA = Perkutane Transluminale Coronar-Angioplastik (Dilatation von akuten oder chronischen Koronarstenosen). Stent. Wirkung: Das dilatierte Gefäß schrumpft weniger (remodeling), d.h. weniger Re-Okklusionen mit Stent (26% nach PTCA, 12% nach PTCA plus Stent). 2 - 4 Wochen Clopidogrel Plavix® und Aspirin®, später Aspirin® Cardio.

Östrogen-Substitution bei Risikopatientinnen. Voraussetzung: Sorgfältiges Abwägen der Vor- und Nachteile einer Substitutionstherapie. Indikationen sind: Erhöhtes Risiko für KHK und/oder für Osteoporose, oder das Vorliegen einer postmenopausalen Depression. Absolute Indikation ist der Zustand nach Herzinfarkt. Kontraindikation: Zustand nach Thromboembolien. Generell gilt: Die Östrogensubstitution phasenweise mit Gestagenen kombinieren (erhöhtes Risiko für Endometriumkarzinom bei alleiniger Östrogensubstitution). Siehe *Koronare Herzkrankheit bei Frauen* **auf Seite 173.**

3. Herzgefäßchirurgie: ACBP = Aorto-Koronare Bypass-Chirurgie (Überbrückung von chronischen Koronarstenosen mittels Venen- und/oder Arteria mammaria interna-Transplantaten).

Tabelle 46: Effekt verschiedener Therapien bei KHK

	Therapieziel	
	symptomatisch	prognostisch
Medikamente - Acetylsalicylsäure (z.B. Aspirin®) - Statine (Zocor®, Selipran®) - Betablocker (z.B. Tenormin®) - Nitrate (z.B. Isoket® ret., Sorbidilat®) - Ca-Antagonisten (z.B. Norvasc®)	 - - ++ ++ ++	 ++ ++ + + -
PTCA	+++	+(+)
Bypass	+++	++

Tabelle 47: Therapieschema bei KHK

Auf jeder Stufe sollte individuell abgeklärt werden, ob eine Koronarangiographie indiziert ist.	
1. Stufe	Modifikation von Risikofaktoren und Gabe von ASS, Nitrate sublingual bei Bedarf
2. Stufe	wie oben, plus Betablocker
3. Stufe	wie Stufe 2 plus Retard-Nitrate und/oder Kalziumantagonisten
4. Stufe	Molsidomin (Corvaton®) und/oder Nicorandil (Dancor®)

Herzinfarkt = Myokardinfarkt

Bedeutung und Vorkommen

Myokardinfarkte sind hauptverantwortlich für die vorzeitigen Todesfälle bei mittelalten und älteren Patienten, d.h. zwischen 50 und 70 Jahren, vermehrt aber leider auch bei jüngeren Individuen ab 40 Jahren! Bei sehr alten Leuten sind akute Herzinfarkte eher seltenere Ereignisse; viel häufiger sind Zustände von Atemnot infolge Herzinsuffizienz.

Definition

Herzinfarkt (= Myokardinfarkt) bedeutet Absterben von Herzmuskelgewebe verursacht durch einen thrombotischen Verschluss einer meistens atherosklerotisch veränderten Herzkranzarterie oder eines Astes derselben. Da es sich um Endarterien handelt und somit fast kein Kollateralkreislauf besteht, ist das abgestorbene Gewebe unwiederbringlich verloren und wird im weiteren Verlauf durch minderwertiges Bindewebe ersetzt (= Narbe), funktionell einer Defektheilung entsprechend.

Beachte: Pathophysiologisch vergleichbare Verhältnisse liegen vor beim ischämischen Hirninfarkt (= Apoplexie, Schlaganfall).

Symptomatik

Charakteristisch für einen Herzinfarkt sind sehr starke, vernichtende Thoraxschmerzen verbunden mit Angst, welche länger als 15 Minuten anhalten und sich nach Nitroglycerin®-Anwendung *nicht* beheben lassen. Der Patient verspürt nicht bloß Angst und Atemnot – er hat *Todesangst*!

Merke: Ein Herzinfarkt kann (vor allem bei Diabetikern) klinisch stumm ablaufen, d.h. das Alarmzeichen «Schmerz» bleibt aus!

Beachte: Herzinfarkt bedeutet Untergang von Herzmuskelgewebe durch Verschluss einer Herzkranzarterie, d.h. Gewebe-Tod (= Nekrose)!

Therapie

*   Jüngere und ältere Patienten (< 70 - 75 Jahre) müssen *sofort* auf einer medizinischen Intensivstation mittels Kardiomobil hospitalisiert werden.
    Gefahr: Sekundenherztod infolge Rhythmusstörungen. Möglichkeit der Thrombolyse. Innerhalb von 4 Stunden kann die Mortalität um 35% gesenkt werden. Evtl. PTCA und Stent unter IIa/IIIb-Blocker (Rheopro®) i.v.
    Indikationen: Kardiogener Schock, Lysemisserfolg oder Kontraindikation zur Lyse, großer Vorderwandinfarkt.

*   Alte und vor allem sehr alte Patienten sollen in der Regel *nicht* hospitalisiert werden, weil ihnen zuhause oder in einer Pflegeinstitution gleich gut geholfen werden kann wie im Spital. Zudem bedeuten Verlegungen wegen der damit verbundenen psychischen und somatischen Belastung (Stress!) oft ein unverhältnismäßig hohes Risiko.

Prognose

Die Sterblichkeit ist erschreckend hoch: Etwa jeder zweite aller nicht hospitalisierten Patienten stirbt am Herzinfarkt, wobei ca. 40% innerhalb der ersten Stunde sterben. (Häufigste Todesursache: Kammerflimmern).

Beachte: Die Sterblichkeit der hospitalisierten Infarktpatienten konnte dank moderner Therapie unter 10% gesenkt werden!

Tabelle 48: Nachbehandlung nach Myokardinfarkt: 4 wichtigste Punkte

Risikofaktor	Beurteilung	Bemerkungen
Ischämie	symptomlimitierte Ergometrie	Spezialabklärung, falls nicht aussagekräftig. Hohes Risiko bei kardial eingeschränkter Leistungskapazität und bei belastungsabhängigem Blutdruckabfall unter Ausgangswert.
verminderte linksventrikuläre systolische Funktion oder Herzinsuffizienz	Anamnese, Klinik. Thoraxröntgen, Leistungskapazität	Echokardiographie, falls nicht eindeutig. Hohes Risiko bei Auswurffraktion < 30%.
rhythmische Instabilität	Ruhe-EKG, Ergometrie, Holter-EKG	Hohes Risiko bei Kammertachykardien (> 3 Schläge) oder Arrhythmie unter Belastung.
Progressionstendenz der Koronarsklerose	Diabetes mellitus, Dyslipidämie, persistierender Zigarettenkonsum, Hypertonie, Östrogendefizit, familiäre Belastung, fortgeschrittene allgemeine Arteriosklerose	Lipidstatus während etwa 6 Wochen nach Infarkt nicht repräsentativ.

Myokardinfarkt beim älteren Patienten

Symptomatik

Häufig atypische Symptome wie Dyspnoe, Schwäche, Schweißausbruch, Verwirrtheit, Synkope (kurzzeitiger Bewusstseinsverlust), zerebrovaskulärer Insult, Zunahme einer Herzinsuffizienz oder Auftreten eines Lungenödems. Bei älteren Patienten kann ein Myokardinfarkt zudem ausgelöst werden durch eine Hypotonie (Gefahr auch bezüglich Schlaganfällen), eine Hypoxämie oder eine Anämie.

Beim alten Menschen kann ein Herzinfarkt noch häufiger als beim jungen Patienten asymptomatisch ablaufen, genannt «stummer Myokardinfarkt» (dies ist vor allem bei Diabetikern gehäuft der Fall). Die bedrohliche Situation kann sich dann mit einer akuten Linksherzdekompensation manifestieren, d.h. der Patient fällt «unerwartet» ins Lungenödem. Das Vorliegen eines bereits vorher pathologischen EKGs führt zudem zu einer erhöhten Zahl von nicht-diagnostizierten Myokardinfarkten bei geriatrischen Patienten.

Auffallend häufig klagen alte Leute im Rahmen eines Angina-pectoris-Anfalles oder Herzinfarktes (vor allem beim Hinterwandinfarkt) über gastro-intestinale Beschwerden wie Bauchschmerzen, Übelkeit oder einfach allgemeines Unwohlsein (genannt «malaise»).

Komplikationen

Ältere Leute zeigen häufig Frühkomplikationen wie dekompensierende Herzinsuffizienz, Lungenödem, Hypotonie oder Schockzustand. Die Häufigkeit einer Herzwandruptur (Riss in der Wand) nimmt speziell bei Frauen deutlich zu.

Therapie

Beim älteren und vor allem beim sehr alten Patienten bringt eine Hospitalisation keine wesentlichen Vorteile mit sich, im Gegenteil. Die Möglichkeit eines «konservativen» Vorgehens (ohne Spitaleinweisung) hängt aber ab von den therapeutischen und betreuerischen Möglichkeiten einer Langzeitinstitution. Auf jeden Fall muss das grundsätzliche Konzept (kurativ oder palliativ) mit dem Patienten und den nächsten Angehörigen abgesprochen werden.

Die medikamentöse Therapie des alten Patienten mit Myokardinfarkt wird häufiger mit Nebenwirkungen erschwert wie zum Beispiel Hypotonie auf Morphin, Zunahme einer BD-Senkung durch Nitrate.

(Beachte: Kalziumantagonisten sind kontra-indiziert bei akutem Herzinfarkt.)

Therapie eines schweren Angina-pectoris-Anfalles im Krankenheim

- Bettruhe, Oberkörper hoch lagern
- Nitroglycerin Kaukapseln 1-2x oder Nitrospray 2 Hübe, evtl. nach 5-10 Min. wiederholen
- Sauerstoff O_2, meistens werden 2 lit. mit Nasenbrille verordnet (Maske verursacht oft Angst vor Ersticken)
- Nitroderm® TTS 5/10: «Nitrat-Infusion» via Hautresorption.
- Morphin 1% ^{1}/2 - 1 Amp. s.c., bis Schmerzfreiheit eingetreten ist.
- Lasix® 40 mg 1 - 2 Amp. i.m. (falls möglich i.v.) bei Linksdekompensation.
- Bei starker Erregung/Angst: Temesta® /-Expidet® 1,0 mg/2,5 mg; Valium® = Stesolid® Supp. 5 bis 10 mg.
- Aspirin® resp. Tiatral® 2 Tbl zu 100 mg (falls noch kein Thrombozytenaggregationshemmer verordnet worden ist).

Differentialdiagnostisch denken an: Lungenembolie, Spontanpneumothorax (bei jüngeren Patienten), disseziierendes Aortenaneurysma.

Diagnostik bei der KHK

Diagnostische Abklärungen

Klinik: Anamnese und Befunde

Beachte: Durch die Anamnese (anstrengungsabhängiger Schmerz; Lokalisation hinter dem Brustbein; ansprechen auf Nitroglycerin) kann die Diagnose «KHK» fast immer gestellt werden.
Wichtig: Erfassen einer arteriellen Hypertonie.

Labor

- Risikofaktoren für KHK: Diabetes mellitus, Dyslipidämie (LDL erhöht, HDL erniedrigt, Quotient < 5,2).
- Bei Myokardinfarkt:
  - Laborparameter: CK-MB, GOT, Gesamt-CK, LDH, HBDH;
  - Troponin T (myofibrinäres Protein des quergestreiften Muskels): Frühmarker (Anstieg bereits nach 3,5 Stunden) sowie idealer Spätmarker (Normalisierung erst nach 7 bis 20 Tagen nach dem Infarkt; CK-MB bereits nach 2 bis 3 Tagen).
    Beachte: Stark erhöhtes Risiko bei instabiler Angina pectoris mit erhöhtem Troponin-T-Spiegel.

EKG (Elektro-Kardio-Gramm, «Herzstromkurve»)

Ruhe-EKG und Belastungs-EKG mit typischen Veränderungen.

Koronarangiographie

Röntgendarstellung der Herzkranzgefäße.

Wichtig: Auch bei Betagten muss ernsthaft die Frage nach der Dringlichkeit einer PTCA oder bezüglich der Operabilität gestellt werden.

Differential-Diagnose

Herzneurose

Wichtige Abgrenzung zur KHK im chronischen Stadium bei jüngeren Leuten: Herzsensationen im Rahmen eines vegetativ-dystonen Psychosyndromes bei ängstlicher Persönlichkeitsstruktur, d.h. primär seelisch bedingt (synonym verwendete Bezeichnungen: Angstneurose, vegetative Dystonie, Da Costa-Syndrom etc.).

Die Symptomatik der Herzneurose ist deutlich verschieden von der KHK:
Die Thoraxschmerzen sind eher punktförmig stechend, nicht retrosternal sondern über dem Herzen lokalisiert, typischerweise in Ruhe und eben nicht nach Anstrengung auftretend. Herzsensationen (Herzklopfen, Palpitationen = subjektiv spürbar gewordene Herztätigkeit) sind oft begleitet von anderen psycho-vegetativen Symptomen: Ängstlichkeit, Nervosität, vermehrtes Schwitzen, Bauchweh, Diarrhö, Schlaflosigkeit und generell psychische Probleme.

Lungen-Embolie LE

Akute Dyspnoe, eventuell Thoraxschmerz, Husten, Fieber, Tachykardie und BD-Abfall. Schwere Dyspnoe und Zyanose bei zentraler LE.

Asthma bronchiale

Asthma bronchiale, akuter Asthmaanfall: Anamnese wichtig. Exspiratorische Atemnot (Dyspnoe) steht im Vordergrund: spastische Atmung («pfeifend»); Angst, Unruhe, Hyperventilation, Tachypnoe, Tachykardie, kalter Schweiß.

Bei alten Patienten kann eine Differenzierung zwischen einem akuten Dyspnoe-Anfall verursacht durch Asthma bronchiale oder Asthma cardiale schwierig sein, vor allem bei Koexistenz beider Krankheitsbilder. Ein akuter Asthma-bronchiale-Anfall kann auch eine Herzdekompensation bewirken (dann rechts-betonte Herzinsuffizienz mit Halsvenenstauung).

Pneumothorax

Akuter einseitiger Thoraxschmerz und Dyspnoe. Lungenkollaps infolge Platzen eines Lungenbläschens, vor allem bei jüngeren Leuten vorkommend, im Alter sehr selten.

Thorakales Aortenaneurysma

Disseziierendes Aortenaneurysma (Ausweitung und Einreissen der thorakalen Aorta): schwerster «zerreißender» Thoraxschmerz, oft letal (tödlich).

Folgezustände und Komplikationen der KHK

Allgemein

1. Patienten mit KHK sind Risikopatienten mit einer erhöhten Komplikationsrate bei Operationen, v.a. in der Herzchirurgie.
2. Immobilisation (bedingt durch eingeschränkte Leistungsfähigkeit und Anstrengungsdyspnoe).
3. Verschlechterte Hirnleistung durch die zerebrale Hypoxie (zusätzliche Beeinträchtigung der kognitiven Leistungen bei Dementen, Verlangsamung).
4. Erhöhte Nebenwirkungsrate von Medikamenten, Dosierungsprobleme.

Rhythmusstörungen und Überleitungsstörungen

Vorhofflimmern, Extrasystolien; Blockbilder (atrio-ventrikulär, LSB, RSB).

Herzinsuffizienz, vor allem Linksherzinsuffizienz

Leitsymptom: Atemnot infolge Lungenstauung.
Merke: Die KHK ist die häufigste Ursache für die Linksherzinsuffizienz (neben der Hypertensiven Herzkrankheit, d.h. Herzinsuffizienz bei arterieller Hypertonie).
Prognose: Die Herzinsuffizienz beinhaltet eine hohe Morbidität und Mortalität: die 5 Jahresüberlebensrate beträgt lediglich 50% und beruht zu etwa 40% auf arrhythmiebedingten Todesfällen.
Beachte: Die Mortalität bei Herzinsuffizienz ist also vergleichbar mit derjenigen von malignen Erkrankungen, auch wenn man sich dessen allgemein nicht so bewusst ist!

Herzinfarkt

Sterblichkeit (= Letalität) bis etwa 50% (jeder 2. Patient stirbt am Infarkt).

Plötzlicher Tod, genannt «Herzschlag» oder «Sekundenherztod»

Synonym: sudden death, mit Kammerflimmern als Hauptursache.
Beachte: «Herzversagen» beim KHK-Patienten bedeutet meistens Herzinfarkt mit Sekundenherztod, d.h. Herz-Kreislaufstillstand infolge einer Rhythmusstörung (am häufigsten Kammerflimmern).
(300'000 plötzliche Sekundenherztote /Jahr in USA; fast 50% aller kardialen Todesfälle in den Vereinigten Staaten. In der Schweiz: 10'000 Todesfälle jährlich, oder 15-20% aller natürlichen Todesfälle in den westlichen Industrienationen.)

Wichtige Aspekte bei der Betreuung und Pflege von KHK-Patienten

- Herzkranke Patienten können jederzeit akute Komplikationen erleiden wie Thoraxschmerz, Atemnot, Angst, Synkope (kurzzeitiger Bewusstseinsverlust) oder Sekundenherztod.
- Patienten mit KHK sind oft ängstlich und brauchen das Gefühl von Sicherheit und Geborgenheit.

- Ein Thoraxschmerz (thorakales Engegefühl) bei einem Patienten mit bekannter KHK ist fast immer durch einen erneuten Angina pectoris-Anfall verursacht, d.h.: dem Patienten soll möglichst schnell Nitroglycerin und eventuell Sauerstoff verabreicht werden.
  Wichtig: Eine Pflegeperson muss beim Patienten bleiben, um ihn zu überwachen und ihn seelisch zu beruhigen, bis der Anfall vorüber ist.

- Wichtige Konsequenz: Verordnung einer Anfallsprophylaxe.

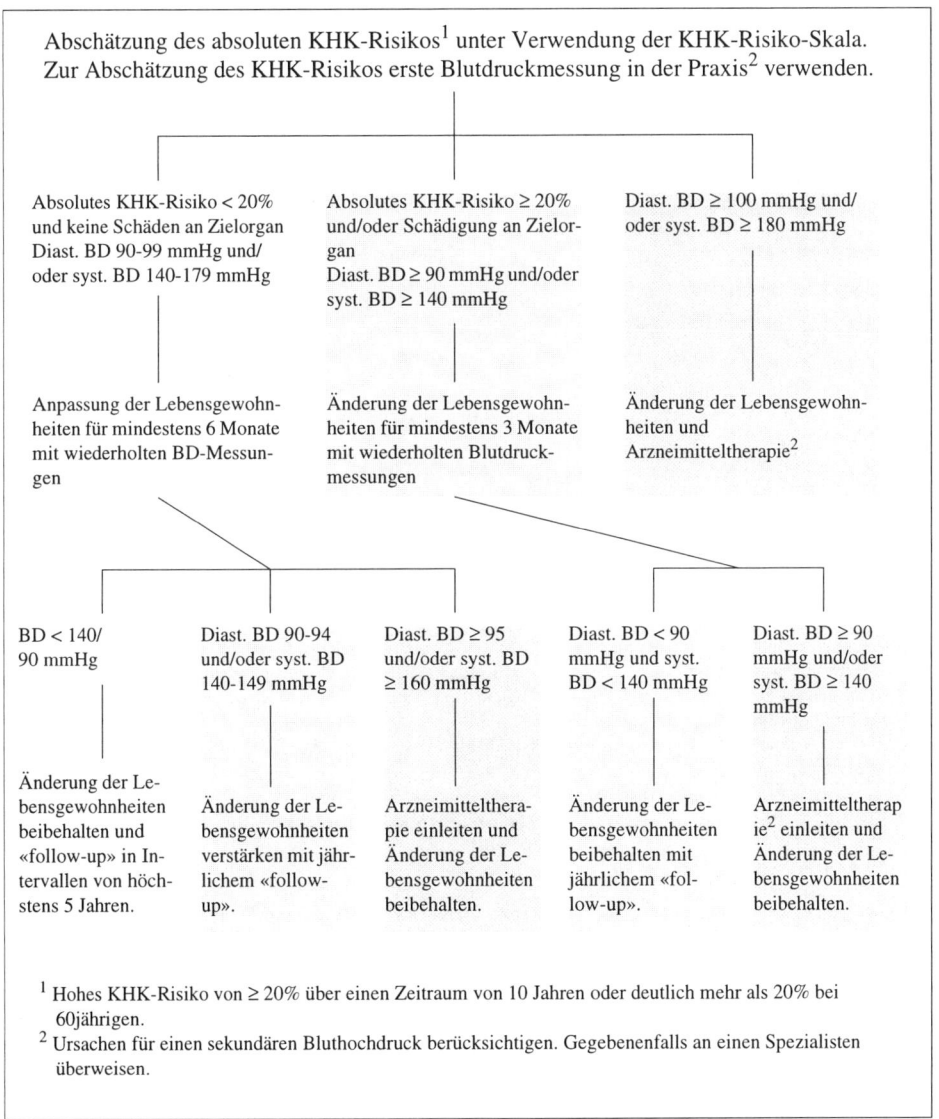

Abschätzung des absoluten KHK-Risikos[1] unter Verwendung der KHK-Risiko-Skala. Zur Abschätzung des KHK-Risikos erste Blutdruckmessung in der Praxis[2] verwenden.

Absolutes KHK-Risiko < 20% und keine Schäden an Zielorgan Diast. BD 90-99 mmHg und/ oder syst. BD 140-179 mmHg

Absolutes KHK-Risiko ≥ 20% und/oder Schädigung an Zielorgan Diast. BD ≥ 90 mmHg und/oder syst. BD ≥ 140 mmHg

Diast. BD ≥ 100 mmHg und/ oder syst. BD ≥ 180 mmHg

Anpassung der Lebensgewohnheiten für mindestens 6 Monate mit wiederholten BD-Messungen

Änderung der Lebensgewohnheiten für mindestens 3 Monate mit wiederholten Blutdruckmessungen

Änderung der Lebensgewohnheiten und Arzneimitteltherapie[2]

BD < 140/ 90 mmHg

Diast. BD 90-94 und/oder syst. BD 140-149 mmHg

Diast. BD ≥ 95 und/oder syst. BD ≥ 160 mmHg

Diast. BD < 90 mmHg und syst. BD < 140 mmHg

Diast. BD ≥ 90 mmHg und/oder syst. BD ≥ 140 mmHg

Änderung der Lebensgewohnheiten beibehalten und «follow-up» in Intervallen von höchstens 5 Jahren.

Änderung der Lebensgewohnheiten verstärken mit jährlichem «follow-up».

Arzneimitteltherapie einleiten und Änderung der Lebensgewohnheiten beibehalten.

Änderung der Lebensgewohnheiten beibehalten mit jährlichem «follow-up».

Arzneimitteltherapie[2] einleiten und Änderung der Lebensgewohnheiten beibehalten.

[1] Hohes KHK-Risiko von ≥ 20% über einen Zeitraum von 10 Jahren oder deutlich mehr als 20% bei 60jährigen.
[2] Ursachen für einen sekundären Bluthochdruck berücksichtigen. Gegebenenfalls an einen Spezialisten überweisen.

Abbildung 26: Primärprävention der KHK: Richtlinien zur Kontrolle des Blutdruckes

Siehe dazu auch den Text: *Primär-Prophylaxe* auf Seite 175!

Abschätzung des absoluten KHK-Risikos[1] unter Verwendung der KHK-Risiko-Skala.
Initiale Cholesterinwerte[2] zur Abschätzung eines koronaren Risikos verwenden.

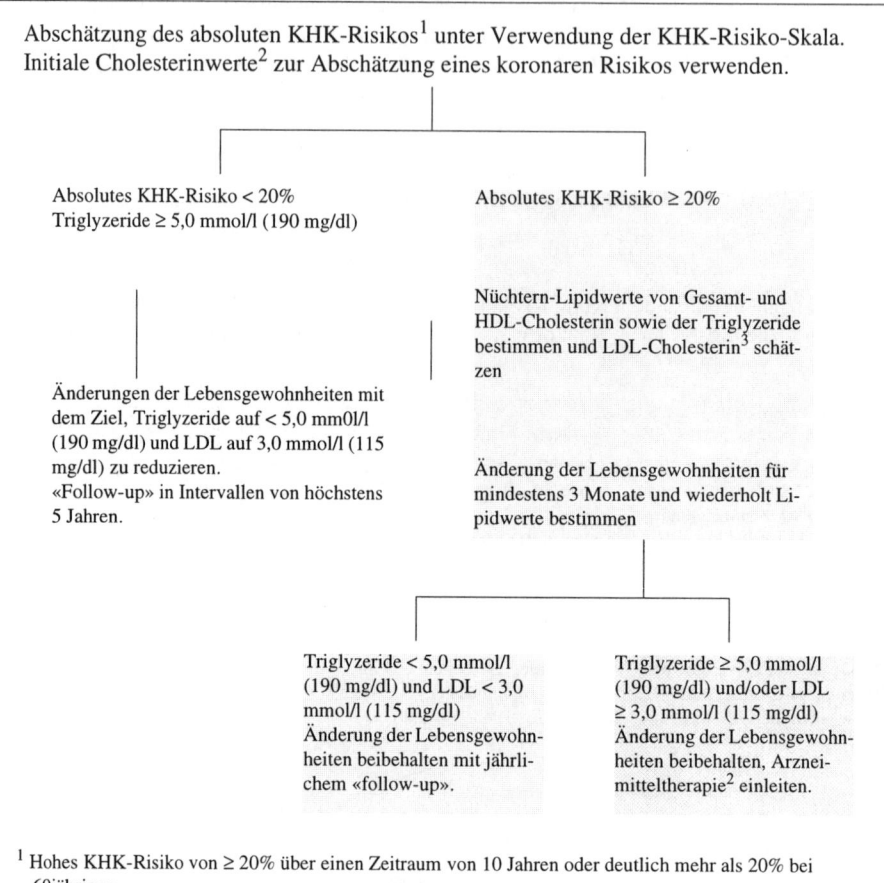

Absolutes KHK-Risiko < 20%
Triglyzeride ≥ 5,0 mmol/l (190 mg/dl)

Absolutes KHK-Risiko ≥ 20%

Nüchtern-Lipidwerte von Gesamt- und
HDL-Cholesterin sowie der Triglyzeride
bestimmen und LDL-Cholesterin[3] schät-
zen

Änderungen der Lebensgewohnheiten mit
dem Ziel, Triglyzeride auf < 5,0 mm0l/l
(190 mg/dl) und LDL auf 3,0 mmol/l (115
mg/dl) zu reduzieren.
«Follow-up» in Intervallen von höchstens
5 Jahren.

Änderung der Lebensgewohnheiten für
mindestens 3 Monate und wiederholt Li-
pidwerte bestimmen

Triglyzeride < 5,0 mmol/l
(190 mg/dl) und LDL < 3,0
mmol/l (115 mg/dl)
Änderung der Lebensgewohnheiten beibehalten mit jährlichem «follow-up».

Triglyzeride ≥ 5,0 mmol/l
(190 mg/dl) und/oder LDL
≥ 3,0 mmol/l (115 mg/dl)
Änderung der Lebensgewohnheiten beibehalten, Arzneimitteltherapie[2] einleiten.

[1] Hohes KHK-Risiko von ≥ 20% über einen Zeitraum von 10 Jahren oder deutlich mehr als 20% bei
60jährigen.
[2] Genetisch bedingte Hyperlipidämie beachten (Gesamt-Cholesterin idR > 8,0 mmol/l mit Anzeichen einer
Hyperlipidämie und Familienanamnese einer frühzeitigen KHK) und Ursachen für eine sekundäre Hyperlipidämie wie Fettsucht, Diabetes, Alkohol, Hypothyreoidismus, Leber- und Nierenerkrankungen. Gegebenenfalls zu einem Spezialisten überweisen.
[3] HDL < 1,0 mmol/l und Nüchtern-Triglyzeride > 2,0 mmol/l sind Anzeichen für ein erhöhtes KHK-Risiko.

Abbildung 27: Primärprävention der KHK: Richtlinien zur Kontrolle der Lipide

Siehe dazu auch den Text: *Primär-Prophylaxe* auf Seite 175!

Kapitel IV

**HERZ /
KREISLAUF**

4. Herzinsuffizienz

Bedeutung

- Die Herzinsuffizienz ist eine wichtige und schwerwiegende Erkrankung mit einer deutlichen Zunahme im Alter, insbesondere bei über 75jährigen. Etwa 1 - 2% der Bevölkerung leiden an einer manifesten (symptomatischen) Herzinsuffizienz.

- Die Prognose ist immer ernst. Herz-Kreislauf-Erkrankungen sind verantwortlich für fast die Hälfte aller Todesfälle!

- Ein herzinsuffizienter Mensch ist nicht bloß gefährdet, einen vorzeitigen Tod zu erleiden, sondern er ist auch in seiner Leistungs- und Genußfähigkeit mehr oder weniger stark eingeschränkt und gilt als «Risikopatient» (z.B. wegen des erhöhten Operationsrisikos).

- In der Schweiz leiden etwa 70'000 Personen an Herzinsuffizienz.

Beachte: Die Herzinsuffizienz spielt somit sowohl in der kurativen wie auch in der palliativen Medizin eine zentrale Rolle. Dank kunstgerechter medikamentöser Behandlung eines herzinsuffizienten Patienten können sowohl dessen Leben verlängert, wie auch seine Lebens*qualität* entscheidend verbessert werden.

Vorkommen und Häufigkeit

Die Herzinsuffizienz ist eine Krankheit der über 60jährigen. Nach dem Pensionierungsalter steigt die Prävalenz steil an; von den über 85jährigen sind etwa 14% betroffen.

Definitionen

- Unter «Herzinsuffizienz» versteht man die Unfähigkeit des Herzens, den Blutbedarf der Kreislaufperipherie unter Belastung oder in Ruhe zu dekken («insufficere» = lateinisch: «nicht genügen»).

- Herzinsuffizienz bedeutet: Zeichen für Herzversagen in Ruhe oder bei Anstrengung und/oder objektivierbare kardiale Dysfunktion (Echokardiogramm).

- Linksherzinsuffizienz (oder «Linksinsuffizienz»): Insuffizienz vor allem des linken Ventrikels (der linken Herzkammer).
- Rechtsherzinsuffizienz: Insuffizienz vor allem des rechten Ventrikels.
- Globale Herzinsuffizienz: Insuffizienz sowohl des linken wie auch des rechten Ventrikels (oft bei fortgeschrittener schwerer Herzinsuffizienz).
- Kompensierte Herzinsuffizienz: Der Patient befindet sich dank medikamentöser Therapie in einem relativ stabilen Zustand.
- Dekompensierte Herzinsuffizienz: Die Herzinsuffizienz hat sich durch innere oder äußere Ursachen akut verschlechtert, so dass der Patient medikamentös neu eingestellt werden muss.

Einteilung

Tabelle 49: Einteilung der Herzinsuffizienz

• *Akute* versus *chronische* Herzinsuffizienz
• *Forward* versus *Backward* Failure (1832 James Hope)
• *Rechts-* versus *Linksherzinsuffizienz*
• *Low output-* versus *High output* failure
• *Ruhe-* versus *Belastungsdyspnoe*
• *Mechanische* versus *metabolische* Herzinsuffizienz
• *Systolische* versus *diastolische* Herzinsuffizienz

Ursachen

Wichtigste, häufigste Ursachen

- KHK (Koronare Herzkrankheit; ca. 50%!)
- Hypertonie (Hypertensive Herzkrankheit)
- Herzfehler (= Herzvitien, valvuläre Herzerkrankungen).
- Herzmuskelerkrankungen (= Kardiomyopathien):
  Idiopathisch (Ursache unbekannt); toxische Herzmuskelschädigungen (z.B. Alkoholismus); Schilddrüsenerkrankungen; Myokarditis.

Tabelle 50: Grundkrankheiten bei Herzinsuffizienz

(Oft kombinierte Ursachen; Mehrfachnennungen möglich!)	Männer	Frauen
Koronare Herzkrankheit (KHK)	59%	48%
Hypertonie (hypertensive HK)	70%	78%
Valvulopathien (valvuläre HK)	22%	31%
Andere	7%	7%

Beachte: In 90% liegt primär eine koronare oder hypertensive Herzkrankheit vor. Eigentliche Ursache der KHK ist die Arteriosklerose der Herzkranzgefäße, genannt Koronarsklerose. Welche Faktoren für die *Entstehung* der Arteriosklerose letztendlich verantwortlich sind, bleibt bis dato unbekannt (daher gibt es auch keine ursächliche Therapie).

Unterscheide

- Häufigste Ursachen für die Insuffizienz der *linken* Herzkammer: KHK, gefolgt von der arteriellen Hypertonie (zusammen ca. 90%).

- Häufigste Ursachen für die Insuffizienz der *rechten* Herzkammer: Chronische Lungenerkrankungen (obstruktive Bronchitis, Lungenemphysem, Asthma bronchiale).
Folge: Cor pulmonale = Rechtsherzinsuffizienz verursacht durch eine Lungenerkrankung.

Klinischer und pathophysiologischer Ablauf der koronaren Herzinsuffizienz

Risikofaktoren → KHK → Herzinfarkt → myokardiale Dysfunktion → Herzdilatation (Erweiterung) → Herzinsuffizienz.

Tabelle 51: Häufige Gründe für eine Dekompensation der chronischen Herzinsuffizienz

vermeidbare Ursachen	unvermeidbare Ursachen
1. Compliancefehler (Patienten-bedingt) - Medikamenteneinnahmefehler - hohe Salzzufuhr und/oder Flüssigkeitsexzess - Medikamentenauslass bei Nebenwirkungen 2. Unkontrollierte Hypertonie 3. Unterdosierte oder keine Diuretika 4. Negativ inotrope Medikamente[a]	1. Akute Ischämie (Herzinfarkt) 2. Akute Rhythmusstörungen 3. Infekte 4. Terminale Herzkrankheit 5. Verschiedenes (Lungenembolie, akute gastrointestinale Blutung, Elektrolytentgleisung)

a. Medikamente, welche die Herzinsuffizienz verschlechtern

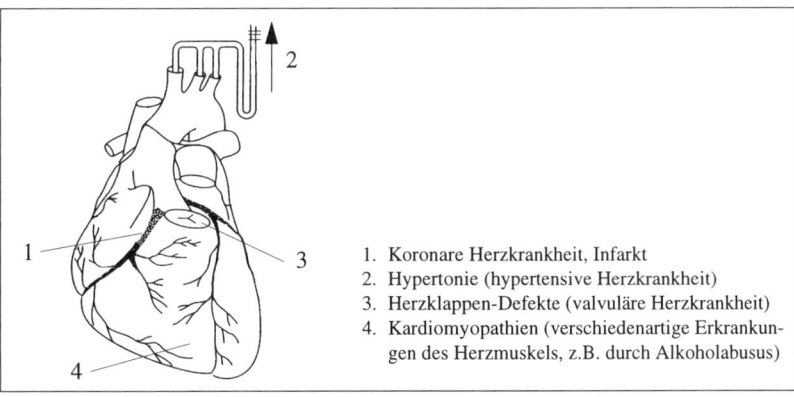

1. Koronare Herzkrankheit, Infarkt
2. Hypertonie (hypertensive Herzkrankheit)
3. Herzklappen-Defekte (valvuläre Herzkrankheit)
4. Kardiomyopathien (verschiedenartige Erkrankungen des Herzmuskels, z.B. durch Alkoholabusus)

Abbildung 28: Wichtigste, häufigste Ursachen für Herzinsuffizienz

Pathophysiologie

Die Pathophysiologie der Herzinsuffizienz hängt von folgenden Faktoren ab:
- Dysfunktion des linken Ventrikels,
- neurohumorale Veränderungen,
- periphere Veränderungen (renal und muskulo-skelettal).

- Bei der Dysfunktion des linken Ventrikels werden zwei Formen unterschieden:
  - diastolische Dysfunktion: der linke Ventrikel wird wegen erhöhter Myokard-Rigidität nur mangelhaft gefüllt. Klassische Beispiele: Hypertoniker-Herz, linksventrikuläre Hypertrophie, Ischämie, Amyloidose.
  - systolische Dysfunktion: Kontraktionsmangel des linken Ventrikels. Beispiele: Status nach Myokardinfarkt, dilatative Kardiomyopathie.

- Beiden Formen gemeinsam ist die Erhöhung des Füllungsdruckes des linken Ventrikels, um das Auswurfvolumen aufrecht erhalten zu können. Der erhöhte Füllungsdruck wird vom Patienten als Dyspnoe wahrgenommen und entsteht durch eine Aktivierung des neurohormonalen Systems. Dieses System umfasst das Renin-Angiotensin-Aldosteron-System (RAAS), die Katecholamine, Vasopressin und das antidiuretische Hormon.
  Auf lange Zeit gesehen ist die Aktivierung des RAAS unvorteilhaft: die Architektur des linken Ventrikels wird langsam umgebaut (genannt: Remodeling des Herzmuskels): Zuerst kommt es zu einer reversiblen Zunahme der Wanddicke, später installiert sich langsam eine Fibrose mit diastolischer Dysfunktion; im fortgeschrittenen Stadium: Dilatation mit systolischer Dysfunktion.

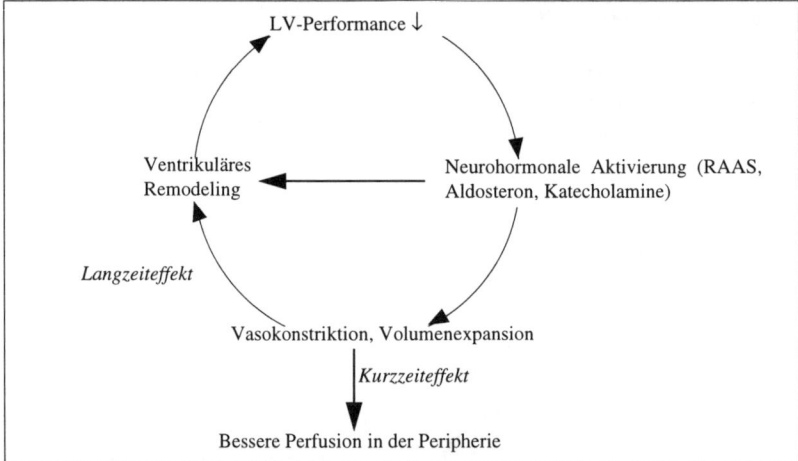

Abbildung 29: Circulus vitiosus der Herzinsuffizienz

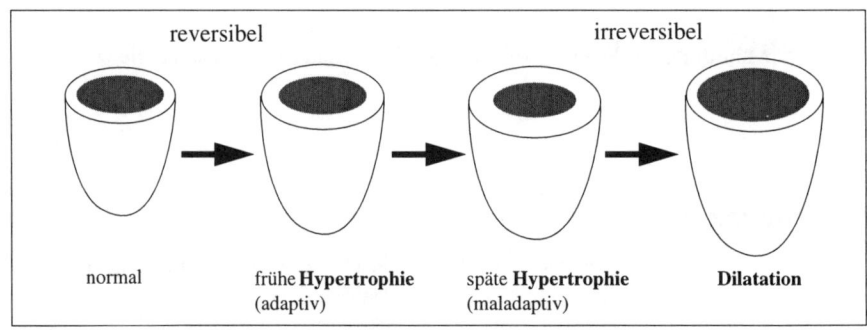

Abbildung 30: Ventrikuläres Remodeling

Pathophysiologisch unterscheidet man bei der Herzinsuffizienz:

- *Vorwärtsversagen* = systolische Pumpinsuffizienz:
  Pumpschwäche der Ventrikel (Herzkammern), genannt linksventrikuläre
  Dysfunktion («low output» = «tiefer Ausstoß»).
  Folgen: Die periphere Minderzirkulation führt zu chronischer Hypoxämie
  (anaerober Metabolismus mit Azidose) und allgemeiner Leistungsschwä-
  che der Patienten (verminderte Muskelkraft durch Muskelzellatrophie).

- *Rückwärtsversagen* = diastolische Stauungsinsuffizienz:
  Stauung des Blutes in den Lungenvenen (Linksinsuffizienz) beziehungsweise in den großen peripheren Venen und den inneren Organen (Rechtsherzinsuffizienz). Folgen: Lungenstauung mit Atemnot, Halsvenenstauung und Gewichtszunahme, Stauungsödeme an den unteren Extremitäten.

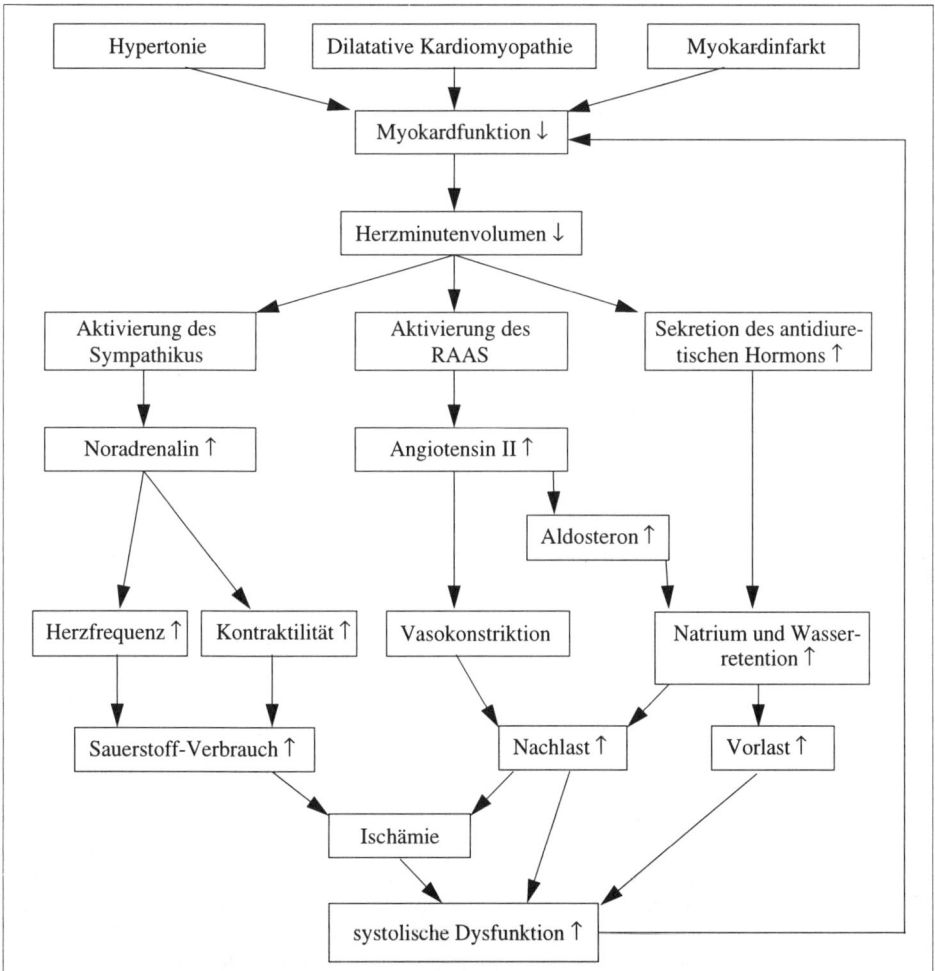

Abbildung 31: Pathophysiologische Mechanismen bei Herzinsuffizienz: Systolische Dysfunktion

Diastolische Herzinsuffizienz

Häufigkeit: bis zu $1/3$ aller Patienten mit Herzinsuffizienz.

Vorkommen: typischerweise bei älteren Patienten mit schwerer Myokardhypertrophie.

Verlauf: Der natürliche Verlauf ist günstiger als bei der klassischen systolischen Dysfunktion: Letalität 8%, verglichen mit 19% pro Jahr bei systolischer Pumpinsuffizienz.

Definition: 3 diagnostische Kriterien:

1. Klinische Zeichen der Herzinsuffizienz mit Anstrengungsdyspnoe, Orthopnoe, Lungenstauung, Hepatomegalie, Prätibialödeme, etc.
2. Erhöhter diastolischer Füllungsdruck als Folge einer Relaxationsstörung des Myokards oder eines myokardialen Umbaus mit Fibrose
3. normale systolische Funktion.

Die diastolische Dysfunktion wird vor allem bei der schweren Linkshypertrophie beobachtet, welche typischerweise beim Hypertonieherzen diagnostiziert werden kann.

Therapie: Therapeutisch stehen Diuretika, ACE-Hemmer oder Angiotensin-II-Antagonisten-Antagonisten und Kalziumantagonisten sowie die Aldosteron-Antagonisten im Vordergrund (nicht aber Digoxin)!

4 Therapieprinzipien:

1. Reduktion von Blutvolumen und Füllungsdruck → Diuretika
2. Verbesserung der Relaxation und der Kammerfüllung → Kalziumantagonisten und ACE-Hemmer
3. Verminderung der Myokardhypertrophie durch Senkung der Nachlast und Rückbildung der Myokardfibrose → ACE-Hemmer und Angiotensin-II-Antagonisten
4. Rückbildung der Myokardfibrose → Angiotensin-II-Blocker, ACE-Hemmer, Aldosteron.

Siehe dazu *Abbildung 32: Pathophysiologische Mechanismen bei Herzinsuffizienz: Diastolische Dysfunktion* auf Seite 191!

Pathogenese der Lungenstauung und des Lungenödems

- Durch die Zunahme des Füllungsdruckes im Herzen kommt es in der Lunge zu einer Erhöhung des Lungenvenen- und Lungenkapillardruckes. Folgen: Zunahme der intravasalen (in den Gefäßen) und interstitiellen (im Zwischengewebe) Flüssigkeit in den Lungen. Wegen verminderter Diffusionskapazität für die Atemgase nimmt die Atemarbeit zu.
  Klinische Folge: Anstrengungsdyspnoe wegen Lungenstauung.
- Massive Steigerung des Füllungsdruckes bewirkt massive Erhöhung des Lungenvenen- und Lungenkapillardruckes mit folgender Transsudation (Austritt) von Flüssigkeit in die Alveolarräume. Klinische Folge: extreme Dyspnoe bei Lungenödem (Linksherzversagen).
- In aufrechter Körperhaltung nimmt der Flüssigkeitsgehalt der oberen Lungenabschnitte ab, so dass diese für den Gasaustausch frei werden. Klinische Folge: Orthopnoe (die Patienten sitzen im Bett).
- Wegen der Stauung ist der Abfluß in den Bronchialvenen verschlechtert, so dass die Bronchialschleimhaut anschwillt und evtl. Bronchialspasmen ausgelöst werden. Klinische Folgen: quälende Hustenattacken vor allem nachts und Asthma cardiale. (Die positive Wirkung von Escophyllin® bei Linksherzdekompensationen ist somit erklärbar.)

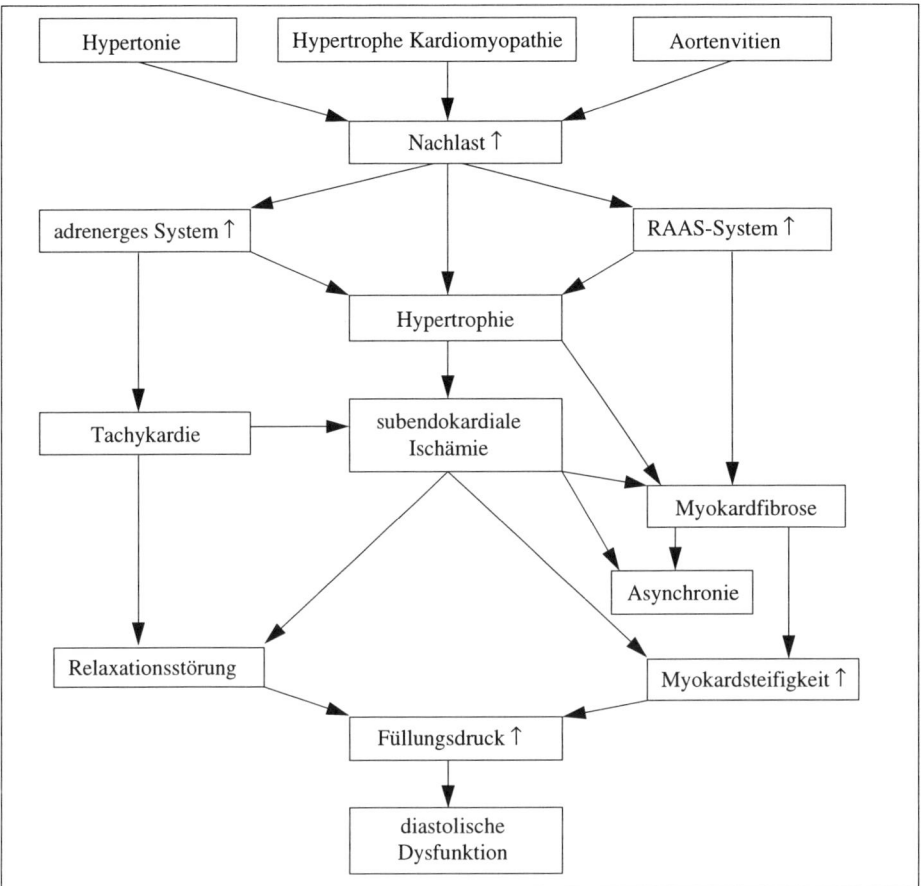

Abbildung 32: Pathophysiologische Mechanismen bei Herzinsuffizienz: Diastolische Dysfunktion

Klinik

Symptome

Allgemein-Symptome der chronischen Herzinsuffizienz

- Leistungseinschränkung mit unterschiedlichen Schweregraden, gemäß NYHA = New York Heart Association:
  Grad I: keine Einschränkung der körperlichen Aktivität.
  Grad II: Symptome bei ungewöhnlich schwerer körperlicher Aktivität.
  Grad III: Symptome bereits bei leichter Anstrengung.
  Grad IV: Erhebliche Symptome bereits in Ruhe (= Invalidität).

- Symptome können sein: Atemnot, Brustschmerzen, Herzklopfen.
  Andere Symptome: Nykturie (Wasserlösen nachts), Aszites, Hepatosplenomegalie (Leber- und Milzschwellung), Gewichtszunahme (Stauung).

- Nykturie ist Zeichen eines verminderten Herzfördervolumens. Durch die nächtliche Verbesserung der Nierendurchblutung infolge verbesserten Rückflusses zum Herzen resultiert eine erhöhte Urinmenge.

- Cheyne-Stokes-Atmung = phasenweise Hyperventilation, abwechselnd mit geringer Atemtätigkeit bis zur Apnoe (Sistierung der Atmung). Sie findet sich vor allem bei älteren Patienten mit Herzinsuffizienz.

Symptome der Linksherzinsuffizienz

- Leitsymptom: Atemnot = Dyspnoe: zuerst bei Anstrengung, später in Ruhe (Anstrengungs-/Ruhe-Dyspnoe). Grund: Pumpschwäche (systolisch) der Ventrikel und Rückstauung des Blutes in die Lungen, genannt «Lungen(venen)stauung».
  Beachte: Anstrengungsdyspnoe kann sowohl kardialen wie auch pulmonalen Ursprungs sein. Sprechdyspnoe entspricht einer schweren Dyspnoe, ist aber dem Patienten oft erstaunlich wenig bewusst.

- Orthopnoe = vermehrt Atemnot im Liegen, Linderung der Atemnot in aufrechter Position. Diese Intoleranz der flachen Horizontallage ist ein wichtiges Symptom (Lagerung beachten!). Grund: In aufrechter Lagerung «versackt» die Flüssigkeit in die basalen (unteren) Anteile der Lungen, so dass die Oberfelder frei werden für den Gasaustausch.
  Beachte: Orthopnoe kommt nur bei Herzkranken vor.

- Asthma cardiale («Herzasthma») = Anfälle von Atemnot infolge Lungenvenenstauung (oft nachts in liegender Position, genannt «paroxysmale nächtliche Dyspnoe»), nächtlicher Husten!

Symptome der Rechtsherzinsuffizienz

- Leitbefund: Halsvenenstauung infolge eines erhöhten Druckes in den Jugularvenen (Widerspiegelung des erhöhten Druckes im rechten Vorhof).

- Periphere Ödeme: Stauung in den peripheren, inneren Organen, z.B. Leberstauung, Milzschwellung sowie an den unteren Extremitäten.

Beachte: Geschwollene Füße und Unterschenkel haben vor allem bei jüngeren Leuten andere Ursachen (Venenprobleme); bei älteren Menschen sind Beinödeme oft multifaktoriell bedingt, haben also mehrere Ursachen.

Linksherzinsuffizienz:	**Rechtsherzinsuffizienz:**
→ Stauungssymptome im Lungenkreislauf:	→ Stauungssymptome im großen Kreislauf:
• Atemnot (bei Belastung, evtl. in Ruhe)	• Halsvenenstauung
• Husten, Rasselgeräusche	• Aszites / Stauung innerer Organe
• Pleuraerguss, Lungenödem	• periphere Ödeme (Unterschenkel)
• Schwäche und Ermüdbarkeit	• Zyanose

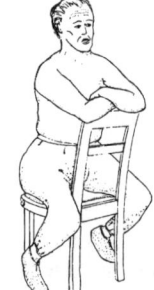

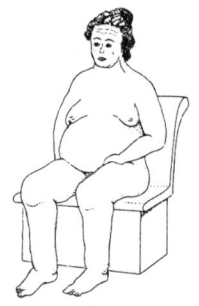

Gemeinsame (myokardiale) Symptome:
- eingeschränkte Leistungsfähigkeit
- häufiges Wasserlösen, auch nachts
- Tachykardie, v.a. bei Belastung
- Herzvergrößerung, Pleura-/Perikarderguss
- im Spätstadium: niedriger Blutdruck!

Abbildung 33: Symptome der Herzinsuffizienz

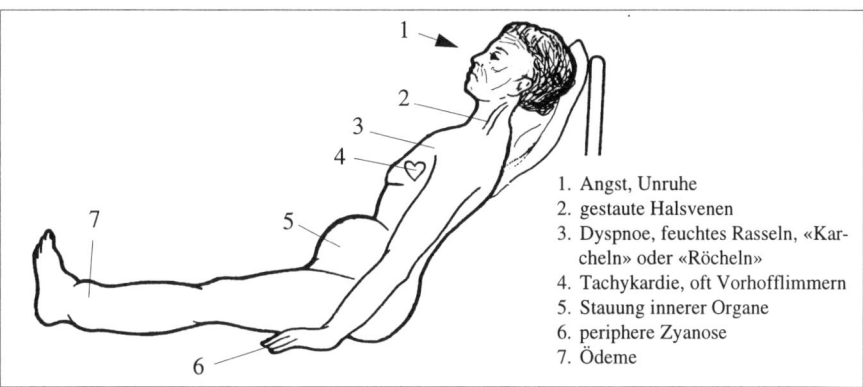

Abbildung 34: Dekompensierte Herzinsuffizienz

Diagnostik

Klinik

- Anamnese und Befunde

Zusatzuntersuchungen

- Thorax-Röntgenbild: gute Aussagekräftigkeit für die Schwere einer Herzinsuffizienz (Herzgröße, Lungenstauung).
- EKG: Hinweise auf abgelaufenen Infarkt, Aneurysma.
- Echokardiographie und Doppler:
  - Systolische Herzinsuffizienz (Pumpfunktion des linken Ventrikels, dilatatative Kardiomyopathie, Infarktnarbe)
  - Diastolische Herzinsuffizienz, Klappenfehler, Rechtsherzinsuffizienz, pulmonal-arterielle Hypertonie, Perikarderguss.

Differential-Diagnose

Differential-Diagnose der Anstrengungsdyspnoe

- Obstruktive und restriktive Lungenkrankheiten
- Anämie

Differential-Diagnose einer akuten Ruhe-Dyspnoe

- Jüngerer Patient: akuter Asthmaanfall, Pneumothorax
- Älterer Patient: Lungenembolie, Pneumonie, Asthma bronchiale-Anfall, Fremdkörperaspiration.

Komplikationen

- Pleuraergüsse: Transsudat (eiweißarme Flüssigkeit) im Pleuraspalt, verbunden mit Kompression der Lungen, damit vermehrt Atemnot.
- Lungenödem: Extreme Form der Lungenstauung mit quälendster Atemnot und Todesangst (entsprechend «ertrinken in sich selbst»).
  Inspektorisch: Der Patient «röchelt» und ringt nach Luft.
- Herzinsuffizienz im Alter: Verminderte Hirnperfusion (Hirndurchblutung) und damit Schwindel, Gangstörung, Sturzgefahr und Verschlechterung der allgemeinen Hirnleistungsfähigkeit («Pseudodemenz»).
- Rhythmusstörungen werden häufig beobachtet bei chronischer Herzinsuffizienz (Vorhofflimmern und ventrikuläre Arrhythmien, Extraschläge und Tachykardien).

- Plötzlicher Herztod (akutes Herzversagen, Sekundenherztod).
  Das akute Herzversagen («Herzschlag» im Volksmund) wird fast immer
  verursacht durch eine terminale, tödliche Rhythmusstörung, einem Herz-
  Kreislauf-Stillstand entsprechend (Kammerflimmern oder Asystolie).

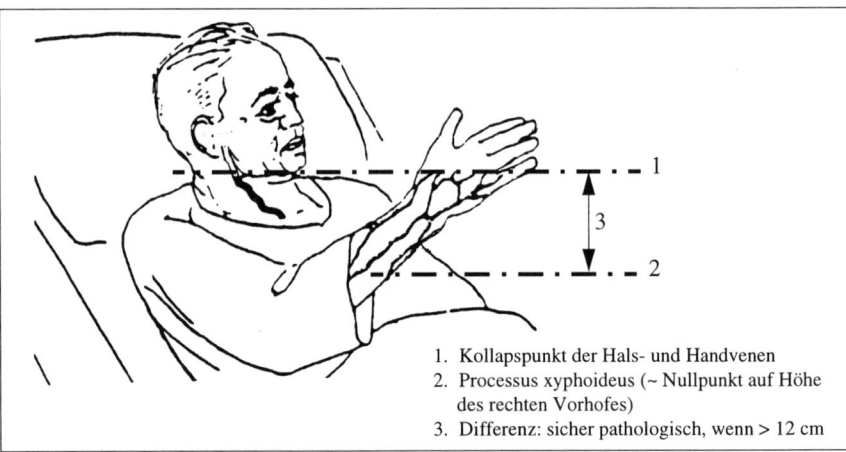

1. Kollapspunkt der Hals- und Handvenen
2. Processus xyphoideus (~ Nullpunkt auf Höhe
   des rechten Vorhofes)
3. Differenz: sicher pathologisch, wenn > 12 cm

Abbildung 35: Indirekte Messung des Venendruckes

Therapie

Behandlungsziele bei Herzinsuffizienz

1. Verbesserung der Lebens*quantität* (Verlängerung der Lebensdauer)
2. Verbesserung der Lebens*qualität*
3. Vermeidung von Arrhythmien (und damit des plötzlichen Herztodes).

Diagnostische Fragen vor Therapieeinleitung

Vor Einleitung einer symptomatischen Behandlung sollten kardiale Grundleiden erfasst werden, um eine kausale Therapie durchführen zu können. Zudem gilt es, auslösende oder verschlimmernde Faktoren einer Herzinsuffizienz zu erfassen und auszuschalten.

Kausale Therapie

- Operation bei Vitium (Herzklappenfehler, v.a. Aortenstenose), KHK
- Einstellung einer Hypertonie
- Behandlung einer Myokarditis; Herztransplantation.

Auslösende Ursachen für eine Dekompensation

- Rhythmusstörungen (neu aufgetretenes Vorhofflimmern)
- Lungenembolien und chronische respiratorische Insuffizienz
- Anämie
- Infekte (vor allem grippale und broncho-pulmonale Infekte)
- Chirurgische Eingriffe und Narkosen
- Medikamente (Betablocker, Kalziumantagonisten)
- Hyperthyreose
- Alkohol-Abusus
- Seelischer Stress

Therapie-Richtlinien gemäß Schweregrad und Klinik

Leichte bis mittelschwere Herzinsuffizienz NYHA I und II

- Ursachen suchen und ausschalten/behandeln (siehe oben).
- Körperaktivität anpassen. Regelmäßiges aber nicht zu forciertes Training. Nach wie vor empfohlen: Kochsalzeinschränkung.
- ACE-Hemmer, vergleiche *Abbildung 36: Therapiealgorhythmus bei linksventrikulärer Herzinsuffizienz* auf Seite 195.
- Diuretika: zu Beginn (initial) Thiazide, z.B. Hygroton®, Moduretic®: Senkung des Plasma- und Extrazellulärvolumens, Verminderung der pulmonalen Stauung, der Vorlast und des peripheren Widerstandes. NW: Hypotonie, Hypovolämie (Stürze!), Elektrolytstörungen (Na^+-, K^+- und Mg^{++}-Verlust), Anstieg von Blutzucker und Harnsäure.

Beachte: Hauptgefahr der Diuretika ist eine überschießende Ausschwemmung mit den Symptomen des Vorwärtsversagens (Dyspnoe-Zunahme, Schwäche), Hypovolämie, Hypotonie und thromboembolische Komplikation. Wichtig: Kontrolle der Flüssigkeitszufuhr → Trinkmengenkontrollblatt auf Nachttisch!

- Betablocker Beloc®, Dilatrend®.

Tabelle 52: Nicht-medikamentöse Maßnahmen in der Behandlung der Herzinsuffizienz

Diät	salzarm; fettarm, Kalorien adäquat für optimales Gewicht
Flüssigkeitsaufnahme	< 2 Liter pro Tag
Noxen	Nikotin-Abstinenz; kein/wenig Alkohol
körperliches Training	regelmäßig, aber mäßig
Impfungen	Grippe

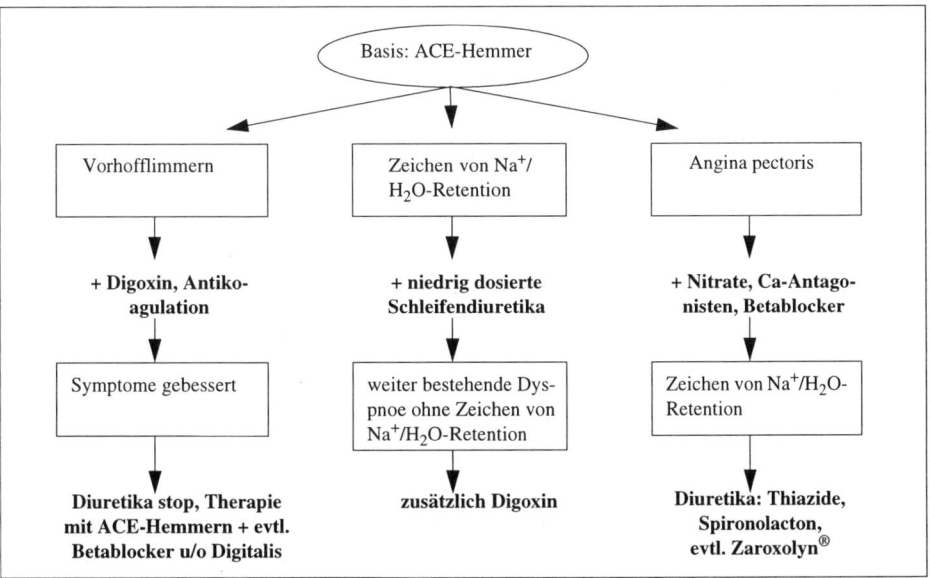

Abbildung 36: Therapiealgorhythmus bei linksventrikulärer Herzinsuffizienz

Schwere Herzinsuffizienz mit Stauungssymptomen NYHA III und IV

- Diuretika: Senken vor allem Anstrengungsdyspnoe und Orthopnoe. Die Kombination von ACE-Hemmern mit Diuretika ist besonders wirksam. Zieldosierungen: Lasix® 20-200 mg; Torem® 5-100 mg (40 mg Lasix® entsprechen ungefähr der Wirkung von 5 mg Torem®); Esidrex® 25-50 mg; Zaroxolyn® 2,5-10 mg; Aldactone® 25-100 mg.

- ACE-Hemmer sind Standard-Basis-Medikamente (praktisch keine Kontraindikationen). Folgende Medikamente gehören u.a. zu dieser Gruppe: Lopirin®, Reniten®, Fositen®.

- Digitalisierung! Sie bewirkt eine Verbesserung der Lebensqualität, hingegen ohne Beeinflussung der Überlebensrate. Wirkt positiv inotrop, reduziert sympathoadrenerge Stimulation.
  Beste Indikation: Kontrolle der Ventrikelfrequenz beim Vorhofflimmern mit Herzinsuffizienz.

- Aldosteron-Antagonisten: Aldactone® 25 mg pro Tag führt zu einer signifikanten Besserung der Prognose (25% weniger Sekundenherztote) und verringert die Hospitalisationsraten!

- Antikoagulation: Bei schwerer linksventrikulärer Dysfunktion und bei Vorhofflimmern.

- Nitrate: Isoket®, Nitroderm®. Wichtig: intermittierende Therapie über 8 - 12 Stunden (Vorsicht: Toleranz) zur Linderung einer Dyspnoe.

- Cordarone®: Bei tachykardem Vorhofflimmern und komplexen ventrikulären Extrasystolen.

Herzinsuffizienz mit Hypertonie

- ACE-Hemmer
  Beachte: Die ACE-Hemmer sind der bedeutendste pharmakotherapeutische Fortschritt in der Therapie der Herzinsuffizienz und bedeuten für den Patienten Verbesserung sowohl der Lebensqualität wie auch der Langzeitprognose.
  ACE-Hemmer vermindern Angiotensin II und senken somit den peripheren Gefäßwiderstand, die sympathische Aktivität, die Herzfrequenz, die Herzgröße, die linksventrikuläre Hypertrophie und die interstitielle myokardiale Fibrose.
  Konsequenz: ACE-Hemmer werden daher vermehrt auch bei milder Herzinsuffizienz eingesetzt.

- Betablocker
  Wirkung: Verminderung der Herzarbeit und des Sauerstoffverbrauches via Senkung der Herzfrequenz, des systolischen Blutdruckes und der Kontraktilität.
  Indikation: Eine Betablockertherapie sollte bei einem Patienten mit manifester Herzinsuffizienz (NYHA I - III) nur mit sehr niedrigen Dosierungen (z.B. 5 mg Beloc® COR), oft unter Spitalbedingungen, eingeleitet werden. Langsame Dosissteigerung in den nächsten Wochen.
  Medikamente: Beloc®, Dilatrend®, Concor®.

Tabelle 53: Therapie der Herzinsuffizienz: systolische versus diastolische Dysfunktion

Medikamente / Maßnahmen	syst. Dysfunktion	diast. Dysfunktion
Diuretika	+++	++
Spironolacton	++	+++
ACE-Hemmer	+++	++
Digitalis	++	- (!)
bei Vorhofflimmern	+++	+
Betablocker	++	+
Nitrate	+	++
Kalziumantagonisten	+	++
Antikoagulation	+	+
bei Vorhofflimmern	+++	++
Transplantation	+++	+

Tabelle 54: Herzinsuffizienz: Medikamentenwahl in Abhängigkeit der Symptomatik

Symptomatik	1. Wahl	2. Wahl
asymptomatische LVD[a]	ACE-Hemmer	—
symptomatische LVD[a]	ACE-Hemmer	Diuretika
LVD[a] mit Ödemen	Diuretika (Thiazide)	ACE-Hemmer
	Spironolacton	
LVD[a] mit Angina pectoris	Diuretika	Betablocker
	Nitrate	ACE-Hemmer
		Kalzium-Antagonisten
LVD[a] mit Vorhofflimmern	Diuretika	Betablocker
	Antikoagulation	ACE-Hemmer
	Digoxin	
	evtl. Amiodaron	
LVD[a] mit Arrhythmien	Digoxin	ACE-Hemmer
	Diuretika	Kalzium-Antagonisten
	Betablocker	
LVD[a] mit Niereninsuffizienz	Schleifendiuretika	Nitrate
	ACE-Hemmer	Digoxin (Dosisanpassung)

a. linksventrikuläre Dysfunktion

Tabelle 55: Medikamentöse Auslösung einer Herzinsuffizienz resp. Verschlechterung einer bestehenden Herzinsuffizienz (Dekompensation)

NSA Antirheumatika (Na-Retention!), sehr wichtig bei älteren Patienten.
Eltroxin®
Antiarrhythmika: Disopyramid Norpace®
Ca-Antagonisten Isoptin®
evtl. Betablocker (v.a. ohne ISA: Tenormin®, Visken®
Steroide Mineralocorticoide: Prednison®
Sympathomimetika: Gutron®, Effortil®
Parasympatholytika = Anticholinergika, z. B. Cetiprin®, Spasmo-Urgenin®, Ditropan®

Praktische Aspekte der Diuretikatherapie bei chronischer Herzinsuffizienz

Dekompensierte Herzinsuffizienz mit Ödemen aufgrund einer Stauungsinsuffizienz: Im Allgemeinen werden primär Thiazide (Moduretic®, Esidrex®) eingesetzt. Bei zunehmender Niereninsuffizienz werden Schleifendiuretika (Lasix®) erforderlich. Der Effekt besteht in der Reduktion von zirkulierendem Blutvolumen, Pulmonalisdruck, Herzminutenvolumen und Blutdruck, während die Sekretion der sogenannten Hypovolämie-Hormone (Noradrenalin, Renin und ADH) gesteigert wird. Haupteffekt der positiven Beeinflussung der Dyspnoe ist die Abnahme der pulmonalvenösen Kongestion.

Nebenwirkungen der Therapie mit Schleifendiuretika:
- Hypovolämie mit Beeinträchtigung der peripheren Gewebedurchblutung, Hypotonie; Hypokaliämie, metabolische Alkalose, Hyponatriämie, Hypomagnesiämie und Hyperurikämie.
- Diuretikaresistenz: Postdiuretische Natriumretention.

Gegenmaßnahmen: Kurzwirksame Schleifendiuretika sollen in der niedrigst möglichen Dosis mindestens 2 x täglich verabreicht werden bei gleichzeitiger Reduktion der Natriumzufuhr. Beachte: evtl. werden höhere Dosen notwendig, bis $^1/_4$ - $^1/_2$ Tbl. Lasix® 500 mg. Zusätzliche Gabe von Thiaziden.

Vorteil von Torasemid (Torem®): Schleifendiuretikum mit einer Plasmahalbwertszeit von 3 bis 4 Stunden (bei Herzinsuffizienz bis 7 Stunden), keine Veränderung der Pharmakokinetik bei Niereninsuffizienz. Dank dieser längeren Wirkdauer steigt die Natriurese sanfter an und dauert etwa 12 Stunden. Die kompensatorische renale Natriumretention wird somit weniger stimuliert.

Praktische Konsequenzen: Nach morgendlicher Torem®-Gabe hält die Natriurese über den ganzen Tag hinweg an, was fälschlicherweise als fehlende Wirkung interpretiert werden kann. Torem® kann effektiv als Einmaldosis-Schleifendiuretikum eingesetzt werden.

Bedeutung der Herzinsuffizienz für die Pflege von alten Menschen

- Herzinsuffiziente Patienten sind oft an der Grenze der Leistungsfähigkeit; Man darf sie nicht überfordern, körperlich stressen.
- Regelmäßige Patientenbeobachtung und *Gewichtskontrollen* sind bei Herzinsuffizienten angezeigt, um drohende Dekompensationen frühzeitig erfassen und abfangen zu können.
- Die Herzinsuffizienz kann mitverantwortlich sein für die Abnahme der Hirnleistungsfähigkeit, d.h. eine vorbestehende Demenz verschlimmern.
- Linksinsuffizienz kann sich jederzeit mit einem Lungenödem manifestieren: Lagerung wichtig: Kopfende hoch (Orthopnoe!), Beine tief!

Beachte: Unter neu eingeleiteter Diurese kann es zu einer beträchtlichen Gewichtsabnahme von mehreren kg kommen. Durch die Diurese (vermehrte Urinausscheidung) bekommt der Patient Durst. Zu viel Flüssigkeitszufuhr verstärkt die Lungenstauung! Oft schwierige «Gratwanderung» zwischen Stauung und Exsikkose (entsprechend «Rückwärts-» und «Vorwärts-Versagen»).

- Therapeutische Maßnahmen bei Patienten mit starker Dyspnoe (Atemnot) infolge Lungenstauung (Lungenödem), siehe *Tabelle 56: Therapeutische Maßnahmen bei der akuten Herzinsuffizienz* auf Seite 199:
  1. Bettruhe; richtige Lagerung: Oberkörper hoch, Beine tief; frische Luft; Zuwendung.
  2. Sauerstoff O_2, in der Regel 2 - 3, evtl. bis 10 lit./Min. via Maske oder Nasensonde.

3. Arzt-Verordnung «in Reserve»:
   - Lasix® 1 - 2 Amp. à 20 oder 40 mg parenteral (am besten i.v.)
   - Escophyllin® Supp.
   - Nitroglyzerin® 1 - 2 Kau-Kps. s.l., evtl. Nitroderm® TTS zusätzlich
   - Morphin-HCl 1% $^1/2$ bis 1 Amp. s.c.

- Bei präterminalen Patienten: Morphin® $^1/2$ bis 1 Amp. s.c. 4 - 6 stdl., besser fest verordnet (Sinn: «Verhütung der Todesangst, nicht bloß Therapie!»).

  Wichtig: Die Wirkungen von Morphium sind 4-fach:
  - gegen Schmerz (analgetisch)
  - gegen Angst (anxiolytisch)
  - gegen Unruhe (sedierend)
  - und gegen Atemnot.

  Beachte: Der Einsatz von Morphin bedeutet nicht bloß Symptombekämpfung, sondern auch Therapie, denn via Schmerz- und Angstabnahme kommt es zur Abnahme der Sympathikusaktivität; dies führt zur Herabsetzung der Herzfrequenz und somit zu reduziertem Sauerstoffbedarf des Myokards.

- Siehe dazu auch die folgenden Abbildungen und Tabellen!

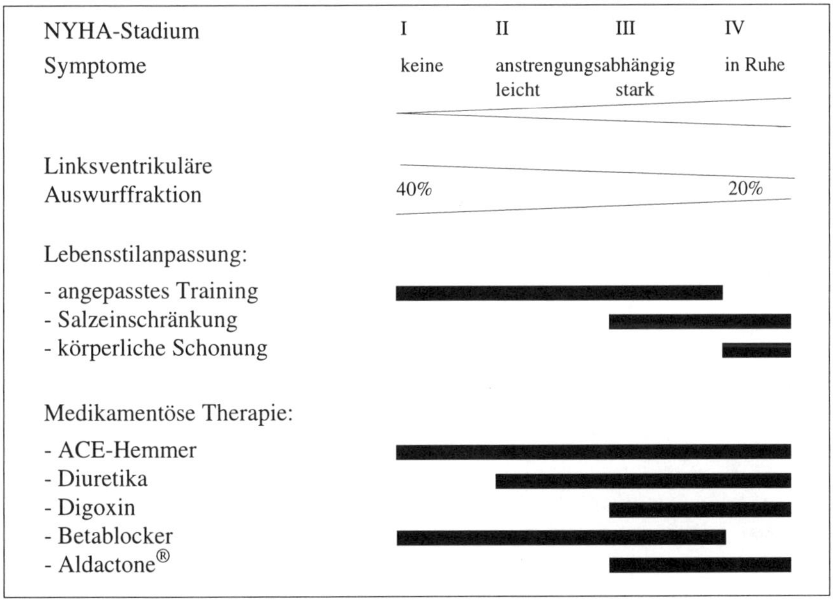

NYHA-Stadium	I	II	III	IV
Symptome	keine	anstrengungsabhängig leicht stark		in Ruhe
Linksventrikuläre Auswurffraktion	40%			20%
Lebensstilanpassung:				
- angepasstes Training				
- Salzeinschränkung				
- körperliche Schonung				
Medikamentöse Therapie:				
- ACE-Hemmer				
- Diuretika				
- Digoxin				
- Betablocker				
- Aldactone®				

Abbildung 37: Behandlungsstrategien bei Herzinsuffizienz

Tabelle 56: Therapeutische Maßnahmen bei der akuten Herzinsuffizienz

1. Lagerung	Oberkörper hoch, Beine tief
2. Sauerstoff	10 lit. via Maske oder Nasensonde
3. Nitroglycerin	1-2 Kps. sublingual
4. Diuretika	z.B. Lasix, 40-80 mg i.v. / i.m.
5. Sedation	10-20 mg Morphin s.c. (evtl. i.v.)
6. Digoxin	0,5 mg i.v. bei tachykardem VH-Flimmern
7. Klinikeinweisung	

Tabelle 57: Risiken der Herzinsuffizienz-Therapie im Alter

Allgemein:
- niedrigeres Verteilungsvolumen und verlangsamte Elimination
  → höhere Plasmaspiegel, mehr Nebenwirkungen.
- Erhöhtes Risiko von fehlerhafter Medikamenteneinnahme, besonders bei Seh- und mnestischen Störungen.
- Einnahme von mehreren Medikamenten
  → erhöhtes Risiko von Medikamenteninteraktionen.
- Eingeschränkte zerebrale Durchblutung
  → vermehrte Empfindlichkeit auf pharmakologisch ausgelöste Hypotonien (BD-Abfall, Stürze).

Diuretika:
- Geringeres Körperwasser und gestörter Durstmechanismus
  → größeres Risiko von Dehydratation, Hypokaliämie und Hypomagnesiämie, Hyponatriämie.
- Blutdruck-Abfall
  → Stürze.

ACE-Hemmer:
- Gestörter Wasserhaushalt
  → häufige, durch Dehydratation ausgelöste Hypotonien unter ACE-Hemmern.
- Gestörte Blutdruckregulation (Herzfrequenzregulation, vegetative Neuropathie)
  → orthostatische Hypotonie, Stürze.
- Eingeschränkte Nierenfunktion
  → erhöhtes Risiko einer Hyperkaliämie.
- Häufige Komplikationen durch Begleittherapie mit nichtsteroidalen Antirheumatika
  → erhöhtes Risiko eines Kreatininanstieges;
  → erhöhtes Risiko einer Dekompensation der Herzinsuffizienz.

Digitalis:
- Verminderte Muskelmasse
  → erhöhtes Risiko der Digitalisintoxikation: gastrointestinale Symptome, Arrhythmien, Verwirrungszustände.
- Häufig vorbestehende AV-Knoten-Dysfunktion
  → erhöhte Risiko einer Überleitungsstörung.

5. Arteriosklerose – PAVK: Periphere arterielle Verschlusskrankheit

Arteriosklerose (Atherosklerose)

Definition und Vorkommen

Die Atherosklerose ist die wichtigste und häufigste Erkrankung der Arterien, welche meistens über Jahrzehnte zu Verhärtung und Elastizitätsverlust der Gefäßwände durch Ab- und Einlagerungen führt. Ein gewisses Ausmaß an arteriosklerotischen Veränderungen an den Gefäßwänden erleidet jeder Mensch. Entscheidend für die betroffenen Individuen ist aber die Tatsache, ob das Ausmaß der Arteriosklerose zu ischämischen Komplikationen geführt hat oder führen wird (und somit Krankheitswert erlangt).

In den industrialisierten Ländern ist der größte Teil der Mortalität und Morbidität auf die Arteriosklerose und ihre Folgeerkrankungen zurückzuführen.

Häufigkeit

Prävalenz: 6 - 8% asymptomatische PAVK, 2% der Bevölkerung leiden aber an einer symptomatischen PAVK.

Die PAVK kommt gehäuft bei Männern vor (gilt nur bis zum 70. Altersjahr).

Beachte: Bei über 75jährigen: Häufigkeit der PAVK 20%!

Bedeutung

Die Arteriosklerose ist *der* zentrale ursächliche Faktor bei der Entstehung der häufigsten und wichtigsten Krankheiten unserer Zeit, der sogenannten «Zivilisationskrankheiten»: die Herz-Kreislauf-Erkrankungen. Dazu gehören:

Koronare Herzkrankheit (KHK)

- Leitsymptom: Angina pectoris.
- Komplikation: Herzinfarkt; Herztod.
- Beachte die traurige Tatsache: «Der zivilisierte, bewegungsarme, frustrierte, übergewichtige Raucher stirbt am Herzinfarkt».

Zerebrovaskuläre Erkrankungen (Multiinfarkt-Syndrome)

- Stichwort: Apoplexie = Hirnschlag = Schlaganfall.
- Komplikation: Multiinfarkt-Demenz (MID).
- Beachte: Die MID ist zusammen mit dem Morbus Alzheimer die häufigste Ursache für die Pflegebedürftigkeit der alten Menschen.

Periphere arterielle Verschlusskrankheit (PAVK)

- Leitsymptom: Claudicatio intermittens («Schaufensterkrankheit»).

- Komplikationen: Gangrän, Amputation (häufig Beine).

- Hypertonie, Diabetes mellitus und Rauchen sind die wichtigsten Risiko-
  faktor für degenerative Gefäßkrankheiten.
  Rauchen ist der wichtigste Risikofaktor für die Thrombangiitis obliterans
  (Morbus Winiwarter-Buerger), eine entzündliche Gefäßerkrankung.

Pathogenese

Die Arteriosklerose entwickelt sich über viele Jahre und ist in ihrer Entstehung komplex. Die wichtigsten an diesen Vorgängen beteiligten Zellen sind
die Endothel- und die glatten Gefäßmuskelzellen, die Monozyten sowie die
Thrombozyten.
Bedeutend für die Pathogenese und das Fortschreiten des arteriosklerotischen
Gefäßumbaus sind die sogenannten «Risikofaktoren»: Nikotin, Hypercholesterinämie, Bluthochdruck und Diabetes mellitus führen schon frühzeitig zu
Funktionsstörungen der Endothelzellen. Dies kann die Adhäsion zirkulierender Blutzellen wie Thrombozyten und Monozyten, die verstärkte Ablagerung
von Lipiden in der Intima sowie die verstärkte Kontraktion, Migration und
Proliferation der glatten Gefäßmuskelzellen erklären.

Die eigentliche Ursache (Ätiologie) ist leider unbekannt. Annahme: genetisch
verankerter degenerativer Alterungsprozess. Histologisch findet sich eine
herdförmige Fettablagerung in der Arterienintima (innerste Gefäßschicht).
Am Anfang des Prozesses steht eine Ablagerung von Lipiden unter das geschädigte Endothel. Im Verlaufe kommt es zur Ansiedlung von Thromben und
Embolisierungen (Loslösung von Thromben). Folge: Einengung des Gefäß-
lumens (= Durchmesser) und damit Strömungshindernis (genannt «Stenose»)
oder Totalverschluss (Folge: Infarkt).
Konsequenz: Die wichtigste Aufgabe der Arterien, nämlich der Blut- und damit Sauerstoff-Transport, kann nicht mehr erfüllt werden: pro Zeiteinheit wird
weniger oder zu wenig Sauerstoff befördert, als dem O_2-Bedarf der Gewebe
entsprechen müsste: «Angebot und Nachfrage» stimmen nicht mehr überein.
Die Folgeerscheinungen der Arteriosklerose werden gesamthaft «ischämische Krankheiten» genannt, sinngemäß etwa «verursacht durch Blutarmut»
(gemeint Sauerstoffarmut). Falls ein Patient krankhafte arteriosklerotisch bedingte Erscheinungen an mehreren Organsystemen erlitten hat, spricht man
von «generalisierter Arteriosklerose».

Das Angiotensin Converting Enzyme ACE und die ACE-Hemmer

Das ACE wandelt Angiotensin I in Angiotensin II um und inaktiviert Bradykinin. ACE-Hemmer entfalten somit ihre Wirkung dadurch, dass sie sowohl die Angiotensin II-Produktion als
auch den Abbau von Bradykinin hemmen.
ACE-Hemmer neutralisieren zudem Sauerstoffradikale.
ACE-Inhibitoren wirken antiatherogen, indem sie 1. den Blutdruck senken, 2. die Endothel-
funktion verbessern, 3. die Gefäße vor Vasospasmus und Plaqueruptur schützen, 4. die Migration und Proliferation von glatten Gefäßmuskelzellen hemmen, 5. antithrombotisch wirken und 6. durch ihre antioxydative Wirkung die Halbwertszeit von NO verlängern und die
Oxydation von LDL vermindern.

Risikofaktoren

Siehe dazu: *Risikofaktoren* auf Seite 170!

Periphere arterielle Verschlusskrankheit PAVK

Definition

Chronischer, progredienter Verschluss der Becken- und Beinarterien infolge Arteriosklerose mit typischer Stadieneinteilung gemäß Schweregrad.

Beachte: Die PAVK ist ein Marker für die allgemeine Atherosklerose (koronar, zerebral, renal)!

Klinik

Asymptomatische PAVK

Bei $^1/3$ kommt es zur Progredienz der Symptome, vor allem bei Rauchern; bei 5% entwickelt sich eine kritische Ischämie. $^1/3$ bis $^2/3$ der Patienten mit einer asymptomatischen PAVK leiden zusätzlich an einer koronaren Herzkrankheit.

Verlauf: Patienten mit PAVK Stadium II (Claudicatio intermittens): nach 10 Jahren leben noch 50%; Todesursachen: Myokardinfarkt, Apoplexie.

Symptomatik und Stadieneinteilung (nach René Fontaine, Arzt in Paris)

- **Stadium I:** symptomfrei
  Arteriosklerose der Beinarterien geringen Ausmaßes (fehlende Fußpulse als Zufallsbefund) und ohne subjektive Symptome.
- **Stadium II:** Claudicatio intermittens = «intermittierendes Hinken».
  Nach einer gewissen, schmerzfreien Gehstrecke treten ischämische (durch O_2-Mangel verursachte), krampfhafte, ziehende Schmerzen in den Beinen, meistens in den Waden (entsprechend der häufigsten Lokalisation von Verschluss / Stenose der Arteria femoralis superficialis) auf, die nach Stillstehen wieder verschwinden (daher «Schaufenster-Krankheit» genannt).
- **Stadium III:** Ruheschmerzen
  Sogar in Ruhe auftretende kneifende, krampfartige, stechend-brennende Schmerzen, ischämisch bedingt. Oft nachts, manchmal unerträglich. Folge: Schlaflosigkeit. Der Patient wacht nachts wegen der Schmerzen auf und lässt sofort die Beine zum Bett heraushängen (Schmerzlinderung).
- **Stadium IV:** Gangrän = Nekrose = Gewebe-Tod.
  «Gangrän» aus griechisch «fressendes Geschwür», Brand.
  - Feuchte Gangrän: Extremität «verfault» und stinkt.
    Komplikation: Infekt, Sepsis. (Zusätzliches Problem: Gestank!)
  - Trockene Gangrän: Mumifizierung, d.h. trockene, scharf vom gesunden Gewebe abgetrennte Nekrose (Geruchsentwicklung ist erträglicher).

Lokalisation

Die Schmerzen treten «eine Etage tiefer» auf verglichen mit dem Ort des Verschlusses (somit Lokalisationsdiagnostik möglich):
- Verschluss der Beckengefäße (arteria iliaca)
  → Schmerzen im Oberschenkel.
- Verschluss der Oberschenkelgefäße (arteria femoralis superficialis)
  → Schmerzen im Unterschenkel (Waden-Claudicatio).
- Verschluss der Gefäße im Bereiche von Kniekehle oder Unterschenkel
  → Schmerzen im Fuß, und zwar peripher, d.h. akral, Vorfuß, Zehen.

Differentialdiagnose

- Claudicatio venosa: Beinschmerz-Syndrom beim Laufen durch Abstrombehinderung nach okkludierenden Beckenvenenthrombosen beidseits.

- Neurologische Beinleiden (Polyneuropathie etc.):
  - Periphere Neuropathie (Polyneuropathie):
    Im Rahmen von Diabetes mellitus, chronischem Äthylismus oder Vitamin-B_{12}-Mangel auftretend (vergleiche Teil I, Kapitel Neurologie).
    Symptomatik: Neurogene (brennende) sockenförmige Schmerzen.
  - Claudicatio neurogenica beim Syndrom des engen Lumbalkanals SELK, siehe dazu Teil I.
- Rheumatologische und orthopädische Beinleiden:
  - Besonders Coxarthrose und Gonarthrose (Hüft-/Kniegelenksarthrose):
    Anlauf- und Belastungsschmerzen.
- Restless-legs-Syndrom:
  Ziehen und Reißen in den Beinen, nach längerem Sitzen, beim zu Bett gehen, nur in Ruhe und v.a. beim Einschlafen und nachts auftretend; typischerweise mit einem Bewegungsdrang der Beine und Wärmeintoleranz. Durch Bewegung der Beine, Abkühlen oder Aufstehen oft sofortige Erleichterung.

Diagnostik

Klinik

- Anamnese: Risikofaktoren (Hypertonie, Diabetes mellitus, Rauchen)? Schmerzen? Freie Gehstrecke?
- Untersuchung (Inspektion und Palpation): Fußpulse tasten, Gefäßgeräusche suchen, Hautbeschaffenheit beschreiben.
- Lagerungsprobe nach Ratschow: Auslösung der Schmerzen durch rollende Fußbewegungen in Rückenlage bei senkrecht erhobenen Beinen.

Apparate

Apparative Basisuntersuchung zur Triage sind die Knöchelarteriendruckmessung und die Oszillographie.

- Knöchelarteriendruckmessung: wenn möglich vor und nach Belastung. Je schwerwiegender die PAVK, desto größer der Blutdruckabfall nach Belastung und desto länger die Erholungszeit. Siehe dazu *Abbildung 38: Gefäßstatus bei PAVK (Erfassungsblatt, Messprotokoll)* auf Seite 205!
- Oszillogramm: Periphere Registrierung der Volumenpulskurve.
- Doppler-Ultraschall und Duplex (= Doppler-Ultraschall plus Sonographie): «Blutströmung wird hörbar und sichtbar».
- Radiologie: Angiographie: Darstellung der Morphologie, d.h. Einengungen (Stenosen) und Verschlüsse werden sichtbar gemacht durch Kontrastmitteldarstellung.
- MRI-Angiographie (ohne Röntgenstrahlen und ohne Kontrastmittel).

Therapie

Frühe Stadien

- Primäre Prävention: Risikofaktoren suchen und behandeln (sehr wichtig)!
- Gehtraining: Wichtig ist es, bei Auftreten von ischämischen Schmerzen trotzdem weiterzugehen → Trainingseffekt für Kollateralbildung (= Ausbildung von Umgehungskreisläufen). Eventuell zur Förderung der Motivation Hund anschaffen (Gefäßhund «Vasko»).
- Lagerung: Beine tief lagern, warm halten (z.B. mittels «Eskimo-Finken»)!

Patient:	Jahrgang:	Zimmer:
Datum:		

Systolischer BD am Arm:		
Knöchelarteriendruck (mmHg)	rechter Fuß:	linker Fuß:
Arteria dorsalis pedis		
Arteria tibialis post.		
Arteria fibularis		
Knöchel-Arm-Indices:		

Knöchel-Arm-Indices (KAI) = Knöchelarteriendruck geteilt durch Blutdrucke am Arm.

Auswertung:	KAI
- beim Gesunden:	> 1,0-1,2
- PAVK II (Claudicatio)	0,3-0,9
- PAVK III (Ruheschmerz)	0,1-0,5
- PAVK IV (Nekrosen)	0,0-0,2

KAI > 1,0 heißt also: *keine* PAVK!

Abbildung 38: Gefäßstatus bei PAVK (Erfassungsblatt, Messprotokoll)

- Medikamentöse sekundäre Prävention:
  Thrombozyten-Aggregationshemmer:
  - Acetylsalicylsäure, z.B.: Aspirin®, Tiatral®. Anerkannte Dosis bei PAVK: 100 mg täglich.Wirkung: ASS reduziert die vaskulären Risiken um 25% und zwar dosisunabhängig, auch bei Diabetikern und Hypertonikern (Senkung des Risikos für Myokardinfarkt, Apoplexie, vaskulärem Tod). Nebenwirkung der ASS: Gastrointestinale Blutungen, Ulcera (und zwar dosisabhängig).
  - Neuere Thrombozytenaggregationshemmer: Clopidogrel, Plavix® oder Iscover®. Dosierung: 1 x täglich 1 Filmtablette (75 mg), mahlzeitenunabhängig. Hauptindikation: Aspirinunverträglichkeit.
  - Beachte: bei Zustand nach akutem Myokardinfarkt müssen mindestens 160 mg Aspirin verordnet werden.

Mittlere Stadien

- Gehtraining und Medikamente wie oben sind auch hier bedeutend.
- Operative Eingriffe zwecks Erhaltung des Beines: Diverse Methoden:
  - PTA = Perkutane transluminale Angioplastik
  - Thrombektomie = Entfernung von Thromben
  - Endarterektomie = Gefäßausschälplastik
  - Bypass-Operation = Umgehungskreislauf künstlich herstellen.

Späte Stadien

- Nekrosen: Nekroseabtragung (Débridement), Grenzzonenamputation.
- Feuchte Gangrän mit Infekt und Sepsis-Gefahr: Amputation.

Praktische Aspekte beim Ischämiesyndrom

Chirurgische Konsequenzen

1. Arteriell bedingte Wunden dürfen nicht mit Bandagen komprimiert werden und erfordern eine Verbesserung der arteriellen Durchblutung (chirurgische Rekonstruktion / Kathetertherapie).

2. Invasiv unübersichtliche und eitrige Wundbereiche werden chirurgisch eröffnet mittels Débridements, Drainagen, offener Amputation.

3. Nekrosen und drohende Ausbreitungswege werden débridiert.

4. Stark exsudierende Wunden können *nicht* mit Spalthaut versorgt werden, weil diese abgeschwemmt würde.

5. Offene Amputationsstümpfe auf Stufe Fuß (Grenzzonenamputationen) werden bis zur Stabilisierung der Wundheilung mit Abrollhilfen entlastet.

6. Neuropathisch bedingte Ulzera werden bis zur Wundheilung orthopädietechnisch entlastet.

Pflegerische Aspekte

Bei der PAVK im Stadium IV mit Ulkus gelten die üblichen Regeln der Ulkustherapie:

Im Zentrum steht die feuchte, hydroaktive Wundbehandlung. Diese beabsichtigt, ein kontinuierliches Feuchtklima, kontinuierliche Wundtemperatur und Kontinuität eines sauren Milieus zu schaffen. Dadurch werden Autolyse von Belägen, Abstoßung von oberflächlichen Nekrosen, Aktivität von Granulozyten und Makrophagen, Kapillarwachstum, vaskuläre Abdichtung und Entquellung von Randödemen direkt gefördert. Indirekte Effekte sind die örtliche Infektbekämpfung und die Wundanalgesie.

Siehe dazu auch Seite 209!

Der diabetische Fuß

Definition

Unter «diabetischem Fuß» versteht man die lokalen Folgen am Fuß verursacht durch diabetische Angiopathie, Neuropathie und sekundäre Infektion.

Klinik

- Neuropathischer Fuß: Störung von Schmerz-, Temperatursinn, Berührungsempfindlichkeit sowie Tiefensensibilität (Lage- und Vibrationssinn). Periphere vegetative Neuropathie: fehlende Schweißbildung. Die Füße sind deformiert, rosig und trocken, riechen angenehm; die Haut ist oft rissig und es finden sich plantare Hyperkeratosen (= Druckschwielen).
Neuropathisches Ödem: Füße sind geschwollen wegen Vasodilatation und arterio-venösen Verbindungen.
Osteoarthropathie («Charcot-Gelenke»): Subluxationen der Fußgelenke.
Gefahr: Malum perforans (Kragenknopfulkus): großes tiefes Ulkus unter einer Schwiele, eitrig belegt, relativ gut durchblutet.
Typisch und gefährlich: der Patient hat keine Belastungsschmerzen!

- Makroangiopathie: Ischämie: der Fuß ist kühl und zyanotisch. Eine Gangrän wird oft durch ein Trauma oder eine Mykose (Pilzinfekt) ausgelöst.
Gefahr: Diabetisches Ulkus: schmutzig-schmierig infiziert, blauschwarze Ränder.

- Infektion: Infekte durch Bakterien und Pilze werden begünstigt durch die Neuropathie und Angiopathie. Da die lokale Schmerzempfindung wegen der Neuropathie vermindert ist, besteht die Gefahr, dass der Infekt erst spät oder zu spät diagnostiziert wird; evtl. erst dann, wenn die Infektion sich in die Tiefe bis auf den Knochen ausgebreitet hat: Knocheninfekt = Osteomyelitis (Malum perforans pedis: «tiefes durchbohrendes Übel der Füße»).

Therapie

Siehe dazu: *Das diabetische Fuß-Syndrom DFS* auf Seite 405 und *Therapie des diabetischen Fuß-Syndroms* auf Seite 412!

Prävention: am wichtigsten: Patienten-Aufklärung hinsichtlich:

- Vermeidung von Verletzungen im Fußbereich: Nicht barfuß gehen; Zehennägel nicht schneiden sondern feilen; keine Wärmflaschen und Heizkissen zum Wärmen der Füße verwenden.
- Schutzmaßnahmen für die Füße: Füße täglich genau untersuchen (Fußsohle mit Spiegel inspizieren); Füße täglich waschen und zwischen den Zehen gut abtrocknen; orthopädisches Schuhwerk tragen («bequeme» Schuhe sind keine Qualitätsgarantie).

Akuter arterieller Verschluss

Bedeutung

Akute Verschlüsse von Beinarterien sind gefürchtete Notfallsituationen in der Geriatrie, einerseits wegen der damit verbundenen sehr starken Schmerzen, andererseits, weil sie kurativ (heilend) und damit lebenserhaltend nur durch eine Notfalloperation angegangen werden können. Oft werden daher Betreuerteams inklusive Ärzte und Angehörige vor die Entscheidung gestellt, wie vorzugehen ist. Es ist daher sinnvoll, bei Gefäßpatienten das prinzipielle Konzept des Vorgehens frühzeitig abzusprechen und Konsens anzustreben.

Ursachen

Thrombose

Definition: Thrombus = Blutgerinnung am falschen Ort und zur falschen Zeit; Arterieller Verschluss entsteht am Ort des Geschehens!
(Bsp.: Gefäßverletzung, Turbulenzen in der Blutbahn aufgrund von Einengungen.)

Embolie

Definition: Embolus = im Blutstrom mitgeführtes Gerinnsel führt *entfernt* von der Stelle der Entstehung zum Gefäßverschluss!
(Bsp.: Lungenembolie bei tiefer Beinvenenthrombose; Embolie bei Vorhofflimmern oder Aortenaneurysmen; Polytrauma mit Fettembolie.)

Aneurysma

Definition: Aneurysma = krankhafte Ausweitung einer Arterie, sack- oder spindelförmig (vergleichbar mit einem «Ballönchen»). Die Wand eines Aneurysmas ist aber pathologisch verändert, so dass eine erhöhte Thromboseneigung, Dissektions- und Rupturgefahr (platzen) besteht. Aneurysmata sind die zweithäufigste Ursache von arterio-arteriellen Embolien.

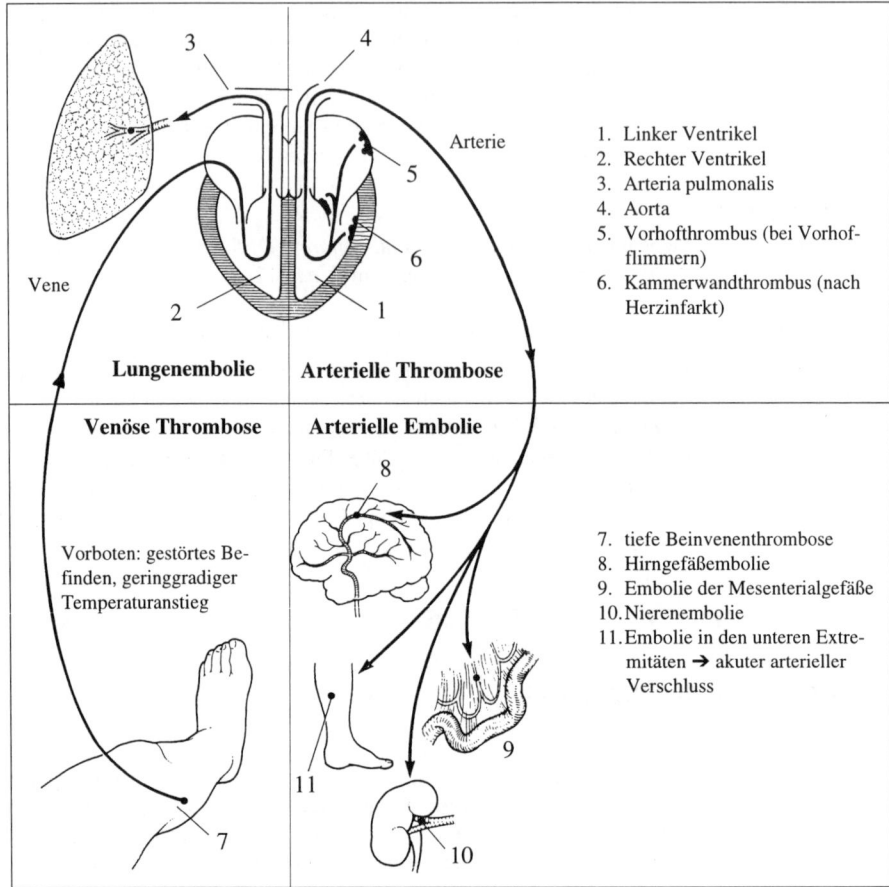

1. Linker Ventrikel
2. Rechter Ventrikel
3. Arteria pulmonalis
4. Aorta
5. Vorhofthrombus (bei Vorhofflimmern)
6. Kammerwandthrombus (nach
   Herzinfarkt)

Lungenembolie

Arterielle Thrombose

Venöse Thrombose

Arterielle Embolie

Vorboten: gestörtes Be-
finden, geringgradiger
Temperaturanstieg

7. tiefe Beinvenenthrombose
8. Hirngefäßembolie
9. Embolie der Mesenterialgefäße
10. Nierenembolie
11. Embolie in den unteren Extre-
    mitäten → akuter arterieller
    Verschluss

Abbildung 39: Schema Thrombose und Embolie

Klinik des akuten Ischämiesyndromes

- **Schmerz:** akut, einschießend, krampfartig, quälend. Es handelt sich beim
  ischämischen Schmerz (das heißt bedingt durch Blut- resp. Sauerstoffarmut) um eine der schlimmsten Schmerzempfindungen, die der Mensch erleiden kann. Zum akuten Ischämiesyndrom gehören weitere Zeichen:
- Pulslosigkeit (sehr wichtiger Befund)
- Gefühlsstörung oder Gefühlslosigkeit (Parästhesie)
- Kraftlosigkeit (periphere Parese) und Abkühlung
- Farbveränderung: Der entsprechende Körperteil (Fuß, Unterschenkel) ist
  blass und kalt, später blau verfärbt (wegen Ausschöpfungszyanose).

Differentialdiagnose

Akute tiefe Beinvenenthrombose

Hier ist der Unterschenkel warm, geschwollen, bläulich-violett (= «livid»)
verfärbt, die Arterienpulse sind (wahrscheinlich) noch palpabel (fühlbar), und
der Schmerz wird nicht so intensiv erlebt wie beim akuten arteriellen Verschluss.

Therapie

- Falls der Patient in gutem Allgemeinzustand ist bei guter Lebensqualität: Notfallmäßige Operation: Thrombektomie oder Embolektomie (auch in Lokalanästhesie möglich).
- Falls der Patient nicht verlegt werden kann oder nicht operabel ist: Analgesie hat oberste Priorität: *starke* Schmerzmittel einsetzen, das heißt Opiate: Tramal®; meistens muss früher oder später Morphin® (MST Continus®) eingesetzt werden.

Beachte: Ein akuter arterieller Verschluss bedeutet oft eine schwere Komplikation mit systemischen Auswirkungen und kündigt das kommende Ableben an.

Pflegerische Aspekte beim Ischämiesyndrom

- Siehe dazu auch Seite 206!
- Korrekte Lagerung: Fußende des Bettes tief. Diese Lagerung bewirkt durch den Einfluss der Schwerkraft eine Verbesserung der Durchblutung und wirkt somit sekundär analgetisch.
- Ziel der Wundpflege: Im Stadium IV mit Nekrosen gilt es, eine bestehende feuchte Gangrän (Infektion!) in eine trockene Gangrän (Mumifizierung) überzuführen. Eine lokale Infektion entsteht am Übergang vom lebenden zum toten Gewebe, da hier Bakterien und Pilze einwandern können. Lokale Maßnahmen (auch gegen die Geruchsbildung):
  1. Débridement (Nekrosen-Abtragung)
  2. Lokale Antibiotika-Therapie, z.B. mit Fucidin® Gaze; Batramycin® Salbe / Puder.
  3. Gegen Geruchsbildung hilft die Applikation von Aktivkohle-Gazen.

Arterieller Verschluss an den Armen

Vorkommen und Bedeutung

Beachte: Ein arterieller Verschluss an den oberen Extremitäten ist viel seltener als eine PAVK der Beine.

Beim *chronischen* Verschluss liegt ein zusätzlicher mechanischer oder medizinischer Risikofaktor vor für die Arterieneinengung.

Akute arterielle Verschlüsse der Arme sehen wir gehäuft bei älteren Gefäß-Patienten, die sich in einem sehr schlechten Allgemeinzustand befinden, so dass der arterielle Verschluss als eine Komplikation angesehen werden muss, die das nahende Ableben ankündigt.

Ätiologie

Raynaud-Syndrom (Maurice Raynaud 1862)

Das sekundäre Raynaud-Syndrom ist die organische akrale arterielle Verschlusskrankheit der oberen Extremitäten. Es sind jüngere Patienten befallen und pathogenetisch liegen fast immer Grundkrankheiten vor:

1. Rheumatologische Erkrankungen: Sklerodermie, Dermatomyositis.
2. Angiologische Erkrankungen: Morbus Winiwarter-Buerger.
3. Arbeitsmedizin: Vibrationsinduzierte Verschlüsse.
4. Medikamente: Betablocker, Ergotamin-Präparate.

Aortenbogensyndrom

Einengung (= Stenosen) oder Verschlüsse im Bereiche von Truncus brachiocephalicus, Arteria carotis communis sinistra oder linker Arteria subclavia. Man unterscheidet zwei klassische Syndrome:

1. Subclavian-steal-syndrome (Verschluss der linken A. subclavia und dadurch Flußumkehr in der linken art.vertebralis) und das seltenere

2. Anonyma-steal-syndrome (Anonyma-Verschluss auf der rechten Seite). Begleitkrankheiten sind häufig fassbar wie Hypertonie, Diabetes mellitus, Aorten-Aneurysmata, Rheumatismus, Lues, Missbildungen oder Gefäßentzündungen.

Schultergürtelsyndrom

Beim neurovaskulären Schultergürtelsyndrom kommt es durch äußere Einengung von Gefäßen und Nerven im Bereiche der oberen Thoraxappertur zu Störungen an den Armen von arterieller, venöser und neurologischer Art, wobei die Symptome einzeln oder kombiniert auftreten können.

Man unterscheidet drei Syndrome:

1. Skalenus-Syndrom: Kompression der Arterie durch eine Halsrippe (Missbildung).

2. Kosto-Klavikular-Syndrom: Kompression zwischen Klavikula und der ersten Rippe.

3. Hyperabduktionssyndrom: Kompression zwischen Schulterblatt und kleinem Pektoralismuskel.

Klinik

Symptomatik

Claudicatio intermittens der Arme: vermehrte Ermüdbarkeit der Arme, krampfartige lageabhängige Schmerzen in den Händen und Unterarmen vor allem ausgelöst durch Arbeiten mit erhobenen Armen z.B. beim Wäscheaufhängen. Je näher beim Herzen (zentraler) der Verschluss sich findet, desto häufiger finden sich auch Symptome seitens verminderter Hirndurchblutung wie Gedächtnisstörungen, lageabhängige Bewusstseinstrübungen, Augensymptome oder Schwindelerscheinungen.

Komplikationen

- Arterielle Komplikationen:
  - Mikroembolisierungen in die Finger-Arterien.
  - Raynaud-Syndrom = periphere organische akrale Verschlusskrankheit: Schmerzen und Kältegefühl in den Fingern, Fingernekrosen genannt «Rattenbisse».
- Venöse Komplikationen:
  - Thrombose der Vena subclavia: akut Schmerz, Schwellung, Zyanose des Armes, Gefühlsstörungen im Bereiche des Vorderarmes und der Hand.

Therapie

Raynaud-Syndrom: Therapie der Grundkrankheit.

Schultergürtelsyndrom: je nach Ursache konservativ oder operative Dekompression z.B. durch Resektion einer Halsrippe.

**Kapitel IV
HERZ /
KREISLAUF**

6. Venen-Leiden und Lymphödeme

Bedeutung

- Venenerkrankungen sind in der alltäglichen Praxis sehr häufig und können den Patienten erhebliche unangenehme Beschwerden verursachen und zu venösen Stauungskomplikationen wie Venenentzündung, Venenthrombose, Stauungsdermatitis bis hin zum Ulcus cruris («offenes Bein») führen. Am gefährlichsten ist die möglicherweise lebensbedrohende Lungenembolie.
- Etwa jeder 8. Erwachsene leidet an einer fortgeschrittenen venösen Insuffizienz (= Folgen eines ungenügenden Rücktransportes des Blutes in den Venen aus den Beinen zum rechten Herzen).
- «Geschwollene Beine» bei jüngeren Leuten sind in der Regel durch Phlebödem, Lymphödem oder Lipödem verursacht.
  Im Alter kommen noch andere Faktoren hinzu, wie z.B. Herzinsuffizienz.
- Das Beingeschwür (siehe Seite 219) ist ein chronisches Krankheitsbild von großer sozialmedizinischer und ökonomischer Bedeutung, heißt:
  Die Behandlung dauert lange, ist oft aufwendig und teuer.

Differentialdiagnose von Beinschmerzen beim älteren Patienten

Beachte: «Beinschmerzen» können beim älteren Menschen mannigfaltige Ursachen haben und erfordern daher eine genaue ärztliche Untersuchung, oft unter Einbezug verschiedenster medizinischer Spezialgebiete.

Beinschmerzen können von folgenden Strukturen ausgehen:
- Gefäße: Arterien (PAVK), Venen (CVI); unkomplizierte Lymphödeme (Lymphgefäße) sind in der Regel schmerzlos.
- Gelenke: Coxarthrosen, Gonarthrosen; Fußgelenksarthrosen; Traumata.
- Knochen: Osteomyelitis (Malum perforans: in der Regel schmerzlos); Traumata; Tumoren.
- Wirbelsäule: degeneratives LWS-Syndrom; Diskushernie; Pseudoradikuläre Schmerzen; Syndrom des engen Lumbalkanales (Lumbalstenose).
- Weichteile: Fettgewebe (Pannikulose), Sehnen/Muskeln (Tendomyosen).
- Nerven: Deafferenzierung; Polyneuropathien; Einklemmungssyndrome.
- Pathogenetisch komplex oder unklar: Restless-Legs-Syndrom. Beinkrämpfe.
- Psyche: Funktionell (seelisch, nicht-organisch) verursachte Beinschmerzen, Lähmungen, Halbseitenlähmungen oder sogar Paraplegien.

Varizen / Varikosis

Definition und Ursachen

«varix» lateinisch Venenknoten, «Krampfader», Venenerweiterung.

Varizen sind oberflächliche, erweiterte, geschlängelte Venen mit schlussun-fähigen, insuffizienten Klappen («Insuffizienz» aus lateinisch Ungenügen). Am häufigsten ist die sogenannte «Stammvarikose» mit Befall der großen oberflächlichen Venen am *Bein*: Vena saphena magna und parva.

Primäre Varikosis

Sie entsteht bei hereditärer Disposition (vererbte Anlagen) und wird begün-stigt durch weitere Faktoren wie Alter, hormonelle Einflüsse (Schwanger-schaft, Östrogene), statische Bedingungen (aufrechte Körperhaltung), unphy-siologische Lebensweise (Bewegungsarmut).
Pathogenetisch unklar (primäre Bindegewebeschwäche und/oder primär ge-störte Hämodynamik?).

Sekundäre Varikosis

Entsteht als Folge eines Grundleidens wie z.B.: postthrombotisches Syndrom, Venenstauung durch Abdominaltumor, arterio-venöse Fisteln, Angiodyspla-sien, Schwangerschaftsvarikose.

Symptome

- Spannungs- und Schweregefühl in den Beinen, vor allem nach langem Stehen und Sitzen, kombiniert mit Müdigkeit.
- Schwellungen in der Knöchelgegend vor allem abends.
  - Vena saphena magna: Schwellung mediale (innere) Knöchelkulisse.
  - Vena saphena parva: Schwellung laterale (äußere) Knöchelkulisse.
- Häufig auch kosmetisches und psychosoziales Problem!
- Typisch: Beschwerden nehmen zu in der warmen Jahreszeit und prämen-struell (vor der Menstruation) oder während einer Schwangerschaft.
- Komplikationen: Thrombophlebitis, Phlebothrombose, Lungenembolie, Varixblutung, Hautveränderungen bis zum Ulkus.

Therapie

- Eckpfeiler der konservativen Therapie ist die korrekte Kompressionsbe-handlung mit Verband oder Strumpf.
- Symptomatisch: Hochlagerung und kalte Güsse führen meistens zu ra-scher Linderung der Beschwerden.
  Venenregel: „Lieber **L**aufen und **L**iegen — **S**tehen und **S**itzen schlecht."
- Operative Eingriffe: Unterbrechung der venösen Rezirkulationskreise durch möglichst vollständige Ausschaltung aller relevanter Refluxe im epifaszialen Venensystem:
  1. Vollständige Unterbrechung des oberen Insuffizienzpunktes (im Rah-men der Operation der Stammwurzel = Crosse[1])
  2. Ziehen («stripping») der Stamminsuffizienzstrecke
  3. Ausschaltung der insuffizienten Perforansvenen
  4. «Phlebektomie» der Seitenastvarizen.

---

1. Als «Crosse» wird die Mündungsstelle der beiden oberflächlichen Beinvenen (Vena saphena magna und parva) bezeichnet (entsprechend dem anatomischen Bild mit Mündungsbogen am oberen Ende des Stammes, nach dem französischen Wort für «Bischofsstab»).

Beachte: Nach dieser Behandlung ist der Patient hämodynamisch besser dran als vorher: weil der Rückstau über die Varizen entfällt, wird die Rezirkulation nicht mehr durch das venöse Refluxvolumen belastet.

Ein funktioneller Ersatz der entfernten Vene ist nicht möglich und nicht sinnvoll, da der Blutabfluss ohnehin über das tiefe Venensystem ausreichend erfolgt.

Techniken: Phlebektomie (Entfernung von Krampfadern und Perforansvenen von Stichinzisionen aus); Stripping-Operationen (Crossektomie, vollständige Unterbrechung der Stammwurzel an der Mündung; Stammentfernen mit Sonde, Unterbrechung der Venae perforantes, Phlebektomie der Seitenastvarizen).

Indikationen zur Behandlung der primären Varikose

Die Behandlung des Krampfaderleidens muss die Pathophysiologie der chronischen venösen Insuffizienz berücksichtigen (vergleiche dazu *Abbildung 40: Pathophysiologie der chronischen venösen Insuffizienz* auf Seite 218).

Das Behandlungsziel umfasst demnach eine Reduktion der venösen Hypertonie und Hypervolämie. Die Korrektur der pathologischen venösen Hämodynamik wird angestrebt durch Refluxausschaltung und Reduktion des venösen Bein-Füllungsvolumens.

Tabelle 58: Praktische Behandlungsmöglichkeiten

chirurgisch	konservativ
• Crossektomie von Magna und Parva • Stripping und Phlebektomie insuffizienter epifaszialer Venen • Ausschaltung insuffizienter Perforansvenen	• Verödung epifaszialer Venen • Kompressionstherapie • physikalische Maßnahmen • medikamentöse Maßnahmen

- Indikationen zur chirurgischen Behandlung: Präventionsgedanke: Durch frühe Ausschaltung etablierter Refluxe wird die fortschreitende Zunahme der venösen Hypertonie und -volämie vermieden und damit die Entwicklung der CVI verhindert.

- Indikationen der Sklerotherapie: Sie ist die geeignete Behandlungsform für die retikuläre und Besenreiser-Varikose. Oder ergänzender Behandlungsakt nach chirurgischen Eingriffen zur Verödung allfälliger Restvarizen.

- Indikationen für die Dauerkompression: Bei fortgeschrittener CVI wird die chirurgische Behandlung nicht ausreichen, um die venöse Hypertonie und -volämie soweit zu bessern, dass ein ödemfreies Bein resultiert. Deshalb bleibt für diese Patienten die lebenslängliche Kompressionstherapie ein Eckpfeiler der Behandlung zur Erzielung von Ödemfreiheit und damit Besserung der Stauungsbeschwerden.

- Physikalische Maßnahmen: Entstauende Bewegungstherapie, Hydrotherapie, manuelle und apparative Lymphdrainage.

- Die Stellung der medikamentösen Therapie: Ein kausaler Ansatz ist die Senkung der Aktivität lysosomaler Enzyme, welche in der Pathogenese der CVI eine Rolle spielt. Ein membranprotektives Venenmittel soll die Lysosomen stabilisieren und damit eine erhöhte lysosomale Aktivität verhindern. Diuretika zur Ausschwemmung von Ödemen nur bei zusätzlicher Herzinsuffizienz indiziert!
Beachte: rein venös bedingte Ödeme sind *keine* Indikation für Diuretika!

Thrombophlebitis

Definition und Pathogenese

«Thrombose» aus griechisch «Blutgerinnung»; Gerinnung in der Vene.
«Phlebitis» = «Venenentzündung». Thrombophlebitis bedeutet also Entzündung und thrombotischer Verschluss einer oberflächlichen oder tiefen Vene.
Im medizinischen Sprachgebrauch soll der Begriff «Venenentzündung = Thrombophlebitis» für die oberflächlichen Venen verwendet werden, «Thrombose» für die tiefen Venen.

Häufigste Ursachen im Bereiche der oberen Extremitäten sind Venenverletzungen und -Infektionen durch intravenöse Katheter oder unsaubere Injektionen vor allem bei IVDA (= intravenöser Drogenabusus).

Symptomatik

Lokal im Bereiche der befallenen Vene Zeichen der Entzündung (wichtig): Schmerz, Rötung, Schwellung, Überwärmung, Funktionseinbuße.

Differential-Diagnose

- Lymphangitis: Entzündung eines Lymphgefäßes.

- Erysipel (Rotlauf, Wundrose): Hautinfektion mit Streptokokken.

- Dermitis/Hypodermitis: sterile Entzündung der Haut.

Therapie

- Kompressionsverband, Kältetherapiekissen KTK; lokal Heparin-haltige Externa, z.B. Lyman® Gel oder Antiphlogistika, z.B. Voltaren® Emulgel.

- Rasche Mobilisierung. Bei Bedarf Analgesie mittels nicht-steroidalen Antiphlogistika, z.B. Alcacyl® oder Voltaren®.

- Bei Gefahr von Übergreifen auf tiefes System: Therapie wie bei Phlebothrombose der tiefen Beinvenen.

Wichtig: Spontan auftretende Thrombophlebitis kann ein Hinweis auf ein verstecktes Grundleiden sein (Autoimmunerkrankung, Tumorleiden) und bedarf weiterer Abklärung (siehe: thrombogener Zustand auf Seite 215).

Generell ist eine Thrombophlebitis superficialis (bei nicht varikös veränderter Vene) häufig mit TVT assoziiert. Bei gleichzeitigem Auftreten muss nach Neoplasma gesucht werden.

Varikophlebitis

Definition und Pathogenese

Blutgerinnung durch Blutstau (Stase) und Entzündung der varikös veränderten Vene.

Eine Varikophlebitis ist selten mit TVT und Malignom vergesellschaftet.

Phlebothrombose der tiefen Beinvenen

Definition und Bedeutung

Tiefe Beinvenenthrombose = TBVT: Akuter Verschluss einer tiefen Beinvene durch einen Thrombus («Gerinnsel»). Die Venenthrombose ist die häufigste Ursache des akut geschwollenen Beines und eine häufige akute Gefäßerkrankung bei hospitalisierten und hier vor allem bei frisch-operierten sowie geriatrischen Patienten.

Pathogenese

Pathogenetisch wichtig sind drei Faktoren, welche als Virchow'sche Trias bezeichnet werden:

1. Venenwand-Schaden (Endothel-Verletzung)

2. verlangsamte Strömung (Stauung; ungenügender Venenrückfluss) und

3. erhöhte Gerinnungsbereitschaft des Blutes (= Hyperkoagulabilität).

Klinische Risikofaktoren in Abhängigkeit von der Virchow-Trias

1. Chirurgische Eingriffe (Operationen an der Hüfte: Risiko fast 50%!).

2. Immobilisierung (Bettlägerigkeit! postoperativ); Schwangerschaft; Zustand nach Geburt (= post partum); Herzinsuffizienz; Übergewicht.

3. Thrombogener Zustand der Schwangerschaft; postoperative Phase; orale Kontrazeptiva und nephrotisches Syndrom (Erniedrigung von Antithrombin III); entzündliche und maligne (bösartige) Erkrankungen.

4. Angeborene Gerinnungsstörungen (nicht selten, aber selten abgeklärt).

Wichtige Risikofaktoren: TBVT bereits in der Anamnese und Alter!

Symptome und Befunde

Beachte: die Klinik der tiefen Venenthrombose (TVT) ist unspezifisch (breite Differentialdiagnose)! Fehlende klinische Zeichen schließen eine Thrombose nicht aus.

Anamnese und klinische Untersuchung können die Wahrscheinlichkeit einer TVT nur ungefähr abschätzen lassen!

- Akut auftretende Wadenschmerzen (allerdings bei älteren Patienten nicht obligat) kombiniert mit Beinschwellung (Unterschenkel, Fuß);

- Blau-violette (livide = blass-bläuliche) Verfärbung von Fuß und Wadenregion bei einem akut geschwollenen Bein (Untersuchung im Stehen!);

- Sichtbare gestaute oberflächliche Venen, vor allem von der Kniekehle bis zum inneren Oberschenkel ziehend.

- Lokale Überwärmung.

- Sonderform: Phlegmasia coerulea dolens: Obstruktion des venösen Abflusses durch dramatische massive Massenthrombose der Beinvenen mit starker Ödembildung und somit auch Störung der arteriellen Durchblutung (feuchte Gangrän).

Diagnostik

Wegen der häufig uncharakteristischen Klinik sind apparative Zusatzuntersuchungen notwendig:

Beachte: keine Therapie ohne korrekte Diagnose!

- Nicht-invasive Methoden: Doppler-Ultraschall und Duplex-Untersuchung (Doppler-Ultraschall plus Sonographie), Kompressionssonographie, Farbduplex; bei spezieller Indikation: CT oder MR-Phlebographie;
- Phlebographie (Kontrastmitteldarstellung des venösen Abflusses): konventionelle aszendierende Phlebographie bei diagnostisch unklaren Fällen (Problem: Rezidivthrombose);
- Gerinnungsuntersuchungen: bei jüngeren Patienten unter 40 Jahren, positiver Familienanamnese (Abklärung von Familienangehörigen), Thrombosen aus «heiterem Himmel», rezidivierende Thrombosen, ungewöhnliche Lokalisation, Assoziation mit arteriellen Thrombosen.

Komplikationen

Eine tiefe Beinvenenthrombose ist wegen der möglichen tödlichen Komplikationen eine ernsthafte Erkrankung. Gefürchtet sind (vor allem bei Thrombosierung der proximalen d.h. oberen tiefen Venen, ileo-femoral):

- Beckenvenenthrombose BVT: Thrombosierung tiefer Beckenvenen oft nach Geburten, nach Oberschenkel- und Beckenoperationen, bei alten Leuten aber auch nur durch die Immobilität (z.B. bei Arthrosen) bedingt. Schmerzen im stark geschwollenen Bein/in der Leiste. Große Gefahr: LE!
- Frühkomplikation: Lungenembolie LE: bei proximaler Venenthrombose (BVT) in 50%!;
- Spätkomplikation: Postthrombotisches Syndrom = Chronisch-venöse Insuffizienz (= CVI) = sekundäre Varikosis und drohendes Ulcus cruris.

Thrombose-Prophylaxe

- Physikalische Maßnahmen: einfach aber oft vergessen und sehr wichtig! Intraoperative Wadenstimulation; Antithrombosestrümpfe (bereits auf dem Operationstisch!); postoperative Kompressionsbehandlung: Druckgraduierte Stützstrümpfe und Binden; intermittierende pneumatische Kompression (beachte als Kontraindikation eine PAVK!); Hochlagerung der Beine; einfache Maßnahme: der Ball im Bett, der mit den Beinen ständig hin und her bewegt wird; aktive postoperative Tretübungen und als wichtigster Faktor: Frühmobilisierung.
- Medikamentöse Prophylaxe:
  Fraktioniertes niedermolekulares Heparin: eine Injektion s.c. täglich (mit gewichtsadaptierter Dosis).
  Präparate: Fraxiparine® 0,3 ml, Fraxiforte® 0,6 ml 1 x tgl.: unter 70 kg: 0,6 ml; 70 - 90 kg: 0,8 ml; > 90 kg: 1,0 ml. Sicherheitsfertigspritze.
  Kontraindikationen zur Heparintherapie: Magen-/Darmulkus, zerebrale Gefäßerkrankung, bakterielle Endokarditis, hämorrhagische Diathese.

Therapie (konservativ)

Beachte: frühe Mobilisierung unter exakter Antikoagulation und festem Kompressionsverband. Eine ambulante Therapie ist bei unkomplizierter Thrombose möglich.

Ziel ist es, das Fortschreiten der Thrombosierung (Appositionsthrombus) nach proximal (oben) zu verhindern und den Patienten vor einer drohenden LE zu bewahren.

Keine strikte Bettruhe.

Antikoagulation:

Beginn mit parenteraler Heparin-Verabreichung übergehend auf orale Anti-koagulation (= OAK) mit Marcoumar® oder Sintrom®. Wirkungsdauer bei Marcoumar® 5 Tage, bei Sintrom® 1 Tag!

Beachte: Marcoumar® hat eine besonders lange Halbwertszeit von 5 bis 6 Ta-gen (bei alten Leuten noch länger), Sintrom lediglich 10 bis 12 Stunden. Konsequenz: Falls die AK unterbrochen werden muss z.B. vor einer Opera-tion, dauert es sehr lange, bis der Quick in normale Bereiche ansteigt.

Überwachung der AK: weltweit mittels Thromboplastinzeit: Quick oder heut-zutage besser: mit der INR = International Normalized Ratio.

Dauer: 3 - 6 Monate, Ziel: INR 2 - 3. Bei transientem Risikofaktor (z.B. Trau-ma, Bettruhe) 4 - 6 Wochen. 12 Monate bzw. Dauerantikoagulation bei Ge-rinnungsstörungen und rezidivierenden TVT.

Siehe dazu auch Kapitel *4. Thromboembolie-Prophylaxe (Antikoagulation)* auf Seite 438!

Standardschema Antikoagulation mit LMW-Heparin: Low Liquemin® (Ro-che) 1 x tgl. 200 iE/kg KG s.c. oder Fraxiparine® 2 x tgl. 85 iE/kg KG s.c. oder Fraxiforte® 1 x pro Tag während ca. 10 Tagen s.c.

Vorteil der LMW-Heparine: fixe Dosierung ohne spezifische Laborkontrol-len, subkutane Einmalgabe pro Tag, weniger Nebenwirkungen, ambulante Therapie.

Kompressionstherapie:

Beachte: eine konsequente Kompressionstherapie kann die Entwicklung ei-nes postthrombotischen Ulcus cruris effizient verhindern! Im Akutstadium Kurzzugbinden; nach der Ödemreduktion: Kompressionsstrümpfe Klasse II oder III (Unterschenkelstrumpf ist in aller Regel ausreichend!).

Tabelle 59: Differentialdiagnose der Beinschwellungen infolge Ödembildung

Pathogenese	Erkrankung
Erhöhter hydrostatischer Druck	• Rechtsherzinsuffizienz • CVI und TBVT
Erhöhte Kapillarpermeabilität	• septisch-toxische Erkrankung • diabetische PAVK
Verminderter kolloid-onkotischer Druck	• Leberzirrhose und Malnutrition → verminderte Albuminsynthese • nephrotisches Syndrom → erhöhter Albuminverlust
Verminderte Lymphdrainage	• primäres Lymphödem • sekundäres Lymphödem
Seltenere Ursachen	• Myxödem bei Hypothyreose • Angioneurotisches Ödem • Lipödem • Medikamentös induzierte Ödeme, z.B. unter Nifedipin (Adalat®).

Chronisch-venöse Insuffizienz CVI

Definition

CVI = Folgezustand verschiedenster Krankheiten, welche eine Störung des venösen Abflusses bewirken. Unter «chronischer venöser Insuffizienz» im en-geren Sinne (Van der Molen, 1960) fasst man die klinisch sichtbaren Zeichen der chronischen venösen *Stauung* sowohl bei Varikose als auch beim postthrombotischen Syndrom zusammen.

Pathophysiologie

Pathophysiologisches Hauptmerkmal der CVI ist die konstante venöse Hypertonie: während des Gehens nimmt der venöse Druck im Gegensatz zum Gesunden *nicht* ab!

Pathogenese:

- Primäre Varikosis: retrograder Blutfluss in den oberflächlichen Venen
- Perforans-Varikosis: Stromumkehr in den Venae perforantes
- Postthrombotisches Syndrom: Obstruktion durch Abflusserschwerung und/oder Klappenzerstörung mit retrogradem Blutfluss.

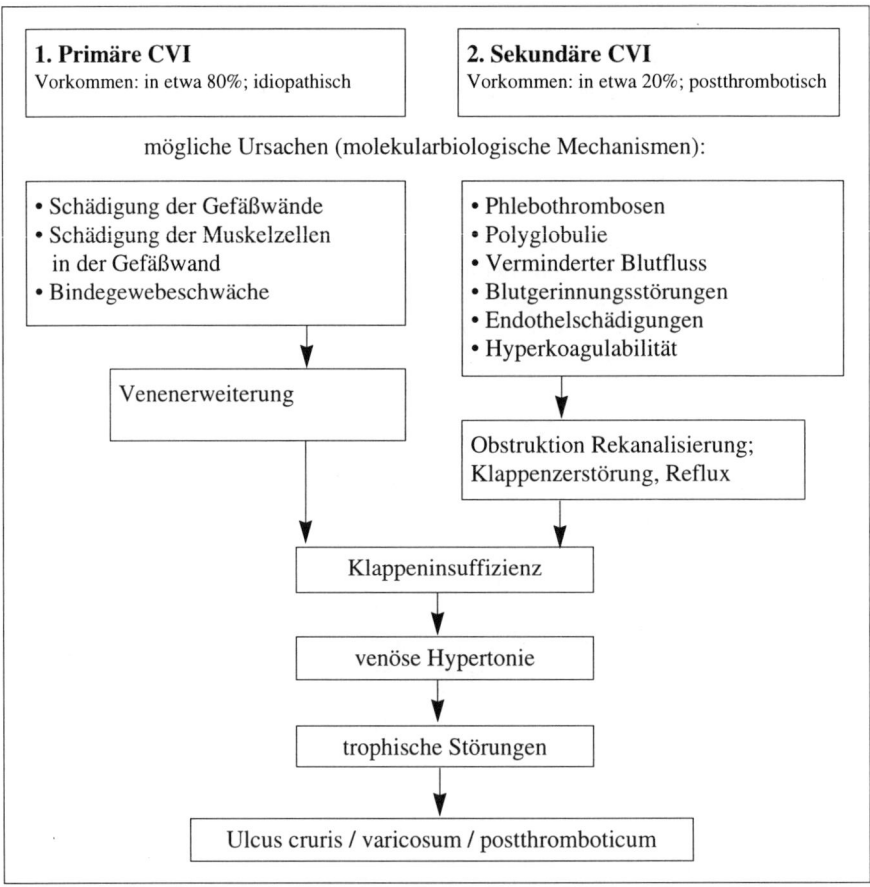

Abbildung 40: Pathophysiologie der chronischen venösen Insuffizienz

Symptome und Befunde

- Lokale Schmerzen und Beinschwellungen (Ödeme), orthostatisch (gegen Abend) und wärme-abhängig zunehmend.
  Ödemursachen:
  - erhöhter intravasaler hydrostatischer Druck im Kapillarbett mit erhöhter Filtration → erhöhte lymphpflichtige Last;
  - Lymphabflussstörung durch Überschreiten der maximalen Lymphtransportkapazität;

- entzündliche Reaktionen interstitiell durch filtrierte Eiweisse (unter Beteiligung der Gefäßwand).

• Morphologische Veränderungen: Ödem, Corona phlebectatica paraplantaris und Stauungsekzem, vor allem im Bereiche der Knöchel; Kölbchenvenen, Besenreiser und Pinselfiguren; ockerfarbene Pigmentierungen, Hautatrophie (Haut wird dünn, glänzend und leicht fältelbar = atrophische Glanzhaut), Verhornungsstörungen. Hypodermitis, Dermatoliposklerose, Atrophie blanche (Hautinfarkte), Ulcus.

Stadieneinteilung (nach Widmer)

• CVI Stadium I
= Venös bedingtes reversibles Ödem = Phlebödem; Corona phlebectatica paraplantaris.

• CVI Stadium II
= zusätzlich Hyper- und Depigmentation, Stauungsdermatitis (= Ekzem), Stauungsinduration (= Dermatoliposklerose).

• CVI Stadium III
= zusätzlich Ulcus cruris (florid oder abgeheilt).
Beachte: «Ulkus» bedeutet irreversiblen Zelltod (Nekrosen).

Ulcus cruris (das Beingeschwür)

Bedeutung und Vorkommen

• Die Prävalenz (Häufigkeit einer Krankheit in einem bestimmten Zeitraum bei einer Population) beträgt gesamthaft etwa 1%, bei der über 65jährigen Bevölkerung sogar 3,5%. Beingeschwüre sind also häufig.

• 72% der Beingeschwüre werden venös verursacht, 15% sind arteriell-venös bedingt, 7% sind rein arteriell und 6% haben andere Ursachen.

• Die venösen Ulzera sind je ca. zur Hälfte als Folge einer Phlebothrombose und andererseits als Auswirkung einer primären Varikosis entstanden. In der Regel ist aber eine primäre CVI seltener durch ein Ulcus cruris kompliziert als eine sekundäre CVI (z.B. nach tiefer Beinvenenthrombose). Insuffiziente (= ungenügende) venöse Beinpumpe, postthrombotische Venenklappenschwäche mit resultierender Leitveneninsuffizienz (Refluxe), Verlegung (Obstruktion) der venösen Strombahn und eingeschränkte Beweglichkeit (vor allem im oberen Sprunggelenk!) führen zu einer chronischen venösen Hypertonie und damit zur Zunahme des Druckes in den Kapillaren. Dadurch werden vermehrt Ödemflüssigkeit und auch Eiweiße interstitiell angehäuft.

• Ohne Entstauungstherapie (und zusätzlich beschleunigt bei lymphatischen Abflussstörungen) folgt eine Kaskade von pathologischen Veränderungen: Permeabilitätssteigerung, perikapilläres Ödem mit Anhäufung von Plasmaproteinen, Erythrozyten, Zelltrümmern und Freisetzung lysosomaler Enzyme und Entzündungsmediatoren. Über eine reaktive chronische Entzündung mit resultierender Fibrose ist der Weg frei für Zelluntergang (Nekrose) und somit Ulcus cruris.

• Schmerzbedingt neigt der Ulkus-Patient zur Plantarflexion im OSG und somit zu einer Spitzfußstellung. Damit ist die venöse Beinpumpe außer Funktion gesetzt. Es entsteht ein arthrogenes Stauungssyndrom und über Jahre im Unterschenkelbereich eine Mikroangiopathie der Haut mit massiven trophischen Störungen (= Störung von Ernährung, Stoffwechsel und Aufbau der Haut).

Unterscheide:

- Arterielles Ulkus verursacht durch PAVK:
  Bevorzugt prätibial und Außenseite des Unterschenkels, am Fußrücken oder über der Ferse; starke Schmerzen und typischerweise Therapieresistenz. Ulkus wirkt wie ausgestanzt, mit nekrotischen Belägen, kein Granulationsgewebe.
  Die Diagnose PAVK stellt der Arzt mittels BD-Manschette am Unterschenkel und Doppler-Sonde über den Fußpulsen: dopplersonographisch wird der systolische Knöchelarteriendruck über den Fußpulsen gemessen, sowie Pulswellen-Oszillographie.
- Gemischt arteriell-venöse Beinulzera: CVI plus PAVK kombiniert.
  Wichtige praktische Konsequenzen:
  1. Arterielle und gemischt arteriell-venöse Beinulzera bedürfen druckadaptierter Verbände mit Kurzzugbinden. Falls der Knöchelarteriendruck unter 80 mmHg sinkt, wirken Kompressionsverbände zusätzlich durchblutungsmindernd, so dass sich eine PAVK wegen der Therapie der CVI verschlimmern kann, besonders durch elastische Langzugbinden.
  2. Die klassische Empfehlung bezüglich Lagerung der Beine muss angepasst werden; meistens empfiehlt sich eine Horizontal- oder nur leichte Fußtieflagerung um beiden Krankheiten gerecht zu werden.

Tabelle 60: Differentialdiagnose des Ulcus cruris

Vaskuläre Ulcera cruris - venöse Genese: Ulcus cruris varicosum und postthromboticum - arterielle Genese: Arteriosklerose, PAVK, Hypertonie, Aneurysmata, etc. - Mikroangiopathische und vaskulitische Genese: diabetisch, bei Kollagenosen, Polyarteriitis nodosa, etc.
Neuropathische Ulcera cruris (Malum perforans) - periphere Polyneuropathie (bei Diabetes mellitus, Alkoholabusus) - bei Erkrankungen des Rückenmarks (Poliomyelitis, Querschnittslähmung, etc.)
Infektiöse Ulcera cruris - bakteriell: Ekthyma, Furunkel - granulomatöse, tiefe Pilzinfektion - Leishmaniose, Lepra, Lupus vulgaris, Gumma (Lues III) - Filarien
Neoplastische Ulcera cruris - Basaliome, Spinaliome, malignes Melanom, Kaposi-Sarkom, Lymphome
Traumatisch bedingte Ulcera cruris - mechanische, thermische, chemische Traumen, in Narben, Artefakte, Dekubitus
Merke: In der Dritten Welt ist die Ulcusursache am häufigsten infektiös durch Bakterien, Würmer, Pilze, Insekten und Protozoen bedingt (Bedeutung für die Tropenmedizin, Tourismus).

Behandlung

Allgemeine konservative und präventive Therapie

- Patienten-Instruktion: die sogenannten «Venenregeln»:
  Lieber Liegen und Laufen — Stehen und Sitzen sind schlecht.

- Entstauungsverband: Entstaut wird bei Vorliegen eines *Ödems* mit druck-adaptierten Verbänden, d.h. es sollte keine elastische Kompression, sondern lediglich ein «Arbeitsdruck» (= durch Muskeltätigkeit wirkende intermittierende Kompression) bewerkstelligt werden. Medizinisch verordnete und angepasste Kompressionsstrümpfe der Klasse 3.
  Beachte: In der klassischen Bein-Ulkus-Therapie hat der medizinische Kompressionsstrumpf aber keinen ersten Platz. Seine Bedeutung liegt lediglich in der *Erhaltung* des entstauten Zustandes, im Prinzip erst *nach* Abheilung eines venösen Beinulkus, in aller Regel als Wadenstrumpf.

- Kompressionstherapie des venösen Ulkus:
  Kurzzugbinde = niedriger Ruhedruck und hoher Arbeitsdruck beim Gehen (nach dem Muster des Sigg-Verbandes). Der niedrige Ruhedruck gewährleistet Schmerzfreiheit und somit gute Patienten-Compliance (Tolerieren der Verbände).
  Für betagte ambulante Patienten anerbietet sich als einfache Lösung der Zinkleimverband: Ein gesäubertes Ulkus wird mit einigen Lagen Zinkleim-Binde aufgefüllt, darüber der Verband in schrägen Touren angelegt, die einige Male durch Abschneiden mit der Schere unterbrochen werden. Dadurch wird ein Einschneiden in die Haut verhindert. Der Zinkleimverband arbeitet nach dem Prinzip der Kurzzugbinde. Er wird einmal wöchentlich durch die Gemeindekrankenschwester gewechselt.
  Beachte: Für stark nässende und speziell für superinfizierte Ulzera ist diese Behandlung nicht geeignet oder sogar kontraindiziert.

Richtlinien für die Lokalbehandlung des Ulcus cruris

Die Lokaltherapie richtet sich nach den vier Phasen der Wundheilung (Empfehlungen gemäß Dermatologischer Klinik des Universitätsspitales Zürich). Beachte: Die einzelnen Phasen können sich überlappen.

Tabelle 61: Die 4 Phasen der Wundheilung

I. Entzündungsphase	• Primitive Wundmatrix aus Fibrin, Hyaluronsäure, Granulozyten, Makrophagen → Wunde nässend oder schmierig belegt; schmerzhaft
II. Proliferation, Granulation	• Bildung von jungem Bindegewebe, Fibroblasten • Angiogenese (Kapillarsprossung) → Wunde rötlich, evtl. blutend, nässend; evtl. schmerzhaft
III. Epithelialisierung	• Vom Wundrand aus (Follikelepithelien sind beim Ulcus nie intakt) → Wunde wird trockener, weiß-grau; weniger Schmerz
IV. Maturation	• Narbenbildung mit Kontraktion, Festigung

Tabelle 62: Lokalbehandlung von Bein-Ulzera

I. Lokalbehandlung des Ulkusgrundes (siehe nachfolgenden Text!)	1. Débridement: Entfernung von Fibrin und Nekrosen 2. Therapie von Infekten: lokale Reinigung und systemische antibiotische Therapie; keine Desinfektionsmittel! 3. Förderung der Granulation: feuchte Wundbehandlung (sehr wichtig!)
II. Behandlung der Ulkusumgebung (siehe nachfolgenden Text!)	1. Therapie der Ödeme (Lymphödem): Entstauung 2. Therapie der Begleitekzeme: Zinkpaste, Farbstoffe, Steroidcrèmen 3. Therapie der Exsikkation (Xerodermie): Rückfettung

I. Lokalbehandlung des Ulkusgrundes

1. Débridement:

   - Skalpell, Pinzette oder scharfer Löffel (Curettage)

   - Proteolyse: physikalisch (Aktivkohle-Wundauflagen), chemisch (Salicyl-Vaseline 10%), enzymatisch (Iruxol® mono)

   - Anästhesie mit Lidocain Xylocain® 2%-Umschlägen (30 Minuten einwirken lassen!).

2. Antiinfektiöse Therapie der Superinfektion: Reinigung des Ulkusgrundes: Therapie mit Adstringentien: Tägliche Fußbäder z.B. mit Kaliumpermanganat (= KMnO$_4$, Kristall auflösen bis rosafarben) oder Gentianaviolett 1% mit Wasser 1 : 1 verdünnt; Ulkusreinigung und Feuchthalten mit isotonen Kochsalz- (oder Ringer-) Umschlägen.
   Beachte: Topische (nur lokal angewendete) Antibiotika kommen nur selten zum Einsatz, da sie resistente Bakterienstämme selektionieren («züchten») und oft zu Kontaktekzemen führen (falls überhaupt: Flammazine®). Bei Infektausbreitung in vorgeschädigtes Areal z.B. bei Diabetes mellitus und sekundärem Lymphödem werden systemische Antibiotika verordnet.

3. Förderung der Granulation und Epithelialisierung:

   - Behandlung der Exsudation = nässendes, belegtes Ulcus venosum: Absorptionsfähige Aktivkohle-Wundauflagen. Chronisch-fibrinöse Beläge können mit Salicyl-Vaseline 10% aufgelöst werden. Eventuell kann zu Beginn ein chirurgisches Débridement (Abtragen) mit Skalpell und Pinzette nach 30-minütigen Lidocain 2%-Umschlägen notwendig sein. Feuchte Wundbehandlung mit Polyurethan-Schaumstoffen oder hydrokolloidalen Okklusivverbänden. Hydrofasern Aquacel™ (vor allem geeignet für stark nässende Ulzera): Vorteile: erhöhte Saugkraft (etwa das 30fache des Trockengewichtes); die Faser saugt nur in vertikaler Richtung, wodurch die Wunde rundherum trocken bleibt.
   Anforderungen an einen Wundverband: Schutzfunktion plus aktive Teilnahme am Heilungsgeschehen. Diese Forderungen beinhalten: Aufnahme und Retention von Wundexsudat, Absorption von und Barriere für Mikroorganismen, Gasaustausch, Feuchthalten des Wundgrundes, Temperaturstabilisierung, kein Verkleben mit der Wunde, Schutz vor mechanischen Einflüssen, Tragekomfort, einfache Handhabung.

   - Behandlung während der sauberen Granulationsphase:
   Fortführen der bioaktiven Nasstherapie mit Polyurethan-Schaumstoffen oder hydrokolloidalen Okklusivverbänden. Die kontinuierliche feuchte Wundbehandlung bewirkt eine direkte Förderung der Autolyse von Belägen, der Abstoßung oberflächlicher Nekrosen, der Aktivität von Granulozyten und Makrophagen, des Kapillarwachstums, der vaskulären Abdichtung und einer Entquellung von Randödemen. Indirekt werden örtliche Infektbekämpfung und die Wundanalgesie unterstützt. Produktebeispiele: TenderWet™ 24, bestehend aus Polyacrylat mit Polypropylen-Hüllgestrick. Varihesive™ oder Comfeel™.

II. Behandlung der Ulkusumgebung

1. Therapie der Ödeme:

   - Lymphödeme und venöse Ödeme: Entstauung.
   - Kardiale Ödeme: Diuretika.

2. Therapie der Begleitekzeme:
   - Formen:
     - Toxisches Kontaktekzem auf Exsudat oder aggressive Lokaltherapie
     - Allergisches Kontaktekzem: Antibiotika, Konservierungsmittel, Parabene
     - Stauungsekzem (bei CVI oder Lymphödem),
     - Exsikkationsekzem (Eczema craquelé bei Austrocknung).
   - Behandlung:
     Klassische Farb-Therapeutika (siehe Tabelle unten): Pyoktanin 0,5%
     (wässerig) oder Color Castellani (alkoholisch, brennt daher auf rissiger
     Haut). Eventuell abgestufte, dem Akutstadium entsprechende lokale
     Steroidtherapie mit anfangs potenten übergehend auf schwächere Prä-
     parate (z.B. erst Betacorton® dann Alfacorton®), gefolgt von steroidfrei-
     er Lokalbehandlung z.B. mit Excipial® Fettcrème oder Excipial® U Li-
     polotio.

3. Therapie der Exsikkation:
   Rückfettung mit z.B. Excipial® Fettcrème oder Excipial® U Lipolotio.

Tabelle 63: Die Vorteile der permanenten Feuchttherapie

Neugebildete Epithelzellen	• trocknen nicht ein • kleben nicht am Verband • werden nicht mit dem Verband weggerissen
Permanentes Feuchthalten	• lindert Wundschmerzen am stärksten! • erspart massiv Schmerzmittel • erzielt zurzeit die beste Wundreinigung • fördert die Bildung von Granulationsgewebe • verursacht keine Nebenwirkungen • erzeugt ein Mikroklima ähnlich jenem von Zellkulturmedium • verhindert die Inaktivierung durch Austrocknung der Abwehrzellen wie Leuko-zyten, Monozyten, Makrophagen etc. • verhindert die Inaktivierung von lokal sezernierten Immunstoffen wie IgA, Gly-koproteine, Albumin und von Wachstumsfaktoren • verbessert die Lebensqualität der Patienten.

Tabelle 64: Farbstofftherapie bei dermatologischen Erkrankungen

Farbstoff	Zusammensetzung	Zu beachten
Color Castellani	• Acetonum 4,0 g • Ethanolum (96%) 15,6 g • Fuchsin 0,4 g • Aqua purificata 68,0 g • Resorcinolum 8,0 g • Phenolum liq. 4,0 g	• Da die Lösung alkoholhaltig ist, brennt sie auf der Schleimhaut oder auf ver-letzten Hautarealen. • Deshalb nur anwenden auf intakter Haut! (Rezept der Kantonsapotheke Zürich)
Gentianaviolett	Triphenylmethanfarbstoff in wässeriger Lösung mit bakterio- und fungistati-schen Eigenschaften	Weil es eine wässerige Lösung ist, kann es auch auf verletzten Hautarealen und auf Schleimhäuten eingesetzt werden! Nachteil: stark austrocknend.
Kaliumpermanganat	$KMnO_4$ in wässeriger Lösung (1:2000 - 1:5000): desodorierend und antisep-tisch; adstringierend	$KMnO_4$ muss zuerst gut aufgelöst wer-den. Es dürfen keine Kristalle auf die Haut gelangen (Verätzungen). In geringer Verdünnung auch auf ver-letzter Haut.

Wichtig: Entscheidend für das Gelingen der Ulkustherapie ist das Verhindern einer iatrogenen (durch die Therapeuten verschuldeten) Polypragmasie («Schmieren und Salben hilft allenthalben!»), bei welcher die Patienten oft mitschuldig sind, indem sie potentiell allergisierende «Hausmittel» auf die Geschwüre schmieren, welche zu Kontaktallergisierungen führen können, womit ein Teufelskreis entsteht via Kontaktekzem und Superinfektion.

Siehe auch *Entstauungstherapie / Entstauungsverbände* auf Seite 226!

Lymphödeme

Einteilung und Ursachen

Primäres Lymphödem

Auftreten *vor* dem 40. Altersjahr und in 80% bei Frauen als Folge von Entwicklungsstörungen des lymphatischen Systems, in 90% durch eine primäre Hypoplasie (minderwertige Anlage) des Lymphsystems bedingt.

Sekundäre Lymphödeme

Meist Auftreten *nach* dem 40. Altersjahr als Symptom, Folgeerscheinung anderer Krankheitszustände oder therapeutischer Maßnahmen. Häufigste Ursache ist die chirurgische Ausräumung der axillären Lymphknotenpakete bei Mammakarzinom-Patientinnen. Weitere Ursachen sind Malignome (Krebskrankheiten) mit Infiltration und Kompression des Lymphsystems (Tumoren des kleinen Beckens, beim Mann Prostata-, Rektumkarzinome, bei der Frau Uterus- und Ovarialkarzinome).

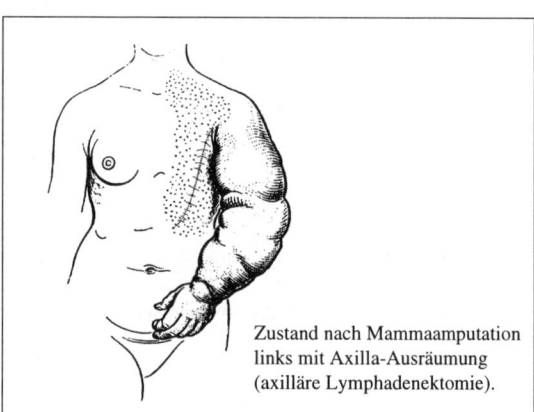

Zustand nach Mammaamputation links mit Axilla-Ausräumung (axilläre Lymphadenektomie).

Abbildung 41: Lymphödem

Symptome, Befunde und Komplikationen

- Ein primäres Lymphödem manifestiert sich zunächst als schmerzlose Schwellung eines Fußes oder einer Hand. Anfangs besteht eine kissenartige Schwellung des Fuß- oder Handrückens.
  Die Patienten merken, dass ein Schuh oder Schmuckstück zu eng wird. «Akut» auftretende Lymphödeme werden durch ein Ereignis wie Schwangerschaft, Distorsionen (Verstauchungen), Unterschenkel-Fraktur, Insektenstich oder Infektion (z.B. Erysipel) ausgelöst, indem das labile Gleich-

gewicht von Lymphlast und Abflusskapazität umgestürzt wird (das «Ereignis» ist aber nicht die eigentliche Ursache). Allmählich aszendierende Schwellung und Ausbildung eines «Säulenbeines».

- Lymphödeme sind schwer eindrückbar, körperfarben und schmerzlos (im Gegensatz zu venös bedingten Ödemen).

- Komplikationen:

  - Infektionen (rezidivierende Erysipele und Pilzinfekte); auch sterile entzündliche Schübe durch das Liegenbleiben von Plasmaeiweißen selbst.

  - Ligamentosen/Periostosen/Tendomyosen = sekundäre Veränderungen an Bändern, Periost und am Sehnen-Muskel-Apparat mit typischen Schmerzschüben an der inneren Tibiavorderfläche.

  - Angiosarkom (Stewart-Treves-Syndrom).

Stadieneinteilung

- Stadium I: Reversibles Lymphödem: Besserung nachts, nach Hochlagerung.

- Stadium II: Fehlende Rückbildung nachts. Therapie bereits schwierig.

- Stadium III: Elephantiasis: dickes, weißes Bein, aufgehobene Knöcheltaille.

Therapie

Stichwort: konservativ! Therapie der Wahl: KPE = Komplexe physikalische Entstauungstherapie (bestehend aus fünf Teilen):

1. Hygiene, Therapie der Infekte;

2. moderne manuelle Lymphdrainage;

3. Bandagen;

4. Krankengymnastik;

5. Kompression mit medizinischen individuell angepassten Strümpfen (Regel bei Anpassung: «So stark, wie vom Patienten noch toleriert wird»).

Tabelle 65: Behandlung mit Kompressionsstrümpfen

Kompressionsklassen	Druck	Indikationen
Klasse I	18-21 mmHg	Schwellungsneigung mit Knöchelödemen ohne relevante venöse Insuffizienz.
Klasse II	25-32 mmHg	Primäre Varikosis; Varikosis in der Schwangerschaft.
Klasse III	36-46 mmHg	Tiefe Veneninsuffizienz; postthrombotisches Syndrom, postoperativ. Häufig Maßanfertigung nötig.
Klasse IV	> 60 mmHg	Lymphödem. Ausschließlich Maßanfertigung nötig.

Entstauungstherapie / Entstauungsverbände

Grundlagen

Der Begriff «Kompressionsverband» («Druckverband») wird hier mit Absicht nicht verwendet, und zwar aus folgenden Gründen:

- «Druck» wird oft mit «Schmerz» in Verbindung gebracht.
- «Druck» kann negative Auswirkungen haben (Verminderung der arteriellen Durchblutung, Nekrosen, neurologische Schädigungen).
- Ziel der Entstauungstherapie soll sein, die Schwellungsneigung des Beines zu verhindern. Die Grundkrankheit (z.B. Varizen) wird dabei allerdings nicht beeinflusst.
- Wenn die Ursache der Stauungsneigung nicht ausgeschaltet werden kann, ist oft eine lebenslängliche Entstauungstherapie nötig.

Beachte: Entstauungsverbände sollen nur auf ärztliche Verordnung (und nach Diagnosestellung) angelegt werden!

Wichtig: Der Patient sollte idealerweise den Sinn der Behandlung einsehen und diese auch als angenehm erfahren, sonst dürfte seine Kooperationsbereitschaft (Compliance) nicht über längere Zeit gegeben sein.

Indikationen

- alle stauungsbedingten Ödeme (kardiale Ödeme, Phlebödeme und Lymphödeme)
- bei Thrombophlebitis und/oder tiefen Venenthrombosen
- zur Prophylaxe von Thrombosen und/oder Ödemen und deren Komplikationen.

Kontraindikationen der Entstauungsverbände sind: absolute Immobilität, fortgeschrittene PAVK, Äußerungsunvermögen der Patienten.

Zielsetzungen

- Wichtig: Der Entstauungsverband darf nie schädigend oder schmerzhaft sein. Deshalb gilt: «Der Patient im Verband hat immer Recht!».
- Der Verband muss bequem sein, besonders das Abrutschen des Verbandes sollte vermieden werden.
- Der Verband wird im Wirkungsgrad dem Ödem angepasst und der Druck ist immer vom Fuß zum Herzen hin abnehmend!
  → Abschlusstouren niemals zum Festhalten des Verbandes fest schnüren!
- Das ödemfreie, schlanke Bein gewährleistet eine physiologische Zirkulation (insbesondere Mikrozirkulation) und verhindert dadurch Schädigungen, die sonst ödembedingt begünstigt würden (Ulcus cruris venosum, Stauungsekzeme, Erysipel, etc.).

Technik

- Inspektion und Beurteilung vor jedem Verband.
- Hafttouren mittels großflächiger, nicht schnürender Bindentour mindestens 1-2 cm unterhalb Kniekehle anbringen (wenn nötig). Besonders geeignet sind kohäsive Gazebinden (z.B. Gazofix™).

- Material für Auspolsterung bereithalten (Watte, Pelotten, Schienbein- und Achillessehnen-Schutz).

- Kurzzugbinden mind. 8 cm breit, Dehnbarkeit 30-70% (siehe *Abbildung 42: Lang- und Kurzzugbinden* auf Seite 227)
  Wickeln vom Vorfuß über ganze Ferse bis mindestens 2 cm unter Kniekehlenfalte am sitzenden Patienten. Zirkulär gewickelt ist der Verband im Druck harmonisch und sollte keine Schnürfurchen ergeben. Der Druck (Zug auf Binde) ist dem Bein und der Diagnose angepasst, ist aber in jedem Fall von distal nach proximal degredient (= abnehmend).

- Merke: Der Verband allein bewirkt keine Entstauung, deshalb: Aktivität und Mobilität, aktive und auch passive Sprunggelenksmobilisation zur Förderung der Muskelpumpe im Unterschenkel («Velofahren»)!

Tabelle 66: Entstauungstherapie: Material und Technik

1. Kurzzugbinden (sehr wichtig!)	• mindestens 8 cm breit • behindern die Zirkulation nicht • Ruhedruck ist tief • Arbeitsdruck ist hoch: Aktivierung der Muskelpumpe • nicht geeignet: Lang- und Mittelzugbinden.
2. Schutzhilfen	• Aufhänger (kohäsive Binde, z.B. Gazofix™) • Pelotten (Malleolarfurchen); Schaumgummistücke
3. Allgemeine wichtige Punkte	• Der Verband allein bewirkt keine Entstauung: Aktivität fördern! • Aktive und passive Sprunggelenksmobilisation (OSG-Pumpe) • Fußraster an Rollstühlen entfernen! • Bettlägerigen Patienten Ball oder Kugel ins Bett legen (gute Thromboseprophylaxe und Entstauung).

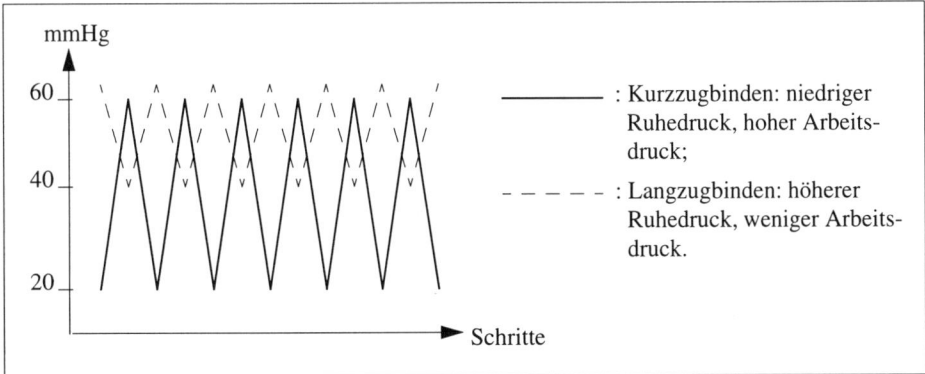

Abbildung 42: Lang- und Kurzzugbinden

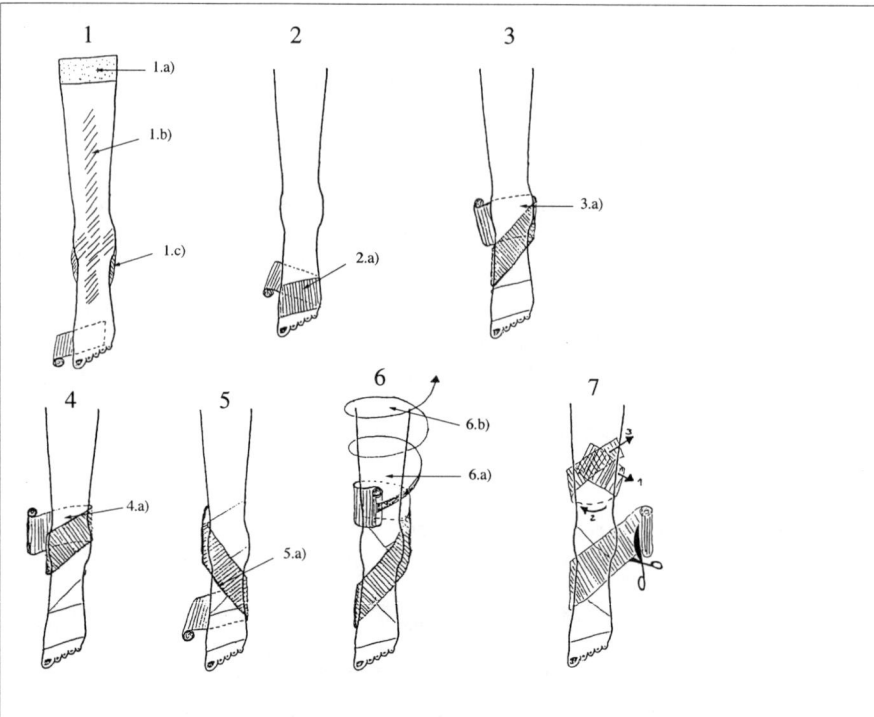

1.a)   Hafttour, «Aufhänger» mindestens 1 - 2 cm unterhalb Kniekehlenfalte
1.b)   Schienbein, evtl. Achillessehne vor zu großem Druck durch weiches Polster zu schützen
1.c)   Knöchelregion auspolstern
2.a)   Vorfuß relativ straff: bis Zehengrundgelenk, kleine Zehe frei
3.a)   Sprunggelenk lockerer, erste Tour: Ferse Mitte
4.a)   Sprunggelenk zweite Tour: Ferse oben
5.a)   Sprunggelenk dritte Tour: Ferse unten
6.a)   Unterschenkel: zirkulär wickeln; Druck nach oben hin leicht abnehmend. Nicht bis ganz in Kniekeh-
        lenfalte. Je stärker überlappend, desto stabiler der Verband: $^1/_2$ bis $^1/_3$ der Bindenbreite überlappend!
7.   «Tapen» heißt: jede Tour wird abgeschnitten, Abschlusstour zirkulär.

Abbildung 43: Technik der Entstauungsverbände

1. Allgemeine und Spezielle Pneumologie

1.1. Allgemeines

Bedeutung

- Atemnot ist eines der häufigsten und quälendsten Symptome bei älteren Patienten, und zwar sowohl im ambulanten wie im stationären Bereich.

- Dyspnoe wird vor allem durch chronische Herz- und/oder Lungenerkrankungen hervorgerufen. Aus diesem Grunde sind geriatrische Kardiologie und Pneumonologie sehr wichtige medizinische Spezialgebiete.

Pathophysiologische Definitionen

- **Dyspnoe:** Atemnot und Husten, wichtigste Symptome in der Pneumonologie!
  Mögliche Definition: die dem Menschen spürbar gewordene, unangenehme Atemnot, objektivierbar durch eine in Ruhe und bei Arbeit pathologisch erhöhte Atmungsarbeit.
  Beachte: Normalerweise wird die Atmungstätigkeit bewusst nicht wahrgenommen, denn es handelt sich um eine Automatie: «Es atmet in uns» (analog zum Schlagen des Herzens).

- **Asphyxie:** griech.: «Pulslosigkeit». Erstickung wegen der in Beziehung zum Bedarf ungenügenden O_2-Aufnahme bei Pulslosigkeit oder Atemstillstand.

- **Zyanose:** griech.: «dunkelblau». Blauverfärbung von Lippen und Akren bei einem erhöhten Gehalt an reduziertem Hämoglobin verursacht durch eine ungenügende Sauerstoffsättigung des Blutes.

- **Hypoxämie:** Senkung des arteriellen Sauerstoff-Druckes pO_2.
  Folge: unvollständige Sättigung des Hämoglobins mit Sauerstoff.

- **Hyperkapnie:** Erhöhung des arteriellen Kohlendioxid-Druckes pCO_2, meistens als Folge einer Minderbelüftung oder Schädigung der Alveolen.

Atmungstypen:

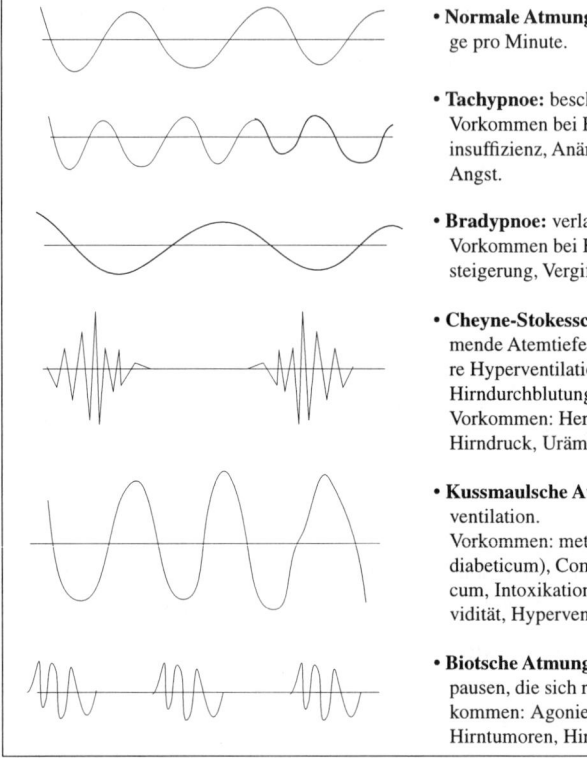

- **Normale Atmungsfrequenz:** 16 - 18 Atemzüge pro Minute.

- **Tachypnoe:** beschleunigtes Atmen. Vorkommen bei Fieber, Hyperthyreose, Herzinsuffizienz, Anämie, Lungenerkrankungen; Angst.

- **Bradypnoe:** verlangsamtes Atmen. Vorkommen bei Hirnverletzung, Hirndrucksteigerung, Vergiftung, Hypothyreose.

- **Cheyne-Stokessche Atmung:** Zu- und abnehmende Atemtiefe und Atemfrequenz, alveoläre Hyperventilation bei ungenügender Hirndurchblutung. Vorkommen: Herzinsuffizienz, Apoplexie, Hirndruck, Urämie, Opiatintoxikation.

- **Kussmaulsche Atmung:** regelmäßige Hyperventilation. Vorkommen: metabolische Azidosen (Coma diabeticum), Coma urämicum oder hepaticum, Intoxikationen (Salizylate); Fieber, Gravidität, Hyperventilationssyndrom.

- **Biotsche Atmung:** Schnappatmung mit Atempausen, die sich regelmäßig wiederholen. Vorkommen: Agonie (Sterben), Meningitis, Hirntumoren, Hirndruck.

Abbildung 44: Atemfrequenz und -tiefe, Atemrhythmus

Pathophysiologische Syndrome

Obstruktion

Definition: «obstruere» lateinisch «verstopfen».
Erhöhung der Strömungswiderstände in den Atemwegen. Siehe *Chronisch-obstruktive Lungenerkrankungen und Asthma bronchiale* auf Seite 245.

Symptomatik: Anstrengungsdyspnoe mit pfeifender Atmung.

Befunde: verlängertes Exspirium.

Klinisches Beispiel: COPD, Asthma bronchiale.

Restriktion

Definition: «restringere» lateinisch «beschränken».
Einschränkung der belüfteten und durchbluteten Lungenoberfläche.
Siehe *Restriktive Lungenerkrankungen* auf Seite 238.

Symptomatik: Anstrengungsdyspnoe wegen verminderter Lungendehnbarkeit und/oder vermindertem funktionierendem Lungengewebe.

Klinische Beispiele: Lungenfibrose, Zustand nach Lungenresektion, Atelektasen (ungenügende Entfaltung eines Lungenanteils), diffuse Pneumonien.

Diffusionsstörung

Definition: Reduktion (Verminderung) der alveolo-kapillären Oberfläche (Gasaustauschzone) und/oder Verdickung der alveolo-kapillären Membran. Bei obstruktiven wie auch bei restriktiven Lungenkrankheiten möglich.

Klinische Folge: Störung des Gasaustausches in der Lunge, verminderte Sauerstoffsättigung des Blutes, bei Belastung starke Zunahme der Beschwerden.

Klinische Beispiele: Emphysem, Lungenödem, Lungenfibrose.

Lungengefäß-Obstruktion

Definition: Erhöhung des Gefäßwiderstandes in den Lungenarterien.

Symptomatik: Anstrengungsdyspnoe, Tachykardie und Zyanose.

Klinische Beispiele: Lungenembolie (akut), pulmonale Hypertonie (chronisch).

Lungenstauung

Definition: Erhöhung des Lungenvenen- und Lungenkapillardruckes.

Symptomatik: Dyspnoe wegen Diffusionsstörung mit Hypoxämie.

Klinisches Beispiel: Linksherzinsuffizienz.

Ventilationsstörung

Definition: Im Verhältnis zum O_2-Bedarf inadäquate Steigerung (= Hyperventilation) resp. Verminderung (= Hypoventilation) der Lungenbelüftung.

Klinische Beispiele: Hyperventilations- und Hypoventilationssyndrome. Heute wichtig: Schlaf-Apnoe-Syndrom, siehe Seite 234.

Beachte: die wichtigsten pathophysiologischen Syndrome in der Pneumologie sind die *obstruktive* und die *restriktive Insuffizienz.*

Pneumologische Untersuchung

Inspektion

Beobachtung der Thoraxexkursion mit Beurteilung der Thoraxkonfiguration und Atmungstätigkeit. Wichtig ist die Beobachtung einer möglicherweise vorliegenden Ruhe- resp. Sprechdyspnoe und der Atemfrequenz (normal: < 18 Atemzüge pro Minute). Wichtig ist auch die Beurteilung des Hautkolorites (= Farbbeschaffenheit der Haut): achten auf Zyanose.

Auskultation

Sehr wichtige und wahrscheinlich die am häufigsten durchgeführte klinische Untersuchung der Lungen durch den Arzt mittels Stethoskop. (Stethoskop aus griech. «stethos» = Brust; «auscultare» lateinisch «horchen»).

Charakteristika auskultierter Atemgeräusche

- feuchte, klingende Rasselgeräusche (= RG): Verdacht auf Pneumonie.
  Verglichen mit alltäglichen Geräuschen: «Steak in heißem Öl», «Knistersack».

- feuchte, nicht klingende RG: Vd.a. Lungenstauung oder Bronchiektasen.
  Vergleich: «mittels Röhrchen in mit Wasser gefülltes Glas blasen».

- trockene Nebengeräusche: entstehen bei eingedicktem, zähem Sekret: giemen, brummen, pfeifen. Verdacht auf Bronchialobstruktion.

Sputum

Definition: Sputum = Auswurf, Expektoration. Die normale Sekretmenge der Luftwege (ca. 100 ml / 24 Std.) wird nicht ausgehustet. Sekret aus den tieferen Luftwegen muss durch Husten entfernt werden.

Sputumbeurteilung

1. Menge: größte Sputummengen kommen vor bei Bronchiektasen, Lungenkavernen und Lungenabszessen. Eine plötzliche Auswurfvermehrung ist charakteristisch für eine Verschlechterung einer chronischen Bronchitis. Beachte: Kinder und alte Leute können meist schlecht expektorieren.

2. Farbe: rostfarben: Blutbeimengungen; himbeergelee-artig: Blut mit Eiter vermischt; gelb, grün oder braun: Eiterbeimischung bei Infekt (stinkend) oder Zellzerfall bei Asthma bronchiale.

3. Geruch: stark übelriechender Auswurf (= fötid) ist verdächtig auf eine Infektion der Atemwege mit Anaerobiern (= unter sauerstoffarmen Bedingungen bevorzugt wachsende Bakterien).

Leitsymptome in der Pneumologie: Husten und Dyspnoe

Husten

Siehe Seite 235!

Dyspnoe

Definition der Dyspnoe

Unangenehme Wahrnehmung der Atmung und/oder subjektiv spürbar gewordene Notwendigkeit, vermehrt atmen zu müssen.
Siehe *Klassierung der Dyspnoe nach der NYHA (New York Heart Association 1979)* auf Seite 30.

Vorkommen einer chronischen Dyspnoe

- Pulmonale Ursachen: obstruktive und restriktive Syndrome.
- Kardiale Ursachen: Herzinsuffizienz, Rhythmusstörungen.
- Extrapulmonale Ursachen: Anämie; seelische Ursache (Hyperventilationssyndrom); neuromuskuläre Erkrankungen (Poliomyelitis, Muskeldystrophien, Querschnittsläsionen).

Steuerung der Atemregulation im Atmungszentrum

Praktisch wichtig ist die Unterscheidung zwischen:

- zentrale Atemregulation: beim Gesunden:
  Atmungsantrieb via pCO_2 im bulbären Atemzentrum (in der Medulla oblongata = verlängertes Mark).
- periphere Atemregulation: bei chronischer Hypoxämie:
  Atmungsantrieb via pO_2 (+ CO_2) über Impulse von den Karotis- und Aortenkörperchen.

Praktische Konsequenz: Eine Sauerstofftherapie birgt die Gefahr einer CO_2-Narkose: Siehe *Lungenemphysem* auf Seite 258.

Lungenfunktionsdiagnostik

Apparativ einfach

- Thorax-Röntgenbild: wichtigste Untersuchung!

- Spirometrie (ebenfalls sehr wichtige Untersuchung): Lungenfunktionsanalyse mit Bestimmung von Vitalkapazität (VK, FVC) und des forcierten Exspirationsvolumens in der ersten Sekunde = FEV1 = exspiratorische Sekundenkapazität.
  Der wichtigste spirometrische Parameter ist der Tiffeneau-Wert:
  Tiffeneau-Wert = FEV1/FVC.

- Peak flow-Meter (z.B. Mini-Wright): Bestimmung des PEF = peak exspiratory flow = maximale Atemstromstärke in Ausatmung: nach einer tiefen Inspiration wird ein forciertes Ausatmungsmanöver durchgeführt. Die maximale Stromstärke kurz nach Beginn der forcierten Exspiration wird in Litern pro Minute auf einer Skala angezeigt.

- Arterielle Blutgasanalyse = ABGA: Bestimmung von Sauerstoff- sowie Kohlendioxyd-Sättigung und pH des arteriellen Blutes.

Apparativ aufwendig

- Ganzkörperplethysmographie (u.a. Bestimmung der Totalkapazität TK und der Strömungswiderstände = Resistance);
- Lungenszintigraphie (häufigste Indikation: Verdacht auf Lungenembolie).

1.2. Spezielle Pneumologie

Hyper- und Hypoventilationssyndrome

Hyperventilationssyndrom

Definition

Erhöhung der Atemfrequenz mit einer Verminderung des CO_2 im Blut.
Abgrenzung: Tachypnoe = beschleunigte Atmung mit normalem CO_2.

Klinik

- Chronisches Hyperventilationssyndrom:
  Häufiges Krankheitsbild vor allem bei jüngeren und auch bei älteren Patienten im Rahmen einer generalisierten Angststörung oder beim vegetativ-dystonen Psychosyndrom: Atemnot, Herzklopfen, Thoraxschmerzen, Zittern, Schwindel, Ameisenlaufen vor allem in den Händen (Parästhesien).
  Die Hyperventilation ist das somatische Spiegelbild der seelischen Angst!
  Die Diagnose erfolgt mittels Anamnese und Expositionsversuch sowie durch Ausschluss einer anderen Erkrankung.

- Akuter Hyperventilationsanfall:
  Vorkommen im Rahmen des chronischen Hyperventilationssyndromes
  oder bei Panikattacken (auch bei alten Leuten nicht selten gesehen): be-
  schleunigte Atmung, Parästhesien um den Mund und tetanische Zeichen
  (Muskelkrämpfe mit Pfötchenstellung der Hand, Kussmundstellung).
  Therapie: Patient und Umgebung beruhigen, Rückatmung der ausgeatme-
  ten Luft, kontrollierte Hypoventilation (Patienten anlernen). In schweren
  Fällen (Panikattacke): Anxiolytika, z.B. Temesta Expidet®.

- Differentialdiagnose der Hyperventilation:
  Lungenembolie, Praecoma diabeticum, CO-Vergiftung, Lungenödem,
  Myokardinfarkt (wegen des retrosternalen Drucks).
  Motto: Hyperventilation, eine immer wichtige DD!

Therapie

Grundkrankheiten behandeln, also das Angstsyndrom oder die angstbetonte
Depression. Psychotherapie und Psychopharmaka: Antidepressiva, z.B. Sero-
pram®, Anxiolytika (Xanax®, wirkt auch antidepressiv).
Kognitive Therapie (Verhaltenstherapie): Änderung der Lebensumstände und
der subjektiven Einstellungen. Vergleiche Teil I!

Hypoventilationssyndrome

Vorkommen und Formen

- Zentrale Hypoventilationssyndrome:
  Vorkommen: Medikamenten-Intoxikationen; Schädigung des Atmungs-
  zentrums (Hirnblutung, Hirndruck).

- Obstruktives Schlaf-Apnoe-Syndrom OSAS: Sehr wichtiges Krankheitsbild mit «gefährlichem Schnarchen» als häufige Ursache für eine arterielle
  Hypertonie und eine Hypoxie-induzierte Demenz.
  Pathophysiologie: rein mechanisch verursacht: «zu wenig Platz»:
  Erschlaffung der pathologischen Schlundmuskulatur im Schlaf bewirkt eine Stenose (Behinderung) der Atmung mit folgender Apnoe (Atmungs-
  stop); der Patient wacht auf wegen der Hypoxie.

Klinik des OSAS

Vorkommen: USA: etwa 2% der Frauen und 4% der Männer sind befallen!
Symptomatik: 70% zeigen Demenzsymptome (in Abhängigkeit vom Alter)
wegen chronischer Hypoxämie des Hirns und 50% leiden an einer Hypertonie. Lautes Schnarchen in 100% mit nächtlichen Atemstillständen, morgend-
liche Kopfschmerzen, Tagesmüdigkeit mit Somnolenz, Wesensveränderung
(Reizbarkeit, depressive Verstimmung, Morgenmuffel), Libido- und Potenz-
probleme, Stürze und gehäufte Unfälle (wegen Übermüdung).
Diagnostik: klinisch und mittels Pulsoximetrie (Messung der O_2-Sättigung
nachts).
Komplikationen: Arterielle und pulmonale Hypertonie; Myokardinfarkte;
Apoplexien; Demenz; psychosoziale Konflikte (Ehe- und Familienprobleme,
Arbeitsplatzverlust); Verkehrsunfälle; Pflegebedürftigkeit!
Differentialdiagnostische Abgrenzungen: Nicht-obstruktive Schlaf-Ap-
noe; Upper-Airway-Resistance-Syndrom (UARS, nur unvollständiger Kol-
laps der oberen Luftwege).

Therapie

Nasale CPAP-Therapie (= continuous positive airway pressure) steht heutzutage an zweiter Stelle (Funktion: «umgekehrter Staubsauger»; Apparate können in der Schweiz bei den Lungenligen gemietet werden.); neu werden hauptsächlich sogenannte «enoral devices» verordnet, welche während der Nacht einen Gebiss-Vorschub bewerkstelligen.

Therapie des harmlosen Schnarchens: Gewichtsabnahme (wirksam); erzwungene Seitenlage; Alkohol- und Schlafmittel-Abstinenz; diverse andere ungeprüfte konservative Möglichkeiten.

Husten

Neben Dyspnoe (siehe Seite 232) eines der pneumologischen Leitsymptome!

Definition

Husten ist ein physiologischer Schutzreflex mit dem Sinn, die Atemwege freizuhalten und den lebenswichtigen Gasaustausch zu gewährleisten.

Klinische Einteilung

A. Akuter Husten

Akuter Hustenreiz wird ausgelöst durch *exogene* (äußere) Reize:
Obere respiratorische Infekte, Fremdkörperaspiration, Reizgasinhalation, Asthmaanfall.

B. Chronischer Husten

Chronischer Husten entsteht vor allem *endogen* (aus inneren Ursachen hervorgehend): PND (post-nasal-drip), chronische Bronchitis, Asthma bronchiale, Ösophagusdivertikel (Anfälle nachts), gastro-ösophagealer Reflux, Laryngo-Tracheitis und Pharyngitis sicca (chronische Schleimhautentzündung wegen zu trockener Luft während der Wintermonate, häufig).

Hustentypen

Dank der Beschreibung des Hustentypus wird eine differentialdiagnostische Zuordnung ermöglicht:

1. Trockener Husten *ohne* Sputum (Bronchialsekret, Auswurf):
   Bronchuskarzinom, Lungeninfarkt, Anfangsstadium eines oberen respiratorischen Infektes.
2. Produktiver Husten *mit* eitrigem Sputum:
   chronische Bronchitis, Bronchiektasen, Lungenabszess.
3. Produktiver *oder* trockener Husten mit glasigem Sputum:
   Asthma bronchiale.

Chronischer Husten

Definition

Chronischer Husten heißt: Hustendauer länger als 3 Wochen.

Bedeutung

Diagnostisches Problem. Wichtig: das Rauchen: Raucher, die 20 Zigaretten pro Tag rauchen, leiden in 50% unter chronischem Husten. Siehe dazu *Rauchen / Tabakkonsum* auf Seite 242!

Beachte: Es lohnt sich, das Rauchen aufzugeben: der Husten verschwindet bei $1/3$ der Raucher innerhalb von 6 Wochen, bei einem weiteren $1/3$ innerhalb von 6 Monaten; lediglich beim restlichen $1/3$ bleibt der Husten chronisch!

Diagnostik

> Beachte: Anamnese und Status (ärztliche Untersuchung) erbringen in über 70% eine Diagnose.

Häufigste Ursachen für chronischen Husten

> 1. PND (post-nasal-drip; «to drip» englisch «tröpfeln»), siehe Seite 102!
>
> 2. Chronische Bronchitis:
>   Definition: Husten während 3 Monaten in 2 aufeinanderfolgenden Jahren.
>   Pathogenetisch am wichtigsten: chronischer Nikotinabusus!
>
> 3. Asthma bronchiale:
>   Einteilung: es wird unterschieden zwischen Husten-Asthmatikern und Atemnot-Asthmatikern.
>   Siehe chronisch-obstruktive Lungenerkrankungen und Asthma bronchiale auf Seite 245!
>
> 4. Gastro-ösophageale Refluxkrankheit (siehe Seite 288!).
>
> 5. ACE-Hemmer-Husten: ca. 4% entwickeln einen trockenen Reizhusten.

Therapie des chronischen bronchialen Hustens: zwei wichtige Säulen:

> 1. Entzündungshemmung: Antiinflammation: Diese hat erstrangige Bedeutung!
>   - topische Steroide, z.B. Pulmicort® oder Axotide® (bei chron. Bronchitis umstritten);
>   - Chromoglykate (umstritten).
>
> 2. Broncholyse, Bronchodilatation: zweitrangig.
>   - Beta-2-Stimulatoren, z.B. Ventolin®, Serevent®
>   - Atropin-Derivat: Atrovent®.
>
> • Weitere hustenlösende Behandlungsmöglichkeiten:
>   Verminderung der Schleimviskosität (Zähigkeit): Fluimucil®, Solmucol® per os.
>   Antitussiva (Hustenmittel) sollen nur in Ausnahmefällen verabreicht werden, am besten in Form von Dextromethorphan: Bexin®, Pulmofor® retard, Calmerphan-L® (Vorteil: keine Atemdepression).

Chronischer Husten beim alten Menschen

> Chronischer Husten tritt bei alten Menschen oft vorwiegend nachts auf.
> Die häufigsten Ursachen sind: Linksherzinsuffizienz, rezidivierende Aspirationen, eine späte Erstmanifestation eines Asthma bronchiale sowie Reflux.
>
> • Linksherzinsuffizienz:
>   Ausschließlich nachts im Liegen auftretender trockener Reizhusten (infolge Stauung der Bronchialvenen mit Schleimhautschwellung) kann einzige Manifestation sein: In der Regel bestehen allerdings zusätzliche Symptome wie Anstrengungsdyspnoe, Husten bei körperlicher Belastung und Orthopnoe.
>
> • Aspirationen bei gastro-ösophagealem Reflux:
>   Bei übergewichtigen Patienten sind nächtliche abrupte Hustenepisoden (und/oder Asthmaanfälle) suggestiv für rezidivierende Aspirationen. Sodbrennen und retrosternales Würgen können fehlen.
>   *Beachte* zur Pathophysiologie: Im distalen Ösophagus befinden sich Hustenrezeptoren, nicht immer sind Aspirationen ursächlich beteiligt!
>   Therapeutisches Vorgehen: Antirefluxlagerung, das Vermeiden später Mahlzeiten, Protonenpumpenblocker (Antra®) und Gewichtsabnahme bessern die Symptomatik (und erhärten somit die Verdachtsdiagnose).

- Asthma bronchiale des höheren Alters:
  Ein Asthma bronchiale kann sich nicht selten erst im fortgeschrittenen Alter erstmals bemerkbar machen. Der nächtliche Asthmahusten ohne weitere Symptome ist differentialdiagnostisch schwierig einzugrenzen, da bei alten Menschen häufig Kombinationen mit einer latenten Linksherzinsuffizienz vorkommen.
  Therapeutisches Vorgehen: ein Therapie-Versuch mit langwirkenden Bronchospasmolytika, z.B. Serevent®, und topischen Steroiden, z.B. Axotide®, kann Klarheit verschaffen.

Hämoptoe

Definition

Hämoptysis aus griech. «spucken» = Bluthusten oder Blutspucken wegen eines zerstörenden Prozesses in der Lunge unter Einbeziehung eines Gefäßes.

Ätiologie

Beachte: Nahezu jede Lungenerkrankung kann zu einer Hämoptoe führen. Am wichtigsten sind: Bronchuskarzinom, chronische Bronchitis, Bronchiektasen, Pneumonie, Lungeninfarkt und Tuberkulose sowie Schleimhautriss bei massivem Hustenanfall (= Mallory-Weiss-Syndrom der Lunge).

Typische klinische Situationen

- Fieber mit eitrigem Auswurf: spricht für Pneumonie.
- Atemnot, Hustenreiz und Pleuraschmerz: spricht für eine Lungenembolie.
- Aussehen des Auswurfes:
  - rostrotes Expektorat: Pneumokokkenpneumonie;
  - Eiter vermischt mit Blut: Staphylokokkenpneumonie.
  - Kleine Blutfetzchen vermischt im Sputum: verdächtig auf Karzinom, kommen aber auch bei Bronchitis vor.

Symptomatik bei schwerer (major) Hämoptoe

Das Blut wird ausgehustet, verbunden mit unstillbarem Hustenreiz; in der Regel liegen starke Angst und Unruhe vor. Bei Bronchiektasen und Bronchuskarzinom kann die Hämoptoe massiv und letal (tödlich) sein.

Differentialdiagnose

Hämatemesis = Bluterbrechen: Das Blut ist in der Regel dunkel, geronnen und vermischt mit Nahrungsresten. Weitere DD: Nasenbluten, Zahnfleischbluten.

Beachte: Der Kranke kann das aus der Lunge stammende Blut verschluckt haben, oder aber umgekehrt: Blutaspiration bei Hämatemesis.
Bei der Hämoptoe merken die Patienten oft, welche Lungenseite blutet!

Diagnostik

Untersuchung des Sputums auf Zellbestandteile und Bakteriologie.
Thorax-Röntgenbild, CT Thorax und Bronchoskopie sind in der Regel unerlässlich.

Therapie

Soforttherapie bei akuter massiver Hämoptoe: Seitenlagerung: Die kranke Seite nach unten und Kopftief-Lage. Sprechverbot. Falls möglich soll der Patient nicht heftig husten, lediglich räuspern. Meistens ist eine Sedation mit Morphin s.c. notwendig.

Im Prinzip liegt bei jeder schweren Lungenblutung eine Operationsindikation vor, mit Ausnahme von extrapulmonalen Krankheiten (bei Antikoagulation, bei Mitralstenose). Die Prognose bei massiver Hämoptoe ist meist schlecht, falls nicht rasch und konsequent gehandelt wird: Bei jüngeren Patienten muss die Indikation zur Notfallbronchoskopie und Notfalloperation überdacht werden.

Restriktive Lungenerkrankungen

Definition

Lateinisch «restringere» = beschränken. Restriktion heißt Einschränkung, Verlust oder Kompression von funktionierendem Lungengewebe.

Klinische Symptomatik

Die Atmung ist klein, oberflächlich und beschleunigt.
In- und Exspiration sind gleichmäßig verkürzt.
In der Regel liegt *keine* Bronchialobstruktion vor (kann aber vorkommen).

Lungenfunktionsanalyse

Typisches Kennzeichen der Restriktion ist die eingeschränkte Vitalkapazität VK, d.h. ein vermindertes Lungenvolumen bei normaler In- und Exspiration. Sehr häufig ist auch die Diffusion gestört.

Wichtigste Krankheitsbilder mit Restriktion

Lungenfibrosen

Beachte: in der Praxis sehr selten gesehen.

Definition: DILF = Diffuse interstitielle Lungenfibrosen sind Lungengerüstkrankheiten mit einer Vermehrung des interstitiellen Bindegewebes.

Pathophysiologische Hauptsyndrome sind Restriktion und Diffusionsstörung (= Störung des Gasaustausches wegen der verminderten belüfteten und durchbluteten Lungenoberfläche). Folge: arterielle Hypoxämie.

Ursachen: enorm vielfältig! Für die Erbringung einer Diagnose ist die Anamneseerhebung von entscheidender Bedeutung. Die gesamte ätiologische Skala muss durchfragt werden:

1. Schädigung durch eingeatmete Substanzen (= inhalative Noxen):
   Anorganische Stäube: Pneumokoniosen (wichtige Berufskrankheiten): Silikose, Asbestose (Asbest verursacht auch das Pleuramesotheliom, einen sehr bösartigen Pleuratumor; Vorkommen v.a. bei Werftarbeitern).
   Organische Stäube: Exogen-allergische Alveolitis als typische Berufskrankheiten: Vogelzüchterlunge (Tauben, Wellensittiche), Farmerlunge, Käsewäscherlunge.
2. Medikamente (Zytostatika); ionisierende Strahlen.
3. Infektionen (atypische Pneumonien verursacht durch Mykoplasmen, Pneumocystis carinii und Viren); chronische Lungenstauung; Lymphangiosis carcinomatosa.
4. Systemkrankheiten des Bindegewebes und der Gefäße aus dem rheumatischen Formenkreis: Kollagenosen (z.B. Sklerodermie) und Vaskulitiden (Gefäßentzündungen).

5. Sarkoidose = Morbus Boeck: generalisierte, in Stadien verlaufende Granulomatose (entzündliche Erkrankung des retikulo-hisitiozytären Systems) unbekannter Ursache. Die diffuse Lungenfibrose entspricht dem Stadium IV.

6. Idiopathische interstitielle Lungenfibrose unbekannter Ursache = Hamman Rich-Fibrose oder «gewöhnliche» interstitielle Pneumonie Liebow (in ca. 50% kann die Ursache einer DILF auch mittels Gewebeuntersuchung nicht geklärt werden).

Symptomatik bei DILF: Anstrengungsdyspnoe, typischerweise trockener Husten, Fieber je nach Grundleiden.

Auskultation: feines, am Ende der Inspiration hörbares Knistern (genannt Sklerosiphonie, da es bei Sklerodermie oft vorkommt).

Therapie: je nach Grundleiden. Bei allergischen Lungenkrankheiten (allergische Alveolitis) ist die Allergenelimination von entscheidender Bedeutung (Berufsberatung!).

Lungenembolie

Bedeutung

Die Lungenembolie (LE) ist eine häufige Ursache für akute Verschlechterungen des Allgemeinzustandes, verbunden mit Atemnot. Wiederholte Lungenembolien sind autoptisch (durch die Sektion) bei alten Leuten enorm häufig anzutreffen, obwohl sie klinisch nicht erfasst worden sind.

Ätiologie und Häufigkeit

Tiefe Beinvenenthrombose (von 10 Fällen führt *eine* zur Lungenembolie). Angaben über Häufigkeit bei Autopsien: Lungenembolien in bis zu $2/3$ aller Fälle. Die LE ist in den USA als Todesursache an 3. Stelle aufgeführt.

Klinik

Wir unterscheiden zwischen *peripherer* und *zentraler* LE mit völlig unterschiedlicher Symptomatik.

Periphere Lungenembolie (PLE)

Leitsymptom ist die akut auftretende Dyspnoe, welche Minuten bis Stunden (evtl. bis 3 Monate!) dauert (dieses Symptom ist aber *nicht* obligat!). Weitere Symptome in Abhängigkeit von der Häufigkeit: Pleuraschmerz (Häufigkeit: ca. 70%), Angst und Unruhe, Tachypnoe (beschleunigte Atmung), Rasselgeräusche, Tachykardie, Subfebrilität, EKG-Veränderungen und fassbare tiefe Beinvenenthrombose (in ca. 30%).

Wichtig: Achte auf unspezifische, auf LE verdächtige Symptome von pulmonalen Mikro-Embolien wie:
Müdigkeit, Schwindel, Synkopen; wiederholte Anfälle von Hyperventilation, Anstrengungsdyspnoe oder Asthmaanfälle, Tachypnoe und/oder Thoraxschmerz; unklare «Verschlechterungen» oder kurze Fieberschübe bei Patienten mit Herzinsuffizienz und Lungenemphysem; plötzlich auftretendes Vorhof-Flimmern bei herzinsuffizienten Patienten; Tachykardie mit subfebrilen Temperaturen während einer postoperativen Phase.

Diagnostik:
- Labor: arterielle Blutgasanalyse (typisch, aber nicht obligat ist die Hypoxämie, pO_2 unter 10 kPa = 75 mmHg). Leukozytose, Anstieg von BSR und LDH sind unspezifisch.
- Thorax-Röntgenbild und EKG (ergeben nur Hinweise auf LE oder andere Krankheiten).
- Diagnostisch verwertbar (beweisend) für eine LE ist nur die Lungenszintigraphie (aufgehobene Durchblutung (Perfusion) bei erhaltener Belüftung (Ventilation): Es erfolgt eine sogenannte Totraumventilation.

Zentrale Lungenembolie (ZLE)

Klinik: sehr dramatisches Krankheitsbild mit schwerster Dyspnoe, Tachykardie, Zyanose, Blutdruckabfall; in fulminanten Fällen irreversibler Herz-/Kreislaufkollaps mit Koma und Todeseintritt innerhalb Minuten.

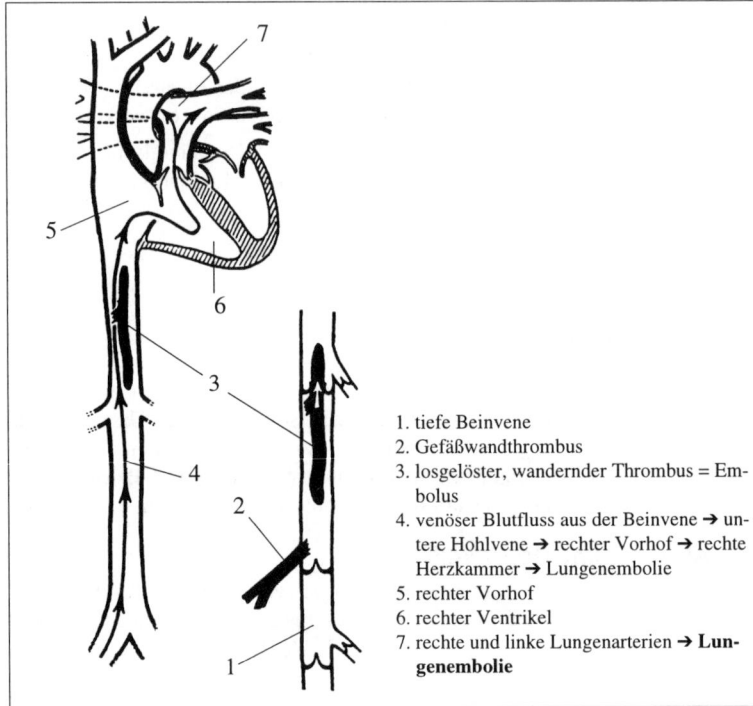

1. tiefe Beinvene
2. Gefäßwandthrombus
3. losgelöster, wandernder Thrombus = Embolus
4. venöser Blutfluss aus der Beinvene → untere Hohlvene → rechter Vorhof → rechte Herzkammer → Lungenembolie
5. rechter Vorhof
6. rechter Ventrikel
7. rechte und linke Lungenarterien → **Lungenembolie**

Abbildung 45: venöse Thrombose und Lungenembolie

Therapie und Prophylaxe

- Behandlung: Grundsätzlich bestehen drei Möglichkeiten:

  1. Konservative Therapie bei peripherer LE: initial Heparinisierung, übergehend auf orale Antikoagulation (OAK), (evtl. kombiniert mit Bettruhe während einigen Tagen). Sauerstoff und Analgetika.

  2. Fibrinolyse bei akuter massiver LE, vor allem falls Patient im Schock. Die Lyse ist der Heparin-Behandlung deutlich überlegen, denn sie beseitigt in der Regel innerhalb von 24 bis 48 Stunden den LE-Verschluss.

  3. Chirurgische Therapie bei schwererer zentraler LE (jüngere Patienten): Embolektomie an der Herz-/Lungenmaschine: Eröffnung des Thorax, Kanülierung von Aorta und beider Venae cavae, Übernahme der Zirkulation durch die Herz-/Lungenmaschine, Eröffnung der Pulmonalarterie und Embolektomie bei entlastetem Herzen.

- Rezidivprophylaxe:
  - Chirurgische Prophylaxe: Unterbrechung der Vena cava inferior durch Einlegen eines Filters in die Vena cava inferior. (Vena-cava-Filter: die Vena cava bleibt in 95% der Fälle offen, LE treten in weniger als 4% auf).
  - Medizinische Prophylaxe: Antikoagulation. Diese ist immer indiziert und sollte mindestens 6 - 12 Monate dauern. Nach einem Rezidiv wird die Indikation zur Langzeitprophylaxe (lebenslängliche Antikoagulation) gestellt.

Cor pulmonale chronicum

Definition

Das wörtlich mit «Lungenherz» übersetzte Krankheitsbild ist definiert als: Rechtsherzinsuffizienz (konkret: Hypertrophie der Muskulatur der rechten Kammer), die als Folge von Lungenkrankheiten aufgetreten ist.

Ursachen

1. COPD = chronisch obstruktive Lungenerkrankungen (am wichtigsten): Lungenemphysem: 65%, Lungentuberkulose: ca. 10%, Bronchiektasen.
2. Vaskuläre pulmonale Hypertonie: wiederholte kleine Lungenembolien; primäre pulmonale Hypertonie.

Pathophysiologie

Das Cor pulmonale entsteht durch eine aktive pulmonal-arterielle Hypertonie (erhöhter Blutdruck im Lungenkreislauf) bei chronisch obstruktiven Lungenerkrankungen, hauptsächlich verursacht durch den Von Euler-Liljestrand-Reflex: Nicht belüftete Alveolen werden auch nicht mehr mit Blut versorgt (= funktioneller Gefäßspasmus).

Klinik des Cor pulmonale chronicum

Symptomatik: subjektives Leitsymptom ist die *Dyspnoe*.
Die weiteren Symptome richten sich gemäß Grundkrankheit:
- COPD: Husten und Auswurf, wiederholte Asthmaanfälle.
- Vaskulär bedingtes Cor pulmonale: Angina pectoris und Palpitationen (Herzklopfen), wiederholte Synkopen (kurzzeitige Bewusstseinstrübung).
- Allgemeinsymptome sind Müdigkeit, Leistungsabfall, Kopfschmerzen und Schwindel.

Befunde: Im Anfangsstadium sind die Befunde diskret; man muss fahnden nach: Zyanose, Halsvenenstauung, präkordialer Impuls (durch Palpation spürbar gewordene Herztätigkeit des rechten Ventrikels unterhalb des Brustbeins) und Herzfrequenzsteigerung (anfangs Tachykardie nur bei Anstrengung, später Ruhetachykardie), Ödeme.

Diagnostik: Klinik, EKG und Thoraxröntgenbild.

Therapie: Grundpfeiler der Behandlung

1. Bronchopulmonale Therapie: Therapie der Hypoxämie: chronische Sauerstofftherapie wenn pO_2 unter Raumluft $< 7,2$ kPa: während mindestens 16 - 18 Stunden pro Tag. Antiobstruktive Therapie (vergl. COPD). Physiotherapie: Atemgymnastik. Der Patient muss lernen, richtig zu atmen (Atmungsschule).
2. Pulmonal-vaskuläre Therapie: Bei Cor pulmonale verursacht durch wiederholte Lungenembolien (vaskulär-obliterativer Typ des Cor pulmonale). Ziel: Senkung des pulmonal-arteriellen Druckes und Widerstandes mittels Vasodilatatoren, Prophylaxe von Thromboembolien mittels Antikoagulation.
3. Kardiale Therapie: Ziel: Verbesserung der rechtsventrikulären Herzleistung (ACE-Hemmer, z.B. Lopirin®, Antiarrhythmika und Diuretika, Lasix®).
4. Allgemeine Maßnahmen: keine Sedativa! Therapie bei Unruhe und Schlafstörungen: Baldrianpräparate, z.B. Valdispert®, Antihistaminika,

z.B. Phenergan®, als Hypnotika kurzwirksam: Stilnox®, langwirksam: Imovane®.

5. Therapie bei akuten Rechtsherzdekompensationen: Diuretika (Ziel: Gewichtsverlust von 500 - 800 g pro Tag mit täglichen Gewichtskontrollen). Sauerstofftherapie. Therapie der auslösenden Ursachen: tachykarde Rhythmusstörungen mittels Isoptin®, bronchopulmonale Infekte mit Augmentin®, Tavanic® (500 mg, 1 Tbl während 10 Tagen); bronchopulmonale Spasmen mit Bronchodilatatoren, z.B. Ventolin®; bronchopulmonale Entzündung mit topischen Steroiden, z.B. Pulmicort® oder Axotide®, anfangs *immer* mit Prednison® p.o.

Lungentuberkulose

Siehe dazu Seite 271!

Rauchen / Tabakkonsum

Bedeutung

Das Zigarettenrauchen ist in diesem Jahrhundert zu einer der größten Bedrohungen der Gesundheit der Bevölkerung vieler Länder geworden. So sind z.B. in der Schweiz von den jährlich rund 60'000 Todesfällen rund 10'000 auf das Rauchen zurückzuführen (Bundesamt für Gesundheit, BAG, 1992).

Der Tabakkonsum verursacht Krankheiten, die bei der Hälfte der Raucher zum Tode führen: 10'000 Tote pro Jahr werden in der Schweiz geschätzt.

Das Risiko ist proportional zur Dosis, insbesondere beim Bronchialkarzinom (siehe folgende Tabelle und *Bronchuskarzinom (Lungenkrebs)* auf Seite 452) sowie zur Dauer der Exposition. Die gleiche Beziehung wird für die exspiratorische Sekundenkapazität (FEV1) und die obstruktiven Lungenerkrankungen beobachtet (siehe dazu auch Seite 245!).
Es ist aber – wohlverstanden – nicht das Nikotin, das für die karzinogene Wirkung und die kardiovaskulären Schäden verantwortlich ist, sondern die Teer- und Rauchablagerungen!

Tabelle 67: Zigarettenkonsum und Bronchialkarzinom-Risiko

Zigaretten pro Tag	Bronchialkarzinom-Risiko
0	1
1 - 10	5,5
11 - 19	11,2
20 - 30	20,4

Pathophysiologie

Seit langem besteht ein Missverständnis darüber, was die Schädlichkeit des Rauchens in Bezug auf Nikotin und Tabakrauch-Rückstände betrifft.

Richtig ist aber, dass die Karzinogene, welche Neoplasien der Atemwege auslösen, durch die Verbrennungsrückstände des Tabaks und seiner Papierhülle entstehen.

Erst seit kurzem bekannt ist jedoch, dass ein direkter Zusammenhang besteht zwischen der Erhöhung des Kohlenmonoxids (CO) im Blut und der schädlichen Einflüsse der Rauchrückstände für den Kreislauf.

Das Nikotin selbst beschleunigt die Herzfrequenz und erhöht den Blutdruck, hat aber keine anderen kardiovaskulären Effekte, wie z.B. Pfeifenraucher (Nikotinaufnahme durch die Mundschleimhäute) beweisen: sie sterben nicht häufiger und früher an Herz-Kreislaufversagen als Nichtkonsumenten.

Daraus kann geschlossen werden, dass eine Behandlung mit Nikotin-Ersatzprodukten sicher und gefahrlos ist, sogar bei den Patienten, die das Rauchen in verminderter Form fortsetzen. So sind sie wenigstens den Rauchrückständen weniger ausgesetzt.

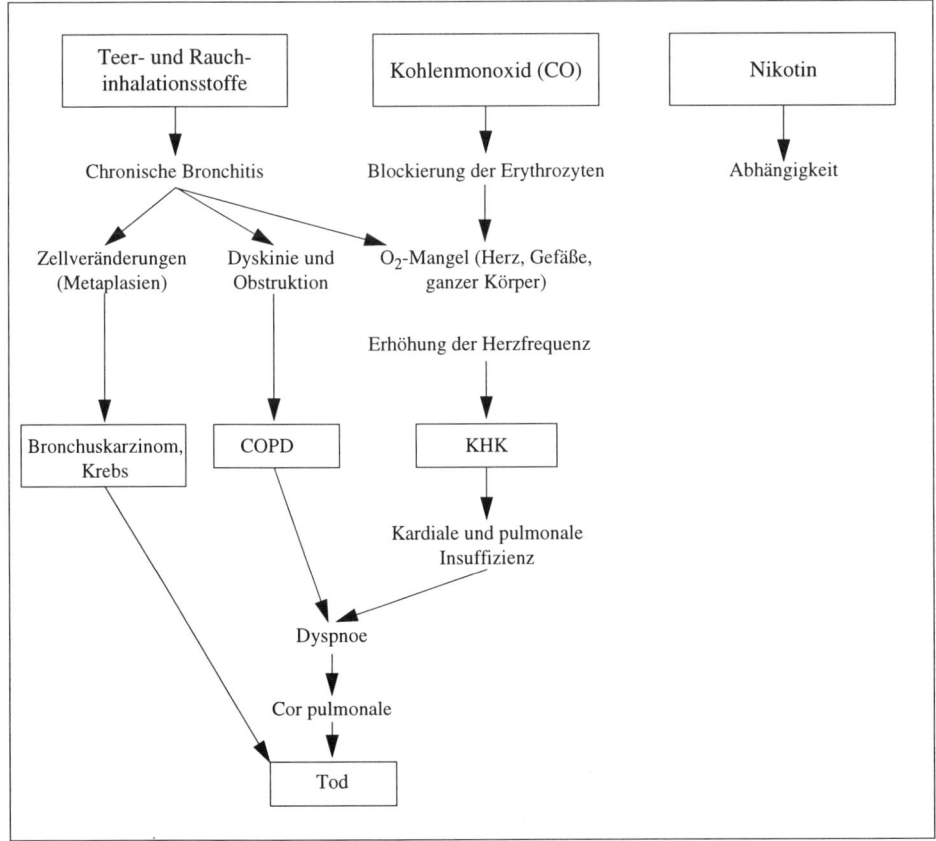

Abbildung 46: Auswirkungen von Schadstoffen des Tabakrauches

Therapie

Raucherentwöhnung:

1. Verhaltenstherapie
2. Psychotherapie
3. Antidepressiva
4. Nikotinersatz-Therapie (z.B. Nikotin-Kaugummi, transdermale therapeutische Systeme = TTS, Nikotininhalation aus Zigarettenmundstück mit Nikotin enthaltender Patrone). Diese Ersatztherapie kann auch bei Patienten mit stabiler Herz-Kreislaufpathologie angewendet werden.

Tabelle 68: Abstinenzraten bei der Raucherentwöhnung

Behandlung	Anteil Nichtraucher nach 12 Monaten
Keine	1 - 2%
Kurze Beratung alleine	5%
Intensive Beratung alleine	15 - 20%
Intensive Beratung und Nikotinersatz-Therapie	30 - 40%
Spezielle Situationen (Schwangerschaft, Herzinfarkt)	bis 70%

Beachte: Starke Raucher (mehr als 20 Zigaretten pro Tag und bereits am frühen Morgen inhalierend) sind oft wenig motiviert, mit dem Rauchen aufzuhören oder haben schon mehrere gescheiterte Versuche hinter sich.

2. Chronisch-obstruktive Lungenerkrankungen und Asthma bronchiale

Bedeutung

- Epidemiologisch bedeutsam ist die Tatsache, dass die COPD-Morbidität (Krankheitshäufigkeit in einer Population) zunimmt; COPD und Asthma bronchiale treten in der zivilisierten Welt immer häufiger auf, ohne dass diese Tatsache mit einer einzelnen auslösenden Ursache (z.B. Luftverschmutzung) in Beziehung gebracht werden könnte. Beispiel: Asthma-Prävalenz in der Schweiz: 7 - 10%.

- Chronische Bronchitis ist die häufigste Ursache für chronischen Husten und anfallsweise oder chronisch auftretende Atemnot. Dem Nikotinabusus kommt pathophysiologisch eine sehr große Bedeutung zu: Der typische COPD-Patient ist Raucher (siehe Seite 242!).

- Asthma bronchiale kann klinisch atypisch auftreten, z.B. lediglich durch chronischen Husten (bei fehlendem Nikotinabusus), weshalb Asthma klinisch oft unterschätzt oder sogar nicht oder zu spät diagnostiziert wird.

- Häufig: Asthma bronchiale aufgepfropft auf COPD.

Pathophysiologische Einteilung

COPD = chronic obstructive pulmonary disease = chronisch obstruktive Lungenerkrankung.

- Pathophysiologisches Leitsymptom: Obstruktion (lat. «obstruere» = «verlegen»): obstruierte, verlegte, eingeengte Atemwege bedeuten erhöhte Strömungswiderstände in den Atemwegen.

- Pathophysiologische Folgen:
  alveoläre Hypoventilation = verminderte Belüftung der für den Gasaustausch wesentlichen Lungenabschnitte (Bronchioli terminales, Alveolen).
  Verteilungsstörung = unterschiedliche regionäre Ventilations- und Perfusionsverhältnisse (Belüftung und Durchblutung).

- Lungenfunktionsanalyse: typische Befunde für die Obstruktion sind: eingeschränkte Atemstromstärke, reduzierte Sekundenkapazität (erhöhter Atemwegswiderstand) und das erhöhte Residualvolumen (Überblähung).

- Die Atemstromstärke wird mittels peak-flow-Meter ermittelt: nach einer tiefen Inspiration wird ein starkes Ausatemmanöver durchgeführt, wobei die maximale Atemstromstärke (= peak exspiratory flow PEF) kurz nach Beginn der Ausatmung gemessen und in Liter pro Minute auf einer Skala angezeigt wird.

  Beachte, wichtig: Der PEF ist individuell sehr variabel. Regelmäßige PEF-Kontrollen werden als guter Verlaufsparameter verwendet.

- Die Sekundenkapazität bezeichnet ein forciertes Exspirationsvolumen in der ersten Sekunde (exspiratorische Sekundenkapazität, FEV1).

- Der Tiffeneau-Wert ist das Verhältnis zwischen Sekundenkapazität und der Vitalkapazität, FEV1/FVC in %. Er ist der wichtigste Spiro-Parameter. Siehe *Tabelle 75: Klinische Charakteristika und Diagnostik der COPD* auf Seite 257!

  Interpretation: Eine Sekundenkapazität von weniger als 70% der Vitalkapazität weist auf eine Obstruktion hin.

• Pathophysiologische Konsequenzen der Obstruktion sind: Abnahme des Sauerstoffdruckes der Luft in nicht belüfteten Alveolen.

  Folge: via alveolo-kapillärer Reflex nach von Euler-Liljestrand kommt es zu einer Lungengefäßkonstriktion (= Gefäßengerstellung), welche zur pathophysiologisch wichtigen pulmonalen Hypertonie führt (Druckerhöhung im Lungenkreislauf).

• Leitsymptom der Obstruktion: Anstrengungsdyspnoe wegen erhöhter Strömungswiderstände in den Luftwegen.

Siehe dazu: *II. COPD* auf Seite 256!

Asthma bronchiale

Beachte: Beim Asthma bronchiale handelt es sich um eine ganz andere Krankheit als bei der COPD (ein unbehandeltes Asthma bronchiale führt allerdings zur COPD!). Siehe dazu: *Abbildung 47: Diagramm der COPD: Beziehung zwischen chronischer Bronchitis, Emphysem, Asthma bronchiale und Atemflussbehinderung* und *Tabelle 69: Gesichtspunkte der Definition: COPD und Asthma bronchiale.*

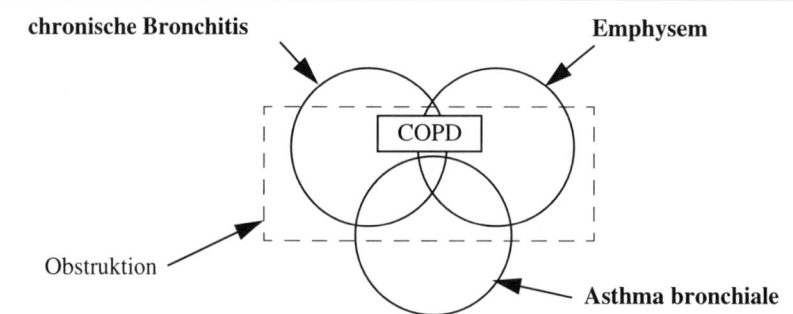

Findet sich bei einer chronischen Bronchitis oder einem Lungenemphysem zusätzlich eine chronische Atemflussbehinderung, so liegt eine COPD vor. Patienten mit einer chronischen Bronchitis und/oder einem Emphysem können gelegentlich Aspekte eines Asthma bronchiale wie z.B. eine akute, allerdings nie vollständige Reversibilität aufweisen.

Merke: Unbehandeltes Asthma (und hereditäre Faktoren) führen zur COPD!

Abbildung 47: Diagramm der COPD: Beziehung zwischen chronischer Bronchitis, Emphysem, Asthma bronchiale und Atemflussbehinderung

Tabelle 69: Gesichtspunkte der Definition: COPD und Asthma bronchiale

	Krankheit	**Gesichtspunkt der Definition**
COPD	Chronische Bronchitis	Klinisch
	Emphysem	Anatomisch / Lungenfunktionell (Diffusion)
Asthma bronchiale	Asthma bronchiale	Lungenfunktionell

I. Asthma bronchiale

Häufigkeit

Asthma bronchiale ist die häufigste Krankheit im Kindesalter (bei 8% aller Kinder).

Allergie-Prävalenz: allergische Rhinitis: 10 - 20%, allergisches Asthma bronchiale 7 - 10%.

Beachte: Asthma bronchiale ist eine der häufigsten chronischen Erkrankungen (die häufigste chronische Erkrankung beim Kind!).

Die Prävalenz nimmt weltweit zu.

Bedeutung

- Asthma bronchiale ist eine *entzündlich/allergische* Erkrankung.
- Beachte: Auch bei milden Asthmaformen besteht eine Entzündung.
- Es besteht ein enger Zusammenhang zwischen der Entzündung und der bronchialen Hyperreaktivität.
- Nicht-pharmakologische Maßnahmen (z.B. Akupunktur) zeigen beim Asthma bronchiale *keine* Wirkung!
- Nicht behandeltes Asthma bronchiale führt zur COPD!

Definitionen

- Asthma: Das Wort «Asthma» bedeutete ursprünglich «Kurzatmigkeit» (griechisch «schweres kurzes Atmen»).

  N.B.: Die Griechen haben Asthma bronchiale mit Tabakrauchen behandelt; Nikotin ist ein Bronchodilatator.

  - Klinische Definition: Unter Asthma bronchiale versteht man eine anfallsweise auftretende oder veränderliche persistierende (andauernde) Atemnot wegen allergisch bedingter erhöhter bronchialer Erregbarkeit mit generalisierter Obstruktion (Einengung) der Atemwege infolge Engerstellung der Bronchiolen (= Bronchospasmus).
  - Charakteristischer Aspekt ist die bronchiale Hyperreaktivität.
  - Beachte: Wegen der noch unvollständig verstandenen Pathogenese wird das Asthma bronchiale bisher deskriptiv definiert. Eine einheitliche Definition existiert nicht.

- Atopie: *Atopie* ist die hereditäre Disposition, IgE-Antikörper zu produzieren. Unter *Allergie* verstehen wir die krankmachenden Auswirkungen der Atopie.

Klinisch

Bronchialerkrankung mit anfallsweise Reizhusten und Atemnot, teilweise zähem, gelblichen Auswurf und Engegefühl auf der Brust. Die Symptome ändern sich spontan in ihrer Intensität und können durch zahlreiche Triggerfaktoren ausgelöst werden.

Funktionell

Anfallsweise Verengung der Bronchien mit Erhöhung des Atemwegwiderstandes und Verminderung der forcierten Ausatmungsgeschwindigkeit. Auch beim beschwerdefreien Asthmatiker tritt eine abnorme Überempfindlichkeit der Bronchien auf verschiedene Reize auf, die jeweils eine sofortige Verengung der Bronchien auslösen können (= generalisierte Obstruktion der Atemwege infolge Engerstellung der Bronchiolen = Bronchospasmus).

Morphologisch

Pathologisch-anatomisches Substrat des Asthma bronchiale ist die eosinophile Bronchitis.

Spezifische Entzündung der Bronchialschleimhaut, charakterisiert durch Vermehrung von eosinophilen Granulozyten, aktivierten Mastzellen und aktivierten Lymphozyten. Schleimhautödem mit weitgestellten, vermehrt durchlässigen Gefäßen sowie starke Sekretion von zähem Schleim. Ablagerung einer verdickten Schicht von Kollagenfibrillen unter der Basalmembran des Bronchialepithels. Beachte: Diese Veränderungen sind auch im symptomfreien Intervall vorhanden.

Ätiopathogenese

Heute ist allgemein anerkannt, dass das auslösende Moment von Asthma bronchiale eine allergisch ausgelöste, sterile, unspezifische *Entzündung* der unteren/tiefen Luftwege (Bronchien und Bronchioli = kleinere Bronchien) ist. **Beachte:** Asthma ist nicht dasselbe wie Atemnot, Sauerstoffmangel oder gar Seelennot. Asthma ist auch keine psychosomatische Krankheit. Das schulmedizinische Therapiekonzept zielt primär ab auf die Behandlung der Entzündung. Mit der Beherrschung der Entzündung soll dem Patienten ein normales Leben und Überleben (Prognose) unter einer auch über Jahrzehnte praktisch nebenwirkungsfreien Dauerbehandlung ermöglicht werden. Medikamente der Wahl sind die inhalierbaren Steroide.

Pathogenese von Asthma bronchiale

In pathogenetischer Hinsicht unterscheiden wir zwischen 4 großen Gruppen:
1. Allergisches Asthma bronchiale: Häufig Kinder.
   extrinsic- oder exogen-allergisches Asthma = allergisches Asthma.
   Assoziation mit einer positiven persönlichen und/oder familiären Anamnese von allergischen Krankheiten wie Rhinitis allergica (siehe *Asthma bronchiale und chronische Rhino-Sinusitis* auf Seite 102), Urtikaria oder Ekzem.
2. Nicht-allergisches Asthma bronchiale: Häufig ($2/3$) Erwachsene.
   intrinsic- oder infektbedingtes Asthma = nicht-allergisches Asthma.
   Viele Patienten entwickeln den typischen Symptomenkomplex bereits nach einer banalen Erkrankung der oberen Atemwege (oberer respiratorischer Infekt). Vorkommen: vor allem beim älteren Patienten.
3. Gemischte Formen
4. Sonderformen:
   - anstrengungsinduziertes Asthma bronchiale
   - Salizylat-Asthma
   - berufsbedingtes Asthma bronchiale.

Beachte: Die Unterscheidung zwischen verschiedenen Asthmaformen ist oft künstlich. Asthmatische Antworten werden meistens durch mehrere Reize ausgelöst.

Kleinkinder sind aus anatomisch-physiologischen Gründen für obstruktive (asthmoide) Bronchitiden prädestiniert, da ihre Knorpelsubstanz noch weich ist, so dass engkalibrige Bronchien schneller kollabieren. Streng genommen liegt hier kein Asthma vor, die Behandlung ist aber trotzdem antiasthmatisch.

Pathogenese des allergischen Asthma bronchiale

Sterile Bronchiolitis = nicht-infektiöse allergische Entzündung der kleineren Bronchien! Pathogenese des allergischen Asthma bronchiale:

1. Bronchiale Überreaktivität (bei ca. 10% der Bevölkerung):
   Es liegt eine allgemeine Hyperreaktivität des Bronchialbaumes vor, verursacht durch eine Überempfindlichkeit des Parasympathikus und Schwächung der Beta-Rezeptoren. Es handelt sich um eine Disposition, auf unspezifische (primär nicht-allergische) Reize mit Bronchialverengung zu reagieren: Kälte, Anstrengung, inhalative Toxine, Stress, Virusinfekte.

2. Atopische Disposition (bei ca. 20% der Bevölkerung):
   Angeborene Veranlagung gegen Allergene mit der Bildung von IgE (Antikörpern) zu reagieren. Die Allergen-Exposition (Pollen, Hausstaub etc) ist die Voraussetzung für die Entwicklung der Soforttyp-Allergie.

Asthma bronchiale und chronische Rhino-Sinusitis

Siehe dazu Kapitel ORL: *Asthma bronchiale und chronische Rhino-Sinusitis* auf Seite 102!

Pathophysiologie

Pathophysiologisch führt die *Entzündung* zu einer *Asthma-Trias* mit:

1. Bronchospasmus (muskuläre Verengerung der Bronchien),

2. Schleimhautödem (entzündliche Schleimhautschwellung) und

3. Hypersekretion (vermehrte Produktion eines zähen Bronchialschleimes).

Virale Infekte induzieren Entzündung plus bronchiale Hyperreaktivität.

Funktionelle Aspekte: siehe folgende Übersicht:

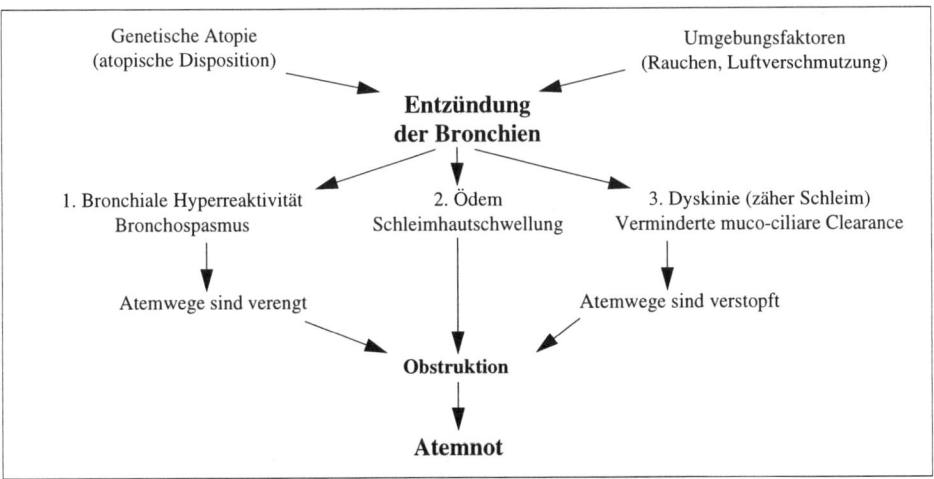

Abbildung 48: Zusammenhang zwischen Pathophysiologie und Klinik

Auslösende Faktoren für Asthma-Anfälle:

- Obere respiratorische Infekte und broncho-pulmonale Infekte (in ca. 75% der Asthmaanfälle);
- Allergen-Exposition (in ca. 50% mitbeteiligt);
- Psychischer Stress (zentral: Angst/Ängstlichkeit; Hyperventilation!);
- Körperliche Anstrengung (kann einziger auslösender Mechanismus sein);
- Post-nasal-drip PND (oft mit Asthma bronchiale kombiniert).
- Gastro-ösophageale Reflux-Krankheit (wichtig im Alter).

Beachte: Asthma bronchiale ist *keine psycho*-somatische Krankheit sondern allenfalls eine *somato*-psychische Erkrankung. Die Krankheit wird also *nicht* psychogen (seelisch) ausgelöst; sie ist aber häufig mit seelischen, emotionalen Symptomen vergesellschaftet.

Tabelle 70: Typische Befunde bei extrinsischem und intrinsischem Asthma

Befunde, Merkmale	extrinsisch	intrinsisch
Erstmanifestation	vor 30. Lebensjahr	nach 30. Lebensjahr
Familienanamnese (allergische Erkrankungen)	+ (-)	-
Saisonale Rhinitis/Konjunktivitis	+	-
Polyposis nasi	- (+)	+ (-)
Sinusitis	- (+)	+ (-)
Milchschorf/Neurodermitis	+ (-)	-
Saisonale Steigerung der Symptome	+	- (+)
Beschwerden bei Allergenexposition	+	-
Asymptomatische Intervalle	+	-
Analgetika-Intoleranz	- (+)	+ (-)
Steroidbedürftigkeit	+	++
Prognose	meist günstig	oft ungünstig

Klink

Anamnese

- Familienanamnese:
  Atopien, z.B. Heuschnupfen, Hauterkrankungen (atopische Dermatitis).
- Persönliche Anamnese:
  Jugendasthma, Pollinosis (Heuschnupfen), Urtikaria, Ekzeme.
- Auslösende Faktoren:
  Aspirin (= Salizylatasthma); Anstrengungen (= Anstrengungsinduziertes Asthma); Seelischer Stress; Umgebungseinflüsse.
  Asthmaanfälle werden fast immer durch mehrere gleichzeitig vorliegende Faktoren ausgelöst (Infektionen, Allergenexpositionen, seelischer Stress).

Symptome

Moderne Einteilung: Gemäß Klinik unterscheidet man heutzutage:
- Hustenasthmatiker und
- Atemnotasthmatiker.

1. Husten: der sog. spastische Husten ist das häufigste und oft auch einziges Symptom beim Asthma bronchiale. Es handelt sich um einen hartnäckigen, trockenen, spastischen Reizhusten, welcher vom feuchten bronchitischen Husten deutlich unterschieden werden kann.

2. Dyspnoe: paroxysmal (akut ohne Vorzeichen) auftretend oder aber in der Form der chronisch-asthmoiden Bronchitis mit Husten.
   Beachte: Die subjektiv empfundene Atemnot korreliert *nicht* mit dem Schweregrad der Einengung der Luftwege! Subjektiv ist vor allem die Inspiration behindert, d.h. die Inspiration verlangt vom Asthmatiker die große Atemarbeit. Objektiv nachgewiesen wird die Obstruktion durch eine Behinderung der *Ausatmung* (peak-exspiratory-flow: siehe *Pathophysiologische Einteilung* auf Seite 245).

Asthmaanfälle nachts sind typisch für jedes Asthma wegen des tiefen Sympathikotonus von 02 Uhr bis 04 Uhr nachts.

Asthma im Rahmen einer gastro-ösophagealen Refluxkrankheit mit rezidivierenden Aspirationen (Mageninhalt gelangt in die Luftwege) verbunden mit Anfällen vor allem nachts (im Liegen) ist eine wichtige Asthmaform bei älteren Patienten!

Befunde

Lungen-Auskultation: charakteristisch sind sog. trockene Rasselgeräusche (Nebengeräusche): Giemen, Brummen.
Beachte: Fehlen von Giemen heißt nicht etwa kein Asthma.

Schweregrade

1. leichtes intermittierendes Asthma bronchiale
2. leichtes persistierendes Asthma bronchiale
3. mittelschwer persistierendes Asthma bronchiale
4. schweres persistierendes Asthma bronchiale

Tabelle 71: Schweregrade von Asthma bronchiale

Definition	leichtes intermittierendes Asthma	leichtes persistierendes Asthma	mittelschweres Asthma	schweres Asthma
Klinik	Seltene kurze Exazerbationen. Weniger als einmal pro Woche Symptome. Nächtliche Atemnot seltener als zweimal pro Monat. Im Intervall Beschwerdefreiheit und normale Lungenfunktion.	Atemnot häufiger als einmal pro Woche, aber seltener als einmal pro Tag. Nächtliche Atemnot häufiger als zweimal pro Monat.	Täglich Symptome. Nächtliche Atemnot häufiger als einmal pro Woche. Asthmabeschwerden beeinträchtigen die körperliche Aktivität.	Andauernde Beschwerden. Häufige Exazerbationen. Häufige nächtliche Atemnot. Deutliche Beeinträchtigung von körperlicher Aktivität und Schlaf.
LUFU[a] Befunde	FEV_1 resp. PEF > 90% FEV_1- resp. PEF-Variabilität < 20%	FEV_1 resp. PEF > 80% FEV_1- resp. PEF-Variabilität < 30%	FEV_1 resp. PEF 60 - 80% FEV_1- resp. PEF-Variabilität > 30%	FEV_1 resp. PEF < 60% FEV_1- resp. PEF-Variabilität > 30%

a. Lungenfunktion: FEV_1: Forciertes exspiratorisches Volumen der ersten Sekunde in % des Sollwertes
PEF: Maximaler exspiratorischer Fluss in % des Sollwertes.

Die meisten Asthmatiker leiden an leichtem persistierendem Asthma bronchiale.

Diagnostik

- Anamnese, Klinik, Lungenfunktionsprüfung inkl. Provokationstest mit Metacholin (wichtig: in den symptomfreien Intervallen sind Lungenbefunde und Lungenfunktionsanalyse normal!).
- Peak Flow ist vermindert während der Atemnot (einfache Selbstkontrolle mittels peak-flow-Meter).
- Allergologische Abklärung: Berufsasthma (Mehl, Holz, Chrom, Kobalt, Nickel). Eine exakte Allergenanamnese erbringt in 90% die Diagnose.

Sonderform: Asthma bronchiale bei Analgetika-Intoleranz (Salizylatasthma): Überreaktion der Bronchien auf Prostaglandinsynthesehemmer (NSAR). Oft finden sich daneben auch Nahrungsmittelallergien (auf Farb- und Konservierungsstoffe).

Komplikation

Status asthmaticus

Definition:
Unter Status asthmaticus versteht man einen Zustand schwerster und über längere Zeit andauernder Ruhedyspnoe wegen einer diffusen, extremen obstruktiven Atemwegeinengung mit therapierefraktärem Verhalten. Konsequenz: Patienten müssen in der Regel hospitalisiert werden.

Pathogenese:
Virale oder bakterielle Infekte bei vorbestehender COPD; Aspirationen; Reizgasinhalationen.

Differentialdiagnose:
Lungenödem, zentrale Lungenembolie, Larynxödem, Fremdkörperaspiration, Spannungspneumothorax mit Rechtsherzinsuffizienz.

Symptomatik:
Massive Ruhedyspnoe Grad III - IV; schwere spastische Hustenattacken; Angst, evtl. Todesangst.

Befunde:
Typische Stellung des Patienten: sitzend mit sichtbarer Kontraktion der Atemhilfsmuskulatur (akzessorische Betätigung des Musculus sternocleidomastoideus mit Hochziehen der Klavikula in Inspiration).
Orthopnoe, Tachypnoe mit einer Atemfrequenz über 30 pro Minute, Tachykardie über 120 pro Minute, Zyanose, Schwitzen. Trockene Rasselgeräusche über den Lungenfeldern, wobei aber die Intensität mit zunehmender Atemwegsverlegung abnimmt: «silent chest» = «schweigende Brust».

Komplikationen:
Die Gefahrenmomente bestehen in Hypovolämie (maskiert durch die Konstellation beschleunigte Herzfrequenz bei hohem zentralen Venendruck infolge intrathorakaler Druckerhöhung), Hyperkapnie = Anstieg des arteriellen CO_2-Partialdruckes, Pneumothorax.

Notfalltherapie:
Auf der Notfallstation unter Spirometriekontrolle:

1. Beachte: Erste und wichtigste Maßnahme: Dauerinhalation mit Beta-2-Stimulator (Salbutamol, Ventolin®) über Stunden (bis an die Nebenwirkungsgrenze);
2. Sauerstoff 2-4 Liter;
3. Flüssigkeits- und Elektrolytzufuhr unter ZVD-Kontrolle;

4. Steroide: Prednison: Ultracorten-H® 100 mg, Solu-Dacortin® i.v.;
   Beachte: Der kausale antientzündliche Effekt der Steroide setzt frühestens
   nach 4 - 6 Stunden ein (Hauptproblem beim Status asthmaticus ist die
   schwere Entzündung der Atemwege!);

5. Sekretolyse;

6. milde Sedation;

7. Indikation zur Beatmung: Erschöpfung, progredienter Anstieg des CO_2-
   Partialdruckes. Technik: wenn möglich assistierte, nicht invasive Beatmung via Maske.

Asthmatherapie 2000

Beachte: Während Jahrzehnten verstand man unter Asthma: Bronchospasmus
(Obstruktion = Verlegung, Einengung der Atemwege).
Therapeutische Konsequenz war: Bronchospasmolyse = medikamentöse Er-
weiterung der Bronchien mittels Bronchodilatatoren («Asthma-Pümpeli»).
Forschungsergebnisse vor allem der letzten 10 Jahre haben ergeben, dass
Asthma ein entzündlicher Prozess der Bronchialschleimhaut ist. Die sterile
Bronchiolitis (nicht-infektiöse, zelluläre Entzündung der Bronchien) bewirkt
eine Übererregbarkeit der Bronchien, welche als Endergebnis eine Bronchialobstruktion bewirkt. Im Zentrum des Geschehens stehen die Mastzellen, die
unter verschiedenen immunologischen und nicht-immunologischen Faktoren
wie Allergien, Anstrengungen, seelischen Einflüssen, Temperaturunterschie-
den und Infektionen beginnen, vasoaktive (auf die Gefäße einwirkende) und
chemotaktische Mediatoren (Übermittlersubstanzen) auszuschütten, welche
sowohl die asthmatischen Sofort- wie auch die Spätreaktionen bewirken.

Asthma heißt also primär Entzündung und sekundär Bronchospasmus.

Modernes Asthma-Management

Ziele: normale Lebensqualität, Erhaltung einer guten Lungenfunktion, Schutz
vor lebensbedrohlichen Asthmaanfällen.

Tabelle 72: Therapieziele bei Asthma bronchiale

> Minimale Asthmasymptomatik mit größtmöglicher Anfallsfreiheit.
> Die betroffenen Patienten können der normalen Aktivität in Beruf und Freizeit nachgehen.
> Eine zusätzliche Medikation mit einem kurzwirksamen Beta-2-Sympathomimetikum ist
> nur selten notwendig.
> Langfristige Erhaltung einer weitgehend normalen Lungenfunktion.
> Anstreben einer geringen Variabilität des maximalen exspiratorischen Flusses von höch-
> stens 10 bis 20%.
> Minimierung der Nebenwirkungen der eingesetzten Antiasthmatika.

Stichworte: Kontrolle ja, Heilung nein.

Therapiestrategie

I. Basistherapie = Antiinflammation (Entzündungshemmung):
Diese hat erstrangige Bedeutung und wird durchgeführt mit topischen Steroiden, z.B. Pulmicort® oder Axotide®.

II. Symptomatische Therapie = Broncholyse: zweitrangig.
Beta-2-Stimulatoren (zusätzliche Wirkung: Verbesserung der mukoziliären
Reinigungsfunktion): Ventolin®, Foradil®, Oxis® 6/12, Serevent®.

Bedingungen für eine erfolgreiche Therapie: allgemeine prophylaktische Maßnahmen:

- Entfernung von exogenen Noxen (inklusive Nikotinabstinenz!);
- Allergologische Abklärung: Ausschaltung von Allergenen d.h. Expositionsprophylaxe inklusive Berufsberatung (evtl. Wechsel von Arbeitsplatz, Berufswechsel);
- Adipositas beheben respektive verhüten.

Zur Therapie der allergischen Rhinitis: siehe *Tabelle 18: Medikamentöse Therapie der allergischen Rhinitis* auf Seite 103!

Therapieschema (Stufentherapie)

Zur Definition der Schweregrade siehe *Tabelle 71: Schweregrade von Asthma bronchiale* auf Seite 251!

Stufe 1: leichtes intermittierendes Asthma

- Beta-2-Stimulatoren bei Bedarf, z.B. Ventolin® Diskus, Bricanyl® Turbuhaler.
- Wirkung: Stimulation der Beta-2-Rezeptoren sowie Verbesserung der muco-ciliaren Clearance, d.h. Verbesserung der Reinigungsvorgänge.

Stufe 2: leichtes persistierendes Asthma

- Antiinflammation: Topische hochdosierte Steroide:
  Axotide®: Dosieraerosol DA (mit Vorschaltkammer = Spacer) mit 50/100/250 µg, Diskus 250/500 µg.
  Pulmicort®: Turbuhaler 200/400 µg oder Respules 0,25 und 0,5 mg.
  NW: Heiserkeit, oro-pharyngeale Candidiasis (Pilzinfektion).
  Regel für den Einsatz der topischen Steroide: Initial (anfangs) hoch dosieren und Dosis beibehalten während 4 - 6 Wochen.
- Leukotrien-Rezeptor-Antagonisten LRA: Indikationen: Alternative zu Steroiden (Kortisonangst), Inhalationsprobleme bei topischer Steroidtherapie; anstrengungsinduziertes Asthma und Antirheumatika-assoziiertes Asthma bronchiale.

Stufe 3: mittelschwer persistierendes Asthma

- Antiinflammation: Topische hochdosierte Steroide (wie oben: Stufe 2).
- Bronchodilatation: Beta-2-Stimulatoren *lang* wirksam:
  Bei Bedarf Serevent®, Foradil®, Oxis® 6/12 Turbuhaler. Je 1 bis 2 Hübe morgens und abends.
  Beachte: Bronchodilatation immer und nur mit *Antiinflammation* kombiniert!

Stufe 4: schweres persistierendes Asthma

- topisch maximal dosiert:
  1. Verstärkung der Therapie: aber zusätzlich zur topischen Steroidtherapie Depotsteroide: Kenacort® A80 i.m. oder Prednisonstoß, initial 1 mg/kg Körpergewicht.
  2. Bronchodilatation mit Serevent® oder Oxis® 12 plus Ventolin®, zusätzlich 3. und 4.
  3. Theophylline:
     Sodip-phylline Lösung; Unifyl Continus® Tbl. retard 200/400/600 mg.

4. Zusatztherapie gemäß auslösender Ursache:
Kardiale Therapie, Antibiotika und Mukolytika: Fluimucil®: bei
COPD sinnvoll und indiziert (Verminderung der Exazerbationsraten),
beim Asthma bronchiale keine Wirkung! Solmucol®.
Beachte: Wirkungsmechanismus ist unklar.

- Steroide systemisch.

Tabelle 73: Therapieschema Asthma bronchiale

M e d i k a m e n t e	Asthmaschweregrad			
	Stufe 1 leichtes intermittierendes Asthma	**Stufe 2** leichtes persistierendes Asthma	**Stufe 3** mittelschwer persistierendes Asthma	**Stufe 4** schweres persistierendes Asthma
Beta-2-Stimulatoren	• kurz wirksam: Ventolin® • lang wirksam: Serevent®, Oxis® 12	• max. 3-4 x pro Woche	• nach Bedarf (2 x 1 pro Tag)	• dauernd 4 x tgl oder • dauernd 2 x pro Tag	• dauernd 4 x tgl. oder • dauernd 2 x pro Tag
Kortikosteroide • topisch • systemisch	inhalativ orale Steroide	- -	hoch dosiert -	hoch dosiert -	maximal dosiert Prednison®
Leukotrien-Rezeptor-Antagonisten LRA[a]	Standarddosierung, Erhöhung bei Bedarf	-	kann eine Alternative zu Steroiden sein: Kortisonangst, AIA[b], Inhalationsprobleme	-	(noch keine Daten vorliegend)
LRA-Indikationen:	- Anstrengungsinduziertes Asthma bronchiale (AIA[a]) - Alternative zu topischen Steroiden bei Inhalationsproblemen - «Kortison-Angst»			

a. Leukotrien-Rezeptor-Antagonisten:
- Bisherige klinische Erfahrungen insgesamt ernüchternd;
- Montelukast (Singulair®, 1 x tgl.) eher besser als Zafirlukast (Accolate®, 2 x tgl.);
- Gute Indikationen sind: anstrengungsinduziertes Asthma, Pollenasthma, evtl. schweres instabiles Asthma.
b. AIA = Anstrengungsinduziertes Asthma

Allgemeine prophylaktische Maßnahmen

1. Nikotinabstinenz!
2. Schleimhautschutz und Sekretolyse: Fluimucil® 2 - 3 x 200mg /Tag (Verringerung der Exazerbationsrate).
3. Expositionsprophylaxe gemäß allergologischer Abklärung und Therapie (wichtig: Berufsberatung).

Beachte: Aufklärung und Instruktion (Inhalations-Schulung!) sowie Begleitung des Patienten sind sehr wichtig in der Asthmatherapie! Eine Objektivierung des Therapieeffektes ist nur lungenfunktionsanalytisch möglich. Patientenangaben über Beschwerden und Auskultationsbefunde sind unzuverlässig.

Wichtig: Asthma ist *keine* psychosomatische Krankheit. Komplementärmedizinische oder psychotherapeutische Ansätze sind nur dann zu begrüßen, wenn sie additiv zur Schulmedizin eingesetzt werden.
Es gilt der Satz: «Wer nicht nützt (wirkt), der schadet!».

II. COPD

Epidemiologie

COPD ist ein häufiges und wichtiges gesundheitliches Problem. In Europa ist die COPD die dritthäufigste Todesursache. Der starke Anstieg der Morbiditätsraten in den letzten 30 Jahren widerspiegelt Trends der Tabakepidemie (siehe dazu: *Rauchen / Tabakkonsum* auf Seite 242!).

Definitionen

- *Das Syndrom COPD* vereint Patienten mit einer chronischen Bronchitis oder einem Lungenemphysem. Gemeinsames Merkmal ist die chronische exspiratorische Atemflussbehinderung. Lungenfunktionelles Korrelat der obstruktiven Ventilationsstörung ist ein unter 70% verminderter Tiffeneau-Quotient (= Anteil des Sekundenvolumens FEV_1 an der maximalen Vitalkapazität: FEV_1/FVC in %). Der Schweregrad der COPD wird u.a. am FEV_1 gemessen.

Tabelle 74: Schweregrade der COPD

	Leicht	**Mittelschwer**	**Schwer**
FEV_1 (% Soll)	> 70	51 - 69	< 50
Häufige Begleitsymptome oder Befunde	Unproduktiver Husten	Produktiver Husten Belastungsdyspnoe + bis ++ Hypoxämie Leicht erniedrigte Diffusionskapazität	Bronchospasmus Belastungsdyspnoe ++ bis +++ Zyanose Lungenüberblähung Stark erniedrigte Diffusionskapazität Polyglobulie Hyperkapnie Rechtsherzinsuffizienz
Auswirkungen	Minimal	Gelegentlich	Erheblich
0_2 nötig?	Nein	Selten	Häufig (überprüfen)
Betreuung	Hausarzt	Hausarzt / Spezialarzt	Spezialarzt

- *Chronische Bronchitis:* Chronisch vermehrte Schleimproduktion mit produktivem Husten über mindestens 3 Monate pro Jahr während mindestens 2 aufeinander folgenden Jahren. Pathophysiologische Faktoren der Obstruktion sind: Hypertrophie und Überfunktion des schleimbildenden Apparates, verbunden mit einer neutrophilen Schleimhautentzündung. Resultat der als «airway remodeling» bezeichneten peribronchialen Fibrose mit Verengung der kleinen Luftwege ist eine fixierte Atemflussbehinderung (bronchiale Obstruktion).

- *Lungenemphysem:* Definition siehe Seite 258. Pathogenetisch entsteht das Lungenemphysem aus einem Ungleichgewicht von proteolytischen Enzymen und antiproteolytischen Schutzmechanismen (Antiproteasen). Antiproteasen sind sehr empfindlich auf Oxidation und verlieren dadurch ihre Funktionsfähigkeit. Zigarettenrauch enthält reichlich reaktive Sauerstoffprodukte, welche Alpha-1-Antitrypsin inaktivieren.
Einteilung: siehe *Klinische Einteilung* auf Seite 259!

Ätiologie

Rauchen: Beachte: Rauchen ist mit einem Anteil von 90% der wichtigste Ursachenfaktor (siehe Seite 242)! Die Mortalität steigt bei Rauchern in Abhängigkeit des täglichen Zigarettenkonsums an; die Lebenserwartung aller Raucher liegt 8 Jahre niedriger als diejenige von Nichtrauchern.

Umweltverschmutzung: Personen in stärker belasteter Umgebung beklagen sich häufiger über Atemnot und Symptome einer chronischen Bronchitis und weisen schlechtere FEV_1-Werte auf. Beachte: dies gilt aber *nicht* für Asthma! Beachte: 5 - 10% der COPD-Patienten sind Nichtraucher. Andererseits entwickeln nur etwa 15% aller regelmäßigen Raucher eine COPD. Diese Variabilität wird auf eine genetische Disposition zurückgeführt. Ein Alpha-1-Antitrypsinmangel ist der einzig gut dokumentierte genetische Risikofaktor für die Entwicklung einer COPD.

Diagnostik

Tabelle 75: Klinische Charakteristika und Diagnostik der COPD

Anamnese[a]	Inhalationsnoxen: aktueller Nikotinkonsum und bisherige Packyears Arbeitsplatz/berufliche Belastung Familienanamnese: genetische Belastung, Passivrauchen Dyspnoe/Leistungsfähigkeit Sputumproduktion Exazerbation/Infekthinweise (purulentes Sputum, Fieber, vermehrte Dyspnoe)
Status[a]	Zyanose, Trommelschlegelfinger/Uhrglasnägel Emphysemthorax Tiefstehende Zwerchfelle, verlängertes Exspirium, Giemen Rechtsherzbelastungszeichen
Bildgebende Verfahren[a]	• *Thoraxübersicht:* Emphysemzeichen (= regionale Transparenzerhöhung/Rarefizierung der Gefäße als Korrelat von Emphysembullae, horizontal gestellte Rippen, vergrößerter Retrosternalraum, abgeflachte Zwerchfelle als Korrelat der Hyperinflation) Ausschluss von Lungeninfiltrat, Raumforderung oder Pneumothorax • *CT Thorax mit Dünnschichten:* Bulla, Emphysemausmaß und -lokalisation, zusätzliche Bronchiektasen
Lungenfunktionelle Diagnostik[a]	• *Plethysmographie* (Spirometrie zur Verlaufsbeurteilung): TLC und RV ↑ (Lungenüberblähung) FEV_1/FVC ↓ (Obstruktion); FEV_1 ↓ (Schweregrad der Obstruktion) Fluss/Volumenkurve: exspiratorischer Kollaps der Atemwege Spirometrie vor/nach Bronchodilatation: Reversibilität? • *Diffusionskapazität* • *Belastungstests* (z.B. 6-Minuten-Gehtest) • *Blutgase:* Hyperkapnie, Hypoxämie/Indikation zur Sauerstofflangzeittherapie? • *Nächtliche Pulsoxymetrie, Polysomnographie:* Indikation für BiPAP/nIPPV?
Erweiterte Diagnostik	• *EKG, Echokardiographie:* Rechtsherzbelastungszeichen, pulmonal-arterielle Hypertonie • *Blutbild:* Polyzythämie als Korrelat einer chronischen Hypoxämie • *Alpha-1-Antitrypsin*
Follow up	Schweregrad: Leicht → FEV_1, FVC jährlich Mittel → FEV_1, FVC und ABGA 1 - 2 x pro Jahr Schwer → Fachärztliche Kontrollen

a. Unverzichtbare Basisuntersuchungen!

Chronische Bronchitis

Definition

Pragmatische Definition gemäß WHO: Unter chronischer Bronchitis versteht man eine überschießende Schleimproduktion in den Bronchien, welche zu chronischem oder ständig wiederkehrendem Husten führt, wobei dieser Husten wenigstens in zwei aufeinanderfolgenden Jahren während mindestens drei Monaten an den meisten Tagen der Woche vorhanden sein muss.

Häufigkeit

Stadtbevölkerung: etwa 2%, Patientengut einer medizinischen Klinik: ca. 10%, Männer : Frauen = 2 : 1. 80% der Patienten sind über 40jährig.

Ätiologie

Beachte: nicht befriedigend erklärt. Zwei Faktoren sind aber maßgebend.

1. Genetische Prädisposition (Veranlagung): Geschlecht und IgA-Mangel.
2. Exogene Noxen: diese werden immer bedeutungsvoller!
   Im Zentrum steht ohne Zweifel das Zigarettenrauchen: das Rauchen spielt in der Ätiopathogenese der chronischen Bronchitis die entscheidende Rolle. Rauchen schädigt die Lungen in doppelter Hinsicht: a) direkt toxisch durch Lähmung des Flimmerepithels durch das Nikotin; b) indirekt durch Hemmung der Abwehr- und Reinigungsvorgänge in den Bronchien. Kohlenmonoxyd bewirkt zudem eine Gefäßschädigung und somit eine Permeabilitätserhöhung in den Lungengefäßen. Siehe auch Seite 242! Bronchitiker leiden daher gehäuft unter wiederholten viralen und bakteriellen Infekten der oberen und unteren Atemwege!

Pathogenese

Pathogenetische Faktoren der Obstruktion: entzündliche Schleimhautschwellung, Bronchialspasmen (Bronchialverengung), Hypersekretion mit Sekretverhaltung und Einengung der Bronchien in Ausatmung (Bronchialkollaps wegen Erschlaffung der pars membranacea).

Klinik

Leitsymptom ist chronischer Husten, vor allem morgens, aber auch nachts; typische Hustenanfälle bei Rauchern. Auswurf: schleimig, bei Infekten eitrig. Die Dyspnoe ist abhängig von der bereits aufgetretenen Schädigung der Lungen (verschlechterter Gasaustausch) resp. von der fixierten Obstruktion.

Lungenemphysem

Definition

Lungenemphysem = definitive, d.h. irreversible Erweiterung und Zerstörung der wegen des Gasaustausches lebenswichtigen Bronchioli respiratorii und Alveolen. Dies bedeutet: Unvermögen der Lungen, die Hauptaufgabe zu erfüllen (Gasaustausch) = respiratorische Insuffizienz.
Funktionell ist das Lungenemphysem gekennzeichnet durch eine Vergrößerung des Residualvolumens. Die wichtigste Form ist das obstruktive Lungenemphysem (als Folgezustand der COPD).

Klinische Einteilung

Klassischerweise werden gemäß klinischem Aspekt zwei Typen des obstruktiven Lungenemphysems unterschieden:

- **Typ A: Emphysemtyp = «pink puffer»:**
  - Leitsymptom: Anstrengungsdyspnoe. Asthenische Männer mit starker Dyspnoe, trockenem Husten und nur wenig Auswurf. Rosiges Kolorit, vergrößerter Thoraxtiefendurchmesser, magere Auskultationsbefunde (verminderte Atemgeräusche *ohne* Rasselgeräusche), geringe Ödeme, Untergewichtigkeit.
  - Leitbefunde: Arterielle Hypoxämie ohne Hyperkapnie, bei Anstrengung stark zunehmende Hypoxämie. Deutlich erhöhter Lungengefäßwiderstand. Atemwegwiderstände bei ruhiger Atmung nur leicht erhöht.
  - Therapie: O_2 bessert die Dyspnoe/Hypoxämie ohne Hyperkapniegefahr. Physikalische Atemtherapie ist sehr wichtig (Anlernen der «Lippenbremse», dosierte Exspiration zwecks Verhinderung des Bronchialkollapses).

- **Typ B: Bronchitistyp = «blue bloater»:**
  - Leitsymptom: Husten mit zähem Auswurf. Pyknische Männer und Frauen mit leichter Dyspnoe, feuchtem Husten mit viel Auswurf, zyanotischem Kolorit, hochstehenden Zwerchfellen und typischen Auskultationsbefunden mit Rasselgeräuschen; Stauungsödeme, Übergewicht.
  - Leitbefunde: Obstruktion der kleinen Luftwege in In- und Exspiration mit der sich ergebenden Ventilationsstörung mit sehr tiefen pO_2-Werten.
  - Therapeutisches Problem: Besserung der arteriellen Hypoxämie. Vorsicht mit O_2-Therapie, Sedativa, Diuretika: Gefahr der CO_2-Narkose!

  Pathophysiologische Konsequenzen: blue bloater gelten als Risikopatienten für die Entwicklung eines Cor pulmonale mit früher Dekompensation und dramatischen Verschlechterungen: Schwere Zyanose, Venenstauung und Ödeme, auch Lungenstauung, Bewusstseinstrübungen und Herzrhythmusstörungen, stark wechselnde arterielle Blutgase über 24 Stunden mit ausgeprägten Hypoxämien, Polyglobulie (Vermehrung der Erythrozyten) und Hypervolämie (Erhöhung des intravaskulären Volumens): Früh apparative Beatmung notwendig.

Komplikation

Cor pulmonale chronicum

Definition: Cor pulmonale = Rechtsherzinsuffizienz als Folge von Lungenkrankheiten, in $2/3$ der Fälle verursacht durch ein Lungenemphysem.

Therapie der COPD

Prophylaktische Maßnahmen

- Nikotinentwöhnung. Beachte: Zigarettenstop ist die einzige dokumentierte Maßnahme, welche das Fortschreiten der COPD verlangsamen kann! Das FEV_1 vermindert sich beim Raucher jährlich um 50 - 60 ml (Nichtraucher: 20 - 30 ml pro Jahr). Umfassende Rauchentwöhnungsprogramme inklusive Nikotinersatzverfahren, psychologische Betreuung, Einsatz von Antidepressiva können 30 - 40% der regelmäßigen Raucher langfristig entwöhnen.
- Impfungen. Die prophylaktischen Maßnahmen umfassen eine einmalige Pneumokokkenimpfung sowie jährliche Grippeimpfungen.

- Antioxidantien. Prophylaktische Einnahme von Fluimucil® oder Solmucol® während der Wintermonate bewirkt eine Abnahme von Virusinfekten sowie Exazerbationen und des jährlichen FEV_1-Abfalls.

Medikamentöse Therapie der COPD

- Anticholinergika: Ipratropiumbromid Atrovent®: Senkung der bronchialen Übererregbarkeit, Hustendämpfung. Atrovent® wirkt bei gewissen Patienten mit COPD besser als Beta-2-Stimulatoren. Es hat beim Asthma bronchiale einen untergeordneten Stellenwert!
  Wirkungsweise: Atrovent® bewirkt eine Verbesserung von FEV_1 und FVC.

- Beta-2-Stimulatoren: Kurzwirksame als Soforttherapie bei Atemnot, langwirksame Beta-2-Agonisten (Serevent®, Oxis® 12) eignen sich zur Erhaltungstherapie.

- Steroide: Bei Patienten mit COPD wird ein Steroidversuch empfohlen, um den Steroideffekt zu beurteilen (siehe *Abbildung 49: Steroidversuch, «Steroid-Trial»*). Als Dauertherapie sollten vor allem inhalative Steroide eingesetzt werden, dies ist aber umstritten (z.B. Budesonid, Pulmicort®). Unbestritten ist der Stellenwert von systemischen Steroiden in der Therapie akuter Exazerbationen (Prednison®).

- Theophylline: Sie sollten bei COPD-Patienten nur in Kombination zur Langzeittherapie eingesetzt werden. Sie haben eine günstige Wirkung bei COPD-Patienten mit Cor pulmonale wegen Steigerung von Atemantrieb und Atemmuskelleistung sowie pulmonaler Vasodilatation.
  Beispiele: Sodip-phylline®, Unifyl®.

- Antibiotika: Indikationen sind Exazerbationen von COPD. Klinischer Hinweis: vermehrtes Sputum, eitriges Sputum und Zunahme der Dyspnoe. Empirische Antibiotikatherapie: Bactrim®, Augmentin®, Zithromax®, Klacid®, Tavanic®, Cephalosporine.

- Sauerstoff-Langzeittherapie: Beachte: Die Symptome eines Sauerstoffmangels sind unspezifisch und die klinischen Befunde unzuverlässig; deshalb wird eine Hypoxämie häufig nicht oder erst zu spät diagnostiziert. Die COPD ist die häufigste Lungenkrankheit, die mit einer chronischen Hypoxämie einhergeht. Bei jedem Patienten mit FEV_1-Werten um 1'000 ml oder darunter, trotz optimaler Therapie, sollte eine arterielle Blutgasanalyse veranlasst werden. Ergibt die Messung einen PaO_2 von 7,2 kPa oder darunter, ist die Voraussetzung für die Verschreibung einer Langzeitsauerstofftherapie erfüllt.
  Praktisches Vorgehen beim Einrichten einer Sauerstofftherapie: Der Anstieg des PaO_2 wird während einer konstanten Sauerstoffzufuhr von 2 Litern über eine Nasensonde während 30 Minuten gemessen. Das Problem der Hyperkapnie mit CO_2-Narkose unter Sauerstoff wird stark überbewertet. Ziel ist, eine Sauerstoffsättigung in Ruhe auf wenigstens 90% zu erreichen, welche auch unter Belastung nicht absinkt.
  Sauerstoffquellen: Sauerstoffkonzentrator (er ist die preisgünstigste Sauerstoffquelle); Nachteil: Kompressorgeräusch. Erreicht wird eine Flussrate von 3 Litern pro Minute in Konzentrationen von 95%. Kleine 1 oder 2-Liter Stahlflaschen (O_2 unter 200 bar komprimiert). Indikation: mobiler Patient, Unabhängigkeit während bis zu 8 Stunden. Flüssiger Sauerstoff: der Patient lagert ihn bei sich zu Hause in einem Muttertank; die Patienten können kleine, tragbare Zusatztanks von 2 - 4 kg Gewicht selbst und beliebig oft aus dem Muttertank abfüllen. Es wird immer 100%iger Sauerstoff zugeführt.

Beachte: An die Sauerstoffquelle muss ein möglichst langer Plastikschlauch angeschlossen werden, durch den der Sauerstoff über eine Nasenbrille zum Patienten fließt. Eine Sauerstofftherapie ist nur sinnvoll, wenn die Oxigenierung über einen Zeitraum von mindestens 16 Stunden pro Tag erfolgt. Je geringer die Stundenzahl, desto fraglicher der Therapieeffekt.

Tabelle 76: Langzeitliche Sauerstoff-Heimtherapie

Indikationen	• Patienten mit chronischer arterieller Ruhehypoxämie infolge einer COPD in klinisch stabilisiertem Zustand mit $PaO_2 < 7,2$ kPa
Behandlungsdauer	• Minimal 16 Stunden pro Tag • Möglichst 24 Stunden pro Tag
Positive Behandlungseffekte	• Beseitigung der arteriellen Hypoxämie • Verlängertes Überleben • Verminderung der pulmonalen Hypertonie und Verhinderung des Rechtsherzversagens • Verbesserung der physischen und neuropsychischen Leistungsfähigkeit • Verbesserte Lebensqualität

- Häufigste Quelle einer schlechten Compliance: die Nasenbrille (dauernde Reibung hinter den Ohren und an den Nasenflügeln mit schmerzhaften Druckstellen und Läsionen der Haut). Die stetige Berieselung der Nase mit trockenem Sauerstoff schädigt zudem die Schleimhaut mit chronischer Entzündung, Blutungen und Verlust des Geruchssinnes. Die Sauerstofftherapie über eine Nasenbrille weist zudem einen schlechten Wirkungsgrad auf, vor allem bei Mundatmern (häufig nachts).
  Abhilfe: transtrachealer Katheter: Tatsache: je länger der Patient normale Sauerstoffwerte aufweist, desto länger überlebt er. Die Therapiemaxime muss daher lauten: Sauerstoff während 24 Stunden!

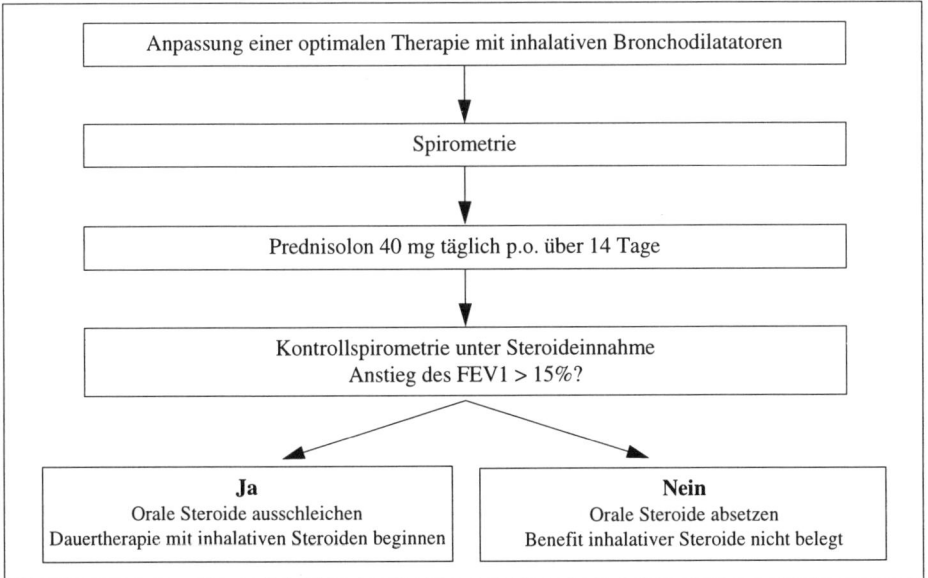

Abbildung 49: Steroidversuch, «Steroid-Trial»

3. Pneumonie

Bedeutung

- Pneumonien gehören zusammen mit den Harnwegsinfekten zu den häufigsten Infektionskrankheiten älterer Leute.
- Die Pneumonie ist eine der häufigsten Todesursachen bei institutionalisierten alten Patienten (neben Niereninfekten und Herzversagen).
- Seit Einführung der Antibiotika sind Pneumonien oft nicht mehr «Fährmann des Menschen zum Tode» – und somit oft auch nicht mehr «der Freund des alten Menschen».
- Die Behandlung einer Pneumonie mit Antibiotika kann eine lebensverlängernde Maßnahme sein, weshalb *vor* Einleitung dieser Behandlung die therapeutische Absicht mit dem Patienten und den Angehörigen abgesprochen sein sollte (kuratives oder palliatives Konzept).

Definition

«Pneumonie» aus griechisch: «Lungensucht»:
Akute (oder chronische) Lungenentzündung mit Befall des Alveolarraumes (= letzter mit Luft gefüllter Anteil der Lungen, Ort des Gasaustausches) und/oder des Interstitiums (= Lungenzwischengewebe, d.h. zwischen den luft- und blutleitenden Anteilen liegendes Gewebe).

Einteilung

Für die Behandlung ist die Einteilung der Pneumonien nach Ätiologie, das heißt gemäß Krankheitsursache bedeutend. Ein zusätzliches Kriterium ist, ob die Pneumonie bei einem Lungengesunden auftritt (primäre Pneumonie) oder bei Patienten mit vorbestehenden Krankheiten (sekundäre Pneumonien z.B. bei COPD, Alkoholikern, Diabetikern etc.).

Weil das Erregerspektrum vor allem davon abhängig ist, *wo* die Pneumonie erworben worden ist, unterscheiden wir in epidemiologischer Hinsicht zwischen ambulant und nosokomial (= in Bezug zu einer Krankenanstalt) erworbenen Pneumonien. Aufgrund dieser Erkenntnisse ergibt sich eine Einteilung der Pneumonien gemäß *Tabelle 77: Unterteilung der Pneumonien.*

Wir unterscheiden:

1. Ambulant erworbene Pneumonien:
   mit typischer oder atypischer klinischer Präsentation;

2. Nosokomial (stationär) erworbene Pneumonien:
   mit oder ohne Immunsuppression (heißt: Abwehrschwäche).

Tabelle 77: Unterteilung der Pneumonien

Erreger (Ursache)	Ambulant erworbene Pneumonien	Nosokomial (im Krankenhaus) erworbene Pneumonien
Bakterielle Pneumonien	in 70 - 80% vor allem Pneumokokken	in über 90% gram-negative Bakterien, Staphylokokken
Atypische Pneumonien	in 20 - 30% vor allem Mykoplasma-Pneumonien	selten!

Klinik

In klinischer Hinsicht (entsprechend Symptomen und Befunden) werden die bakteriellen («typischen») von den sogenannten «atypischen» Pneumonien unterschieden. Die Bezeichnungen «typisch» und «atypisch» sollen besagen, dass sich Lungenentzündungen aufgrund ihrer unterschiedlichen möglichen Ursachen in klinischer Hinsicht erheblich voneinander unterscheiden können.

Es muss aber betont werden, dass die folgende Gegenüberstellung in der Praxis nicht immer zutreffen muss, und sich die klinischen Erscheinungsbilder von Patient zu Patient überschneiden können; vor allem im Alter oft wenig symptomatisch!

Tabelle 78: Typische / atypische Pneumonien

Gegenüberstellung	Bakterielle Pneumonien	Atypische Pneumonien
Erreger/Ursache:	Bakterien	Mykoplasmen, Viren, Legionellen
Alter/Vorkommen:	über 50 - 60 Jahre/«Alte Kranke»	unter 40 Jahre/«Junge Gesunde»
Beginn:	akut («Stunden»)	subakut («Tage»)
Schmerzen:	ja (Pleuritis!)	Kopfweh (typisch)
Fieber:	hoch-febril, Schüttelfrost; alte Menschen auch nur subfebril!	febril
Husten/Auswurf:	feucht-eitrig (produktiv)	trockener Reizhusten
Allgemeinzustand:	oft stark reduziert	reduziert
Leitsymptome:	Fieber/Husten/Atemnot	Kopfweh/Husten/oberer respiratorischer Infekt («Grippe»)
Auskultation:	eindrücklich (typisch)	oft fehlend oder gering
Leukozytose:	mit Linksverschiebung	wenig ausgeprägt
Thorax-Infiltrate:	lobär (Lappen), eher peripher	variabel, eher hilär (Lungenwurzel)
Epidemisches Verhalten:	nein	ja (Schulen, Heime)

Klinik von typischen bakteriellen Pneumonien

Prädispositionen (Faktoren, welche Pneumonien begünstigen):

- Hohes Alter!
- nosokomial: Intubation/Thorakoabdominal-Operation/Magensonde
- Obstruktive Lungenerkrankung (Asthma bronchiale, Chronische Bronchitis, Lungenemphysem)
- Chronische Herzinsuffizienz (Lungenstauung)
- Diabetes mellitus (umgekehrt: bei einer Pneumonie immer nach einem Diabetes mellitus fahnden)
- Zerebrovaskuläre Erkrankung (Multiinfarkt-Syndrome)
- Immunsuppression (HIV-Infektion; Zustand unter Prednison)
- Chronische Alkoholkrankheit (chronischer Äthylismus)
- Immobilität
- Kombinierte Grundleiden mit generell schlechtem AZ (im Alter häufig)
- Siehe auch *Tabelle 79: Prognostisch ungünstige Faktoren bei der Pneumonie* auf Seite 267.

Symptome

- Prodromi (= Vorzeichen) können sein: unklares Zittern, Beben, Kollaps, Übelkeit und Erbrechen, Verwirrungszustand, Sturz
- dann rascher Temperaturanstieg mit Schüttelfrost, AZ-Abnahme, Fieber über 39° und einem hochroten Gesicht
- Thoraxschmerz (Genese: Pleuritis = Lungenfellbeteiligung)
- Husten mit rostbraunem Auswurf
- Tachykardie und Tachypnoe (erhöhte Herz- und Atmungsfrequenz)
- Dyspnoe, bei alten Leuten häufig asthmoid (wegen Einengung = Obstruktion der Atemwege, pfeifende Atmung), Nasenflügelatmung.

Befunde

- Rasselgeräusche feucht, typischerweise klingend (ein Befund, den der Arzt mittels Auskultation über den Lungenfeldern erhebt).
- Leukozytose mit Linksverschiebung.

Pneumonie beim geriatrischen Patienten

Beachte: Eine Pneumonie manifestiert sich beim älteren Patienten häufig uncharakteristisch: Hinweise auf eine beginnende Pneumonie können sein: Übelkeit, Erbrechen, Unwohlsein, Tachykardie, Tachypnoe, Verwirrungszustände oder Schläfrigkeit (also quantitative und qualitative Bewusstseinsstörungen). Fieber kann bei 25 - 50% der Betroffenen fehlen; ebenso aber auch die typischen Symptome wie Husten, Atemnot und Auswurf!

Komplikationen

- Herzinsuffizienz, neu auftretend oder aber Dekompensation einer vorbestehenden kompensierten Herzinsuffizienz (Zunahme von Dyspnoe und anderen Stauungssymptomen)
- Manifestation eines Diabetes mellitus
- Lungenabszess (mit Eiter gefüllte Höhle in der Lunge)

- Pleuritis (Lungenfellentzündung: atmungsabhängige Thoraxschmerzen)
- Pleuraempyem (Eiter im Pleuraspalt)
- Septische Streuung (ins Herz, ins Hirn)
- Begleitmyokarditis (Entzündung des Herzmuskels), evtl. Herzversagen
- Schock und Atmungsinsuffizienz. Tod!

Beachte: Im Krankenheim (generell bei alten Leuten) ist die Pneumonie eine der häufigsten Todesursachen und kommt nicht selten als «Erlöser» («Die Lungenentzündung ist der Freund des alten Menschen»).

Diagnostik

Zwei Säulen: Klinik (Symptomatik) und Radiologie (Röntgendiagnostik).

1. Klinik

Beachte: Die Diagnose Pneumonie, vor allem die der atypischen Pneumonie, ist rein klinisch oft nicht einfach. Eine Verdachtsdiagnose wird bei einem Patienten gestellt mit Krankheitsgefühl, Temperatur über 38°, eventuell Husten, welcher bei der Auskultation verdächtige Nebengeräusche über den Lungen aufweist (sogenannte «Rasselgeräusche»). Die Verdachtsdiagnose wird durch Zusatzuntersuchungen erhärtet.

2. Radiologie

Typisch und obligat für eine Pneumonie im Thoraxröntgenbild ist die «Verschattung».

Beachte: Bei den bakteriellen Pneumonien ist der Röntgenbefund meistens eindrücklich und diagnostisch verwertbar (Verschattung) – bei den atypischen Pneumonien hingegen *können* sowohl physikalischer Lungen- wie auch Röntgenbefund im Gegensatz zur Klinik (schwere Symptome) wenig aussagekräftig sein.

Differentialdiagnostik

- Lungenstauung: Überwässerung, Linksherzdekompensation;
- Atelektase: unvollständige Ausdehnung eines Teils der Lunge infolge oberflächlicher Atmung mit Sekretstau; postoperativ wichtige Ursache für einen status febrilis; Tachypnoe, Zyanose, Fieber.
  Therapie: Physiotherapie, Aushusten, Atemtherapie.
- Lungenembolie mit Lungeninfarkt: oft nur diskrete Symptomatik; Fieberschub, Tachykardie und vorübergehende Dyspnoe, evtl. Pleuraschmerz.
- Pleuraerguss: schwierige klinische Diagnose.

Spezielle Situationen

Definition einer «schweren Pneumonie» (Risikofaktoren für schweren Verlauf)

Siehe dazu *Tabelle 79: Prognostisch ungünstige Faktoren bei der Pneumonie* auf Seite 267!

Bedeutung: Hospitalisationsindikation ins Auge fassen, diskutieren!

- Risikopatient ist charakterisiert durch: Alter über 65 Jahre, Polymorbidität (chronische Grundkrankheit, Krebs, KHK, Diabetes mellitus, Niereninsuffizienz, COPD), reduzierter Allgemeinzustand, Bewusstseinsstörungen (Somnolenz/Verwirrung), Verdacht auf Aspiration (Äthyliker), respiratorische Insuffizienz und Hypotonie (Blutdruckabfall < 90/60 mmHg).

- Alter des Patienten über 65 Jahre.
- Reduzierter Allgemeinzustand; Bewusstseinsstörungen (Somnolenz, Verwirrung); chronischer Äthylismus.
- vorbestehende chronisch-obstruktive Lungenerkrankung (COPD).
- Verdacht auf Aspiration (vor allem bei Patienten mit Schluckstörungen z.B. im Rahmen eines Multiinfarkt-Syndroms oder bei neurodegenerativen Erkrankungen).
- Respiratorische Insuffizienz (= ungenügende Atmungstätigkeit): schwere Atemnot, Atemfrequenz über 30/Minute.
- Hypotonie (BD-Abfall unter 90/60 mmHg) und/oder Leukozyten-Zahl unter 4'000 oder über 30'000.

Tabelle 79: Prognostisch ungünstige Faktoren bei der Pneumonie

Alter (> 65 Jahre)	chronische Grundkrankheiten Krebs Herzinfarkt Diabetes mellitus Nieren- / Leberinsuffizienz chronisch-obstruktive Lungenerkrankung HIV-Infektion
Schwerer Verlauf	Tachypnoe (> 30/min) Hypotension (BD syst. < 90 mmHg) hohes Fieber (> 38,3° C) Bewusstseinsstörungen Erbrechen extrapulmonale Mitbeteiligung (multilobulär, Pleuraerguss, schnelle Progression)
ausgeprägte Laborabnormitäten	sehr hohe oder tiefe Leukozyten (< 4'000 oder > 30'000) Anämie (Hämatokrit < 30) Hypoxie (pO_2 < 60mm Hg, O_2-Sättigung < 92%) Niereninsuffizienz
virulente Erreger	Legionella spp. Staphylococcus aureus gramnegative Stäbchen (Klebsiella, Pseudomonas)

Definitionen einer «Pneumonie unter besonderen Umständen»

- Pneumonie bei Aspiration («Aspirationspneumonie»): vor allem bei Patienten mit Schluckstörungen (neurologische Krankheit).
- Pneumonie bei Diabetikern (Staphylokokkus aureus, E.coli-Pneumonie).
- Pneumonie im Rahmen einer Influenza (= Grippe-Pneumonie): Komplikation durch bakterielle Superinfektion (Pneumokokken, Staphylokokkus aureus).
- Pneumonie bei chronisch-obstruktiver Lungenerkrankung (COPD): Asthmoide Broncho-Pneumonie.
- Pneumonien bei Kollektiven z.B. Rekrutenschulen: Influenza, Adenoviren, Mykoplasmen. RS-Viren bei Kindern.
- Pneumonie bei IVDA (intravenösem Drogenabusus/-missbrauch) und bei chronischen Äthylikern: häufig Aspirationspneumonien. Man fahnde auch nach Tuberkulose!
- Lungeninfektion bei HIV-Erkrankung: Pneumocystis carinii, Pneumokokken, Mykobakterien (Tuberkulose), Pilze, Viren und Parasiten.

Therapie

Behandlung von bakteriellen Pneumonien: Antibiotika

Regel für den Einsatz von Antibiotika:
Medikamente einsetzen, welche gegen diejenigen Keime gerichtet sind, welche man aufgrund der Klinik erwartet.

Die häufigsten Erreger sind:
1. Streptococcus pneumoniae (Pneumokokken),
2. Mykoplasmen,
3. Haemophilus influenzae und
4. Staphylococcus aureus.

Empirische Antibiotikatherapie:

I.   *Ambulant erworbene Pneumonien:*

- Patienten mit *günstiger* Prognose,
  Verdacht auf atypische Pneumonie:
    - Therapie 1. Wahl: Makrolide der 2. Generation (wirken gegen die Mehrzahl der Pneumokokken, Haemophilus):
      Azithromycin Zithromax® 1 x 500 mg/Tag für 3 Tage.
      Clarithromycin Klacid® 2 x 250 mg/Tag für 10 Tage.
    - Therapie 2. Wahl: Doxycyclin Vibramycin®.
    - Bei Verdacht auf atypische Pneumonie mit *fraglicher* Prognose: Kombination Augmentin® plus Zithromax® oder Klacid®.

- Patienten mit *guter* Prognose,
  Verdacht auf bakterielle Ätiologie, typische Pneumonie:
  Aminopenizillin in einer hohen Dosis (3 - 4,5 g / Tag).

- Patient mit *guter* Prognose, Verdacht auf bakterielle Ätiologie, mit Grundkrankheit (chronische Bronchitis, HIV-infizierte Patienten):
  - Therapie 1. Wahl: Amoxicillin plus Clavulansäure Augmentin®
  - Therapie 2. Wahl: Bactrim®, Orelox®, Zinat®.

- Patienten mit *fraglicher* Prognose, klinisch stabil: Diese Patienten sollten in der Regel hospitalisiert werden.
  - Therapie 1. Wahl: Augmentin® oder Cephalosporine Orelox®, Zinat®.

- Patienten mit schwerer, progredienter Pneumonie, *infauste* Prognose:
  Prinzip: breite antibiotische Behandlung: Kombination eines Cephalosporins der 3. Generation mit Makrolid oder Chinolon. Dadurch werden die häufigsten Erreger der außerhalb des Spitals erworbenen Pneumonien als auch Legionellen und Gram-negative Stäbchen adäquat abgedeckt.

II. *Nosokomial erworbene Pneumonien (Spital, Krankenheim):*

- Augmentin®, Bactrim®, Tavanic®.

- Älterer, kranker Patient über 60 Jahre, ambulant und nosokomial:
  Amoxicillin plus Clavulansäure Augmentin®, Klacid®.
  Beachte: Eine obstruktive Symptomatik im Rahmen eines Infektes der unteren Luftwege (akute Bronchitis, Bronchopneumonie) wird häufig durch eine als Komplikation eintretende akute Linksherz-Dekompensation mitverursacht. Es ist deshalb wichtig, die antiobstruktive Therapie mit einer kardialen Therapie (Diuretika!) zu kombinieren.
  Theophylline (z.B. Sodip-phylline®) sind beim älteren Patienten oft wirkungsvoll.

- Mittel der Wahl bei Penicillin-Allergie: Cephalosporine: Orelox®, Zinat®. Beachte: Die neueren Chinolone (z.B. Tavanic®) sollten für Situationen reserviert bleiben, bei denen die oben erwähnten Antibiotika der ersten Wahl wegen Unverträglichkeit, Allergie oder Resistenz nicht eingesetzt werden können.

- Spezielle Indikationen:
  - Verdacht auf Staphylokokkus aureus: Floxapen®.
  - Verdacht auf Pneumocystis carinii-Pneumonie: Bactrim® hochdosiert.

- Schwere Pneumonie unter stationären Bedingungen:
  Erreger: Streptokokkus pneumoniae; Haemophilus influenzae; polymikrobiell; Anaerobier; aerobe gram-negative Stäbchenbakterien; Legionellen; Staphylokokkus aureus.
  Therapie: Antibiose i.v. Rocephin® plus Klacid® und evtl. Aminoglykosid.

Behandlungsdauer:

- Bezüglich der Dauer einer Antibiotikatherapie liegen keine klaren Richtlinien vor.

- Für typische bakterielle Erreger (Pneumokokken, Haemophilus) reichen in der Regel 5 - 7 Tage aus, bei schwieriger zu behandelnden Gram-negativen Stäbchen ist eine Therapiedauer von 2 - 3 Wochen indiziert.

- Mykoplasmen werden während 10 Tagen, Legionellen während mindestens 2 Wochen adäquat behandelt.

Behandlungskonzept

Grundsätzlich muss unterschieden werden:

- Kuratives Konzept. Ziel: Lebenserhaltung, Antibiotika *immer* indiziert.
- Palliatives Konzept. Ziel: Leidenslinderung, Antibiotika *eventuell* indiziert.

Beim *jüngeren Patienten* ist der Einsatz von Antibiotika fast immer indiziert, sei es unter Praxis- oder Spitalbedingungen – beim alten Menschen muss die Verordnung von Antibiotika (als mögliche lebensverlängernde Maßnahme) immer wohlüberlegt und damit genau indiziert sein.

Zentrale Fragen in der *Geriatrie*:

- Bedeutet die Lungenentzündung nicht die natürliche Begrenzung des individuellen Lebens (= natürlicher Tod)?
- Wie stark leidet der Patient unter der Pneumonie? (Diskussion des Einsatzes von Antibiotika zur Palliation = Linderung von Beschwerden wie z.B. starke Atemnot, starker produktiver Husten, zähes und eitriges Bronchialsekret bei erschwerter oder unmöglicher Expektoration, Thoraxschmerzen).

Allgemeine Maßnahmen

- Bettruhe. Diese ist vor allem wegen der AZ-Abnahme, Schwäche indiziert; Der Patient soll aber wegen der Atmungsmechanik möglichst früh mobilisiert werden (liegend schlechte Lungenbelüftung). Evtl. Antikoagulation.

- Physiotherapie: Atmungsgymnastik.
  Ziel: Förderung einer guten Ventilation (= Belüftung der Lungen) sowie der Expektoration (= Herausbeförderung von Sekreten, Schleim, Eiter).

- Sauerstofftherapie: O_2 2 - 6 Liter über Nasenbrille (wichtig!).
- Symptomatische Therapie:
  - Tags Förderung der Expektoration (Sekretauswurf) mittels Inhalationen von Bronchien-erweiternden und Sekret-verflüssigenden Substanzen, z.B. Atrovent®, Ventolin®, Fluimucil®. Genügend Flüssigkeitszufuhr ist sehr wichtig (in Abhängigkeit von der Herzleistung)!
  - Bei Husten nachts Antitussiva verordnen zwecks Erhaltung der Nachtruhe, z.B. mittels Bexin®, Sinecod®, Resyl® plus, Pulmofor® retard.
  - Bei Schmerzen: Panadol®, bei starken Thoraxschmerzen Novalgin®.
  - Husten und Schmerzen: Codol® (= Paracetamol 500 mg plus Codein 30 mg).
  - Gegen Atemnot: Ventolin®-Inhalationen, Sauerstoff! (Escophyllin® Supp., Sodip-phylline® 10 - 20 ml, Unifyl®)
    Beachte: Theophylline sind im Alter aber nicht unproblematisch wegen schmaler therapeutischer Breite und Nebenwirkungen wie Übelkeit und Neigung zu Krampfanfällen.
    Beachte: Bei älteren Patienten bringt eine Ventolin-Inhalation wegen der häufig vorliegenden asthmoiden Symptomatik eine sehr gute Wirkung.
- **Beachte:** Eine obstruktive Symptomatik im Rahmen eines Infektes der unteren Luftwege (akute Bronchitis, Bronchopneumonie) wird häufig durch eine als Komplikation eintretende akute Linksherz-Dekompensation mitverursacht. Es ist deshalb wichtig, die antiobstruktive Therapie mit einer kardialen Therapie (Diuretika!) zu kombinieren!

Kapitel V
ATMUNGS-
ORGANE

4. Lungentuberkulose

Bedeutung

- Tuberkulose: Weltweit sind neue epidemiologische, diagnostische und resistenzbedingte Probleme durch das Zusammentreffen von Tbc und AIDS aufgetreten. 10 - 20% aller neu auftretenden Tbc-Fälle betreffen HIV-infizierte Patienten.
- HIV hat das Erscheinungsbild der Tuberkulose stark verändert.
- Die Tbc ist ein wichtiges geriatrisches Krankheitsbild, da die Inzidenz (Neuanfallen von Krankheiten) vor allem bei über 65jährigen Menschen erhöht ist wegen verschlechterter Abwehrlage.

Definition

Die TB (oder Tbc) ist eine meldepflichtige Infektionskrankheit
- da es sich um einen immer pathogenen Keim handelt
- der von Mensch zu Mensch übertragbar ist.
(Eidgenössisches Epidemie-Gesetz vom 14. Dezember 1978).

Meldepflichtig heißt: Die Umgebung von ansteckenden Kranken oder von frisch Infizierten muss auf Verordnung der Kantonsärzte kontrolliert werden! Folge: Es besteht Pflicht zur Behandlung!

In der Schweiz werden jährlich etwa 900 Fälle gemeldet.

Charakteristika der Tbc

- Pulmonale (Lungen-) Infekte stehen ganz im Vordergrund (in 77%); in 6% Urogenital-Tbc, in 5% Lymphknoten-Tbc.
- Bei der Tbc handelt es sich um eine subakut oder chronisch verlaufende Krankheit.
- In der Regel gilt die Tbc als durch Medikamente heilbar; großes Problem sind aber weltweit immer wieder neue Meldungen über Resistenzen gegen Tuberkulostatika!

Ätiologie

Mycobacterium tuberculosis = Tuberkelbazillus.

- Entdecker: Robert Koch (1843 - 1910), 1882 in Berlin.
- Morphologie: Stäbchen, säurefest, alkoholfest, lipoidreich, hydrophob, schwer färbbar; langsames Wachstum.
- Färbung: Karbolfuchsin, Ziehl-Neelsen: schlanke rote Stäbchen.
- Kultur: Löwenstein-Medien. Langsames Wachstum während mindestens 6 Wochen. Warzenartige Kulturen.

Epidemiologie

- Die Tbc ist seit Jahrhunderten großen Schwankungen unterworfen.
- In Europa größte Verbreitung anfangs des 19. Jahrhunderts.
- Die Morbidität und Mortalität ging stark zurück dank der Verbesserung der Lebensbedingungen (Hygiene!).
- Im Kanton Bern starben 1895 1'600 Menschen an einer Tbc!
- HIV: Tbc-Renaissance und neue Manifestationen.

Häufigkeit

Weltweit: etwa 9 Mio. Neuerkrankungen pro Jahr (WHO). In der Schweiz rechnet man zur Zeit mit etwa 900 Neuerkrankungen jährlich.

Mortalität (Sterblichkeit): jährlich sterben ca. 3 Mio. Menschen an Tbc!

Beachte: Die Tbc ist wieder auf dem Vormarsch, vor allem in den Entwicklungsländern und in Gebieten mit schlechten Lebensbedingungen (Kriege; Slums von Großstädten).

Inzidenz (Vorkommen, Auftreten)

In der Schweiz: erhöht bei 25 - 30jährigen Ausländern und bei über 65jährigen Schweizern.

Beachte: In der Schweiz sind von allen über 65jährigen noch immer etwa 30% mit Tuberkelbakterien infiziert und somit dem Risiko einer Reaktivierung ausgesetzt.

Problem: Immigranten aus Ländern mit hoher Tbc-Prävalenz. Das Tbc-Problem kennt keine Landesgrenzen. ➜ Konsequenz: Grenzsanitarische Untersuchungen (aufwendig)!

Wichtigstes Problem: Zusammentreffen von Tbc mit AIDS: Die HIV-Infektion ist zum größten Risikofaktor für die Entwicklung einer aktiven Tbc geworden. Die Lungentuberkulose ist bei HIV-positiven Patienten eine ausgesprochene Frühkomplikation.

Beachte: Bundesamt für Gesundheitswesen: Ende 1992 hatten sich 47% der Schweizer zwischen 17 und 45 Jahren einem HIV-Test unterzogen.

Infektiosität (Ansteckungsgefahr)

Wichtigstes Problem ist die *unbehandelte* Lungen-Tbc! Ein unbehandelter Patient steckt jährlich 2 bis 10 Menschen in seiner Umgebung an.

Ein weiteres Problem ist die Medikamenteneinnahme während der langen Behandlungszeit (Stichwort: Compliance).

Die Infektiosität ist dann erheblich, wenn:
a) Tuberkelbazillen im Sputum (Auswurf) nachgewiesen worden sind;
b) ein enger Haushaltkontakt mit dem Erkrankten besteht;
c) eine schlechte Hustendisziplin beim Patienten vorliegt.

Die Infektiosität hängt ab von der Intensität des Kontaktes zum Erkrankten und der Dauer der Exposition.

Infektion

Die Infektion mit Mycobacterium tuberculosis wird in aller Regel über den Respirationstrakt erworben und erfolgt über die Inhalation von Schwebepartikeln, die Mykobakterien in der Größe von 2 - 5 µg enthalten. Für das Infektionsrisiko entscheidend ist die Menge an inhalierten Bakterien. Relevante Mengen werden fast ausschließlich von Erkrankten ausgehustet, deren Sputum mikroskopisch positiv auf Lungentuberkulose ausfällt.
Die Konzentration an Bakterien in der Atemluft ist außerdem von der Luftzirkulation im gemeinsamen Raum abhängig. Das heißt: Intensives Lüften des Patientenzimmers (Fenster konsequent öffnen) und eine zuverlässige Hustendisziplin vermindern das Infektionsrisiko.

Beachte: Wird eine effektive Chemotherapie eingeleitet, sinkt das Infektionsrisiko rasch ab und ist nach 2 Wochen Therapie bereits vernachlässigbar.

Das Risiko, dass sich aus einer Infektion eine Krankheit entwickelt, nimmt mit dem zeitlichen Abstand zur Infektion ab: In den ersten 5 Jahren erkranken etwa 5% der Infizierten, weitere 5% im Laufe des späteren Lebens.

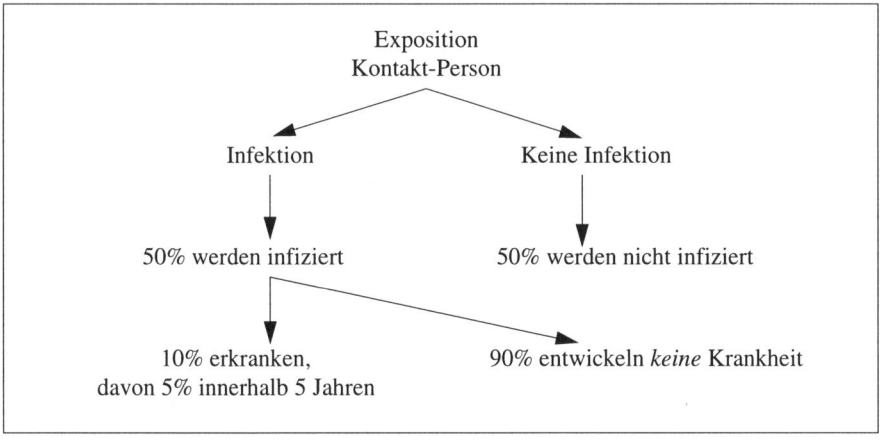

Abbildung 50: Übersicht: Infektiosität der Tbc

Inkubationszeit

Die Dauer von der Ansteckung bis zum Krankheitsausbruch kann Monate bis Jahre betragen. Das Risiko der Progression von einer latenten Infektion zur klinisch manifesten Tuberkulose ist in den Monaten unmittelbar nach Infektion am größten.

Primärtuberkulose heißt: Entwicklung einer Tuberkulose innerhalb von 5 Jahren nach der Infektion. Exposition → Infektion → Krankheit.

Diagnostik

Am wichtigsten: «daran denken!»

Die Diagnostik der Tuberkulose gründet auf 6 Säulen:

1. Daran denken
2. Risikogruppen und Risikofaktoren
3. Klinische Situation (beachte: unspezifische Symptome)
4. Tuberkulintest (Mantoux-Test)
5. Thorax-Röntgenbild
6. Bakterielle Diagnostik

Risikogruppen

- Alte Menschen mit Tbc-Anamnese
- Bewohner und Personal von Pflegeheimen
- Immunsupprimierte Patienten
- HIV-infizierte Menschen
- Immigranten aus Osteuropa, Balkan, Afrika, Asien, Südamerika

Risikofaktoren

- Narbige Residuen im Thorax-Röntgenbild
- Alter über 65 Jahre
- Malignome
- Diabetes mellitus
- Status unter Immunsuppressiva (Steroide: Prednison®)

Tuberkulintest nach Mantoux

Es handelt sich um einen quantitativen, intrakutanen Test. Die Tbc-Infektion kann im besten Fall 6 Wochen nach Kontakt mit einem ansteckenden Tbc-Kranken erfasst werden.

Tabelle 80: Konstellationen und Interpretation von Mantoux-Testen

1. Test	2. Test	Bedeutung
negativ	negativ	keine Infektion
negativ	positiv	frische Infektion

Durchführung des Mantoux-Testes: Intrakutane Verabreichung von 2 Tuberkulin-Einheiten (Tuberkulin Berna®). Die Induration wird nach 48 bis 72 Stunden abgelesen. Der positive Tuberkulintest (Durchmesser ≥ 11 mm) kann auf eine Infektion, nicht aber auf eine Krankheit hinweisen.

Beachte: Der Test kann eine Tbc weder beweisen noch ausschließen, denn:
- Falsch negative Resultate: Der Mantoux-Test kann bei HIV-Positiven und anderen Abwehrgeschwächten (z.B. alte Patienten) trotz aktiver Tbc negativ sein (kutane Anergie);
- Falsch positive Resultate: Sie ergeben sich bei BCG-Geimpften und bei durch Umwelt-Mykobakterien sensibilisierten Individuen.

Bakteriologische Diagnostik

1. **Klassischer Direkt-Ausstrich mit Ziehl-Neelsen-Färbung**
   Direkter Nachweis von Tuberkelbakterien aus dem Sputum (= Auswurf) im Fluoreszenz-Mikroskop.
   Material: Morgensputum, beim Aufstehen, vor dem Morgenessen, Abhusten nach mehreren tiefen Inspirationen. Sputum-Induktion (wichtig): Physiotherapie, Inhalation einiger Tropfen hypertoner NaCl-Lösung (5 - 10%). Menge: 5 - 10 ml. Pro Untersuchung sind 3 Proben im Intervall von 1 - 2 Tagen nötig!

2. **Kultur Löwenstein-Jensen, Middlebrook-Agar, BACTEC™**
   Positive Kulturen werden mit Hilfe der Kolonie-Morphologie und 3 biochemischen Reaktionen als Mycobacterium tuberculosis-Isolate identifiziert. Resultate sind innerhalb von 2 Wochen nach Erkennen eines Wachstums erhältlich.

3. **Direkter Nachweis von Mycobacterium tuberculosis-Komplex**
   Der von der Firma Gen-Probe entwickelte «Amplified M.tuberculosis Direct Test» (MTD) erlaubt den direkten Nachweis von TB aus Sputum, BAL (broncho-alveoläres Lavage-Material) innerhalb von wenigen Tagen. Durch eine dem Hybridierungsschritt (analog der Gensondentechnik) vorangehende isotherme Amplifizierung der mykobakteriellen Target rRNS kann ein einziges säurefestes Stäbchen im klinischen Material nachgewiesen werden.
   Sensitivität: 97,4%; Spezifität: 96,9%
   Positiver prädiktiver Voraussagewert: 76%; negativer prädiktiver Voraussagewert: 99,7%
   Indikation: Patienten mit dringendem Tbc-Verdacht (also kein Screening). Nationales Zentrum für Mykobakterien Universitätsspital Zürich: 3 Mal wöchentlich (mo/mi/fr).

Thorax-Röntgenbild

Wichtig: Vergleich mit alten Bildern, Untersuchung evtl. wiederholen. Oft bringt das Röntgenbild den ersten Hinweis. Beweisend ist aber erst die Bakteriologie.
Befunde: Kavernen, Infiltrate, Tuberkulome, miliare Herde.
Typisch: Oberlappen, apikal und posterior, Unterlappen apikal.
Bei HIV: atypische Bilder.

Klinische Klassifikation der Tbc

I. Exposition / keine Infektion

Die Patienten sind tuberkulin-negativ.

II. Infektion / keine Krankheit

Die Patienten sind tuberkulin-positiv.

III. Tuberkulosekrankheit

Der Kulturbefund ist positiv.

Klinik der Tuberkulose

I. Primärtuberkulose

Primär-Tbc heißt Reaktion des nicht-infizierten Organismus auf eine Infektion mit dem Tuberkelbazillus. Es entsteht der sogenannte Primärkomplex (= Primärherd in 60% der Fälle in der Lunge).

Symptomatik: uncharakteristisch! Subfebrile Temperaturen unter 38° C (genannt Initial- oder Invasions-Fieber). Nachtschweiß und evtl. Erythema nodosum (relativ seltenes Symptom: Schwellung und Rötung am Unterschenkel). Allgemeinsymptome wie Müdigkeit, Abgeschlagenheit und Blässe.

Beachte aber: kein Husten. Die Primärtuberkulose wird durch den Umschlag der Tuberkulinprobe von negativ zu positiv bewiesen.

II. Sekundärtuberkulose

Sekundär-Tbc heißt Reaktion eines hyperergischen (bereits infizierten) Organismus.

Pathogenese: Hämatogene (auf dem Blutwege) Streuung von Tuberkelbakterien in die Lungen und lungenferne Organe (genannt Miliar-Tbc): Hirnhäute (Meningitis tuberculosa), Knochen, Nieren, Leber, Milz.

Symptomatik: hohes, andauerndes Fieber, Dyspnoe, Zyanose.

Beachte: Bei der Miliar-Tbc ist der Patient in reduziertem Allgemeinzustand. Labor: oft uncharakteristisch. Eine normale Senkungsreaktion schließt eine Tbc nicht aus, auch deren Aktivität nicht!

III. Tertiärtuberkulose

Tertiär-Tbc = Postprimäre Spättuberkulose.

Definition: Organ-Tuberkulose. Chronische Tbc in einem Organ oder Organsystem (Phthise, aus griechisch «Auszehrung» oder «Schwindsucht»).

1. Lungen (offene Lungen-Tuberkulose):
   Kavernen sind sehr häufig, vor allem bei jungen Patienten in der Lungen-Spitze (Kaverne = Einschmelzung von tuberkulösem Gewebe.).
   Symptomatik: Husten und wiederholte Hämoptoe (Bluthusten).

2. Nieren (Urogenitaltuberkulose):
   Vorkommen gehäuft bei Männern von 25 - 40 Jahren.
   Die Latenzzeit bis zur klinischen Manifestation kann 15 - 20 Jahre dauern!
   Typischer Urinbefund: sterile Leukozyturie.
   Endzustand: Kitt-Niere (Gewebeeinschmelzung) mit Niereninsuffizienz.

3. Skelettsystem:
   Jugendlicher: Befall von Fuß- und Handwurzel-Knochen.
   Erwachsener: Befall der Wirbelsäule = Spondylitis tuberculosa.
   Diagnostik: Klinik und Röntgenbild (Bandscheibennaher Knochendefekt = Osteoporose, isolierte Bandscheibenverschmälerung; Blockwirbel).
   Gibbus (= Buckel, von aussen sichtbar) und Blockwirbel = Keilwirbel (dreieckig).
   Symptomatik: umschriebene Klopfdolenz über der Wirbelsäule.

Umgebungsuntersuchungen

Problemstellung

Die Tbc ist eine meldepflichtige Krankheit. Das bedeutet, dass die Umgebung von ansteckenden Kranken oder von frisch Infizierten auf Verordnung der Amtsärzte kontrolliert werden muss.

Sinn: Ausbreitung der Infektion soll verhindert werden.

Situationen

Zwei Situationen sind zu unterscheiden:

1. Umgebungsuntersuchung bei einer frisch infizierten Person:
   In der Umgebung einer Person mit vor kurzer Zeit erfolgter Tuberkulin-Konversion (Zunahme der Mantoux-Reaktion um ≥ 10 mm; siehe *Tuberkulintest nach Mantoux* auf Seite 274) sucht man die ansteckende Person (Streuer) und die Mitinfizierten.
   Prinzip: Thorax-Röntgenbild.

2. Umgebungsuntersuchung bei einer ansteckenden Tbc:
   In der Umgebung eines ansteckenden Tbc-Kranken sucht man nach den Infizierten.
   Prinzip: Tuberkulintest nach Mantoux, evtl. Thorax-Röntgenbild.

Beachte:

- Die Liste der zu untersuchenden Personen ist exakt und restriktiv zusammen mit dem betroffenen Patienten zu erstellen;
- Nähe und Dauer der Kontakte sind entscheidend (enge, wiederholte und langdauernde Kontakte): Personen, welche in derselben Wohnung leben (genannt Hauskontakt), Freunde und Bekannte in enger Beziehung. Der einfache Sichtkontakt muss nicht weiterverfolgt werden.

Für die Schweiz gilt: Es ist vorteilhaft, diesen Auftrag den Beratungsstellen der kantonalen Lungenligen der SVTL (= Schweizerische Vereinigung gegen Tuberkulose und Lungenkrankheiten) anzuvertrauen.
Zürich: Lungenliga der Stadt Zürich / des Kantons Zürich, Wilfriedstr. 7, 8032 Zürich.

Therapie der Tuberkulose

Indikationen zur Behandlung

Beachte: Die Behandlung der Tuberkulose erfolgt nach spezifischen immer wieder dem Stand des Wissens angepassten Richtlinien.

Die Indikation zur präventiven Chemotherapie der Tuberkulose wird in der Regel bei folgenden Risikogruppen gestellt:

1. HIV-Positive/AIDS-Kranke (falls Mantoux-Reaktion über 5 mm)
2. Kontaktpersonen offener Tuberkulose-Kranker
3. Frische Konversion (Konvertoren) mit normalem Thoraxröntgenbild
4. Tuberkulöse Residualherde (bis 55 Jahre)
5. Andere Risikofaktoren (IV-Drogen, Silikose, Steroid-Therapie, Diabetes)
6. Spontan Positive (Kinder und Jugendliche gemäß speziellen Richtlinien).

Beachte: Die Unterscheidung zwischen Tbc-Infektion (Tuberkulin positiv) und aktiver Tbc-Krankheit ist wichtig: *Tbc-Neuinfektion* erfordert eine Chemoprophylaxe, *Tbc-Krankheit* dagegen eine kurative Kombinationsbehandlung.

Kurative Therapie

Wichtigste Probleme:

- Compliance (Medikamenteneinnahme über 6 Monate nötig). → Initiale Hospitalisation, häufige Konsultationen.
- Auftreten von Nebenwirkungen auf die Tuberkulostatika.
- Störung der Immunkompetenz (Immunsupprimierte, HIV-Infektion).
- Zunahme multiresistenter Stämme.

Beachte: Die Therapie kann durchaus in der hausärztlichen Praxis erfolgen, sinnvollerweise aber in Zusammenarbeit mit einem erfahrenen Pneumologen.

Grundkonzept der Therapie:

1. Initiale Mehrfachkombination: Dreierkombination: INH + RIF + PZA (Rifater®) über 2 Monate. Sinn: Verhinderung einer Resistenzentwicklung. Bei abwehrgeschwächten Patienten oder Immigranten aus Ländern mit Multiresistenz wird noch EMB (Myambutol®) verordnet. Medikamente: Rifater®, Myambutol®.
2. Konsolidierungstherapie: Zweierkombination, in der Regel INH + RIF über 4 Monate.

Tabelle 81: Kontraindikationen und Nebenwirkungen gebräuchlicher Tuberkulostatika

Medikamen- tenname	Kontraindikation	Nebenwirkungen	Interaktionen mit
Rifampicin (RMP)	schwere Lebererkrankungen, Thrombozytopathie	Nausea, Hepatopathie, Thrombopenie, Überempfindlichkeitsreaktion	Corticosteroiden, Antikoagulantien, Ovulationshemmern, Alkohol, Ketoconazol
Isoniazid (INH)	schwere Lebererkrankungen, Psychosen	Nausea, Hepatopathie, Polyneuropathie, epileptiforme Krämpfe, allergische Reaktionen	Hydantoinen, Barbituraten, Cumarinen, Alkohol
Pyrazinamid (PZA)	Niereninsuffizienz, Gicht	Nausea, Hautexanthem, Harnsäureretention, Arthralgie, Photosensibilisierung	Acetylsalicylsäure, Probenecid, jodhaltigen Kontrastmitteln
Streptomycin (SM)	Schaden des N.vestibularis, Niereninsuffizienz	allergische Reaktionen, Hämatopathie	Aminoglykosiden
Ethambutol (EMB)	Optikusneuritis, Niereninsuffizienz	Einschränkung von Gesichtsfeld, Sehvermögen und Farbsehen, Nausea	Antazida

Präventive Chemotherapie

Je nach Resultat des Mantouxtests und Risikogruppen wird präventiv mit INH Rimifon® 300 mg täglich während 6 Monaten behandelt.

Risikogruppen: HIV/AIDS, Kontakt mit Tbc, frische Konvertoren, tuberkulöse Residualherde; andere Risikofaktoren: Diabetes mellitus, IVDA.

1. Allgemeine Gastro-Enterologie (Erkrankungen des Magen-Darm-Traktes)

Bedeutung

- Den Erkrankungen des Magen-Darm-Traktes bei älteren Menschen kommt ein großer Stellenwert zu, wobei die drei Syndrome «gestörte Nahrungsaufnahme» (siehe Seite 37), «Diarrhö» (siehe Seite 45) und «Obstipation» (siehe Seite 53) im klinischen Alltag die größte Rolle spielen.

- Für den alten Menschen ist das Essen oft der wichtigste Garant für eine gute Lebensqualität und spielt auch im Tagesablauf eine zentrale Rolle.

- Die Symptome «Bauchweh» sowie «Übelkeit und Erbrechen» sind wie beim Kleinkind unspezifisch und können auf Erkrankungen verschiedenster Organsysteme zurückgeführt werden:
  - Erkrankungen der Verdauungsorgane (Ulkus, Reflux-Ösophagitis, Gallensteinleiden),
  - Herz-/Kreislauferkrankungen (KHK, Myokardinfarkt),
  - Krankheiten von Nieren und ableitenden Harnwegen (Harnwegsinfekt, Harnverhaltung, Nierensteine),
  - Zentrales Nervensystem (Apoplexie, Raumforderung, Hirndruck).

Allgemeine Symptomatologie

- **Dysphagie** = Schluckstörung:
  Leitsymptom von Ösophaguserkrankungen. Dysphagie ist entweder Hinweis auf eine Motilitätsstörung (z.B. bei Diabetes mellitus, Sklerodermie, Achalasie) oder ein organisches Passagehindernis (z.B. bei Tumor, chronischer Reflux-Ösophagitis mit Stenose = Lumeneinengung).
  Bei alten Leuten liegen oft zusätzlich neurogen bedingte Kau- und Schluckstörungen vor (z.B. bei Multiinfarktsyndrom, M.Parkinson, MS). Siehe dazu auch: Seite 38!
  → Zur *Physiologie* des Schluckaktes: Der Schluckakt verläuft in drei Phasen: einer oralen (als Vorbereitung und für den Transit), einer pharyngealen und einer ösophagealen. Die Mundhöhle besteht aus dem harten Gaumen, den Zähnen, der Zunge, den Lippen und den Backen. Der Rachen besteht aus dem weichen Gaumen (der Uvula), dem Kehlkopf, und dem Hypopharynx. Die Räume beidseits der Epiglottis, wo diese den Zungen-

grund berührt, bilden die Vallecula. Dieser Bereich spielt eine wichtige Rolle. Darin werden Speisen aufgefangen, die über den Zungengrund fallen, wenn die Epiglottis nicht geschlossen ist.

Das orale Stadium. Im vorbereitenden oralen Stadium wird die Speise in eine geeignete Größe und Konsistenz zerkaut. Dadurch wird ein reibungsloser Transport über den Rachen und die Speiseröhre in den Magen gewährleistet. Die Speise wird mit Speichel vermengt, dann von Zähnen, Backen und Zahnfleisch gelöst und an der Zungenspitze zu Bolusmassen geformt.

Das pharyngeale Stadium. In diesem sehr komplexen Stadium laufen mehrere Prozesse gleichzeitig ab: für den sicheren Transport des Bolus in den Ösophagus müssen die Atmung angehalten und die Atemwege geschützt werden.

Das ösophageale Stadium. Nicht auf jedes pharyngeale Schluckstadium folgt ein ösophageales Stadium.
Kommt es jedoch zum ösophagealen Schluckakt, so setzen sich die Peristaltikwellen, die durch die pharyngealen Konstriktoren ausgelöst wurden, in die obere, gestreifte Ösophagusmuskulatur fort. Sie verlaufen dann über die unteren zwei Drittel, die von glatter Muskulatur gebildet werden. So gelangt der Bolus schließlich durch die Kardia in den Magen.

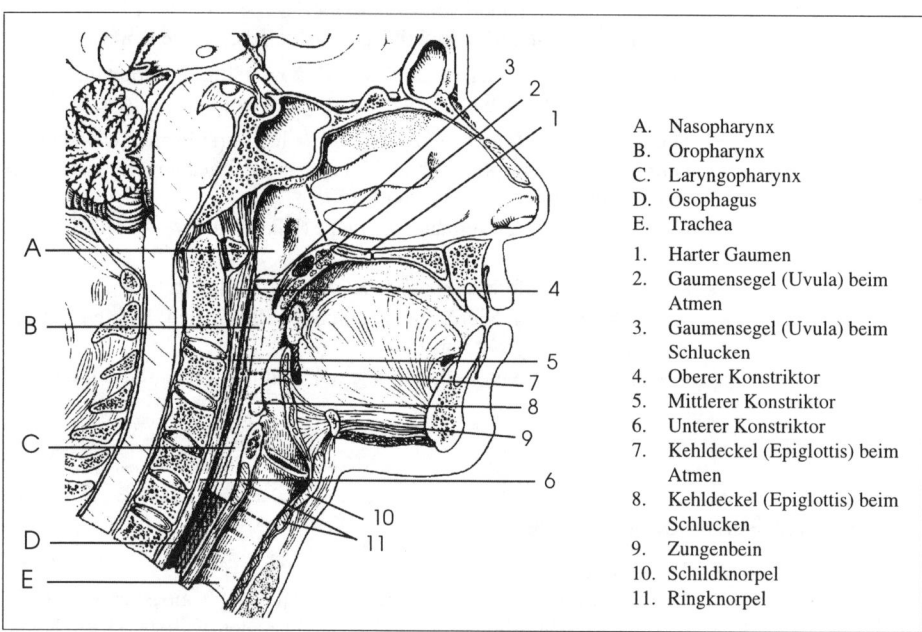

A. Nasopharynx
B. Oropharynx
C. Laryngopharynx
D. Ösophagus
E. Trachea

1. Harter Gaumen
2. Gaumensegel (Uvula) beim Atmen
3. Gaumensegel (Uvula) beim Schlucken
4. Oberer Konstriktor
5. Mittlerer Konstriktor
6. Unterer Konstriktor
7. Kehldeckel (Epiglottis) beim Atmen
8. Kehldeckel (Epiglottis) beim Schlucken
9. Zungenbein
10. Schildknorpel
11. Ringknorpel

Abbildung 51: Anatomie des Schluckens

- **Nausea** = Übelkeit:
  Medikamenten-Nebenwirkung (Digoxin®, Madopar®, Psychopharmaka). Bei alten Leuten oft einziges Symptom eines Ulkus oder aber einer Depression (somatisierende Depression). Oft vergesellschaftet mit Anorexie = gestörter Appetit mit verminderter Nahrungsaufnahme.
  Nausea ist oft auch ein Begleitsymptom von Herz/Kreislauferkrankungen (Myokardinfarkt) und Infektionskrankheiten (beginnende Sepsis).

- **Emesis** = Erbrechen:
Definition: Forcierte, reflektorische Entleerung von Mageninhalt durch den Mund, meistens mit Übelkeit verbunden. Vorkommen:
  - Motilitätsstörungen (z.B. diabetische Gastroparese mit Überfüllung des Magens bei fehlender Entleerung infolge gestörter Motorik);
  - mechanisches Hindernis (entzündliche, narbige und tumoröse Stenosen);
  - Stoffwechselstörungen und endokrine Krankheiten (Diabetes mellitus, Urämie, Hyperparathyreoidismus);
  - zentralnervöses Erbrechen (Hirndruck, Hirnödem, Apoplexie);
  - psychische Ursache (unerträgliche Lebenssituation).

  Bei alten Leuten wird Erbrechen oft verursacht durch Polyphagie (Schnell- und Vielesser) mit verminderter Kaufunktion, im Rahmen von Koprostase (akute Verstopfung), Harnwegsinfekten oder gastro-intestinalen Infekten («Darmgrippe»). Erbrechen kann wie Übelkeit Frühsymptom einer Sepsis sein.

- **Regurgitation** = Aufstoßen, Zurückfließen von Nahrungsbestandteilen:
Definition: Rückstau und Ausstoßen von Nahrung bei Fehlen von Übelkeit, ohne Kontraktion der Zwerchfell- und Bauchwandmuskulatur.
Vorkommen: bei Ösophagusdivertikel, Ösophagusstriktur (Einengung), Hiatushernie (Gleitbruch), Achalasie (Fehlen der Eröffnung des unteren Ösophagusendes).

- **Hämatemesis** = Bluterbrechen:
Gefährliches Symptom! Alarmsymptom bei Patienten unter nicht-steroidalen Antirheumatika und vor allem bei Antikoagulation (Lebensgefahr)!
Entweder als Frischblut (rot) oder wie Kaffeesatz aussehend bei Vermischung mit Magensaft (braun-schwarz).
Vorkommen:
  - Blutung aus Ösophagusvarizen (bei Leberzirrhose);
  - ulzeröse Reflux-Ösophagitis;
  - Erosive Gastritis (oberflächliche Magenschleimhautentzündung);
  - Schleimhautriss nach wiederholtem Erbrechen (Mallory-Weiss);
  - Ulkus (Ulcus ventriculi oder Ulcus duodeni).

- **Meläna** = Blutausscheidung mit dem Stuhl:
  - Teerstuhl («melanos» griechisch: «schwarz»): entsteht bei mindestens 200 ml Blut und langsamer Darmpassage (rasche Darmpassage führt zum Abgang von Frischblut).
  - Peranaler Frischblutabgang (durch den Anus) bei akuter kolorektaler Blutung oder aber bei starker Blutung aus dem oberen Magen-Darmtrakt.

  Differentialdiagnose: Therapie mit Kohle, Eisen, Bismuth oder aber nach Einnahme von Heidelbeeren, Randen.

- **Diarrhö** = Durchfall: (vergleiche Seite 45!)
Entleerung von mehr als drei ungeformten, wässerigen Stühlen mit vermehrtem Stuhlvolumen innerhalb von 24 Stunden.

- **Obstipation** = Verstopfung: (vergleiche Seite 53!)
Häufige Zivilisationserscheinung, bedingt durch Fehlernährung und Bewegungsarmut. Bei der chronischen Obstipation sind die Darmentleerungen zu selten, die Menge zu klein und die Konsistenz der Stühle zu hart.

Gastrointestinale Untersuchungen

Sonographie = Ultraschall des Abdomens

Vorteile: Wenig belastend für den Patienten, gute Informationen über Parenchymorgane (Leber, Pankreas, Nieren, Milz), Beurteilung von Gallenwegsystem, Nierenbecken und ableitenden Harnwegen. Sehr wichtige Untersuchungsmethode in der Gynäkologie (Uterus und Adnexe). Die Sonographie wird auch in der Urologie eingesetzt zur Beurteilung von Prostata, Harnblase und Restharnmengen.

Vorteile: sehr wenig belastend; US-gesteuerte Punktionen sind möglich.
Nachteile: Untersucher- und Geräte-abhängig.

Endoskopie

Gastroskopie = Magenspiegelung; obere Panendoskopie = Spiegelung von Ösophagus, Magen und Duodenum; Koloskopie = Dickdarmspiegelung.
Direkte Beurteilung der Schleimhaut mittels hochdifferenzierter Optik (Gastroskop, Koloskop).

Vorteile: wenig belastend (wichtig)! Möglichkeit einer direkten Gewebeentnahme zwecks histologischer Untersuchung (= Biopsie) sowie von interventionellen Eingriffen (z.B. Polypektomie, Steinentfernung aus Gallenwegen, Blutstillung).
Nachteil: Untersucherabhängig.

Radiologie = Röntgenuntersuchungen

Die konventionelle Radiologie ist durch die Endoskopie fast vollständig verdrängt worden. Sie wird aber noch für spezielle Indikationen eingesetzt (Beurteilung der Ösophagus-Motilität; Dokumentation von Stenosen, Fisteln; Dünndarmdarstellung = Enteroklyse).
Moderne bildgebende Verfahren sind die Computer-Tomographie (CT, seit Mitte 70er Jahre) und MRI (magnetic resonance imaging, seit Mitte 80er Jahre; in der Gastroenterologie weniger oft eingesetzt wegen der Bewegungen).

Vorteil der CT: objektive, dreidimensionale anatomische Darstellung der inneren Organe; ideale Verlaufsdokumentation.
Nachteil: je nach Untersuchung belastend (Dauer); teuer, apparateaufwendig.

Gastrointestinale Notfälle

Gastrointestinalblutung (GIB)

Definitionen

- Obere GIB: Blutungsquelle im oberen Gastrointestinaltrakt (Ösophagus, Magen, Duodenum). Hämatemesis ist fakultativ.
- Untere GIB: Blutungsquelle im unteren Gastrointestinaltrakt (Kolon, Rektum). Hämatemesis ist fehlend!

Beachte: Eine Magen-Darm-Blutung kann akut auftreten mit der Bedeutung eines Notfalles (Gefahr des hämorrhagischen Schocks mit Lebensbedrohung) oder aber chronisch verlaufen mit der Ausbildung einer mikrozytären Anämie (häufig bei Blutungen aus Tumor).

Blutungsursachen und Häufigkeit

- Gastrointestinalblutungen insgesamt:

  - In 85% Blutung aus Ösophagus, Magen und Duodenum:
    verursacht durch Magenerosionen (häufig), Ulcus duodeni oder Ulcus ventriculi, Ösophagusvarizen, Karzinom, Mallory-Weiss-Syndrom, Ösophaguserosionen, Anastomosen-Ulkus.

  - In 15% Blutung aus Kolon und Rektum:
    Im stationären Bereich verursacht durch Polypen, Colitis ulcerosa, Divertikel, Karzinom, seltener aus Gefäßmissbildungen (Angiodysplasien = strukturelle Veränderungen der Darmgefäße) und bei Morbus Crohn. Im ambulanten Bereich sieht man sehr oft Blutungen aus Hämorrhoiden oder Fissuren.

  - Blutungen aus dem Dünndarm sind selten (z.B. verursacht durch Duodenal-Ulzera bei Zollinger-Ellison-Syndrom oder Meckelsches Divertikel).

- Peranaler Blutabgang ohne Bluterbrechen: je zur Hälfte aus Ösophagus/Magen/Duodenum sowie Kolon/Rektum.
  Beachte: in bis zu 30% ist die Blutungsquelle nicht lokalisierbar.

- Meläna (= Teerstuhl) entsteht, wenn Blut längere Zeit im Darm verweilt.

- Hämatemesis entsteht infolge akuter Massenblutung aus dem oberen Gastrointestinaltrakt.

Therapie akuter Gastrointestinalblutungen

1. Kreislaufstabilisierung (auf Notfall- oder Intensivstation):
   Volumen-/Blut-Ersatz. Sandostatin® bei Ulkus- oder Varizenblutung.

2. Notfallmäßige Panendoskopie (Ösophagus, Magen, Duodenum) oder Kolonoskopie (Dickdarm bis ins terminale Ileum):
   Ziele: Lokalisation der Blutungsquelle, Aussage über Blutungsaktivität, Blutungsstillung mittels Unterspritzung oder Elektrokoagulation (gelingt erfahrenen Untersuchern in über 90% der Fälle).
   Kreislaufüberwachung; Säureblockierung: Antra®.

3. Endoskopische Verlaufskontrolle; evtl. nochmalige Blutstillung mit Unterspritzen.

4. Operatives Vorgehen (beachte: wird nur noch selten notwendig):
   Indikation: starke, interventionell nicht beherrschbare Blutung. Ältere Patienten sollten dann eher früh operiert werden.

Prognosen

Die Letalität (Sterblichkeit) konnte dank den Fortschritten der interventionellen Endoskopie stark gesenkt werden.

Akute Blutungen aus dem Magen-Darm-Trakt sind aber immer noch ernst zu werten, vor allem bei älteren Patienten, die Antikoagulantien oder Antirheumatika einnehmen müssen.

Die höchste Sterblichkeit hat die Ösophagusvarizenblutung.

Akutes Abdomen

Definition

Akutes Abdomen = Sammelbegriff für akute, insbesondere mit Schmerzen einhergehende Abdominalerkrankung, welche wahrscheinlich zu einer Operation führen wird (also keiner exakten Diagnose entsprechend).

Peritonitis = Bauchfellentzündung

Definition: Diffuse oder lokalisierte Entzündung bei akuter Infektion der Bauchhöhle. Eine lokalisierte Peritonitis ist viel häufiger als eine diffuse.

Eine diffuse Peritonitis wird am häufigsten verursacht durch Perforation eines Hohlorganes (z.B. ein durchgebrochenes Magengeschwür).

Ursachen

- Diffuse Peritonitis: Appendicitis perforata, Diverticulum perforatum, Magenperforation, seltener durch Perforation bei Cholecystits acuta.
- Lokalisierte Peritonitis (viel häufiger): Divertikulitis, Adnexitis.

Symptomatik

Dauerschmerzen im Abdomen, Fieber, Tachykardie.
Défense = Bauchmuskelspannung infolge muskulärer Abwehrspannung: Die Bauchwand ist unüberwindbar (bretthart) angespannt und äußerst druckdolent. Die Rektaluntersuchung ist schmerzhaft.

Komplikationen

Frühzeitig paralytischer Ileus (Darmlähmung), septische Peritonitis mit septischem Schock (BD-Abfall, Azidose, Exitus letalis).

Therapie

Jede diffuse Peritonitis bedeutet prinzipiell Operationsindikation.
Ausnahmen: schlechter AZ (moribunder Patient im Schock), Unterbauchperitonitis bei Adnexitis, Progredienz trotz konservativer Therapie.

Ileus

Definition

Ileus = Darmverschluss.
Der Ileus ist eine häufige Ursache für eine chirurgische Notfallsituation.

Formen

Subileus = inkompletter Ileus, intermittierender Ileus = Attacken von Subileus. Wir unterscheiden Dünndarm- und Dickdarm-Ileus.

Wichtige Differentialdiagnose

- Dünndarmileus: kurze Anamnese, akute und heftige Symptomatik.
- Dickdarmileus: längere Anamnese über Wochen, mildere Symptomatik.

Grund: der Dickdarm verfügt über eine viel größere Dehnbarkeit, und das anfallende Stuhlvolumen ist kleiner, v.a. wenn noch ein größerer Dickdarmanteil funktioniert (Verschluss erst im Sigma).

Beachte: Die Letalität des mechanischen Dünndarmileus beträgt ca. 10%!

Unterscheide zwei Formen von Ileus

I. Mechanischer Dünndarmileus:

- *Pathophysiologie:* Verlegung (Obturationsileus oder Strangulationsileus, falls Gefäße mitbetroffen sind).

- *Symptomatik:* Rasch auftretende starke Koliken (Bauchkrämpfe) und Tenesmen (schmerzhafter Stuhldrang) als Hinweis auf ein Passagehindernis, d.h. akute Schmerzsymptomatik; psychomotorische Unruhe, Angst; Erbrechen, Wind- und Stuhlverhalten. Später: Koterbrechen = Miserere.

- *Befunde:* Abdomen aufgetrieben, stark schmerzhaft; Auskultation: hochgestellte = hochfrequente, metallisch klingende Darmgeräusche (sogenannte Durchspritzgeräusche).

- *Ätiologie:*
    1. Bride (= 1 Verwachsungsstrang), mehrere Verwachsungen (= Adhäsionen), vor allem bei Zustand nach Bauchoperation, Entzündungen (Beachte: «stumme Anamnese» bedeutet nicht «keine Bride).
    2. eingeklemmter Bruch (inkarzerierte Hernie).
    3. seltene Ursachen: Gallensteine, Tumoren, M.Crohn.

- *Therapie:* Notfalloperation!

- *Differentialdiagnostische Abgrenzung:* Pseudoobstruktion:
  Akute Pseudoobstruktion: viele Ursachen (z.B. im Rahmen eines Diabetes mellitus oder bei chronischem Äthylismus).

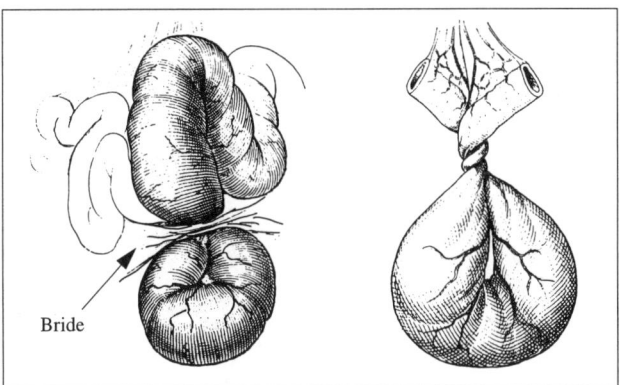

Bride

Abbildung 52: Briden- und Torsionsileus

II. Paralytischer Dünndarmileus:

- *Pathophysiologie:* Darmlähmung.

- *Symptomatik:* Progrediente Entwicklung eher ohne große Schmerzen, schleichender Verlauf. Der paralytische Ileus ist immer ein sekundäres Leiden, tritt also auf als Folge (Komplikation) einer Grundkrankheit.

- *Befunde:* Abdomen meteoristisch aufgetrieben. Auskultation: fehlende Darmgeräusche («Totenstille im Abdomen», also keine Durchspritzgeräusche).

- *Ursachen:* Schlimme Formen von paralytischem Ileus sind:
  1. Perforationsperitonitis,
  2. ischämische Darmgangrän (= Absterben von Darmgewebe infolge fehlender Blutzufuhr),
  3. paralytischer Ileus bei mechanischem Ileus (=Durchwanderungsperitonitis).

Weitere Ursachen:

4. Reflektorischer paralytischer Ileus bei Schmerzen im Rahmen von Pankreatitis und Pyelonephritis.
5. Paralytischer Ileus postoperativ nach Bauchoperationen (Ab viertem postoperativem Tag besteht die Gefahr von Verwachsungen; somit muss unbedingt geklärt werden, ob eine postoperative Darmatonie entzündungsbedingt oder Folge einer mechanischen Behinderung durch Verwachsungen ist).
6. Retroperitoneale Blutung bei Antikoagulation oder Trauma (harmlos).

Differentialdiagnostische Abgrenzung: postoperative Darmatonie.

2. Spezielle Gastro-Enterologie: Ösophagus, Magen, Darm

Erkrankungen des Mundes und der Mundhöhle im Alter

Neoplastische Ulzera

Karzinome der Mundschleimhaut häufen sich mit fortschreitendem Alter.
Typische Lokalisationen sind: Mundboden, seitlicher Zungenrand, Lippen.
Klinik: Unter konservativer Therapie nicht abheilendes Ulkus.
Vorgehen: Biopsie veranlassen.
Therapie: Operation (Exzision) oder Bestrahlung (Radiotherapie).

Mundwinkelrhagaden

Schmerzhafte Einrisse im Bereiche der Mundwinkel mit sekundärer Infektion
durch Erreger aus der Mundhöhle (Streptokokken oder Candida).
Mundwinkelrhagaden können auch Folge von Mangelzuständen sein
(Eisen-, Folsäure- oder Vitamin B-Mangel).
Therapie: Canesten® oder Imazol® (bakterizid und antimykotisch).

Mundsoor (Orale Candidiasis)

Vorkommen: Pilzinfekte sind gehäuft bei schweren Erkrankungen oder als
Folge einer lokalen oder systemischen Steroidtherapie (z.B. Behandlung mit
Prednison®) verbunden mit Verschlechterung der Infektabwehr.
Symptomatik: schmerzhafte Mundhöhle (nicht obligat!).
Befunde: weiße Läsionen (wie geronnene Milch aussehend), wegwischbar.
Therapie: Ampho-Moronal® Lutschtabletten, 3 mal 2 Tbl. täglich.

Erkrankungen des Ösophagus (Speiseröhre)

Hauptsymptom

- Dysphagie = Mühe beim Schlucken und/oder Schmerzen beim Schlucken
  und evtl. Regurgitation (= Rückstau und Aufstoßen von Speisen oder Spei-
  sebrei). Eine Dysphagie wird am häufigsten verursacht durch eine Öso-
  phagusstenose (= Einengung, Passagebehinderung). Eine Stenose entsteht
  entweder durch Erkrankungen des Ösophagus selbst (Tumoren, Divertikel, Refluxösophagitis mit Narbenstenose, Sklerodermie) oder durch eine
  Einengung infolge Druckes von außen (Bronchuskarzinom, Aorten-Aneurysma, Gefäßmissbildungen).

Weitere Symptome

- foetor ex ore (Mundgeruch):
Vorkommen: oft *ohne* erkennbare Ursache; aber auch bei Karies, Parodontose, Tonsillitis, Pharyngitis, Ösophagus- und Magenkarzinom oder Ösophagus-Divertikel; Alkoholiker, Raucher.
- Retrosternales Brennen: brennende Schmerzen hinter dem Brustbein werden vor allem durch eine Refluxösophagitis verursacht.
Wichtige Differentialdiagnose: KHK (Angina pectoris).

Refluxösophagitis

Definition

- Refluxkrankheit:
«Reflux» = Rückfluss. Gastro-ösophagealer Reflux = Zurückfließen von Mageninhalt in die Speiseröhre wegen einer Insuffizienz des unteren Ösophagussphinkters (ungenügender Verschluss des unteren Verschlussmuskels), praktisch immer kombiniert mit einer Hiatushernie (Gleitbruch mit Verlagerung von Magenanteilen in den Thoraxraum), welche den Reflux begünstigt. Die Hiatushernie ist aber keine Vorbedingung für einen Reflux. Bei der Refluxkrankheit entstehen klinische Symptome und oft (aber nicht immer) endoskopisch fassbare entzündliche Veränderungen im unteren Ösophagus.
- Refluxösophagitis:
Chronische Schleimhautentzündung des gastro-ösophagealen Überganges wegen zu häufigen Rückflusses von Mageninhalt in die Speiseröhre.

Beachte folgende Punkte: Sehr häufiges Krankheitsbild! Ein gelegentlicher Reflux tritt bei allen Menschen auf und ist physiologisch, solange keine Schäden auftreten. 40% der Bevölkerung haben mindestens einmal pro Monat Refluxsymptome (retrosternales Brennen). 10% leiden an der gastroösophagealen Refluxkrankheit. Von diesen Patienten entwickeln im Verlaufe der Krankheit ca. 5% Komplikationen. Nur 50% aller Refluxkranken weisen endoskopisch eine Refluxösophagitis auf! Die Refluxösophagitis ist eigentlich ein unheilbares Leiden (Sphinkterinsuffizienz), das oft eine medikamentöse Dauertherapie erfordert.

Die Refluxösophagitis wird üblicherweise in fünf Schweregrade eingeteilt:

I.   Einzelerosionen auf einer Falte (oberflächliche Schleimhautentzündung)
II. Erosionen auf mehreren Falten
III. Zirkuläre Erosionen
IV. Ulkus (Geschwür, tiefer Schleimhautdefekt), Stenose (Einengung, Passagebehinderung)
V.   Zungenförmige Ausläufer mit Metaplasien (Barrett-Mukosa).

Symptome

Typische Symptomatik des gastro-ösophagealen Refluxes:

- Sodbrennen und saures Aufstoßen sind allgemein bekannt. Es handelt sich um ein retrosternales Brennen (Sodbrennen, hinter dem Brustbein lokalisiert) evtl. bis in den Hals ausstrahlend, und Regurgitation (saures Aufstoßen), typischerweise ausgelöst durch Genuss von Weißwein, Kaffee, Schokolade und beim Bücken (siehe Abbildung auf Seite 289).
- Weitere Symptome: Odynophagie = schmerzhafter Schluckakt. Dysphagie erst bei einer Stenose (Passagebehinderung). Retrosternales Brennen spricht typischerweise gut auf Antazida an (z.B. Alucol®, Riopan®), was diagnostisch verwendet werden kann. Falls der Magensaft in die Atemwege zurückfließt (= Aspiration), entstehen unproduktiver chronischer Husten, Räusperzwang und nächtliche Asthmaanfälle (wegen der Aspirationen). Siehe auch Seite 236!
Beachte zur Pathophysiologie: Im distalen Ösophagus befinden sich Hustenrezeptoren, nicht immer sind Aspirationen ursächlich beteiligt!

Atypische, extraösophageale Refluxsymptomatik:
- Laryngeale Manifestationen: Heiserkeit, Hüsteln, Räuspern, Verlust der Stimme, schluckunabhängiges Globusgefühl; Krankheitsbilder: paroxysmaler Laryngospasmus, Laryngitis posterior, evtl. Larynxkarzinom.
- Bronchopulmonale Manifestationen: chronischer Husten, Anfälle einer spastischen Bronchitis, insbesondere nächtliche Hustenattacken; Krankheitsbilder: chronische Bronchitis, nicht allergisches Asthma bronchiale, rezidivierende Aspirationspneumonien, Lungenabszess.
- Weitere seltenere Manifestationen: Singultus (Schluckauf), Nausea, Hypersalivation.
- Beachte zur Differentialdiagnose: bei folgender Konstellation muss an einen gastro-ösophagealen Reflux gedacht werden: chronischer Husten bei einem Nichtraucher, der ein unauffälliges Thorax-Röntgenbild zeigt, kein Asthma bronchiale hat und keine ACE-Hemmer einnimmt. Bei jedem schwer zu therapierenden, nicht-allergischem Asthma bronchiale, besonders wenn nächtliche Anfälle im Vordergrund stehen, ist als Auslöser ebenfalls ein gastro-ösophagealer Reflux zu diskutieren.

Komplikationen

Peptische (Säure-verursachte) Narbenstenose (Striktur = Verengung, Passagebehinderung mit Dysphagie); Ösophaguskarzinom; chronischer Husten; Blutung. Nächtliche Mikroaspirationen führen zu Asthma-Anfällen nachts!

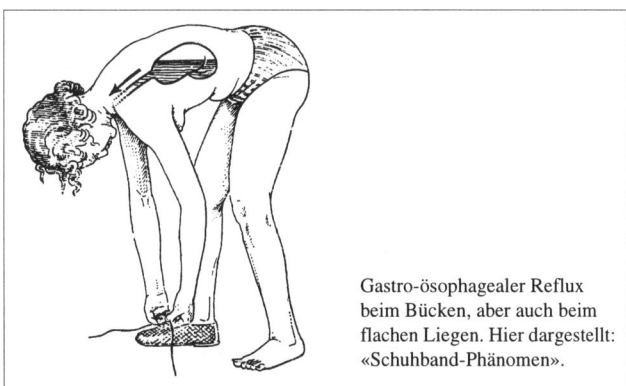

Gastro-ösophagealer Reflux
beim Bücken, aber auch beim
flachen Liegen. Hier dargestellt:
«Schuhband-Phänomen».

Abbildung 53: Gastro-ösophageale Refluxkrankheit

Diagnostik

Ösophago-Gastroskopie (Speiseröhren- und Magenspiegelung) mit Biopsie.

Therapie

1. Nicht-medikamentöse Maßnahmen:
   Adipositas beheben, Obstipation therapieren. Antirefluxlagerung = Bettschiefstellung mit erhöhtem Kopfende des Bettes (Beachte: also nicht bloß erhöhter Oberkörper). Reduktion von Nikotinabusus und Äthylkonsum. Vor dem Schlafengehen nichts essen. Vermeiden von Kalziumantagonisten und Nitraten (senken den Druck des unteren Ösophagussphinkters). Beachte: Antazida (z.B. Alucol®, Riopan®) können zu differentialdiagnostischen Zwecken eingesetzt werden, nicht aber als Therapie!

2. Medikamentöse Therapie der Refluxösophagitis:

   H$_2$-Blocker: Zantic®, oder Protonenpumpenblocker: Antra® 20 mg, Agopton® 30 mg, Pantozol oder Zurcal 40 mg täglich, oft als Dauertherapie. Ziele: Reduktion der Magensäureproduktion, Förderung der Magenentleerung und Verbesserung des Tonus im unteren Ösophagussphinkter. Bei gewissen Patienten lohnt sich die Kombination von Protonenpumpenblokker mit einem motilitätswirksamen Medikament, z.B. Prepulsid®.

   Falls klinisch ungenügend und/oder der endoskopische Befund bei der Kontrolle nicht besser, höhere Dosis. Symptomfreiheit wird meistens rasch erreicht (evtl. bereits nach Einnahme von 1 Kapsel Antra®). Die Ulzerationen heilen ab unter der Therapie. Die Symptomatik rezidiviert aber sofort wieder nach Absetzen der Medikamente. Langzeittherapie: Der Patient soll nur dann Medikamente einnehmen, wenn Beschwerden auftreten.

   Therapeutische Konsequenz bei älteren Patienten mit chronischer Heiserkeit und nächtlichen Husten- und Asthmaanfällen: Man denke an eine gastro-ösophageale Refluxkrankheit mit nächtlichen Magensaftaspirationen. Es lohnt sich, einen therapeutischen Versuch mit Zantic® oder Antra® durchzuführen.

   Laryngeale Symptome, wie auch die manifeste Laryngitis posterior, sprechen auf eine Therapie mit Protonenpumpen-Hemmern hervorragend an. Bei chronischer Heiserkeit, Hustenreiz oder Globusgefühl ist es daher gerechtfertigt, eine probatorische Therapie einzuleiten.

3. Antireflux-Operation (Fundoplicatio nach Nissen):

   Indikation: schwere, chronische Refluxösophagitis mit ungenügendem Ansprechen auf medikamentöse Langzeittherapie (eine Operation wird nur in seltenen Ausnahmefällen erforderlich und ist nicht ungefährlich). Die Fundoplicatio wird heute meistens laparoskopisch durchgeführt.

4. Behandlung peptischer Ösophagusstenosen: Therapie der Wahl ist die ambulante Dilatation mit Savary-Dilatatoren (in der Praxis gut möglich).

Ösophaguskarzinom

Ätiologie

Ungeklärt. Alkohol- und Tabakabusus erhöhen das Risiko.

Vorkommen

Gehäuft bei männlichen Alkoholikern über 50 Jahren.

Klinik

Leitsymptom Dysphagie (Schluckstörung). Uncharakteristisches, schleichendes Auftreten, denn die Dysphagie ist ein Spätsymptom und tritt erst auf, wenn bereits $2/3$ der Zirkumferenz betroffen sind.

Metastasierung

Frühzeitig Infiltration in die Umgebung sowie lymphogene Ausbreitung. Hämatogene Metastasierung aus den unteren Abschnitten in die Leber.

Diagnostik

Endoskopie mit Biopsie.

Therapie

Prinzipiell besteht Operationsindikation. Eine Radikaloperation kann nur bei Ösophaguskarzinomen im mittleren und unteren Drittel und bei gutem Allgemeinzustand des Patienten durchgeführt werden.

Palliative Eingriffe werden bei inoperablen Karzinomen durchgeführt: selbstexpandierende Metall-Stents (röhrenförmiges Metallgitter), Laser-Tumorresektionen, Endoprothesen.

Falls es nicht mehr möglich ist, das Lumen offen zu halten: Ernährungsgastrostomie; PEG (perkutane endoskopische Gastrostomie).

Prognose

Schlecht: 5-Jahresüberleben in lediglich 10% (evtl. bis 20%).

Erkrankungen des Magens und des Bulbus duodeni

Ulcus ventriculi (Magengeschwür) und Ulcus duodeni (Dünndarmgeschwür)

Ätiologie

Beachte: Die alte Regel «Ohne Säure kein Ulkus» gilt immer noch!

Die Entstehung der meisten peptischen (Säure-induzierten) Ulzera ist in den 90er Jahren geklärt worden: entweder sind sie medikamenten-induziert (nicht-steroidale Antirheumatika), oder sie sind auf eine Infektion mit dem Bakterium Helicobacter pylori (Hp) zurückzuführen:

Fast alle Patienten mit nicht-medikamenten-induzierter Ulkuskrankheit (gilt vor allem für das Ulcus duodeni) sind Hp-positiv.

Pathophysiologie

Für fast alle peptischen Ulzera sind Hp-Infektion und die Hyperazidität (erhöhte Magensäureproduktion) gleichermaßen verantwortlich für die Entstehung. Viele Menschen sind Hp-infiziert, ohne jemals ein Ulkus zu entwickeln – ihre Säuresekretion ist normal.

Risikofaktoren

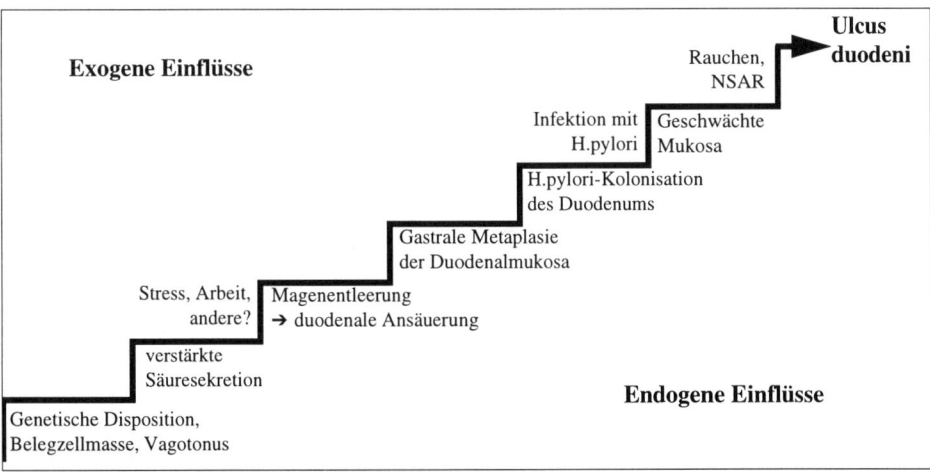

Abbildung 54: Wechselwirkungen zwischen exogenen und endogenen Risikofaktoren bei der Entstehung des Ulcus duodeni

Symptomatik

- *Ulcus ventriculi:* uncharakteristisch! Rezidivierende Oberbauchschmerzen ohne Nahrungsabhängigkeit und ohne Periodik.
- *Ulcus duodeni:* charakteristisch ist das epigastrische, druckartige, ziehende Schmerzgefühl, oft streng lokal und umschrieben.
  Wichtig: Nüchternschmerz und nächtlicher Schmerz treten nur inkonstant auf (nur in ca. 30%). Einige Patienten erleben eine Linderung der Beschwerden postprandial (nach dem Essen).
  Der Verlauf ist chronisch-rezidivierend. Im Frühjahr und Herbst gehäuft.

Diagnostik

Obere Panendoskopie (= Ösophago-Gastro-Duodenoskopie) mit Biopsie.

Helicobacter pylori: Bei jeder Gastroskopie sollten Biopsien zur Suche nach Hp entnommen werden. Die Besiedelung des Magens mit Hp hat immer eine Gastritis zur Folge. Hp wird normalerweise histologisch und mit einem Urease-Nachweistest in Biopsien der Antrum- und Corpusschleimhaut nachgewiesen. Weitere Diagnosemöglichkeit ist der C^{13}-Atemtest.

Differentialdiagnose

Wichtig: maligne entartetes Ulcus ventriculi / exulzeriertes Magenkarzinom (daher auch die Bedeutung der Biopsie = Gewebeentnahme).

Therapie

Helicobacter pylori sollte bei Vorliegen eines peptischen Magen- oder Duodenalulkus systematisch gesucht und eliminiert (eradiziert) werden.

- Hp-negative Ulkuspatienten:
  Zantic® 300 mg pro Tag oder Antra® 20 mg pro Tag für 4 Wochen (oder ein anderer Protonenpumpenblocker).
- Hp-positive Ulkuspatienten:
  Ziel: Hp-Eradikation/-Elimination:
  - Standard-Dreierkombination (Goldstandard):
    Wismut De-Nol® / Flagyl® / Tetrazyklin oder Amoxicillin.
    Nachteil: relativ viele Nebenwirkungen.
  - Kurzzeittherapie (Bazzoli-Schema):
    Antra® 20 mg / Flagyl® 2 x 500 mg / Klacid® 2 x 500 mg/Tag;
    Diese Therapie dauert lediglich 7 Tage.
    Neben dem Bazzoli-Schema existieren viele andere 3er- und z.T. auch 4er-Therapieschemata (Säureblocker plus 2 Antibiotika plus evtl. Wismut: Bismut, De-Nol®).

Nach der Eradikationsbehandlung erfolgt die säure-blockierende Therapie: H_2-Blocker z.B. Zantic® oder Protonenpumpen-Blocker z.B. Antra®.

Beim Ulcus ventriculi muss nach Abschluss der Behandlung die Abheilung mittels Endoskopie dokumentiert werden zwecks Ausschluss einer malignen Entartung des Ulkus. Beim Ulcus duodeni kann darauf verzichtet werden.

Beachte: Die Hp-Eradikation heilt auch das MALT-Lymphom (mucosa associated lymphoid tissue-Lymphom), d.h. einen bösartigen Tumor, der früher operativ oder mittels Chemotherapie angegangen werden musste.

Prognose

Das Therapieschema mit dem Protonenpumpen-Hemmer Antra® plus Antibiotikum lindert die Symptome innerhalb von 48 Stunden und heilt mehr als 80% der Ulzera innerhalb von 2 Wochen. Hp wird bei mehr als 90% der Patienten eradiziert (zerstört) und bedingt dadurch eine dauerhafte Heilung.

Spezialfall: Gastro-duodenaler Schutz unter NSAR (Nicht-steroidale Antirheumatika)

Risikopatienten

- höheres Alter über 60 Jahre mit schweren Zusatzerkrankungen (Niere, Herz, Lunge, Leber);
- eine positive Ulkus-Anamnese mit oder ohne NSAR (Nicht-steroidale Antirheumatika);
- hohe Dosierung von NSAR;
- Kombinationstherapie von NSAR;
- Kombinationstherapie NSAR plus Kortikosteroide (Prednison);
- Kombinationstherapie NSAR plus Antikoagulantien;

Eine alleinige Steroidbehandlung rechtfertigt keine Ulkusprophylaxe.

Praktische Empfehlung zur gastro-duodenalen Protektion (Schutz) unter NSAR

- NSAR mit Misoprostol Cytotec® kombiniert: Dosierung 2 x 1 Tbl. à 200 mg *nach* dem Essen, oder als Kombinationspräparat: Arthrotec® (Voltaren plus Cytotec).

Stressulkus-Prophylaxe auf der Verbrennungsstation (Universitätsspital Zürich, Stand 1999)

- Nur enterale Ernährung (peroral oder Magensonde oder PEG); d.h. keine H_2- oder Protonenpumpenblocker, außer bei Ulkusanamnese.

Stressulkus-Prophylaxe bei Polytraumatisierten

- möglichst früh enterale Ernährung (keine medikamentöse Prophylaxe mehr).

Magenkarzinom

Symptomatik

Beachte: Uncharakteristisch! Unwohlsein, Appetitlosigkeit, fortbestehende Oberbauchschmerzen trotz Therapie, Völlegefühl, evtl. Abneigung gegen Fleisch oder Nikotin.

Das Magenkarzinom muss immer in die Differentialdiagnose des Ulcus ventriculi miteinbezogen werden.

Diagnostik

Panendoskopie mit Biopsie.

Metastasierung

Hämatogen in die Leber.

Therapie

Chirurgie (und *nur* Chirurgie): Falls immer möglich, soll eine radikale Operation im Sinne einer Kuration angestrebt werden (totale Gastrektomie).

Beachte: Das Magenkarzinom wird immer seltener.

Erkrankungen des Dünndarms

Enteritis

Entzündung des Dünndarms (viral, bakteriell) verursacht Diarrhö (Durchfall). Auch als Gastroenteritis mit Beteiligung des Magens als Brechdurchfall sich manifestierend. Meistens nur von kurzer Dauer (auch ohne Behandlung).

Siehe dazu auch: *Akute infektiöse (bakterielle) Gastro-Enteritis* auf Seite 46!

Salmonellen-Gastroenteritis

Bedeutung und Ursachen: Enteritische Salmonellen sind die häufigsten bakteriellen Durchfallerreger in der Schweiz. Die Ursache für diesen Anstieg ist die hohe Kontaminationsrate (Verunreinigung) verschiedener Lebensmittel, insbesondere der Eier und des Geflügels (in der Schweiz werden pro Jahr mehr als 1 Milliarde Eier konsumiert!). Salmonellen kommen auch im Innern des Eis vor; sie können sich bei Raumtemperatur innerhalb kürzester Zeit sehr stark vermehren und werden durch verschiedenste Zubereitungsarten kaum abgetötet.

Epidemiologie: Die Bedeutung der asymptomatischen Salmonellen-Dauerausscheider wird im Gegensatz zur Lebensmittelkontamination als eher gering eingeschätzt, da die Keimzahlen sehr gering sind. Es entstehen aber immer wieder menschliche und wirtschaftliche Härtefälle, da in der Lebensmittelverarbeitung tätige Personen (Patienten) von Gesetzes wegen von der Ausübung ihres Berufes abgehalten werden, solange sie Salmonellen ausscheiden. Durch hygienisches Verhalten (Händewaschen nach dem Stuhlgang und vor dem Arbeitsbeginn!) kann bei diesen Patienten eine Kontamination der Hände mit Salmonellen und somit eine Übertragung auf Lebensmittel verhindert werden. Wichtiges Reservoir für Salmonellen sind in Großküchen und Restaurants installierte Stabmixer.

Erreger: Nicht-typhöse sogenannte enteritische Salmonellen werden aus 5 bis 12% der untersuchten Stuhlproben nachgewiesen, entsprechend einem Anteil von 35 bis 75% an den jeweils vorgefundenen Durchfallerreger.
In mehr als der Hälfte der Enteritisfälle werden die beiden Serotypen Salmonella enteritidis und Salmonella typhi-murium isoliert (es gibt aber über 2'000 prinzipiell humanpathogene Salmonella-Serotypen).

Klinik: Am häufigsten ist die asymptomatische Salmonellen-Dauerausscheidung. Die akute Gastroenteritis salmonellosa ist geprägt durch grippale Symptome, gefolgt von Fieber, Übelkeit, Erbrechen, Brechdurchfall oder nur Diarrhö. Eine perakute Enterokolitis mit Ruhr-Syndrom kommt bei Kindern und alten Patienten vor.

Komplikationen: am gefährlichsten ist der Wasser- und Elektrolytverlust (mit Kreislaufversagen); selten sind: Arthralgien; Sepsis mit Befall fast aller Organe (Appendizitis, Cholezystitis, Salpingitis, Peritonitis etc.).

Therapie: am wichtigsten ist die Substitution des Wasser-/Elektrolytverlustes (Kreislaufstabilisierung). In Abhängigkeit von der Klinik (Fieber, AZ-Abnahme) evtl. Antibiotika: Ciproxin®(Nachteil: keine Verkürzung der akuten Phase, hingegen Verlängerung der Ausscheidungsdauer).

Ileus

Darmverschluss. Siehe dazu *Ileus* auf Seite 284!

Mesenterialinfarkt

Definition

Akuter oder subakuter Verschluss der Arteria mesenterica superior mit Ischämie (gestörter Durchblutung) des Dünndarmes. Eine Infarzierung (Absterben des Dünndarmes) erfolgt innerhalb von 12 bis 24 Stunden!

Klinik

Anamnese: Entweder klinisch stumm oder Angina abdominalis: langjährige postprandiale, paraumbilikale (um den Nabel herum) lokalisierte Bauchschmerzen, vor allem nach reichhaltigen Mahlzeiten, typischerweise ca. 20 - 30 Minuten postprandial auftretend und 1 - 2 Stunden dauernd.

Weitere Symptome sind Völlegefühl, Meteorismus und Übelkeit.

Klinik des akuten Mesenterialinfarktes:

Initial (anfangs) akute Bauchschmerzen mit Darmspasmen und blutigen Durchfällen, gefolgt von einem stillen Intervall während 12 bis 24 Stunden mit nur geringen Lokalbefunden (trügerisch!). Endstadium: Durchwanderungsperitonitis mit paralytischem Ileus und Exitus letalis.

Beachte: Der Verlauf ist bei alten Leuten oft unspezifisch und uncharakteristisch (präsentiert evtl. Symptome wie beim Herzinfarkt): Übelkeit, Erbrechen, leichte Druckdolenz im Unterbauch, rasche und «unklare» AZ-Verschlechterung bis zum Exitus letalis.

Therapie und Prognose

Da die Diagnostik erschwert ist, erfolgen die Laparotomien in der Regel zu spät, so dass keine Darmresektionen mehr möglich sind. Der Patient kann nicht mehr gerettet werden.

Erkrankungen des Kolons (Dickdarm)

Allgemeine Symptomatik des Dickdarmes

1. Veränderung der Stuhlgewohnheiten:
   Obstipation / Diarrhö abwechselnd: auffallend aber nicht alarmierend.
2. Blut mit dem Stuhl vermischt oder Blut auf dem Stuhl liegend:
   Meistens ein alarmierendes Symptom.
3. Passagebehinderung (= Stenose):
   Beachte: die Patienten können dieses Symptom aber nicht unterscheiden von der einfachen Obstipation (subjektives Gefühl von Blähungen oder leichten Bauchschmerzen).

Krankheitskatalog

- Innere Medizin:
  Colon irritabile-Syndrom (Reizdarmsyndrom, sehr häufig), Enterokolitiden (infektiös durch Viren und Bakterien oder toxisch im Rahmen einer Nahrungsmittelintoxikation durch Staphylokokken), chronische Obstipation und Diarrhö.

- Chirurgie:
  Akute Appendizitis (Blinddarmentzündung, am häufigsten), Divertikulose und Divertikulitis, Tumoren (Polypen, Karzinome), M.Crohn und Colitis ulcerosa (primär internmedizinisch), Volvulus des Kolons, Megakolon und Angiodysplasien.

Diagnostik

1. Stuhluntersuchung auf Blutbeimengung: Hämoccult™-, Colorectal™- oder Colon Albumin™-Test.
2. Endoskopien: Rektoskopie, Koloskopie bis ins terminale Ileum.
3. Röntgendiagnostik: «Abdomen leer»-Aufnahmen. Kolonkontrasteinläufe nach Holzknecht werden nur noch selten durchgeführt.

Dickdarmileus (Darmverschluss des Kolons)

Unterscheide:

- Mechanischer *Dickdarmileus*: nicht dramatisch, lediglich Unwohlsein, aufgetriebenes Abdomen, Erbrechen erst nach Wochen.
- Mechanischer *Dünndarmileus*: akut und dramatisch verlaufend, starke Schmerzen, Koliken, hochgestellte Darmgeräusche, früh Erbrechen.

Beachte also: Eine spärliche Symptomatik spricht *nicht* gegen einen Kolonileus. Grund: Das Kolon ist viel dehnbarer als der Dünndarm, verfügt also über ein viel größeres Fassungsvermögen, und das anfallende Volumen ist im Kolon viel kleiner (v.a. bei linksseitigem Ileus).

Volvulus des Kolons (Sigma-Volvulus)

Definition und Vorkommen

«volvere» lateinisch «drehen». Verdrehung des Sigmas um die eigene Achse mit oder ohne Abdrehung des Gefäßstiels. Typische Alterserkrankung, Pflegebedürftige und Krankenheimpatienten betreffend. Der Sigmavolvulus ist die dritthäufigste Ursache der Dickdarmobstruktion (akute Passagebehinderung). Beachte: Der Sigmavolvulus ist in Skandinavien und Osteuropa eine sehr häufige Krankheit.

Klinik

Typisch für den Sigmavolvulus ist die Trias von: Meteorismus (geblähtes Abdomen), Bauchschmerzen und Obstipation. Die Symptome sind aber *nicht* spezifisch. Erst bei Behinderung der Durchblutung mit ischämischer Darmläsion kommt es zu Peritonismus unter Ausbildung eines dramatischen Ileus.

Diagnostik

Der Leeraufnahme des Abdomens kommt eine große Bedeutung zu: in der Kontrastdarstellung läuft die Kontrastmittelsäule im Rektum spitz zu in Form eines Vogelschnabels. Ein Sigmavolvulus wird nur in etwa 60% der Fälle primär korrekt diagnostiziert (Blähungen und Schmerzen sind sehr oft im Oberbauch und nicht im unteren Abdomen lokalisiert).

Therapie

Die Akutbehandlung besteht in der endoskopischen Detorsion und eventuell Einlage eines Darmrohres. Die Erfolgsrate liegt bei über 80%. Bei Rezidiven muss eine definitive Behandlung ins Auge gefasst werden (Laparoskopische Sigmaresektion).

Divertikulose

Definition

Divertikel sind Schleimhaut-Hernien durch die Muskelschicht hindurch an den Gefäß-Durchtrittsstellen. Bevorzugte Lokalisationen sind: Colon sigmoideum und descendens. (Beachte: es handelt sich um Pseudodivertikel oder Mukosahernien.) Die Kolondivertikulose ist die häufigste Darmerkrankung (abgesehen von Hämorrhoiden).

Pathogenese

Faserarme Kost, geringes Stuhlvolumen, wodurch zum Stuhltransport ein höherer Druck im Darmlumen entstehen soll (intraluminale Hypertonie). Etwa 50% der über 70jährigen weisen Divertikel auf.

Klinik

- Die Divertikulose wird in der Regel als symptomloser Nebenbefund angesehen, kann aber zu chronischen Abdominalbeschwerden führen. Davon abzugrenzen sind die *Komplikationen* der Divertikulose.

- Komplikationen der Divertikulose: Divertikelblutung, unkomplizierte akute Divertikulitis (= Peridivertikulitis) sowie die Komplikationen der Divertikulitis (Abszess, Fisteln, Darmverschluss und Darmperforation).

- Klink der *Peridivertikulitis* (auch «Appendizitis der Greise» genannt): linksseitige Unterbauchschmerzen, Fieber, evtl. Schüttelfrost, lokale peritonitische Zeichen (Druckdolenz, Abwehrspannung, Loslass-Schmerz), evtl. ist eine druckdolente Resistenz im linken Unterbauch palpabel. Weitere Symptome sind Appetitlosigkeit, Übelkeit und Erbrechen sowie Änderung der Stuhlgewohnheit mit akuter Diarrhö oder Obstipation.

- Klinik der *Divertikulitis-Komplikationen*:
  - Intraabdominaler Abszess:
    hohes Fieber, ausgeprägte Leukozytose, Schmerzhafter Tumor im linken Unterbauch.
  - Fisteln (abnorme Verbindung zwischen zwei Hohlorganen):
    Dysurie, Fäkalurie (Stuhlbestandteile werden mit dem Urin ausgeschieden) und Pneumaturie sind die Symptome der häufigsten Fistel: der kolo-vesikalen Fistel. Kolo-vaginale Fisteln mit Abgang von Fäzes durch die Vagina finden sich vor allem bei hysterektomierten Patientinnen (Zustand nach Entfernung der Gebärmutter).
  - Darmobstruktion: Zeichen des Kolon-Ileus, rezidivierender Sub-Ileus.
  - Generalisierte Peritonitis:
    schwerwiegendste Komplikation als Folge einer ungedeckten freien Divertikelperforation oder häufiger einer Abszessruptur. Plötzlich auftretende, schwerste, diffuse Abdominalschmerzen gefolgt von septischem Schock: es besteht Lebensgefahr.

Therapie

1. Unkomplizierte Divertikulose:
   Konservative internistische Therapie: bei jüngeren Patienten schlackenreiche (faserreiche) Kost mit Gemüse, Salate und Weizenkleie, Leinsamen sowie ausreichender Flüssigkeitszufuhr.

2. Schmerzhafte Divertikelkrankheit mit intermittierenden Schmerzen:
   Ballaststoffarme Kost. Kombination von Analgetika mit Anticholinergika, z.B. Novalgin®, Minalgin®, Buscopan® oder Duspatalin® als Suppositorien. Bei ausgeprägter Obstipation sind Laxantien indiziert vom Laktulosetyp: Duphalac®.

3. Akute Divertikulitis: Bettruhe, ballaststoffarme Kost, evtl. sogar Nahrungskarenz, parenterale Ernährung. Gegen Anaerobier gerichtete antibiotische Therapie: Aminopenizilline (Amoxiclav) Augmentin® und/oder Flagyl®.
   Operationsindikationen sind: häufige Divertikulitis-Schübe (mehr als 2 pro Jahr: elektive Operation), Divertikelkomplikationen (Abszess, Fisteln, Peritonitis), Blutung aus Divertikulose, rezidivierender Subileus.

Appendizitis (Blinddarmentzündung)

Definition

Akute Entzündung des Wurmfortsatzes (Appendix vermiformis). Die Appendicitis acuta ist die häufigste chirurgische Abdominalerkrankung.

Klinik

Beachte: die Diagnosestellung ist nicht etwa einfach. Aus Wohlbefinden heraus Schmerzen im Oberbauch oder in der Nabelregion, Übelkeit, evtl. Erbrechen, gefolgt von einer typischen Schmerzverlagerung nach Stunden in den rechten Unterbauch. Fieber: axillär um 38°, rektal um 39°, Tachykardie.

Diagnostik

Die Palpation (klinische Untersuchung) ist am wichtigsten: Druckdolenz und Défense (peritoneale Abwehrspannung als Zeichen einer Bauchfellentzündung) im rechten Unterbauch, Loslass-Schmerz (Entlastungsschmerz), sowie eine schmerzhafte Rektaluntersuchung ergeben eine Verdachtsdiagnose. US-Untersuchung kann hilfreich sein (v.a. bei perityphlitischem Abszess).

Komplikationen

Beachte: der Verlauf ist unberechenbar! Hauptkomplikation ist die Perforation, welche schon früh möglich ist.
Symptomatik der Perforation: Schmerzverstärkung, AZ-Verschlechterung, Tachykardie, Durchfall.
Entwicklung nach der Perforation:

    a) Perityphlitischer Abszess mit stechenden Schmerzen und Fieberanstieg, Leukozytose oder

    b) diffuse Peritonitis mit weiterer AZ-Verschlechterung, peritonealem Schock und Tod (die toxisch-septische Peritonitis ist häufig beim Kind: akut sich verschlechternder AZ).

Beachte: Die Appendizitis ist auch bei alten Patienten nicht etwa selten. Perfiderweise ist die Symptomatik geringer, der Verlauf aber rascher progredient; oft fehlende Abwehrspannung!

Therapie

Operationsindikation besteht bei jedem klinischen Verdacht auf Appendicitis acuta. Die Appendektomie wird vermehrt laparoskopisch durchgeführt.

Kolonkarzinom

Vergleiche auch Kapitel «Onkologie»: *Kolon- und Rektum-Karzinom (Dickdarmkrebs) auf Seite 450!*

Entzündliche Erkrankungen des Dickdarms

Mögliche Ursachen

- Erregerbedingte Kolitis (Bakterien, Viren), vergleiche dazu: *Akute Diarrhö auf Seite 46.*
- Ischämische Kolitis, bestrahlungsbedingte Kolitis, idiopathische Entzündungen des Darmes (Morbus Crohn und Colitis ulcerosa).

Klinik

Diverse entzündliche Kolonerkrankungen führen zu wässeriger oder blutiger Diarrhö, Tenesmen (schmerzhaftem Stuhldrang), Koliken (Bauchkrämpfen), Anorexie, Übelkeit und Erbrechen.

Komplikationen

In Abhängigkeit von der Schwere des Flüssigkeits- und Elektrolytverlustes: Dehydratation, Hypotonie sowie toxische Kolondilatation mit Gefahr der Perforation und Sepsis. Weitere Komplikationen sind Narbenbildungen, Briden und Adhäsionen (narbige Verwachsungen mit Strikturen und Stenosen).

Colon irritabile-Syndrom

Vorkommen

Beachte: Das Colon irritabile-Syndrom (Reizdarm-Syndrom) ist außerordentlich häufig und kommt vor allem bei jüngeren Patienten vor.

Pathophysiologie

Meistens handelt es sich um ein psychosomatisches Krankheitsbild mit einer *funktionellen* Störung des Dickdarmes (ohne organisches Korrelat), eng verbunden mit unserer Lebensweise (Stichwort: Stress). Nicht selten haben die Patienten auch andere funktionelle Beschwerden wie Herzschmerzen, Reizblase, Kopf- und Rückenschmerzen. Viele Patienten neigen auch zur Hyperventilation.

Ein ähnliches Krankheitsbild ist aber auch nach viralen oder bakteriellen Darmerkrankungen möglich, welches ebenfalls über Jahre anhalten kann und dessen Entstehung unklar ist (mögliche Erklärung: Schädigung der Steuermechanismen des Dickdarmes?).

Symptomatik

Krampfartige Schmerzen (Spasmen) entlang des ganzen Kolon-Rahmens; wechselnde Stuhlkonsistenz (z.T. wie Ziegenkot segmentiert, z.T. mit wechselnden Portionen von fest bis dünnflüssig-wässerig oder immer sehr dünn und häufig), oft postprandiale Entleerungen (nach dem Essen) wegen eines verstärkten gastro-kolischen Reflexes. Typischerweise besteht Beschwerdefreiheit nachts und in stressfreien Zeiten.

Therapie

Schwierig; symptomatisch. Gegen die Obstipation Quellmittel z.B. Metamucil®. Gegen Abdominalschmerzen (Darmspasmen) Spasmolytika z.B. Duspatalin®, Dicetel®. Beachte: eine ballaststoffreiche Ernährung wirkt sich eher verschlechternd aus, da sie zu Blähungen führen kann.

In schweren Fällen ist eine Änderung der Lebensgewohnheiten angezeigt oder sogar eine Psychotherapie notwendig.

Proktologie

Definition

Lehre von den After- und Mastdarm-Erkrankungen.

Klinik

Aufgrund der *Symptomatik* ist eine primäre provisorische Zuordnung zu folgenden Krankheitsbildern möglich:

- Schmerzen im Analbereich: thrombosierte äußere Hämorrhoiden, Analfissur, Perianalabszess, Analkarzinom.
- Blutung (Frischblutabgang per anum): Innere Hämorrhoiden, Polyp, Fissur, Rhagade; Rektumkarzinom, Analkarzinom.
- Ausfluss (Schleim und/oder Blut- und Eiterabgang per anum): Analfisteln, Sakraldermoid, Kolonpolypen.
- Prolaps: Hämorrhoidalprolaps, echter Rektalprolaps.
- Analer Juckreiz = Pruritus ani (sehr häufig): Analfissur, Analfistel, Marisken (Schleimhautfalten), Perianalekzem, Condylomata acuminata.
- Proktalgie (Afterkrampf): starke krampfartige Schmerzen oft mit Beckenbodenbeteiligung; eher bei jüngeren Patienten. Warmes Sitzbad hilft.

- Inkontinenz für Stuhl: Rektumprolaps, Inkontinenz bei imperativem Stuhldrang oder Dysfunktion der Kontinenzorgane.
- Stuhlunregelmäßigkeit: Colon irritabile-Syndrom, Kolon- oder Rektumkarzinom, Divertikulose.

Wichtig bei der Anamnese: Inkontinenz wird oft verneint. Stuhl kann auch unbemerkt abgehen. Konsequenz: Unterwäsche inspizieren. Bei allen proktologischen Beschwerden soll immer nach abdominalen Symptomen gefragt werden (Abdominalschmerzen).

Stuhlanamnese: Gezielt fragen nach Frequenz, Farbe und Konsistenz. Blutabgang vor, während oder nach der Defäkation?

Wichtig ist auch die Arzneimittelanamnese, insbesondere die Selbstmedikation mittels Hämorrhoidensalben und -Zäpfchen oder Laxantienabusus.

Diagnostik

1. Inspektion: in Knie-Ellenbogen-Lage oder linker Seitenlage. Sichtbare Veränderungen sind: Perianalvenenthromben, Marisken (Hautfalten), Condylomata, Fistelöffnungen, Prolaps und Tumore.
2. Palpation (= Rektaluntersuchung) mittels Handschuh und Fingerling: Beurteilt werden Sphinktertonus, Stenose, Druckdolenzen und Resistenzen (tumoröse Veränderungen). In der Ampulla recti können auch Skybala (Kotballen), Pessare, Tampons und Dauerkatheter palpiert werden. Beim Mann wird zugleich die Prostata abgetastet und beurteilt. Nach der Palpation wird der Fingerling inspiziert bezüglich Blut- oder Eiterabgang.
3. Proktoskopie als wichtige Zusatzuntersuchung mittels Proktoskop (7 - 10 cm lang, aus Metall oder Plastik). Sichtbare Veränderungen sind innere Hämorrhoiden, Fissuren, Ulzerationen und Tumoren.
4. Endoskopie: Rektoskopie (15 - 20 cm ab ano) und Koloskopie (flexible Endoskopie mit Koloskop, ganzes Kolon und terminales Ileum).

Hämorrhoiden

Definition

Großkalibrige arterio-venöse Kurzschlüsse im Analkanal. Dadurch ist erklärt, warum Hämorrhoiden hellrot bluten (früherer Name «güldene Adern»).

Pathogenese

Bindegewebsschwäche (Hämorrhoiden sind oft kombiniert mit Varizen, Hernien und Beckenbodenschwäche), sitzende Lebensweise, Stauung im Bereiche des Plexus hämorrhoidalis.

Unterscheide (wichtig):

- Äußere Hämorrhoiden (auch Perianalvenen genannt): überzogen von Haut, Plattenepithel:
  Die Symptomatik wird manifest durch die Komplikation, genannt akute Perianalvenenthrombose (= thrombosierte äußere Hämorrhoiden): plötzlich auftretender, schmerzhafter, bläulicher Knoten am Anus. Die Perianalvenenthrombose ist vor allem bei jüngeren Leuten ein häufiger proktologischer Notfall, zwar ungefährlich, aber sehr schmerzhaft.
  Therapie: großzügige radiäre Inzision in Lokalanästhesie; sämtliches Thrombosematerial entfernen.
- Innere Hämorrhoiden (überzogen von Schleimhaut):
  Hauptsymptom: schmerzlose Blutung. Diagnostik erfolgt durch Proktoskopie. Innere Hämorrhoiden sind nicht palpabel (nicht tastbar), sondern erscheinen als prolabierende Tumoren am Anus.

Komplikation: Hämorrhoidalprolaps = Analprolaps = Mukosaprolaps:
Symptomatik: schmerzlose intermittierende Blutung; Blut am Papier und
in der Schüssel. Frischblut liegt *auf* dem Stuhl.

Als Blutungsquelle sind die Hämorrhoiden von entscheidender Bedeutung: ihre Anwesenheit kann das Auffinden einer höher gelegenen Blutungsquelle um Monate verzögern! Konsequenz: Bei Patienten über 40
Jahren mit «Hämorrhoidalblutungen» Koloskopie veranlassen.

Therapie

- Konservativ: Analhygiene, Obstipation beheben mittels ballaststoffrei-
  cher Kost und evtl. Quellmitteln z.B. Metamucil®.
- Bei Therapieresistenz, Blutungen und Hämorrhoidalprolaps: ambulant:
  Gummibandligaturen (wenig belastend und sehr effektiv), Infrarotkoagu-
  lation (weniger effektiv); stationär (operativ): Hämorrhoidektomie (nach
  Milligan Morgan) oder zirkuläre Mukosektomie mittels Stapler (zirkuläre
  Staplerhämorrhoidektomie nach Longo).

Einteilung der Hämorrhoiden

- Hämorrhoiden 1. Grades:
  Sie wölben sich lokal vor, prolabieren aber zumeist nicht.
- Hämorrhoiden 2. Grades:
  Sie prolabieren unter dem Defäkationsakt in den Analkanal häufig nach
  distal vor den Analsphinkter, retrahieren sich aber spontan wieder.
- Hämorrhoiden 3. Grades (sekundärer Analprolaps):
  Sie sind gekennzeichnet durch ein Prolabieren unter dem Defäkationsakt,
  wobei der Mukosaprolaps sich häufig nicht spontan in den Analkanal re-
  trahiert und digital (mit dem Finger) reponiert werden muss.

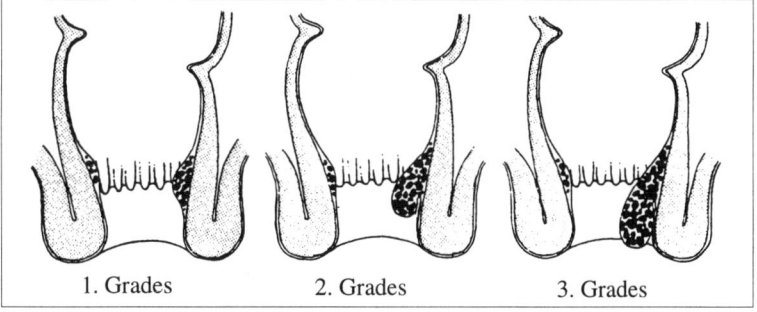

1. Grades   2. Grades   3. Grades

Abbildung 55: Stadieneinteilung der Hämorrhoiden

Perianalabszess

Bedeutung

Häufiger proktologischer Notfall bei jüngeren Patienten (Perianalvenen-
thrombosen sind noch viel häufiger). Perianalabszesse kommen aber auch bei
älteren Patienten vor.

Symptomatik

Akute, zunehmende starke perianale Schmerzen. Befund: perianal stark gerötete, dolente und fluktuierende Schwellung.

Therapie

Operationsindikation ist gegeben. Operative Technik: Abdeckelung in Allgemeinnarkose (zirkuläre Exzision der Haut über dem Abszess).

Rektumprolaps

Definition

Der Rektumprolaps wird auch als echter = Totalprolaps bezeichnet, wobei die Rektumwand in ihrer gesamten Dicke (alle Schichten betreffend) prolabiert.

Gradeinteilung

- Grad I: unsichtbare Invagination
- Grad II: sichtbarer Prolaps mit spontaner Reposition
- Grad III: sichtbarer Prolaps, welcher manuell reponiert werden muss
- Grad IV: Reposition ist unmöglich geworden.

Klinik

Die Patienten klagen über Stuhldrang, Verstopfung sowie über das Gefühl einer unvollständigen Darmentleerung, Tenesmen sowie Stuhlinkontinenz.

Pathophysiologisch ist das Krankheitsbild des Rektumprolapses eng verwoben mit der Stuhlinkontinenz.

Komplikationen

Schleimhautulzera, Blutungen, Perforation.

Befunde

Beim Rektumprolaps findet sich eine konzentrische Schleimhautfältelung im Gegensatz zum Mukosa- / Hämorrhoidalprolaps mit einer radiären Fältelung.

Therapie

Bei Jüngeren: ballaststoffreiche Kost (Weizenkleie). Bei älteren Patienten transabdominale Rektopexie.

Hernien

Definitionen

Hernia, die Hernie, aus griechisch Spross, Bruch, Eingeweidebruch.

Vortreten eines Eingeweideanteiles aus einer normal ausgebildeten Körperhöhle nach außen. Die Lücke in der Bauchwand, durch welche die Hernie austritt, nennt man Bruchpforte. Der Bruchinhalt ist meistens Dünndarm, seltener großes Netz oder Kolon-Anteile. Eine echte Hernie ist immer in einem «Bruchsack», meistens ist dies das Peritoneum.

Gleithernie: Bei einer Gleithernie gleitet ein retroperitoneales Organ (Zökum, Blase, Ovar) in den Bruchsack hinein. Siehe dazu Abbildung auf Seite 303!

Komplikation

Inkarzeration (aus «karker» = Kerker): Die Hernie wird in der Bruchpforte eingeklemmt, so dass es zu einer Passagebehinderung und Durchblutungsstörung kommt. Die Inkarzeration geht oft einher mit Irreponibilität, aber eine inkarzerierte Hernie kann perfiderweise auch reponibel bleiben. Eine Irreponibilität entsteht vor allem dadurch, dass der Bruchinhalt verwachsen ist.

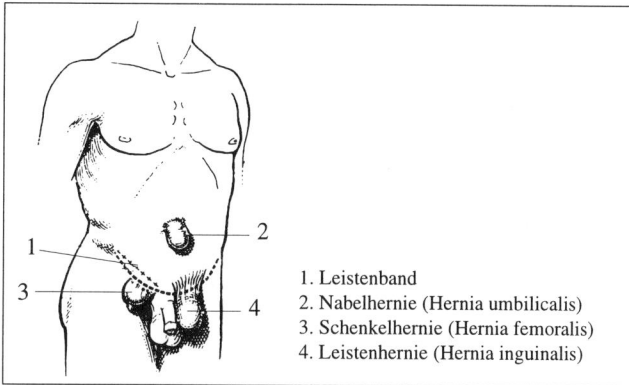

1. Leistenband
2. Nabelhernie (Hernia umbilicalis)
3. Schenkelhernie (Hernia femoralis)
4. Leistenhernie (Hernia inguinalis)

Abbildung 56: Häufige Hernien-Lokalisationen

Inguinalhernie = Leistenbruch

Häufigkeit

Etwa $^3/4$ aller Hernien, d.h. sehr häufig.

Formen

1. Indirekte = laterale Hernie: angeboren, vor allem beim Kind und erwachsenen Mann auftretend.
2. Direkte = mediale Hernie: erworben, Vorkommen bei älteren Männern.

Symptomatik

Lokale, ziehende Schmerzen und zwar um so ausgeprägter, je kleiner die Bruchpforte ist. Die Schmerzen werden auch verursacht durch Zug am Peritoneum (Bauchfell).

Prädispositionen

Wichtig sind angeborene Bindegewebeschwäche und Druckerhöhungen im Bauchraum (bei Prostatahyperplasie, chronischer Obstipation, chronischem Husten im Rahmen einer chronischer Bronchitis oder COLD).

Therapie

Im Prinzip besteht bei jeder Hernie eine Operationsindikation. Im höheren Alter sollen Hernien operiert werden bei Zustand nach Inkarzeration, bei Irreponibilität (die Hernie bildet sich im Liegen nicht mehr zurück), bei lokalen Schmerzen und bei sehr grossen Hernien mit Hautproblemen (Intertrigo).

Sonderform: Inguinoskrotalhernie: Bei der indirekten lateralen Hernie gleitet die Hernie durch den äußeren Anulus inguinalis (Leistenring) durch den Leistenkanal in den Hodensack.

Beachte: *Vor* der Operation einer Hernie muss eine vorliegende Prostatahyperplasie (Pressen, Restharn) saniert werden.

Operative Techniken:

• Jüngere Patienten (unkomplizierte Hernien): Herniotomie nach Shouldice (1945, Fasziendoppelung; Methode der Wahl beim jungen Patienten mit kleiner primärer Hernie). Lichtensteinoperation: Implantation eines Kunststoffnetzes über einen Leistenschnitt (Indikationen: junge Patienten mit großer primärer Hernie, über 35jährige bei jeder Herniengröße).

• Ältere Patienten, Rezidive, relevante Bauchwandschwäche: endoskopische präperitoneale Netzimplantate.

Umbilikalhernie = Nabelhernie

Bruchlücke
> Embryonale Durchtrittsstelle der Nabelorgane.

Komplikation
> Netzinkarzeration mit Nekrose.

Operationsindikation
> Beim Erwachsenen in Abhängigkeit von der Größe (Hernie über Walnuss-
> größe) oder Umbilikalhernie mit Beschwerden.

Differentialdiagnose des nässenden Nabels
> Offener ductus omphalo-entericus, Urachus-Fistel, lokaler Infekt mit Bakte-
> rien und/oder Pilzen.

Hiatushernie
> Vergleiche *Refluxösophagitis* auf Seite 288!

Narbenhernien
> Beachte: es sind *unechte* Hernien, weil das Peritoneum (Bauchfell) als Bruch-
> sack fehlt. Faszie und Peritoneum sind auseinandergeglitten.
> Schichten von außen: Haut, viel Subkutis, Darm.
> Therapie: Die Operationsindikation ist immer gegeben und zwar soll früh
> operiert werden, weil die Narbenhernien unweigerlich größer werden.
> Voraussetzung zur Operation sind saubere Hautverhältnisse und Ausschluss
> von Fadenfisteln.

Weitere Krankheitsbilder

Abszessbildungen im Abdomen

Ursachen
> Ulkusperforation, subhepatische Appendizitis, M.Crohn, Divertikulitis und
> Gallenblasenperforation.

Symptomatik
> Ausgeprägt reduzierter AZ mit fahlem Gesichtsausdruck, trockener Zunge
> und kaltem Schweiß, evtl. Sägezacken-Fieberkurve oder aber wechselhaftes,
> unerklärliches Fieber (vom septischen Fieber deutlich zu unterscheiden).
> Labor: anfangs Leukozytose, im Spätstadium aber Leukopenie.

Formen
> 1. Subphrenischer Abszess:
>   Klinik: Zwerchfellsyndrom = stichartiger Oberbauchschmerz, trockener
>   Husten, Aufstoßen. Therapie: Operation ist immer gegeben: Drainage.
> 2. Subhepatischer Abszess:
>   Klinik: rechtsseitige Oberbauchschmerzen und Erbrechen. Palpation ei-
>   nes teigigen, schlecht abgrenzbaren Oberbauchtumors mit ausgeprägter
>   Druckdolenz unterhalb der Leber. Diagnostik: Ultraschall und Punktion.
> 3. Retroperitoneale Abszessbildungen:
>   Ursachen: paranephritischer Abszess bei Pyelonephritis acuta, akute Pan-
>   kreatitis oder Spondylitis tuberculosa (genannt Senkungsabszess). Dia-
>   gnostik: Ultraschall und/oder CT-Abdomen.

Stomien des Darmes: Anus praeter

Allgemeines

Früher war es wirklich schlimm, einen künstlichen Darmausgang zu haben, weil noch keine gute Stomapflege möglich war und weil keine hautfreundlichen Grundplatten und gut verschließbaren Beutel auf dem Markt waren. Heute ist es nicht mehr so! Die überwiegende Mehrheit der Patienten hat keine Stomaprobleme und ist in jeder Beziehung (auch sozial) voll ins Leben integriert.

Definition

Stomie = künstlicher Darmausgang, z.B. Kolostomie, Ileostomie.

Grundkrankheiten

- Rektokolitis ulcerosa (nach totaler Proktokolektomie, Entfernung des gesamten Dick- und Enddarmes)
- Familiäre Polypose des Dickdarmes
- Kolorektales Karzinom (nach Rektumamputation mit endständiger Sigmoidostomie).

Operation

Beachte: sehr wichtig ist die Vorbereitung. Grund: Stuhlverschmutzung ist die häufigste Ursache für Abszessbildung und Nahtinsuffizienz. (Präoperative Dickdarmreinigung und antibiotische Abschirmung).

Operative Techniken: Transversostomie rechts, terminale Sigmoidostomie im linken Unterbauch, terminale Ileostomie im rechten Unterbauch, endständige Sigmoidostomie und Blindverschluss des abführenden Sigmaschenkels.

Wesentlich für die Versorgung des Stomas ist das pilz- oder rüsselförmige Vorstehen des nach außen gestülpten Darmes. Es muss verhindert werden, dass der Darminhalt mit der Haut in Kontakt gerät.

Versorgung nach der Operation: Ileostomie täglich ca. 500 - 800 ml Darminhalt, Transversostomie täglich etwa 300 - 400 ml Darminhalt.

Problematisch ist die Geruchs- und Gasbildung: Geruchserzeugend sind vor allem der Genuss von Eiern, Fisch, Spargel, Pilzen, Zwiebeln, Knoblauch, Kohlarten, Randen, Alkohol und Kaffee. Gasbildung wird verstärkt durch Brot, Kaugummikauen mit Aerophagie, pflanzliche Ballaststoffe.

Prophylaxe: langsam essen, Mund geschlossen halten, regelmäßig und schlackenarm essen, Yoghurt wirkt geruchsbindend. Medikamentöse Unterstützung mittels Chlorophyll® oder Colpermin®, Stomabeutel mit Kohlefilter.

Stoma-Komplikationen

1. Hauterosionen durch postoperative Stomaretraktion, Hautallergie, zu häufiges Wechseln des Beutels.
2. Stenose: sie hat, falls die Öffnung nur noch bleistiftdick ist, eine Entleerungsstörung zur Folge. Eine operative Korrektur ist dann dringend.
3. Bauchwandhernie: vor allem bei älteren Patienten mit schlaffen Bauchdecken. Der Stomakanal wird dann zu weit.
4. Prolaps. Pathogenese: Belassen einer zu langen Sigmaschlinge.
5. Psychosexuelle Auswirkungen: Die Störung der Sexualfunktion wird meistens *nicht* durch das Stoma, sondern durch die Rektumamputation verursacht (bei Frauen: Dyspareunie durch perineale Narbenbildung; bei Männern: sexuelle Dysfunktion als Folge einer Schädigung der Nervenplexus im kleinen Becken).

Beachte: Bei alten Menschen, vor allem bei Frauen mit Beckenbodeninsuffizienz, besteht auch ohne Rektumamputation und ohne Stoma nicht
selten eine sexuelle Dysfunktion.

Tabelle 82: Übersicht: mögliche Komplikationen nach Anlage eines Enterostomas

chirurgische Komplikationen (meist vermeidbar) akute Retraktion (Zurückziehen) innere Hernie; Fisteln, Frühabszesse	Frühkomplikationen, meist chirurgische Therapie nötig
Anlagefehler zu große Inzisionen Siphonbildungen	verursachen später Versorgungsschwierigkeiten meist chirurgische Therapie nötig
Hautkomplikationen peristomale Dermatitis (Hautentzündung/-reizung) peristomale Infektion; Pilzerkrankungen	Versorgungsschwierigkeiten meist lösbar
Stoma-immanente Komplikationen Hernie Prolaps (massives Hervortreten) Stenose (Einengung, Stomaöffnung zu klein) chronische Retraktion (Einsinken der Stomaöffnung) Tumoren am Stoma	Versorgungsschwierigkeiten, chirurgisch oder «behelfsmäßig» zu beheben; Manuelle Dilatation.
Störungen der Funktion des Stomas	meist korrigierbar
metabolische Probleme und Komplikationen Wasser- / Elektrolytmangel Nierensteine Gallensteine	meist vermeidbar durch prophylaktische Maßnahmen

Tabelle 83: Prinzipien bei der Anlage der endständigen, einläufigen Sigmoidostomie

Prinzip	Das Sigma wird – meist nach Rektumamputation – endständig leicht prominent durch eine separate Bauchwandöffnung in den linken Unterbauch eingenäht.
Indikationen	- Status nach Rektumamputation - inoperable Rektumkarzinome mit Stenose - vorübergehende Sigmoidostomie bei der Diskontinuitätsresektion - Strahlenenteritiden - kongenitale Atresien (Fehlen der natürlichen Körperöffnung) - schwere Inkontinenzen und Darmprolapse, Pfählungsverletzungen
Vorteile	- periodische Entleerungen von geformtem Stuhl - keine Absorptionsstörungen - wenig Hautprobleme: pflegerisch meistens leicht zu versorgen
Nachteile	- meist definitives, inkontinentes Stoma
Vorbehandlung	- informatives Gespräch mit dem Patienten und/oder seinen Angehörigen - genaue Stomalokalisation im Sitzen und Stehen - orthograde Darmspülung und antibiotische Kurzprophylaxe
Technik	Das terminale Sigma wird ohne Siphonbildung durch eine separate Öffnung vorgelagert. Innere Fixation des Mesenteriums (Darmaufhängeband) mit dem Peritoneum parietale (Bauchfell) der lateralen Bauchwand. Leicht vorstehendes Stoma mit mukokutanen Rückstichnähten. Keine zusätzlichen Fixationsnähte.
Nachbehandlung	- primäre Versorgung im Operationssaal mit Ausstreifbeutel und Adhäsivplatte - später wenn möglich Versorgung mit Irrigationsmethode

3. Leber, Gallenwege, Pankreas

Leber

Allgemeines zur Diagnostik

- In der Diagnostik von Lebererkrankungen sind in den letzten Jahren entscheidende Veränderungen eingetreten: die Leber ist heute mit nicht-invasiven, wenig belastenden Verfahren genau darstellbar. Sowohl morphologische wie auch funktionelle Störungen sind präziser und früher fassbar.

- Wichtigstes Symptom bei Leber- und Pankreaserkrankungen ist der Ikterus.

- Die wichtigsten *internistischen* Lebererkrankungen sind: Hepatitis und Leberzirrhose.

- Bedeutende Lebererkrankungen aus *chirurgischer* Sicht: Leberabszess und Leberzellkarzinom.

Hepatitis

Definition und Ätiologie

Leberentzündung, am häufigsten verursacht durch Viren (aber auch toxisch im Rahmen der Alkoholkrankheit = äthylische Hepatitis).
Bis heute sind mehrere Erreger der viralen Hepatitis bekannt: Hepatitis-Virus A (HAV), B (HBV), C (HCV), D (HDV), E (HEV), G (HGV) und das «Transfusion Transmitted Virus» TTV.

Die Leber ist Zielorgan für wenige sogenannte hepatotrope Viren, die sogenannten Hepatitis-Viren, welche die Buchstabenbezeichnungen A bis G tragen. Das Hepatitis-A- und das Hepatitis-E-Virus verursachen eine akute, selbst limitierte Hepatitis ohne Übergang zur Chronizität. Das Hepatitis-B-Virus führt beim Erwachsenen in 5 - 10%, das Hepatitis-C-Virus in 80% zu einer chronischen Leberentzündung. Das Hepatitis-D- oder Delta-Virus tritt nur zusammen mit dem Hepatitis-B-Virus als Co- oder Superinfekt auf.
Das neu entdeckte Hepatitis-G-Virus und das Transfusion Transmitted Virus haben wahrscheinlich keine Krankheitsbedeutung.

Zur Geschichte der Hepatitis-Viren: 1989 Hepatitis-C-Virus, 1992 Hepatitis-E-Virus, 1993 Hepatitis-G-Virus.

Klinik

Siehe folgende Tabelle!

Tabelle 84: Übersicht: wichtigste Hepatitis-Formen

	Hepatitis A	Hepatitis B	Hepatitis C
Virus:	HAV (Picorna-Virus)	HBV (Hepadnaviridae)	HCV
Übertragung:	enteral, fäkal-oral, Nahrungsmittel/Wasser; in Entwicklungsländern endemisch.	parenteral, venerisch, perinatal/frühkindlich. Blutkontakt bei Haut-/Schleimhautverletzungen. Südeuropa endemisch!	parenteral. Blut und Blutprodukte. (sexuelle und vertikale Übertragung von geringer Bedeutung.)
Inkubationszeit:	15 - 50 Tage	25 - 160 Tage	21 - 84 Tage
Vorkommen (CH):	früher eine Kinderkrankheit.	HBsAG-Träger bei der «gesunden» Bevölkerung: ca. 0,5 - 1%; Drogenabusus/Homosexuelle: >50%. Weltweit: 3% aller Menschen. Chronische Hepatitis in 70%.	0,4% der Bevölkerung; bei Hämophilie: >70%; bei Drogenabusus ca. 80%.
Klinik:	Kinder: asymptomatisch/mild Erwachsene: akute oder subakute Hepatitis mit Ikterus. Fulminanter Verlauf möglich.	Neugeborene/Kinder: asymptomatisch Erwachsene: akute/subakute Hepatitis. Todesfälle in <1‰.	Inapparente Hepatitis, anikterisch. Fulminante Verläufe sehr selten. Siehe auch unten!
Therapie:	im akuten Stadium keine	im akuten Stadium keine	Interferon alfa bei chronischer Hepatitis C; Ribavirin®, Amantadin®.
Serologie, Diagnose:	Anti-HAV-IgM: beweist akute/frisch abgelaufene Infektion. Anti-HAV-IgG: Persistenz bedeutet lebenslange Immunität.	HBsAG: akute Hepatitis. Anti-HBe/Anti-HBs: abgelaufene Hepatitis. (Serokonversion im Verlauf = Immunität).	Anti-HCV-AK
Verlauf:	Regredienz innert 2-3 Wochen. Persistenz von Anti-HAV-IgG. Prolongierte oder rezidivierende Verläufe bei 4 - 20%. Keine chronischen Verläufe.	Akute Hepatitis: in 25%, Regredienz innert 3 - 6 Wochen. Leichte Symptome: in 65%. Chronische Hepatitis in 5 - 10%. Serologie: Persistenz von HBsAG. Davon Leberzirrhose in ca. 30%!	Sehr selten fulminante Verläufe. Chronische Hepatitis in 80%. Davon entwickeln ca. 20% eine Leberzirrhose!
Prophylaxe:	Aktive Immunisierung: Havrix®. Indikation: Mehrfachreisende in Endemiegebiete, med. Personal der Pädiatrie, Drogenabhängige.	Aktive Immunisierung: Gen-HB-Vax® (Grundimmunisierung 3 x, ergibt bei >90% einen guten Impfschutz).	Prophylaxe nicht bekannt. Immunglobuline schützen nicht, und eine aktive Impfung gibt es nicht.

Spezielle Klinik der Hepatitis C:
Die Infektion mit dem Hepatitis-C-Virus verläuft in den meisten Fällen als stumme Ansteckung ohne ausgeprägte klinische Symptome. HCV wird wie das HBV und das HIV über kontaminiertes Blut übertragen, d.h. infiziertes Blut ist Übertragungsvehikel. Übertragungen auf sexuellem Wege kommen im Vergleich zu HBV relativ selten vor. Eine HCV-Infektion heilt in nur 10 - 30% der Fälle innerhalb einiger Monate spontan ab und hinterlässt eine schützende Immunität. Bei über 70% der Betroffenen verläuft die Infektion hingegen chronisch, meistens über Jahre bis Jahrzehnte. 10 - 20% der Infizierten entwickeln eine akute ikterische Hepatitis, welche milde verläuft.

Die chronischen Verlaufsformen sind definiert als Infektionen von mehr als 6 Monaten Dauer und kommen bei den B-, C- und D-Viren vor.
Das Hepatitis-D-Virus ist ein defektes Virus, das sich nur in Gegenwart einer HBV-Infektion vermehren kann.

Therapie

- Akutes Stadium: keine Therapie bekannt.
- Chronisches Stadium: Hepatitis B oder C: kausale Therapiemöglichkeit bei einem Teil der Patienten mit Interferon alfa-2b Intron A® (Essex AG).

Prävention

In der Prävention der Hepatitis A und B sind die aktive und passive Immunisierung zentrale Elemente. Sie ergänzen allgemeine hygienische Maßnahmen, Verhaltensänderungen der Erkrankten und deren Umgebung sowie Untersuchungen möglicher Übertragungsvektoren (Blut und Blutprodukte für HBs-Antigen).

Ziel von aktiver und passiver Immunisierung ist der individuelle Schutz vor einer Infektion (präexpositionelle Immunisierung), vor einem Ausbruch der Krankheit (postexpositionelle Immunisierung) sowie dem Unterbruch einer Ansteckungskette.
Fernziel wäre eine vollständige Elimination der Erreger, analog zu den Pokken.

1998 wurde in der Schweiz die generelle Impfung gegen Hepatitis B bei Adoleszenten zwischen 11 und 15 Jahren eingeführt. Für die Hepatitis C steht leider kein Impfstoff zur Verfügung.

Prävention gegen Hepatitis B: aktive Immunisierung, z.B.: Gen H-B-Vax®. Nach einer Grundimmunisierung in 3 Dosen ist bei 95% der Immunkompetenten mit einem Impfschutz zu rechnen. Die routinemäßige Überprüfung des Impferfolges mittels Anti-HBs-Titer erübrigt sich deshalb. Der Nachweis des Impferfolges ist nur bei Risikogruppen zu erbringen (Neugeborene und Kinder HBs-positiver Mütter, Immunsupprimierte, Hämodialysierte, vor Transplantation; Medizinalpersonal mit hohem Ansteckungsrisiko).

Alkoholische Hepatopathie

Fettleber

Zivilisationskrankheit. Große gelbe Leber. Unschädlich reversibel. Sehr verbreitet im Rahmen von Übergewicht, Diabetes mellitus, Alkoholabusus, auch bei Eiweißmangel, Steroidbehandlung.

Alkoholische Hepatitis

Auftreten nach massivem Alkoholgenuss. Der Verlauf kann ähnlich sein wie bei einer viralen Hepatitis.

Leberzirrhose

Endstadium einer chronischen Alkohol-Hepatitis. Zerstörtes Lebergewebe ist zum Teil durch Bindegewebe ersetzt worden: Leber wird kleiner und härter.

Vergleiche *Abbildung 57: Spektrum der alkoholischen Hepatopathie* auf Seite 310.

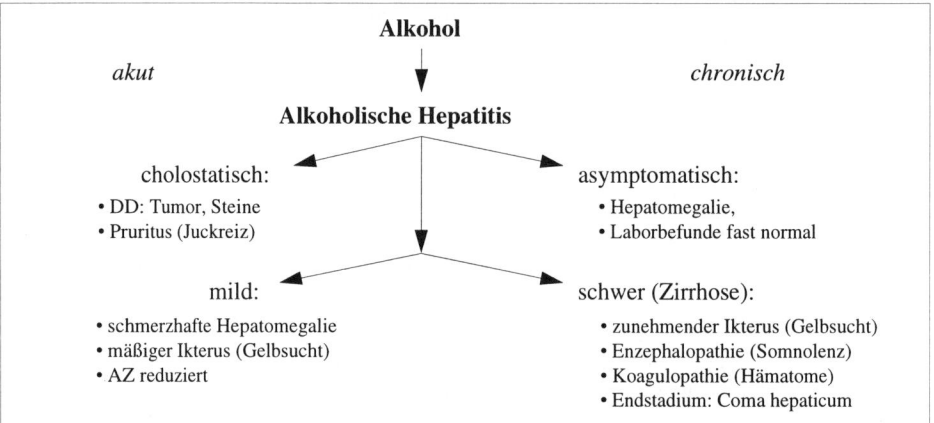

Abbildung 57: Spektrum der alkoholischen Hepatopathie

Leberzirrhose

Definition

Die Leberzirrhose ist das Resultat eines Umbaues der Leber, ausgehend von Leberzellnekrosen (Absterben von Leberzellen). Morphologisch kommt es zur Ausbildung von Regenerationsknötchen und Narbenbildungen (Fibrosierung). Die Leber wird kleiner und härter.

Vorkommen

Männer : Frauen = 2 : 1. Häufigstes Vorkommen zwischen 40 und 50 Jahren.

Ätiologie

Wichtig: große geographische Unterschiede!
- Alkohol (regional unterschiedlich) 30 - 50%,
- Virushepatitis 30%,
- idiopathisch 25%,
- seltenere Ursachen: primär biliäre Zirrhose, cholangitische Zirrhose, Stauungszirrhose bei Herzinsuffizienz, toxische Hepatosen (postnekrotische Leberzirrhose).

Pathophysiologische Folgen

- Entgiftung des Blutes wird schlechter (→ Enzephalopathie);
- Aufbau von Eiweißen wird reduziert (→ Muskelschwund, Ödeme);
- Gerinnungsfaktoren sind vermindert (→ erhöhte Blutungsneigung);
- Druck in der Portalvene steigt an (→ Aszites, Ödeme);
- Milzvergrößerung = Splenomegalie (→ Abfall von Ec, Lc, Thc);
- Östrogenabbau wird reduziert (→ fehlende Scham- und Abdominalbehaarung, Gynäkomastie, Hodenatrophie).

Klinik

- Frühzeichen sind: Blähungen, Leistungsschwäche (geistig und körperlich), Appetitlosigkeit.
- Spätere Symptomatik: unterschiedlich progrediente AZ-Verschlechterung, Schlaflosigkeit, Reizbarkeit, depressive Verstimmungszustände.

- Spätsymptomatik: Ikterussyndrom (helle Stühle, dunkler Urin), Neigung zu Hautblutungen, Leber-Hautzeichen (Spider naevi, Palmarerythem, rote Zunge, Dupuytren-Kontraktur), Hodenatrophie, Gynäkomastie. Vergleiche dazu *Abbildung 58: Ikterussyndrom.*

- Befunde im Spätstadium: Aszitesbildung (Aszites = Bauchwassersucht: Ansammlung von klarer, seröser Flüssigkeit als Folge von Bauchfelltranssudat im Peritonealspalt im Rahmen einer portalen Hypertonie): Bauchflanken beidseits weit ausladend, Abdomen über dem Thorax; Ikterus, Meteorismus mit Flankendämpfung, Abmagerung bis zur Kachexie. Bildlicher Vergleich im französischen Sprachgebrauch: «le marron sur deux allumettes».

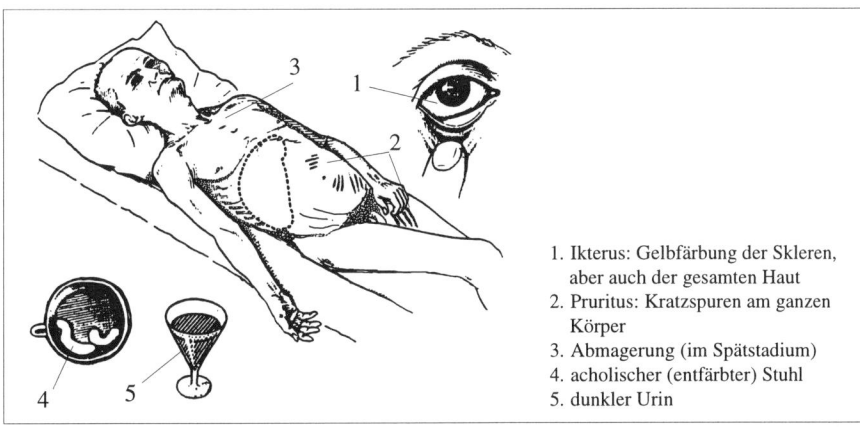

1. Ikterus: Gelbfärbung der Skleren, aber auch der gesamten Haut
2. Pruritus: Kratzspuren am ganzen Körper
3. Abmagerung (im Spätstadium)
4. acholischer (entfärbter) Stuhl
5. dunkler Urin

Abbildung 58: Ikterussyndrom

Komplikationen der Leberzirrhose

- Portale Hypertonie mit ihren Folgen und Komplikationen: Aszites, Ödeme und Ösophagusvarizen-Blutungen.

- Porto-systemische Enzephalopathie (PSE): Zirrhose-Enzephalopathie durch Ammoniak-Eiweiß-Vergiftung. Symptomatik: schleichende Entwicklung mit quantitativen Bewusstseinsstörungen (Apathie, zwanghaftes Schlafbedürfnis), Aufmerksamkeitsstörungen, unzusammenhängender Sprache; affektive Störungen (Euphorie, Depressionen); Gangunsicherheit (Ataxie), Stürze und Polyneuropathie.
  Das hepatische Koma ist das Endstadium einer schweren PSE im Rahmen eines chronischen (oder aber fulminanten) Leberversagens.

- Leberzellkarzinom = Hepatom (bei jeder 10. Leberzirrhose vorkommend)

Laborbefunde

Beachte: anfangs uncharakteristisch.

Indikatoren für die Lebersyntheseleistung: Quickwert (= Thromboplastinzeit), Serumelektrophorese (Albumine tief, Gamma-Globuline erhöht). Bilirubinerhöhung, Anämie (direkte Äthylwirkung, Infektbedingt), Makrozytose (bei Äthylismus), Thrombopenie.

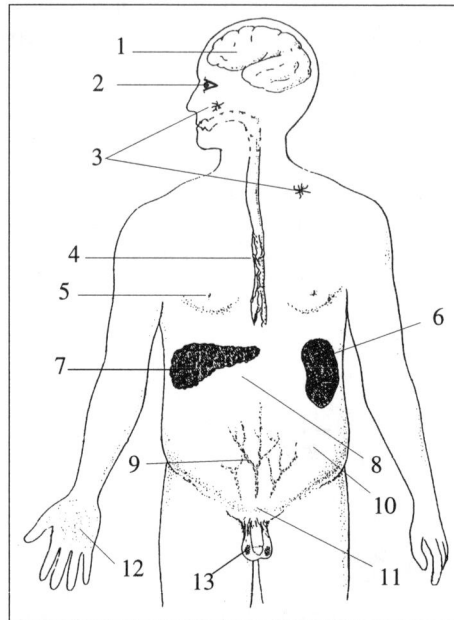

1. Enzephalopathie: Gehirnschädigung durch fehlende Entgiftungsfunktion der Leber
2. Ikterus = Gelbsucht (Skleren!)
3. Spider naevi: sternförmig sichtbar gewordene Hautkapillaren
4. Ösophagusvarizen: Umgehungskreislauf wegen Pfortaderhypertonie
5. Gynäkomastie: Vergrößerung der Brustdrüsen, auch beim Mann(!)
6. Milzvergrößerung
7. Leber klein (derb und geschrumpft)
8. Pfortaderhochdruck
9. sichtbare Venenerweiterungen in der Bauchdecke (Kollateralkreislauf)
10. Aszites wegen Pfortaderhochdruck
11. reduzierte Scham- und Bauchbehaarung (Abdominalglatze)
12. Palmarerythem: Rötung der Handinnenflächen
13. Hodenatrophie

Abbildung 59: Körperliche Befunde bei Leberzirrhose

Portale Hypertonie

- Definition:
  Hochdruck im Pfortadergebiet über 15 cm H_2O wegen einer Abfluss-Störung, so dass Umgehungskreisläufe entstehen.

- Häufigste und wichtigste Ursache:
  Leberzirrhose (äthylisch und posthepatitisch).

- Ursachen und Einteilung
  I. Prähepatischer Block: Pfortader- und Milzvenen-Thrombose
  II. Intrahepatischer Block:
     1. intrasinusoidal bei gestörter Leberfunktion: Hepatitis
     2. postsinusoidal bei gestörter Leberfunktion: Leberzirrhose!
  III. Posthepatischer Block: Budd-Chiari-Syndrom (selten).

- Komplikationen:

  1. Aszites

  2. Portosystemische Enzephalopathie PSE

  3. Ösophagusvarizenblutung: Massivste obere Gastrointestinalblutung mit einer hohen Letalität (= Sterblichkeit). Morbidität und Letalität nehmen mit abnehmender Leberfunktion zu.

  4. Splenomegalie/Hyperspleniesyndrom mit Reduktion von Erythrozyten, Lymphozyten und Thrombozyten separat oder kombiniert.
     Folge hämorrhagische Diathese (vergleiche dazu: *Hämorrhagische Diathesen* auf Seite 436!)

Verlauf

Oft langer stabiler Zustand, dann *irgendwann* Dekompensation.
Prognose: $1/4$ stirbt am Leberversagen; $1/4$ an Blutungen; der Rest an Begleiterkrankungen (z.B. Infekten).

Therapie der Leberzirrhose

Beachte: Da die Leberzirrhose ein irreversibles Endstadium einer schweren Hepatopathie (Leberschädigung) ist, besteht keine Möglichkeit einer kurativen Therapie: das Leiden ist chronisch-progredient und führt früher oder später zum Tode (häufig wegen Komplikationen: Ösophagusvarizen-Blutung).

Am wichtigsten ist die Prophylaxe: äthylische Hepatopathie im Stadium der Fettleber-Hepatitis: absolute Alkoholkarenz, regelmäßige Ernährung.

- Chirurgische Therapiemöglichkeiten: Operationsindikationen sind:
  - Milzvenen-Thrombose und Hyperspleniesyndrom:
    Indikation zur Splenektomie (Milzentfernung).
  - Zustand nach Ösophagusvarizen-Blutung (ein- oder mehrmalig):
    Selektive porto-systemische Anastomose. Ziel ist die Behebung der portalen Hypertonie und somit die Senkung der Blutungsrezidiv-Quote. Die Operation ist keine kausale Therapie!

- Alternativen zur Chirurgie: TIPS (transjugulärer intrahepatischer portosystemischer Shunt): Herstellung einer Verbindung (= Shunt) zwischen dem systemischen Venensystem und der Pfortader mit Einlegen eines oder mehrerer Metall-Stents (= innere Schienung). Bei gut funktionierendem Shunt sind die Ösophagusvarizen kollabiert und das portale Blut wird durch den Shunt abgeleitet.

Lebertumoren

Leberzellkarzinom = Hepatom

Vorkommen: bei jeder 10. Leberzirrhose.
Komplikation: Spontanruptur mit der Ausbildung eines akuten Abdomens.
Therapie: absolute Operationsindikation. Operative Technik: Leberresektion.

Lebermetastasen

Primärtumoren: Bronchus-, Mamma-, Kolon- und Rektum-, Magen-, Pankreas-Karzinom, malignes Melanom.

Klinik: Beachte: Lebermetastasen verursachen erstaunlich selten Symptome. Ein Ikterus wird sehr selten gesehen und auch nur dann, falls die Metastasen nahe am Leberhilus gelegen sind und die Gallengänge infiltrieren.

Chirurgische Bedeutung: die Leber ist der häufigste und oft einzige Sitz von Metastasen aus dem Gastrointestinaltrakt. Mehr als die Hälfte aller Todesfälle bei kolorektalem Karzinom erfolgen wegen Leberbefalls.

Therapie:
1. Chirurgie: Resektion vor allem bei Solitärmetastasen eines Kolonkarzinomes indiziert.
2. Radiotherapie: Indikation: Schmerzen bei Leberschwellung.
3. Adjuvante Chemotherapie.

Gallenblase

Cholelithiasis (Gallensteinleiden)

Bedeutung

Wichtiges Krankheitsbild; häufige Ursache von Komplikationen.

Die Therapie der Cholelithiasis hat in den letzten Jahren eine bedeutende Entwicklung durchgemacht: die konventionelle Cholezystektomie wird mehr und mehr durch die laparoskopische Cholezystektomie verdrängt.

Häufigkeit

30% der Frauen und 15% der Männer über 40 Jahren haben Gallensteine! Die meisten Gallensteinträger bleiben aber zeitlebens symptomfrei und bedürfen daher keiner Therapie. Bei etwa $1/3$ werden Konkremente symptomatisch und bei 5% entstehen Komplikationen (Cholezystitis, Gallengangsverschluss).

Prädispositionen

Die vier «f»: fat, fair, female, fertile; Fettsucht, Diabetes mellitus, hämolytischer Ikterus, Stase/Entzündung der Gallenwege.

Zusammensetzung der Steine: Cholesterinpigmentkalkstein in 80%.

Hauptsitz der Steine: Gallenblase (= Cholezystolithiasis).

Klinik

$2/3$ der Steinträger sind symptomlos!
Pathognomonisch ist die Gallenkolik: akute krampfartige Schmerzen im rechten Oberbauch mit Ausstrahlung in die rechte Schulterregion.

Uncharakteristische Symptome sind: Fettunverträglichkeit, «Magendruck», leichte Übelkeit nach dem Essen.

Diagnostik

Ultraschall (Sonographie) des Abdomens.

Differentialdiagnose: Ulkus, Pankreatitis, Porphyrie, Perihepatitis bei Gonorrhö (vergleiche *Gonorrhö* auf Seite 365).

Therapie der symptomatischen Cholezystolithiasis

Chirurgische Cholezystektomie meistens laparoskopisch (das Indikationsspektrum erweitert sich laufend parallel zur Erfahrung laparoskopisch tätiger Chirurgen); evtl. konventionelle Cholezystektomie (Letalität 0,6%).

Komplikationen der Cholelithiasis

1. Cholezystitis acuta (= akute Gallenblasenentzündung):
   - Ätiologie: In 90% Cholelithiasis. Primäre Infektion ohne Stein bei aufsteigender Cholangitis.
   - Klinik: Kolik oder aber Dauerschmerz druckartig im rechten Oberbauch, oft auch Übelkeit und Erbrechen.
   - Befunde: Druckdolenz lokal im rechten Oberbauch unter dem Rippenbogen. Schmerzzunahme bei tiefer Inspiration. Evtl. Fieber und Leukozytose. Ikterus nur bei Obstruktion des Ductus hepato-choledochus.
   - Komplikationen:
     a) Gallenblasenempyem (mit Eiter ausgefüllte Gallenblase; Gefahr der Perforation der Gallenblase mit Eiterdurchbruch in die Bauchhöhle); Peritonitis mit Défense.
     b) Cholangitis und Pankreatitis.
     c) Gallensteinileus.
     d) Cholangitische Sepsis.

2. Ikterus, extrahepatische Cholestase:
   - Ätiologie: Stein, der aus der Gallenblase in den Gallengang abgegangen ist und meist präpapillär (vor Einmündung in das Duodenum) stecken bleibt.
   - Therapie: endoskopische Papillotomie und Steinextraktion.
3. Cholezystitis chronica mit Schrumpfung der Gallenblase:
   - Klinik: chronische Oberbauchbeschwerden, selten Fieberschübe und Kolik.
4. Gallenblasenhydrops (= Schwellung der Gallenblase ohne Entzündung):
   - Ätiologie: Stein im Gallenblasengang;
   - Komplikation: Stauung kann zur chemischen Entzündung führen.
   - Klinik: kein Fieber, kein Ikterus.
5. Weitere Komplikationen: Gallenblasenkarzinom, biliäre Pankreatitis.

Gallenwege und Verschlussikterus-Syndrom

Pathophysiologie der chronisch cholostatischen Lebererkrankungen

Definition von Cholostase (Cholestase, «Galle-Stauung»)

- *Klinisch* ist die Cholostase definiert durch das Ikterus-Syndrom.
- *Klinisch/chemisch* bedeutet Cholostase Retention von Substanzen, die normalerweise in die Galle ausgeschieden werden (Bilirubin, Gallensäuren).
- *Pathologisch/anatomisch:* Stauung von Bilirubin und Gallensäuren in den Leberzellen, Gallenkapillaren und Gallengängen.

Definition von Ikterus

Definition aus griechisch «ikteros» = Pirol («gelber Vogel»), «Gelbsucht»: gelbliche Verfärbung der Skleren (früh), der Haut, Schleimhäute sowie innerer Organe verursacht durch Übertritt von Gallenfarbstoffen aus dem Blut in Haut und Körpergewebe.

Die Gelbverfärbung wird sichtbar, falls das Bilirubin 34 mmol/l (etwa 2 mg%) übersteigt.

Beachte: Ikterus ist ein Symptom! Jedes Ikterussyndrom muss abgeklärt werden.

Klink der Cholostase

Das für den Patienten quälendste Symptom ist der Juckreiz; der Ikterus ist vor allem ein kosmetisches Problem.

Therapie des Juckreizes bei Cholostase: Cholestyramin Quantalan®.

Komplikationen der Cholostase

1. Cholangitis acuta:
   - Ätiologie: Abflusshindernis (jedwelcher Ätiologie)
   - Klink: Oberbauchschmerzen, rezidivierendes Erbrechen, Fieber, Ikterus mit Pruritus, evtl. Charcot-Trias = Fieber plus Schmerzen plus Ikterus.
   - Befunde: Druckdolente Leber, evtl. Milzschwellung palpabel.

2. Cholangitis chronica:
   - Definition: Schübe von Cholangitis acuta.
   - Komplikation: multiple cholangitische pyogene Leberabszesse.
   - Prognose: schweres Krankheitsbild, ernste Prognose!

Differentialdiagnose, Einteilung und Abklärungsschema beim Ikterus

Vergleiche *Tabelle 85: Ikterus: Differentialdiagnose und Einteilung* sowie *Abbildung 61: Vereinfachter Algorithmus der Cholostase mit Leitsymptom und Suchtest*!

Tabelle 85: Ikterus: Differentialdiagnose und Einteilung

Bezeichnung	Ätiologie	Labor-Befunde
I. Prähepati-scher Ikterus	Hämolytischer Ikterus: • hämolytische Anämie • nach Transfusionen, Hämatomen	• indirektes Bilirubin erhöht • alk. Phosphatase (aP), Quick und Transaminasen: normal
II. Intrahepati-scher Ikterus	1. Hepatozellulär-intrasinusoidal: • Hepatitis 2. Hepatozellulär-postsinusoidal: • Leberzirrhose 3. Intrahepatischer Stauungsikterus: kleine Gallen-wege: • Medikamente: Rimactan®, Antidepressiva • Cholangitis 4. Intrahepatischer Stauungsikterus mit Befall mittel-großer Gallenwege: • Ductus-hepaticus-Gabel-Karzinom • Echinokokkus (wegen Kompression) • Budd-Chiari-Syndrom	Hepatitis-Syndrom: • GOT, GPT stark erhöht • aP kann erhöht sein • Albumine und Cholinesterase erniedrigt Leberzirrhose: • γ-Globuline erhöht, Albumine tief • Quick erniedrigt • Anämie • Makrozytose (MCV erhöht) • Thrombopenie
III. Extrahepati-scher Ikterus	1. Steine präpapillär (sehr häufig!) 2. Pankreaskopf-/Papillen-Karzinom 3. chronisch-rezidivierende Cholangitis 4. Papillitis stenosans Vateri 5. Narbenstriktur 6. Sklerosierende Cholangitis	Cholostase-Syndrom: • alk. Phosphatase stark erhöht • GOT, GPT leicht erhöht • Quick normal

Differentialdiagnose des extrahepatischen mechanischen Stauungs-ikterus = Verschlussikterus

1. Konstellation «Stein»
   - Klinik: intermittierender Ikterus durchsetzt mit Schmerzen oder Koli-ken, evtl. rezidivierende Fieberschübe.
   - Ätiologie: Choledocholithiasis und Steine im Ductus hepaticus.
2. Konstellation «Tumor»:
   a) Retentionsikterus *mit* vergrößerter Gallenblase
   b) Retentionsikterus *ohne* vergrößerte Gallenblase
   - Ätiologie: Stein präpapillär am häufigsten. DD: Pankreaskopf-/Papil-lenkarzinom.
   - Klinik: progredienter Verschlussikterus, schleichend und schmerzlos (beachte: Schmerzen und Koliken *nur* bei Steinen), bei Tumorleiden progrediente Anorexie, Gewichtsabnahme, AZ-Zerfall.
   - Befunde: in der Regel kein Fieber; Courvoisier-Syndrom = schmerzlos gestaute Gallenblase bei Tumor-Retentionsikterus mit Gallenblasenhy-drops.

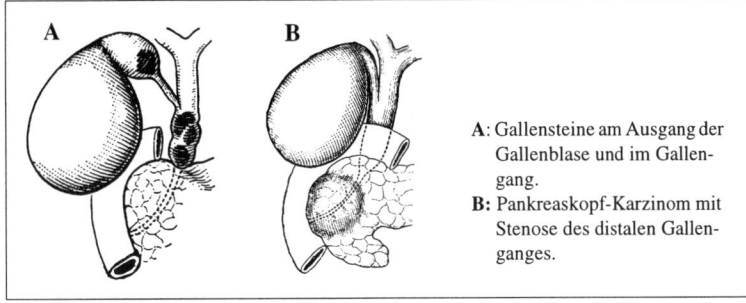

A: Gallensteine am Ausgang der Gallenblase und im Gallengang.

B: Pankreaskopf-Karzinom mit Stenose des distalen Gallenganges.

Abbildung 60: Cholostatischer Ikterus

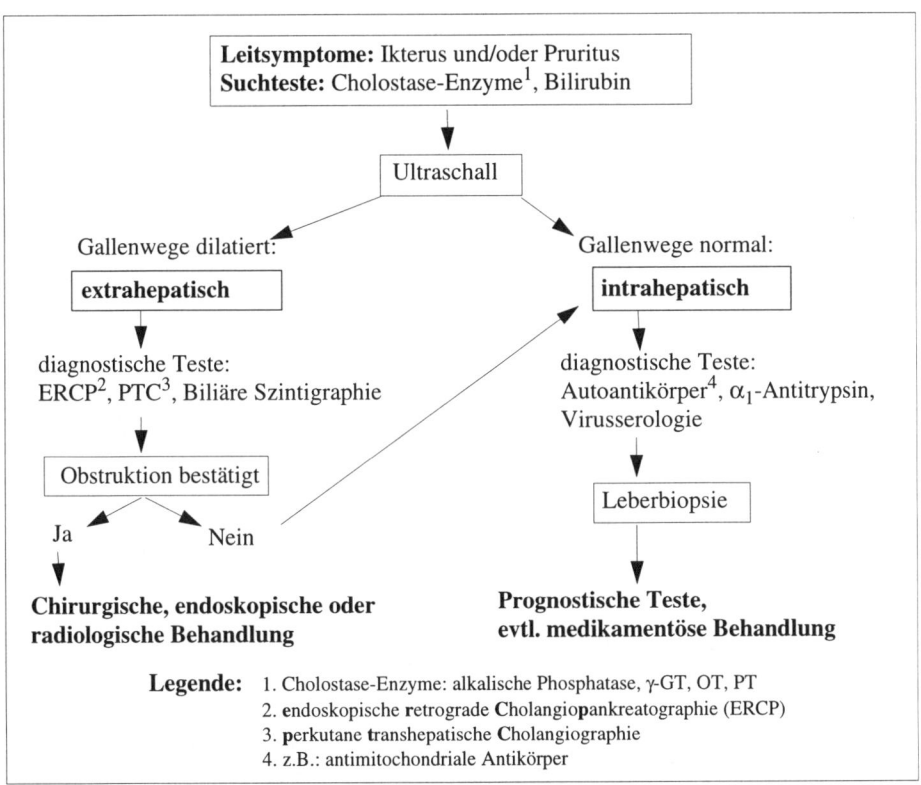

Leitsymptome: Ikterus und/oder Pruritus
Suchteste: Cholostase-Enzyme[1], Bilirubin

Ultraschall

Gallenwege dilatiert:
extrahepatisch

Gallenwege normal:
intrahepatisch

diagnostische Teste:
ERCP[2], PTC[3], Biliäre Szintigraphie

diagnostische Teste:
Autoantikörper[4], α_1-Antitrypsin, Virusserologie

Obstruktion bestätigt

Leberbiopsie

Ja   Nein

Chirurgische, endoskopische oder radiologische Behandlung

Prognostische Teste, evtl. medikamentöse Behandlung

Legende: 1. Cholostase-Enzyme: alkalische Phosphatase, γ-GT, OT, PT
2. endoskopische retrograde Cholangiopankreatographie (ERCP)
3. perkutane transhepatische Cholangiographie
4. z.B.: antimitochondriale Antikörper

Abbildung 61: Vereinfachter Algorithmus der Cholostase mit Leitsymptom und Suchtest

Operationsindikation

Jeder Verschlussikterus von mehr als 7 Tage Dauer (es gibt keine konservative Therapie des mechanischen Verschlussikterus!).

Operationstechnik und Prognose: Diese sind abhängig vom Grundleiden.

Pankreas (Bauchspeicheldrüse)

Allgemeines

Zur Anatomie

Etwa 80 g schweres, retroperitoneal, vor der Wirbelsäule und den großen Ge-fäßen gelegenes Organ mit enger Beziehung zu Duodenum, Magen und Milz.

Funktionen

- Exokrine, sekretorische Funktion
  Produktion von Verdauungsenzymen (Trypsin, Chymotrypsin; Lipase; Amylase).

- Endokrine Funktion
  Hormonproduktion in den Langerhans'schen Inselzellen (B-Zellen: Insu-lin, A-Zellen: Glukagon, G-Zellen: Gastrin, D-Zellen: vasoaktives intesti-nales Polypeptid).

Diagnostik

I. Funktionsteste:

1. Exokrine Funktion: Bestimmung der Chymotrypsin-Aktivität im Stuhl (einfachste Methode, braucht nur Nativ-Stuhl): Wert < 120 µ/g ist Hin-weis auf eine Insuffizienz.
2. Endokrine Funktion: Glukose-Toleranz-Test (GTT) (Indikation: Verdacht auf chronische Pankreatitis.)

II. Morphologische Diagnostik:

1. Ultraschall = Sonographie: überlegene Screeningmethode (Suchme-thode); Vorteile: gezielte Pankreaspunktion möglich, keine Strahlen-belastung, nicht invasiv. Nachteil: stark Untersucher-abhängig. Indikationen: Ikterus und/oder Oberbauchschmerzen unklarer Genese, ungewollte Gewichtsabnahme.
2. Computertomographie CT und Magnetresonanz-Imaging MRI: Indikation: starker Verdacht auf Pankreaskarzinom bei negativer So-nographie.

Akute Pankreatitis

Ätiologie

- Rezidivierende Schübe: Cholelithiasis, Alkoholabusus, Hyperkalzämie.
- Einmaliger Schub: Infektionen, Trauma, postoperativ, medikamentös.

Klinik

Akuter Oberbauchschmerz (oder Schmerz im ganzen Abdomen) während Ta-gen; lange dauernde beschwerdefreie Intervalle; Erbrechen.

Befunde

Druckdolenz im Oberbauch, paralytischer Ileus mit hochgradigem Meteoris-mus.

Komplikation

Schock: Unruhe, Schweißausbruch, kalte, livide (bläulich-violette) Extremitäten, Tachykardie bei oft normalem Blutdruck. Bei nekrotisierender Pankreatitis meistens tödlicher Ausgang.

Labor

Leukozytose, evtl. bis 20'000, Amylase stark erhöht.

Therapie

Konservativ: Volumensubstitution, Elektrolytzufuhr, Analgetika, Nahrungskarenz, Antibiotika.
Operationsindikationen: Blutung, Pankreasnekrose und Abszess:
Operation innerhalb Stunden bis Tagen.

Chronische Pankreatitis

Definition

Progredientes Leiden, das zu einer fibrosierenden (bindegewebigen) Umwandlung des Pankreas führt mit folgender Pankreasinsuffizienz.

Ätiologie

Alkoholabusus in etwa 50%, Cholelithiasis.

Klinik

Rezidivierende Schübe von akuten Pankreatitiden mit Oberbauchschmerz, Übelkeit und Erbrechen. Beschwerdefreie Intervalle von Monaten bis Jahren.

Sonderform

* Primär schmerzlose chronische Pankreatitis: Erstsymptome: Diabetes mit/ohne Diarrhö/Steatorrhö (= Fettstühle).
* Sekundär schmerzlose chronische Pankreatitis: Schmerzen verschwinden parallel zur zunehmenden Pankreas-Fehlfunktion.
  Im Spätstadium kommt es zu Steatorrhö und Diabetes mellitus.

Konstellation bei Pankreasinsuffizienz

* Anamnestisch rezidivierende Schübe von akuter Pankreatitis, Gewichtsabnahme bis zur Kachexie, Steatorrhö.
* Radiologie: Typischerweise Verkalkungen (= Pankreas-Lithiasis), beweisend für die chronische Pankreatitis.

Konservative Therapie

Alkoholabstinenz, eiweißreiche, vitaminreiche Kost.
Medikamentöse Substitution von Enzymen: Pankrotanon®, Creon®, Creon® forte, Eurobiol®.

Operationsindikationen

* Komplikationen: Pseudozyste, Milzvenenthrombose, Cholestase, Ulkusblutung, pankreatogener Aszites.
* Therapieresistente Schmerzen.
* Verdacht auf Karzinom.

Pankreaskarzinom

Vorkommen

50 - 70 Jahre; mit dem Alter häufiger werdend.

Diagnostik

Beachte: wegen der unspezifischen Symptomatik, vor allem des Pankreas-Schwanzkarzinoms, erfordert eine Frühdiagnose ein hohes Maß an klinischem Verdacht → aggressives Vorgehen.

Konstellation: Patient mit atypischen Oberbauchschmerzen, depressiver Verstimmung, unklarer Gewichtsabnahme, Cholestasesyndrom mit oder ohne Ikterus → Sonographie Abdomen veranlassen. Bei klinischem Verdacht muss das Pankreaskarzinom ausgeschlossen werden, eventuell CT oder MRI veranlassen.

Klink

Wichtig: Es handelt sich in Abhängigkeit von der Lokalisation um zwei voneinander klinisch völlig verschiedene Krankheitsbilder:

1. Pankreas-Körper/Schwanzkarzinom

Lokalisation: in relativ stummer Zone, so dass Symptome selten sind.

Symptomatik: uncharakteristisch! Freunde sagen «Du siehst schlecht aus.». Erstes Symptom evtl. leichte, in den Rücken ausstrahlende Bauchschmerzen.

Prognose: sehr schlecht, weil kaum ein Patient im operablen Stadium frühdiagnostiziert werden kann. Ergo: bei Patienten zwischen 40 und 60 Jahren mit uncharakteristischen Abdominal- und Allgemeinsymptomen ohne erklärbare Ursache → Indikation zur Probelaparotomie stellen.

2. Pankreas-Kopf/Papillenkarzinom

Lokalisation: Wegen der topographischen Anatomie kommt es immer früher oder später zu klinischen Symptomen:

- Verschlussikterus: schleichend, schmerzlos, progredient, irreversibel.
  - Befund: Courvoisier-Syndrom
  - Vergleiche *Abbildung 60: Cholostatischer Ikterus* auf Seite 317!

Therapie

Bei begründetem Verdacht besteht immer Operationsindikation.

Operative Techniken

- Operables Pankreas-Schwanzkarzinom: Korpus/Schwanzresektion plus Splenektomie.
- Operables Kopf-/Papillenkarzinom: Duodeno-Pankreatektomie nach Whipple (große, lange dauernde Operation).

Kapitel VII

NIEREN UND HARNWEGE

1. Allgemeine Nephrologie und Urologie

Bedeutung

- In der geriatrischen Nephrologie spielen Infektionskrankheiten und die Niereninsuffizienz die größte Rolle.

- Wegen der Häufigkeit und der im Alter atypischen Symptomatik kommt dem Harnwegsinfekt (HWI) eine besondere Bedeutung zu.

- Schwere Niereninfektionen (akute Pyelonephritis, Urosepsis) sind bei institutionalisierten geriatrischen Patienten häufige Todesursachen (neben Pneumonie und Herzversagen).

- Die Nierenfunktion ist bei älteren Menschen eingeschränkt, was bei allen Arzneimittelverordnungen zu berücksichtigen ist.
  Generell gilt: Dosis beim über 65jährigen Patienten entspricht der Hälfte oder sogar $^1/_3$ der empfohlenen Erwachsenendosis.

- Die sehr häufig verschriebenen nicht-steroidalen Antiphlogistika NSAR (Antirheumatika, «Rheumamittel»), z.B. Voltaren®, Brufen®, Ponstan® usw. können zu einer Verschlechterung der Nierenfunktion führen (weiter wichtige gefährliche Nebenwirkung: Magen-Darm-Blutungen!).

- Anatomie: funktionelle Einheit der Niere bildet das Nephron, gebildet aus Glomerulum und dazugehörigem Tubulus.

Urinuntersuchung

Der normale Urin

Aussehen: klar, durchsichtig, gelb. Geruch: schwach aromatisch riechend (nicht identifizierte Substanzen).

Beachte: Urinfarbe und -geruch können normalerweise in Abhängigkeit vom spezifischen Gewicht stark variieren: stark konzentrierter Urin (häufig bei alten Leuten) ist dunkelgelb-orange und riecht stark, was oft zur fälschlichen Annahme eines HWI führt. Demgegenüber bleibt aber die Harnfarbe bei Niereninsuffizienz hell. Dies ist wichtig zu wissen, weil bei einem komatösen Patienten der Nachweis eines konzentrierten dunkelgelben Urins eine Urämie als Ursache der Bewusstseinsabnahme eher unwahrscheinlich macht.

Geruchsveränderungen des Urins

- Geruch nach frischen Früchten (obstartig): Azetonurie.
- Ammoniakgeruch: bei HWI durch harnstoffspaltende Bakterien.
- Schwefelwasserstoffgeruch (stark stinkend): bei HWI durch fäulnispro-duzierende Bakterien unter Eiweißausscheidung.

Farbveränderungen des Urins

- rot: Verdacht auf Hämaturie (Blut im Urin, weitaus am häufigsten) oder Porphyrinurie (eine Hämsynthesestörung); frisches Blut färbt den Urin je nach Menge rosa bis blutrot (*deckfarben*). Bei niedrigem pH bildet sich saures Hämatin, so dass der Harn kaffeefarben wird.
- rot (*lackfarben*): Hämoglobinurie;
- gelb-braun: Bilirubin, Verdacht auf Ikterus (Gelbsucht);
- grün: Infektionen mit dem Bakterium Pseudomonas pyocyaneus.
- trüb entleerter Urin: Bakteriurie (Urin ist ein ausgezeichneter Bakterien-nährboden); Pyurie (Trübung durch Eiter, stinkend); Phosphaturie («Milchpisser»), Uraturie («Ziegelmehl», rosa Trübung und ziegelrotes Sediment, vgl. Harnsäuresteine).

Uringewinnung

Drei Methoden:

1. Gewöhnliches Auffangen des Urins (genannt Spontanurin) für Papier-streifen-Tests;
2. Mittelstrahlurin für Urinbakteriologie und Sedimentuntersuchung (Bedin-gung: gute Reinigung der Harnröhrenöffnung);
3. Einmal-Katheterismus (EK) für Urinbakteriologie (Bedingung: strenge Asepsis) und zur Restharn-Bestimmung (heißt: gleichzeitig zwei Infor-mationen).

Urin-Status

Der Urinstatus umfasst eine physikalische Untersuchung des Urins (spezifi-sches Gewicht), eine chemische Untersuchung (Teststreifentests) und eine mikroskopische Untersuchung.

Spezifisches Gewicht (SG)
Normal: SG von 1'020 - 1'040 bei normaler Nierenfunktion.
Die Bestimmung des SG eignet sich für eine grobe Abschätzung der Nieren-funktion. Mittels Überwachung des SG kann die Flüssigkeitsaufnahme kon-trolliert werden (wichtig bei Nierensteinpatienten).

Urinsediment
Kernstück der Urinuntersuchung. Interpretation:

- Leukozyturie: > 5 Leukozyten/Gesichtsfeld (Grenzwert: 10)
  bei 400facher Vergrößerung.
  Vorkommen: Harnwegsinfekt oder andere entzündliche Vorgänge in den Nieren, ableitenden Harnwegen oder Genitalorganen.
- Erythrozyturie: > 2 Erythrozyten/Gesichtsfeld (Grenzwert: 5).
  Vorkommen: Glomerulonephritis, chronisch interstitielle Nephritis, Uro-lithiasis, Tumoren oder Fremdkörper im Urogenitalbereich.
  Beachte: bei jüngeren Patienten finden sich im Rahmen eines Harnwegs-infektes *selten* Erythrozyten im Urin; bei alten Leuten ist hingegen eine Erythrozyturie wegen der erhöhten Verletzbarkeit der Schleimhautgefäße ein häufiger Befund!

- Zylinder: Zylinder sind Ausgüsse von Tubuli und weisen hin auf renal-parenchymatöse Erkrankungen (Ausnahme: hyaline Zylinder).
  Alle Zylinder bestehen aus einer homogenen Matrix (Mutterboden) mit eingelagerten Strukturen.
  Vorkommen: Glomerulonephritis, Pyelonephritis, nephrotisches Syndrom und andere Krankheitsbilder.

- Erreger:
  - Bakterien (Gram-negative Stäbchenbakterien), Pilze (Candida albicans in Zellform vorhanden).
  - Trichomonaden: birnenförmiger Flagellat mit typischer Beweglichkeit.

- Kristalle: Eine Kristallurie wird bei älteren Patienten sehr häufig beobachtet. Die Mehrzahl der beobachteten Kristalle ist hingegen diagnostisch bedeutungslos.

Urinbakteriologie

- Eintauchnährböden: diverse «Uricults» (unter anderen z.B. Bactrim-Urotube™, Sensicult™-Resistenztest).
  Indikationen: Algurie-Pollakisurie-Syndrom, Verdacht auf HWI, Leukozyturie bei: Diabetes, Nierenleiden, während der Schwangerschaft.

- Uricult™: Kulturelle Urinuntersuchung in einem mikrobiologischen Speziallabor mit Identifizierung des Keimes, kombiniert mit einer Resistenz-Untersuchung (Ansprechen des Erregers auf verschiedene Antibiotika).
  Indikationen: rezidivierende und/oder therapieresistente HWI; stationäre Bedingungen.

Definitionen und wichtige Begriffe

Polyurie

Urinmengen pro 24 Stunden:

- normal 1 - 2 lit. pro Tag,
- mäßige Polyurie 3 - 6 lit.,
- schwere Polyurie 6 - 15 lit. pro Tag.
  - → Weniger als 4 lit. Urin pro Tag: Diabetes mellitus, Hyperkalzämie
  - → Mehr als 4 lit. Urin pro Tag: Diabetes insipidus, psychogene oder organische Polydipsie.

Oligo-Anurie

Oligurie: unter 400 ml Urin pro Tag oder weniger als 20 ml Urin pro Stunde.

Anurie: unter 100 ml Urin pro Tag.

Differenzierung der Oligurie

- prärenal: renale Hypoperfusion (Minderdurchblutung der Nieren) bei Dehydrierung (Austrocknung), Hypotonie, Schock, dekompensierender Linksherzinsuffizienz.
- intrarenal: Nierenerkrankungen (Glomerulonephritis, akute interstitielle Nephritis, akute Tubulusnekrose), Gefäßerkrankungen.

- postrenal: Obstruktion (Verlegung) der ableitenden Harnwege:
  - extrarenale Obstruktion: Malignome (Prostata-, Uteruskarzinom), Prostatahyperplasie Stadium III (mit Niereninsuffizienz);
  - intrarenale Obstruktion: intratubuläre Präzipitation (Ausfällung) von schlecht löslichen Substanzen wie Harnsäure, Oxalsäure, Methotrexat, unlösliche Sulfonamide (Sulfadiazin u.a.), Aciclovir, Indinavir.

Maßnahmen bei einer Oligo-Anurie

1. Blasenkatheter einlegen zwecks Bestimmung der Urinmenge pro Stunde.
2. Anamneseerhebung: Nephrotoxine? Medikamente: Antibiotika (insbesondere Aminoglykoside), Antirheumatika?
3. Ultraschall des Abdomens (= Sonographie): Fragestellungen: Restharn? Nierengrößen? Erweiterte Nierenbecken und Ureteren (Stauung)?
4. Chemische Untersuchung (Serum, Urin) und Untersuchung des Urin-Sediments.

Therapeutisches Vorgehen bei Oligurie

Falls eine postrenal bedingte Oligo-Anurie ausgeschlossen worden ist, therapeutischer Versuch mit 500 ml 0,9% NaCl Infusion i.v. in 30 Minuten.

Falls eine Urinmenge über 50 ml pro Stunde ausgeschieden wird, handelt es sich um ein prärenales reversibles akutes Nierenversagen.

Beachte: bei älteren Patienten sind geringe Urinmenge am häufigsten bedingt durch zu kleine Flüssigkeitszufuhr (siehe *Die Dehydratation, das Exsikkose-Syndrom* auf Seite 61).
Wegen des stark konzentrierten Urins mit vermehrter Geruchsbildung wird oft fälschlicherweise die Verdachtsdiagnose eines HWI gestellt.

Die Miktion und ihre Störungen

Definition

Miktion = natürliche Blasenentleerung, eingeleitet durch eine willkürliche Eröffnung des Blasenhalses. Diese bewirkt reflektorisch eine Kontraktion des Musculus detrusor vesicae («detrudere» lateinisch = fortdrängen; Blasenentleerungsmuskel).

Kontinenzfaktoren

1. Harnblase: dauernde aktive sympathische Innervation verhindert Kontraktionen des Blasenentleerungsmuskels;
2. Blasenhals: Urin wird vor allem durch den Blasenhals zurückgehalten;
3. Hintere Harnröhre: passiv: elastisches Bindegewebe; aktiv: äußere zirkuläre Muskelschicht.
   Beachte: der Tonus (Spannungszustand) der Harnröhre bei der Frau ist abhängig vom Östrogenspiegel (vergleiche *Stress-Inkontinenz = «Harnröhren-bedingte Inkontinenz»* auf Seite 68).

Normwerte

- Normaler Miktionsdruck: etwa 80 mmHg.
- Normale Blasenkapazität: 300 - 400 ml.
- Normaler Urethradurchmesser: Charrière 18 (1 Charr. = $^1/_3$ mm).

Blasenentleerungsstörungen (Übersicht und Definitionen)

Dysurie (ein Überbegriff)

Beschwerden bei der Miktion wie Druckgefühl, Brennen, Harndrang, verzögertes Ingangkommen der Miktion.

Algurie

«algos» griechisch: Schmerz. Schmerzen beim Wasserlösen.

Tenesmen

Schmerzhafter Harndrang; Blasenkrämpfe beim Wasserlösen.
Beachte: viszerale Schmerzen!

Pollakisurie

Gehäuftes Wasserlösen in kleinen Portionen («oft und wenig»).
Vorkommen: Harnwegsinfekt, verminderte Blasenkapazität, Stressinkontinenz, psycho-vegetativ (z.B. in Prüfungssituationen).

Nykturie

Gehäuftes Wasserlassen nachts (bei älteren Leuten mehr als ein Mal).
Vorkommen: Prostatahyperplasie; Herzinsuffizienz (verursacht durch eine verbesserte Nierendurchblutung im Liegen).

Inkontinenz

Pathologischer, unwillkürlicher Urinabgang.
Beachte: Inkontinenz ist ein (sehr wichtiges) Symptom!
Häufigste Formen: Stress-Inkontinenz (häufig bei Frauen nach der Menopause, welche Kinder hatten); Urge-Inkontinenz (imperativer Harndrang); Überlauf-/paradoxe Inkontinenz (infolge großer Restharn-Volumina wegen Abfluss-Störung im Bereiche des Blasenhalses oder neurologischer Schädigung).

Restharn

Wichtiger Begriff!
Restharn = das nach einer normalen Blasenentleerung noch in der Blase verbleibende Urin-Restvolumen.
Vorkommen: infravesikale Obstruktion (= Einengung der Harnwege unterhalb der Harnblase, z.B. bei Prostatahyperplasie oder Urethrastrikturen).

Überlaufblase

Überlaufinkontinenz bei Urinretention, Urinträufeln bei sehr großen Resturinmengen.
Vorkommen: Obstruktion, neurogene Inkontinenz.

Akute Harnverhaltung

Unvermögen, die prall gefüllte Harnblase zu entleeren. Sehr häufiger urologischer Notfall (Abgrenzung gegen eine chronische Urinretention!).
Vorkommen: Prostatahyperplasie (in jedem Stadium!), Urethrastrikturen (narbige Verengerungen der Harnröhre), Medikamente (Psychopharmaka).

Hämaturie

Bedeutung

Blut im Urin = Kardinal*symptom* in der Urologie und Nephrologie!

- Makrohämaturie: der Urin ist makroskopisch blutig (die Blutung ist also von Auge sichtbar).

- Mikrohämaturie: der frisch gelöste Urin hat eine normale Farbe; nach Zentrifugation findet sich am Boden des Sediments ein deutlich roter Fleck.

Diagnostik

Anamnese, insbesondere Miktionsanamnese; Palpation (rektale Austastung): die Rektalpalpation erfolgt am besten in Rückenlage (weniger schmerzhaft).

Siehe dazu: *Abbildung 62: Abklärungsschema bei «rotem Urin»* auf Seite 328!

Makrohämaturie

Urin rosa bis blutfarben (je nach Blutmenge) oder kaffeefarben durch Hämatinbildung.
Die Patienten sind in der Regel sehr beunruhigt und kooperativ.
Koagula im Urin (Blutgerinnsel): klumpenförmige Koagula stammen meist aus der Harnblase.

Beachte: Hämoglobin ist ein sehr guter Farbstoff: 0,5 ml Blut bewirkt in 1 lit. Urin eine deutliche Rotverfärbung!

Vorgehen bei Makrohämaturie

1. Zystoskopie zwecks Lokalisation der Blutungsquelle: Blase oder oberer Harntrakt (mit Seitenlokalisation). Beachte: Eine Makrohämaturie kann innerhalb von Minuten wieder verschwinden.

2. Weitergehende Diagnostik (intravenöse Pyelographie, Ultraschall, CT).

Mikrohämaturie

Normalerweise finden sich im Urinsediment 0 bis 2 (Grenzwert 5) Erythrozyten pro Gesichtsfeld bei 400facher Vergrößerung. Eine Mikrohämaturie kann nach körperlicher Anstrengung auftreten (Jogger-, Fußballerhämaturie). Die Morphologie (Struktur, Aussehen) der Erythrozyten kann einen Hinweis auf ihre Herkunft geben: Erythrozyten glomerulärer Herkunft weisen bläschenartige Ausstülpungen auf (sog. Akanthozyten); eine Erythrozyturie mit mehr als 5% Akanthozyten deutet auf eine glomeruläre Genese der Hämaturie hin.

Differentialdiagnose des «roten Urins»

- Hämaturie: Der Urin ist trüb (deckfarben). Erythrozyten können im Urinsediment nachgewiesen werden.

- Hämoglobinurie: Der Urin ist lackfarben. Vorliegen von freiem Hämoglobin in Konzentrationen von mehr als 0,1 - 0,3 mg/l.
  Vorkommen: Folge einer intravasalen Hämolyse im Rahmen von Infektionen z.B. Malaria; beim Transfusionszwischenfall.

- Myoglobinurie: bei Rhabdomyolyse (= Nekrose von quergestreifter Muskulatur infolge eines Traumas oder toxisch bedingt), Crush-Syndrom (= ausgedehnte sekundäre Parenchymschäden in Leber und Nieren nach großen Muskelquetschungen oder ischämisch bedingten Nekrosen).
- Medikamente: Sulfonamide, Rifampicin und andere.
- Farbstoffe: Randen.
- Porphyrie.

Differentialdiagnose einer Hämaturie (allgemein)

- Totale Makrohämaturie: schmerzlose Makrohämaturie wird in 90% durch einen Tumor verursacht. Makrohämaturie mit Kolik ist verdächtig auf Stein oder Abgang von Papillennekrosen.
- Initiale Makrohämaturie: Blutung in der Anfangsphase der Miktion. Verdacht auf Erkrankungen der Urethra (Urethrastrikturen, Fremdkörper).
- Terminale Makrohämaturie: Blutung verstärkt am Ende der Miktion: Verdacht auf Blasenkarzinom, Prostatakarzinom, Fremdkörper in der Blase, und Trigonitis tuberculosa (Urogenitaltuberkulose).
- Blutung aus der Harnröhre ohne Miktion ist verdächtig auf einen Fremdkörper oder eine Urethritis.

Differentialdiagnose der Hämaturie beim älteren Patienten

Beachte: Im Gegensatz zum jüngeren Patienten kann eine Makrohämaturie durch eine Zystitis (Harnblasenentzündung) verursacht werden!
Demgegenüber sind Blasenblutungen beim jüngeren Patienten im Rahmen eines HWI *immer* verdächtig auf einen Tumor: Es gibt beim jüngeren Patienten nur sehr selten eine hämorrhagische Zystitis!

- Isolierte Hämaturien sind stark verdächtig auf Tumoren (Harnblasenkarzinom, Prostatakarzinom) und zwingen zur urologischen Abklärung.
- Die Hämaturie bei liegendem Dauerkatheter wird fast immer mechanisch resp. traumatisch ausgelöst (falscher Katheterismus: Ballon wird im Bereich des Blasenhalses oder gar im Bereich der Prostataloge aufgeblasen).
- Mechanische Zystitis bei liegendem DK (Reizung und Verletzung des Uroepithels der Harnblase durch die Katheterspitze oder den Ballon).

Siehe dazu *Abbildung 62: Abklärungsschema bei «rotem Urin»* auf Seite 328!

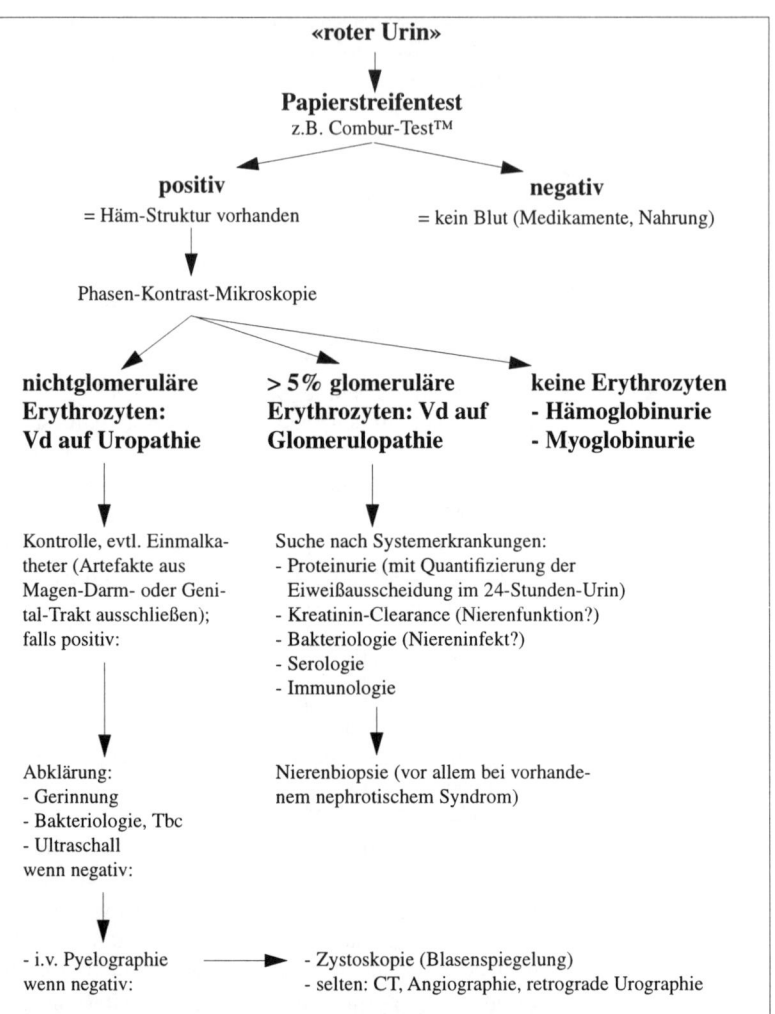

Abbildung 62: Abklärungsschema bei «rotem Urin»

2. Erkrankungen der Nieren und der ableitenden Harnwege

Harnwegsinfekt

Bedeutung

- Harnwegsinfekte sind sehr häufig im klinischen Alltag; sie sind mit Abstand die häufigsten Infektionskrankheiten beim alten Menschen.
- Die Klinik der Harnwegsinfekte beim älteren Patienten präsentiert sich häufig grundverschieden von derjenigen bei jungen Leuten.
- Große Bedeutung erhalten die Harnwegsinfekte in der Geriatrie als Verursacher von Verwirrungszuständen, Stürzen und (vorübergehender) Urin-Inkontinenz.
- Die Therapie der Harnwegsinfekte hat sich in den letzten Jahren vereinfacht und standardisiert.

Vorkommen

- Gehäuft bei Frauen auch in jüngeren Jahren.
- Häufigste Infektion im Alter!

Pathogenese

- Aszension: vor allem bei Frauen: aufsteigende Infektion durch die Harnröhre in die Blase, bei Frauen in 95% wegen der sehr kurzen Urethra (ca. 3,5 cm), der topographisch ungünstigen Lage der Urethralöffnung zwischen Klitoris und Scheideneingang sowie bei mangelhafter respektive fehlerhafter Analhygiene (bei älteren Frauen sehr wichtig).
- Stase (Liegenbleiben von Urin): Resturin in der Blase wirkt als «Weiher». Restharn findet sich bei allen Formen von Überlauf-Inkontinenz und im Rahmen der Prostatahyperplasie.
- Bei Männern: Infektion im Rahmen von Prostatitis (= Prostata-Infektion) und Epididymitis (Nebenhoden-Infektion).
- Dauerkatheter: Mechanische Schleimhautverletzungen führen zu Mucin-Produktion (Schleimbildung) und Schleimbeschichtung der Katheteraussenseite. Eine Infektion erfolgt durch Aszension (Hinaufwandern) von Bakterien auf intraluminalem oder periurethralem Weg.
- Spezialfall bei jungen Frauen: postkoitale Zystitis («Honeymoon-Zystitis»): Pollakisurie-Algurie-Syndrom infolge sexueller Aktivität. Prophylaxe: Blase entleeren postkoital!

Definitionen und Klinik

Unkomplizierter, einfacher Harnwegsinfekt = Zystitis und Urethritis

- Symptomatik bei jüngeren Patienten: Leitsymptom = Dysurie:
  Algurie-Pollakisurie-Syndrom der gesunden Frau:
  - Dysurie: Beschwerden beim Wasserlösen (ein Überbegriff);
  - Algurie: Schmerzen, Brennen in der Harnröhre und beim Urinieren;
  - Pollakisurie: gehäuftes Wasserlösen von kleinen Portionen infolge wiederholten oder andauernden Harndranges (mehr als 4 bis 5 mal täglich).
  Folgende Symptome sollten aber fehlen: Fieber über 38°, Schüttelfröste und Flankenschmerzen.
  Differentialdiagnose: Vaginitis = Kolpitis (= Scheidenentzündung).
- **Symptomatik in der Geriatrie:** Leitsymptom = Verwirrung, Unruhe:
  Ein Harnwegsinfekt beim älteren Menschen manifestiert sich nur ausnahmsweise mit einer urologischen Symptomatik (typisch ist eine neu aufgetretene Drang-Inkontinenz); viel häufiger sind psychomotorische Unruhezustände, Bauchweh, Verwirrung, Schlafstörungen und Stürze.
  Merke: Nächtliche Unruhe und neu auftretende Inkontinenz speziell bei dementen Patienten sind bis zum Beweis des Gegenteils durch einen Harnwegsinfekt verursacht!
- Symptomatik der Katheterzystitis: siehe *Tabelle 86: Symptomatik der Katheterzystitis (HWI bei liegendem DK)!*

Komplizierter Harnwegsinfekt

- Vorkommen: Bei jüngeren und älteren Leuten: schwereres Krankheitsbild mit Blasenkrämpfen beim Wasserlösen, Kreuz- und Lendenschmerzen, Fieber über 38°, evtl. Schüttelfrösten.
  Anamnestisch fassbare urologische Krankheiten wie Urolithiasis (Nierensteine), Missbildungen, Prostatahyperplasie oder bei Abwehrschwäche (Alter, Diabetes mellitus, immunsuppressive Therapie), DK, Schwangerschaft und bei nosokomialen Harnwegsinfekten (im Spital erworbene Infektionen: Problemkeime!). *Beachte:* Schmerzlokalisation und betroffenes Organ stimmen oft nicht überein beim komplizierten Harnwegsinfekt. Bei Diabetikern oft mildere Symptomatik.
- Differentialdiagnose: Pyelonephritis (klinisch schwierige Abgrenzung).

Tabelle 86: Symptomatik der Katheterzystitis (HWI bei liegendem DK)

Klinische Symptome	Ätiologie
Trüber, stinkender, oft nach Ammoniak riechender Urin	Starke Urothelabschilferung und Mucinproduktion Hohes Urin-pH; fragliche Proteusinfektion
Brennende Schmerzen, Fremdkörpergefühl	Schleimhautreizung (Mukosairritation)
Blasenkrämpfe (= Tenesmen) Urinfluss neben dem Katheter (= bypassing)	Reizung des Blasenentleerungsmuskels (Detrusorirritation mit Detrusorspasmen)
Verminderte Ausscheidung, zu geringer Urinfluss (aber: Urin im DK-Schlauch!)	Exsikkose (Austrocknung); schlechte Diurese; Inkrustationen (DK-Verklebungen)
Stop des Urinflusses (aber: Urin im DK-Sack!)	Obstruktion (Verstopfung), DK-Harnverhaltung
Leukozyturie > 40 pro GF (= Gesichtsfeld)	Fremdkörperreaktion auf DK; Infektion (HWI)
Erythrozyturie > 10 - 40 pro GF	Urothelläsion (Schleimhautschädigung) ist mehr oder weniger ausgedehnt
Fieberschub; Bakteriämie	Äußerst selten, nur bei erheblicher Urothelläsion (z.B. Herausreißen des Katheters)

Diagnostik

- Untersuchung inklusive Rektalpalpation vor allem bei Männern.
- Urin-Untersuchung: Urin-Sediment (Leukozyturie und Bakteriurie, bei Alten sehr oft auch Erythrozyturie) und evtl. Uricult/Sensicult.
  Beachte: In der Praxis wird ein HWI in 85% durch Escherichia coli verursacht, also ein durch den Darm ausgeschiedenes Bakterium.
- Weiterführende Diagnostik, indiziert bei wiederholten HWI (> 3/Jahr):
  - Restharn-Bestimmung
  - Zystoskopie = Blasenspiegelung: Tumor? Steine? Missbildungen?
  - Röntgendiagnostik (intravenöse Pyelographie), Ultraschall, CT: Hydronephrose (Ausweitung des Nierenbeckens)? Tumor, Steine oder Missbildungen im Bereiche von Nieren und ableitenden Harnwegen?

Therapie

- Unkomplizierter HWI: viel trinken, Blasentees (Spülung, Hypotonie). Antibiotika-Kurzzeittherapie: Bactrim® oder Noroxin® 2 x 1 Tbl.: 3 Tage. Chronisch-rezidivierende HWI: Immer vorgängig Uricult und Resistenzprüfung, dann resistenzgerecht Antibiotika während 10 Tagen.
- Komplizierter HWI: bei gutem AZ: Ciproxin® für 10 Tage; bei schwerem Verlauf mit reduziertem AZ: Hospitalisation zur Abklärung, i.v.-Therapie.

Pyelonephritis

Akute Pyelonephritis

Definition

Akute bakterielle Infektion des Nierenparenchyms.

Pathogenese

Aszendierende (aufsteigende) Infektion mit uropathogenen Keimen, gehäuft bei Katheterträgern und bei Abwehrschwäche (Alter, Diabetes mellitus, Zustand unter Immunsuppression).

Klinik

Beachte: Schweres Krankheitsbild! Unterscheide bezüglich Symptomatik:

- Jüngere Patienten: Plötzlicher Krankheitsbeginn mit rasch progredienter Verschlechterung des AZ, Schüttelfröste mit hohen Temperaturen bis 40°, Flanken-, Lenden-, Rückenschmerzen, Kopf- und Gliederschmerzen. Schmerzen und Druckdolenz in der Blasengegend. Brechreiz (Nausea) und Erbrechen (Emesis).
- Ältere Patienten: AZ-Verschlechterung oft unspektakulär, so dass die Diagnose oft nicht sofort gestellt wird. Vor allem bei Diabetikern symptomarme Klinik: manchmal nur progrediente Bewusstseinsabnahme wegen infektbedingter diabetischer Entgleisung, relativ wenig Schmerzen wegen diabetischer vegetativer Neuropathie. Man fahnde daher nach Blasentenesmen, druckdolenten Nierenlogen. Da oft auch zystitische Symptome nicht angegeben werden, lohnt es sich, einen EK zu legen zwecks Urinuntersuchung und zum Ausschluss einer infektbedingten Harnverhaltung.

Prädispositionen

Nierenmissbildungen (sehr häufig); obstruktive Uropathie (= Harnabflussbehinderung): Prostatahyperplasie, Tumor, Stein; Vesiko-uretero-renaler Reflux (= Rückfluss von Urin aus der Blase in die Harnleiter und die Nieren); Diabetes mellitus (wichtig in der Geriatrie); Schwangerschafts-Pyelonephritiden.

Komplikationen

Perinephritische Abszesse, paralytischer Ileus, Urosepsis mit septischem Schock. Exitus letalis (in der Geriatrie).

Therapie

Antibiotika gemäß Antibiogramm (mikrobiologische Untersuchung des Urins: Identifizierung der verantwortlichen Erreger).

- Jüngere Patienten: Die antibiotische Therapie erfolgt je nach Schweregrad und Allgemeinzustand meistens stationär.
  Sehr wichtig sind das Erfassen und die Sanierung von Missbildungen.

- Ältere Patienten: bei unkomplizierter Pyelonephritis ist eine zweiwöchige orale Behandlung mit Bactrim® oder Ciproxin® meistens ausreichend. BZ-Bestimmung (bei Diabetikern zwecks Therapieüberwachung, bei den übrigen Patienten diagnostisch zur Erfassung eines neu aufgetretenen Diabetes mellitus). Gute Hydrierung, evtl. Verordnung von 0,9% NaCl-Infusionen. Analgetische Therapie: Spasmolytika (Buscopan® oder Spasmo-Urgenin Neo®).

Chronische Pyelonephritis

Definition und Pathogenese

Die chronische Pyelonephritis (CPN) ist definiert durch eine chronische interstitielle Nephritis, Bakteriurie, typische radiologische Veränderungen mit Kelchdeformierungen und Narbenbildungen. Sie hat eine heterogene Pathogenese; meistens liegen als Ursache entweder ein vesiko-ureteraler Reflux oder eine Abflussstörung vor.

Symptomatik

Im Gegensatz zur akuten Pyelonephritis ist die Symptomarmut sehr häufig: Müdigkeit, vermehrte Ermüdbarkeit, unbestimmte Lendenschmerzen, dauerndes oder intermittierendes Druckgefühl in der Lende. Intermittierendes Fiebergefühl, Frösteln, Appetit- und Gewichtsabnahme, evtl. Kopfschmerzen. Sehr oft liegt aber eine völlige Symptomfreiheit vor.

Befunde

Leichte Niereninsuffizienz, Anämie, Hypertonie, Pyurie, intermittierende oder chronische Bakteriurie.

Therapie

Sehr wichtig: Sanierung von Missbildungen (Reflux), infizierter Lithiasis (infizierte Steine) oder einer Abflussbehinderung. Antibiotische Behandlung bei klinischen Symptomen (Schmerzen, Fieber) einer Bakteriurie.

Chronisch interstitielle Nephritis bei Analgetikaabusus

Pathogenese

Die Analgetika-Nephropathie kommt vor im Rahmen eines Phenacetinmissbrauches (in ca. 40%). Ein Infekt findet sich in der Anamnese meist nicht.

Klinik

Symptomatik: Kopfschmerzen, Affektlabilität und Müdigkeit, rezidivierende Dysurie durch Harnwegsinfekte, sterile Leukozyturie und leichte tubuläre Proteinurie.

Typische Befunde: Café au lait-Kolorit (schmutzig-fleckige Pigmentationen, Hämolyse, Met- und Sulfmet-Hämoglobinbildung durch die Phenacetin-Metaboliten); eingetrocknetes Aussehen verursacht durch die Verminderung des Extrazellulärvolumens infolge renaler Natriumverluste.

Komplikationen: Papillennekrosen und Urothelkarzinome im Bereich der ableitenden Harnwege (nach Einnahme von ca. 1 bis 2 kg Phenacetin) kommen gehäuft vor.

Urogenitaltuberkulose

Pathogenese

Tertiärtuberkulose als Folge der hämatogenen (auf dem Blutwege entstehenden) Aussaat von Tuberkelbazillen, welche zu einer doppelseitigen Nierenkrankheit führt.
Beachte: Die Latenzzeit bis zur Manifestation kann 10 - 20 Jahre dauern.

Klinik

Im Anfangsstadium der Krankheit finden sich in 75% Zeichen von Blasenentzündung oder beim Manne Nebenhodenentzündung.
Weitere Symptome und Befunde: Schmerzlose Hämaturie; sterile Leukozyturie (evtl. zufällig entdeckt); einseitiger Flankenschmerz.
Eher seltene Symptome sind Müdigkeit, Fieber und Krankheitsgefühl.
Beachte: Bei einem 40jährigen Mann mit Dysurie besteht in erster Linie der Verdacht auf eine venerische Erkrankung (Urethritis) oder eine Urogenitaltuberkulose; bei einem 60jährigen Mann mit Blasenentleerungsstörungen denke man als erstes an eine Prostatahyperplasie.

Urinbefund bei Urogenitaltuberkulose

Der Urinbefund präsentiert sich als sterile Pyurie (trüber Urin durch Eiter bzw. Leukozyten ohne Nachweis von unspezifischen Bakterien) sowie eine Mikrohämaturie; in bis zu 20% liegt aber eine bakterielle Superinfektion vor.

Diagnostik

- Nachweis von Tuberkelbazillen im Urin mikroskopisch und kulturell.
- Radiologie: Das Stadium der Kelchveränderungen im intravenösen Pyelogramm ist wichtig bezüglich Stadieneinteilung wegen der therapeutischen Konsequenzen:
  - Stadium I: parenchymatöses Stadium (radiologisch negativ),
  - Stadium II: lokal destruierendes Stadium,
  - Stadium III: total destruierendes Stadium: Zerstörungen an 2 - 3 Kelchgruppen, Kittnieren, tuberkulöse Pyonephrosen.

Therapie

- Stadium I und II: Chemotherapie gemäß speziellem Behandlungsplan.
- Stadium III: Nephro-Ureterektomie (Entfernung von Niere und Harnleiter). Das Stadium III bedeutet in der Regel auf die Dauer gesehen Verlust der befallenen Niere.

Nephro-/Urolithiasis

Bedeutung

Die Urolithiasis (= Harnsteinleiden) ist ein sehr bedeutendes Krankheitsbild einerseits wegen der Häufigkeit (bis 20% aller urologischen Patienten) andererseits wegen der hohen Rezidiv- und Komplikationsrate (Infekte, Pyelonephritis).

Nierensteine treten gehäuft im 2. und 3. Lebensjahrzehnt auf und sind im hohen Lebensalter ein eher seltenes Krankheitsbild.

Von größerer Bedeutung beim älteren Patienten ist die Zystolithiasis: Steinbildung in der Harnblase als Ursache für wiederholte Harnwegsinfekte und Urininkontinenz.

Ursachen

Pathologisch hohe Übersättigung des Urins mit steinbildenden Urinkomponenten wie Kalzium (= Hyperkalziurie), Oxalaten (= Hyperoxalurie) und Harnsäure (= Hyperurikosurie) und andere, verbunden mit kleinen Urinvolumina sowie abnormer Alkalität oder Azidität des Urins. Zusätzlich existieren im Urin Substanzen, welche die Übersättigung hemmen wie z.B. Citrat.

Zusammensetzung der Steine

1. Kalzium-Oxalat-Steine: Etwa 60% aller Steine.
   Risikofaktoren: Hyperkalziurie, primärer Hyperparathyreoidismus, primäre oder sekundäre, intestinale Oxalose und andere.
2. Sekundäre Phosphatsteine: Etwa 15%. Magnesium-Ammoniumphosphat und basisches Kalziumphosphat. Harnwegsinfekte via Alkalisierung des Urins durch harnstoffspaltende Bakterien. Phosphatsalze fallen aus und kristallisieren mit Bakterieneinschluss und Gewebetrümmern (= Detritus) zum sogenannten Infektstein.
3. Harnsäuresteine: Etwa 10%. Bildung in saurem Urinmilieu, vorkommend bei Gicht (erhöhter Harnsäurespiegel im Blut = Hyperurikämie).

Beachte: Im Alter spielen Infektsteine respektive die Kristallurie im Rahmen von wiederholten HWI die größte Rolle.

Klinik

Klassisch: die Steinkolik. Sie entsteht durch eine Tonuserhöhung der glatten Muskulatur der ableitenden Harnwege. Sehr starke krampfartige (viszerale) Schmerzattacken beginnend in der Lendenregion mit typischer Ausstrahlung nach unten und in die Leisten sowie in den Rücken. Bei hochsitzenden Steinen ist auch eine Ausstrahlung in die Schultern möglich.

Makrohämaturien und Blasentenesmen (= krampfartiger Harndrang mit schmerzhaften, krampfartigen Urinentleerungen) während des Anfalls. Beachte: Ein Steinabgang (= «Harnstottern») heißt nicht etwa Heilung! Fieber und Zeichen eines Harnwegsinfektes bedeuten infizierte Lithiasis.

Im Intervall ist der Patient entweder beschwerdefrei oder klagt über dumpfe, lumbale Schmerzen.

Differentialdiagnose eines Steinanfalles

Nierentuberkulose (Abgang von Detritus = Gewebetrümmern), Tumoren, Papillennekrosen.

Diagnostik

- Chemische Untersuchungen in Blut (Kalzium, Phosphat, Harnsäure, Harnstoff, Kreatinin) und 24-Stunden-Urin (Kalzium, Oxalat, Harnsäure, Zitrat).
- Steinanalyse des abgegangenen Steines mittels Röntgendiffraktion.
- Sonographie (Ultraschall) und Radiologie.

Therapie

Metaphylaxe (allgemeine Maßnahmen beim Steinleiden)

1. Ausreichende Flüssigkeitszufuhr: pro Tag soll eine Urinmenge von mindestens 3 Litern, regelmäßig über 24 Stunden verteilt, erzielt werden. Ziel: Urinverdünnung. Bei einem spezifischen Gewicht des Urins von 1'010 ist eine Kristallbildung praktisch unmöglich.
2. Diät, nicht zu einseitige Ernährung: wenig tierische Eiweiße (heißt: maximal fünf Fleischgerichte pro Woche) wegen vermehrter Ausscheidung von Oxalsäure, Kalzium und Harnsäure. Exzessive Zufuhr von tierischem Eiweiß bewirkt einen Abfall des Urin-pH und der Citraturie.
3. Je nach Steinzusammensetzung:
   - Kalzium-Oxalat-Steine: Wegen der Kalziurie-steigernden Wirkung soll die Natrium-Zufuhr reduziert werden. Eine Kalzium-arme Diät ist kontraproduktiv, weil eine zu geringe Kalzium-Zufuhr sekundär zu einer vermehrten intestinalen Absorption von Oxalat und somit zu einer Hyperoxalurie führt. Zudem begünstigt eine verminderte Kalzium-Zufuhr eine Osteopenie.
   - Bei Phosphatsteinen (Infektsteinen): konsequente Infekttherapie; Ansäuerung des Urins auf pH-Werte von 5,2 bis 6,2.
   - Bei Harnsäuresteinen: purinarme Diät (keine Innereien), Zyloric® bei Hyperurikämie/Hyperurikosurie. Urin-Alkalisierung auf pH-Werte von 6,2 bis 6,8 mit Uralyt-U® (Kontrolle mit Indikatorpapier).

Harnsteinchirurgie

Seit Mitte der Achtzigerjahre:

1. Perkutane Lithotripsie: Ultraschall-gesteuerte Punktion des Nierenhohlsystems und Entfernung von kleineren Steinen direkt mit spezieller Zange.
2. Uretero-Renoskopie: endoskopische Aufbougierung der Harnleiteröffnung und Entfernung von Steinen mit speziellen Zangen oder Körbchen.
3. Extrakorporelle Stoßwellenlithotripsie (ESWL): Stoßwellen sind innerhalb kürzester Zeit entstehende enorme Druckanstiege, durch welche Nie-

rensteine auf der Seite des Aufpralles sukzessive zerbröckeln. Die ESWL erfordert bis zur Steinzertrümmerung mehrere 100-2'000 Stöße, was zu starken Schmerzen an den Nieren führt, daher erfolgt der Eingriff in Epiduralanästhesie.

Beachte: Vorkommen von viszeralen Schmerzen (Koliken infolge Spasmen von Hohlorganen): Gallenkolik bei Cholelithiasis; Nierenkolik bei Urolithiasis; Blasentenesmen (schmerzhafte Miktionen) bei HWI oder Zystolithiasis; Darmkoliken bei Ileus, Gastroenteritis oder funktionell (Kolon-irritabile-Syndrom).

Nephrotisches Syndrom

Definition

Nephrotisches Syndrom heißt erhöhte Durchlässigkeit der Kapillaren in den Nierenglomerula für Plasmaeiweiße mit konsekutiver Proteinurie mit einem Eiweißverlust im Urin von mehr als 3,5 g pro Tag pro 1,73 m^2.

Pathophysiologisch handelt es sich um krankhafte Veränderungen an der glomerulären *Basalmembran* mit Veränderungen der physikalischen Eigenschaften des Ultrafilters.

Ätiologie

Zahlreiche Noxen (schädigende Substanzen) und Systemerkrankungen können zu einem nephrotischen Syndrom führen. Bei ungefähr 80% der Patienten ist das NS durch eine primäre glomeruläre Erkrankung bedingt.
Weitere Ursachen können sein: Diabetes mellitus, Amyloidose, Glomerulonephritiden im Rahmen einer Systemerkrankung, von Infektionen, malignen Tumoren oder Medikamenten.

Klinik

Die klinischen Symptome und Komplikationen werden bestimmt durch das Ausmaß der Proteinurie und der zugrundeliegenden glomerulären Erkrankung.

Als Folge der Proteinurie treten auf: Ödeme, Hypalbuminämie, Hyperlipidämie, Thromboseneigung, Hypotonie, schäumender Urin, prärenale Niereninsuffizienz. Ödeme sind oft das erste Symptom, das dem Patienten auffällt.
Gesichtsödeme sind typisch, vor allem teigig-weiche Lidödeme.
Beachte: Die Lidhaut ist prädestiniert für die Manifestation von Ödemen. Grund: Anatomischer Aufbau mit zarter Epidermis, locker aufgebauter, fettgewebsarmer, aber sehr gefäßreicher Kutis und Subkutis und ausgedehnten Lymphgefäßnetzen.

Diagnostik

Die Abklärung eines nephrotischen Syndroms erfordert in der Regel eine Nierenbiopsie mit Gewebeuntersuchung im Mikroskop zwecks Charakterisierung der glomerulären Läsion (Schädigung), Beurteilung der Prognose und Indikationsstellung einer immunsuppressiven Therapie.

Glomerulopathien (Glomerulonephritiden)

Definition und Pathogenese

Glomerulopathien sind Erkrankungen der Glomerula. Sie haben eine heterogene (vielgestaltige) Pathogenese. Häufig fehlen morphologische Entzündungszeichen. Deshalb ist der Überbegriff Glomerulopathie der Bezeichnung Glomerulonephritis vorzuziehen.

Einteilung

Es werden primäre von sekundären Glomerulopathien unterschieden. Die sekundären Glomerulopathien entstehen im Rahmen von Systemerkrankungen, Infektionen, malignen Tumoren oder bei Medikamenten-Exposition.

Pathophysiologie

Die Schädigung der Glomerula entsteht entweder durch immunologische oder nicht-immunologische Mechanismen. Die immunologische Schädigung kann durch Ablagerung von zirkulierenden Immunkomplexen, durch in-situ-Immunkomplex-Bildung, durch Bildung von Antikörpern gegen die glomeruläre Basalmembran oder durch zelluläre Immunmechanismen zustande kommen.

Klinik

Eine Glomerulonephritis kann akut, subakut oder chronisch verlaufen.
Die klinischen und laborchemischen Befunde sind durch die Störung der Filterpermeabilität (Durchlässigkeit) und den Untergang von Nephronen bedingt. Die folgenden klinischen Syndrome werden beschrieben:

- Asymptomatische Proteinurie/Hämaturie;
- Akutes nephritisches Syndrom (nephritisches Sediment, Ödeme, Hypertonie);
- Nephrotisches Syndrom;
- rasch progrediente Glomerulonephritis;
- chronische Glomerulonephritis.

Diagnostik

Zur genauen Abklärung ist eine Nierenbiopsie notwendig. Die Zuweisung zu einem nephrologischen Zentrum ist daher empfehlenswert.

Prognose

Die Prognose ist abhängig vom Typ der Glomerulonephritis. Chronische Glomerulonephritiden sind eine häufige Ursache der chronischen Niereninsuffizienz.

Diabetische Nephropathie

Bedeutung

Die diabetische Nephropathie ist eine wichtige Ursache der chronischen Niereninsuffizienz. In den Dialysezentren der USA sind bis zu $1/3$ der Patienten Diabetiker.

Häufigkeit

- Beim Typ I-Diabetes in 30 - 40% der Fälle nach 15 - 30jährigem Krankheitsverlauf (vergleiche Retinopathie, welche nach einer Diabetesdauer von über 25 Jahren in 95% vorkommt).

- Typ-II-Diabetes: Nephropathie in 15 - 25%.

Beachte: Eine Prävention ist wahrscheinlich nur durch eine optimale Blutzucker-Einstellung, eine frühzeitige Erfassung und Behandlung der Hypertonie sowie Verabreichung von ACE-Hemmern beim Auftreten einer Mikroalbuminurie möglich.

Siehe auch *diabetische Nephropathie* auf Seite 404!

Risikofaktoren für das Auftreten einer Nephropathie

Qualität der Blutzuckereinstellung (Hauptfaktor), familiäre Belastung mit Hypertonie.

Pathologisch-anatomische Manifestationen des Diabetes mellitus an den Nieren

1. Diabetische Glomerulosklerose Kimmelstiel-Wilson: Verdickung der glomerulären Basalmembran, Vermehrung der mesangialen Matrix, Hyalinisierung der Vasa afferentia und efferentia. In der Spätphase diffuse und nodulare Glomerulosklerose.

2. Diabetische Arteriolosklerose (Befall der kleinen Arterien der Nieren, diabetische Mikroangiopathie).

Klinik

Stadieneinteilung Typ-1-Diabetes mellitus (nach Mogensen)

I. Hypertrophie-Hyperfunktion:
Große Nieren, glomeruläre Filtrationsrate ist erhöht.

II. Histologische Nierenveränderungen ohne klinische Manifestation:
Verdickung der kapillären Basalmembran.
Auftreten nach einer Diabetesdauer von 2 - 5, evtl. bis 10 Jahren.

III. Beginnende Nephropathie (= Nierenschädigung):
Zunehmende Mikroalbuminurie von 30 - 300 mg/24 Std.
Auftreten nach einer Diabetesdauer von 10 - 15 Jahren.

IV. Klinisch manifeste Nierenschädigung:
Glomeruläre Filtrationsrate abnehmend. Proteinurie über 0,3 g /24 Std.
Auftreten nach einer Diabetesdauer von 15 - 25 Jahren. Klinisch nephrotisches Syndrom, Hypertonie bereits in 60 - 70% vorliegend.
Kreatininanstieg.

V. Stadium der Niereninsuffizienz:
Auftreten nach einer Diabetesdauer von 20 - 30 Jahren.
Glomeruläre Filtrationsrate und Nierendurchblutung sind stark erniedrigt.
Die Glomerula sind obliteriert (verödet). Klinisch: nephrotisches Syndrom übergehend in die terminale Niereninsuffizienz.
Hypertonie in 90 - 100%. Diabetische Retinopathie. Kreatininerhöhung von 200 - 300 µmol/l oder mehr.

Tabelle 87: Diabetische Nephropathie: Stadieneinteilung

Stadium	Charakteristika	Zeitverlauf (Jahre nach Diabetes-Diagnose)	Prävention
I Hyperfiltration	GFR ↑ Nierenhypertrophie	Bei Diabetesbeginn	Strikte BZ-Kontrolle
II Klinische Latenz	GFR ↑ GBM-Verdickung ↑ evtl. intermittierende Mikroalbuminurie	2 - 5 Jahre	Strikte BZ-Kontrolle
III Beginnende Nephropathie	GFR im Normbereich GMB-Verdickung ↑↑ Mesangiale Proliferation Konstante Mikroalbuminurie	5 - 15 Jahre	Optimale BZ-Kontrolle BD-Einstellung mit Antihypertensiva (ACE-Hemmer / Angiotensin-II Antagonisten; Ziel-Blutdruck 120/80 mmHg). Therapie kardiovaskulärer Risikofaktoren
IV Manifeste Nephropathie	GFR kontinuierlich abfallend Glomerulosklerose Makroproteinurie arterielle Hypertonie	15 - 20 Jahre	Eiweiß- und Salzrestriktion
V Terminale Niereninsuffizienz	GFR ↓↓ Makroproteinurie ↑↑ arterielle Hypertonie	> 20 Jahre	irreversibel
	GFR = glomeruläre Filtrationsrate GBM = glomeruläre Basalmembran		

Therapie der diabetischen Nephropathie

1. **Konservative Therapie:**

   Optimale Blutzuckereinstellung und Blutdrucksenkung anstreben (Ziel-Blutdruck: < 130/80 mmHg). Limitierender Faktor ist bei älteren Patienten oft die neurogene orthostatische Hypotonie (Sturzneigung).

   Mittel der Wahl: ACE-Hemmer oder Angiotensin-II Antagonisten.

   Bei einem Serum-Kreatinin > 400 µmol/l: Eiweißzufuhr einschränken auf 0,6 - 0,8 g/kg Körpergewicht.

   Bei hypertonen Patienten: Einschränkung der NaCl-Zufuhr auf 6 - 8 g pro Tag. Praktisch bedeutet dies: Verzicht auf stark gesalzene Speisen und Auslassen von Nachsalzen am Tisch.

2. **Nierenersatztherapie:**

   Wichtig: Eine Nierenersatztherapie muss möglichst früh mit dem Patienten besprochen werden, d.h. schon bei relativ tiefen Kreatininwerten zwischen 300 und 600 µmol/l. Wichtig ist die Kontaktaufnahme mit einem Nephrologiezentrum zur Planung der Nierenersatztherapie.

   Verfahrenswahl: Es gibt keine feste Regeln: Erstrebenswertes Ziel: kombinierte Nieren-Pankreas-Transplantation. Eine gute Alternative zur Hämodialyse ist die CAPD (Kontinuierliche ambulante Peritonealdialyse).

Chronische Niereninsuffizienz

Definition

Chronische Niereninsuffizienz («insufficere» lateinisch: «ungenügen») bedeutet irreversibles Endstadium verschiedener Nierenerkrankungen verbunden mit einer Verminderung der glomerulären, tubulären und endokrinen Funktionen der Nieren.

Klinische Symptome der chronischen Niereninsuffizienz können auftreten, wenn etwa 70% des Nierenparenchyms zugrunde gegangen sind, und die glomeruläre Filtrationsrate unter $1/3$ der Norm abgesunken ist. Häufig wird die chronische Niereninsuffizienz zufällig entdeckt im Rahmen einer Anämie- oder Hypertonie-Abklärung.

Ätiologie

Zahlreiche erworbene und angeborene Nierenerkrankungen können zu einer chronischen Niereninsuffizienz führen.

Mit absteigender Häufigkeit kommen folgende Ursachen vor:
- Glomerulopathien (diabetische Nephropathie, Glomerulonephritiden),
- chronische Pyelonephritis,
- vaskuläre Nierenerkrankungen,
- Zystennieren,
- Analgetika-Nephropathie.

Pathophysiologie

1. Anreicherung urämischer Toxine im Blut.
2. Störungen des inneren Milieus: Veränderungen im Wasser-Elektrolyt- und Säuren-Basen-Haushalt.
3. Ausfall endokriner Funktionen: Erythropoietin-Mangel, verminderte Synthese von $1,25 (OH)_2D_3$ (Calcitriol), verminderte oder vermehrte Renin-Sekretion.

Klinik und Symptomatik der Urämie

Definition

Urämie aus griechisch «ouron» = «Harn», «haima» = «Blut»: «Blutvergiftung mit Harn».
Synonym für terminale Niereninsuffizienz (chronisches Nierenversagen im Endstadium).

Symptome

1. *Neurologische Symptome:* Mattigkeit, Schläfrigkeit, Kopfschmerzen, Schlaflosigkeit, Verwirrungszustände, Koma, Krämpfe, Polyneuropathien, Myopathien.
2. *Gastrointestinale Symptome:* Übelkeit, Erbrechen, Obstipation oder Diarrhö.
3. *Kardiovaskuläre Symptome:* Hypertonie, Herzinsuffizienz, Perikarditis, Ödeme.

4. *Hämatologische Symptome:* Anämie (wegen verminderter Produktion und verkürzter Überlebenszeit der Erythrozyten), hämorrhagische Diathese (erhöhte Blutungsneigung), verminderte Infektabwehr.

5. *Hautveränderungen:* Fahlgelbes Kolorit, Pruritus (Juckreiz).

6. *Endokrine Störungen:* Erektile Dysfunktion (= Impotenz), Zyklusstörungen, Amenorrhö (= Sistieren der Monatsblutungen).

7. *Stoffwechselstörungen:* Glukosetoleranzstörungen, Erhöhung der Gesamtlipide, Durst.

8. *Osteoartikuläre Symptome:* Knochenschmerzen, Spontanfrakturen, unter anderem infolge einer renalen Osteopathie.

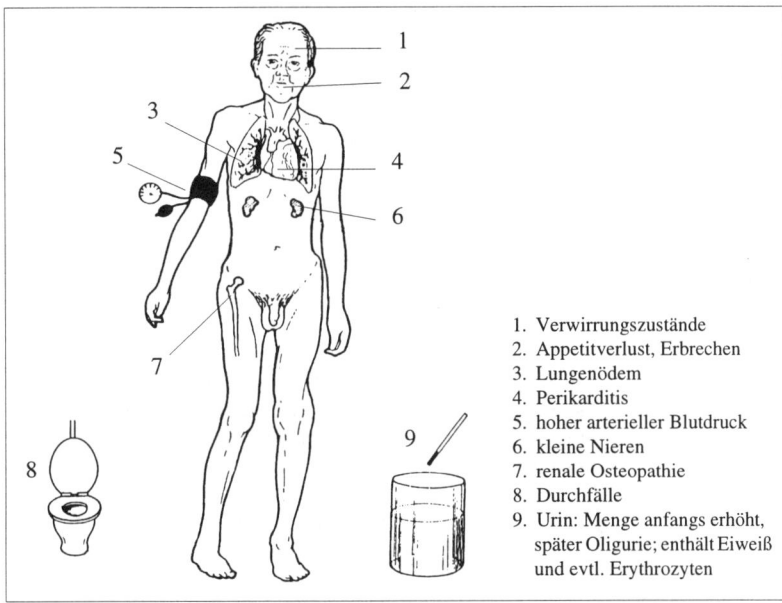

1. Verwirrungszustände
2. Appetitverlust, Erbrechen
3. Lungenödem
4. Perikarditis
5. hoher arterieller Blutdruck
6. kleine Nieren
7. renale Osteopathie
8. Durchfälle
9. Urin: Menge anfangs erhöht, später Oligurie; enthält Eiweiß und evtl. Erythrozyten

Abbildung 63: Urämie: die wichtigsten Symptome und Befunde

Renale Osteopathie

Die wichtigsten Faktoren, die zur Entwicklung einer renalen Osteopathie beitragen, sind der sekundäre Hyperparathyreoidismus und der Mangel an Calcitriol. Die gesteigerte PTH-Sekretion ist vor allem bedingt durch die bei zunehmender Niereninsuffizienz sich entwickelnde Hyperphosphatämie, Hypokalzämie und Abnahme des Calcitriols.

Therapie

Konservative Therapie

1. Diät: Eiweißrestriktion, Salz- und Kalium- sowie Phosphat-Restriktion, genügende Kalorienzufuhr.

2. Flüssigkeitsbilanz: Trinkmenge gemäß Durstgefühl. Bei Abnahme der Diurese genaue Flüssigkeitsbilanz notwendig wegen der Gefahr einer Überwässerung.

3. Medikamente: Phosphatbinder gegen die Hyperphosphatämie: Calciumsalze (Calciumacetat, Calciumcarbonat); Antihypertensiva, Diuretika, Erythropoietin, Calcitriol.

Dialysebehandlung

Indikationen zur Dialyse: Abnahme der glomerulären Filtrationsrate auf 5 bis 10 ml pro Minute oder beim Auftreten urämischer Symptome wie: Übelkeit, Erbrechen, urämische Enzephalopathie, konservativ nicht beherrschbare Volumenexpansion (Lungenödem!), lebensbedrohliche Hyperkaliämie, Perikarditis, Pleuritis.
Kontraindikation: lebensbegrenzende Zweiterkrankung.

Therapie der renalen Osteopathie in fortgeschrittenen Stadien

1. Therapie des renalen sekundären Hyperparathyreoidismus:
   Korrektur der Hypokalzämie durch Kalziumzulagen. Phosphatsenkung durch Kalziumsalze. Calcitriol (Rocaltrol®) bei Erhöhung des intakten Parathormones auf über das 2 - 3fache des Normalwertes.

2. Therapie der Osteomalazie: Diese Behandlung ist schwierig und erfolgt gemäß speziellen Richtlinien. Wichtig ist die Erfassung einer Aluminium-assoziierten Osteomalazie.

Akutes Nierenversagen

Definition

Akutes Nierenversagen im engeren Sinne = akute Tubulusnekrose.

Akuter Ausfall der Nierenfunktion durch ischämische oder toxische Schädigung des Nierenparenchyms; in der Regel reversibel. Primäre Nierenerkrankungen wie z.B. die akute Glomerulonephritis werden im engeren Sinne *nicht* dem Begriff des akuten Nierenversagens zugeordnet, obwohl auch diese mit Oligo-Anurie einhergehen können.

Ursachen

Zwei Hauptgruppen:

1. Ischämisch-zirkulatorisches Nierenversagen in 80%:
   Nierenversagen im Rahmen eines Schocksyndroms.

2. Toxisches Nierenversagen:
   A) Medikamentös bedingtes nephrotoxisches Nierenversagen:
      a) Nicht-steroidale Antirheumatika (NSAR): Sie sind die häufigste Ursache von medikamentös bedingten Nierenfunktionsstörungen!
      b) Antibiotika: Aminoglykoside (Garamycin®, Obracin®).
      c) Zytostatika (Methotrexate®).
   B) Rhabdomyolyse und intravasale Hämolyse.
   C) Pflanzen- / Tiergifte (Pilze, Schlangen); Chemikalien.

Symptomatik

Rückgang der Diurese heißt: Verminderung der Urinmenge, genannt Oligo-Anurie.

Wichtige Definitionen

- Oligurie: Urinvolumen unter 400 ml pro Tag
- Anurie: Urinmengen unter 100 ml pro Tag
- Kreatinin-Clearance: bei der Frau 110 ml /Min., beim Mann 120 ml/Min.

Beachte: Jede längerdauernde Ischämie der Nieren kann in eine akute Tubulusnekrose übergehen (Absterben der Nierentubuli). Gefährdet sind vor allem Patienten mit einer vorbestehenden Nierenschädigung bei gleichzeitiger Einnahme von möglicherweise nephrotoxischen Medikamenten (ACE-Hemmer, NSAR) oder nach Applikation von Röntgenkontrastmittel.

Vorgehen bei akuter Oligo-Anurie

1. Ausschluss einer postrenalen Ursache: EK mit Restharnbestimmung; Sonographie.
2. Therapeutischer Versuch mit 0,9% NaCl.
3. Therapie der beginnenden akuten Niereninsuffizienz:
   a) bei Normovolämie ohne Herzinsuffizienz und Oligurie unter 48 Stunden: Mannitol Infusion.
   b) bei Lungenödem infolge Herzinsuffizienz: Lasix® 250 mg als Kurzinfusion.

Beachte: Während der oligurischen Phase müssen folgende Parameter kontrolliert werden:

1. Extrazellulärvolumen: Körpergewicht, Ödeme, zentraler Venendruck und Blutdruck. Bilanz: plus 500 ml/Tag bei afebrilen Patienten.
2. Labor: Calcium, Phosphat, Natrium, Kalium, Harnstoff, Kreatinin.

Dialyse-Indikationen

1. Urämische Komplikationen: Perikarditis, Lungenödem, ZNS-Symptome und konservativ nicht beherrschbare Hypervolämie und Hyperkaliämie.
2. Harnstoff- und Kreatinin-Anstieg (>30 mmol/l resp. >900 µmol/l). Beachte: vorübergehend dialysepflichtig werden etwa 50% der Patienten mit akutem Nierenversagen.

Verlauf

Der Verlauf kann in vier Phasen eingeteilt werden:

1. Initialphase: Phase der Schädigung.
2. Phase des manifesten Nierenversagens:
   oligurische Phase: Dauer wenige Tage bis 3 Wochen.
3. Diuretische Phase:
   Zunahme der Urinvolumina. Exakte Flüssigkeits-/Elektrolytbilanzierung!
4. Restitutionsphase:
   Eine Restitutio ad integrum (Heilung) wird in der Regel nach 3 bis 6 Monaten erreicht.

Raumforderungen in den Nieren

Zystenbildungen in den Nieren

Differentialdiagnose einer zystischen Struktur in den Nieren

- Einfache Nierenzyste ohne Bedeutung.
- Zystisches Nieren-Karzinom.
- Manifestation der hereditären zystischen Nierendegeneration.

Nierenzysten

Klinik: Nierenzysten sind in 70% asymptomatisch, können sich aber selten mit Schmerzen oder Mikro- und Makrohämaturien manifestieren. Komplikationen sind Blutungen, Ruptur (Platzen), und Hypertonie.

Diagnostik: Sonographie (= Ultraschall).

Therapie: Indikation zur Freilegung und Resektion besteht bei Verdacht auf Malignität und bei großer Zyste mit Symptomen.

Zystennieren

Pathogenese: Polyzystische Nierenerkrankung vom autosomal dominanten Typ. Wichtige Ursache für eine chronische Niereninsuffizienz! Dominanter Erbgang. Manifestation mit ca. 40 bis 50 Jahren.

Klinik: Flankenschmerzen, Harnwegsinfekte, Hypertonie.
Komplikationen: chronisch-rezidivierende Harnwegsinfekte (häufigste Komplikation), Hypertonie, Einblutung in die Zysten, Zysten in anderen Organen (z.B. Leber), Nephrolithiasis, chronische Niereninsuffizienz.

Diagnostik: Ultraschall, CT des Abdomens.

Therapie: Stichwort: konservativ. Operationsindikationen sind einseitige schwere Komplikationen (Hämaturien, Pyonephrose). Nierenersatztherapie.

Hypernephroides Karzinom der Nieren

Vorkommen

Das Adenokarzinom der Nieren kommt gehäuft bei Männern vor und zwar in der 5. und 6. Lebensdekade. Es entsteht aus den Epithelzellen der Tubuli.

Metastasierung

Vor allem hämatogen sehr häufig in die Lungen (in 50%), aber auch in Leber, Skelett, Nebennieren, Hirn, Herz, Milz, Schilddrüse und Urethralwulst.

Klinik

Beachte: uncharakteristisch mit einer vielgestaltigen Symptomatik.
Frühsymptome können sein: Nachtschweiß und subfebrile Temperaturen, so dass primär an einen Infekt oder an Tuberkulose gedacht wird.
Spätsymptome: sogenannte Trias mit schmerzloser Makrohämaturie, einem palpablem Tumor und Flankenschmerzen (verursacht durch Kapseleinbruch).
Weitere Symptome und Befunde: Gewichtsverlust, Anämie, Polyglobulie, Hepatosplenomegalie mit Leberfunktionsstörungen, Hyperkalzämie. Wegen der Vielgestaltigkeit wird das hypernephroide Karzinom auch als «Malignom des Internisten» bezeichnet.

Diagnostik

Daran denken und Sonographie des Abdomens veranlassen, ev. CT.

Therapie

Radikale Tumor-Nephrektomie in kurativer Absicht: Bei großen Tumoren wird ein retroperitonealer thorako-abdominaler Zugang nötig, einem Zwei-Höhlen-Eingriff mit entsprechend großer Belastung für den Patienten.
Palliative Eingriffe (Tumorembolisation, Nephrektomie) bei Schmerzen, anämisierenden Makrohämaturien oder Blasentamponaden.

1. Urologie

Einleitung und Bedeutung

- Urologie ist die Lehre von den Erkrankungen der Harnwege (Nieren, Ureteren = Harnleiter, Harnblase, Urethra = Harnröhre). Der Urologe betreut auch männliche Patienten mit Erkrankungen der Geschlechtsorgane (Prostata, Hoden, Nebenhoden, Penis).

- Bei jüngeren Patienten stehen im Urogenitalbereich Infektions- und Geschlechtskrankheiten im Vordergrund (STD = sexually transmitted diseases, durch Geschlechtskontakt übertragene Krankheiten).

- Beim älteren Mann ist die Prostatahyperplasie die in der Praxis am häufigsten anzutreffende Erkrankung. Bei der älter werdenden Frau ist die Urininkontinenz das wichtigste Krankheitsbild aus urologischer Sicht.

- Zu den häufigsten geriatrischen urologischen Problemen gehören Prostatahyperplasie und Prostatakarzinom, rezidivierende Harnwegsinfekte, die Urininkontinenz inklusive Katheterprobleme (Katheterzystitis) sowie dermatologische infektiöse Krankheitsbilder im Urogenitalbereich (genitale Mykose, Balanitis = Eichelentzündung und atrophische Vulvitis).

Der alternde Mann

Bei den Frauen wird durch den relativ abrupt einsetzenden Östrogenmangel nach der Menopause das sogenannte «klimakterische Syndrom» ausgelöst. Am häufigsten werden neurovegetative, kardiovaskuläre und seelische Störungen beschrieben (Hitzewallungen, beschleunigter Puls, Nervosität, Verstimmungszustände, Schweißausbrüche, depressive Reaktionen, Schlafstörungen).

Bei Männern kommt es jenseits des 50. Altersjahres ebenfalls zu einem Abfall des Sexualhormons, des Testosterons; allerdings erfolgt der Abfall nicht abrupt innerhalb von Monaten, sondern langsam fortschreitend über Jahre.
50 - 55jährige Männer klagen am häufigsten über Energiemangel, Abnahme der Leistungsfähigkeit (Müdigkeit und Erschöpfung am Abend), Antriebsstörungen und Skelett- und Gelenkschmerzen (am häufigsten Rückenschmerzen).
Bei den Männern stehen vor der Pensionierung vor allem psychologische Probleme im Vordergrund: Lebensbilanz? Lebenssinn? Zukunftsperspektive? («Was kommt jetzt noch?»).

Aus urologischer Sicht klagen viele ältere Männer über Veränderungen im sexuellen Erlebnisbereich, Verlangsamung von Erektion und Intensitätsminderung der Ejakulation. Dennoch bleiben befriedigende sexuelle Beziehungen und eine Zeugungsfähigkeit weit über das 80. Altersjahr hinaus erhalten.

Tabelle 88: Klinische Zeichen eines Androgendefizits beim alternden Mann

Osteoporose - Rückenschmerzen - Frakturen - Abnahme der Körpergröße	Körperzusammensetzung - Zunahme des Fettgewebes - viszerale Adipositas - Abnahme des fettfreien Gewebes
Muskelkraft - Atrophie - nachlassende Kraft - Leistungsschwäche	Haut - Trockenheit - fehlende Talgproduktion - reduzierte Sekundärbehaarung
Sexualfunktion - Libidoverlust - Impotenz	Anämie - «Androgenmangelanämie» - chronische Müdigkeit - Leistungsschwäche

Prostata-Hyperplasie

Bedeutung

Die gutartige Prostatahyperplasie BHP (= benigne Prostata-Hyperplasie) ist eine der häufigsten Krankheiten im urologischen Praxisalltag. Etwa 50% der 60jährigen Männer (und 100% der 80jährigen) weisen eine Prostatahyperplasie auf. Trotz der Häufigkeit objektivierbarer Befunde entwickelt hingegen nicht jeder Träger einer Prostatahyperplasie eine Harnwegsobstruktion (Behinderung des Harnabflusses aus der Harnblase), die einer Therapie bedürfte. Das Prostatavolumen korreliert in keiner Weise mit dem Schweregrad einer Harnabfluss-Störung.

Die Prostatahyperplasie wird in Asien und Afrika selten gesehen.

Pathologisch-anatomisch handelt es sich um eine knötchenartige Proliferation der die Harnröhre umscheidenden Drüsenelemente.

Entstehung

Einzige sichere Faktoren bei der Entstehung einer Prostata-Hyperplasie sind:

1. das Erreichen eines Alters über 40 Jahre und

2. eine normale Hodenfunktion.

Zwischen dem 40. und dem 50. Lebensjahr schreitet die Entwicklung der Prostata-Hyperplasie relativ rasch fort. Bei Männern über 70 Jahren nimmt sie jedoch nur noch langsam zu. Etwa 25% aller Männer entwickeln im Verlauf ihres Lebens obstruktive Symptome, welche behandlungsbedürftig sind.

Wachstum, Struktur und Funktion der Prostata hängen ab von einer adäquaten Menge zirkulierender Androgene. Testosteron ist das wichtigste Androgen, welches durch die Hoden sezerniert wird. Durch Umwandlung in Dihydrotestosteron mittels 5-Alpha-Reduktase erlangt es seine Wirkung auf die Prostata-Drüse. Dies ist der Ansatzpunkt der Therapie mit 5-Alpha-Reduktasehemmern.

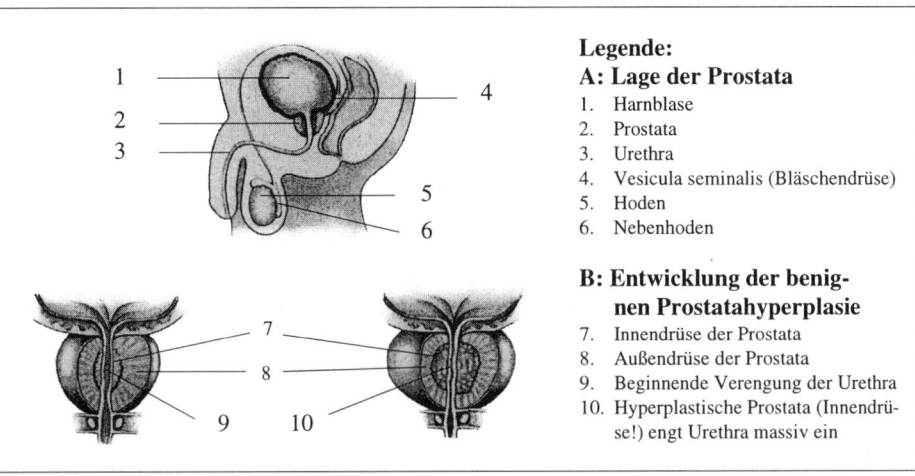

Legende:

A: Lage der Prostata
1. Harnblase
2. Prostata
3. Urethra
4. Vesicula seminalis (Bläschendrüse)
5. Hoden
6. Nebenhoden

B: Entwicklung der benignen Prostatahyperplasie
7. Innendrüse der Prostata
8. Außendrüse der Prostata
9. Beginnende Verengung der Urethra
10. Hyperplastische Prostata (Innendrüse!) engt Urethra massiv ein

Abbildung 64: Prostatahyperplasie

Symptomatik

Die Symptomatik entsteht durch das Wachstum, einerseits gegen die Urethra → obstruktive Prostatikerzeichen (lat. «obstruere» = verlegen, behindern), andererseits in Richtung Blasenhals → irritative (= reizende) Symptome durch Dauerirritation des Musculus detrusor vesicae (= Blasenentleerungsmuskel). Beachte bei der Anamneseerhebung: Der klassische Prostatapatient bagatellisiert sein Leiden (Rat: Ehefrau befragen). Pollakisurie und Nykturie sind eher unspezifische Symptome, welche auch bei Herzinsuffizienz oder funktionell (seelisch verursacht) vorkommen können.

Tabelle 89: Subjektive Symptome / objektive Befunde bei Prostatahyperplasie

Subjektive Symptome	Objektive Befunde
obstruktiv (einengend): • Harnstrahlabschwächung • Verzögerung des Miktionsbeginns • Harnstrahlunterbrechung • Nachträufeln • Restharngefühl	• Vergrößerung der Prostata (palpabel / Ultraschall) • Rückgang der Harnflussrate • Verlängerung der Miktionsdauer • Restharn • Hämaturie • rezidivierende Blasenentzündung
irritativ (reizend): • imperativer Harndrang • häufiger Harndrang • Nykturie • Harninkontinenz	• Blasensteine • Balkenblase • Dilatation der oberen Harnwege • Niereninsuffizienz

Der Verlauf wird typischerweise durch das Ausmaß der Störung der Harnentleerung geprägt. Wir unterscheiden pathophysiologisch 3 Phasen der Obstruktion und somit klinisch 3 Stadien der Prostatahyperplasie (Stadium I - III):

I. Obstruktion mäßig:

Prostatikerzeichen: die Blase erhöht den Miktionsdruck. Der Patient spürt «ich muss stärker pressen».

Symptomatik: initiales Warten (verzögerte Urinentleerung nach Einleitung der Miktion); terminales Nachträufeln; Pollakisurie (Harnentleerung oft und wenig) und Nykturie (Wasserlösen nachts); dünner, abgeschwächter Harnstrahl sowie verlängerte Miktionsdauer.

II. Obstruktion massiv:

Prostatikerzeichen plus Restharnbildung. Erhöhter Ruhedruck in der Harnblase führt zu Stauung.

Komplikation: Harnwegsinfekte.

III. Dekompensation der Harnblase:

Prostatikerzeichen plus Restharn plus Niereninsuffizienz.

Komplikation: Atone Blase, Aplasie der Harnblase (dünne Wand), Urinretention; eine atone Blase entsteht durch Zerstörung der cholinergen Ganglienzellen in der überdehnten Blasenwand (wahrscheinlich ischämisch).

Folge: die Blase kann sich nicht mehr entleeren (auch wenn eine allfällige Obstruktion behoben worden ist., d.h. «man kommt zu spät»).

Symptomatik: Überlaufinkontinenz; Kreatinin erhöht.

Diagnostik

1. Rektalpalpation (Abtastung der Prostata durch den Enddarm hindurch): vergrößerte, prallelastische, indolente Prostata (die normal große Prostata ist kastaniengroß und -förmig). Durch die rektale Palpation kann auch die Rektumampulle beurteilt werden (Tumoren des Enddarmes sind im höheren Alter gehäuft!).
   Eine palpatorisch normal große Prostata schließt eine Hyperplasie nicht aus; die Beurteilung der Prostata erfordert Erfahrung.

2. Restharnbestimmung (früher mit EK, heute mit Ultraschall = sonographisch): Sinn: Festlegung des Stadiums; evtl. EK bei Verdacht auf Urethrastriktur (narbige Verengung der Harnröhre). Grenzwert: ca. 50 ml Urin.

3. Labor: Kreatinin (erhöht im Stadium III); Prostata-spezifisches Antigen PSA (erhöht bei Prostatakarzinom).

4. Transrektale Ultraschalluntersuchung der Prostata mit Biopsie: bei palpatorisch karzinomunverdächtiger Prostata, aber gleichzeitig pathologisch erhöhtem PSA.

5. Urethrozystoskopie: Ausleuchtung und morphologische Beurteilung des gesamten unteren Harntraktes. Für eine genaue Operationsplanung ist sie unverzichtbar.

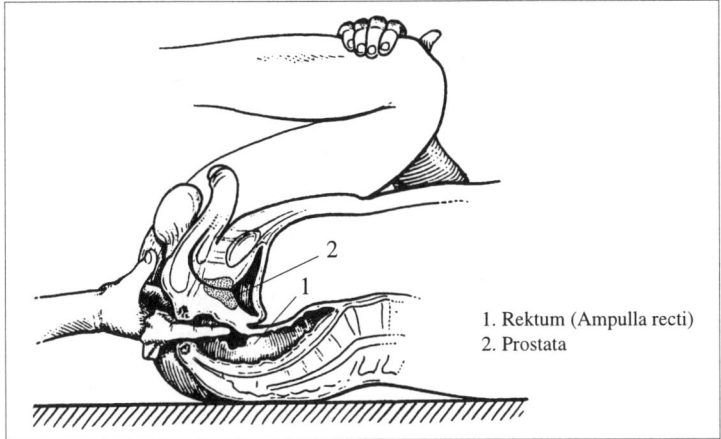

Abbildung 65: Rektalpalpation: Untersuchung von Prostata und Rektum

1. Rektum (Ampulla recti)
2. Prostata

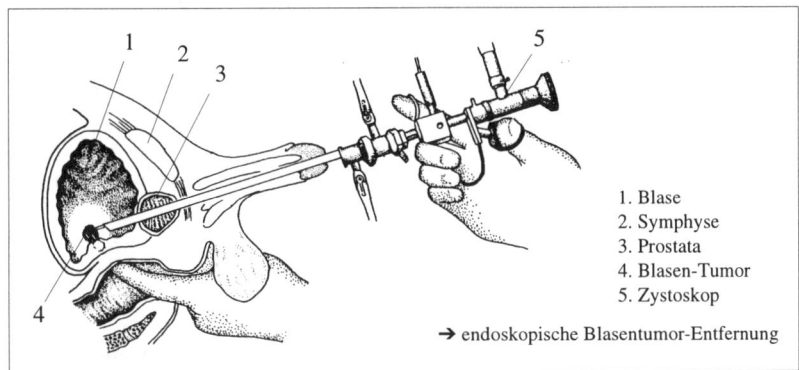

1. Blase
2. Symphyse
3. Prostata
4. Blasen-Tumor
5. Zystoskop

→ endoskopische Blasentumor-Entfernung

Abbildung 66: Zystoskopie (= Blasenspiegelung)

Komplikationen

- Harnverhaltung = Unvermögen, die prall gefüllte Harnblase zu entleeren. Sie kann in jedem Stadium eintreten.

- Totale schmerzlose Hämaturie: häufig beim Vorliegen eines Blasensteines.

- Überlaufinkontinenz: atone Blase mit sehr hohen Resturinmengen.

- Harnwegsinfekte: bei Stauung aufsteigende Infektion bis in die Ureteren mit der Gefahr von Pyelonephritiden.

- Blasensteine = Zystolithiasis.

- Nierenschädigung (Urämie): durch Stauung (Druckatrophie) und Reflux (Zurückfließen des Urins aus der Harnblase in die Nieren; Gefahr: Pyelonephritis).

- Inguinalhernien (Leistenhernien).

Therapie

1. Konservativ:

   a) Beeinflussung der obstruktiven Komponente: 5-Alpha-Reduktasehemmer: Proscar® (Nebenwirkungen: Libidoverminderung, erektile Dysfunktion).

   b) Beeinflussung der irritativen Komponente: Alpha-1-Rezeptorenblocker: Xatral® (Nebenwirkungen: Schwindel, Müdigkeit, Hypotonie, Synkopen). Beachte: eine Volumenabnahme der Prostata ist bei dieser Medikation nicht zu erwarten; daher keine Indikation bei überwiegend mechanisch-obstruierenden Hyperplasien.

   Beachte: bei allen in einer großen Menge angebotenen Phytopharmaka (z.B. Pollen-, Kürbissamen-, Brennessel-Extrakte, usw.) lässt sich überwiegend ein Plazeboeffekt nachweisen. Sie wirken aber in gewissem Rahmen antiphlogistisch (entzündungshemmend) und somit antiödematös. Diese Präparate sind bei jüngeren Männern indiziert, die nicht sofort einer Operation zugeführt werden sollen oder wollen. Eventuell lässt sich so ein Zeitgewinn von Monaten, seltener Jahren erreichen.

2. Operationen:

   2 - 4 von 10 Männern über 60 Jahren unterziehen sich wegen der Prostatahyperplasie einem operativen Eingriff.

   • Standardbehandlung: Transurethrale Resektion der Prostata (TUR-P). Die TUR-P stellt in etwa 90% aller operativen Eingriffe die Methode der Wahl dar. Die Mortalität der TUR-P konnte in den letzten 25 Jahren erfolgreich von 2,5 auf 0% gesenkt werden.

   Die Drüsenanteile werden unter endoskopischer Sicht direkt oder via Bildschirm stückweise abgetragen und ausgespült, Abtragung und Blutstillung werden mittels Elektrokoagulation erreicht. Der Eingriff wird üblicherweise in Spinalanästhesie durchgeführt.

   Komplikationen: eine Ejakulationsstörung ist häufig und Folge der Resektion des Blasenhals-Verschlussmechanismus. Erektile Dysfunktion ist selten mit 2 - 7%. Harnröhrenstrikturen in 3 - 7%.

   • Lasertherapie (VLA-P):
   Die VLA-P (visuelle Laser-Ablation der Prostata) scheint sich durchzusetzen. Vorteile: keine Blutungen, Operation kann sogar unter Antikoagulation durchgeführt werden. Nachteil: Keine Gewebeuntersuchung möglich zur Differenzierung zwischen Adenom und Karzinom. Eintritt der Wirkung der Operation erst nach 3 - 6 Wochen.

   • Verdampfung des Prostatagewebes mit Hochfrequenzstrom. Auf transurethralem Weg wird unter direkter Sicht das periurethrale Gewebe verdampft und somit zerstört.

   • Offene Adenomektomie: Indikation: große Prostata-Adenome mit einem Gewicht von über 80 g, oder Hüftgelenksarthrose mit Fixation der Beine in Adduktionsstellung, welche eine Steinschnitt-Lagerung verunmöglicht. Prinzip: retropubische Prostatektomie analog Millin mit Darstellung des Blasenhalses und Anlegen einzelner durchgreifender blutstillender Nähte.

   Wichtigste Komplikation ist die transfusionsbedürftige Blutung. Weitere sind: retrograde Ejakulation bei erhaltenem Orgasmus (häufig); erektile Dysfunktion (= Impotenz); totale Inkontinenz (sehr selten). Die Ergebnisse der offenen Operation sind mit jenen der TUR-P bezüglich Beseitigung der Obstruktion und Verbesserung der subjektiven Symptome vergleichbar, ebenso wie die Komplikationsmöglichkeiten. Zusätzliche Risiken: Wundheilungsstörungen, thromboembolische Komplikationen.

Prostatakarzinom

Siehe Onkologie, Kapitel *Prostatakarzinom* auf Seite 445!

Erkrankungen der männlichen Sexualorgane

Bedeutung

Dermatologische und vor allem infektiöse Probleme im Intimbereich sind sehr häufig bei alten Männern. Sie verursachen den Patienten oft quälende Symptome (brennende Schmerzen, Miktionsstörungen) und sind in der Regel mit einem hohen Pflegeaufwand verbunden.

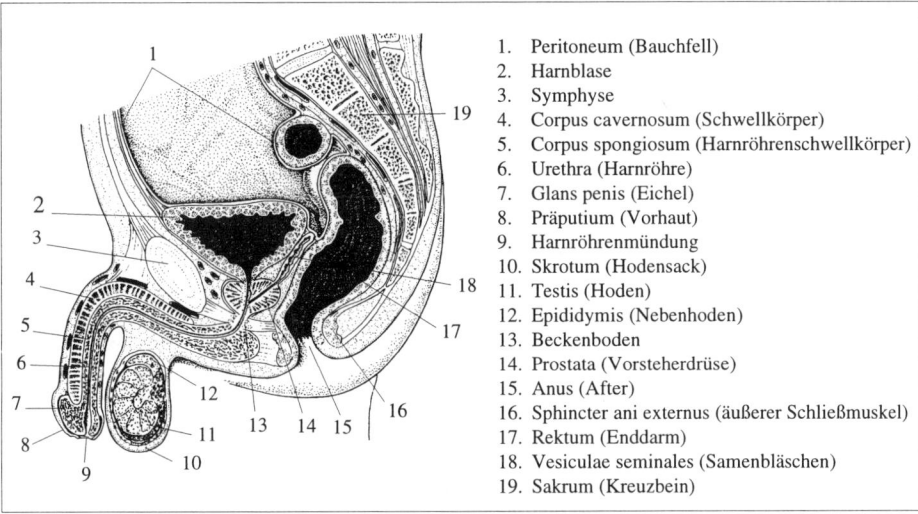

1. Peritoneum (Bauchfell)
2. Harnblase
3. Symphyse
4. Corpus cavernosum (Schwellkörper)
5. Corpus spongiosum (Harnröhrenschwellkörper)
6. Urethra (Harnröhre)
7. Glans penis (Eichel)
8. Präputium (Vorhaut)
9. Harnröhrenmündung
10. Skrotum (Hodensack)
11. Testis (Hoden)
12. Epididymis (Nebenhoden)
13. Beckenboden
14. Prostata (Vorsteherdrüse)
15. Anus (After)
16. Sphincter ani externus (äußerer Schließmuskel)
17. Rektum (Enddarm)
18. Vesiculae seminales (Samenbläschen)
19. Sakrum (Kreuzbein)

Abbildung 67: männliche Geschlechtsorgane / Becken

Phimose

Definition und Ätiologie

Aus griechisch «phimoein» knebeln. Phimose heißt Verengung der Penisvorhaut (= präputium), so dass sie nicht mehr über die Eichel zurückgestreift werden kann.

Selten angeboren (in 2%) durch Verklebtbleiben des inneren Vorhautblattes mit der Eichel.

Viel häufiger erworben nach Entzündung der Eichel (= entzündliche Phimose) oder infolge altersbedingter narbiger Schrumpfung des Vorhautringes.

Klinik

Symptomatik:

Anfangs symptomlos und progredient über Wochen oder Monate, so dass die Diagnose oft erst spät beim Auftreten von Komplikationen gestellt wird (oder aber falls die korrekte Intimpflege nicht mehr möglich geworden ist). Die Diagnosestellung ist wichtig wegen der Komplikationen.

Komplikationen:

* Balanitis = Eichelentzündung (durch Smegmaretention und Infektion);
* Paraphimose = spanischer Kragen: Einklemmung der zu engen Vorhaut hinter dem Eichelkranz mit Stauungsschwellung der Eichel und Gefahr der Vorhautgangrän = Absterben der Vorhaut.
  Therapie: manuelle Entstauung.
* Smegmaretention (Gefahr: Peniskarzinom); Präputialsteine.
* fortgeschrittenes Stadium: Behinderung der Miktion mit Obstruktion.

Therapie

Operation: Zirkumzision (= Beschneidung): zirkuläre Umschneidung beider Vorhautblätter mit Resektion (= operative Entfernung).

Balanitis = Entzündung der Eichel

Ätiologie und Bedeutung

Die Entzündung der Glans penis (= Eichel) ist ein häufiges Krankheitsbild bei älteren Männern, einerseits verursacht durch mangelhafte Hygiene (Vorhaut wird nicht konsequent zurückgezogen bei der Pflege) und/oder infolge sekundärer bakterieller Superinfektion (meistens durch Staphylo-/Streptokokken). Die Balanitis ist zudem eine Komplikation der Phimose (siehe oben).

Symptomatik

Starke lokale brennende Schmerzen verbunden mit psychomotorischer Unruhe. Lokalbefund: Eichel ist ödematös aufgeschwollen, stark gerötet und schmierig-eitrig belegt. Bei Phimose: Präputium (= Vorhaut) mit Entzündungszeichen und Eiteraustritt aus der eingeengten Vorhautöffnung.
Differentialdiagnose: Herpes genitalis: Bläschen und Erosionen gruppiert, Lymphknotenschwellung in der Leiste, starke lokale Schmerzen, Allgemeinzustand in der Regel reduziert, evtl. Fieber. Therapie: Zovirax®.

Therapie

Antibiotika: Fucidin®Salbe und Gaze. Pflege: Penis in Kamillosan baden vor der Applikation der Antibiotika.
Generelle Empfehlung bei älteren Männern: regelmäßige aber *vorsichtige* Intimpflege, insbesondere Vermeidung von mechanischen Läsionen mit der Gefahr der Superinfektion von Erosionen mit Bakterien und/oder Pilzen.

Prostatitis-Syndrom

Einteilung und Ätiologie

1. Akute und chronische bakterielle Prostatitis (ältere Männer):
   uropathogene Erreger, häufig Escherichia coli.
2. Urethro-Prostatitis (in jedem Alter vorkommend):
   Trichomonaden, Neisserien (Gonorrhö = Tripper), Candida (Pilze).
3. Prostatodynie (jüngere Männer):
   Ursache psychosomatisch, oft vergesellschaftet mit Symptomen im Anogenitalbereich (Anogenitalsyndrom mit chronischem Juckreiz und sexuellen Funktionsstörungen).

Symptomatik

Akute Prostatitis: Dysurie und Pollakisurie (ähnlich wie beim Harnwegsinfekt) verbunden mit perianalen (um den Anus herum) und perinealen (am Damm) Schmerzen, evtl. Schüttelfrost und Zeichen der Urosepsis.
Die Diagnostik erfolgt mittels Palpation mit einer schmerzhaften druckdolenten Prostata und Uricult™.

Therapie

Mittel der Wahl bei der bakteriellen Prostatitis: Ciproxin®.
Die Behandlung der Prostatodynie ist schwierig und sollte durch einen erfahrenen Sexualtherapeuten erfolgen (Abteilung für psychosoziale Medizin).

Epididymitis = Nebenhoden-Entzündung

Einteilung und Ätiologie

Die Ursache einer akuten Nebenhodenentzündung ist bei jüngeren Männern nicht immer eruierbar; im Alter stehen infektiöse Prozesse im Vordergrund (kanalikulär absteigende Infektionen bei Prostatitis oder bei liegendem DK).

Symptomatik

Sehr starke Schmerzen im entsprechenden Skrotalfach (beachte zur Terminologie: scrotum = Hodensack; orchis = Hoden). Ausgesprochenes Krankheitsgefühl und Fieber bis 40° führen nicht selten zur notfallmäßigen Konsultation beim Urologen. Die Diagnostik erfolgt durch die klinische Untersuchung, wobei das Skrotum ödematös geschwollen, glänzend und stark druckdolent ist. Typisch ist eine Schmerzlinderung beim Anheben des Hodens gegen die Leiste hin.

Therapie

Antiphlogistika z.B. Voltaren® und Antibiotika Ciproxin®. Hodenbank: Hochlagerung und Ruhigstellung kombiniert mit kalten Wickeln.

Hydrozele («Wasserbruch»)

Definition

Vermehrte Flüssigkeitsansammlung im Skrotalfach entweder idiopathisch oder im Rahmen von Entzündungen und Tumoren von Hoden und Nebenhoden (im Alter häufiger).

Symptomatik

Langsam progrediente meistens schmerzlose Schwellung in einem oder in beiden Skrotalfächern.
DD: Inguinoskrotalhernie (Leistenbruch): Die Hernie ist reponibel, evtl. sind Darmgeräusche hörbar mit dem Stethoskop.
Komplikation: Hautinfektionen an den Intertrigostellen (Pilze, Bakterien) und schmerzhafte Erosionen an der überdehnten Skrotalhaut. Große Probleme können auftreten bei zusätzlicher Inkontinenz für Urin und Stuhl!

Therapie

Operative Resektion der Hydrozelenwand. Bei älteren Männern lohnt sich evtl. eine Epididymektomie (= Entfernung des Nebenhodens).

Genitale Kontaktinfektionen, sexuell übertragbare Erkrankungen

Siehe *Genitale Kontaktinfektionen bei der Frau* auf Seite 362!

Urologische Notfälle

Nieren-/Harnleiter-Kolik

Ursachen

Abgang von Ureter-(Harnleiter-)Steinen, Tumorbröckeln, Koagula, Papillennekrosen mit folgender Überdehnung der ableitenden oberen Harnwege.

Symptomatik

Akute sehr starke kolikartige krampfartige (viszerale) Schmerzen in der Len-
dengegend (lumbal) mit Ausstrahlung in die Leisten- und Genitalregion ohne
Lageabhängigkeit. Dauer Minuten bis Stunden. Gehäuftes Auftreten im Som-
mer. Oligurie (verminderte Urinausscheidung) während der Krise, Polyurie
am Ende der Krise (Diureseflut).

Therapie

Spasmolytika: Buscopan® als Drg., Supp. oder via Infusion. Wasserstoß.
Indikationen zur Hospitalisation: Fieber und/oder AZ-Verschlechterung
gleichbedeutend mit «infizierte Urolithiasis» (ernstes Krankheitsbild, Gefahr
von Urosepsis bei akuter Pyelonephritis!).

Akute Harnverhaltung

Definition

Unvermögen, die prall gefüllte Harnblase zu entleeren. Häufiger urologischer
Notfall mit großem Leidensdruck der Patienten («schiffen oder sterben»).
Beachte: Auch in der stationären Geriatrie häufiger Notfall!

Ursachen

- Prostata-Hyperplasie (und zwar in jedem Stadium vorkommend);
- Blasenhalssklerose (narbig eingeengter Blasenausgang);
- Urethra-Strikturen (Harnröhrenverengung infolge Narbenbildung);
- Trauma: Wirbelfraktur, Urethra-Verletzungen;
- Harnverhaltung bei liegendem DK durch Obstruktion («DK-Verstop-
fung»);
- Quetschhahn-Phänomen bei der Frau: bei Prolaps oder großer Zystozele;
- Atonie, z.B. durch Medikamente.

Symptomatik

Äußerst schmerzhafter, quälender Harndrang verursacht durch starke Detrusorkontraktionen (Zusammenziehen des Blasenentleerungsmuskels). Starke psychomotorische Unruhe und Angst: kalter Schweiß! Gelegentlich geht der Harnverhaltung ein Konsum von kalten Getränken voraus.

Befunde: Stark gefüllte Blase sicht- und tastbar im Unterbauch als schmerzhafter prall-elastischer Ballon; perkutorisch (beim Beklopfen) besteht eine Dämpfung. Beachte: Bei alten Patienten ist die Diagnosestellung nicht immer einfach wegen bereits stark überdehnter Blase oder bei Adipositas und/oder Koprostase. Konsequenz: bei starker Unruhe kombiniert mit urologischer Anamnese: «daran denken».

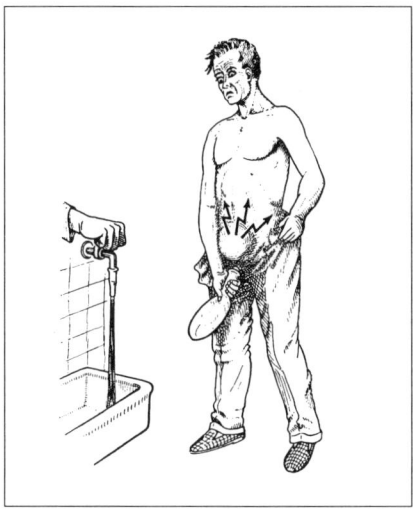

Therapie

Einmalkatheterismus EK (siehe *Der Einmal-Katheterismus EK* auf Seite 369) erbringt die Diagnose und Soforttherapie. Der EK erhärtet auch die Verdachtsdiagnosen möglicher Ursachen (Harnröhrenstriktur oder Blasenhalssklerose), nämlich dann, wenn er misslingt.

Abbildung 68: Akute Harnverhaltung

Blasen-Tamponade

Definition

Akute massive Blutung in die Harnblase hinein mit folgender Füllung der Blase mit Koagula (Blase wird mit geronnenem Blut austamponiert).

Ätiologie

- Blasenblutung bei Harnblasen-Tumor, Zystolithiasis (Blasensteine);
- Blutung aus oberen Harnwegen in die Harnblase hinein;
- EK: Mechanische Verletzung des Prostata-Mittellappens;
- DK: Mechanische Zystitis mit Verletzung eines Schleimhautgefäßes.

Symptomatik

Sehr starke quälende Blasenschmerzen und psychomotorische Unruhe (analog einer Harnverhaltung) verbunden mit Abgang von Frischblut aus der Urethra und Miktionen von nur wenig blutigem Urin oder Koagula (Blutgerinnsel).

Therapie

Blasenspülung: Tamponade-Katheter einlegen und Blase so schnell wie möglich ausspülen. Es müssen möglichst alle Koagula aus der Blase entfernt werden, da sie weitere Blutungen auslösen können. Dauerspülung wird evtl. über mehrere Tage notwendig, bis der Urin klar geworden ist.

Falls das konservative Vorgehen misslingt, muss der Patient einer urologischen Notfallstation zugewiesen werden, da die Blase dann zystoskopisch (mit Blasenspiegelung) ausgespült werden muss.

In der Regel zwingt jede Blasentamponade auch beim älteren Patienten zur Abklärung (Blutungsursache und -lokalisation? Harnblasentumor?).

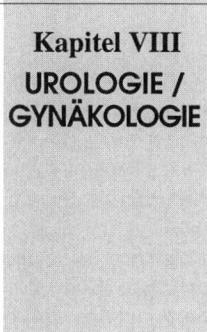

2. Gynäkologie

Einleitung und Bedeutung

- Bei der Frau sind die Grenzen zwischen Gynäkologie (= Lehre von den Frauenkrankheiten) und Urologie fließend: sowohl Gynäkologen wie auch Urologen beschäftigen sich mit infektiösen Erkrankungen im Urogenitalbereich wie auch mit der Urininkontinenz (man spricht auch von gynäkologischer Urologie).

- Bei jüngeren Patienten stehen im Urogenitalbereich Infektions- und Geschlechtskrankheiten im Vordergrund (STD = sexually transmitted diseases, durch Geschlechtskontakt übertragene Krankheiten).

- Sehr häufig ist das Dysurie-Pollakisurie-Syndrom (auch akutes Urethralsyndrom genannt). Eine Dysurie/Pollakisurie bei jüngeren Frauen wird in 60% durch eine Vaginitis (Scheidenentzündung) und «nur» in 40% durch eine Zystitis/Urethritis verursacht.

Geriatrische Aspekte der Gynäkologie

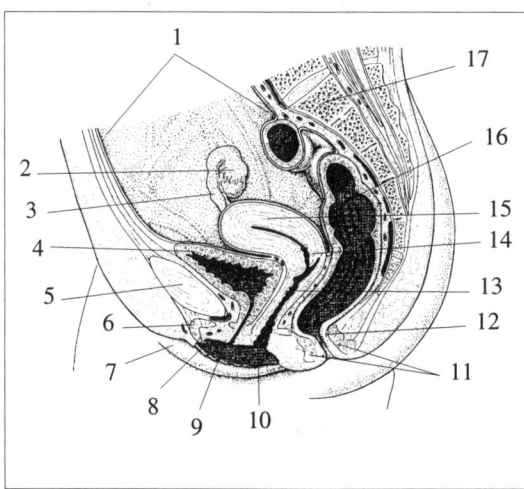

1. Peritoneum (Bauchfell)
2. Ovar (Eierstock)
3. Tube (Eileiter)
4. Harnblase
5. Symphyse
6. Klitoris
7. große Schamlippe
8. kleine Schamlippe
9. Mündung der Urethra (Harnröhre)
10. Scheideneingang
11. Sphincter ani externus (äußerer Schließmuskel)
12. Anus (After)
13. Vagina (Scheide)
14. Zervix (Gebärmutterhals)
15. Uterus (Gebärmutter)
16. Rektum (Enddarm)
17. Sakrum (Kreuzbein)

Abbildung 69: weibliche Geschlechtsorgane / Becken

Vaginales Ökosystem und Ätiologie von Infektionen

Im reproduktionsfähigen Alter wird durch Östrogeneinfluss Glykogen in die Vaginalepithelzellen eingelagert. Physiologische vaginale Laktobazillen, insbesondere Lactobacillus acidophilus (= Döderlein-Flora), verstoffwechseln Glykogen zu Laktat, was zum sauren physiologischen Scheiden-pH von 3,8 - 4,5 führt. Dadurch kommt es zu einer deutlichen Wachstumshemmung anderer Keime in der Scheide.

Veränderungen der physiologischen Vaginalökologie können bei rezidivierenden Infektionen und Therapieresistenzen eine bedeutsame Rolle spielen. Die Wiederherstellung der natürlichen vaginalen Schutz- und Abwehrfunktion sollte daher beim Therapiekonzept genitaler Infektionen mitberücksichtigt und unterstützt werden.

Zur Wiederherstellung der normalen Vaginalflora im Anschluss an eine antiinfektöse Therapie empfiehlt sich in der Peri- und Postmenopause die Verordnung von Gynoflor® E Vaginaltabletten (das Präparat enthält Laktobazillen und Estriol).

Tabelle 90: Physiologie der Vagina

> • Östrogene fördern die Glykogeneinlagerung in die Vaginalzellen
> • Die physiologische Döderlein-Flora fermentiert Glykogen zu Laktat
> • Normaler Scheiden-pH: < 4,5
> • Physiologische Fluormenge: < 5ml täglich
> • Normaler Fluor genitalis: weißlich, flüssig, geruchsneutral; symptomlos
> • Ungestörte Adhäsionstendenz der Laktobazillen zu Vaginalepithelzellen

Beachte: Die Bedeutung des Einflusses von Östrogenen: Ohne die Wirkung von Östrogenen, insbesondere von Estriol, kann eine physiologische, von Laktobazillen dominierte Vaginalflora nicht aufgebaut werden. Aufgrund des Östrogenmangels in der Postmenopause sind im Vaginalsekret keine Laktobazillen vorhanden. Bei einer Östrogensubstitutionstherapie in der Postmenopause kommt es zu einer neuen Besiedelung der Vagina durch Laktobazillen. Estriol besitzt stark proliferierende Wirkung auf das Vaginalepithel.

Bei jeder Anwendung von Breitspektrum-Antibiotika (z.B. Clamoxyl®, Augmentin®) werden die Laktobazillen im Wachstum gehemmt oder sogar abgetötet. Nach längerer Antibiotikaanwendung soll die ins Ungleichgewicht geratene Vaginalflora mittels vaginaler Applikation von vermehrungsfähigen Laktobazillen in Form von Vaginaltabletten wieder aufgebaut werden. Laktobazillen-Präparat: Gynoflor® E.

Vagoclyss® (physiologische Milchsäurelösung mit pH 4, welche die Entwicklung der Döderlein-Stäbchen und der Zellen der Schleimhaut fördert) kann eingesetzt werden zur Unterstützung einer lokalen antibakteriellen und/oder antimykotischen Behandlung in Form von Vaginalcrèmes, -Tabletten oder -Ovula, wobei die Vaginalspülung abwechselnd mit dem Medikament durchgeführt wird.

Systemische Östrogentherapie

Östrogen-Mangelerscheinungen im unteren Genitaltrakt

Vergleiche dazu auch: *Urogenitalsymptome bei Östrogenmangel* auf Seite 77!

Die Epithelien in Vagina und Urethra reagieren sensibel auf einen Abfall der zirkulierenden Östrogene. Frauen mit schwerer urogenitaler Atrophie weisen Serum-Östradiolspiegel von weniger als 30 pmol/l auf. In der Postmenopause

stammen die zirkulierenden Östrogene hauptsächlich aus der peripheren Aro-
matisierung im Fettgewebe von Androstendiol zu Östron, sowie dessen Konversion zu Östradiol. Deshalb hängt die Menge der zirkulierenden Östrogene
hauptsächlich vom Körper-Fettgehalt ab, was erklärt, dass bei einigen Frauen
eine urogenitale Atrophie unmittelbar nach der Menopause und bei anderen
erst nach einigen Jahren oder überhaupt nie auftritt.

Rezidivierende Harnwegsinfekte

Zur Behandlung oder Prophylaxe der rezidivierenden Harnwegsinfekte bei älteren Frauen werden häufig Antibiotika eingesetzt. Damit wird der Urin zwar
vorübergehend sterilisiert, die zugrunde liegende Ursache wird aber nicht behoben. Mittlerweile liegen gute Hinweise vor, dass sowohl lokale, wie auch
systemische Östrogensubstitution die Schleimhautatrophie in Vagina, Urethra
und Blase beheben kann. Ferner wird auch der vaginale pH-Wert und damit
die vaginale bakterielle Kolonisation vermindert, was wiederum zur Verminderung der Infektanfälligkeit führt.

Vorteile einer postmenopausalen Östrogensubstitution

Indikation nur bei Frauen, die nachweislich unter hormonell bedingten Beschwerden leiden. Keine generelle vorbeugende Hormontherapie bei gesunden Frauen!

- Verbesserung der Lebensqualität
- Prophylaxe der postmenopausalen Osteoporose
- Senkung des kardiovaskulären Risikos (siehe *Koronare Herzkrankheit bei Frauen* auf Seite 173)
- Behandlung des klimakterischen Syndroms (Hitzewallungen, Schlafstö-
  rungen, Schweißausbrüche, Gelenkschmerzen, Gemütsverstimmungen,
  trophische Veränderungen der Haut und Schleimhäute sowie Hautan-
  hangsorgane)
- Verbesserung urogenitaler Symptome
- Prophylaxe der Demenz vom Alzheimertyp
- Verbesserung der Gedächtnisleistung
- Verminderung der Inzidenz des Kolonkarzinoms

Kontraindikationen zur postmenopausalen Östrogensubstitution

- Vaginale Blutung unklarer Genese
- Aktive, schwere Leberfunktionsstörung
- Akute, tiefe Venenthrombose
- Status nach thromboembolischen Ereignissen
- Kürzlich aufgetretenes Mammakarzinom
- Kürzlich aufgetretenes Endometriumkarzinom
- Endometriose
- Kongenitale Fettstoffwechselstörungen

Lichen sclerosus et atrophicus

Vor allem bei Frauen auftretende, chronisch-entzündliche Hauterkrankung
mit herdförmig weißlicher Hautatrophie.

Lokalisation

Meist genital mit der Bezeichnung Kraurose, aus griechisch «krauros» = trokken, spröde:
Bei der Frau: Kraurosis vulvae, beim Mann: Kraurosis penis (vgl. Phimose).
Vorkommen: Gehäuft bei Frauen in der Postmenopause.
Geschlechtsverhältnis Frauen : Männer = 6 : 1.

Befunde

Anfangs bläulich-rote Knötchen mit Übergang in weißlich-porzellanfarbene atrophische Herde. Durch fortschreitende Atrophie (Zurückbildung) und bindegewebige Sklerose werden die Labien eingeebnet. Es kommt zu schmerzhaften Fissuren, Harnröhren - und Vaginal-Stenosen. Folgen: erschwerter und schmerzhafter Sexualverkehr sowie technisch schwieriger Katheterismus. Subjektiv besteht zum Teil ausgeprägter Juckreiz.

Lokalisation an der Vulva, aber auch am Damm und im Perianalbereich.

Therapie

Leider ist eine befriedigende Therapie nicht bekannt. Lokal: östrogenhaltige Salben oder Ovula; bessere Erfolge können mit 2%iger Testosteronsalbe erzielt werden. Bei starkem Juckreiz Cortisonsalben (z.B.: Betacorton®, Elocom®).

Deszensus und Prolaps der Gebärmutter

Definitionen

* *Descensus uteri* (lat. «descendere» = «herabsteigen») bezeichnet einen Senkungszustand der Gebärmutter oder eine Zysto-/Rektozele (= Vorwölbung von Blase oder Darm in die Vagina), bei der die Portio den Scheideneingang nicht überschreitet.

* *Prolaps:* Portio oder Zele überschreitet den Scheideneingang.

Ursachen

1. Beckenbodeninsuffizienz bei Zustand nach schweren oder operativen Geburten (Vakuum-Extraktion, Zange)

2. Erschlaffung des Band- und Halteapparates (Bindegewebeschwäche; relatives Hormondefizit)

3. neurogene Ursachen (Querschnittsläsion)

4. Adipositas mit veränderter Statik (Hyperlordose der LWS, Hernie im Hiatus genitalis).

Symptomatik

Druck- und Völlegefühl, Fremdkörpergefühl im Intimbereich, Schmerzen (wegen Verwachsungen und Zug am Peritoneum), Stress-Inkontinenz bei Zystozele (Siehe *Stress-Inkontinenz = «Harnröhren-bedingte Inkontinenz»* auf Seite 68), Pseudo-Obstipation (bei Rektozele) und Kohabitationsschwierigkeiten; evtl. Harnverhaltung (Quetschhahn-Phänomen).

Komplikationen des Deszensus und des Prolapses

1. Zystozele = Deszensus der vorderen Vaginalwand
   - Grad I: Walnussgröße
   - Grad II: Pflaumengröße
   - Grad III: mehr als Eigröße über den Hymenalsaum
   Komplikation ist die Stress-Inkontinenz!

2. Rektozele (diese sind meistens viel kleiner als die Zystozelen)
   Komplikation ist die Obstipation.

3. Komplikationen des Prolapses
   Aufsteigende Harnwegsinfekte wegen Harnblasenverlagerung mit Rest-harnbildung; Harnverhaltung, falls die gesamte Blase in der Zele liegt und der Urin nach oben entleert werden muss (Totalprolaps; Überlaufblase mit Ischuria paradoxa); Fluor und Blutungen aus der verletzten Scheiden-wand, zum Teil sogar anämisierend, mechanische Ulzera an Vagina und Vulva.

Untersuchungen

1. Inspektion: klaffende Vulva

2. Spekulum-Untersuchung und Patientin pressen lassen, so dass Zysto- und Rektozele sichtbar werden.
   Die Urethra wird mit der Tupferzange hinter die Symphyse zurückge-drängt. Falls kein Urin abgeht beim Pressen, wird eine Operation wahr-scheinlich erfolgreich sein.

Differentialdiagnose zwischen Inkontinenz und vagino-vesikaler Fistel

Indigokarmin i.v., Vagina tamponieren, Patientin 2 - 4 Stunden herumgehen lassen und Tam-ponade herausnehmen. Wenn sie blau verfärbt ist, spricht dies für eine Fistel; ist jedoch nur die Binde oder noch der unterste Teil der Tamponade blau, besteht eine Inkontinenz.

Prophylaxe von Deszensus und Prolaps

Geburt sorgfältig leiten, evtl. Episiotomie, Beckenbodengymnastik (siehe *Ab-bildung 7: Beckenbodengymnastik (Übungsanleitung)* auf Seite 75) vor allem im Wochenbett, keine körperlichen Belastungen im Wochenbett, Gewichts-reduktion.

Therapie

1. Konservative Therapie, falls nicht operabel:
   Arabin-Pessar = Arabin-Würfel (den Würfelpessar kann die Patientin selbst wechseln), Falk-Pessar (individuell angepasst, Wechsel durch Ärz-tin/Arzt alle 4 bis 8 Wochen). Diese ist oft wenig erfolgreich, weil ja der Beckenboden, auf dem das Pessar sitzen muss, insuffizient ist.
   Komplikation: Pessar-Ulkus (durch Druck).

2. Operativ: es existieren verschiedene Operationstechniken.

   a) Vesikosuspension von abdominal her (MMK, Marshall-Marchetti-Krantz)

   b) TVT = Tension free vaginal tape

   c) Vaginale Kolposuspension.

PMP-Blutung = Blutung in der Postmenopause

Beachte: Blutungen in der Postmenopause sind immer alarmierend, weil sie in erster Linie an ein Karzinom denken lassen.

Beachte zur Terminologie:
- Menopause = letzte Regelblutung.
- Postmenopause (PMP) = Zeit nach der letzten Regelblutung.

Differentialdiagnose von PMP-Blutungen

Karzinom (v.a. Uteruskarzinom), Zustand unter Hormontherapie oder unter Antikoagulation, entzündliche Scheidenveränderungen (senile Kolpitis), Atrophie der Scheide.

Symptomatik beim Endometriumkarzinom in der PMP

Kardinalsymptom: PMP-Blutung. Weitere Symptome: Fluor vaginalis (= vaginaler Ausfluss), typischerweise fleischwasserfarben oder eitrig. Wehenähnliche Schmerzen sind verdächtig auf Polypen.

Pyometra = Eiterbildung in der Gebärmutterhöhle infolge nekrotischen Zerfalls des Tumors mit sekundärer bakterieller Besiedelung vor allem durch Anaerobier (stark stinkend).

Therapeutisches Vorgehen

Jede PMP-Blutung bedeutet bei guter Lebensqualität eine Indikation zur gynäkologischen Abklärung.
Uteruskarzinome können auch bei hochbetagten Patientinnen erfolgreich operiert werden (senile Demenz ist nicht gleichbedeutend mit Kontraindikation! Entscheidend ist die Lebensqualität).

Genitale Kontaktinfektionen bei der Frau

Früher verwendete Begriffe: Venerische Erkrankungen, sexuell übertragbare Infektionen.

Vorkommen

In der Reihenfolge der Häufigkeit sind 1997 bei Schweizer Frauen vorgekommen[1]:

- Chlamydia trachomatis (38%)

- Herpes genitalis (22%)

- Condyloma acuminatum (15%)

- Trichomonas vaginalis (11%)

- Humanes Papilloma-Virus (7%)

- Neisseria gonorrhoeae (2%)

- Treponema pallidum (1%)

- andere (5%)

Beachte: Meldepflichtige sexuell übertragbare Infektionen sind: Lues, GO und HIV-Infekte.

1. Quelle: Sentinella-Meldesystem für Gynäkologinnen und Gynäkologen (Bulletin 28, Bundesamt für Gesundheit BAG, 6.7.1998)

Tabelle 91: Genitale Kontaktinfektionen (sexually transmitted diseases)

Infektion durch	Krankheit	Verursachender Erreger
Bakterien	Chlamydien-Infektion/Zervizitis Urogenitale Infektion, bakterielle Vaginose Gonorrhö Syphilis Ulcus molle Granuloma inguinale	Chlamydien genitale Mykoplasmen, anaerobe Bakterien Neisseria gonorrhoeae Treponema pallidum Haemophilus ducreyi Donovania granulomatosis
Viren	Herpes genitalis Condylomata acuminata, Papeln AIDS Hepatitis B Zytomegalie Mollusca contagiosa	Herpes-simplex-Virus (HSV) Humane Papillomviren (HPV) Humanes Immundefizienzvirus (HIV) Hepatitis-B-Virus (HBV) Zytomegalievirus (CMV) Molluscum-contagiosum-Virus (MCV)
Pilze	Genitale Candidiosis	Sprosspilze
Protozoen	Trichomoniasis	Trichomonas vaginalis

Definition

Sexually transmitted diseases (STD) = beim Geschlechtsverkehr übertragene Krankheiten.

Dazu gehören:

- Lues (Syphilis, «Lustseuche») und Gonorrhö (Tripper).

- Chlamydien, Gardnerella vaginalis* (= Aminkolpitis), Trichomonas vaginalis*, Candida albicans*, Herpes simplex-Viren Typus II (und I), Mykoplasmen, HIV*, Mischflora-Vaginitis, Haemophilus ducreyi (Ulcus molle), HPV (humanes Papilloma-Virus).
  *: Infektionen, die nicht obligat beim Geschlechtsverkehr übertragen werden.

Bedeutung

- Die Weltgesundheitsorganisation schätzt, dass weltweit jährlich 250 Millionen sexuell übertragbare Erkrankungen zu verzeichnen sind.

- Chlamydia trachomatis ist der häufigste bakterielle Erreger von sexuell übertragbaren Krankheiten. Chlamydieninfektionen werden wesentlich häufiger beobachtet als die Gonorrhö.

- Die Lues ist in Westeuropa sehr selten geworden, in Osteuropa aber wieder auf dem Vormarsch.

- Die Geschlechtskrankheiten verursachen enorme Kosten und sind sehr häufig. Alle durch Sexualkontakte übertragenen Krankheiten stehen in Korrelation zum Sexualverhalten. Die gegen AIDS verwendeten prophylaktischen Mittel wirken sich auch gegen die anderen STD positiv aus (Rückgang von Gonorrhö und Syphilis).

- Die STD erleichtern und begünstigen die Übertragung des HI-Virus. Bei HIV-Infekt verlaufen klassische STD schwerer und hartnäckiger.

- Beachte: die meisten Scheidenentzündungen sind banal.

Prädispositionsfaktoren

Antibiotikatherapien (vor allem Soorinfekte), schwere Allgemeinerkrankungen, Stoffwechselstörungen (v.a. Diabetes mellitus), Störungen der Immunitätslage, verminderter Östrogeneinfluss in der Postmenopause, übertriebene, nicht-alkalifreie Hygiene.

Chlamydieninfektion

Ätiologie

Chlamydia trachomatis, intrazelluläre Bakterien.

Symptome

Fluor vaginalis, Unterbauchschmerzen, Urethritis, Konjunktivitis. In 80% asymptomatische Zervizitis. Bei der Spekulumuntersuchung gelblich-purulenter Fluor mit einer Erdbeerzervix.

Risikogruppe: jüngere, sexuell aktive Frauen mit häufigem Partnerwechsel oder anamnestische Risiken wie Adnexitiden, EUG, Sterilitätsproblemen.

Komplikationen

Adnexitis, PID (pelvic inflamatory disease), Sterilität, Extrauteringravidität.

Diagnostik

Zervikal, Urethral- oder Tubenabstrich, Rachen-/Analabstrich mit einem Watteträger. Es müssen Zellen gefunden werden, da es sich um einen intrazellulär lebenden Erreger handelt.

DNA-Nachweis (Gen Probe Pace 2™).

Therapie

- Unkomplizierte Chlamydieninfektion: Zithromax 1 g p.o. als Einmaldosis.
- Chlamydienadnexitis: Doxycyclin 200 mg pro Tag während 12 Tagen.
- Partnerbehandlung, Nachkontrolle!

Herpes genitalis

Ätiologie
Herpes simplex-Virus Typ II (seltener Virus Typ I).

Symptome des Erstinfektes

Schmerzen, Brennen, Dysurie; inspektorisch Bläschen oder Erosionen gruppiert, Rötung, Ödem, im Abheilungsstadium evtl. Krusten an der Vulva, in der Vagina und an der Portio. Charakteristisch ist eine Schwellung der inguinalen Lymphknoten! Häufig ist der Allgemeinzustand reduziert mit Fieber und starken lokalen Schmerzen. Allgemeinsymptome sind häufig (Myalgien, Fieber).

Symptomatik des Rezidivs

Oft nur diskrete Symptome.

Diagnostik

Blickdiagnose: ausgestanzte, landkartenförmige Erosionen.

Therapie

Valtrex® 2 x 500 mg pro Tag über 5 Tage oder Famvir® 2 x 250 über 5 Tage. Lokale Maßnahmen: Zovirax® Crème, bei Algurie oder Harnretention wird evtl. eine suprapubische Harnableitung notwendig.

Humane Papillom-Virus-Infektion (HPV)

Erreger

Papillomviren.

Klinik

Condylomata acuminata, Kondylome der Zervix, Vulvitis condylomatosa, Dysplasie der Zervix, Larynxpapillome.

Wenig Beschwerden, gelegentlich leichter Juckreiz.

Diagnostik

Klinisch, histologisch. Papillomvirus-DNA-Nachweis.

Therapie

Bei ausgedehntem Befall: Lasertherapie (CO_2-KTP).

Alternativmöglichkeiten lokal: Podophyllin 10 - 25%.

Gonorrhö

Ätiologie

Neisseria gonorrhoeae = Gonokokkus, ein Gram-negativer Diplokokkus, nierenförmig.

Klinik

- Symptomatik beim Mann: Urethritis anterior acuta: nach einer Inkubationszeit von 2 bis 3 Tagen Auftreten von milchigem Fluor (Ausfluss), nach 24 Std. rahmiger Ausfluss, verbunden mit Dysurie (Juckreiz und Brennen).
- Symptome bei der Frau: Urethritis gonorrhoica acuta: Dysurie als Leitsymptom. Cervicitis gonorrhoica acuta: Fluor ist meistens einziges Symptom. Spekulumuntersuchung: Eiterfluss aus dem Zervixkanal.
- Beachte: asymptomatische Gonorrhö: ohne Symptome (Frauen) und ohne Befunde; Proktitis und Pharyngitis gonorrhoica.

Komplikationen

Diese sind wichtig!

- Bei der Frau: pelvic inflammatory disease mit Endometritis (= Entzündung der Gebärmutterschleimhaut), Salpingitis (= Eileiter-Entzündung) und Oophoritis (= Eierstock-Entzündung); Perihepatitis gonorrhoica (Fitz-Hugh/Curtis-Syndrom), Bartholinitis (Spätfolge). Sterilitätsprobleme, EUG (Extrauteringravidität). Neugeborenen-Konjunktivitis und Resistenzprobleme.
- Beim Mann: Prostatitis (= Prostata-Entzündung) und Epididymitis (= Nebenhoden-Entzündung).
- Bei Frau und Mann: Arthritis-Dermatitis-Syndrom: Fieber, Schüttelfrost, Hautausschläge, Gelenkschmerzen.
  Bei Generalisation: Endokarditis, Meningitis und Hepatitis möglich.

Diagnostik

Kultur: Abstrich aus Zervixkanal, Urethra, evtl. Rektum und Pharynx. Gramfärbung des Ausstrichpräparates; Selektivnährmedien, Gen-Probe.

Therapie

Therapie der unteren unkomplizierten Gonorrhö: Rocephin® 250 mg i.m. als Einmaldosis; Urfamycine® 2,5 mg p.o. (Einmaldosis).

Therapie der oberen Gonorrhö: Rocephin® 1 g i.m. oder i.v. während 2 Tagen, dann Cephoral® oder Ciproxin®.

Wichtig ist die Partnertherapie und die Nachkontrolle.

Beachte: Die Gonorrhö ist meldepflichtig!

Syphilis = Lues

Beachte: Die Lues ist sehr selten geworden!

Ätiologie

Treponema pallidum (Spirochaeta pallida): Erreger der Lues venerea (= «Lustseuche»); Übertragung während des Koitus.

Klinik

Primäraffekt nach etwa drei Wochen auftretend: Papel an den Genitalien, aus welcher eine schmerzlose, braunrote, glänzende Erosion mit derbem Grund entsteht. Der Primäraffekt kann auch extragenital liegen – je nach Eintrittspforten – z.B. an Lippen, Tonsillen, Brustwarzen oder an den Fingern.

Sekundärstadium nach etwa acht Wochen: Drüsenschwellungen und Exantheme: hellrote Flecken, nicht juckend, sogenannte roseola syphilitica. Im Verlauf rezidivierende Syphilide und Abheilung unter Depigmentierungen: Leucodermia colli = collier de Venus.

Spätlatenz der Lues: in diesem Stadium heilen etwa $1/3$ der Fälle ab.

Tertiärstadium nach Jahren: Syphilome, Gummata; Myokarditis (Herzmuskelentzündung), Mesaortits luica (Befall der Aorta), Neurolues (ZNS-Befall).

Klinik bezüglich Nervensystem

I. Frühluische Meningitis: Basismeningitis mit Hirnnervenausfällen.

II. Neurolues: klinische Einteilung in drei Haupttypen (mit Übergängen):
1. *Lues cerebrospinalis:* Entzündungen der Gefäße und Meningen:
   a) Befall der Gefäße: luische Arteriitis mit Allgemeinsymptomen, wiederholten Hirninfarkten mit fokaler Symptomatik (Mono- und Hemiparesen, Aphasie, Hirnstammsymptomen, evtl. Demenz);
   b) Befall der Meningen (Hirnhäute): luische Spätmeningitis;
   c) Zerebrale Gummata («Gummigeschwülste», Syphilome): im Hirn (meistens subkortikal) und Rückenmark lokalisiert, Symptomatik wie bei einem Tumor.
2. *Progressive Paralyse:* vorwiegend zerebrale Symptome: Kopfschmerzen, Dysarthrie (Silbenstolpern), fokale Symptome, Pupillenanomalien; eindrückliche Demenz mit ausgeprägten Verhaltensstörungen (Kritiklosigkeit, Enthemmung, affektive Störungen, ethische Entgleisungen, sozialer Abstieg), epileptische Anfälle in ca. 10%.
3. *Tabes dorsalis:* vor allem im Rückenmark lokalisiert: Schmerzen (als Frühsymptom) plötzlich auftretend, einschießend (in die Beine und andere Körperstellen), tabische Krisen im Oberbauch und Beckenbereich, Parästhesien, Optikusatrophie und Pupillenstarre (in 90%), schlaffe Lähmungen und Areflexie, Ataxie, Impotenz und Miktionsstörungen (irreversible Blasenstörungen mit Restharn).

Diagnostik

Serologie: TPHA (Treponema pallidum Hämagglutination) = Suchtest. KBR = Komplement-Bindungs-Reaktion als Behandlungskontrolle.

Therapie

Antibiotika: Penicilline, Benzathine (= long acting Penicilline). Bei Dauer der Lues unter 1 Jahr 2,4 Mio iE i.m. einmalig, bei Dauer über 1 Jahr 2,4 Mio iE i.m. 1 x wöchentlich während 3 Wochen.

Bei Penizillinallergie: Vibramycin oder Erythrocin.

Beachte: Die Lues ist meldepflichtig.

Bakterielle Vaginose

Beachte: Ein vaginaler Ausfluss (= Fluor vaginalis) bei einer älteren Frau wird am häufigsten durch eine bakterielle Vaginose verursacht.
Siehe *Häufigste Scheidenentzündungen: Eigenschaften und DD* auf Seite 368 sowie *Tabelle 90: Physiologie der Vagina* auf Seite 358.

Ätiologie

Vermehrte Besiedelung der Vagina durch Gardnerella vaginalis, Mycoplasma hominis und Anaerobier.

Symptomatik

Dünnflüssiger, grau-weißlicher vaginaler Ausfluss mit pH von 4,7 - 6,0; Aminprobe positiv (Fischgeruch).

Therapie

Metronidazol: Flagyl®, Elyzol®, Tiberal® oder Fasigyn®: z.B. Flagyl® 2 g pro Tag an Tag 1 und 3. Die Laktobazillen werden nicht gehemmt, so dass sich die physiologische Vaginalflora relativ schnell regenerieren kann.

Alternativtherapie: Dalacin® V, Vaginalcrème 1 x täglich 5 g intravaginal während 7 Tagen.

Zur Wiederherstellung der normalen Vaginalflora: Gynoflor® E Vaginaltabletten.

Vulvovaginale Candidose

Ätiologie

80 - 90% aller vaginalen Mykosen werden durch Candida albicans verursacht. Pilzinfekte kommen am häufigsten bei Frauen im gebärfähigen Alter vor. Hefepilze vermögen das in den abgeschilferten Epithelzellen vorhandene Glykogen nicht als Energiequelle zu nutzen. Sie sind auf die in der Normalflora dominierenden Laktobazillen angewiesen.

Prädisponierende Faktoren

Antibiotika, Glukokortikoidtherapie, Immunsuppressiva, Diabetes mellitus (bei der Frau im gebärfähigen Alter: Einnahme von Ovulationshemmern, Schwangerschaft). Chronisch-rezidivierende Vaginal-Candidose (definitionsgemäß mindestens 3 x pro Jahr), Hygienefehler.

Symptomatik

Leitsymptom ist der genitale Pruritus mit oder ohne krümeligem Fluor. Bei der Untersuchung finden sich oft ausgeprägte Rötungen und Schwellungen im

Intimbereich. Die Vaginalwände sind gerötet und können mit einem weißen krümeligen Fluor bedeckt sein.

Differentialdiagnose: Herpes genitalis.

Therapie

Candidainfektionen werden lokal mit Antimykotika behandelt. Vulva und Vagina werden gleichzeitig behandelt. Canesten® Vaginaltabletten während 1 - 3 Tagen und -Crème (Alternative: Gyno-Pevaryl®) während 10 Tagen. Evtl. zusätzlich oral Diflucan® 150 mg als Einmaldosis oder Nizoral® während 3 Tagen bei rezidivierenden Candidainfektionen.

Bei schweren und rezidivierenden Infekten handelt es sich in der Regel um Reinfektionen, wobei als Infektionsquelle neben dem Sexualpartner vor allem der Darm in Frage kommt.

Für die notwendige Sanierung des Gastrointestinaltraktes kommen perorale Antimykotika in Frage: Diflucan® 150 mg als Einmaldosis.

Beachte: Rezidivierende Vaginalcandidosen erfordern eine erweiterte Diagnostik, verlängerte Behandlungszyklen, allenfalls eine Partnerbehandlung sowie eine Erhaltungstherapie. Sinnvoll: adjuvante Therapie mit Gynoflor® E.

Tabelle 92: Häufigste Scheidenentzündungen: Eigenschaften und DD

	Bakterielle Vaginose	**Genitale Kandidiasis**	**Trichomoniasis**
Synonyme	Gardnerella-Kolpitis Aminkolpitis (unspezifische Vaginitis)	Candida-Vulvovaginitis Candida-Kolpitis Genitale Kandidose	
Erreger	Gardnerella vaginalis und Anaerobier	Candida albicans (in 80%)	Trichomonas vaginalis
Vaginalsekret/Fluor - Konsistenz/Aussehen - Farbe - Geruch	homogen-wässrig (transparent) grau-weißlich faulig, Fischgeruch	krümelig (cottage cheese) **weißlich** geruchlos	wässrig-purulent gelb-grünlich, schaumig modrig, übelriechend
Pruritus	selten	meist intensiv	kann vorhanden sein gelegentlich Schmerzen
Rötung/Ödem	selten	meist ausgeprägt	häufig
pH Vaginalsekret	4,7 - 6,0	3,8 - 4,5	4,7 - 6,0
Aminprobe (10% KOH)	positiv (Fischgeruch)	negativ	evtl. positiv
Nativpräparat: Phasenkontrastmikroskopie (100 - 400x)	- Clue Cells (Schlüsselzellen)	- Pseudomyzelien - Blastosporen, Sprosszellen - Leukozyten - Laktobazillen	- Trichomonaden (beweglicher Flagellat) - viele Leukozyten
Therapie	Metronidazol, Tinidazol, Ornidazol Partnerbehandlung!	Fluconazol, Clotrimazol, Econazol, Miconazol	Metronidazol, Tinidazol, Ornidazol Partnerbehandlung!
Nachbehandlung	empfohlen: Laktobazillen-Präparate zur Restitution		empfohlen: Laktobazillen-Präparate zur Restitution

3. Katheterismus

Der Einmal-Katheterismus EK

Indikationen

Klinische Hinweise auf eine Urinretention in der Blase

- Vorkommen: Harnwegsinfekt, Medikamente.
- Symptome: Psychomotorische Unruhe (als Primär-Symptom!) und fakultativ Schmerzen im mittleren Unterbauch, eventuell Temperaturerhöhung, Schwitzen kombiniert mit fehlender Urinausscheidung über längere Zeit (12 - 24 Stunden) trotz normaler Flüssigkeitsaufnahme.
  Oft bei Patienten mit rezidivierenden HWI gesehen (entzündliche Schleimhautschwellung am Blasenausgang).
- In der Regel können die Symptome durch Druck auf den mittleren Unterbauch ausgelöst oder verstärkt werden. Eventuell kann die prall-gefüllte Blase als «Ballon» im Unterbauch getastet werden.

Akute Harnverhaltung (Notfall)

- Vorkommen: Prostatahyperplasie (und zwar unabhängig vom Stadium!); Medikamente (Psychopharmaka, Anticholinergika); Blasenblutung.
- Symptome: Häufiger urologischer Notfall: sehr starke Schmerzen im Unterbauch, starke psychomotorische Unruhe.

Zur Urin-Gewinnung für Sensicult™

- EK-Urin nur, falls Gewinnung eines sauberen Mittelstrahlurins technisch nicht möglich ist.
- Wichtig: Streng aseptische Bedingungen.

Zur Bestimmung des Restharnes (vor allem bei Prostatahyperplasie)

Beachte die Definitionen:

- **«Restharn»** = das *nach einer normalen Blasenentleerung* in der Harnblase verbleibende Urinrestvolumen.
- **«Überlaufblase»** = Urin-Inkontinenz bei *gefüllter* Harnblase im Rahmen einer Urinretention (chronisches Problem, z.B. bei neurogen gestörter Harnblase).
- **«Harnverhaltung»** = Unmöglichkeit, die prall gefüllte Harnblase zu entleeren (häufiger urologischer Notfall).

Technik

- Streng aseptisch, d.h.: Zuerst gründliche Desinfektion der Vulva oder der Glans penis (= Eichel), zuletzt mit einem neuen Tupfer die Öffnung der Harnröhre (Meatus urethrae) desinfizieren.

- Sowohl bei Männern wie auch bei Frauen immer Instillagel® in die Harnröhre applizieren und danach 2 Minuten warten. Gründe:

    - Gute Analgesie durch das enthaltene Lokalanästhetikum (Lidocain)

    - Verhinderung von Harnröhrenschleimhaut-Verletzungen und damit Urethra-Strikturen durch das Gleitmittel.

    - Instillagel® enthält auch ein Desinfiziens (Chlorhexidin). (Instillagel®: Lidocain-Hydrochlorid, Chlorhexidin-digluconat.)

- Wichtig: Bei Harnretentionen darf man den Urin nur *portionenweise* ablassen, d.h. 100 ml innerhalb von 15 Min., dann abklemmen usw. Grund: Bei zu rascher Entleerung einer überdehnten Harnblase kann es zum Einreißen von Gefäßen und damit zu Blutungen in die Blase kommen: Blasentamponade droht (ganze Blase mit Blutkoagula austamponiert, nicht mehr spülbar: Notfall!).

Die weibliche Harnröhre ist kurz und gerade. Schwierigkeiten beim Katheterismus ergeben sich daher lediglich bei Krankheiten im Bereich der Urethra. Die männliche Harnröhre ist zweimal um fast 90° gebogen. Durch Aufrichten des Gliedes kann die distale Krümmung aufgehoben werden.

Nach Desinfektion mit einer schleimhautverträglichen Lösung wird zuerst ein wäßriges Gel, Desinfiziens und Lokalanästhetikum enthaltend, in die Harnröhre eingebracht. Die Menge des Gels sollte beim Mann etwa 10 ml betragen, um die ganze Harnröhre zu füllen. Das Gel sollte nicht mit zu hohem Druck eingespritzt werden, es kann zu Schleimhautläsionen kommen.

Das Einführen des Katheters verlangt Fingerspitzengefühl. Bei zunehmendem Widerstand wird der Katheter wieder ein bißchen zurückgezogen, damit die Spitze wieder gut mit Gel beschichtet ist. Während des Einführens wird der Penis, und damit die Urethra, kräftig gestreckt. Die Richtung des Zugs soll leicht kopfwärts erfolgen. Dadurch wird die mechanische Belastung der Urethralschleimhaut auf eine größere Kontaktfläche verteilt. Im Bereich des Beckenbodens nimmt der Einführungswiderstand zu. Bei entspannten Patienten wird dieser problemlos überwindbar sein. Bei einem Harnverhalt oder bei einem verspannten Patienten ist dieser Widerstand gelegentlich nicht zu überwinden. Forcierte Bemühungen resultieren in einer Verletzung der Harnröhre.

Der Katheter soll ganz hineingeführt werden, und erst in dieser Lage soll der Katheterballon gefüllt werden. In der Urethra aufgeblockte Ballons verletzen diese. Eine sonographische Kontrolle der Katheterlage ist ideal. Ansonsten zeigen Abfluss von Urin und freie Beweglichkeit des Katheters in der Längsachse dessen korrekte Lage an.

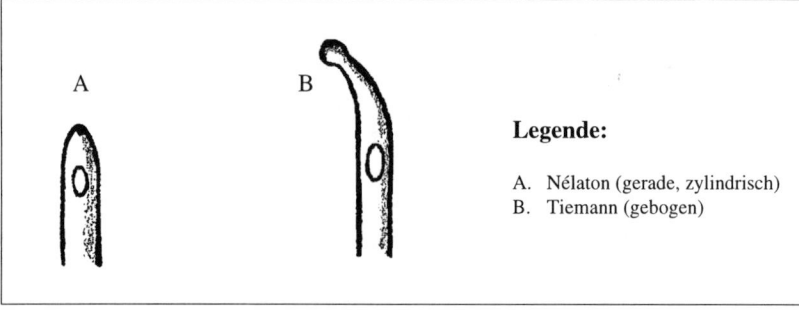

Legende:

A. Nélaton (gerade, zylindrisch)
B. Tiemann (gebogen)

Abbildung 70: Katheterspitzen

Der Dauer-Katheter DK

Beachte: Der DK wird in geriatrischen Institutionen leider immer noch viel zu häufig als Inkontinenzhilfsmittel verwendet – trotz der bekannt hohen Morbidität (= hohe Komplikationsrate).

Indikationen

- Infravesikale Obstruktion (Harnentleerungsstörungen)
- Prostatahyperplasie Stadium III (mit Niereninsuffizienz): offene Ableitung
- Medikamentös und durch andere Inkontinenz-Mittel *nicht* beherrschbare Urininkontinenz, kombiniert mit:
- Dekubitus und/oder Pilz-Kontamination durch das Nassliegen, d.h.: Pflegerische und medizinische Indikationen.

Beachte: Der DK steht im Therapieplan der Urininkontinenz nicht an erster sondern immer an *letzter* Stelle!

Technik

- Gute Desinfektion (siehe oben). Alle Tupfer im DK-Set verwenden.
- Immer Instillagel® verwenden, auch bei Frauen (siehe oben), bei bekannt schwierigem Katheterismus eventuell sogar 2 Instillagel®.
- Material: Silikon-, Teflon-Ballon-Katheter, Charr 14 einlegen.

Anmerkung: Joseph Charrière war Instrumentenmacher in Paris und lebte bis 1876.
1 Charr heißt äußerer Durchmesser $1/3$ mm, d.h.: Ein DK Charr 18 hat einen Durchmesser von $18/3$ mm = 6 mm. Auf einigen Silikon-DK steht «Fr» = «French» = «Charr».

Beachte: Nach dem neuen Konzept (*Tabelle 94: Blasenkatheter – «State of the Art»* auf Seite 376) sollen keine Dauerkatheter größer als Charrière 14 mehr verwendet werden.

Komplikationen

Beachte: Die Komplikationen des transurethralen Katheterismus sind im wesentlichen die Urethrastriktur und die Infektion. Das Legen eines transurethralen Dauerkatheters bedeutet einen schweren Eingriff ins Körperschema eines Menschen und ist mit einer hohen Komplikationsrate verbunden; daher: Indikation sehr sorgfältig stellen.

Häufigste Komplikationen

- Rezidivierende bakterielle Harnwegsinfekte
- Mechanische Zystitis (Schleimhautreizungen durch den DK, Ballon)
- Blasenstein-Bildung (im Rahmen eines Infektes)
- Makrohämaturie (durch mechanische Verletzung der Schleimhaut)
- Obstruktion, evtl. Harnverhaltung
- Inkrustationen, Verwachsungen des Katheters mit der Blasenwand.

Beachte:

Beim DK-Träger besteht bereits nach wenigen Tagen eine signifikante Bakteriurie, verursacht durch verschiedene Keime (was aber nicht mit einem HWI gleichzusetzen ist).

Alternativen: Zystostomie (Suprapubische Ableitung, SPA)

Mit einer suprapubischen Harnableitung ist eine spontane Miktion möglich, die Ableitung kann zur Restharnkontrolle verwendet werden. Die bakterielle

Besiedlung tritt später auf. Eine Urethrastriktur wird vermieden. Sexualverkehr ist möglich. Der Tragkomfort ist möglicherweise größer.

Das Einbringen einer Zystostomie ist ein chirurgischer Eingriff: Der Operateur muss für den Eingriff ausgebildet sein, die Komplikationen kennen und deren Folgen beheben können. Die Sonographie zum Festlegen von Punktionsort und Punktionsrichtung ist in schwierigeren Fällen notwendig.

Es kann durch die Punktion der Blase zu einer Blutung an der Einstichstelle kommen, die zusätzliche transurethrale Maßnahmen nötig macht, so dass Vorteile der Zystostomie entfallen.

Bei leerer und kleiner Blase kann das Einlegen einer Zystostomie schwierig bis unmöglich sein. Es kommt zu falscher Lage des Katheters, in der freien Abdominalhöhle, im Darm, oder es wird die Prostata angestochen. Infekte und Blutungen sind die Folge. Dislokationen sind nicht selten. Die suprapubische Ableitung schützt nicht vor bakterieller Besiedlung der Blase, wenn diese auch etwas später auftritt.

Die Indikation zur Zystostomie sollte angesichts ihrer Komplikationsträchtigkeit zurückhaltend gestellt werden.

Die Blasenspülung

Indikation

- Prinzipiell:
  Regelmäßige Spülungen sind *nicht* indiziert (sondern fördern eher DK-Komplikationen).

- Bei DK-Verstopfung Spülung mit steriler 0,9% NaCl Spüllösung.

- Makrohämaturie mit drohender Blasentamponade (wichtige Indikation):
  Hier muss ein 3-Weg- oder noch besser ein Tamponade-Katheter eingelegt und falls immer möglich eine Dauerspülung angelegt werden. Einer schwereren Makrohämaturie liegt eventuell ein Blasentumor zugrunde, der zystoskopisch, d.h. durch eine Blasenspiegelung diagnostiziert werden kann. Leichtere Makrohämaturien sieht man im Rahmen von Infekten. (Pathogenese: Die entzündete Schleimhaut ist vermehrt verletzbar, so dass es durch den Katheter zur Epithelläsion mit Einreissen von Blasenwand-Venen kommt, auch genannt «Mechanische Zystitis».)

Technik

- Dauerspülung mit 0,9% NaCl Spüllösung via 3-Weg-Spülkatheter.
  Wichtig: Kontrolle von Ein- und Ausfluss.

- Beachte: Da bei den meisten Krankenheimpatienten der Urin offen abgeleitet wird, kommt es früher oder später immer zu «Schrumpfblasen». Diese Schrumpfblasen ertragen zu rasche und zu massive Dehnungen schlecht: Gefahr des Einreißens von Gefäßen.

Praktische Richtlinien bezüglich Dauerkatheter

Beachte

- In den letzten Jahren scheint sich vermehrt ein neues Konzept bezüglich Katheterwechsel, Blasenspülungen und Diagnose/Therapie der Zystitis bei DK-Trägern durchzusetzen. In der Folge wird dieses Management vertreten.
- Jeder DK-Träger ist aber dennoch als Individuum zu betrachten mit oft für ihn allein geltenden Erfahrungsregeln. Die Verträglichkeit eines DK's variiert enorm von Patient zu Patient – sowohl subjektiv (Patient ist «gestört» durch den DK) wie auch objektiv (Häufigkeit von Komplikationen).

Zum DK-Wechsel und zur DK-Pflege

1. Bei unkompliziertem Verlauf

- Verzicht auf den routinemäßigen 3 - 6-wöchigen DK-Wechsel. Ohne Symptome wird der DK also nicht mehr gewechselt. Erklärung: Via DK-Manipulationen werden Schleimhautverletzungen und Infekte gesetzt.
- Meatuspflege (Meatus urethrae = äußere Harnröhrenöffnung): tägliches Waschen mit Seife, Entfernung von Krusten wird empfohlen.
  Aber: keine Verwendung von Desinfektionsmitteln.

2. Bei kompliziertem Verlauf

DK-Wechsel (oder evtl. sogar Entfernung) ist indiziert bei Verdacht auf einen Harnwegsinfekt, nämlich bei folgenden Symptomen/Befunden:

- Obstruktion = «der DK läuft nicht mehr / ist verstopft» (Harnverhaltung!).
- Bypassing = «Urin läuft neben dem DK heraus», mit/ohne Obstruktion.
- Symptome wie Schmerzen (v.a. Brennen), Fremdkörpergefühl im Unterbauch, d.h. suprapubisch in der Harnblasengegend.
- Blasenwand-Irritationen (Reizungen) durch DK-Inkrustationen mit Tenesmen (krampfartigen Schmerzen) und eventuell Bypassing.
- Leukozyturie über 40/Gesichtsfeld, Erythrozyturie über 10/Gesichtsfeld.
- Makrohämaturie (= von Auge sichtbarer blutiger Urin); trüber nach Ammoniak riechender Urin; Urin-pH über 8.
- Fieber, evtl. sogar Sepsis aufgrund eines HWI.

Ein komplizierter Verlauf wird meistens durch eine Zystitis verursacht.

Weitere Ursachen für einen komplizierten Verlauf:
1. Indikation zum DK ist falsch gewesen.
2. Subjektive Unverträglichkeit (d.h. der Patient fühlt sich durch den Fremdkörper «DK» gestört und leidet darunter – oft bei dementen Patienten der Fall, die sich nicht äußern können; DD aber immer: HWI.)
3. Makrohämaturie, bei alten Leuten oft im Rahmen eines Infektes gesehen; DD aber: Blasentumor!
4. Selbstmanipulationen: DK-Selbstentfernung, oder Patient schneidet den DK einfach ab (im Rahmen einer Demenz vorkommend).

DK-Komplikationen / komplizierter Verlauf

Beachte: Bei jeglichem komplizierten Verlauf immer als erstes überlegen, ob ein DK-Auslassversuch möglich ist, d.h. die DK-Indikation überprüfen.

Die beste Therapie sämtlicher DK-Komplikationen ist der definitive Verzicht auf den DK.

1. Symptomatischer Infekt

- Symptome: Schmerzen, Krämpfe, psychomotorische Unruhe, subfebrile Temperaturen (fakultativ).
- Vorgehen: Bei HWI und Urethritis: DK-Wechsel und keimspezifische antibiotische respektive antimykotische Therapie.
- Verwendete Antibiotika: Noroxin®, Bactrim®, Urfadyne®.
- Antimykotikum: Diflucan®.

2. Rezidivierende Harnwegsinfekte

Beste Infekt- und Kristallurieprophylaxe ist die gute Hydrierung des Patienten, d.h.: Der Patient muss viel trinken (1,5 lit.); dadurch wird die Urinausscheidung gefördert und die Blase gleichsam «von innen» gespült.

Bei wiederholten Infekten bestehen zudem noch andere Möglichkeiten zur Rezidivprophylaxe:

- Antibiotika-Dauertherapie niedrigdosiert, z.B. mit Noroxin® $^1/_2$ Tbl. tgl.
- Urinansäuerung mittels Vitamin C = Redoxon®, Acimethin® oder Urotractan®.

Beachte: Diese Punkte sind sehr umstritten.

3. DK-Bypassing

- Bypassing bedeutet DK-Inkontinenz (Pflegepersonal: «der DK rinnt»; gemeint ist, dass Urin neben dem DK herausläuft).
- Pathogenese: Diese Form von «Inkontinenz» kommt entweder durch einen HWI mit Obstruktion oder durch starke Reizung des Blasenentleerungsmuskels (= M.detrusor vesicae) mit spontanen, starken und schmerzhaften Spasmen zustande, wodurch der Urin durch massive Druckspitzen neben dem DK herausgepresst wird.
- Reiz der Blasenwand durch den Ballon am sogenannten Trigonum vesicae (= dreieckiges Feld am Blasengrund zwischen Mündung der Ureteren und Abgang der Urethra), genannt «mechanische Zystitis».
- Vorgehen: Infektsanierung; Trinkmenge steigern.
  Detrusor ruhigstellen mittels Urospasmolytika: Urispas®, Spasmo-Urgenin® Neo; eventuell Anticholinergika einsetzen: Cetiprin® oder Ditropan® (potent aber häufiger Nebenwirkungen).
  DK-Wechsel und zwar immer *kleineren* DK einlegen und ein paar Tage warten, also z.B. Wechsel von Charr 14 auf Charr 12 (Erklärung: Verringerung des mechanischen Reizes der Blasenschleimhaut).

4. DK-Selbstentfernung

- Vorkommen: Demente Patienten mit HWI.
- Vorgehen: unbedingt eine Blasenblutung, d.h. eine drohende Blasentamponade ausschließen, am besten durch Einlegen eines Spül-, d.h. 3-Weg-Katheters und Spülung der Blase, bis klarer Urin kommt.
  Falls dies nicht geschieht, Patienten überwachen (Urin-Abgang? Unterbauch-Schmerzen? Dolenz?).

5. Urinretention

- Bei verminderter Urinausscheidung (Kontrolle des DK-Sackes alle vier Stunden) droht Gefahr in Form einer Harnverhaltung:

- Harnverhaltung: Unmöglichkeit, die prall gefüllte Harnblase zu entleeren.
- Beachte: Eine Harnverhaltung kommt vor allem bei Prostatikern vor, aber auch bei DK-Trägern.
- Symptomatik: Starke Unterbauchschmerzen mit extremem Harndrang; Bei dementen Patienten aber oft lediglich starke psychomotorische Unruhe, eventuell Erbrechen und kalter Schweiß.
- Diagnostik: Unterbauch palpieren: Oft kann die prall gefüllte druckdolente Harnblase als Ballon oberhalb der Symphyse palpiert werden, eventuell sogar bis zum Nabel reichend!
- Beachte: Urin im DK-Schlauch bedeutet *nicht*, dass der DK läuft!
- Therapie: Bei Verdachtsdiagnose oder im Zweifelsfall: DK-Wechsel.

6. Problem «Schrumpfblase»

- Wenn der Urin nach außen offen abgeleitet wird, d.h. DK ist nicht abgestöpselt, kommt es unweigerlich zur Bildung von Schrumpfblasen, d.h.: die Blase ist nicht mehr dehnbar und hat ihre Kapazität (etwa 300 bis 400 ml) verloren. Folge: Der Katheter, d.h. der Ballon scheuert permanent an der Blasenwand.
- Folge: mechanische Zystitis.
- Prophylaxe: Falls immer möglich, «Blasentraining», d.h. DK abstöpseln, Zeit sukzessive steigern. (Leider kommen wir mit dieser «Prophylaxe» sehr oft zu spät; eine etablierte Schrumpfblase ist definitiv!).

Tabelle 93: Alternativen zur transurethralen Katheterisierung

Methode	Kommentar
Betteinlagen; Wechsel alle 6 Stunden. Intimpflege mit Seife bei jedem Wechsel der Einlage.	Aufwendig; 90% Reduktion des Antibiotikaverbrauchs. Weniger multiresistente Keime.
Kondomkatheter (Uridom)	Kontamination der Glans häufig. Risiko lokaler Komplikationen (Entzündung bis Gangrän). Wechsel und lokale Hygiene alle 12 - 24 Stunden. Kondomkatheter gilt als unabhängiger Risikofaktor für Harnwegsinfektion.
Suprapubischer Katheter (= SPA: suprapubische Ableitung)	Chirurgischer Eingriff! Technisch schwieriges Einlegen bei leerer und kleiner Blase. Dislokationen. Kein Schutz vor Harnwegsinfekt!
ProstaKath (endourethraler Stent)	Zur Therapie der Prostatahyperplasie. Noch keine breit abgestützten Erfahrungen. Erste Ergebnisse günstig. Verkalkungen als lokale Komplikation.

Siehe auch *Tabelle 94: Blasenkatheter – «State of the Art»* auf Seite 376!

Tabelle 94: Blasenkatheter – «State of the Art»[a]

Aspekt	Empfohlen	Nicht empfohlen
Material	Silikon, Teflon, Silikon-Elastomer, Hydrogel.	Latex, Plastik.
System	Geschlossen, halb-geschlossen bei Katheterisierung < 3 Tagen; kleiner Durchmesser, adäquate Länge (Frauen: kürzere Katheter); Urinsack immer unter Blasenniveau.	Offen; Zusatz-«Sicherheiten» wie z.B. Antirefluxventil, Tropfenkammer, andere komplexe Systeme zur «Infektionsverhütung»; Urinsack über Blasenniveau (z.B. während Patiententransport).
Einlage	Steril, inklusive sterile Handschuhe.	Nicht steriles Vorgehen.
Entleerung des Urinsackes	Unsterile Handschuhe.	Sterile Handschuhe.
Pflege	Tägliches Waschen des Meatus mit Seife, Entfernung von Verkrustungen. Blasenspülung mit sterilem NaCl 0,9% bei Verstopfung.	Zugabe von Desinfektionsmitteln, z.B. Chlorhexidin in Urinsack. Blasenspülung mit Desinfektionsmittel; Katheterwechsel gemäß Schema.
Antibiotika-Prophylaxe	Antibiotikatherapie vor/bis ca. 24 Stunden nach Katheterwechsel bei bekannter Harnwegsinfektion.	Generelle Antibiotikaprophylaxe bei Einlage eines Dauerkatheters.
Therapie der Harnwegsinfektion	Antibiotikatherapie bei klinischen Hinweisen auf Infektion (Keimnachweis und Symptome/klinische Befunde).	Antibiotikatherapie bei positiver Kultur (asymptomatische Bakteriurie). Dauersuppression mit Antibiotika.
Kondomkatheter	Täglicher Wechsel, inklusive Desinfektion der Glans penis.	Belassen des Katheters während > 24 Stunden.

a. Quelle: Swiss-NOSO Band 2 Nr. 1

Kapitel IX

STOFFWECHSEL

1. Diabetes mellitus

Bedeutung

- Der Diabetes mellitus ist eine häufige Erkrankung:
  - Vorkommen bei 3 - 5% der Bevölkerung;
  - 10 - 20% der über 60jährigen leiden an einem Diabetes mellitus;
  - 15% aller Patienten in einem Krankenheim (Altenheim, Pflegeheim) tragen diese Diagnose;
  - Das Vorkommen nimmt mit steigendem Alter zu.
- Die Diagnose «Diabetes mellitus» bedeutet für den Betroffenen: erhebliches Risiko für reduzierte Lebens*quantität und* Lebens*qualität*.
- Die diabetischen Spätkomplikationen können eine massive Beeinträchtigung der Lebensqualität bewirken.
- Die Atherosklerose ist bei Diabetikern gegenüber Nicht-Diabetikern deutlich gehäuft. 75% der Diabetiker versterben an einer kardiovaskulären Erkrankung.
- Diabetiker sind «Problempatienten», gekennzeichnet durch eine stark erhöhte Morbidität («Krankheitsanfälligkeit»).
- Diabetiker erleiden oft schwerwiegende Komplikationen, die krankheitsbedingt oft unter einem veränderten oder verschleierten klinischen Bild ablaufen. Charakteristisch und gefährlich ist ein Ausbleiben des Schmerzsignals, eine Folge der diabetischen Neuropathie. Bsp.: schmerzloser Myokardinfarkt; periphere Verschlusskrankheit mit fehlender Claudicatio; diabetischer Fuß. Diabetiker erfordern daher eine besonders sorgfältige Krankenbeobachtung.

Beachte: Der Typ-2-Diabetes wird leider immer noch von allen Betroffenen als «Alterszucker» bagatellisiert. Es muss ein neues Problembewusstsein geschaffen werden, und der Typ-2-Diabetes muss als schwere Krankheit mit gravierenden Konsequenzen bezüglich Lebensqualität und Lebenserwartung akzeptiert werden.

Beim Typ-2-Diabetiker handelt es sich immer um einen kardiovaskulären Hochrisikopatienten (Risiko vergleichbar mit einem Nicht-Diabetiker mit Zustand nach Myokardinfarkt). Es darf keine Verniedlichung des Diabetes mellitus Typ 2 mehr geben.

Die als Jahrhundertstudie bezeichnete UKPDS[1] (United Kingdom Prospektive Diabetes Study 1998) hat gezeigt, dass sich die Intensivierung der therapeutischen Anstrengungen lohnt: klare Zielsetzung ist die Normalisierung von Blutzuckerwerten, Hypertonie und Fettsoffwechselstörung. Die körperliche Aktivität muss gesteigert, und auf das Rauchen muss verzichtet werden. Erkenntnisse aus dieser Studie: siehe Seite 389!

---

1. Interventionsstudie bei neu entdeckten Typ-2-Diabetikern an 23 Diabeteszentren in Großbritannien seit 1977 unter Einschluss von über 5'000 Patienten mit 4'000 Nachuntersuchungen während mehr als 10 Jahren.

Physiologie und Pathophysiologie

Physiologie

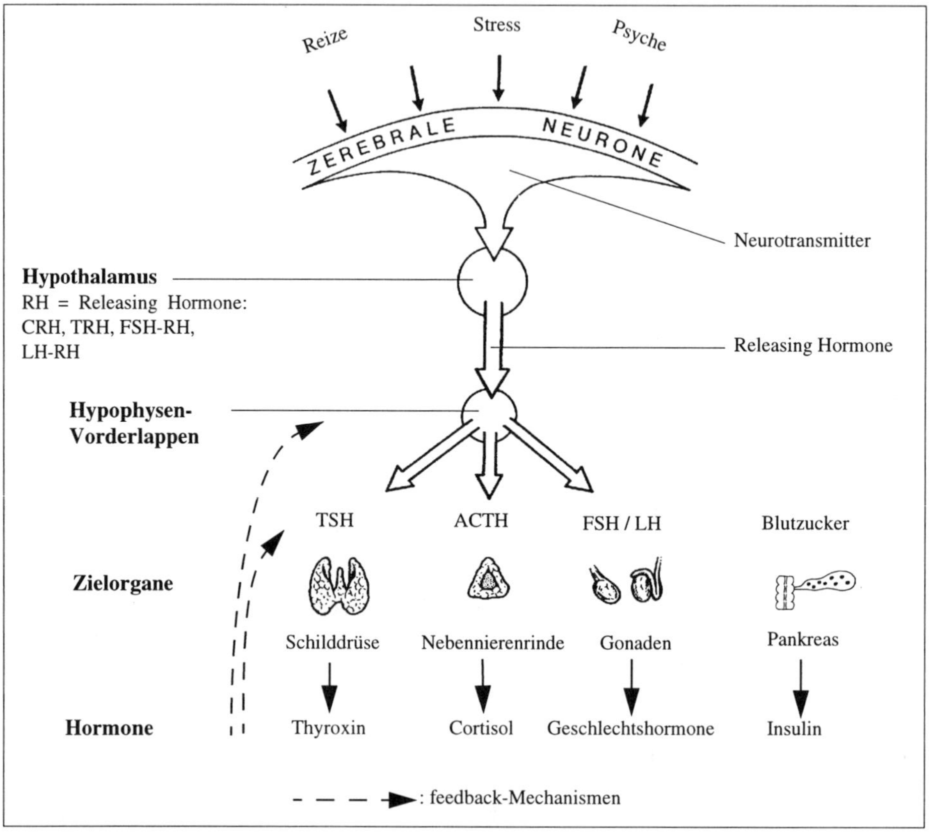

Reize   Stress   Psyche

ZEREBRALE   NEURONE

Neurotransmitter

Hypothalamus
RH = Releasing Hormone:
CRH, TRH, FSH-RH,
LH-RH

Releasing Hormone

**Hypophysen-
Vorderlappen**

| TSH | ACTH | FSH / LH | Blutzucker |

Zielorgane

Schilddrüse   Nebennierenrinde   Gonaden   Pankreas

Hormone   Thyroxin   Cortisol   Geschlechtshormone   Insulin

– – – ▶ : feedback-Mechanismen

Abbildung 71: Übersicht über das endokrine System

Physiologische Wirkungen von Insulin: Insulin ist ein Hormon, das im endokrinen Teil (= Langerhans'sche Inseln) der Bauchspeicheldrüse (= Pankreas) in den B-Zellen gebildet wird.

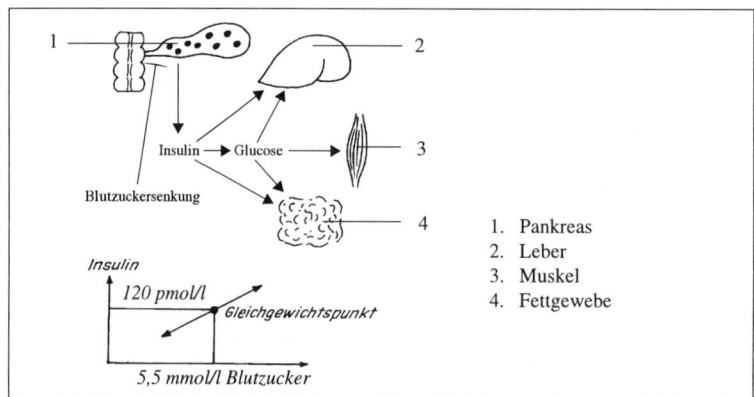

1. Pankreas
2. Leber
3. Muskel
4. Fettgewebe

Insulin → Glucose

Blutzuckersenkung

Insulin
120 pmol/l
Gleichgewichtspunkt

5,5 mmol/l Blutzucker

Abbildung 72: Direkter Feedback-Mechanismus: B-Inselzellen, insulinabhängige Gewebe, BZ

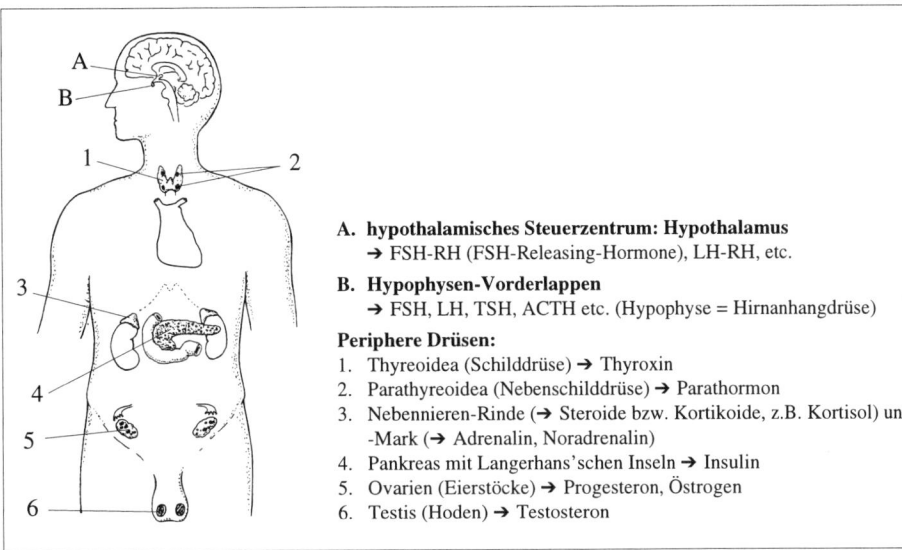

A. **hypothalamisches Steuerzentrum: Hypothalamus**
   ➔ FSH-RH (FSH-Releasing-Hormone), LH-RH, etc.

B. **Hypophysen-Vorderlappen**
   ➔ FSH, LH, TSH, ACTH etc. (Hypophyse = Hirnanhangdrüse)

Periphere Drüsen:
1. Thyreoidea (Schilddrüse) ➔ Thyroxin
2. Parathyreoidea (Nebenschilddrüse) ➔ Parathormon
3. Nebennieren-Rinde (➔ Steroide bzw. Kortikoide, z.B. Kortisol) und
   -Mark (➔ Adrenalin, Noradrenalin)
4. Pankreas mit Langerhans'schen Inseln ➔ Insulin
5. Ovarien (Eierstöcke) ➔ Progesteron, Östrogen
6. Testis (Hoden) ➔ Testosteron

Abbildung 73: Hormonsystem: endokrine Drüsen

Die Wirkungen des Insulins sind:

- Substrat-Transport in die Zellen: Glukose und Aminosäuren werden in Muskel- und Fettzellen aufgenommen (Aktivierung des Glukosetransportes).

- Anregung (Induktion) von Enzymen: Glykogen-Synthetase: Unter ihrem Einfluss Überführung von Glukose in die Speicherform Glykogen.

- Hemmung der Lipolyse, d.h. des Fettdepot-Abbaus.

Beachte: Insulin ist ein *anaboles* Hormon, ein «Speicher-Hormon». (Es hat somit nichts mit «Verbrennung» zu tun.)

Pathophysiologische Folgen beim Vorliegen eines Insulinmangels

Beim Diabetiker Typ-1 wird in den B-Zellen zu wenig Insulin gebildet; somit liegt ein im Verhältnis zum Blutzucker-Gehalt zu niedriger Insulin-Spiegel vor, sei er nun absolut oder relativ in Bezug auf einen bestimmten BZ-Gehalt. Wegen des Insulinmangels kommt es zu gesteigertem Fett- und Eiweißabbau (sogenannte «katabole Stoffwechsellage»). Zusätzlich wird die Glukoneogenese (Glukose-Neubildung) in der Leber nicht durch Insulin gehemmt.

Folge: Hyperglykämie. Bei Insulinmangel steigt also der Blutzuckerspiegel an. Dieser vermehrte Zucker im Blut wird durch die Nieren in den Harn ausgeschieden (= Glukosurie), darum wird der Urin süßlich. Dies kann nur durch gleichzeitige vermehrte Wasserausscheidung durch die Nieren geschehen. Diese Tatsache erklärt, dass der Diabetiker vermehrt Wasser lösen *muss* (= Polyurie), dadurch entstehen Exsikkose und Durst.

Tabelle 95: Störungen der Insulinwirkung

Insulinwirkung auf	Störungen bei		
	Hypertonie	**Übergewicht**	**Typ-2-Diabetes**
Muskel-Glukose-Stoffwechsel: Substrat-Transport in die Zellen und Verwertung in den Zellen			
• Glukose-Aufnahme	vermindert	vermindert	vermindert
• Oxidative Glukoseverwertung	unverändert	vermindert	vermindert
• Nicht-oxidative Verwertung	vermindert	vermindert	vermindert

Leber-Glukose-Stoffwechsel:
• Induktion von Glukosetransporten und
  Glykogen-Synthetase
• Hemmung der hepatischen Glukose-Pro-
  duktion
	unverändert	unverändert	vermindert

Lipid-Stoffwechsel: Induktion von Lipoprotein-Lipase, Hemmung von Triglyzerid-Lipase			
• Lipid-Oxidation	unverändert	gesteigert	unverändert
• Anti-Lipolyse	unverändert	vermindert	vermindert

Definitionen und Klassifikation

- «Diabetes» = «durchlaufen»; «mellitus» = «mit Honig versüßt»
- «Diabetes» = «Zuckerharnruhr». Die «Zucker-Krankheit» kann auf verschiedene Art und Weise definiert werden: klinisch-pathophysiologisch oder chemisch-labormäßig.

Klassifikation des Diabetes mellitus (Stand 1999)

- **Typ-1-Diabetes mellitus:**

  A. *Immunologisch:* Autoimmunvermittelte B-Zell-Destruktion mit folgendem, absolutem Insulindefizit; der Diabetes mellitus bricht aus, falls die B-Zellmasse noch 10% beträgt. Labormäßig ist der Typ-1-Diabetes charakterisiert durch das Vorliegen von Antikörpern (gegen Glutamatdekarboxylase = Anti-GAD 65, gegen Inselzellen ICA, gegen Insulin IAA oder gegen Tyrosinphosphatase IA-2).

  B. *Idiopathisch:* Gelingt der Nachweis der Immunmarker nicht, wird ein Typ-1-Diabetes als idiopathisch klassifiziert.

  Beachte: 50% aller Typ-1-Diabetes entstehen *nach* dem 20. Altersjahr. Das Neuentstehen ist in *jedem* Alter möglich!

- **Typ-2-Diabetes mellitus:**

  Kombination von *Insulinresistenz* und *Insulinsekretionsstörung*;

  Beim Typ-2-Diabetes sind also 2 Faktoren immer vorhanden: Insulinresistenz plus Störung der Insulinsekretion.

  Beachte: 50% der Typ-2-Diabetiker sind nicht entdeckt, im Mittel wird die Diagnose erst etwa 8 - 10 Jahre nach Krankheitsausbruch gestellt und 50% haben bei Diagnosestellung bereits Spätkomplikationen!

- **Spezialtypen** (z.B. seltene genetische Defekte).

- **Schwangerschaftsdiabetes.**

Tabelle 96: Störungen der Glukose-Homöostase: Stadien und Typ

S t a d i e n				
Normoglykämie	**H y p e r g l y k ä m i e**			
normale Glukose-Regulation	IFG[a] oder IGT[b]	**D i a b e t e s m e l l i t u s**		
		nicht Insulin-bedürftig	Insulin-bedürftig zur Einstellung	Insulin-bedürftig zum Überleben

Typ 1	←———————————————————————————→
Typ 2	←———————————————————→
Spezialtypen	←———————————→
Schwanger-schaftsdiabetes	←———————————————————→

a. IFG: «impaired fasting glucose» (gestörte Nüchtern-Glukose, siehe unten)
b. IGT: «impaired glucose tolerance» (verminderte Glukosetoleranz)

Tabelle 97: Charakteristische Unterschiede zwischen Typ-1- und Typ-2-Diabetes

Merkmal	Typ-1-Diabetes	Typ-2-Diabetes
Pathogenese	• Autoimmunerkrankung • relativ rasches Fortschreiten zum absoluten Insulin-Mangel	• Insulin-Resistenz • Insulin-Sekretionsstörung • relativer Insulin-Mangel • assoziiert mit Hypertonie, Dyslipoprotein-ämie, Adipositas • Makroangiopathie und diabetesspezifische Komplikationen häufig bei Diabetes-Diagnose bereits vorhanden
Manifestation	zumeist im Kindes- und Jugendalter; 50% entstehen nach dem 20. Altersjahr	zumeist nach dem 40. Lebensjahr 50% sind nicht entdeckt!
Beginn	akut; jederzeit möglich	langsam-progredient
Hereditäre Penetranz	gering	stark
Körperbau	Astheniker, mager	Adipositas / Pykniker
Körpergewicht	zumeist Ideal- bis Normalgewicht	• Übergewicht bei 90% • Unter- / Normalgewicht: cave: langsam progredienter Typ-1 Diabetes!
Kohlenhydrat-stoffwechsel	• instabil • Neigung zu Ketose • nicht selten Ketoazidose bei Manifestation	• stabil • Ketoazidose bei Manifestation sehr selten
Diagnosestellung	oft infolge Symptomen	meistens «zufällig»
Hypoglykämiegefahr	hoch (Problem!)	niedriges Risiko
Therapie	immer Insulin	Antidiabetika, evtl. Insulin
Beachte: Zur Unterscheidung sind HLA-Typisierung, Insulin- und C-Peptid-Analysen sowie Bestimmung von Antikörpern in der Regel nicht erforderlich!		

Klinik des Diabetes mellitus

Symptome und Befunde

Siehe dazu auch *Tabelle 97: Charakteristische Unterschiede zwischen Typ-1-und Typ-2-Diabetes* auf Seite 381!

Häufige Früh-Symptome

- Pruritus (Juckreiz), Pyodermien (Hautinfektionen v.a. mit Staphylokokken)
- Balanitis (Entzündung der glans penis), Vulvitis, Intertrigo, Gingivitis
- Furunkulose (Infektion von Haarbalg und Talgdrüsen der Haut)

Klinische Symptomatik

- Durst infolge Polyurie (vermehrte Urinausscheidung)
- Leistungsabfall und Müdigkeit/Ermüdbarkeit
- Gewichtsabnahme (katabole Stoffwechsellage)
- Juckreiz generell und vor allem im Genitalbereich

Beachte: In ca. $1/3$ der Fälle Zufallsbefund, d.h. keine klinischen Symptome.

Die durch Lipolyse (Fettabbau) und Glukoneogenese bedingte Einschmelzung der Körpersubstanz kann beträchtliche Ausmaße annehmen, z.B. Glukosurie von 100 - 200 g pro Tag entsprechend 400 - 800 kCal täglich!

Im Körper-Status eines jugendlichen Diabetikers finden sich bei der Erstuntersuchung abgesehen von der leichten Exsikkose meistens Normalbefunde.

Diagnostik

Kriterien für die Diagnose eines Diabetes mellitus

Beachte: Die Bestimmung der Nüchtern-Plasmaglukose (NPG) wird heutzutage als Gold-Standardtest für die Diabetesdiagnostik anerkannt. Nüchtern wird definiert als eine Periode ohne Nahrungsaufnahme von 8 Stunden.

Die Bestimmung der NPG ist diagnostisch ausreichend sowie technisch einfach durchzuführen und kostengünstig.

Neu gilt eine Nüchtern-Plasmaglukose von 7 mmol/l als Grenzwert (entspricht einem Nüchtern-Vollblutwert venös von 6,1 mmol/l)!
Eine NPG *unter* 6,1 mmol/l gilt als normal.
Für den NPG-Bereich zwischen 6,1 und 7,0 mmol/l ist der Begriff der *gestörten Nüchtern-Glukose* eingeführt worden.

Tabelle 98: Kriterien für die Diagnose eines Diabetes mellitus

Stadium	Nüchtern-Plasmaglukose (NPG)	Gelegenheits-Blutzucker
normal	< 6,1 mmol/l	
«gestörte Nüchtern-Glukose» («impaired fasting glucose», IFG)	≥ 6,1 mmol/l und < 7,0 mmol/l	
Diabetes	≥ 7,0 mmol/l	≥ 11,1 mmol/l und Symptome

Tabelle 99: Diagnostische Grenzwerte für die Diagnose Diabetes mellitus (Vollblut vs Plasma)

	Vollblut (venös)	Vollblut (kapillär)	Plasma (venös)
nüchtern	6,1 mmol/l	6,1 mmol/l	7,0 mmol/l

Anmerkung: HbA$_{1C}$ (glykolysiertes Hämoglobin): Die Bestimmung des HbA$_{1C}$ wird für Screening nicht empfohlen. HbA$_{1C}$ ist häufig noch normal bei Diagnosestellung. Es ist aber ein nützliches Hilfsmittel für die Überwachung der mittelfristigen Blutzuckereinstellung.

Differentialdiagnose zwischen Typ 1-Diabetes und Typ 2-Diabetes

1. *Bestimmung von Antikörpern:* Anti GAD 65 (Glutamatdekarboxylase), Antikörper gegen Inselzellen (ICA), Insulin (IAA) oder Tyrosinphosphatase (IA-2); falls Antikörper erhöht: Typ-1-Diabetes mellitus.

2. *C-Peptid:* Messung von C-Peptid (connecting peptide), das aequimolar mit Insulin aus der B-Zelle sezerniert wird unter Abspaltung von Pro-Insulin: Das C-Peptid eignet sich gut zur Beurteilung der endogenen Insulinsekretion und damit auch zur Unterscheidung zwischen einem relativ spät auftretenden Typ-1-Diabetes oder einem relativ früh manifesten Typ-2-Diabetes (also bei einem Auftreten zwischen 30 und 40 Jahren): Typ-1-Diabetiker haben eine tiefe endogene Insulinsekretion, Typ-2-Diabetiker haben zu Beginn oft eine wenig erniedrigte endogene Insulinsekretion.

Die C-Peptid-Messung hilft auch mit beim Entscheid, ob beim Typ-2-Diabetiker eine Insulintherapie notwendig geworden ist, oder ob eben eine genügend große Insulinsekretion für eine Therapie mit Diät und Tabletten vorliegt. Siehe dazu auch: *Beurteilung der Insulinbedürftigkeit beim schlecht eingestellten Typ-2-Diabetiker: Test zur Beurteilung der Insulinbedürftigkeit beim Typ-2-Diabetiker:* auf Seite 396!
C-Peptid stimuliert: C-Peptid stimuliert durch Glukagon 1 mg i.v.
→ falls C-Peptid > 600 pmol/l = Typ-2-Diabetes.

Epidemiologie

Epidemiologie und Bedeutung

Von allen Diabetikern sind 20% dem Typ 1 und 80% dem Typ 2 zuzuordnen.

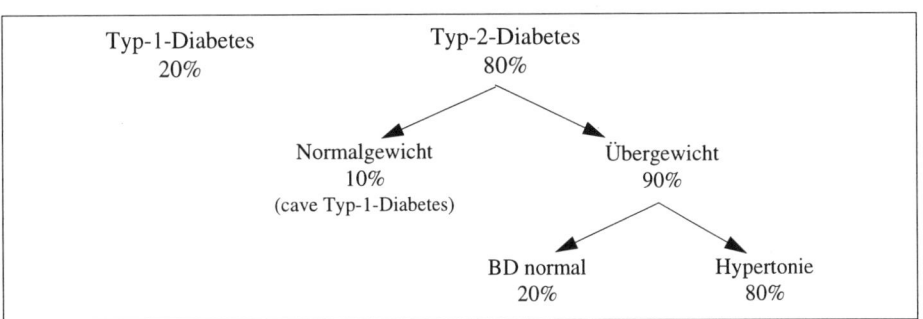

Abbildung 74: Zusammenhang zwischen Diabetes, Adipositas und Hypertonie

Wichtig: 90% der Typ-2-Diabetiker sind übergewichtig, und von diesen leiden wiederum 80% an einer arteriellen Hypertonie. Umgekehrt leiden 70% aller Hypertoniker unter Glukose- und/oder Fettstoffwechselstörungen.

Die als Risikofaktor für Arteriosklerose bekannte Hypertonie wird heute nicht mehr als isoliertes Krankheitsbild betrachtet, sondern ist häufig mit einer Insulinresistenz assoziiert. Dieser Insulinresistenz kommt eine zentrale Bedeutung als Teil des metabolischen Syndroms zu. Präventiv genügt es nicht, nur einen erhöhten Blutdruck zu senken, vielmehr müssen weitere Faktoren wie Insulinresistenz, Fettstoffwechselstörung und Fettsucht in die Therapie miteinbezogen werden.

Beachte: Der Diabetes ist eine häufige Erkrankung: 3 - 5% der Bevölkerung in Mitteleuropa und Nordamerika leiden an Diabetes mellitus. Es besteht eine eindeutige Abhängigkeit des Vorkommens vom Wohlstand der Bevölkerung (während Kriegs- und Notzeiten sinkt die Häufigkeit ganz rapide ab).

Manifestationsfaktoren

Merke: Der wichtigste Manifestationsfaktor ist das Übergewicht; v.a. die zentrale Adipositas. Adipositas beeinträchtigt also die Insulinempfindlichkeit im Gewebe und erhöht dadurch die Insulinresistenz: erhöhte freie Fettsäuren kompetitieren mit Glukose und führen zu einer reduzierten Glukoseaufnahme in Muskel- und Fettzellen.

Risikofaktoren für Diabetes mellitus:

* Adipositas (= Übergewicht). Body Mass Index ≥ 27 (siehe Seite 40)

* Bewegungsarmut, Infekte, Stress-Situationen, Schwangerschaft

* Positive Familienanamnese

* Pathologisches Lipidprofil

* Seltener: Endokrine Krankheiten (Cushing-Syndrom, Akromegalie, Glukagonom, Phäochromozytom)

* Medikamente: Diuretika (Thiazide), Östrogen-haltige Präparate, Glukokortikoide, Pentamidin, Protease-Hemmer

Untersuchung auf Diabetes bei asymptomatischen Individuen

Eine Untersuchung nicht-symptomatischer Individuen auf einen Typ-2-Diabetes wird ab einem Alter von 45 Jahren alle 3 Jahre empfohlen, auch wenn sie keiner Risikogruppe angehören.
Begründung: Ein Großteil der Typ-2-Diabetiker ist immer noch unentdeckt.

Tabelle 100: Kriterien für die Untersuchung auf Diabetes bei asymptomatischen Individuen

1. Ein Diabetes-Screening (durch Messen der NPG) sollte bei allen Individuen ab einem Alter von 45 Jahren erfolgen und, falls normal, alle 3 Jahre wiederholt werden.
2. Ein Diabetes-Screening (durch Messen der NPG) ist in folgenden Situationen bereits zu einem früheren Zeitpunkt oder aber häufiger als alle 3 Jahre indiziert: - positive Familienanamnese (Verwandte ersten Grades mit Diabetes)   - Zugehörigkeit zu ethnischer Gruppe mit hohem Diabetesrisiko (in der Schweiz: z.B. eingewanderte Tamilen)   - IGT (verminderte Glukosetoleranz) oder IFG (gestörte Nüchtern-Glukose) in der Anamnese   - Schwangerschaftsdiabetes in der Anamnese   - nach Entbindung eines Kindes mit Geburtsgewicht > 4100 g   - Übergewicht $\geq 120\%$ des Idealgewichtes oder Body Mass Index ≥ 27 (siehe Seite 40)   - Bluthochdruck   - Dyslipidämie

Tabelle 101: Auswirkung einer Blutzucker- und Blutdrucksenkung auf mikro- und makrovaskuläre Komplikationen und Mortalität bei Typ-2-Diabetikern[a]

Risikoreduktion	pro 1% HbA$_{1C}$ -Senkung	pro 10 mm Hg syst. Blutdrucksenkung
Diabetes-assoziierte Mortalität	25%	15%
Myokardinfarkt	18%	11%
Apoplexie	15%	17%
mikrovaskuläre Komplikationen (Retina, Nieren)	35%	13%
Katarakt-Extraktion	18%	—

a. epidemiologische Auswertung der UKPDS-Daten

Tabelle 102: Diabetes mellitus bei Betagten

> • Diabetes ist wesentliche Ursache für Morbidität und Mortalität im Alter!
> • Sogar bei Erstdiagnose in der 6. und 7. Dekade ist das Überleben reduziert.
> • Prognosen von Apoplexie und Myokardinfarkt sind schlechter bei Hyperglykämie.
> • Hohes HbA$_{1C}$ ist Prädiktor für kardiovaskuläre Mortalität und Apoplexie.

Das Metabolische Syndrom

Definition

Seit Ende der 80er Jahre wird vermehrt über ein klinisches Syndrom berichtet, welches auch als Insulin-Resistenz-Syndrom (andere Bezeichnungen: «Reaven-Syndrom», «Deadly Quartet» oder «Syndrom X») bezeichnet wird.

Das Metabolische Syndrom wird charakterisiert durch:
* «Deadly Quartet»:   1. Insulinresistenz (mit Hyperinsulinämie)
  2. Arterielle Hypertonie
  3. Stammbetonte, androide Adipositas
  4. Fettstoffwechselstörung
* Familiäre Häufung
* Hyperurikämie (Erhöhung des Harnsäurespiegels im Blut).

Beachte: Der Insulinresistenz kommt eine zentrale Bedeutung zu: Insulinresistenz und metabolische Veränderungen sind auch bei schlanken Hypertonikern gezeigt worden, d.h. das Metabolische Syndrom ist kein Epiphänomen von hyperkalorischer Ernährung und Adipositas.

Pathogenese des Metabolischen Syndroms

Bevor ein manifester Typ-2-Diabetes auftritt, liegt häufig das sogenannte Metabolische Syndrom vor, welches gekennzeichnet ist durch eine *angeborene*, vorwiegend muskuläre Unterempfindlichkeit gegenüber dem körpereigenen Insulin. Diese angeborene Insulinresistenz wird bei vielen Patienten zusätzlich verstärkt durch eine *erworbene* Insulinresistenz, durch Übergewicht und Bewegungsmangel.

Zur Adipositas

Heutzutage ist anerkannt, dass übergewichtige Patienten ein erhöhtes Risiko aufweisen, schwerwiegende Erkrankungen zu bekommen. Das Sterblichkeitsrisiko nimmt in Abhängigkeit des Body Mass Index (BMI, siehe Seite 40) exponentiell zu.

Siehe auch: *Abbildung 77: Hauptformen der Fettverteilung* auf Seite 387!

Das Ausmaß an Übergewicht spielt bei der Entstehung des Metabolischen Syndroms eine zentrale Rolle. Vor allem das abdominale Fett ist für die metabolischen Komplikationen bei der Adipositas verantwortlich. Abdominale Adipositas geht häufig mit verminderter Glukosetoleranz, bedingt durch Insulinresistenz, und hohe Plasma-Triglyzeridspiegel einher.

Ursachen der Adipositas sind:

- genetische Prädisposition
- qualitativ und quantitativ falsche Ernährung (zu viele Kalorien, zu hoher Fettkonsum)
- ungenügende körperliche Aktivität.

Tabelle 103: Internationale Klassifikation der Adipositas gemäß BMI (nach WHO)

Klassifikation	BMI (Body Mass Index)
• untergewichtig	< 18,5
• normalgewichtig	18,5 - 24,9
• übergewichtig • Klasse I (moderate Adipositas) • Klasse II (schwere Adipositas) • Klasse III (morbide Adipositas)	25 - 29,9 30 - 34,9 35 - 39,9 > 40

«Body Mass Index» BMI (Körper-Massen-Index) $= \dfrac{\text{Gewicht in kg}}{\text{Größe in m}^2}$

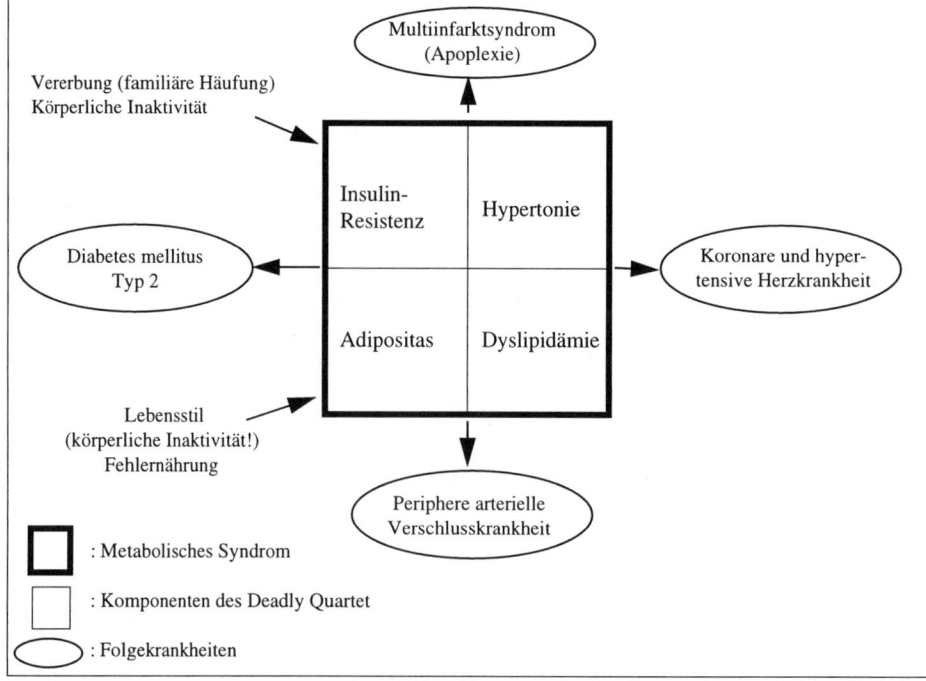

Abbildung 75: Die Komponenten des metabolischen Syndroms

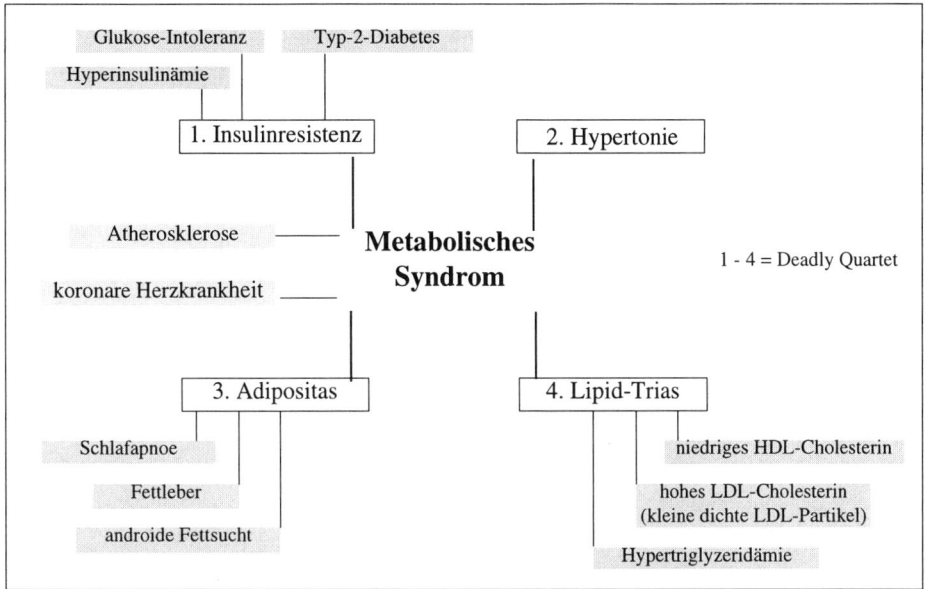

Abbildung 76: Metabolisches Syndrom: pathogenetisch relevante Faktoren

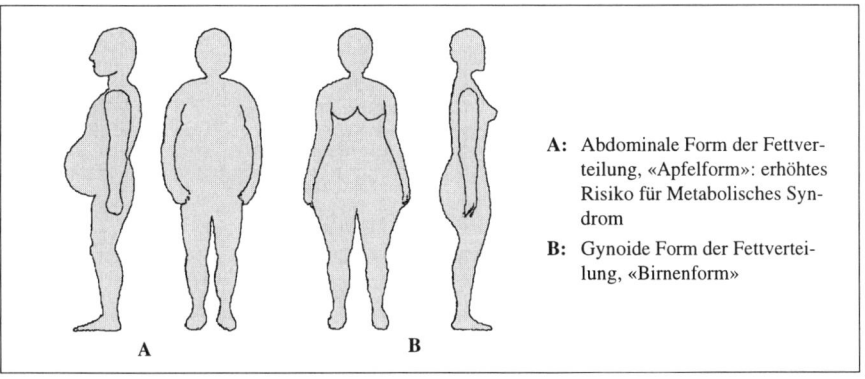

A: Abdominale Form der Fettverteilung, «Apfelform»: erhöhtes Risiko für Metabolisches Syndrom

B: Gynoide Form der Fettverteilung, «Birnenform»

Abbildung 77: Hauptformen der Fettverteilung

Klinik des Metabolischen Syndroms

Familienanamnese

Übergewicht, Diabetes mellitus Typ 2, koronare Herzkrankheit.

Status

Fettverteilung: stammbetonte Fettverteilung (androider «Apfeltyp»), siehe dazu obige Abbildung. Fettverteilung im Körper:

«Waist Hip Ratio» WHR $= \dfrac{\text{Größter Bauchumfang in cm}}{\text{Gesäßumfang in cm}}$

Richtwerte WHR:
- Ideal für Frauen: < 0,8
- Ideal für Männer: < 0,9

Labor

1. Nüchtern-Plasmaglukose (NPG)
2. Lipoproteinprofil: Cholesterin, HDL, Triglyzeride

Tabelle 104: Diagnose und Therapie des Metabolischen Syndroms

Diagnose des Metabolischen Syndroms

1. Familienanamnese:
  • Typ-2-Diabetes?
  • Frühe und/oder ausgeprägte Arteriosklerose?
2. • Aktuelle Befunde und Diagnosen:
  • Stammfettsucht
  • Frühe und/oder ausgeprägte Arteriosklerose
  • Dyslipoproteinämie (Hypertriglyzeridämie, niedriges HDL-Cholesterin, normales oder erhöhtes LDL-Cholesterin (kleine dichte LDL-Partikel)
  • Hypertonie
  • Gestörte Glukose-Toleranz
  • Mikroalbuminurie

Therapie des Metabolischen Syndroms

1. Reduktion der angeborenen Insulinresistenz durch regelmäßige körperliche Tätigkeit
2. Reduktion der erworbenen Insulinresistenz durch Gewichtsabnahme (bei Übergewicht)
3. Richtige Auswahl notwendig werdender Arzneimittel
  a) bei Typ-2-Diabetes: zunächst Alpha-Glukosidasehemmer (Acarbose), Metformin
  b) bei Hypertonie: z.B. ACE-Hemmer
  c) bei Dyslipoproteinämie: HMG-CoA-Reduktase-Hemmer (Statine), Fibrate

Tabelle 105: Metabolisches Syndrom: Punkte-Score

Parameter	Befunde, Grenzwerte	Punkte
Familienanamnese	Typ-2-Diabetes, Herzinfarkt	2
Stammbetonte (androide) Fettverteilung	Quotient Taille/Hüfte > 0,85	1
Erhöhter Blutdruck	> 140/90 mmHg	1
Erhöhte Triglyzeride	> 5,0 mmol/l	1
Erhöhte Harnsäure	> 400 µmol/l	1
Fettleber	Gamma-GT > 25E/l sonographische Dichte erhöht	1
Total Punkte / Interpretation **< 3 Punkte:** Metabolisches Syndrom unwahrscheinlich **≥ 3 Punkte:** Metabolisches Syndrom möglich		....

Therapie des Diabetes mellitus

Allgemeine Therapie-Prinzipien und Richtlinien

Ziele jeglicher Behandlung müssen sein

1. Wohlbefinden des Patienten (wird heutzutage fast immer erreicht); Vermeiden von Fuß-Komplikationen.
2. Vermeidung von Entgleisungen (Hyper- und Hypoglykämien).
3. Verhütung resp. Hinausschieben von sogenannten Spätkomplikationen.

Typ-1-Diabetes

- Der Diabetes mellitus Typ 1 ist eine definitive Diagnose! Die einzige Therapie besteht in der Verabreichung von Insulin. Ohne Therapie stirbt der Patient. Der Diabetes mellitus Typ 1 ist nicht heilbar!

- Beachte: Insulinbedarf: Total ca. 0,5 bis 0,8 Einheiten pro kg Körpergewicht in Abhängigkeit von körperlicher Aktivität und Insulinresistenz.

- Ziel der Therapie: Das sogenannte therapeutische Fenster, ein HbA_{1C} von 5,0 - 7,0% (Referenzbereich 4,0 - 6,1%) entspricht einer guten Einstellung. (Siehe auch *Tabelle 109: Kriterien zur Beurteilung der Stoffwechseleinstellung* auf Seite 397!)

- Schulung, d.h. Instruktion des Diabetikers hat entscheidende Bedeutung.

- Gute Einstellung ist wichtig, d.h. das Erreichen von möglichst normalen BZ-Werten.

- Grundpfeiler der Therapie:
  - Individuelle, gesunde Ernährung (früher «Diät» genannt).
  - Selbstkontrolle basierend auf guter Instruktion.
  - Insulin-Zufuhr

- Der Typ-1-Diabetiker soll von Spezialisten geschult, überwacht und begleitet werden.

Typ-2-Diabetes

Wichtige Erkenntnisse der UKPDS (siehe Seite 377)

1. Es besteht kein Zweifel mehr, dass die gesunde, isokalorische Ernährung (bei Übergewichtigen mit Kalorienreduktion) die Grundlage der Therapie des Typ-2-Diabetes mellitus ist!

2. Primär diätrefraktäre Typ-2-Diabetiker sollten zuerst mit oralen Antidiabetika behandelt werden.

3. Wenn die Therapieziele (Blutzuckerkontrolle und Beschwerdefreiheit) nicht erreicht werden können, sollte auf Insulin umgestellt werden.

4. Intensivierte Blutzuckerkontrolle unter Insulin oder Sulfonylharnstoffen vermindert das Risiko mikro-, nicht aber makrovaskulärer Komplikationen beim Typ-2-Diabetes. Sowohl Sulfonylharnstoffe, wie auch Insulin erhöhen aber das Hypoglykämierisiko und fördern eine Gewichtszunahme.

5. Biguanide vermindern das Risiko diabetischer Komplikationen und verursachen (wie Alpha-Glucosidaseinhibitoren AGI) bei Monotherapie keine Hypoglykämien. Sie führen zu keiner Gewichtszunahme, verglichen mit Sulfonylharnstoffen oder Insulin. Biguanide und AGI sind somit ideale Erstlinienmedikamente bei Typ-2-Diabetikern.

- **Fazit:** Wenn bei jüngeren, normalgewichtigen oder nur wenig übergewichtigen Typ-2-Diabetikern die nahezu euglykämische Einstellung mit OAD oder Insulin das Ziel darstellt, können bei älteren, übergewichtigen Patienten mit reduzierter Lebenserwartung etwas höhere Blutzuckerwerte akzeptiert werden (HbA_{1C} < 8,0%).
  Mit Biguaniden (Metformin Glucophage®) oder SH ist beim Beachten der Kontraindikationen (Nieren-, Leber- und Herzinsuffizienz) nicht mit schlechteren Langzeitergebnissen zu rechnen ist als bei einer Insulintherapie.
  Basis der Diabetestherapie bleibt aber die gründliche Schulung mit den therapeutischen Zielen: modifizierte Ernährung/Kalorienreduktion und Intensivierung der körperlichen Aktivität. Beim älteren Patienten sollten

Symptomfreiheit, Wohlbefinden und das Vermeiden hypo- und hyper-
glykämischer Entgleisungen und Fuß-Komplikationen im Vordergrund
stehen. Bei schlechter Kontrolle bleibt die Insulintherapie immer noch
eine Option. Bei akut kranken Patienten, auch bei solchen mit Symptomen
einer koronaren Herzkrankheit, sollte vorübergehend oder dauernd auf
Insulin umgestellt werden.

Ziele der Therapie:

- Wohlbefinden hat vorrangige Bedeutung!
- Falls immer möglich: Gewichtsreduktion oder Gewichtsstabilisierung bei
  Übergewicht, denn:
  - Je schwerer ein Mensch ist, desto höher sein Insulinbedarf und um so
    ausgeprägter seine Insulinresistenz!
  - Beachte: Die Gewichtsreduktion ist vor allem beim institutionalisierten
    Patienten (Alters-, Krankenheim) am schwierigsten zu erreichen, weil
    das Essen oft eine wichtige Komponente von Genussfähigkeit bedeutet.

Therapie des Typ-2-Diabetes

Therapieziele

Postprandiale Hyperglykämien kontrollieren: Alpha-Glucosidase-Hemmer:
Diastabol® und Glucobay®.

Langfristige HbA_{1C}-Senkung: therapeutisches Fenster: HbA_{1C} zwischen 5,0
und 7,0% (HbA_{1C} normal: 4,0 - 6,1%).

Weitere Ziele: Blutdruckwerte unter 135 auf 85 mmHg. Gezielte Elimination
aller möglichen kardiovaskulären Risikofaktoren!

Beachte: Bewegungsmangel ist der schlimmste Risikofaktor für kardiovaskuläre Erkrankungen.

Parameter: HbA_{1C} korreliert sehr eng mit den Spätkomplikationen!

Tabelle 106: Therapieziele beim Diabetes mellitus

1. Prävention der diabetischen Komplikationen durch Einhaltung einer Normoglykämie.
2. Beseitigung von spezifischen Diabetessymptomen wie Durst, Polyurie, Schmerzen.
3. Vermeidung von diabetischen Komata und von diabetischem Fuß-Syndrom.

Grundlagen der Behandlung sind:

- Individuelle Ernährung (Gewichtsreduktion, Gewichtsstabilisierung)
- Regelmäßige körperliche Aktivität: Beachte: unter regelmäßiger körperlicher Aktivität verstehen wir vermehrtes Sich-Bewegen. Hochleistungs-
  sport wird nicht verlangt. Praktische Empfehlungen: keinen Lift mehr benützen, beim Benutzen der öffentlichen Verkehrsmittel 2 Haltestellen zu
  Fuß gehen, vermehrt Spazieren. Dank regelmäßiger körperlicher Aktivität
  (mindestens 30 Minuten pro Tag) werden folgende Ziele gleichzeitig erreicht: Blutzuckerspiegel sinkt, Senkung des Blutdruckes, Verminderung
  der Insulinresistenz, Verbesserung des Lipidprofils, Verbesserung der
  Stimmungslage.

Bei Bedarf werden zusätzlich verordnet:

- Orale Antidiabetika (Biguanide und/oder Sulfonylharnstoffe) und/oder
- Insulin
- siehe dazu *Abbildung 78: Therapiemöglichkeiten beim Typ-2-Diabetes*
  auf Seite 391 und *Abbildung 79: Flussdiagramm für die Behandlung des
  Typ 2-Diabetes* auf Seite 392!

Die Therapie-Ziele hängen vom Alter des Patienten ab:

- Beim jüngeren z.B. 40 - 50jährigen Typ-2-Diabetiker werden möglichst normale BZ-Werte angestrebt (therapeutisches Fenster HbA_{1C} von 5,0 - 7,0% entsprechen einer guten Einstellung), denn das Therapiehauptziel ist das Hinausschieben der Spätkomplikationen (also wie beim Typ 1).

- Beim älteren vor allem beim sehr alten Patienten sind höhere BZ-Spiegel erlaubt, denn das Therapiehauptziel ist das Wohlbefinden. Weiteres Ziel ist das Vermeiden von massiver Glukosurie, die zu Polyurie, Dehydrierung (Austrocknung) und gehäuften Harnwegsinfekten führen kann.

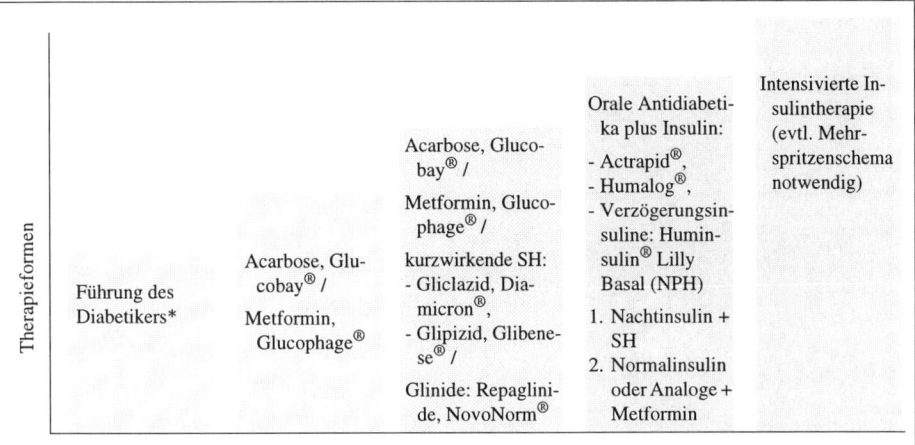

Abbildung 78: Therapiemöglichkeiten beim Typ-2-Diabetes

Individuelle Ernährung beim Typ-2-Diabetes

Beachte: Die wichtigste allgemeine Empfehlung lautet: Reduktion der Kalorienzufuhr!
Allgemein gilt in den industrialisierten Ländern:
Wir essen «zu viel», «zu fett» und «zu süß».

Die individuelle Ernährung ist die Grundlage *jeder* Diabetesbehandlung und bildet auch die Basis für eine gute Einstellung. Die meisten älteren Diabetiker sind adipös und bedürfen daher wie oben ausgeführt einer sogenannten Reduktionsdiät.
Erfahrungsgemäß ist es aber meistens sinnlos, Diäten mit weniger als 1'200 kcal/Tag bei Frauen und weniger als 1'600 kcal/Tag bei Männern zu verschreiben, weil sie nicht über längere Zeit eingehalten werden können.

Sinn der Diabetes-Ernährung:
- Erreichung resp. Einhaltung des Idealgewichtes oder Zielgewichtes; mindestens aber: keine weitere Gewichtszunahme;
- Verhinderung von Hypoglykämien (sehr wichtig!) bei SH, Insulin;
- Verteilung der Kalorien-Zufuhr über den Tag (gehäufte Mahlzeiten).

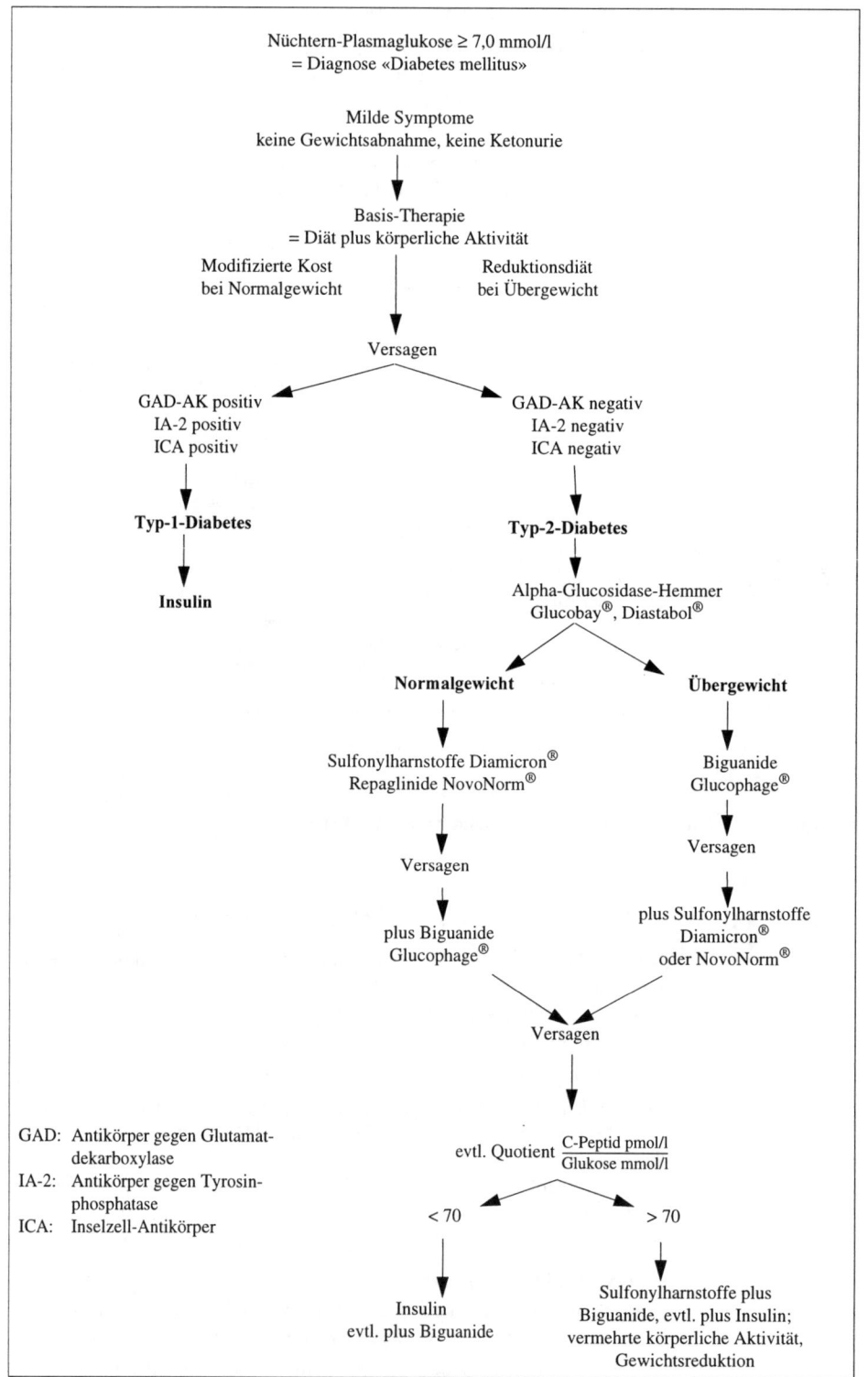

Abbildung 79: Flussdiagramm für die Behandlung des Typ 2-Diabetes

Beachte: Die Verteilung der Nahrung auf mehr als 3 Mahlzeiten hat den Sinn, das Ansteigen des BZ-Spiegels postprandial (= nach dem Essen) und die zwischen den Mahlzeiten bestehende Hypoglykämie-Tendenz (nur bei Insulin und SH!) zu vermindern. Eine der häufigsten Ursachen für Hypoglykämien ist das Auslassen von Zwischenmahlzeiten. Mehr als $^2/3$ der diabetischen Entgleisungen sind auf Diätfehler zurückzuführen!

Sinn der Reduktionsdiät:

Übergewicht erhöht die Insulinresistenz des Gewebes. Anhaltende Hyperglykämie schädigt Beta-Zellen und dadurch die Insulinsekretion. Reduktion der Hyperglykämie und Abbau des Fettgewebes können somit eine drohende Stoffwechselentgleisung verhindern; dadurch erklärt sich der oft spektakuläre Erfolg des «Heilfastens» bei übergewichtigen Typ-2-Diabetikern.

Die Ernährung soll folgendermaßen zusammengesetzt sein:

- Kohlenhydrate[1]   50%
- Fett   30%
- Eiweiße   20%
- Nahrungsmittel mit hohem Fasergehalt (mindestens 30 g Fasern/Tag)

> 1) Komplexe Kohlenhydrate bewirken eine Erhöhung der Insulinempfindlichkeit und eine Verbesserung der Insulin-Restsekretion aus den Beta-Zellen. Ein hoher Fasergehalt kann eine Senkung der BZ- und Lipid-Spiegel bewirken.

Körperliche Aktivität und Metabolisches Syndrom

Bedeutung:

Einzelne zentrale Komponenten des Metabolischen Syndroms können durch regelmäßige körperliche Aktivität günstig beeinflusst werden, nämlich: Adipositas, arterielle Hypertonie, Insulinresistenz und Hyperlipidämie.

Während körperlicher Aktivität sinkt der BZ-Spiegel wegen vermehrter Glukoseaufnahme in die Muskulatur. Dauernde leichte sportliche Aktivität bewirkt eine Verbesserung von Insulinempfindlichkeit und Glukose-Toleranz.

Beachte aber: Es gilt der Grundsatz, dass bei schlechter Diabetes-Einstellung (BZ über 15 mmol/l, Azetonurie), welche auf Insulinmangel hinweist, von starker körperlicher Aktivität abgesehen werden soll: sportliche Aktivität führt zu Glukoseneubildung und Freisetzung von Fettsäuren. Bei Insulinmangel kann die neugebildete Glukose von der Muskulatur nicht aufgenommen werden, es resultiert Hyperglykämie und Ketose.

Körperliche Aktivität und Adipositas:

Der Grundumsatz beträgt 60 - 80% des Energieverbrauchs. Er ist individuell, und teilweise genetisch festgelegt. Der thermische Effekt der Nahrung und der thermische Effekt der Bewegung sind als weitere relevante Faktoren am Energieumsatz beteiligt. Der thermische Effekt der Bewegung kann als einzige Komponente des Energieverbrauchs fast beliebig variiert werden. Eine rein durch Kalorieneinschränkung bewirkte Gewichtsreduktion führt auch zur Abnahme der fettfreien Körpermasse. Eine angemessene Aktivität kann den Verlust an Muskelmasse teilweise verhindern.

Leider kann durch körperliche Aktivität allein meist keine wesentliche Gewichtsreduktion erreicht werden (wohl aber ein einmal erreichtes tieferes Körpergewicht besser gehalten werden). Mögliche Erklärungen: Übergewichtige können die notwendige Intensität körperlicher Aktivität gar nicht leisten; der Kalorienverbrauch durch körperliche Aktivität ist relativ gering (30 Minuten schnelles Laufen bedeuten lediglich einen Verbrauch von 125 kcal); Übergewichtige neigen dazu, ihre körperliche Aktivität zu überschätzen, ihre Essmenge aber zu unterschätzen.

Körperliche Aktivität und arterielle Hypertonie:

Der altersbedingte Anstieg des Blutdrucks kann durch körperliche Aktivität verhindert werden. Der blutdrucksenkende Effekt ist jedoch individuell; tendenziell reagieren Frauen und schlanke Individuen besser.

Körperliche Aktivität und Insulinresistenz:

Wichtigstes Zielorgan der Insulinresistenz ist die Muskulatur. Bereits eine einmalige körperliche Aktivität kann diese Resistenz für die Dauer eines knappen Tages günstig beeinflussen. Die Inzidenz für Typ-2-Diabetes mellitus ist bei körperlich aktiven Personen eindeutig geringer.

Körperliche Aktivität und Lipidprofil:

Der positive Effekt regelmäßiger körperlicher Aktivität auf das HDL-Cholesterin (und Triglyzeride) ist gut belegt. Interessanterweise besteht dabei eine eigentliche Dosis-Wirkungskurve (erste positive Veränderungen sind sichtbar ab einem Trainingsumfang von 90 bis 120 Minuten pro Woche bei eher geringer Intensität).

Weitere Effekte körperlicher Aktivität:

Vergleiche dazu die folgende Tabelle!

Tabelle 107: Positive Einflüsse regelmäßiger körperlicher Aktivität auf die Gesundheit

• Verbesserte Leistungsfähigkeit (VO$_2$max) • Verbesserte Körperkraft • Erhöhte Selbständigkeit (z.B. im Haushalt) • Verminderte Osteoporosehäufigkeit • Verbesserung von Gonarthrosebeschwerden •Verbesserung von Rückenbeschwerden	• Mortalität generell vermindert (sicher bei Frauen und Männern mittleren Alters und bei postmenopausalen Frauen) • Geringere Inzidenz der KHK • Geringere Inzidenz zerebrovaskulärer Ereignisse • Gewichtsreduktion bzw. Prävention eines Gewichtsanstiegs • Verbesserte Insulinsensitivität • Geringere Inzidenz eines Typ-2-Diabetes mellitus	• Erhöhtes HDL-Cholesterin • Geringere Inzidenz der Hypertonie • Reduzierte Thrombozytenaggregation • Geringere Inzidenz des Mammakarzinoms • Geringere Inzidenz des Kolonkarzinoms • Geringere Inzidenz depressiver Verstimmungen • Verbesserte Prognose in der Depressionsbehandlung

Medikamentöse Therapie des Typ-2-Diabetes: orale Antidiabetika OAD

Indikation für OAD: Ungenügende BZ-Einstellung unter Diät sowie körperlicher Aktivität.

Bei ca. $^2/_3$ der Patienten wird damit eine befriedigende Einstellung erreicht. $^1/_3$ sind sogenannte «Primär-Versager».

Alpha-Glucosidase-Hemmer:

Alpha-Glucosidase-Hemmer sind ideale Startmedikamente beim neu diagnostizierten Typ-2-Diabetes.

Beispiele: Acarbose Glucobay® und Miglitol Diastabol®: Gute Medikamente (keine gefährlichen Nebenwirkungen).

Wirkung: Sie hemmen die Spaltung von Mehrfachzuckern und verzögern somit die Glukoseresorption. Maximale Wirkung auf postprandiale Blutzuckerspitzen. HbA$_{1C}$ -Senkung vergleichbar mit Sulfonylharnstoffen oder Metformin. Einsetzbar bei Nieren-/Leberinsuffizienz. Keine Dosisanpassung bei älteren Patienten. Dosierung 3 x täglich zu den Mahlzeiten. Einschleichende Dosierung. Kombination mit Metformin ist ideal.

Nebenwirkungen: Blähungen, weicher Stuhlgang. Wichtig: langsam einschleichend dosieren wegen der Gefahr von Blähungen mit Bauchkrämpfen.

Biguanide BG: Beachte: Gutes Abschneiden in der UKPDS.
Wirkungen: Vermindern die hepatische Glukoneogenese. Weitere Wirkungen: Erhöhen den zellulären Glukoseverbrauch. Vermindern Glukoseresorption im Darm. Nicht insulinotrop! Wirken auch beim schlanken Diabetiker!
Nebenwirkungen: Diarrhö, Nausea, Erbrechen, Blähungen.
Indikation: Metabolisches Syndrom; Adipositas (wegen ihres anorektischen Effektes: Appetitverminderung).
Medikament: Metformin Glucophage®, mite 500 mg, forte 850 mg.
Biguanid-Intoxikation (Laktatazidose): Symptomatik: Übelkeit, Brechreiz, Bauchschmerzen, Erbrechen. Auslösend: intermittierende Herzinsuffizienz mit kritischer Einschränkung der Nierenfunktion (Kreatinin > 140 mmol/l).

Sulfonylharnstoffe SH:
Wichtig: bei älteren Patienten kurzwirksame SH (z.B. Diamicron®) *oder* aber Glinide (Repaglinide NovoNorm®) verordnen. Die langwirksamen SH (wie Amaryl®oder Daonil®) sollten nicht mehr verordnet werden.
Diamicron®: Wirkung: Stimulierung der Insulinsekretion (Hauptwirkung): setzt Insulin aus Beta-Zellen frei (insulinotrop). Verstärkt den insulinsekretorischen Effekt von Glukose. Hauptmetabolit ohne blutzuckersenkenden Effekt. Relativ kurze Halbwertszeit von 12 Stunden. Maximale Plasmakonzentration nach 2 - 6 Stunden. Hypoglykämiegefahr ist verstärkt unter: NSAR, Betablocker, Marcoumar, MAO-Hemmern, Sulfonamid-Antibiotika.
Dosierung: Beachte: die Empfehlung «1 x täglich» ist überholt; die Dosierung richtet sich gemäß der Mahlzeiteneinnahme. Nebenwirkung: Hypoglykämien. Sie sind zwar selten, aber gefährlich wegen des verzögerten Verlaufs bei lange wirkenden SH wie Daonil®, Amaryl® und Glutril® (evtl. Glukose-Zufuhr über mehrere Tage notwendig). Das Risiko ist erhöht bei älteren Patienten und bei Niereninsuffizienz.
Zur Erfassung einer Hypoglykämietendenz unter Sulfonylharnstoff-Behandlung ist die Bestimmung des Blutzuckers im Verlaufe des Nachmittags wichtig. Bei bettlägerigen Patienten kann allerdings der tiefste Blutzuckerwert auch nachts und in den frühen Morgenstunden auftreten.
Besonders gefährdet für schwere Sulfonylharnstoff-Hypoglykämien sind ältere Typ-2-Diabetiker (über 65 Jahre). Gründe dafür sind: ungenügende Nahrungszufuhr und Begleitmedikamente (Salicylate, Sulfonamide, Bactrim®, Anticholinergika). Ein wichtiges Charakteristikum der Sulfonylharnstoff-Hypoglykämie ist die Rezidivneigung, die noch während 6 - 30 Stunden anhalten kann. Die Hypoglykämien äußern sich beim älteren Patienten oft als apoplektiforme Symptome und als Verwirrtheit. Typische Hypoglykämie-Symptome wie Schwitzen, Zittern, Herzklopfen sind selten.
Beachte: Die geringste Hypoglykämie-Gefahr besteht unter dem nur kurz wirksamen Diamicron®.

Glinide:
Repaglinide NovoNorm®: Wirkung: wie SH, aber *rascheres* Erreichen des maximalen Plasmaspiegels und *kurze* Plasmahalbwertszeit! Kann quantitativ unabhängig von der Nahrungsaufnahme und 3 x täglich mit jeder Mahlzeit eingenommen werden (verursacht auch keine Hypoglykämie, wenn Mahlzeiten ausgelassen werden!). Empfohlene Anfangsdosis bei Ersteinstellung: 0,5 mg pro Mahlzeit; maximale Einzeldosis 4 mg pro Mahlzeit.

Neue Medikamente: Insulin-Sensitizer (Rosiglitazon, Avandia®):
Einwirkung auf die Fettzellen: große Fettzellen sterben ab, kleinere entstehen, welche besser auf Insulin ansprechen. Verminderte Produktion freier Fettsäuren, dadurch vermehrte Aufnahme von Glukose in Muskulatur und Fettzellen.

Insulin-Therapie beim Typ-2-Diabetiker

Insulinwirkungen: vergleiche dazu: *Physiologie* auf Seite 378!

Indikation: Ungenügende Einstellung unter Diät plus OAD.
Beachte: Etwa 50% aller Typ-2-Diabetiker benötigen im Verlaufe einer 10jährigen Diabetesdauer Insulin. Die Verläufe sind sehr unterschiedlich und widerspiegeln die Heterogenität des Typ-2-Diabetes (kein einheitliches Krankheitsbild).

Wann diese Umstellung auf Insulin erfolgen soll, ist oft schwierig zu entscheiden. Falls unter Kombinationstherapie mit OAD (oder Kontraindikationen für deren Anwendung) keine ausreichende BZ-Kontrolle erreicht werden kann, sollte auf Insulin umgestellt werden.

Unter Umständen kann die Bestimmung des C-Peptids hilfreich sein, die ein Maß ist für die dem Typ-2-Diabetiker verbleibende endogene Insulin-Sekretion: je niedriger der C-Peptid-Wert, und je höher der gemessene BZ-Wert, desto eher benötigt der Patient eine Therapie mit Insulin.

- Beurteilung der **Insulinbedürftigkeit** beim schlecht eingestellten Typ-2-Diabetiker:
  Test zur Beurteilung der Insulinbedürftigkeit beim Typ-2-Diabetiker:

  Der Grenzwert für den Quotienten $\frac{\text{C-Peptid pmol/l}}{\text{Glukose mmol/l}}$ ist 70:

  - $> 70 = positiver$ Test: nicht insulinpflichtig
  - $< 70 = negativer$ Test: insulinbedürftig

  C-Peptid: siehe Seite 383!

- **Insulinbedarf:** Total 0,6 bis 0,8 I.E. / kg Körpergewicht; bei Insulinresistenz 1 - 25 I.E. / kg:

  - *Insulinbedarf* hängt ab von: körperlicher Aktivität und Insulinresistenz!

  - *Insulinresistenz* hängt ab von: Körpergewicht und körperlicher Aktivität!

- **Insulindosierung initial:**

  a) Mahlzeitenbezogen: Normalinsulin (Actrapid®) oder Insulin-Analoge NovoRapid®, Humalog®: 4 - 6 I.E. s.c., BZ-Kontrolle 2 - 3 Stunden postprandial. Ziel: BZ unter 10 mmol/l. Dosissteigerung bei BZ > 10 mmol/l: pro 2 - 3 mmol zusätzlich 1 I.E. Insulin.

  b) Nachtinsulin:
     Intermediärinsulin: Huminsulin® Lilly Basal (NPH), Insulatard® vor dem Schlafen. Ziel: Reduktion der hepatischen Glukoseproduktion und Normalisierung des Nüchternblutzuckers. Beginn mit 8 - 10 I.E. s.c.
     2 x täglich: Intermediär- oder Mischinsulin. Beginn mit 8 - 10 I.E. s.c.

- Dosis-Steigerung gemäß Bedarf, d.h. BZ-Tagesprofil-Bestimmungen. BZ-Werte zwischen 6 - 8 mmol/l werden noch toleriert.

- Vorteil der Insulin-Therapie (klinische Erfahrung): Man beobachtet eine Verbesserung des Allgemeinzustandes.
  Grund: Sogenannte «asymptomatische Hyperglykämien» verlaufen eben oft nicht symptomlos; vielmehr zeigen die Patienten Zeichen einer beginnenden Stoffwechseldekompensation wie Müdigkeit, Antriebslosigkeit und depressive Grundstimmung, die unter Insulin-Therapie verschwinden. Schon wenige Einheiten Insulin können das Allgemeinbefinden vor allem älterer Diabetiker entscheidend verbessern!

- Nachteil der Insulin-Therapie: Gewichtszunahme durch Reduktion der Glukosurie (verminderter Kalorienverlust). Deshalb Kombination mit kalorienreduzierter Ernährung.

- Risiko: Hypoglykämie. Bei Verabreichung eines Intermediär-Insulins morgens ist das Risiko am größten vor dem Mittagessen und nachmittags zwischen 15 und 17 Uhr sowie zwischen 02 und 04 Uhr morgens bei Intermediärinsulin vor dem Schlafen.

- Blutzuckerkontrolle:
  Beachte: Man soll auch den betagten Diabetiker instruieren, sich seinen Blutzucker selbst zu messen. Die modernen Geräte (Bsp.: Glucotrend™, Glucometer™) sind bezüglich Genauigkeit genügend.

- Eine intensivierte Insulintherapie kann beim Typ-2-Diabetiker das Auftreten einer diabetischen Nephropathie hinausschieben, resp. deren Progression verlangsamen.

- Ein oft vernachlässigter Nebeneffekt erhöhter Insulinspiegel im Blut ist die renale Salzretention als einer der Gründe für die höheren Blutdruckwerte bei Insulinresistenz.

Beachte: Nicht jede einmal begonnene Insulin-Therapie eines Typ-2-Diabetikers muss auch lebenslänglich fortgesetzt werden, denn die Restfunktion der Beta-Zellen und die Ansprechbarkeit der Insulin-Zielgewebe auf Insulin können sich im Verlaufe der Krankheit auch erholen.

Tabelle 108: Insulintherapie: Wirkungen und Nebenwirkungen

Vorteile	Nachteile
• Reduktion der Hyperglykämie • Hemmung der Glukoneogenese • Erholung der endogenen Insulinproduktion • Verbesserung bei schmerzhafter Neuropathie	• Hypoglykämierisiko • Gewichtszunahme • Hyperinsulinämie (bei langwirksamen Insulinen)

Tabelle 109: Kriterien zur Beurteilung der Stoffwechseleinstellung

Kriterien	gut	akzeptabel	schlecht
Blutzucker nüchtern (mmol/l)	5,0 - 7,0	< 8,0	> 8,0
Blutzucker postprandial (mmol/l)	< 8,0	< 10,0	> 10,0
HbA$_{1C}$	5,0 - 7,0% oder < 0,5% über der Norm	7,0 - 8,0% oder < 1,5% über der Norm	> 8,0% oder > 1,5% über der Norm
Urinzucker	0%	< 0,5%	> 0,5%
Gesamtcholesterin (TC, mmol/l)	< 5,0	< 6,5	≥ 6,5
Triglyzeride (TG, mmol/l)	< 1,5	< 2,0	≥ 2,0
Low-Density-Lipoprotein (LDL, mmol/l)	< 3,0	< 4,0	≥ 4,0
Body Mass Index (kg/m^2)	< 25	< 27	> 27
Blutdruck (mmHg)	< 135/85	< 140/90	> 140/90

Tabelle 110: Ziele der Diabetes-Therapie bei älteren Patienten

Verbesserung der Lebensqualität • Wohlbefinden • Gedächtnis und Merkfähigkeit • Körperliche Leistungsfähigkeit • Sehfähigkeit → jährliche Kontrollen beim Augenarzt
Prävention akuter Komplikationen • Infektionsneigung: Harnwegsinfekte, Pneumonie, Hautinfektionen • Diabetische Komata
Prävention chronischer Komplikationen / Spätsyndrome • Diabetischer Fuß • Schmerzhafte Neuropathie • Retinopathie

Antihypertensive Therapie

Beachte: Zur Blutdrucksenkung eignen sich ACE-Hemmer und Betablocker gleich gut!
- ACE-Hemmer: z.B. Reniten®, Fositen®, Coversum®, Triatec®. Nephroprotektiver Effekt. ACE-Hemmer sind bei leichter Niereninsuffizienz nicht kontraindiziert.
- Beta-Blocker: z.B. Beloc® ZOK.

Behandlung der Dyslipidämie

Dyslipidämie bei Typ-2-Diabetes: Am Häufigsten ist ein Anstieg der triglyzeridreichen Lipoproteine (VLDL und Chylomikronen).

Tabelle 111: Lipide: Idealwerte

Lipide	Abkürzung	Idealwerte
• Gesamt-Cholesterin	TC	< 5,0 mmol/l
• Low-Density-Lipoprotein-Cholesterin	LDL-C	< 3,0 mmol/l
• Triglyzeride	TG	< 1,5 mmol/l
• High-Density-Lipoprotein-Cholesterin	HDL-C	> 1,0 mmol/l

Ernährungstherapie bei Dyslipidämien

1. Allgemeine Maßnahmen:
   - Verminderung der Kalorienzufuhr, Ziel: isokalorisch
   - Anhebung des Kohlenhydrat-Anteils der Nahrung auf ca. 50%
   - Fettbeschränkung auf 30%
   - Vermehrte Zufuhr von Ballaststoffen

2. Gegen Hypercholesterinämie
   - Reduktion der Zufuhr tierischer Fette (Würste!)
   - Reduktion cholesterinhaltiger Nahrungsmittel (Eier!)

3. Gegen Hypertriglyzeridämie
   - Konsequente Vermeidung von gesüßten Speisen
   - Einschränkung der Alkohol-Zufuhr

Medikamentöse Therapie der Fettstoffwechselstörungen

Siehe dazu die folgenden Tabellen:

Tabelle 112: Indikation zur medikamentösen Lipidtherapie bei Patienten ohne Zeichen einer Atherosklerose (Primärprävention)

Frauen vor Menopause	Frauen nach Menopause und Männer			
andere Risikofaktoren	andere Risikofaktoren	Gesamtcholesterin (TC) (mmol/l)	TC/HDL-C-Quotient	LDL-C (mmol/l)
0 oder 1	0	> 8,0	> 6,5	> 5,0
2 oder mehr	1 oder mehr	> 6,5	> 5,0	> 4,0
		Mindestens zwei von drei Lipidkriterien (TC, TC/HDL-Quotient und LDL) sind für die Indikationsstellung nötig.		

Tabelle 113: Indikationen zur medikamentösen Lipidtherapie bei KHK oder anderen Manifestationen einer Atherosklerose (Sekundärprävention) oder einem Diabetes mellitus

Gesamtcholesterin (TC) (mmol/l)	TC/HDL-C-Quotient	LDL-C (mmol/l)
> 5,0	> 5,0	> 3,0
Mindestens zwei von drei Lipidkriterien (TC, TC/HDL-Quotient und LDL) sind für die Indikationsstellung nötig.		

Als zusätzliche unabhängige Risikofaktoren in obiger Tabelle gelten:
- familiäre Belastung mit koronarer Herzkrankheit, d.h. KHK bei erstgradig verwandten Frauen < 65 Jahren oder Männern < 55 Jahren;
- Rauchen;
- Hypertonie;
- Adipositas (BMI > 30 kg/m^2), vor allem wenn stammbetont («Apfelform», siehe *Abbildung 77: Hauptformen der Fettverteilung* auf Seite 387);
- Triglyzeride > 2,0 mmol/l;
- Bewegungsmangel.

Therapie der Wahl bei gemischter Hyperlipidämie: Statine (Bsp.: Zocor®, Selipran®).

Beachte: Körperliche Aktivität verbessert alle Risikofaktoren! Die körperliche Inaktivität ist der größte kardiovaskuläre Risikofaktor! Siehe dazu auch: *Körperliche Aktivität und Metabolisches Syndrom* auf Seite 393!

Tabelle 114: Wahl des lipidregulierenden Medikamentes

	Hypercholesterinämie	gemischte Hyperlipidämie	gemischte Hyperlipidämie und Hypertriglyzeridämie
	TC > 5,0 mmol/l und TG < 2,0 mmol/l	TC > 5,0 mmol/l und 2,0 < TG < 5,0 mmol/l	TC > 5,0 oder < 5,0 mmol/l und TG > 5,0 mmol/l
1. Wahl	Statin z.B. Zocor® oder Selipran®	Statin z.B. Zocor®, Selipran®	Fibratderivat z.B. Lipanthyl®
Alternativ	Ionenaustauscher, Fibratderivat	Fibratderivat	Statin
Kombination	Statin und Ionenaustauscher	Statin und Fibratderivat[a]	Statin und Fibratderivat[a]

a. Nur bei Patienten mit hohem Risiko; cave: erhöhtes Myopathie-Risiko!

Komplikationen des Diabetes mellitus

1. Akute Komplikationen: Komata (diabetische Notfallsituationen)

Definition

Koma = Bewusstlosigkeit während längerer Zeit (Patient nicht weckbar). Die Übergänge zwischen Bewusstsein und Koma nennt man Somnolenz (Schläfrigkeit) und Sopor (Tiefschlaf-ähnlicher Zustand, Patient aber nur durch starke Reize weckbar). Hyper- und hypoglykämische Komata sind die wichtigsten und häufigsten stoffwechselbedingten Koma-Formen.

Pathophysiologie

1. Hyperglykämie: Die Hyperosmolarität des Serums (hypertone Dehydrierung, d.h. Verlust von mehr Wasser als Natrium) führt zu einem raschen intrazellulären Wasserverlust. Dieser Wasserverlust in der Hirnnervenzelle bewirkt die Bewusstlosigkeit.
2. Hypoglykämie: Die Glukose im Blut ist für den Hirnstoffwechsel praktisch die einzige Energiequelle. Dies erklärt die hohe Empfindlichkeit des Hirns gegenüber Blutzuckerabfall.

Koma-Formen

- Hyperglykämische Komata

  a) Diabetisches ketoazidotisches Koma: Die Hyperglykämie mit Ketoazidose ist die wichtigste Ursache für ein Koma bei einem Diabetiker. Das Koma entwickelt sich langsam über Stunden und Tage und wird vor allem durch Diätfehler, Weglassen von blutzuckersenkenden Medikamenten oder Insulin, oder im Rahmen von Infektionen ausgelöst.

  b) Hyperosmolares nicht-azidotisches Koma: Wichtige Sonderform des Komas, welches vor allem bei Diabetikern jenseits des 50. Altersjahres mit leichtem bisher komplikationslosem Diabetes mellitus vorkommt. Oft war der Diabetes vor dem Ereignis nicht einmal bekannt. In 20% kann es von Krämpfen begleitet sein. Wegen der fehlenden Keto-Azidose zeigen diese Patienten keine Kussmaul-Atmung und kein Aceton im Urin.

  Coma diabeticum hyperglycaemicum: Richtlinien zur Behandlung:
  1. Insulin: initial nach Eintritt ins Spital sofort Insulin-Bolus i.m., anschließend 4 I.E. pro Stunde als Dauerinfusion (Infusionspumpe).
  2. Flüssigkeit: Infusionslösung mit NaCl 0,45% resp. 0,9% in Abhängigkeit vom Serum-Natrium in mmol/l; bei instabilen Kreislaufverhältnissen Kontrolle mit Hilfe von Zentralvenendruck.

- *Hypoglykämisches Koma:* Hypoglykämien werden vor allem bei mit Insulin behandelten Diabetikern beobachtet, besonders aber bei labilen Patienten mit Typ-1-Diabetes. Gelegentlich kommen auch nächtliche Hypoglykämien vor, welche die Einstellung erschweren.

  - Unter Sulfonylharnstoffen: Beachte: Zur Erfassung einer Hypoglykämietendenz unter SH ist die Bestimmung des Blutzuckers im Verlaufe des Nachmittags wichtig. Die BZ-Werte bei Typ-2-Diabetes sind nüchtern 20 - 30% höher als 3 - 5 Stunden nach dem Mittagessen. Bei bettlägerigen Patienten kann der tiefste Blutzuckerwert nachts oder in den frühen Morgenstunden auftreten. Am höchsten ist die Hypoglykämiegefahr bei einer Behandlung mit einer Kombination von Insulin mit Sulfonylharnstoffen. Unter dieser Therapie sollten deshalb HbA_{1C}-Werte im Bereiche von 1% über dem Normbereich angestrebt werden.

Beachte: Hypoglykämien äußern sich beim älteren Patienten oft als apoplektiforme Symptome oder Verwirrtheit. Typische Hypoglykämiesymptome wie Schwitzen, Zittern und Herzklopfen sind selten.

Ein wichtiges Charakteristikum der SH-Hypoglykämie ist die Rezidivneigung, die noch während 6 - 30 Stunden anhalten kann. Eine SH-Therapie muss immer wieder auf die Zweckmäßigkeit geprüft werden, da sich die Insulin-Restsekretion im Laufe der Zeit verschlechtern aber auch verbessern kann.

- Unter Insulintherapie treten Hypoglykämien oft vor dem Mittagessen und in der ersten Nachthälfte auf. Bei der Überwachung des Typ-1-Diabetikers sind gelegentlich BZ-Messungen nachts unerlässlich.
- Therapie einer leichten Hypoglykämie: In der Regel genügen 20 g Traubenzucker oder 2 dl Orangensaft; 4 Würfelzucker oder Glukosepaste sofort in Wangentaschen legen.

Tabelle 115: Ursache und Prophylaxe von Therapiekomplikationen beim Coma diabeticum

Komplikationen	Ursache	Prophylaxe
Hypokaliämie	Ungenügende Kaliumsubstitution, v.a. bei hoher Insulindosierung	Frühzeitige Kaliumsubstitution, Niederinsulindosierung
Hypovolämie	Ungenügende Flüssigkeitssubstitution	Rasche Rehydrierung mit NaCl 0,9%

Tabelle 116: Hypo- und hyperglykämische Komata im Vergleich

	Hypoglykämisches Koma	Hyperglykämisches ketoazidotisches Koma	Hyperglykämisches hyperosmolares Koma
Alter	jedes Alter	eher jünger	eher älter
Vorzeichen	Heißhunger, kein Durst	starker Durst	Durstempfinden gestört
Entwicklung der Symptome	Minuten bis Stunden	Tage	Stunden
Atmung	normal bis tachypnoisch	sehr tief (Kussmaul-Typ)	normal
Foetor	normal	Aceton (Apfelgeruch)	normal
Blutglukose	sehr niedrig (< 2.8 mmol/l)	deutlich erhöht (um 27,7 mmol/l)	sehr stark erhöht (> 55,5 mmol/l)
Zustand der Haut	feucht	trocken	sehr trocken

Differentialdiagnose

Komatöse Zustände können durch folgende Ursachen bedingt sein mit abnehmender Häufigkeit (Angaben aus einer Intensivstation):

- Intoxikationen (Medikamente, Genussgifte, Drogen, Chemikalien, Gifte)
- Zerebro-vaskuläre Störungen (Insulte, Blutungen)
- Diabetische Komplikationen
- Entzündliche Hirnaffektionen (Meningitis, Enzephalitis)
- Epilepsie (status epilepticus)
- Coma hepaticum (Leberversagen) und nephrogenes Coma (Nierenversagen).

Gegenüberstellung

Beachte: Diabetisches und hypoglykämisches Koma haben nur den Bewusstseinsverlust gemeinsam. Sie sind meistens aufgrund von einfachen Beobachtungen voneinander zu unterscheiden.

Siehe dazu *Tabelle 117: Unterscheidung zwischen hyper- und hypoglykämischen Komata* auf Seite 402!

Merke: Das wichtigste Unterscheidungsmerkmal ist der *Beginn*!

Tabelle 117: Unterscheidung zwischen hyper- und hypoglykämischen Komata

Merkmale	Coma diabeticum (hyperglykämisch)	Hypoglykämisches Koma
Auslösende Ursachen:	*Zu niedriger Insulin-Spiegel im Blut:* - Zu niedrige Insulin-Dosis - Zu niedrige Antidiabetikadosis *und/oder erhöhter Insulin-Bedarf:* - vermehrte Nahrungszufuhr - Stress-Situationen (schwere Erkrankungen z.B. Infekte, Apoplexie)	*Zu hoher Insulin-Spiegel im Blut wegen:* - Zu hohe Insulin-Dosis - Zu hohe Antidiabetika-Dosis *und/oder verminderter Insulin-Bedarf:* - verminderte Nahrungszufuhr - ungewohnte zu starke Anstrengung
Prodromi = Vorzeichen:	Am wichtigsten: schleichender Beginn! Entwicklung über Tage! - Schläfrigkeit, langsam zunehmend - AZ-Abnahme, vermehrte Ermüdbarkeit - Appetitlosigkeit, Übelkeit, Brechreiz - Trockene Haut und Schleimhäute - Vermehrtes Wasserlösen (= Polyurie) - dadurch vermehrtes Durstgefühl (bei Jungen) - evtl. akute Oberbauch-Schmerzen!	Am wichtigsten: plötzlicher Beginn! Entwicklung innert Minuten bis Stunden! *Zeichen seitens des Hirns:* - Kopfweh, Unruhe, Angstträume - Reizbarkeit (Dysphorie) - Verwirrung, Doppeltsehen, Dysarthrie *Zeichen seitens Sympathikus-Aktivität:* - Heißhungergefühle, Schweißausbrüche - Blässe, Zittern, Herzklopfen, Angst
Befunde im komatösen Zustand:	Diagnose meistens leicht möglich. - Tiefe, beschleunigte Atmung (zur Azidose-Kompensation) = Kussmaul-Atmung. *Beachte:* Im Alter häufiger das hyperosmolare Koma mit fehlender Kussmaul-Atmung! - Exsikkose mit trockener, schlaffer Haut, ausgetrockneten Schleimhäuten, weichen Augenbulbi, ledriger Zunge (v.a. bei alten Patienten!) - Ausgeatmete Luft ist evtl. Aceton-haltig - BD ist tief wegen der Hypovolämie - Eventuell erlöschen die Sehnen-Reflexe - Muskel-Tonus (-Spannung) eher tief (schlaff) - Babinski-Zeichen fehlt!	Beachte: Variables klinisches Bild! - Atmung normal oder schnarchend - Keine Exsikkosezeichen, sondern - Feuchte, kühle, blasse Haut - Fehlender Aceton-Geruch - Puls gut gefüllt und beschleunigt - Zittern, tonische Krämpfe, daher DD Epileptischer Anfall! - Muskel-Tonus ist erhöht (Rigidität) - Babinski-Zeichen nachweisbar (evtl. bds)
Labor:	Sofort-Maßnahme: kapillären BZ messen mit portablen Geräten - Leit-Symptom: Hyperglykämie mit BZ-Werten bis 1000 mg/dl = 55 mmol/l *Beachte:* Der BZ-Wert geht mit der Tiefe des Komas *nicht* parallel! - Dehydratation: Hämatokrit und Na erhöht. - Urin: Zucker und evtl. Aceton stark positiv - Leukozytose (auch ohne Infekt!) - Prärenale Niereninsuffizienz (Nierenversagen)	Sofort: kapillären BZ messen, dann mit Photometer zwecks genauer Diagnose - Leit-Symptom: Hypoglykämie, definitionsgemäß BZ < 40 mg% = < 2,2 mmol/l Beachte: Es gibt auch asymptomatisch tiefe BZ-Werte (auch bei alten Patienten).
Therapie:	Junger Patient: Med IPS! (sofort!) Alter Patient im KH: Oberpflege, Arzt rufen. - Vitalzeichen-Kontrolle garantieren: Blutdruck, Herzfrequenz, Atmungsaktivität (Überwachungsblatt erstellen) - Flüssigkeitszufuhr parenteral mit NaCl 0,9%-Infusion s.c. und/oder besser i.v. *Beachte:* Der Flüssigkeitsersatz ist beim hyperosmolaren Koma am wichtigsten (durchschnittlicher Verlust ca. 10 l!). - Insulin-Zufuhr nach Verordnung mittels Actrapid® («Nachspritz-Schema»). - Auslösende Ursachen suchen/therapieren: Infekt (Pneumonie, Urosepsis), Magen-Darm-Blutung, Niereninsuffizienz, Apoplexie.	Im Zweifelsfall: Annahme einer Hypoglykämie und Glukose zuführen. Ziel: Normalisierung des BZ-Spiegels! Also: Glukose zuführen und zwar sofort: - Per os: Traubenzucker (Glukosepaste) in Mund legen (Wangentaschen) - Seitenlagerung wegen Aspirationsgefahr. Auf Verordnung (falls kein Arzt sofort erreichbar nach Weisung der Oberpflege): - Glukose parenteral i.v. und zwar Glucosum (= Glukose) 20% Amp. à 10 ml. Dosis: «So viel, bis der Patient aufwacht!». Nach Aufwachen: weitere Kohlenhydratzufuhr p.o., evtl. über Tage notwendig: Hypoglykämien unter OAD können einen verzögerten Verlauf über Tage nehmen!

2. Chronische Komplikationen

Die chronischen Komplikationen (= Spätkomplikationen) werden auch unter dem Begriff «Diabetisches Spät-Syndrom» zusammengefasst, obwohl bei Typ-2-Diabetikern die Schädigungen schon bei Diagnosestellung vorhanden sein können!

Definition

Unter dem *Spätsyndrom* versteht man die vaskulären Folgen verursacht durch die diabetische Makro- und Mikroangiopathie.

Bedeutung

Die chronischen Komplikationen des Typ-2-Diabetikers sind dieselben wie beim Typ-1-Diabetiker mit dem Unterschied, dass die Makroangiopathie eine größere Rolle spielt bezüglich Mortalität (Herzinfarkte, Schlaganfälle). Beim Typ-1-Diabetiker ist die erhöhte Mortalität vor allem durch die Nephropathie bedingt. Alle diese «Spätkomplikationen» können schon sehr *früh* auftreten und bewirken auch eine massive Beeinträchtigung der Lebens*qualität*! Das Vorkommen hängt ab von der Stoffwechselführung («Einstellung») und der Dauer der Krankheit:
- Retinopathie: nach 10 Jahren bei 30%, nach 30 Jahren bei 100% der Patienten.

Beachte: Bei der Diagnosestellung eines Typ-2-Diabetes liegen in 10 - 30% der Fälle bereits eine Retinopathie und in über 30% eine Hypertonie und Hyperlipidämie vor.

Tabelle 118: Diabetes mellitus: Gefahren für Betagte

- Polyurie, Inkontinenz, Exsikkose → Risiko für Sturz.
- Linsenschwellung, Katarakt → Risiko für Sturz.
- Thrombozytenadhäsion erhöht → Risiko für Apoplexie, Infarkt.
- Schmerztoleranz herabgesetzt → vermehrter Analgetikaverbrauch.

Einteilung und Definitionen

1. **Diabetische Makroangiopathie:**
   - Arteriosklerose (10 - 20x häufiger und Beginn 10 - 20 Jahre früher!)
   - Koronare Herzkrankheit KHK (Herzinfarkt gehäuft, oft symptomarmer Verlauf, höhere Mortalität!)
   - Multiinfarktsyndrom MIS (Apoplexie, bei Diabetikern gehäuft!)
   - Periphere arterielle Verschluss-Krankheit PAVK (bei Diabetikern 5 x häufiger, oft symptomarm, erste Manifestation Gangrän!)
2. **Diabetische Mikroangiopathie:**
   - Retinopathie: Netzhaut-Erkrankung. Gefahr: Erblindung!
   - Nephropathie: diabetische Glomerulosklerose. Gefahr: Niereninsuffizienz!
   - Neuropathie: Senso-motorische Polyneuropathie: Brennende Schmerzen an den Füßen und Beinen («burning feet»). Autonome Polyneuropathie: Enteropathie (Obstipation, Diarrhö, Gastroparese); Diabetische Harnblase (Überlaufblase, Harnverhaltungen); Erektile Dysfunktion («Impotenz»), retrograde Ejakulation.
3. **Diabetische Gangrän:**
   - Kombination einer Makro-, Mikroangiopathie und Neuropathie.
4. **Syndrom des diabetischen Fußes:**
   - siehe *Das diabetische Fuß-Syndrom DFS* auf Seite 405.

5. **Begleitkrankheiten:**

Wegen der gestörten Abwehr sind Infektionskrankheiten beim schlecht eingestellten Diabetiker gehäuft anzutreffen:

- Harnwegsinfekte; akute/chronische Pyelonephritis (oft Todesursache)
- Abszesse, Furunkel und Karbunkel der Haut
- Hautmykosen (Pilzinfekte), v.a. interdigital, intertriginär (Hautfalten)
- Candidose (Pilzinfekt) von Vulva, Vagina (starker Juckreiz, Brennen)
- Lungentuberkulose
- Pneumonien (oft Todesursache)!

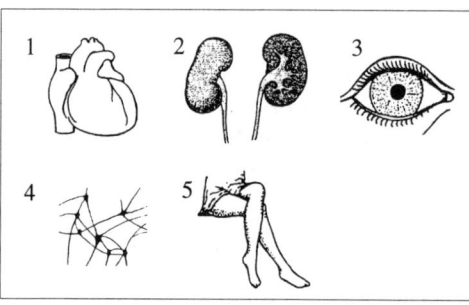

1. Koronare Herzkrankheit (Herzinfarkt)
2. diabetische Nephropathie (Niereninsuffizienz!)
3. diabetische Retinopathie (Erblindung!)
4. Polyneuropathie
5. periphere arterielle Verschlusskrankheit (diabetischer Fuß, Gangrän, Gliedmaßenverlust!)

Abbildung 80: Diabetische Spätschäden

Therapie

- **Makroangiopathie:**
  Wichtig: Behandlung der Risikofaktoren, d.h.: regelmäßige körperliche Aktivität und Nikotinabstinenz, Therapie von Hypertonie und Hyperlipidämie (letztere auch durch möglichst gute Einstellung des Diabetes).

- **Mikroangiopathie:**
  Wie beim Typ-1- ist auch (vor allem) beim jüngeren Typ-2-Diabetiker eine gute BZ-Einstellung wichtig, um der Entwicklung einer Retinopathie und Nephropathie entgegenzuwirken!
  Eine allfällige Hypertonie muss therapiert werden.

- **Retinopathie:**
  Diabetiker mit Retinopathie gehören in die Obhut eines Augenarztes: Regelmäßige augenärztliche Kontrollen sind obligatorisch, um Netzhaut-Veränderungen zu erfassen und zu behandeln, bevor Blutungen in den Glaskörper hinein vorkommen oder eine Makulopathie auftritt.

- **Nephropathie:**
  Optimale BZ- und Hypertonie-Einstellung anstreben!
  Eine möglicherweise notwendig werdende Nierenersatz-Therapie muss früh mit dem Patienten besprochen werden, d.h. früh mit einem Nephrologie-Zentrum Kontakt aufnehmen. Erstrebenswertes Ziel bei chronischer Niereninsuffizienz: Nieren-Transplantation.
  Stadieneinteilung: siehe *Tabelle 87: Diabetische Nephropathie: Stadieneinteilung* auf Seite 339!

- **Neuropathien:**
  Pathogenetisch: Befall der Vasa nervorum, d.h. der die Nerven versorgenden Gefäße und direkt toxischer Wirkung von Glukose. Analgetische Therapie: lokal: Capsaicin-Crème; Antidepressiva, Gabapentin Neurontin®; Therapie der Schmerzsyndrome (neurogene Schmerzen), siehe Teil I.

- **Diabetischer Fuß:**
  Siehe *Therapie des diabetischen Fuß-Syndroms* auf Seite 412.

Das diabetische Fuß-Syndrom DFS

Bedeutung und Definition

Beim Diabetiker sind Fußprobleme sehr häufig.

Der diabetische Fuß ist ein klassisches interdisziplinäres Problem: Diabetologe, Infektiologe, Dermatologe, Neurologe, Gefäßchirurg, orthopädischer Chirurg und nicht zuletzt Hausarzt sowie Pflegepersonal müssen zusammenarbeiten.

Das DFS entsteht durch das Zusammenwirken von 4 pathogenetischen Faktoren:

1. diabetische Angiopathie

2. diabetische Neuropathie

3. diabetische Osteoarthropathie

4. erhöhte Infektanfälligkeit

Häufigkeit

In den USA werden jährlich 125'000 große Beinamputationen durchgeführt, wobei $^3/4$ davon zulasten eines Diabetes mellitus gehen.
Verletzungen am Fuß sind bei Diabetikern eine häufige Komplikation, die jährlich bei etwa 10% der Patienten zu einer Amputation führt.

Diabetische Makro- und Mikroangiopathie

Makroangiopathie

Die degenerativen Veränderungen der Arterienwand beim Diabetiker entsprechen derjenigen im Rahmen einer PAVK des Nicht-Diabetikers.

Besonderheiten der diabetischen Makroangiopathie sind: vorzeitiger und aggressiver Verlauf, Frauen sind gleich häufig betroffen wie Männer, Unterschenkelgefäße sind weit häufiger betroffen, die Arteria profunda femoris ist oft mitbeteiligt, in ca. 10 - 20% Vorliegen einer Mediasklerose.

Das wichtigste Unterscheidungsmerkmal liegt in der Lokalisation des Verschlussprozesses. Beim Diabetiker sind vorzugsweise die distale Arteria poplitea und die Unterschenkelarterien betroffen. Die Arterien des Fußes bleiben häufig offen.

Beachte: Die Makroangiopathie ist keine Spätkomplikation, vielmehr ist sie oft bereits bei klinischer Diabetesmanifestation nachzuweisen. Sie ist die Folge einer Kumulation von kardiovaskulären Risikofaktoren (metabolisches Syndrom). Bereits eine gestörte Glukosetoleranz ist ein Risikofaktor für die Makroangiopathie.

Diagnostik bei Makroangiopathie: Lassen sich periphere Pulse nur abgeschwächt oder nicht mehr palpieren, muss angiographiert werden. Die Ergebnisse von Knöchelarterien-Druckmessungen sind bei der Mediakalzinose oft falsch hoch und somit nicht verwertbar. Die Messung von Zehenarterien-Drücken ist beim Diabetiker oft nicht möglich.

Beachte: Tastbare Fußpulse schließen eine Makroangiopathie eher aus, hingegen nicht eine Mikroangiopathie!

Mikroangiopathie

Pathogenese: Vermehrte Ablagerung von Plasmaproteinen in der Gefäßwand, erhöhte Kapillarpermeabilität, Hyperkoagulabilität, reduzierte Sauerstoffabgabe.

Beim Diabetiker werden häufig Basalmembranverdickungen der Mikrostrombahn gesehen. Die autonome Neuropathie eröffnet zudem arterio-venöse Kurzschlüsse: Der Fuß des Diabetikers ist daher häufig warm und rosig.

Konsequenz: Beachte: Der Fuß ist warm und rosig, obwohl die nutritive Versorgung und die Durchblutung schlecht sind – der Diabetiker ist stark gefährdet durch Hautnekrosen am Fuß!

Das diabetische Polyneuropathie-Syndrom

Einteilung

Man spricht nicht mehr von der diabetischen Neuropathie per se, sondern von diabetischen Neuropathien:

- Klassifikation: Siehe nachfolgende Tabellen!

- Klinik:

1. Bilateral-distale sensibel betonte senso-motorische Neuropathie mit Dysautonomie des vegetativen Systems: klassische und häufigste Form;
   Symptome: Kribbel- und Kälteparästhesien, brennende Schmerzen nachts (burning feet), Verminderung der Oberflächensensibilität bei gleichzeitiger Allodynie (normale Berührungsreize werden unangenehm oder schmerzhaft empfunden), Vibrationssinn vermindert, Sehnenreflexe abgeschwächt bis fehlend, nur geringe motorische Störungen; Lokalisation: Unterschenkel und Füße.

   Seltene Syndrome im Rahmen der distal betonten Polyneuropathie:
      diabetische neuropathische Kachexie mit akuter schmerzhafter Polyneuropathie bei akuter Änderung der Stoffwechselsituation sowie
      die diabetische Pseudotabes mit lanzinierenden Schmerzen und sensorischer Ataxie.

2. Diabetische Amyotrophien:

   a) Proximale symmetrische motorische Neuropathie (diabetische Amyotrophie): subakute Erkrankung mit beinbetonten symmetrischen Atrophien und Paresen der proximalen Muskelgruppen. Häufig gehen unspezifische lumbale und Oberschenkelschmerzen voraus.

   b) Proximale asymmetrische motorische Neuropathie (diabetische Amyotrophie, lumbosakrale Radikuloplexopathie): einseitige Reiz- und motorische Ausfallssymptome im Versorgungsgebiet mehrerer lumbaler Nervenwurzeln, vor allem L_3 und L_4. Akute intensive Oberschenkelschmerzen, bis zum Knie ausstrahlend.

3. Autonome Neuropathie:

   a) Störungen des vegetativen Anteils der peripheren Nerven: Vasodysregulation, Sudomotorenparese.

   b) Störungen vonseiten des viszeral-autonomen Nervensystems: gastrointestinal: Ösophagusdystonie, Gastroparese, Enteropathie (Völlegefühl, Meteorismus, postprandiale Übelkeit, Erbrechen). Urogenital: diabetische neurogene Blasenstörung, retrograde Ejakulation, erektile Dysfunktion. Kardiovaskulär: orthostatische Hypotonie. Beachte: Impotenz ist die häufigste viszeral-autonome Störung bei Diabetikern!

Diese Neuropathien können sich überlappen.

Tabelle 119: Klassifikation diabetischer Neuropathien

1. Symmetrische Polyneuropathien • Distale sensorische oder sensomotorische Polyneuropathie • Autonome Neuropathie der peripheren Nerven • Proximale, symmetrische, motorische Neuropathie der unteren Extremitäten (diabetische Amyotrophie)
2. Fokale und multifokale Neuropathien • Mononeuropathien der Hirnnerven • Proximale, asymmetrische, motorische Neuropathie der unteren Extremitäten (diabetische Amyotrophie, lumbo-sakrale Radikuloplexopathie) • Neuropathie des Rumpfes (thorakale Radikulopathie) • Mononeuropathien der Extremitäten
3. Autonome Neuropathien der inneren Organe

Tabelle 120: Symptomatologie der autonomen Neuropathien der inneren Organe

Organsystem, Dysfunktion	Symptome
Kardiovaskuläres System • Gestörte Herzfrequenz • Blutdruckregulation • Kardiale Nozizeption	 Ruhetachykardie, Verlust der physiologischen (respiratorischen) Sinusarrhythmie, kardiale Arrhythmien Orthostatische Hypotonie, Synkopen Stumme kardiale Ischämien und Myokardinfarkte
Urogenitales System • Blasenatonie • Impotenz beim Mann • Sexuelle Dysfunktion bei der Frau	 Fehlende Wahrnehmung der Blasenfüllung mit Harnretention, Überlaufinkontinenz und sekundären Infektionen Erektionsstörungen und retrograde Ejakulation (häufig erste autonome Manifestation) Eventuell sekundäre Anorgasmie (wenig und uneinheitliche Angaben in der Literatur)
Gastrointestinaltrakt • Ösophageale Atonie • Gastroparese • Gallenblasenatonie • Gestörte Dünndarmmotilität • Kolonatonie • Anorektale Dysregulation	 Häufig symptomlos, gelegentlich Dysphagie, Reflux, sekundäre Ösophagitis Nausea, postprandiales Erbrechen, Völlegefühl, Appetitverlust, sekundäre Gastritis und Magenulzera Asymptomatisch, jedoch erhöhte Inzidenz von Gallensteinen Diabetische Diarrhö mit typischerweise nächtlichen, profusen, wässerigen Stühlen, alternierend mit Obstipation Obstipation (häufigstes gastrointestinales Symptom), Kolondilatation Stuhlinkontinenz, «Schmieren»
Pupillomotorisches System • Verminderte Dilatation	 Gestörte Adaptation mit Miose im Dunkeln
Tränendrüse • Verminderte Sekretion	 Trockene Augen (dry eye syndrome, Sicca-Syndrom)
Thermoregulation und Trophik • Schweißsekretionsstörung • Vasomotorenstörung • Extremitätentrophik	 Anhidrosis: distal betont (Hände, Füße), Hyperhidrosis: proximal betont (Kopf, Stamm), gustatorisches Schwitzen: an Gesicht, Nacken, Schulter, Brust Hypothermie, kalte Füße, Fuß- und Unterschenkelödeme Ödeme, Hautatrophie, Ulkus, diabetische Osteoarthropathie (diabetischer Fuß)
Endokrines System • Hypoglykämie	 Verlust der Hypoglykämie-Wahrnehmungsfähigkeit und der hormonellen Gegenreaktion und damit Wegfall von Warnsymptomen mit Gefahr schwerer Hypoglykämien
Respiratorisches System • Abnorme Reaktion bei Hypoxie	 Klinische Relevanz noch nicht gesichert, eventuell Narkosezwischenfälle, schwere respiratorische Infekte und plötzliche Todesfälle

Die Polyneuropathien können sensible, motorische und auch autonome Fasern betreffen. Die gestörte Perfusion der Vasa nervorum (Gefäße, welche die Nervenzellen mit Blut versorgen) führt zu einer axonalen Degeneration und Demyelinisierung von Nervenfasern.

Der Verlauf ist langsam nach proximal aufsteigend und im weiteren Verlauf können auch Arme und Hände erfasst werden.

Klinische Symptomatik

- Sensible Nervenausfälle äußern sich über Gefühlsstörungen bis hin zur vollständigen Anästhesie. Schmerz- und Temperaturempfindung können dann ganz fehlen! Frühsymptome sind: Verminderung des Vibrationssinnes, Abnahme der Schweißsekretion und Hyperkeratosen! Der neuropathische diabetische Fuß ist warm, rosig, schmerzlos, bedeckt von Schwielen, trocken-schuppig; die Füße sind wegen fehlender Geruchsbildung angenehm zu untersuchen. (Beachte: Demgegenüber ist der angiopathische Fuß kalt, livid und schmerzt!)
  Komplikationen: Wegen der fehlenden Schmerzempfindung kommt es zu Druckstellen durch unangepasstes Schuhwerk oder Fremdkörper, Wärmeschäden durch Bettflaschen oder Heizkissen.

- Die motorischen Innervationsstörungen führen zur Schwächung und Atrophie der kurzen Fußmuskulatur. Die Atrophie der kleinen Fußmuskeln beim Überwiegen der langen Zehenstrecker führt zur Krallenzehenbildung mit Druckmaxima unter den Mittelfußköpfchen. Folge dieser Überbelastung an den Mittelfußköpfchen und der Ferse sind Kallusbildung (Vorläufer des Ulkus).

- Autonome Neuropathie: Eröffnung arterio-venöser Kurzschlüsse vornehmlich in der Haut. Es resultiert eine trockene, schweißlose und auffallend warme Haut, die zu Rissen neigt und Tür und Tor öffnet für Infektionen.

Tabelle 121: Klinische Untersuchung bei diabetischer peripherer Neuropathie

Fußinspektion: Haut, Schwitzen, Infektzeichen, Ulzera, Kallus, Blasen, Deformitäten, Atrophien.
Fußpalpation: Temperatur, Fußpulse, Mobilität.
Neurologisch: spitz/stumpf, leichte Berührung, Vibrationssinn, ASR, Monofilamente (10 g).
Vaskulär: Blutdruck, Fußpulse, Doppler, Knöchel-Arm-Index[a].

a. siehe dazu: *Abbildung 38: Gefäßstatus bei PAVK (Erfassungsblatt, Messprotokoll)* auf Seite 205!

Tabelle 122: Klinik der diabetischen peripheren Neuropathie

chronisch schmerzhaft	Brennend, stechend, einschießend, nachts verstärkt, «pins and needles», Sensibilität und Reflexe vermindert oder fehlend.
akut schmerzhaft	Seltener; diffuser Schmerz, evtl. Hyperästhesien, evtl. Gewichtsverlust; neurologische Untersuchung meist normal.
schmerzlos mit komplettem oder partiellem Sensibilitätsverlust	Keine Symptome oder Störungen der Berührungs- und Temperaturempfindung; schmerzlose Verletzungen.

Diagnostik der Polyneuropathie

Prüfung des Berührungssinnes mit Weinsteinfilament (Faden), Prüfung des Vibrationssinnes mit der Stimmgabel, Reflexhammer (zunächst Verlust des ASR, später des PSR); beim Vorliegen eines Reflexausfalles handelt es sich bereits um eine weit fortgeschrittene Polyneuropathie mit einem Verlust der Warnfunktion des Schmerzes!

Beachte zur Diagnostik: Grundlage ist, dass die Füße des Patienten überhaupt inspiziert werden und der Fuß vom Untersucher in die Hand genommen wird.

Beachte: Der Diabetiker kann wegen der Neuropathie über Schmerzen klagen, trotz fehlender Schmerzwahrnehmung (sogenanntes painful-painless leg).

Tabelle 123: Differenzierung Polyneuropathie / arterielle Verschlusskrankheit

Parameter	Polyneuropathie	arterielle Verschlusskrankheit
Schmerz	in Ruhe	bei Belastung ausgeprägter
Füße	warm, trocken	kühl
Hautfarbe	normal, rosig	blass
Fußpuls	normal	schwach
Doppler	Blutfluss normal	reduziert

Medikamentöse Schmerztherapie

- Gabapentin Neurontin®; Capsaicin®-Crème 0,075%, Tramadol Tramal®;
- Carbamazepin Tegretol®;
- Antidepressiva: Amitriptylin Saroten® ret., Mianserin Tolvon®;
- Neuroleptika: Melleril®.

Siehe dazu *Tabelle 124: Symptomatische Therapie bei diabetischen Neuropathien* auf Seite 410!

Physikalische Therapie

Ultraschall, Elektrotherapie und TENS.

Diabetische Osteoarthropathie

Die Biomechanik der diabetischen Füße wird erheblich gestört: Elastizität von Haut, Bändern, Sehnen und Gelenkkapseln nimmt ab. Wegen der Atrophie und Verschiebung des subkutanen Fettpolsters an der Fußsohle können die metatarsalen Köpfchen unmittelbar unter der Haut tastbar werden.

Durch die Atrophie der kleinen Fußmuskeln mit Überwiegen der Zehenstrecker ergeben sich Fehlstellungen wie Krallenzehen, Hammerzehen und Plantarflexion der metatarsalen Köpfchen.

Wegen der verminderten bis fehlenden Schmerzempfindung und wegen des Verlustes der Tiefensensibilität sind die Füße schutzlos dem Zerstörungsprozess der diabetischen Osteoarthropathie ausgeliefert. Die Bänder und Sehnen werden überdehnt und reißen ein. Die Osteopenie macht den Knochen verletzungsanfällig. Nach häufig unbemerkten Traumen kommt es zu Subluxationen und periartikulären Frakturen. Der betroffene Fuß ist gerötet, geschwollen und heiß, Schmerzen sind nicht immer vorhanden, Entzündungsparameter können normal oder nur leicht erhöht sein.

Charcot-Gelenke sind gekennzeichnet durch Frakturen, freie Knochenfragmente, Ankylosen (Gelenksversteifungen), Arthrosen, Subluxationen und Fehlstellungen. Am häufigsten sind Gelenke zwischen Fußwurzel- und Mittelfußknochen betroffen (Lisfranc-Gelenke).
Siehe dazu *Abbildung 81: Charakteristische Fußdeformität beim Diabetiker* auf Seite 410!

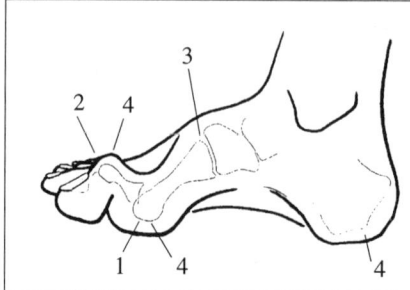

1. Prominenz der Metatarsalköpfchen
2. Krallenbildung der Zehen
3. Lisfranc-Gelenk
4. lokale Überbelastungszonen

Abbildung 81: Charakteristische Fußdeformität beim Diabetiker

Tabelle 124: Symptomatische Therapie bei diabetischen Neuropathien

---

1. Medikamentöse Schmerztherapie

Sensible Reizerscheinungen (Schmerzen, Parästhesien):
Akut:
• Analgetika: Paracetamol (Panadol®), Tramadol (Tramal®), Metamizol (Novalgin®), NSAR
• Antikonvulsiva: Gabapentin (Neurontin®), Carbamazepin (Tegretol®), Oxcarbazepin (Trileptal®), Phenytoin
  (Epanutin®)
Chronisch:
• Psychopharmaka, insbesondere Antidepressiva: Amitriptylin Saroten® ret., Mianserin Tolvon®
• Sonstige: Mexiletin (Mexitil®), Capsaicin-Crème 0,075% (Capsolin®)
Motorische Reizerscheinungen (Wadenkrämpfe):
• Diverse: Chininsulfat (Limptar®), Baclofen (Lioresal®)
• Benzodiazepine, z.B. Temesta® 1 mg, 1/2 Tbl.

---

2. Physikalische Schmerztherapie

(Cave: Verminderte Schmerzempfindlichkeit und trophische Störungen)
• Kälte- und Wärmeanwendungen
• Ultraschall
• Elektrotherapie
• Hydrotherapie
• Transkutane elektrische Nervenstimulation (TENS)
• Hinterstrangstimulation

---

3. Therapie von autonomen Störungen

Orthostatische Dysregulation:
• Allgemein: Kochsalzzufuhr, Kompressionsstrümpfe, Vermeidung hypoton wirkender Pharmaka (trizyklische An-
  tidepressiva, Phenothiazine)
Dysphagie und Gastroparese:
• Dopaminblocker: Metoclopramid (Paspertin®), Domperidon (Motilium®)
• Indirekte Cholinergika: Cisaprid (Prepulsid®)
Diarrhö:
• Synthetische Opioide: Loperamid (Imodium®), Diphenoxylat (Reasec®), Codeinphosphat (Codein Knoll®)
• Metamucil® und Imodium®
Obstipation:
• Allgemein: Flüssigkeit, Ballaststoffe, Bewegung
• Laxantien: Laktulose (Duphalac®), Bisacodyl (Dulcolax®) und andere
• Dopaminblocker: Metoclopramid (Paspertin®)
• Indirekte Cholinergika: Cisaprid (Prepulsid®, cave: Arrhythmien!)
Blasenatonie:
• Allgemein: Blasentraining, Klopfmassage, intermittierende Selbstkatheterisation, eventuell Dauerkatheter
Impotenz:
• Schwellkörperautoinjektionen (SKAI) mit Papaverin; Medizinisches Urethrales System zu Erektion (MUSE);
  Sildenafil (Viagra®)
Gustatorisches Schwitzen:
• Anticholinergika: Scopolamin (Scopoderm® TTS, Nardyl®)

Diabetisches Ulkus und Malum perforans

Über der Prominenz der Metatarsalköpfchen kommt es durch eine Überlastung im Stehen und beim Gehen zu einer Schwielenbildung (Hyperkeratose) und zum zirkulären Ulkus. Unter der Schwiele droht die tiefe Infektion mit Plantarphlegmone und Osteomyelitis.

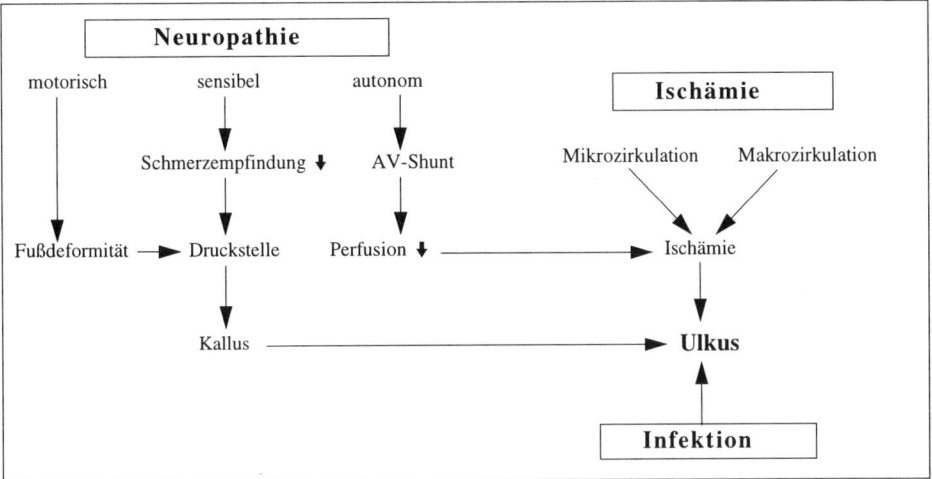

Abbildung 82: Ursachen und Wirkungsmechanismen des infektiösen diabetischen Fußulkus

Infektion

Beachte: Bereits kleine und kleinste Verletzungen der Haut führen beim Diabetiker zu oberflächlichen Hautdefekten, die sich wegen der gestörten Infektabwehr mit einer Vielzahl von Erregern besiedeln. Wegen der diabetischen Schmerzlosigkeit bemerkt der Patient die sich anbahnende Katastrophe erst zu spät, nämlich dann, wenn sich eitriges stinkendes Sekret entleert.

Tabelle 125: Diabetischer Fuß: Stadieneinteilung des Malum perforans (nach Wagner)

Stadium	Läsion	Maßnahmen
0	Risikofuß (Neuropathie, Angiopathie, Deformität) Keine offene Läsion (Haut intakt)	Fußpflege Fußkontrolle Orthopädisch-schuhtechnische Versorgung
I	Oberflächliches Ulkus	Lokale Ulkuspflege Antibiotika eventuell Orthopädisch-schuhtechnische Versorgung
II	Tiefes Ulkus bis auf Gelenkkapsel, Sehne oder Knochen, infiziert	Chirurgisches Débridement Antibiotika Orthopädisch-schuhtechnische Versorgung oder Gips / Orthese oder Immobilisation
III	Gelenk-. Sehnen-, Knochenbefall (Abszedierung, Osteomyelitis)	Chirurgisches Débridement Antibiotika Immobilisation
IV	Umschriebene Gangrän (Zehen, Vorfuß, Ferse)	Amputation Débridement (Zehenkuppennekrose evtl. konservativ)
V	Gangrän des ganzen Fußes	Amputation

Diagnostik

Bone-probing: Zur Diagnosestellung der Osteomyelitis wird eine Knopfsonde ins Ulkus eingeführt; falls der Knochen berührbar ist, ist die Diagnose Osteomyelitis gestellt.

Dermatologische Probleme beim Diabetiker

Häufig sind infizierte Wunden sowie eingewachsene, dystrophe Nägel.
Beachte: Häufig sind Haut- und Nagelmykosen (Tinea unguium). Erreger sind Faden- oder Hefepilze.

Eine bakterielle Infektion einer auch nur oberflächlichen druckbedingten Fußverletzung kann, vor allem bei Patienten mit Neuropathie, schnell zur Ausdehnung nach proximal (aufsteigende Infektion) mit Gewebezerstörung und hämatogener Streuung, Lymphangitis und Sepsis führen.

Am häufigsten breitet sich die Infektion zunächst im Bereich des Vorfußes aus; Mittelfuß- und Fersenbereich sind weniger häufig primär betroffen.

Nekrotisierende Fasziitis

Infektion von Subkutangewebe, die sich entlang der Faszien und Sehnen ausbreitet. Die Haut wird später im Rahmen einer infektbedingten Ischämie nekrotisch. Die Blutgefäße thrombosieren im Rahmen der Entzündung und der nachfolgenden Vaskulitis. Bei voller Ausprägung liegt die Mortalität bei 20 - 40%. Wichtig ist eine frühe chirurgische Intervention.

Therapie des diabetischen Fuß-Syndroms

Primärprävention

Erster Schritt zur Therapie des diabetischen Fußes ist die Prophylaxe. Mit einer guten Diabeteseinstellung lässt sich der Zeitpunkt des Auftretens der Polyneuropathie hinausschieben. Der Diabetiker sollte nicht rauchen. Die häufigste Ursache diabetischer Fußläsionen ist in 60% der Fälle die Polyneuropathie; in ca. 20% liegt eine PAVK vor und in ebenfalls 20% die Kombination PAVK plus Polyneuropathie. Bei über der Hälfte der Patienten findet sich eine Infektion der Fußläsionen.

Tabelle 126: Maßnahmen zur Primärprävention des diabetischen Fußes

- Gute Einstellung des Diabetes (Übergewicht abbauen!).
- Weite, für die Zehen genug Raum bietende Schuhe.
- Naturfaserstrümpfe (Baumwolle, keine Stopfstellen, Faltenbildung vermeiden).
- Mechanische Entlastung von Druckpunkten an den Füßen (Einlagen, orthopädisches Schuhwerk).
- Schneiden der Fußnägel ohne Verletzung. Eingewachsene Nägel werden chirurgisch behandelt:
  Hühneraugen und Hornhautverdickungen durch erfahrenen Arzt oder Podologen.
- Konsequente Therapie von Pilzinfektionen der Nägel.
- Baden der Füße in handwarmem Wasser (Temperatur prüfen). Gut abtrocknen mit weichen Tüchern.
- Regelmäßige Rückfettung (z.B. Mandelölsalbe oder Mandelöl). Keine Chemikalien, milde Desinfektionsmittel
  bei kleinen Verletzungen.
- Keine selbständige Pediküre.
- Täglich sorgfältige Inspektion der Füße inklusive der Fußsohlen mit Spiegel sowie des Schuhwerks!
- Nicht barfußlaufen (Verletzungsgefahr, Pilzinfektionen in Schwimmbad, Sauna, Hotelzimmer etc.).
- Tägliche Fußgymnastik, Gehtraining, Spaziergänge.

Sekundärprävention der Angiopathie

Verzicht auf das Rauchen und regelmäßiges Gehtraining. Interventionelle perkutane transluminale Angioplastie (PTA; perkutane Thromboembolektomie). Die PTA ist geeignet, kurzstreckige Stenosen oder Verschlüsse aufzudehnen. Bei längerstreckigen Prozessen kommen Bypassoperationen mit körpereigenen Venen zur Überbrückung verschlossener Strombahnen zum Einsatz. Der Venenbypass lässt sich zentral meistens an die Arteria femoralis communis oder die Arteria profunda femoris anschließen.

Diabetische Neuropathie

Beim Auftreten von sensiblen Störungen darf der Patient nicht mehr barfuß gehen und muss für passendes Schuhwerk sorgen. Die Pediküre darf nur noch durch geschultes Personal ausgeführt werden. Heiße Fußbäder sind verboten; ebenso Heizkissen und Wärmeflaschen.

Die Füße sollten regelmäßig inspiziert werden, ebenso die Fußsohlen (Spiegel verwenden!).

Hautpflege

Regelmäßiges Einfetten mit Ölen (aber keine Salicylvaseline verwenden wegen Okklusionsgefahr).

Vorbeugen beim diabetischen Fuß aus dermatologischer Sicht:
Die Haut des diabetischen Fußes ist als Folge der peripheren Nervenschädigung meistens warm und trocken. Diabetiker sollen die Füße einmal täglich in lauwarmem Wasser (mit dem Ellenbogen Wassertemperatur prüfen) waschen und danach sorgfältig trocknen, besonders zwischen den Zehen. Zur Hautpflege eigenen sich bei trockener Haut fettige Salben. Mandelölsalbe oder Cold Cream sind gute Beispiele von gut verträglichen und stark fettenden Externa für trockene Haut. Wenn die Haut stark schuppt, sind harnstoffhaltige Präparate (Unguentum urea 10%) sehr nützlich. Die Nägel sollten nicht zu kurz und vorne gerade (die Ecken nicht abgerundet) geschnitten werden. Es kann auch eine Karton-Nagelfeile verwendet werden. Mit Hühneraugen sollten Diabetiker eine Podologin aufsuchen und nicht selber versuchen, diese abzutragen. Spitze Gegenstände müssen zu Hause in der Fußpflege vermieden werden. Fast am wichtigsten sind aber gut sitzende, breite und weiche Schuhe. Bei Problemen mit der Fußform hilft der Orthopädie-Schuhmacher weiter. Fußpilz und Nagelpilz müssen bei Diabetikern rigoros behandelt werden. Die kleinen Risse in der Haut bilden sonst Eintrittspforten für bakterielle Infektionen. Fußpilz kann meistens mit lokalen Crèmen allein erfolgreich bekämpft werden. Nagelpilz erfordert oft eine kombinierte Behandlung mit peroralen Antimykotika (mindestens 3 Monate lang), evtl. zusammen mit einem antimykotisch wirksamen Nagellack, z.B. Loceryl®.

Diabetisches Ulkus

In der Behandlung gilt es einerseits Infektionen abzuwehren und andererseits die Bildung von gesundem Granulationsgewebe zu fördern.

Die Unterscheidung zwischen oberflächlicher und tiefer Infektion ist sehr wichtig, da eine tiefe Infektion das Bein gefährden kann. Die Abgrenzung ist hingegen schwierig, da lokale Zeichen beim neuropathischen Fuß fehlen können. Beim Vorliegen einer eitrigen Sekretion oder einer Krepitation (Knochentest, Metallprobe) liegt ein tiefer Befall vor.

Beachte: Falls der Knochen mit der Knopfsonde getastet werden kann, liegt fast immer eine Osteomyelitis vor. In diesem Fall gehört der Patient in Spitalpflege. In der Regel bedarf der Patient hoher Insulindosen sowie der Gabe von Breitspektrumantibiotika (wegen der Vielzahl der möglichen Erreger). Vorrangige Bedeutung hat das chirurgische Débridement, d.h. die Entfernung sämtlichen nekrotischen Materials!

Osteomyelitisch geschädigte Metatarsalköpfchen müssen ebenfalls entfernt werden.

Bei oberflächlichen Infektionen genügt eine sehr vorsichtige und konservierende Abtragung von Nekrosen. Bei tiefen Infektionen muss jedoch eine Inzision und Abszess-Spaltung durchgeführt werden. Alle 5 Jahre sollte die Tetanus-Impfung aufgefrischt werden.

Hydroaktive Wundverbände

Wenn die Wunde sauber ist, steht mit der hydroaktiven Wundbehandlung ein modernes und in der ambulanten Medizin eminent praktisches Mittel zur Verfügung. Dabei werden je nach Saugvermögen verschiedene Verband-Materialien unterschieden:

- Biosynthetische Wundverbände (physiologisches Wundmilieu dank Semi-Okklusion)
  Beachte: Bei Infektzeichen keine semi-okklusive Lokaltherapie!
  - Hydrogele (Duoderm®, Geliperm®, IntraSite®, Normigel®, Nugel®, Restore®, Varihesive Gel®; als Auflage: Geliperm®, Hydrosorb®, Opragel®, Tegagel®, Vigilon®).
  - Hydrokolloidale Semiokklusivverbände: Biofilm®, Comfeel®, Cutinova®, DuoDerm®, Granuflex®, Hydrocoll®, Restore®, Tegasorb®, Varihesive®: mittelstark absorbierend.
  - Alginate, aus Algenfasern gefertigt (Algosteril®, Kaltostat®, Sorbalgon®, Sorbsan®, Tegagen®).
  - Hydrofasern aus Cellulose (Aquacel®): sehr stark absorbierend.
  - Polyurethan-Schaumstoffe (Allevyn®, CaviCare®, CombiDerm®, Cutinova®, Epigard®, Lyofoam®).
  - Hyperabsorber aus Polyacrylat-Schaumstoff (Tenderwet®): sehr stark absorbierend, muss zu Beginn der Behandlung mit Ringer-Lactat angefeuchtet werden.
  - Polyurethan-Folien (Bioclusive®, EpiView®, Opraflex®, OpSite®, Tegaderm®), nicht absorbierend.
- Nicht-okklusive Wundgazen: Fettgazen und Silikongazen (Adaptic®, Cuticerin®, Jelonet®, Mepitel®); Stärke-haltige Gaze (Comprigel®); Hyaluronsäure-haltige Gaze (Ialugen®); Aktivkohlegazen (Actisorb®, Carbonet®): neutralisieren schlechten Geruch.

Schuhversorgung

Versorgung mit orthopädischem Schuhwerk ist auch dann notwendig, wenn noch keine Fußläsionen aufgetreten sind. Spezialschuhe mit Einlagen zur Entlastung und Fußbettung (axiale Stoßdämpfung), Fersendämpfung.

Beachte: Der Schlüssel zum Erfolg liegt in der Elimination des Druckes über der betroffenen Stelle (prominente Metatarsalköpfchen, Großzehe, Ferse).

Analgetische Therapie bei diabetischer Polyneuropathie

Siehe dazu: *Symptomatische Therapie bei diabetischen Neuropathien* auf Seite 410 sowie unter Polyneuropathie im Teil I!

Kapitel IX

STOFFWECHSEL

2. Schilddrüsen-Erkrankungen

Bedeutung

- Das Erkennen respektive Ausschließen von Schilddrüsenerkrankungen gehört zu jedem geriatrischen Assessment (= differentialdiagnostische, gesamtheitliche Beurteilung und Abklärung des Alterspatienten).

- Eine Schilddrüsenfunktionsstörung kann Ursache für psychomotorische Unruhe, Schlafstörungen und wiederholte Verwirrungszustände bei einem alten Menschen sein.

- Die nicht-diagnostizierte, chronische (d.h. langjährige) Hypothyreose (= Schilddrüsen-Unterfunktion) kann zum Bilde einer sekundären senilen Demenz führen. Typischerweise manifestiert sie sich klinisch unter dem Bilde einer subkortikalen Demenz mit den Leitsymptomen Antriebsmangel, Apathie und Hypokinese.

- **Beachte:** Ältere Patienten mit Schilddrüsenerkrankungen sind oft symptomlos, d.h. sie haben keine Beschwerden, welche sie zum Arzt führen. Beim Vorliegen folgender Symptome müssen Schilddrüsenfunktionsstörungen differentialdiagnostisch in Betracht gezogen werden:
  - Anstrengungsatemnot;
  - spürbar gewordene Herztätigkeit;
  - Muskelschwäche im Oberschenkelbereich;
  - innere Unruhe bei gleichzeitiger Müdigkeit;
  - Veränderungen des Stuhlganges.

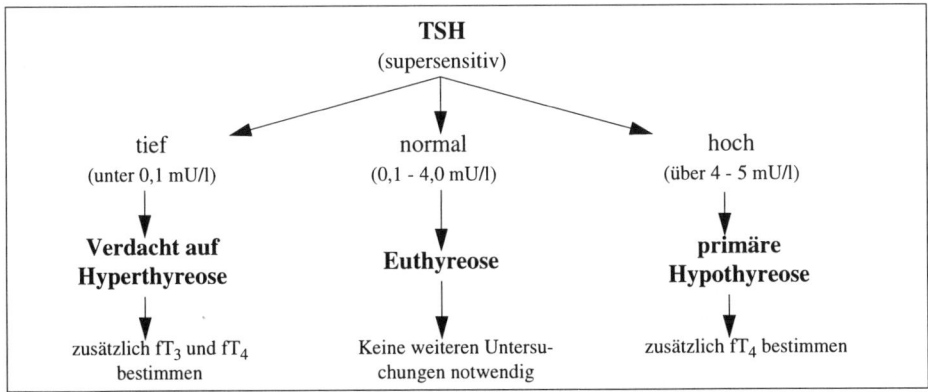

Abbildung 83: Rationale Abklärung der Schilddrüsenfunktion im Alter

Tabelle 127: Differentialdiagnose des erniedrigten TSH im Alter

- Therapie mit Dopamin und Dopaminagonisten (L-Dopa, Madopar® und Bromocriptin, Parlodel®)
- Somatostatin, Octreotice
- Therapie mit Morphin, Morphinderivaten
- Glucocorticoide, Prednison®
- Heparin
- Eltroxin®-Therapie

Tabelle 128: Differentialdiagnose des erhöhten TSH im Alter

- Therapie mit Dopaminantagonisten
  - Metoclopramid (Paspertin®, Primperan®)
  - Chlorpromazin (Chlorazin®)
  - Sulpirid (Dogmatil®)
  - Haloperidol (Haldol®)
- Amiodaron (Cordarone®)
- Lithium (Lithiofor®)
- Carbamazepin (Tegretol®)
- Theophyllin (Phyllotemp®, Unifyl®)

Tabelle 129: Struma-Klassifikation nach WHO

Stadium 0	Keine Struma.
Stadium I Stadium Ia Stadium Ib	Tastbare Struma. Bei normaler Kopfhaltung ist die Struma nicht tastbar; oder kleiner Strumaknoten bei sonst normal großer Schilddrüse. Tastbare Struma, die nur bei zurückgebeugtem Hals sichtbar wird.
Stadium II	Bei normaler Kopfhaltung sichtbare Struma.
Stadium III	Aus großer Entfernung sichtbare Struma.

Sichere Indikationen für Schilddrüsenszintigraphie sind:

- Geplante Radiojodtherapie;

- Abklärung hyperthyreoter Knoten;

- Nachkontrolle eines Karzinoms.

Tabelle 130: Amiodaron-induzierte Hyperthyreose (Cordarone®)

- Häufigste Form der schweren iatrogenen Hyperthyreose;
- Häufiger bei Individuen mit vorgängig niedriger Jodzufuhr;
- Kann jederzeit auftreten;
- Männer wie Frauen betroffen;
- Ursache unklar (toxisch?).
- Leitsymptome:
  - Gewichtsverlust
  - (Muskel-) Schwäche
  - Tachykarde Rhythmusstörungen (evtl. Rezidiv nach vorgängigem Ansprechen auf Amiodaron).
- Labor:
  - fT_4 erhöht, fT_3 vermindert, TSH evtl. erhöht
  - Konversion von T_4 zu T_3 vermindert.

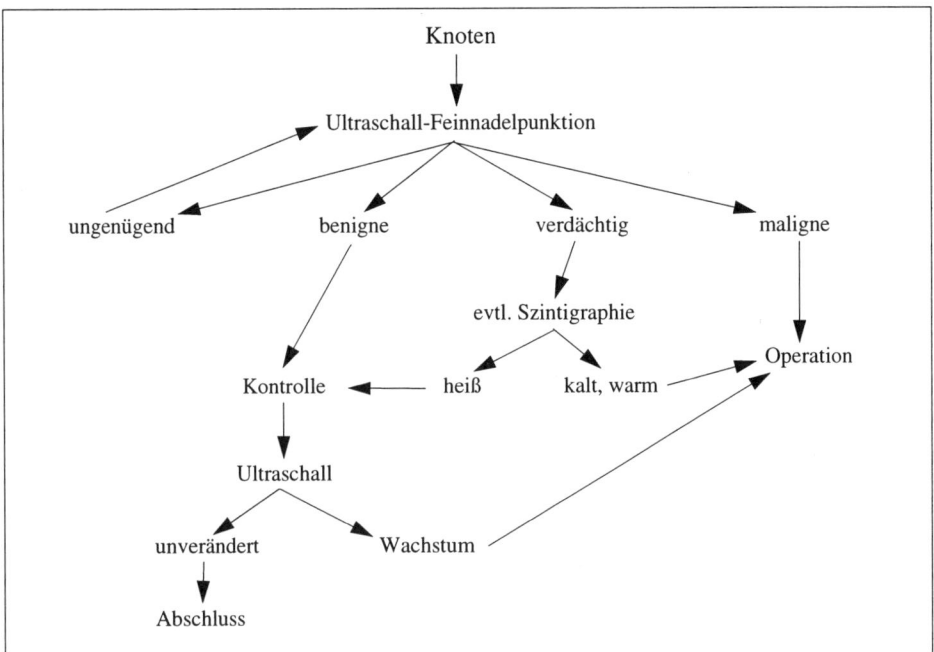

Abbildung 84: Abklärung eines solitären Schilddrüsenknotens

Hyperthyreosen

Klinik der Hyperthyreosen

Ätiologie und Pathogenese

1. Funktionelle Autonomien:

Weitaus die häufigste Form der Hyperthyreosen im Alter (ca. 50%) sind die sogenannten funktionellen Autonomien. Dabei handelt es sich um mehr oder weniger ausgedehnte Areale in der Schilddrüse, welche beginnen, autonom das Schilddrüsenhormon Thyroxin zu bilden.

2. Toxisches Adenom:

Im Gegensatz zu den disseminierten Autonomien wächst ein einzelner Knoten in der Schilddrüse und bildet von sich aus Thyroxin (daher «toxisch»). Pathologisch-anatomisch handelt es sich um einen gutartigen Tumor, therapeutisch am einfachsten anzugehen (Operation: Knoten-Enukleation).

3. Morbus Basedow:

Diese auch Immun-Hyperthyreose genannte Krankheit kommt vor allem beim jüngeren Menschen, aber auch im Alter vor (ca. 20% aller Altershyperthyreosen). Die Schilddrüse wird durch Autoantikörper (d.h. «von aussen») überstimuliert, so dass sie gleichsam «auf Hochtouren» arbeitet und vermehrt Thyroxin bilden muss.

Beachte: Thyreotoxicosis factitia: Homöopathische Mittel zur Gewichtsreduktion enthalten oft Schilddrüsenhormone (immer häufiger gesehen!).

Symptomatik

Beachte: ältere Patienten sind (leider) oft symptomlos.

Im Gegensatz zur typischen Klinik des Morbus Basedow (endokrine Ophthalmopathie und Dermopathie, prätibiales Myxödem, Tachykardie, motorische Unruhe, Tremor, Wärmeintoleranz) finden sich bei den Altershyperthyreosen auf dem Boden einer funktionellen Autonomie *unspezifische* Symptome und Befunde wie:

- Sehr oft nur kardiale Symptome: Palpitationen (subjektiv spürbar gewordene Herztätigkeit), Tachykardie, therapierefraktäre (nicht gut einstellbare) Herzinsuffizienz, neu aufgetretenes Vorhofflimmern (unregelmäßiger Puls, Dyspnoe), Zunahme von Angina pectoris oder Anstrengungsdyspnoe.

- Psychische und psychiatrische Symptome: Innere Unruhe bei gleichzeitiger Müdigkeit und vermehrter Ermüdbarkeit oder aber Apathie, Reizbarkeit und depressive Verstimmung, Pseudo-Demenz (auch durch Herzinsuffizienz mitbedingt!).

- Gastrointestinale Symptome: Unklare therapieresistente epigastrische und abdominale Beschwerden, Bauchweh unterhalb des Brustbeines oder im ganzen Bauchraum (oft schwierige Differentialdiagnose zu: Reflux-Ösophagitis, Ulkus, Divertikulose, Harnwegsinfekt), Veränderungen des Stuhlganges (vermehrter Stuhlgang, Stuhl wird weicher).

- Muskelschwäche, vor allem im Oberschenkelbereich (signe du tabouret).

- Oligo- oder sogar monosymptomatisches Bild heißt: evtl. liegen nur ein einziges oder sehr wenige Symptome vor, so dass klinisch eine Diagnosestellung erst spät erfolgt.

Beachte: Bei den funktionellen Autonomien des Alters findet sich *nie* eine Orbitopathie, d.h. die typischen Augenbefunde des Basedow-Patienten fehlen!

Merke: Eine Überfunktion der Schilddrüse bedeutet für den alten Menschen schlechte Lebensqualität (Unruhe, Atemnot) und birgt wegen der kardialen Komplikationen die Gefahren eines vorzeitigen Herzversagens in sich.

Diagnostik

1. Anamnese inkl. Familienanamnese: M. Basedow ist gehäuft bei Frauen.
2. Labor: Bestimmung von TSH basal sowie der Schilddrüsen-Hormone fT_3 und fT_4 im Blut:
   - Konstellation der Hyperthyreose: TSH basal ist erniedrigt, fT_3 und fT_4 sind erhöht.
   Beachte: die Erniedrigung von TSH alleine erlaubt nie die Stellung der Diagnose Hyperthyreose!
   Differentialdiagnose des erniedrigten TSH, vor allem im Alter: Hypophysen-Insuffizienz.
3. Ultraschall: Sonographie der Schilddrüse: Darstellung von Größe, Struktur und Durchblutung der Schilddrüse.
4. Szintigraphie: Darstellung der Schilddrüsenfunktion (Jodaufnahme).

Therapie

Drei Therapiemodalitäten (Arten) stehen zur Verfügung mit unterschiedlichen Indikationen (= Anzeige zur Behandlung):

1. Operation: Strumektomie/Enukleation
   Indikation: Toxische Adenome (vergleichbar mit einem gutartigen Tumor).

2. Medikamente: Thyreostatika (Néo-Mercazole®, Tapazole®)
Beachte: Thyreostatika vermindern die Hormon-Sekretion; auf das SD-Wachstum haben sie aber keinen Einfluss und sind daher langfristig kaum erfolgreich. Unter thyreostatischer Therapie kann das TSH noch monatelang erniedrigt, d.h. supprimiert bleiben. Als Verlaufsparameter eignet es sich daher nicht (Verlaufsparameter: fT_3 und fT_4).
Indikation: Klassischer Morbus Basedow; präoperativ vor einer Kropf-operation (Operation soll in Euthyreose erfolgen).
Therapiedauer: 18 Monate, initial hochdosiert; wichtig: Leukozytenkontrolle (Vorsicht vor Agranulozytose: Fieber, Angina).
Verlauf: Nach Absetzen der Thyreostatika kommt es in ca. 30% zu Rezidiven; Vorgehen: Radiojodtherapie oder Operation.

3. Strahlenbehandlung: Radio-Jod-Therapie mit ^{131}J.
Die Radio-Jod-Therapie ist in Bezug auf Risiko, Belastung und Kosten der Operation und der Thyreostatika-Behandlung überlegen (Ausnahme Hypothyreose-Risiko).
Indikation: Therapie der Wahl bei autonomen Adenomen.
Beachte: Die Radio-Jod-Therapie kann nur an einem spezialisierten Zentrum durchgeführt werden, weshalb immer eine Verlegung notwendig ist.

Hypothyreose

Klinik der Hypothyreose

Der Begriff «Struma»

«Struma» = Schilddrüsenvergrößerung («Kropf»).
Es gibt drei Haupttypen von Strumen: gutartige und bösartige Strumen sowie Entzündungen (Thyreoiditiden). Zu beachten ist nun, dass jede dieser SD-Krankheiten (mit Ausnahme des M.Basedow) mit unterschiedlichen Funktionsstörungen einhergehen kann: mit Hyperthyreose (= Überfunktion), Euthyreose (= Normalfunktion) oder aber Hypothyreose (= Unterfunktion).

Ätiologie

- Primäre, Schilddrüsen-bedingte Hypothyreosen:
  - Jod-Armut (Jod-Mangel-Struma), weltweit am häufigsten;
  - Autoimmunhypothyreose = Thyreoiditis lymphomatosa chronica Hashimoto = Autoimmun-Thyreoiditis (Hakaru Hashimoto japanischer Pathologe), bei uns die häufigste Form einer SD-Entzündung. Frauen : Männer = 15 : 1.
  - Primär atrophische Thyreoiditis;
  - Subakute Thyreoiditis De Quervain.
- Zustand nach Schilddrüsenoperation (Thyreoidektomie ohne Eltroxinsubstitution).
- Wichtig: medikamentös induzierte Hypothyreose: Lithium, Cordarone®.
- Beachte: Sekundäre Hypothyreosen (TSH-Ausfall bei Hypophysen-Adenomen, Kraniopharyngeomen, Sheehan-Syndrom) sind sehr selten.

Klinik

Beachte: Die Diagnose Hypothyreose wird bei der differentialdiagnostischen Abklärung folgender Beschwerdebilder gestellt:

- Müdigkeit, Infertilität und Zyklusstörungen, Depressionen, Strumen (Kropf).

- Aber: Hypothyreosen bewirken keine ausgeprägte Adipositas.

Wichtig: Unspezifische Symptomatik, schleichender und völlig uncharakteristischer Beginn, Verlauf evtl. über Jahre sich hinziehend, so dass die Diagnose auch bei jüngeren Frauen erst relativ spät gestellt wird!

- Mit abnehmender Häufigkeit finden sich: Schwäche; trockene, rauhe Haut; Lethargie, Verlangsamung, Pseudo-Demenz; Ödeme periorbital; Kälteempfindlichkeit; fehlendes Schwitzen; kalte Haut; dicke Zunge; Gesichtsödem; rauhes, sprödes Haar; Verstopfung; Gewichtszunahme; Haarausfall; blasse Lippen; Dyspnoe; periphere Ödeme; Heiserkeit mit charakteristischer tiefer Stimmlage; Dysphonie; Anorexie; Nervosität (immer noch in ca. 35%); Einschlaf-Zwang.
  Die Schilddrüse bei Thyreoiditis Hashimoto zeigt den Befund einer Struma diffusa mit erhöhter Konsistenz, nur selten leicht druckdolent.

- Neuropsychologisch liegt eine subkortikale Demenz vor mit den Leitsymptomen des Frontalhirnsyndromes: Apathie (geistige Verlangsamung) und Adynamie (verminderter psychomotorischer Antrieb), mangelhafte oder fehlende motorische Initiative und Programmierung (die Patienten zeigen sehr wenig Eigenaktivität und bewegen sich selten und langsam).

Beachte: Das Wichtigste ist auch hier, bei folgender Konstellation an die Möglichkeit des Vorliegens einer Hypothyreose zu denken:
Ältere, verlangsamte, schläfrige Patientin mit trockener, rauher, teigiger Haut, tiefer Stimmlage, welche über Durst klagt (was ja selten vorkommt).

Differentialdiagnose: Diabetes mellitus, vor allem in der Phase einer hyperglykämischen Entgleisung.

Tabelle 131: Behandelbare metabolische Ursachen für Demenz-Syndrome (sek. Demenz)

1. Endokrinologische Störungen: Hypothyreose Hypo-/Hyperparathyreoidismus Diabetes mellitus (Hypo-/Hyperglykämie) Hypophyseninsuffizienz Cushing-Syndrom, Addison-Syndrom
2. Metabolische Störungen: Elektrolytstörungen chronische Leber- und Niereninsuffizienz
3. Mangelsyndrome: Vitamin B_{12}, Folsäure (funikuläre Myelose) Thiamin (Wernicke-Enzephalopathie)

Tabelle 132: Neurologische und neuropsychologische Symptome der Hypothyreose; Ansprechen auf Eltroxin® (T$_4$-Therapie)

Symptome	Ansprechen auf T$_4$-Therapie
Neuropsychologische Vigilanzstörungen, Desorientiertheit, Konzentrations-, Lern- und Gedächtnisstörungen, kognitive Verlangsamung, Störungen des Arbeitsgedächtnisses, der Wortflüssigkeit, visuo-spatiale und konstruktive Defizite. Subkortikale Demenz.	Abhängigkeit vom Schweregrad: leichte Defizite (MMS > 24): gut, schwere Defizite (MMS < 24): Risiko der Chronifizierung/Teilremission
Psychiatrische Depressive Syndrome, selten Halluzinationen / psychotische Episoden.	gut
Hirnnervenstörungen Meist VIII. Hirnnerv (bis 80%). Hörschädigung bis zur Taubheit, Tinnitus; selten Schädigung der Hirnnerven I, II, V, VII.	meist bleibende Hörschädigung
Kompressionssyndrome Karpaltunnelsyndrom (15 - 29%)	langsame Besserung
Myopathie Schwäche der Oberschenkel-Muskulatur	sehr variabel: Monate bis Jahre
Polyneuropathie Leichte distale, überwiegend sensible Polyneuropathie (bis zu 10%).	langsame Besserung bis zu 2 Jahre
Grand mal-Epilepsieanfälle (bis 20%) Myxödem-Koma (1%)	gut schlechte Prognose
Ataxie Gang- und Rumpfataxie (5 bis 10%)	schnelle Regeneration (Monate)

Diagnostik

Labor

Konstellation der primären Hypothyreose:
TSH-basal ist erhöht bei Erniedrigung der freien Schilddrüsen-Hormone fT$_3$ und fT$_4$. (Beachte: Szintigraphie und Feinnadelpunktionen sind nicht nötig.)

Wichtige Differentialdiagnose bei einer fT$_3$-Erniedrigung: Euthyreoid sick Syndrom: mangelhafte Umbildung von T$_4$ in T$_3$ im Rahmen von schweren Allgemeinerkrankungen (Beachte: keine echte Hypothyreose).

SD-Antikörper sind nachweisbar beim Vorliegen einer Thyreoiditis lymphomatosa Hashimoto.

Therapie

Therapieempfehlungen der ATA (Amerikanische Schilddrüsengesellschaft):
Substitutionstherapie mit T$_4$ = Eltroxin®.

Beachte: Im Gegensatz zur Hyperthyreose ist die Therapie der Hypothyreosen unabhängig von deren Ursachen mehr oder weniger gleich:
Substitutionstherapie mit T$_4$ = Eltroxin®, Tbl. à 0,05 mg und 0,1 mg.
Initiale Dosierung beim älteren Patienten: in der 1. Woche 0,0125 mg pro Tag, in den Wochen 2 und 3 0,025 mg pro Tag (sehr behutsame Dosissteigerungen).
Langsame Dosissteigerung in 4- bis 6-wöchigen Abständen.

Die Erhaltungsdosis richtet sich nach dem individuell sehr unterschiedlichen Hormonbedarf und ist somit von Patient zu Patient sehr variabel (meistens zwischen 0,1 und 0,2 mg täglich).

Beachte: Ein steady-state wird frühestens nach 6 Wochen erreicht. Vorsicht vor einer Überdosierung von Eltroxin® (Vorhofflimmern, Osteoporose-Förderung). Eltroxin®-Reduktionsversuche oder gar Absetzversuche sollten immer wieder eingeleitet werden.

Unerwünschte Wirkungen von Eltroxin®: Nervosität, Schlafstörungen, Tremor, Diarrhö, Adynamie, Kopfschmerzen, Glukosurie, Tachykardie, Herzrhythmusstörungen und Angina pectoris.

Kontraindikationen: KHK, Myokardinfarkt.
Merke: Unter der Behandlung mit Eltroxin kann eine vorher latente Herzinsuffizienz manifest werden!

Beim Auftreten von Nebenwirkungen muss die Therapie unterbrochen und/ oder die Dosis reduziert werden.

Beachte: Die Substitutionstherapie mit Eltroxin® ist nicht etwa einfach, denn:

- SD-Hormone haben eine sehr langsame Wirkung, d.h. die volle Wirkung tritt erst nach ca. 2 - 3 Monaten ein. Halbwertszeit von T_4: 6 Tage.

- Die volle Substitutionstherapie dauert 1 Jahr und muss meistens lebenslänglich durchgeführt werden.

- Besondere Vorsicht ist geboten bei alten Patienten mit Herzerkrankungen oder schwerer Hypothyreose. Vor Einleitung einer Therapie sollte ein EKG durchgeführt werden.

- Die korrekte Einstellung soll sich eher nach dem klinischen Bild als nach Serumwerten richten.

Verlaufskontrolle beim Alterspatienten: Die Klinik ist wichtiger als der TSH-Wert! Labormäßig ist der beste Verlaufsparameter unter Substitutionstherapie das TSH-basal, welches ja bei Hypothyreose erhöht ist und während der Substitution abfallen sollte. Weil viele geriatrische Patienten polymorbid sind und an einer KHK mit ihren Komponenten leiden, empfiehlt es sich, sie lediglich in den unteren Bereich der Euthyreose zu titrieren, d.h. TSH-basal etwa 4 -5 mU/l bei annähernd normalen fT_3/fT_4.

Subklinische Schilddrüsenfunktionsstörungen

Konstellation der subklinischen Schilddrüsenfunktionsstörungen: fT_3 und fT_4 befinden sich innerhalb des Referenzbereiches, TSH basal aber außerhalb des Referenzbereiches.

- Falls TSH < 0,05 → subklinische Hyperthyreose;
- Falls TSH > 4,0 → subklinische Hypothyreose.

Diagnostik

TSH-Assay der 3. (oder sogar 4.) Generation verwenden.

Ätiologie der subklinischen Hyperthyreosen

- M. Basedow;
- Autoimmun-Thyreoiditis Hashimoto (Hashitoxikosis);
- Knotenstruma (man spricht dann von einem kompensierten autonomen Adenom);
- Übersubstitution mit T_4;
- Metastasierendes Schilddrüsenkarzinom;
- Medikamentös induziert: Cordarone® (Jod-haltiges Molekül).

Häufigkeit der subklinischen Hypothyreose

Etwa 1,2% der Bevölkerung, v.a. ältere Frauen!

Ätiologie der subklinischen Hypothyreosen

- Autoimmun-Thyreoiditis Hashimoto;
- Zustand nach Radiojod-Therapie;
- Zustand nach Strumektomie;
- Medikamentös induziert: Lithium und Cordarone®.

Diagnostik

Screening

1. Bestimmung von TSH basal → falls pathologisch → fT_4 bestimmen → falls fT_4 erhöht = Hyperthyreose, falls fT4 normal → fT3 bestimmen (die Bestimmung von fT_3 ist obligatorisch!).
   Konstellation TSH-Erniedrigung und fT_3 und fT_4 normal = subklinische Hyperthyreose.
2. Schilddrüsen-Antikörper.
3. Ultraschall.

Klinik

Subklinische Hyperthyreose

Muskelschwäche, Abnahme der ASR-Erschlaffungszeit, Abnahme der Knochenmasse, Vorhofflimmern / dilatative Kardiomyopathie, psychische Labilität.

Subklinische Hypothyreose

Abnahme der rohen Kraft, Erhöhung von CK, Erhöhung der Serumlipide, Abnahme der Myokardkontraktilität, Perikarderguss, Karpaltunnelsyndrom, depressive Verstimmung, kognitive Leistungseinbuße.

Vorgehen, falls TSH zwischen 4,0 bis 10 mU/l *ohne* Symptome → zuwarten. Falls TSH > 4,0 mU/l *mit* Symptomen → behandeln.

Medikation: Eltroxin® niedrigdosiert, 0,0125 mg pro Tag mit sehr behutsamer Dosissteigerung (besondere Vorsicht beim älteren Patienten mit kardialen Problemen).

Kapitel X

HÄMATOLOGIE

Veränderungen des roten und weißen Blutbildes

Allgemeines

Aufgaben des Blutes

Über das feinst verästelte Netz der Blutgefäße erreicht das Blut jeden Winkel des Körpers. Es hat folgende Aufgaben:

- Transportfunktion von Sauerstoff, Nährstoffen und Hormonen **zu** den Zellen, Kohlendioxid und Stoffwechselabfallprodukte **aus** den Zellen
- Abwehrfunktion mittels Abwehrzellen
- Regulation der Körperwärme
- Gerinnungsaufgaben
- Pufferfunktion (Stabilisierung des pH-Wertes)

Zusammensetzung des Blutes

Die zirkulierende Blutmenge beträgt ca. 8% des Körpergewichtes, also etwa 5 - 6 Liter Blut bei einem 70 kg schweren Erwachsenen.

Durch Zentrifugieren kann das Blut in zwei Phasen aufgetrennt werden:

1. feste Bestandteile: Blutkörperchen; entsprechend ca. 40 - 45% des Gesamtblutvolumens.
2. flüssige Fraktion: Plasma (Wasser, Proteine, lösliche Bestandteile wie Glukose, Ionen usw.)
   Unter Blutserum versteht man das um die Gerinnungsfaktoren reduzierte Plasma.

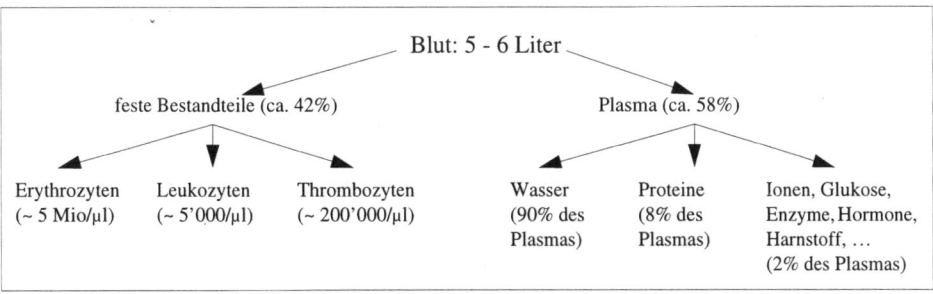

Abbildung 85: Übersicht: Blutbestandteile

1. Krankheiten der Erythrozyten

Anämien

Definition

«An-aemia» = «Blutarmut»: Verminderung der Zahl und/oder des Hämoglobingehaltes der roten Blutkörperchen (= Erythrozyten) unter die Norm.

Unterscheidung zwischen Blutbildungs- und Blutverlusts-Anämien

A. Verminderte Blut-Produktion

1. Hämoglobin betreffend:
   - Häm   Eisenmangel-Anämie
   - Globin   Thalassämien (hereditäre Mittelmeeranämien)
2. Kern-Reifung (Erythrozytenreifung) betreffend:
   - Vitamin-B_{12}-Mangel-Anämie
   - Folsäure-Mangel-Anämie

B. Erhöhter Blut-Verlust

1. Akuter oder chronischer Verlust an Erythrozyten:
   - Blutungsanämien.
2. Vermehrte Zerstörung der Erythrozyten innerhalb des Organismus:
   - Hämolytische Anämien.

Unterscheidung gemäß der Morphologie der Erythrozyten

Die Anämien werden weiterhin beschrieben gemäß der Größe und dem Hämoglobingehalt der Erythrozyten (MCV = mean cell volume = mittleres Erythrozyten-Volumen; Norm: 80 - 96 fl); aufgrund des sogenannten «roten Blutbildes» können grundsätzlich zwei große Gruppen Anämien unterschieden werden:

A. Hyperchrome (oder normochrome) makrozytäre Anämien

- Die Erythrozyten sind größer als der Norm entsprechend (genannt Megalozyten), so dass auf den einzelnen Erythrozyten mehr Hämoglobin entfällt als normal.
  Die Bildung der Erythrozyten ist stärker gestört als die Hb-Bildung (auch «Zell-Anämien» genannt).
- Labordiagnostik: MCV erhöht (> 96 fl).
- Typisch für Vitamin-B_{12}-Mangel- und Folsäure-Mangel-Anämien.

B. Hypochrome mikrozytäre Anämien

- Die Erythrozyten sind kleiner als der Norm entsprechend und enthalten weniger Hämoglobin (= hypochrom) als normale Erythrozyten.
  Die Hb-Bildung ist stärker gestört als die der Erythrozyten (auch «Farbstoff-Anämien» genannt).
- Labordiagnostik:
  - MCV erniedrigt (< 80 fl).

- RDW (red cell distribution width = Erythrozyten Verteilungsbreite = Verteilung des MCV einer Probe): Die RDW ist ein Maß für die Aniso-zytose (= ungleich große Zellen) der Erythrozyten und wird definiert als:

$$\text{RDW (in \%)} = \frac{\text{Standardabweichung des MCV}}{\text{MCV}} \times 100$$

Normwerte (altersunabhängig): zwischen 10 und 15%. Mittels moder-nen elektronischen Zellgeräten wird die RDW automatisch bestimmt (einfache kapilläre Blutentnahme).

- Typisch für Eisenmangelanämien (weitaus am häufigsten; hypochrome, mikrozytäre Anämie) ist die Erhöhung der RDW (über 20%).

Anämien im Alter

Bedeutung

- Chronische Anämien im Alter sind häufig alimentär bedingt (vergleiche Malnutrition) und/oder entstehen durch schleichenden Blutverlust.
- Chronische Blutarmut bewirkt über den Sauerstoffmangel im Hirn eine Abnahme der kognitiven Leistungsfähigkeit und muss daher in die Diffe-rentialdiagnose und Abklärung einer Demenz miteinbezogen werden!
- Eine Anämie im Alter muss auch bei der Differentialdiagnose von Verwir-rungszuständen und Schwindelerscheinungen berücksichtigt werden.

Normwerte für Hämoglobin im Alter

Beachte: Es gibt keine «altersbedingten Veränderungen des roten Blutbildes» und somit kein «physiologisches» (d.h. «normales») Absinken der Hämoglo-binwerte im Alter. Es gelten somit dieselben Hb-Normwerte wie bei jüngeren Menschen:
Frauen 12,0 - 16,0 g/dl (= g%), Männer 14,0 - 18,0 g/dl (= g%).

Anämie-Vorkommen und -Häufigkeit

- Die Anämie-Häufigkeit steigt mit dem Alter deutlich an.
- 10% aller über 65jährigen Leute haben ein Hb unter 12 g%.
- 80% der Anämien im Alter gehören zu sogenannten «Begleit-Anämien» d.h. eine Anämie tritt auf im Rahmen von anderen, meist schwereren All-gemeinerkrankungen wie z.B. chronische Infekte, Tumorleiden.
- Megalozytäre Anämien kommen gehäuft im Alter vor.

Symptome

Grundsätzlich kommen die gleichen Symptome vor wie beim Jugendlichen:

- Allgemeinsymptome: Ermüdbarkeit, Abgeschlagenheit, Adynamie, Apa-thie, Antriebslosigkeit, depressive Verstimmungszustände.
  Beachte: Die Symptomatik ist vergleichbar mit der Klinik von subkorti-kaler Demenz und Depression (= Pseudo-Demenz)!
- Neurologische Symptome: Kopfschmerzen, Konzentrationsschwäche, Schlaflosigkeit, Ohnmachtsanfälle, Parästhesien (Gefühlsstörungen).
- Kardiale Symptome: Anstrengungsatemnot mit Zunahme der Atem- und Pulsfrequenz; Brustschmerzen (wie bei KHK, d.h. Angina pectoris).

Beachte: Die Symptomatik ist stark abhängig davon, wie *rasch* sich die Anämie entwickelt: Eine sehr langsam sich bildende Anämie (über Monate oder Jahre) kann vom alten Menschen erstaunlich gut toleriert werden, so dass Routine-Blutentnahmen wider Erwarten die Diagnose einer klinisch nicht erfassten Anämie erbringen können.

Befunde

- Kolorit: fahl-blasse Haut und Schleimhäute (man achte auf die Entfärbung von Handinnenflächen und Augenbindehäuten = Konjunktiven);
- Gesteigerte Pulsfrequenz. Der Blutdruck ist häufig erniedrigt.

Beachte: Beim alten Menschen kann die Deutung obiger Symptome und Befunde aber schwierig sein wegen der erschwerten Beurteilung von Haut und Schleimhäuten sowie wegen der Polymorbidität (Nebeneinander vieler Krankheitszustände). Auffällig blasse alte Leute zeigen oft wider Erwarten keine Anämie.

Erste Symptome und Befunde einer Anämie im Alter können sein

- ein Lungenödem
- Knöchelschwellungen
- Angina pectoris
- Schwindel und Ohrensausen
- und wichtig: - ungeklärte Verwirrtheitszustände
               - apathisches oder depressives Zustandsbild.

Ursachen

- Alters-Anämien sind typischerweise multifaktoriell, d.h. mehrere Ursachen führen gemeinsam zur Blutarmut.
- Im Rahmen von megaloblastären Anämien findet sich häufig zusätzlich noch ein Eisenmangel.
- Wichtige therapierbare Anämieursachen im Alter sind:

  1. Malabsorption
  = mangelhafte Aufnahme von Nahrungsstoffen aus dem Dünndarm.

  2. Malnutrition
  = mangelhafte Ernährung oder Fehlernährung; Typisches Beispiel ist die sogenannte «Kaffeebröcken-Anämie» der alten Leute.

  3. Blutverlust
  Blutungsanämie, akut oder chronisch-schleichend sich entwickelnd.

Gestörte Blut-Bildung infolge Malabsorption

Die Ursachen für eine gestörte Aufnahme von Nahrungsbestandteilen bei alten Leuten sind sehr mannigfaltig:

- Bakterielle Kolonisation des Dünndarmes
- Chronische mesenteriale Ischämie (= gestörte Dünndarm-Durchblutung)
- Systemerkrankungen (Diabetes mellitus, Herzinsuffizienz, Tumor, cP)
- Zöliakie (Gluten-bedingte Enteropathie, Unverträglichkeit für Gliadin): Symptome bei Malabsorption: Durchfall, Steatorrhö (Fett-Stühle), Gewichtsverlust.

Anämie-Typ bei Malabsorption: Je nach Vorherrschen des anämisierenden Faktors (d.h. Eisen-, Vitamin B_{12}- oder Folsäure-Mangel) finden sich hypochrome, mikrozytäre oder aber auch rein makrozytäre Anämien.

Gestörte Blut-Bildung infolge Malnutrition

Fehlernährung ist nur selten alleiniger Anämiefaktor.

Gefährdet sind vor allem alleinstehende, alte, sozial isolierte, kranke und immobile Leute (Unfähigkeit, selbständig einkaufen und kochen zu können), Alkoholiker (Nährstoff- und Vitamin-arme Ernährung, Knochenmarkschädigung durch Alkohol), alte Menschen mit fehlender oder schlecht sitzender Zahnprothese (häufiges Problem!).

Gestörte Blut-Bildung durch Vit-B$_{12}$- und Folsäure-Mangel

Sowohl Vitamin B$_{12}$- wie auch Folsäure-Mangel führen entweder alleine oder kombiniert zu megalozytären Anämien (im Blutbild nicht unterscheidbar). Vitamin B$_{12}$-Mangel wird viel häufiger durch die sogenannte Perniziosa als infolge Malnutrition verursacht. (Wegen der großen Reserven an Vitamin B$_{12}$ im Körper dauert es ca. 3 bis 6 Jahre nach Abbruch der Zufuhr, bis sich eine Anämie manifestiert).

Wichtigste Ursachen für einen Vitamin B$_{12}$-Mangel:
- Mangel an Intrinsic-Faktor: am häufigsten
  - Perniziöse Anämie = Autoimmun-Gastritis (am häufigsten)
  - Zustand nach Gastrektomie (selten)
- Achlorhydrie = Salzsäuremangel des Magens
  - Atrophe Gastritis, Besiedelung mit Helicobacter pylori
  - Medikamentös bedingt: Therapie mit Zantic®, Antra®
- Mangel an Vitamin B$_{12}$
  - Mangelernährung (sehr selten): Vegetarier, Alkoholiker (Vitamin B$_{12}$ kommt hauptsächlich in tierischen Produkten vor)
  - Malabsorption: bakterielle Dünndarmbesiedelung (Ileitis, M.Crohn)

Perniziöse Anämie:

«perniciosus»: lateinisch = «gefährlich, vernichtend, böse». Perniziosa = Morbus Biermer. Die progressive chronische Perniziosa wurde bereits 1868 von *Biermer* beschrieben (Biermersche Anämie).

Ursache: Minderproduktion von «Intrinsic-Faktor» infolge atrophischer Gastritis (ein Autoimmunprozess gegen die Parietalzellen des Magens). Normalerweise verbindet sich im Magen das Vitamin B$_{12}$ (= Extrinsic-Faktor) mit dem durch die Parietalzellen des Magens sezernierten Intrinsic-Faktor zu einem Komplex, der die Resorption im unteren Dünndarm (Ileum) erst ermöglicht. Der Vitamin B$_{12}$-Mangel führt zu einer Reifestörung der Blutbildung im Knochenmark, welche zu Megaloblasten führt, die man im peripheren Blutbild als Megalozyten wiederfinden kann (daher der Name «Megalozytäre Anämie»: Die Erythrozyten sind größer als normal).

Symptomatik des B$_{12}$-Mangels beim Geriatriepatienten:
Typisch sind neurologische und neuropsychologische Symptome ohne Vorhandensein einer Anämie. Am wichtigsten sind Abnahme des Vibrationssinnes, des Lagesinnes, Muskelschwäche sowie Parästhesien. Die Patienten klagen über Gangstörungen und Kribbelgefühle («Gehen wie auf Watte»). Diese Störungen sind Ausdruck einer Hinterstrangdegeneration im Rückenmark (genannt funikuläre Myelose). Auch psychische Symptome kommen vor, vor allem depressive Verstimmungszustände. Ein Vitamin B$_{12}$-Mangel kann aber auch Gedächtnisstörungen und Apathie im Sinne einer subkortikalen Demenz bewirken. Beachte: Die neurologischen Symptome sind typisch für Vitamin B$_{12}$-Mangel und fehlen bei Folsäuremangel.

Therapie: Hydroxycobalamin Vitarubin® : 4 Wochen lang 1'000 µg i.m. wöchentlich, danach 1'000 µg pro Monat während 6 Monaten, Erhaltungsdosis 1'000 µg alle 3 Monate.

Ursachen für einen Folsäuremangel:

- nutritiv, d.h. infolge Fehlernährung (reichlich Folsäure enthalten Innereien wie Leber, Niere sowie Blattgemüse; Folsäure ist hitzeempfindlich!).
- Malabsorption bei Sprue, Zöliakie, nach Dünndarm-Resektion.

Gestörte Blut-Bildung durch Eisen-Mangel

Eisenmangel ist häufiger als allgemein angenommen. Die Entleerung der Eisenspeicher geht dabei der Anämie voraus (latenter Eisenmangel ohne Anämie). Etwa 5% normal menstruierender Frauen zeigen einen latenten Eisenmangel.

Ursachen für einen Eisenmangel:

- Chronische Blutverluste (am häufigsten);
- Blutverluste bei verstärkten Mensesblutungen (= Menorrhagie);
- erhöhter Eisenbedarf durch Gravidität (Fötus, erhöhte Ec-Masse);
- Vermindertes Eisenangebot in der Nahrung (durch einseitige Diäten);
- Anazidität des Magensaftes (eine Eisenresorptionsstörung ist selten.)

Symptomatik:
Gewebeeisenmangel führt zu Mundwinkelrhagaden, Zungenbrennen. Primärsymptome der Anämie sind uncharakteristisch mit Müdigkeit, Schwäche, Anstrengungsdyspnoe, Gangstörungen.

Diagnostik:
Bestimmung von Serum-Fe (normal 11 bis 30 µmol/l) und Serum-Ferritin (Speicherform für Eisen).

Blut-Verlust:
Alle unten aufgeführten Ursachen können je nach Schwere des Zustandsbildes zu einer *chronischen* Anämie führen (was häufiger der Fall ist) oder aber *akut* sich manifestieren (z.B. im Rahmen einer akuten oberen Magen-Darm-Blutung mit dem Leitsymptom Hämatemesis = Bluterbrechen).

An folgende mögliche Blutungsursachen muss gedacht werden:

- Gastrointestinale Blutverluste: Erosive Gastritis (am häufigsten!); schwere Reflux-Ösophagitis = Entzündung des unteren Anteiles der Speiseröhre durch Zurückfließen von Magensaft in den Ösophagus; chronische Ulzera = Geschwüre in Magen und Dünndarm; Magenkarzinom; Kolonkarzinom.
- Urologische Blutverluste: Hämaturien (Hämaturie = Blut erscheint im Urin, ein Symptom) z.B. bei hämorrhagischen Zystitiden = Blasenentzündungen mit Schleimhautblutungen; Blasenkarzinom; Nierenkarzinom.
- Vaginale Blutungen: PMP-Blutung = Blutung in der Postmenopause, z.B. infolge chronischer senil-atrophischer Kolpitis = Scheidenentzündung; infektiöse Kolpitis; Uteruskarzinom = Gebärmutterkrebs.
- Häufige, aber oft übersehene oder missgedeutete Blutungsursachen sind:
  - Medikamentös bedingte Blutungsursachen: Antirheumatika, Salicylate → erosive Gastritis oder Ulzera; Status unter Antikoagulation; *Beachte:* NSAR bei alten Leuten nicht als Dauertherapie! Gefahr von Magenblutungen und Magenperforation!
  - Hämorrhagische Diathese (= Blutungsübel);
  - Wiederholte Epistaxis = Nasenblutung;
  - Anale Blutungen bei Hämorrhoiden.

Anämie-Typ bei chronischen Blutungen: Hypochrome mikrozytäre Anämie, d.h. die Erythrozyten sind kleiner und enthalten weniger Hb als normal.

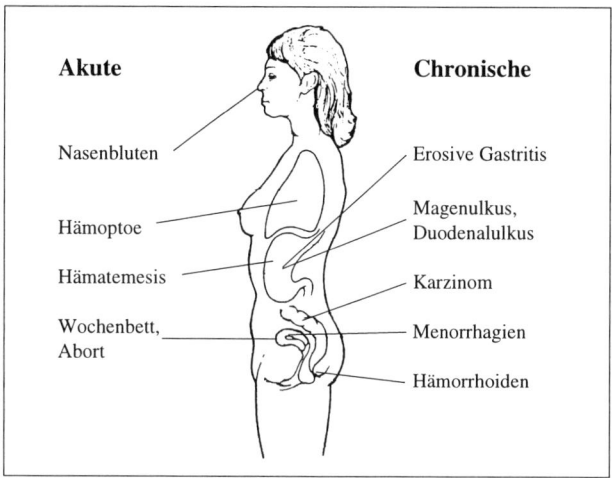

Abbildung 86: Einige Ursachen von Blutungsanämien

Therapie: Stichwort: Kausale, ursächliche Therapie. Einerseits muss die Anämie symptomatisch behandelt werden, unter Umständen mit Transfusionen; Andererseits muss aber die Blutungs*ursache* gesucht und behoben werden.

Beispiele: Therapie eines Magen- oder Dünndarmgeschwürs mit Medikamenten (Antra®, Zantic®), Absetzen von NSAR, Operation eines Kolon- oder Uteruskarzinoms.

Symptomatische Therapie: Je nach Schwere des Zustandsbildes, d.h. Ausmaß der Entwicklung einer Blutungsanämie (akut, subakut oder chronisch): Transfusion von Ec-Konzentraten oder Vollblut im akuten Stadium; Zufuhr von Eisen, z.B. mit Resoferon® 3 x 1 Drg. tgl., Ferrum Hausmann® Kps., Trpf., Sirup.
NW: Übelkeit, Bauchschmerzen, Durchfall oder Verstopfung, Schwarzverfärbung des Stuhles (die NW führen nicht selten zum Therapieabbruch).

Praktisch wichtige Gesichtspunkte

- Anämien sind häufig bei alten Menschen.
- Die Farbe von Haut und Schleimhaut kann trügen: Blässe heißt nicht immer Anämie und Anämie verursacht nicht immer Blässe.
- Eine Anämie kann sich bei alten Leuten schleichend (Jahre) entwickeln.
- Bei alten Patienten sind die Symptome einer Anämie sehr vielgestaltig und atypisch (z.B. Schwindel, Ohrensausen, Gangstörungen, Stürze).
- Eine Anämie kann beim älteren Menschen auch kardiale Symptome verursachen wie z.B. Atemnot oder thorakales Engegefühl, welche zuerst eine Herzinsuffizienz oder eine KHK vermuten lassen.
- Hinter «unklaren Verwirrungszuständen», chronischen Schwindelsensationen oder einem depressiven Zustandsbild kann eine Anämie stecken.
- Ein über Jahre unbemerkt sich entwickelnder Vitamin-B_{12}-Mangel kann neben der Anämie und der neurologischen Symptomatik auch eine Demenz verursachen (sehr wichtig)!
- Leitsatz für die Diagnostik:
  «daran denken» und somit Hb-Kontrolle veranlassen.

Sonderformen von Blutbildungsstörungen

Myeloproliferative Syndrome

Definition

Bösartige Veränderungen der multipotenten Stammzelle der Blutbildung. Dazu gehören: die chronische myeloische Leukämie (CML, siehe unten), die Polycythaemia vera, die Osteomyelofibrose und die essentielle Thrombozytose.

Polycythaemia rubra vera

Vorkommen: Männer bevorzugt zwischen dem 4. und 7. Lebensjahrzehnt. Hämatologische Leitsymptome sind: Vermehrung der Erythrozyten und des roten Blutfarbstoffes sowie der Leukozyten und Thrombozyten. Das Blutvolumen ist vermehrt, die Milz mäßig stark vergrößert.

Therapie: Wiederholte Aderlässe, Zytostatika und Strahlenbehandlung mit radioaktiven Isotopen (radioaktives Phosphor = ^{32}P).

Differentialdiagnose:
Symptomatische Polyglobulien: in der Regel keine Leukozytose und keine Thrombozytose. Vorkommen: äußerer Sauerstoffmangel bei Höhen-Polyglobulie, innerer Sauerstoffmangel bei chronischer respiratorischer Insuffizienz (vergleiche COPD, Lungenemphysem, cor pulmonale).

Osteomyelofibrose (= Osteomyelosklerose)

Definition und Vorkommen: Erkrankung des blutbildenden Knochenmarks (Myelofibrose = KM-Verödung) mit Verlagerung der Blutbildung in sekundäre Blutbildungszentren, in erster Linie Milz und Leber (Folge: Vergrößerung dieser Organe = Hepatosplenomegalie).
Die Krankheit ist gehäuft zwischen 60 und 70 Jahren; Männer und Frauen erkranken gleich häufig.

Symptomatik: Schleichender Beginn mit Anämie: Anamnestisch gehäuft sind rheumatische Beschwerden und unklare Fieberschübe. Wegen der Milzvergrößerung kommt es zu linksseitigen Oberbauchbeschwerden.
Laborbefunde: Normochrome Anämie, pathologische Linksverschiebung.
Diagnostik: Knochenmark-Punktion: zellarmes KM. Knochenmark-Biopsie: Faservermehrung.

Therapie: Eine spezifische Behandlung ist nicht möglich. Bei stärkeren Anämien oder hämorrhagischen Diathesen: Steroide (Prednison).
Prognose: Die Krankheit zeigt eine geringe Progressivität (evtl. über 1 bis 2 Jahrzehnte), so dass die Prognose relativ gut ist. In ca. 10% kommt es allerdings zu einem Übergang in die CML.

Aplastische Anämien (aplastisches Syndrom)

Definition

Die Blutbildung ist in ihrer Gesamtheit gestört z.B. durch einen Stammzelldefekt. Klinisch liegt eine Kombination von Anämie, Leukozytopenie und Thrombozytopenie im peripheren Blut vor.
Die Störung ist tiefgreifender als bei der Osteomyelosklerose.
Synonyme: Panmyelopathie, Panzytopenie.

Formen

Selten angeboren, viel häufiger erworben:

1. idiopathische Form (Ursache unbekannt): in ca. 50% der Fälle!
2. symptomatische oder sekundäre Formen: ionisierende Strahlen, Medikamente (Zytostatika), toxische Substanzen (Benzol, Arsen, anorganische Goldpräparate).
3. durch Befall des Knochenmarkes (KM-Verdrängung) im Rahmen von neoplastischen Prozessen (Knochenmark-Karzinosen).

Therapie

Interdisziplinär an spezialisierten Zentren: Knochenmarktransplantation. Supportive Maßnahmen sind wichtig (Ec- und Plättchen-Transfusionen, spezifische Infekttherapie).

2. Krankheiten der Leukozyten

Leukämien (Leukosen)

Definition

Leukämien sind neoplastische (bösartige) Erkrankungen, bei denen die Leukozyten nicht normal ausreifen, so dass sich pathologische Leukozyten abnorm stark vermehren. In der Folge kommt es zu einer *kompensatorischen* Störung der Bildung der Erythrozyten und Thrombozyten im Knochenmark. Folge sind: Anämie und hämorrhagische Diathesen (Gerinnungsstörungen). Die Klassifikation erfolgt aufgrund des vorherrschenden Zelltyps (myeloisch oder lymphatisch) und gemäß klinischem Verlauf (akut oder chronisch).

Akute Leukämien

Sie kommen vor allem bei Kindern vor und stellen etwa $^1/_3$ aller Malignome im Kindesalter dar.
Häufigste Form: akute lymphatische Leukämie ALL (in ca. $^3/_4$ der Fälle).

Akute lymphatische Leukämie ALL

Symptomatik: Blässe, Müdigkeit, Infekte, Blutungen sowie Skelett-, Knochen- und Gelenkschmerzen. Im Rahmen der hämorrhagischen Diathese auftretende Petechien (Hautblutungen) müssen gesucht werden.

Laborbefunde: Anämie (Hb unter 10 g%), Leukopenie (Lc unter 5'000) oder Leukozytose (Lc über 20'000), Thrombopenie und pathologische Zellen im Knochenmark.

Therapie: Stichwort: streng interdisziplinär Chemotherapie + Radiotherapie. (Beachte: Die Onkologie hat bei der Behandlung der ALL große Erfolge zu verzeichnen!) Wichtig sind supportive Maßnahmen (Transfusion von Ec-Konzentraten, Behandlung von Infektionen).

Chronische Leukämien

Sie kommen vor allem im mittleren und höheren Alter vor.
Die häufigste Form ist die chronische lymphatische Leukämie CLL.

Chronische myeloische Leukämie CML

Definition: Vorkommen aller granulozytären Vorstufen im peripheren Blut mit einer hochgradigen Leukozytose (bis zu mehreren 100'000 Lc). Die CML gehört zu den sogenannten «myeloproliferativen Syndromen».

Symptomatik: Schleichender Beginn mit Druck- und Völlegefühl im Oberbauch (wegen der Milzvergrößerung), später Atemnot, Müdigkeit, Schwäche, Knochenschmerzen, Gewichtsabnahme, Erbrechen.

Therapie: Individueller Behandlungsplan mit dem Einsatz von Zytostatika, vor allem Myleran® (in der Regel an spezialisierten Zentren eingeleitet).

Chronische lymphatische Leukämie CLL

Definition: Die CLL ist eine generalisierte Erkrankung des lymphatischen Gewebes mit einer Vermehrung der Lymphozyten im peripheren Blut und einem abnormen Wachstum lymphatischer Zellen in den Geweben, einhergehend mit Lymphknotenschwellungen und Milzvergrößerung. Die CLL ist die häufigste Form einer chronischen Leukämie.

Symptomatik: Vorkommen im 4. - 7. Lebensjahrzehnt. Männer werden etwas häufiger befallen als Frauen. Erstes Krankheitszeichen ist meistens eine Lymphknotenschwellung. Schwellungen im Mediastinum führen zu Atemnot und venöser Einfluss-Stauung. Pruritus, chronische Ekzeme und Pyodermien (infektiöse Hauterkrankung) oder leukämische Hautinfiltrate können den Patienten zum Arzt führen. Das Allgemeinbefinden ist hingegen oft lange Zeit nicht beeinträchtigt.

Laborbefunde: Leukozytose mit Werten bis zu mehreren 100'000. Meistens besteht eine normo- bis hypochrome Anämie. Im Differentialblutbild findet sich eine intensive Vermehrung der Lymphozyten bis zu 98%.

Therapie: Es gilt die Regel, dass eine Therapie erst dann eingeleitet werden soll, wenn eine deutliche Reduktion des Allgemeinbefindens, eine Anämie, sehr starke Organvergrößerungen oder Komplikationen eine Behandlung notwendig erscheinen lassen. Das Zytostatikum der Wahl ist Chlorambucil, Leukeran®. Die Langzeittherapie muss unter ärztlicher Überwachung durchgeführt werden. Kortikosteroide bewirken lediglich eine Verkleinerung von Lymphknoten und Milz ohne Beeinflussung der Lymphozytenzahl.

Sonderformen neoplastischer Erkrankungen

Plasmozytom

Definition

Plasmozytom = Multiples Myelom (M.Kahler): Systemerkrankung mit neoplastischer Vermehrung der Plasmazellen unter Bildung einer Paraproteinämie resp. einer monoklonalen Gammopathie bei Erhöhung der Gesamteiweiße.

Vorkommen

Zwischen 50 und 70 Jahren; Männer : Frauen = 2 : 1.

Klinik

Der Beginn ist uncharakteristisch, schleichend. Allgemeines Schwächegefühl und Müdigkeit. Selten Nachtschweiß und Unruhe. Häufig sind rheumatische Schmerzen (in 80%), oft als chronische Rückenschmerzen fehlgedeutet. Später kommt es zu Gewichtsabnahme und Blässe.

Befunde

Druckschmerzhaftigkeit des Skeletts mit Klopfdolenzen über der Wirbelsäule. Deformierungen und Auftreibungen am Skelett, v.a. am Schädel, Rippen, Sternum, Wirbelkörper.

Laborbefunde: Blutsenkungsreaktion (BSR) erhöht, Gesamteiweiß vermehrt: 8 - 10 g%, in der Serumelektrophorese Paraproteinämie, in der Immunelektrophorese Aufschlüsselung von Immunglobulinen möglich in IgA und IgG-Plasmozytome. Meistens besteht eine deutliche Anämie, im Differentialblutbild eine Leukopenie, verbunden mit einer relativen Lymphozytose.

Diagnostik

Die Knochenmarkspunktion erbringt die Diagnose schlagartig. Man findet pathologisch veränderte Plasmazellen.

Komplikationen

Die Prognose ist ungünstig wegen Plasmozytom-Niere mit chronischer Niereninsuffizienz, Infekten wegen des Antikörper-Mangelsyndroms (Pneumonien sind sehr häufig) sowie extraossaler Metastasierung in innere Organe und Schleimhäute.

Therapie

Zytostatika; heutzutage mittels Polychemotherapie. Plasmapherese und Radiotherapie an Orten der Not.

Die Prognose ist sehr unterschiedlich (wenige Monate bis 15 Jahre Überlebenszeit).

Morbus Hodgkin

Die Hodgkin'sche Krankheit (Lymphogranulomatosis malignum, benannt nach Thomas Hodgkin 1832) ist eine häufige Ursache für eine generalisierte Lymphknotenschwellung. Die Ursache der Krankheit ist unbekannt.

Vorkommen

Zweigipflige Inzidenzkurve zwischen 15 und 34 Jahren und nach 50 Jahren, auch bei älteren Patienten vorkommend.

Klinik

Symptomatik: Beginn mit Lymphknotenschwellung regional begrenzt und schmerzlos, in der Regel am Hals mit linksseitiger Bevorzugung. Die Knoten sind nicht miteinander verbacken (Vergleich: «Nüsse in einem Sack»). Der Beginn ist auch möglich mit Befall von inneren Lymphknoten im Mediastinum oder Abdomen.

Im späteren Stadium kommt es zu Allgemeinsymptomen mit zunehmender Abgeschlagenheit, Abmagerung, rezidivierenden Fieberschüben (genannt «intermittierendes periodisches Fieber vom Typus Pel-Ebstein»), Hauthyperpigmentation und als Frühzeichen Juckreiz.

Drei Symptome sind von prognostischer Bedeutung, genannt B-Symptome:
1. Fieber über 38°,
2. Verlust von mehr als 10% des Gesundgewichtes innerhalb von 6 Monaten,
3. Nachtschweiß bei Fieber.

Diagnostik

Bei einer Lymphknotenschwellung, welche länger als vier Wochen ohne Grund andauert, ist als erstes eine Feinnadelpunktion indiziert mit Zytologie.

Beachte: Ein zervikales Lymphom bei über 40jährigen ist in 80% eine Metastase eines Plattenepithelkarzinoms aus dem ORL-Bereich.
Bei Verdacht auf M.Hodgkin soll als zweites eine Lymphknotenbiopsie mit Histologie angeordnet werden.

Therapie

In Abhängigkeit vom Stadium: Beachte: die Radiotherapie (Bestrahlung) ist die Therapie der Wahl. Die Hodgkin-Zellen sind sehr radiosensibel. Die Radiotherapie des M.Hodgkin ist anspruchsvoll und wird nur an spezialisierten Zentren durchgeführt.
Frühe Stadien: Radiotherapie allein (unbestritten);
Spätere Stadien: Radiotherapie plus Chemotherapie kombiniert.

3. Krankheiten der Thrombozyten

Hämorrhagische Diathesen

Definition

Hämorrhagische Diathesen oder «Blutungsübel» sind Störungen im Ablauf der Blutstillung (pathologische Blutungsneigungen). Die Blutungen sind entweder zu lange dauernd, zu stark oder erfolgen spontan.

Aus der Physiologie der Blutstillung ergibt sich die Einteilung:
Die Blutstillung wird auf drei Funktionsebenen sichergestellt: Thrombozyten, plasmatische Gerinnung und Gefäßwand. Bei einer Gefäß- respektive Gewebsverletzung erfolgt zuerst eine Vasokonstriktion. Durch Turbulenzen des Blutstromes kommt es zur Thrombozytenanlagerung an der Gefäßwand und zur Bildung eines Plättchenpfropfes. In der Folge kommt es zur Bildung von Thrombin, das seinerseits Fibrinogen in Fibrin umwandelt.

Einteilung

Drei Hauptgruppen von hämorrhagischen Diathesen werden unterschieden:

Thrombozytopenien und Thrombozytopathien

Blutungsbereitschaften wegen einer Verminderung resp. Funktionsstörung der Thrombozyten. Vorkommen:

- Angeboren:
  - M.Werlhof = idiopathische thrombozytopenische Purpura;
- Erworben:
  - Therapie mit Aggregationshemmern (Aspirin®);
  - Verbrauchskoagulopathie (im Rahmen einer disseminierten intravaskulären Gerinnung bei Sepsis);
  - Im Rahmen einer Leukämie, aplastischen Anämie;
  - Medikamentös verursachte Thrombopenien: unter Tegretol® (gefürchtet), Liquemin®, Madopar®, Antidepressiva, Novalgin®, Zantic® (sehr selten).

Koagulopathien

Blutungsbereitschaften wegen Mangels an Gerinnungsfaktoren oder durch Überschuss an gerinnungshemmenden oder die Fibrinolyse aktivierenden Substanzen im Plasma.

Vorkommen:

- Angeboren (hereditär):
  - Hämophilie = Bluterkrankheit (1 : 10'000 Männer, Hämophilie A in 85%).
- Erworben:
  - Leberschäden (am wichtigsten: Leberzirrhose!);
  - Vitamin-K-Mangel (bei Malabsorptionssyndrom);
  - Therapie respektive Intoxikation mit Antikoagulantien (Vitamin-K-Antagonisten Marcoumar®, Sintrom®); Verbrauchskoagulopathie.

Vaskulopathien

Blutungen verursacht durch eine vermehrte Gefäßdurchlässigkeit bei intakter Gerinnungsfähigkeit des Blutes.

Vorkommen:

- Erworben:
  - Skorbut (Vitamin-C-Mangel);
  - Paroxysmales subkutanes Fingerhämatom (spontane schmerzhafte Ruptur kleiner Venen, meist junge Frauen, Ursache unbekannt);
  - Purpura senilis (Greisenblutungen): Ekchymosen der atrophischen Altershaut im Gesicht, an Handrücken, Unterarm und Beinen, harmlos;
  - DD: Infektionen/Sepsis (Mikroembolisierungen durch Bakterien, z.B. bei Meningokokkensepsis oder bakterieller Endokarditis mit punktförmigen Blutungen unter Haut und Nägel = Oslersche Knötchen).

Klinik

- Purpura = Exanthem (Ausschlag) bestehend aus Petechien als Leitsymptom für thrombozytopenische und vaskuläre Blutungsneigung.
  Petechien sind kleine, flohstichartige Blutpünktchen bis zu Blutflecken von 3 - 5 mm Durchmesser. Lokalisation: bevorzugt an abhängigen Körperpartien, durch Druck mittels Glasspatel nicht auslöschbar. In der Regel zeigen sie symmetrische Anordnung. Größere Blutungen in Kombination mit mehr oder weniger zahlreichen Petechien sind für die Gruppe der Thrombozytopenien besonders charakteristisch. Gleichzeitig bestehen Schleimhautblutungen (Epistaxis = Nasenbluten, Zahnfleischblutungen, Blutungen aus Magen-/Darm- und Urogenitaltrakt).
- Ekchymosen = größere, flächenhafte Blutungen.
  Sie sind charakteristisch für Koagulopathien und können an jeder Körperstelle auftreten, bevorzugt im Rahmen von leichteren Traumata. Häufig findet man kein adäquates Trauma, also spontanes Auftreten, weshalb sie auch als Spontanblutungen bezeichnet werden.
- Gelenksblutungen sind typisch für und gefürchtet bei Hämophilie.
- Erstes Zeichen einer Überdosierung durch Antikoagulantien ist meistens eine Makrohämaturie, erst bei schwereren Fällen kommt es auch zu Haut-, Schleimhaut- und Organblutungen (auch retroperitoneal).

4. Thromboembolie-Prophylaxe (Antikoagulation)

Allgemeine Maßnahmen

- Postoperative Frühmobilisation
- Kompressionsverband
- Aktive Krankengymnastik

Inhibitoren (Hemmer) des Gerinnungssystems

Antikoagulantien

Grundsätzlich gilt: Vor einer oralen Antikoagulation muss stets die Indikation gegen das Blutungsrisiko abgewogen werden!

Siehe auch: *Thrombose-Prophylaxe* auf Seite 216.

Die wichtigsten *Risikofaktoren* für eine Blutung unter Antikoagulation sind:
- Alter über 70
- Schlechte Einstellbarkeit der Antikoagulationsintensität (> 25% der Kontrollwerte außerhalb des angestrebten therapeutischen Bereiches)
- ausgeprägte Endorganveränderungen bei behandelter Hypertonie
- gleichzeitige Therapie mit nichtsteroidalen Antirheumatika (inklusive Acetylsalicylsäure)
- Thrombozytopenie / -pathie.

Als absolute *Kontraindikationen* gegen eine Blutverdünnung gelten:
- manifeste Ulkuskrankheit
- Leberkrankheit mit gestörter Synthese der Gerinnungsfaktoren
- Urämie
- Bakterielle Endokarditis (Ausnahme: Herzklappenprothesen)
- Hämostasedefekte (z.B. Thrombozyten unter 50'000)
- Frühschwangerschaft

Die «*therapeutischen Bereiche*» (Intensitätsbereiche) für die orale Langzeitantikoagulation werden neuerdings mit den sogenannten INR-Werten (international normalized ratio), oder traditionellerweise mit den Quick-Werten angegeben.
- INR-Werte: **L** (leicht):   1,1 - 2,5
             M (mittel): 2,0 - 3,0
             S (stark):   2,5 - 3,5

Eingesetzt werden zur Antikoagulation:

- Heparin Liquemin®
  Wirkung: Indirekte Hemmung von Thrombin durch Aktivierung von Antithrombin III.
  Nebenwirkungen: Blutungen, Thrombozytopenien (dosisabhängig und dosisunabhängig allergisch).
  Heparin-Antidot (Gegenmittel): Protamin®.

- Cumarine Marcoumar®, Sintrom®
  Wirkung: Vitamin-K-Antagonisten (Vitamin-K ist ein Kofaktor für die Bildung der Gerinnungsfaktoren).
  Nebenwirkungen: Hautnekrosen (meistens Hautinfarkte) sehr selten.

Interaktionen sind wichtig:

Verstärkung der Wirkung: Nicht-steroidale Antirheumatika, Salicylate, Lokalanästhetika, Antibiotika, Chloralhydrat. Marcoumar® kann die Wirkung von Sulfonylharnstoffen (Daonil®, Glutril®) verstärken (Hypoglykämiegefahr!).

Cumarin-Antidot (Gegenmittel): Konakion® (Ampullen oder Kaudragées zu 10 mg).

Siehe *Tabelle 133: Indikationen zur Antiaggregation und Antikoagulation* auf Seite 440!

Thrombozyten-Aggregationshemmer

- Acetylsalicylsäure (ASS) Aspirin®, Aspirin Cardio® (mit magensaftresistentem Überzug); übliche Dosierung: 1 Tbl. à 100 mg täglich.
  Wirkung: Hemmung der Prostaglandin-Synthese, antithrombotische Wirkung durch Hemmung der Thromboxan A_2-Synthese in den Thrombozyten (die für die Blutstillung verantwortlichen Plättchenfunktionen werden nur unwesentlich beeinflusst).
  Nebenwirkungen: Erosive Gastritis, Ulzera, Magenblutungen, Asthma.

Merke: Die Wirkung von Antikoagulantien und Aggregationshemmern ist synergistisch, d.h. eine Kombination ist gefährlich wegen der Blutungsgefahr.

Tabelle 133: Indikationen zur Antiaggregation und Antikoagulation

Indikationen	Ziel-INR	Dauer / Bemerkungen
Venöse Thromboembolien	2,0 - 3,0	• nach 1. Ereignis: 3 Monate • nach 2. Ereignis: 6 Monate • nach > 2 Ereignissen: 2 Jahre, dann ree- valuieren, ob lebenslang
Venöse Thromboembolien bei permanentem Throm- boserisiko (hereditäre Thrombophilie, malignes Lei- den, dauernde Immobilisation)	2,0 - 3,0	• nach 1. Ereignis: 3 Monate • nach 2. Ereignis: 2 Jahre, dann reevaluie- ren, ob lebenslang
Lungenembolie - anschließend bei erstmaliger Embolie - bei Rezidiv - bei Rezidiv trotz Antikoagulation	2,5 - 3,5 2,0 - 3,0 2,0 - 3,0	Im 1. Monat Während weiterer 5 Monate Dauerantikoagulation Prüfung der Indikation für Cavafilter
Vorhofflimmern - Rheumatisches chronisches Vorhofflimmern - Nicht-rheumatisches chronisches VH-Fli. mit Risiko- faktoren (TIA, Apoplex, Hypertonie, Diabetes) - Nicht-rheumatisches VH-Fli. ohne Risikofaktoren: • < 65 Jahre: Antiaggregation oder keine Therapie • > 65 Jahre: OAK - Paroxysmales Vorhofflimmern	2,0 - 3,0 2,0 - 3,0 2,0 - 3,0 2,0 - 3,0	Lebenslang. Sehr hohes Risiko für ischä- mische Insulte. Lebenslang. Antiaggregation mit ASS Aspirin®; Clopidogrel Iscover®, Plavix®. Gleiches Risiko für ischämische Insulte wie bei chronischem Vorhofflimmern.
Herzklappen - Mechanische • 1. Generation • 2. Generation: aortal • 2. Generation: mitral - Bioprothesen • aortal • mitral	 3,0 - 4,5 2,5 - 3,0 3,0 - 3,5 2,0 - 3,0 2,0 - 3,0	Lebenslang 3 Mt postop. (lebenslang bei Embolien) 3 Mt postop. (lebenslang bei Embolien, **Herzinsuffizienz, Vorhofflimmern)**
Myokardinfarkt (nur bei hohem Risiko für Emboli- sierungen: schwere Akinesien, Wandthrombus, VHF)	2,5 - 3,5	3 Monate oder allenfalls lebenslang
Koronare Herzkrankheit a) Akute koronare Herzkrankheit: instabile Angina pectoris, frischer Myokardinfarkt - bis zur Mobilisation - anschließend b) subakute und chronische koronare Herzkrankheit - Vorderwandaneurysma - ausgedehnter Vorderwandinfarkt - alle anderen	 2,5 - 3,6 2,5 - 3,5	Lebenslange Aggregationshemmung. Antikoagulation mit Heparin. Weiter mit Aggregationshemmung. 6 Monate 6 Monate Lebenslange Aggregationshemmung.
Herzklappenfehler: Keine generelle Indikation zur OAK, nur bei Vorliegen von Risikofaktoren wie Herzinsuffizienz, Embolien, intrakardialer Throm- bus, Vorhofflimmern.	2,0 - 3,0	Individueller Entscheid. Bei Mitralklappenprolaps + TIA: Aspirin®. Bei Embolien unter Aspirin® oder OAK: Kombination von beiden.
Periphere arterielle Verschlusskrankheit: Keine generelle Indikation zur OAK, evtl. nach Thrombosen, Bypass.	3,0 - 4,5	Individueller Entscheid. - ASS - Clopidogrel Iscover®, Plavix®.
Zerebrovaskuläre Durchblutungsstörung: - asymptomatische Carotisstenosen - TIA unabhängig von allfälliger chirurg. Therapie - Hirninfarkt thrombotisch bzw. mikroembolisch - embolischer Verschluss (kardiogen oder aus Aorta) - Sinus-/Hirnvenenthrombose, falls keine Blutung!	 2,5 - 3,5 2,0 - 3,0	 lebenslange Aggregationshemmung lebenslange Aggregationshemmung nach 2 Wochen: lebenslang ASS initial Heparin, anschließend Dauer-AK initial Heparin, dann 6 Monate OAK.

Kapitel XI

ONKOLOGIE

Allgemeine und spezielle Onkologie

---

1. Allgemeine Tumorlehre

Bedeutung

- Krebs ist die zweithäufigste Todesursache in den Industrienationen (die häufigste Todesursache sind die Herz-Kreislauf-Erkrankungen).
- Krebs tritt in der Schweiz in zwei von drei Familien auf und tötet jedes Jahr etwa 16'000 Einwohner der Schweiz.
- Zwei Millionen Schweizer werden eines Tages an einer Krebsform erkranken, d.h. einer von dreien, die jetzt leben!

Die häufigsten Krebsarten sind

- Lungenkrebs (Bronchuskarzinom) bei Mann und Frau;
- Prostatakarzinom beim Mann, Mammakarzinom bei der Frau.
- Gehäuft auch im hohen Alter (>80 Jahren) vorkommende Krebsarten sind: Mammakarzinom (Brustkrebs), Uteruskarzinom (Gebärmutterkrebs), Prostatakarzinom (Krebs der Vorsteherdrüse), Kolonkarzinom (Dickdarmkrebs), Hautkrebs und Schilddrüsenmalignome.

Definitionen

- Onkologie (griechisch «Geschwulst»): «Lehre von den Geschwülsten».
- Neoplasie: Neubildung (i.d.R. meint man eine bösartige Neubildung).
- Tumor (aus lateinisch): «Geschwulst» (gut- oder bösartig).
  - benigne: gutartiger Tumor (verwendeter Begriff z.B. Adenom): Biologische Merkmale: keine Infiltration, keine Fernmetastasierung. Lediglich lokales, verdrängendes Wachstum.
  - maligne: bösartiger Tumor, auch als Malignom bezeichnet (verwendeter Begriff z.B. Karzinom). Biologische Merkmale: gefährliches Verhalten durch lokale Infiltration (Einwachsen in gesundes Gewebe und Gefäße) sowie Fern-Metastasierung in gesundes Gewebe durch Bildung von Ablegern auf dem Lymph- und Blutwege (= lymphogene / hämatogene Metastasierung).
- Metastasierung aus griechisch «Zwischenzustand», «Wandrung»; Bildung von Metastasen («Ableger») in der Regel zuerst lymphogen, später wegen des Einbruches in Blutgefäße auch hämatogen.

Tabelle 134: Unterscheidungsmerkmale benigner und maligner Tumoren

Gutartige (benigne) Tumoren	Bösartige (maligne) Tumoren
meist langsame Größenzunahme	meist rasche Größenzunahme
scharf abgrenzbar («abgekapselt»)	unscharf oder nicht abgrenzbar, keine Rücksicht auf Organgrenzen
bleibt gegen Umgebung gut verschieblich	oft unverschieblich, mit Nachbargeweben verbacken
funktionelle Leistungen (z.B. Sekretion) oft noch erhalten	funktionelle Leistungen meist verloren
Histologie: - geweblich und zellulär reif und differenziert - wenige und typische Mitosen - expansives Wachstum	Histologie: - geweblich / zellulär unreif und undifferenziert, «entartet» - zahlreiche und pathologische Mitosen - infiltrierendes und invasives Wachstum mit Zerstörung der Nachbarorgane
keine Metastasierung	lymphogene, hämatogene und kanalikuläre Metastasierung
außer lokalen Wirkungen (Druck) nur geringe Auswirkungen auf den Gesamtorganismus	starke Auswirkungen: Tumorkachexie, Anämie, evtl. paraneoplastische Syndrome
nur selten tödlich	Lebensgefahr, ohne Behandlung fast immer tödlich

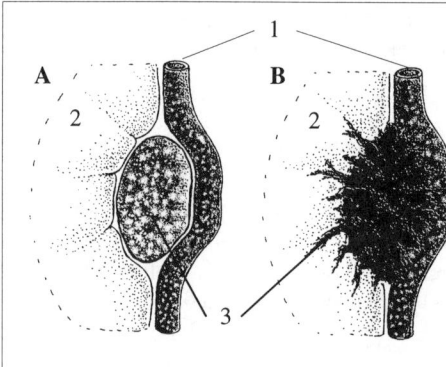

A: gutartiger Tumor
• Wachstum verdrängend, expansiv
• scharf begrenzt (Kapsel)
• kein Einbruch in Gefäße
• keine Metastasierung

B: bösartiger Tumor
• Wachstum invasiv, destruierend
• unscharf begrenzt
• Einbruch in Gefäße und umliegendes Gewebe
• Metastasierung

1. Blutgefäß
2. umgebendes Gewebe
3. Tumor

Abbildung 87: Gutartige und bösartige Tumoren

Epidemiologie

Beachte: Die Epidemiologie hat in der Onkologie eine zentrale Bedeutung: Therapeutische Fortschritte sind in der Onkologie nur durch das wissenschaftlich exakte Erfassen möglichst vieler Daten von krebskranken Patienten möglich (in der Schweiz existiert ein sogenanntes «Krebsregister»).

Die epidemiologischen Daten bilden die Grundlage für die Forschung (Durchführung von kontrollierten Studien meistens nur an größeren Zentren, Spitälern oder Universitätskliniken möglich und sinnvoll).

Die wichtigste Krebsstatistik wird in den USA erhoben durch das National Cancer Institute (NCI).

Wichtige epidemiologische Begriffe

- Inzidenz (aus lateinisch: «anfallen»): Neuerkrankungsfälle im Verhältnis zu einer bestimmten Anzahl Bewohner und während einer gewissen Zeit.
- Morbidität (aus lateinisch: «morbus» = «Krankheit»): Krankheitsfälle pro Bewohner und Zeit.
- Mortalität (aus lateinisch: «mors» = «der Tod»): Sterbefälle pro Bewohner und Zeit.
- Letalität: Sterbefälle (an bestimmter Krankheit) pro Erkrankte und Zeit.
- Prävention (aus lateinisch: praevenire «zuvorkommen»): wir unterscheiden folgende zwei Formen:
  1. Primäre Prävention: Ziel: Verhütung von Krankheiten und Risikofaktoren, d.h. Verhütung von Ursachen. Bsp.: Antiraucher-Kampagnen.
  2. Sekundäre Prävention: Ziel ist die Früherfassung von Krankheiten. Bsp.: Krebsabstrich bei der Frau.

Abklärungsplan bei Krebspatienten

1. Anamnese:
   Dauer der Symptome: Anhaltspunkt für die Wachstumsgeschwindigkeit. Jetziges Leiden: Schmerzen, Allgemeinzustand; Psychosoziale Aspekte!
2. Klinischer Status: lokale und regionäre Ausbreitung des Tumors, Lymphknotenstatus, Fernmetastasen (Abtastung von Leber und Milz, Druck- und Klopfdolenzen über dem Skelett, Neurostatus, Augenhintergrund).
3. Basislaboruntersuchungen: BSR, Hämoglobin, Leukozyten, Thrombozyten; Kreatinin; Urinsediment. Bei Anämie: Abklärung der Ursache.
4. Thoraxröntgenbild
5. Apparative Zusatzuntersuchungen bei gezielter Fragestellung: Ultraschall (= Sonographie), CT, MRI, Szintigraphie.
6. Tumormarker: Sie sind wichtig in der Beurteilung des Verlaufes unter der Therapie und haben prognostische Bedeutung.
   Die wichtigsten Tumormarker sind: CEA (Carcino-embryonales Antigen: für Kolonkarzinom, gastrointestinale Tumoren); PSA (prostataspezifisches Antigen: für Prostatakarzinom); AFP (alpha-Fetoprotein: für Hodenteratokarzinome, Leberzellkarzinome); Immunglobuline (Paraproteine bei Myelom).

Paraneoplastische Syndrome (PNS)

Definition

Paraneoplastische Syndrome sind Symptomenkomplexe oder Symptome, die nicht durch den direkten Tumorbefall oder die Metastasierung, sondern durch die systemischen Auswirkungen des Tumors verursacht werden. Klinische Bedeutung: Ein PNS kann die erste Manifestation eines Tumors sein.

Wichtigste PNS: endokrinologische PNS (Cushingsyndrom, Hyperkalzämie, Gynäkomastie), dermatologische PNS (Dermatomyositis, Acanthosis nigricans), ossäre PNS (hypertrophe Osteoarthropathie), neurologische und hämatologisch-vaskuläre PNS (Anämie, Thrombozytopenie, hämorrhagische Diathese).

Das Staging

- Definition: «stage» aus englisch: «Entwicklungsstand eines Tumors», gemeint ist die Stadiendefinition für Malignome.
- Ziel ist die Festlegung des Tumorstadiums.
- Zu den Staging-Untersuchungen gehören: Status, insbesondere die Palpation (lokale Abtastung und Ausmessung des Tumors); radiologische Dia-

gnostik, insbesondere CT und MRI; Sonographie (Ultraschall); nuklear-medizinische Diagnostik; Endoskopien (Bronchoskopie, Koloskopie, Gastroskopie, Zystoskopie); Operationsresultate.

- Verwendete Staging-Methoden: *TNM-Klassifikation* (am häufigsten verwendet), FIGO für Genitalkarzinome der Frau.

  Das TNM-System beschreibt den Tumor folgendermaßen:
  - **T** für Tumor: Größe, Infiltration und Ausdehnung des Primärtumors;
  - **N** für Nodi (regionäre Lymphknoten): beschrieben wird das Ausmaß der lymphogenen Metastasierung;
  - **M** für Metastasen: gemeint sind hämatogene Fernmetastasen (auf dem Blutweg transportierte Ableger in entfernten Organen).

Therapiemodalitäten (Behandlungsmöglichkeiten)

In der Schulmedizin stehen drei Therapiemöglichkeiten zur Verfügung:

- Chirurgie (Operation: «*Stahl*»)
- Radiotherapie (Behandlung mit ionisierenden Strahlen: «*Strahl*»)
- Chemotherapie (Behandlung mit Zytostatika: «*Spritze*»)

Therapeutische Zielsetzungen

Anhand der TNM-Klassifikation lässt sich bereits die therapeutische Absicht herauskristallisieren:

1. Kurative Absicht (aus lateinisch «curare» = «heilen»); Stichwort M_0 (= keine Metastasen). Ziel ist die Vernichtung des Tumors = Heilung.
2. Palliative Absicht (aus lateinisch «pallium» = der Mantel, «palliare» = lindern); Stichwort M_1 (= Metastasen vorhanden). Primäres Ziel ist die Erleichterung von Symptomen, falls keine Aussicht mehr auf Kuration (Heilung) besteht. Sekundäres Ziel ist die Verbesserung der Überlebenszeit.
3. Lokal kurative Absicht: Ziel ist die Elimination lokaler Tumorherde bei meistens nicht mehr heilbaren Leiden, bei denen aber Überlebenszeiten von Jahren, v.a. nach Sanierung lokaler Herde erwartet werden können.

Indikationsbeispiele in Abhängigkeit von Therapiemodalitäten

- *Chirurgie:* Magenkarzinom, Kolonkarzinom, Ösophaguskarzinom.
- *Radiotherapie:* Morbus Hodgkin (Lymphdrüsenkrebs), Hoden-Seminome, Larynxkarzinom (Stimmbandkarzinom).
- *Chirurgie plus Radiotherapie:* Mammakarzinom, ORL-Karzinom, Gebärmuttermalignome, Blasenkarzinome, Prostatakarzinom.
- *Chemotherapie:* Hodenteratome, akute lymphatische Leukämien, M.Hodgkin in fortgeschrittenen Stadien.

Therapieergebnisse

Von 100 Krebspatienten ist das Leiden bei Diagnosestellung in etwa 60% noch lokalisiert (entsprechend M_0) und in 40% bereits generalisiert wegen Fernmetastasierung (entsprechend M_1).

Von 100 Krebspatienten sind 40% heilbar, und zwar 18% durch Chirurgie, 14% durch Radiotherapie, 4% durch Chirurgie in Kombination mit Radiotherapie und 4% durch Chemotherapie allein. 60% aller Krebspatienten sind nicht heilbar, und zwar in 40% wegen Fernmetastasen und in 20% wegen des Versagens der Lokaltherapie.

Beachte: Die Diagnose «Krebs» bedeutet also immerhin in 40% Heilung und muss somit nicht sofort assoziiert werden mit Leiden, Schmerzen und Tod.

Bezüglich Radiotherapie: Über 40% der Krebsheilungen erfolgen durch Bestrahlung. 70% aller Patienten kommen mit der Radiotherapie in Berührung oder jeder 6. bis 7. Mensch!

2. Spezielle Tumorlehre

Prostatakarzinom

Bedeutung

Wegen der zunehmenden Überalterung der Bevölkerung in den industrialisierten Ländern ist das Prostatakarzinom weltweit ein relevantes Gesundheitsproblem geworden. Es handelt sich dabei um einen typischen Alterskrebs mit einem Häufigkeitsgipfel bei 70 Jahren. Die Zunahme von Mortalität (Sterblichkeit) und Inzidenz (Häufigkeit) ist statistisch gesichert.

Häufigkeit

Das Prostatakarzinom ist nach dem Bronchialkarzinom in Europa der zweithäufigste Krebs beim über 40jährigen Mann. In den USA ist das Prostatakarzinom der am Häufigsten diagnostizierte maligne Tumor beim Mann.

Sehr bedeutend sind die Unterschiede in epidemiologischer Hinsicht: die Prävalenz (Bestand, Häufigkeit in einer bestimmten Zeitperiode) ist hoch: 30 bis 40%; die klinische Inzidenz (Neuerkrankungsfälle in der Bevölkerung) ist relativ tief: 1% bei relativ geringer Mortalitätsrate.

Dies bedeutet: Viele autoptisch nachgewiesene Prostatakarzinome sind klinisch intravital (während des Lebens) nicht diagnostiziert worden (klinisch okkulte = verborgene Karzinome), oder anders ausgedrückt:

Nicht jedes diagnostizierte Prostatakarzinom bedeutet ein Leiden, das Lebensdauer und -qualität einschränkt. Mehr als die Hälfte aller Prostatakarzinome führt letztlich nicht zum Tode am Karzinom (die Männer sterben also nicht *am*, sondern *mit dem* Karzinom).

Inzidenz für die Schweiz: 75 pro 100'000 Männer pro Jahr.

Screening

Unter Screening versteht man das Herausfiltern oder Triagieren von Risikopersonen in einer gesunden Population. Prostatakarzinome, welche innerhalb der anatomischen Kapsel lokalisiert sind (unter T_2 N_0 M_0) können geheilt werden. Für die übrigen Stadien existiert heutzutage noch keine kurative (heilende) Therapie.

Aus diesem Grunde sind Früherkennungs-/Screening-Programme sinnvoll, nämlich mit dem Ziel, die heilbaren Karzinomträger frühzeitig zu erfassen.

Screening-Methoden

1. *Digitale rektale Untersuchung:* 70 - 80% der Prostatakarzinome wachsen im peripheren Drüsengewebe und liegen zu 98% im dorsalen Anteil. Stark verdächtig auf ein Karzinom ist ein derber Knoten (hart wie Holz). Leider ist die Palpation von der subjektiven Erfahrung des Arztes abhängig. Vor allem bilaterale und multifokale (an vielen Stellen auftretende) Karzinome werden häufig nicht erfasst. Palpierte Prostatakarzinome befinden sich häufig bereits im organüberschreitenden Stadium (T_3).

   Die rektale Untersuchung ist nach wie vor die Basisuntersuchung bezüglich Prostatakarzinom. Vorteil ist die hohe Spezifität: beim Vorliegen eines *harten* Knotens handelt es sich in über 95% der Fälle um ein Karzinom. Nachteil: nur etwa 50% aller Karzinome sind dem palpierenden Finger zugänglich.

2. *Prostataspezifisches Antigen:* es gilt: PSA-Erhöhung über 0,75 ng/ml/Jahr oder ein Anstieg über 20% /Jahr bedeutet Prostatakarzinom. Das PSA ist als solitärer Screeningtest ungenügend.

3. *Transrektaler Ultraschall:* TRUS wird nur gezielt zur sonographisch durchgeführten Biopsie und für Stagingfragen eingesetzt.

Fazit: Die beste und kostengünstigste Kombination ist die digitale rektale Untersuchung plus Bestimmung von PSA.

Klinik

Die Symptomatik ist abhängig vom Stadium:

- Frühe Stadien = $T_{1/2}$: selten fassbare Symptomatik, eventuell leichte Dysurie, evtl. intermittierende Makrohämaturie.

- Spätere Stadien = T_3 (Tumor hat die Prostata überschritten): im Gegensatz zur benignen (gutartigen) Prostatahyperplasie rasch progrediente obstruktive Symptomatik mit typischen Prostatikerzeichen und Harnverhaltungen. Makrohämaturien sind immer verdächtig auf Karzinom. Kreuzschmerzen (Ischias) erwecken den Verdacht auf eine Metastasierung im Lendenwirbelsäulenbereich.

- Terminalstadien: M_1 (Fernmetastasen): Oligo-/Anurie bei Urämie wegen Infiltration, Ummauerung der Ureteren-Ostien (Öffnungen) mit Obstruktion. Zeichen der chronischen Niereninsuffizienz mit Durst, Euphorie, Somnolenz, später Nausea und Erbrechen. Oft liegt eine ausgeprägte normochrome Anämie vor (= Tumoranämie). Terminal sterben die Patienten in der Anorexie und Kachexie (Auszehrung).

Beachte: Großes therapeutisches Problem ist das Schmerzsyndrom, welches beim Prostatakarzinom-Patienten oft gemischter Genese ist: viszerale Schmerzen (Blasentenesmen bei Obstruktion) sind kombiniert mit neurogenen Schmerzen (Infiltration, Einwachsen des Karzinoms in perineurale Lymphgefäße) und somatischen, ossären Schmerzen verursacht durch die Skelettmetastasierung.

Die analgetische Therapie ist deshalb anspruchsvoll und muss oft kombiniert durchgeführt werden. Beim Prostatakarzinom-Patienten kann *kein* «Stufenschema der analgetischen Therapie» angewendet werden!
Beachte: neurogene und viszerale Schmerzen sprechen *nicht* resp. *schlecht* auf Opiate an, daher Vorsicht mit einer Behandlung mit MST®.

Metastasierung

Die Fernmetastasierung ist häufig!

1. Lymphogen: perineural mit pelvinen Schmerzen (tief im kleinen Becken lokalisierte Schmerzen). Terminal oft auch inguinal.

2. Hämatogen: auf dem Blutwege typischerweise in Knochen mit osteoplastischen oder osteolytischen Metastasen in Lendenwirbelsäule, Becken und langen Röhrenknochen sowie Schädelkalotte. In späteren Stadien auch Metastasierung in die Lungen, Leber und Hirn.

Diagnostik

Klinik, Serologie (PSA), Skelett-Szintigraphie, Zystoskopie, CT-/NMR-Abdomen für das Staging. Die Diagnosestellung erfolgt mittels Prostatabiopsie.

Therapie

Beachte: Zum Zeitpunkt der Diagnosestellung hat bei etwa 60% der betroffenen Patienten der Tumor die Organgrenzen bereits überschritten oder bereits Metastasen gebildet. Chirurgische Therapiemaßnahmen sind in diesem Stadium lediglich im palliativen Sinne zur Vermeidung von Komplikationen und Verbesserung der Lebensqualität sinnvoll.

Beachte: Beim lokalisierten Prostatakarzinom führt die radikale Prostatovesikulektomie nach wie vor zu den besten Langzeitergebnissen (87% 10-Jahres-Überleben).

1. **Lokalisiertes Prostatakarzinom**

   Lokalisiertes Prostatakarzinom bedeutet, dass der Tumor auf die Prostata begrenzt bleibt (Stadien T_{1-2}; N_0, M_0): bezüglich Indikationsstellung zur Radikaloperation müssen folgende Tatsachen berücksichtigt werden:

   a) Das Prostatakarzinom ist ein extrem langsam wachsendes Karzinom. Theoretisch ist aber immer damit zu rechnen, dass das Karzinom sich innerhalb von 5 - 7 Jahren zu einem progressiven klinisch relevanten Karzinom entwickelt.

   b) Die radikale Prostatektomie ist in den USA zur klassischen Behandlung des lokalisierten Prostatakarzinoms avanciert. Es besteht die Möglichkeit, die postoperative Impotenzrate klein zu halten dank der intraoperativen Schonung der am äußeren Rande der Prostatakapsel verlaufenden Gefäß-Nerven-Bündel. Der wichtigste Prognosefaktor nach radikaler Prostatektomie ist das Tumorvolumen, da mit zunehmendem Volumen der Malignitätsgrad des Gewebes, die Kapseleinwachsung, Samenblaseninfiltrationen und Metastasierung zunehmen.

   Operationstechnik: Bei der radikalen Prostatektomie wird im Gegensatz zur TUR-P oder offenen Prostatektomie bei der benignen Prostatahyperplasie die Drüse mit ihrer Kapsel und den anhängenden Samenblasen und Samenleiterampullen en bloc entfernt (Prostato-Vesikulektomie). In Europa wird der Eingriff suprapubisch durch eine untere mediane Laparotomie durchgeführt. Die Prostatektomie ist heute ein Routineeingriff mit einer Hospitalisationszeit von etwa 10 Tagen. Mortalität: 1 - 5%.

   Beachte: Die Indikation zur nervenschonenden Operation wird äußerst streng gestellt in Abhängigkeit vom Alter des Patienten und dem Sexualleben. Alle Patienten müssen aber präoperativ über das mögliche Auftreten einer erektilen Dysfunktion (Impotenz) als Operationsfolge aufgeklärt werden.

2. **Lokoregionäres Prostatakarzinom**

   Dieses Stadium bedeutet, dass das Karzinom die Organgrenzen überschritten hat (T_3, N_0, M_0).

   Radiotherapie beim Prostatakarzinom: Es wird postuliert, dass die kurative Strahlentherapie in frühen Stadien im Vergleich zur Prostato-Vesikulektomie vergleichbare Resultate erbringt. In fortgeschrittenen Stadien, welche mit Prostato-Vesikulektomie nicht radikal operiert werden können, ist die Bestrahlung die einzig mögliche kurative Maßnahme. Die Strahlendosis wird dabei der Tumorgröße (T-Stadium), der geweblichen Differenzierung (G) sowie dem PSA-Wert angepasst.

   Die Notwendigkeit und Wirksamkeit der lokalen Therapie des Prostatakarzinoms in den Stadien T_2 und T_3 sowie N_0 mit nur mäßig erhöhtem PSA, sei es Operation oder Bestrahlung, ist dabei unbestritten.

   → Zwei neue Therapieansätze aus der Radiotherapie sind erfolgversprechend: die externe Bestrahlung nach neo-adjuvanter Hormontherapie und vor allem die sogenannte Brachytherapie, bei welcher sonographisch geführte seeds-Implantationen mit neuen Isotopen (Palladium) durchgeführt werden.

3. **Metastasierendes Prostatakarzinom**

   Als palliative Behandlung des metastasierenden Prostatakarzinoms (Stadien T_{1-4}, N_{1-3}, M_1) wird seit über 50 Jahren die bekannte antiandrogene Behandlung durchgeführt.

a) **Antiandrogene Hormontherapie:** Über die Hormonablation als erste Therapie besteht kein Zweifel; kontrovers wird über den Zeitpunkt der Therapie-Einleitung diskutiert. Durch sofortige Ablation ist das Langzeitüberleben besser, die Lebensqualität hingegen eher schlechter. Möglichkeiten: chirurgisch: bilaterale subkapsuläre Orchiektomie (Entfernung des hormonproduzierenden Gewebes aus den Hoden mit Belassung der Hodenhüllen in situ, so dass weiterhin ein Skrotalinhalt vorhanden ist). Die Operation ist mit einer minimalen Mortalität verbunden, der Wirkungseintritt erfolgt rasch. Auf längere Sicht ist diese Orchiektomie die kostengünstigste Variante der Hormonbehandlung. Nebenwirkungen: Libido- bzw. Potenzverlust, Auftreten von Hitzewallungen.

Als Alternative stehen synthetische LHRH-Agonisten zur Verfügung, welche als Depotpräparate durch kontinuierliche Freisetzung im Körper die Gonadotropinausscheidung durch die Hypophyse blockieren und zu einem zuverlässigen Absinken des Testosteronspiegels auf Kastrationswerte führen. Medikament: Suprefact® Depot. Dosierung: 1 Implantat wird alle 2 Monate appliziert (die Beibehaltung des 2monatigen Injektionsintervalls ist sehr wichtig). Suprefact® Depot wird s.c. unter die Bauchhaut injiziert. Reaktion auf die Therapie durch Messung der PSA. Unerwünschte Wirkungen: Kopfschmerzen in 10%; gelegentlich Herzklopfen, Nervosität, Angstgefühle, Übelkeit, Erbrechen.

b) **Palliative Therapie:** Die Strahlentherapie ist zur Linderung von Schmerzen bei Skelettmetastasen die Therapie der Wahl.

c) **Medikamentöse adjuvante Therapie des Schmerzsyndromes:** Sehr wichtig ist die Beschreibung und Erfassung des vorliegenden Schmerzsyndromes, damit die analgetische Therapie angepasst werden kann: viszerale krampfartige Schmerzen (vor allem bei liegendem DK) sollen mit Spasmolytika angegangen werden, z.B. Spasmo Urgenin® Neo oder Ditropan®; tief im kleinen Becken lokalisierte neurogene Schmerzen sprechen auf Tegretol® oder Neurontin® an. Die ossären Schmerzen werden am besten mit einfachen Analgetika oder nichtsteroidalen Antirheumatika therapiert. Opiate sind beim Prostatakarzinom meistens nicht indiziert.

Beachte: Sehr häufig liegen beim Prostatakarzinom-Patienten psychosoziale und familiäre Probleme vor, welche psychotherapeutisch und/oder seelsorgerisch angegangen werden müssen.

Mammakarzinom (Brustkrebs)

Bedeutung und Häufigkeit

Häufigstes Karzinom der Frau. Brustkrebs ist in den westlichen Ländern die häufigste Todesursache bei Frauen zwischen 40 und 50 Jahren! Weltweit sind jährlich nahezu 1 Million Frauen betroffen.

Das Mammakarzinom spielt auch in der Geriatrie eine große Rolle. Etwa 5 bis 10% aller Krankenheimpatientinnen (Durchschnittsalter 84 Jahre) sind Trägerinnen eines Mammakarzinoms, das sich nicht selten in einem weit fortgeschrittenen Stadium befindet (weil die Indikation zur Operation nicht mehr gestellt worden ist), aber eine Tendenz zu eher langsamer Progredienz zeigt.

Klinik

Leitsymptom und meistens erster Hinweis auf ein Mammakarzinom ist ein auffällig gewordener tastbarer Knoten in der Brust, der derb, indolent und schlecht abgrenzbar ist (und i.d.R. keine Zyklusabhängigkeit bei der Frau in der reproduktiven Phase zeigt).

Metastasierendes Mammakarzinom

Definition: Mammakarzinom, das mit chirurgischen Maßnahmen lokal nicht mehr kurativ angegangen werden kann. Dies ist der Fall bei:
1. Lymphknoten-Metastasen ausgedehnt in der Axilla oder supraclaviculär.
2. Fern-Metastasen: hämatogen in Skelett und Lunge (am wichtigsten), seltener aber auch im ZNS (Hirn und Rückenmark), in der Haut, Netzhaut, erst spät in der Leber.

Diagnostik

1. Verdacht auf einen Tumor in der Brust:
   Selbstuntersuchung (in über 90% wird das Karzinom durch die Frau selbst entdeckt); Inspektion und Palpation durch den Arzt.
2. Abklärung einer verdächtigen Veränderung in der Brust:
   Mammographie (radiologische Darstellung der Brust); Morphologische Diagnostik: Feinnadelpunktion (FNP) mit Zytologie; Stanzbiopsie, Tumor- oder Probeexzision (PE) mit Histologie.
   Die Mammographie ist einerseits indiziert um frühe (präklinische) Stadien zu suchen und zu erfassen, andererseits um noch vor der Behandlung nicht tastbare Anomalien in der befallenen und kontralateralen Brust festzustellen und abzuklären (multizentrisches Auftreten der Mammakarzinome).

Beachte: Die Palpation = Brustabtastung ist nicht einfach und erfordert Erfahrung. Zur Abklärung werden fast immer mehrere diagnostische Methoden kombiniert angewandt. Die definitive Diagnose wird erst durch die Morphologie = Gewebeuntersuchung (Zytologie oder Histologie) erbracht.

Wichtig: Ein palpierter Knoten in der Brust muss bis zum Ausschluss eines Karzinoms abgeklärt werden und zwar *morphologisch!*
Bei der Diagnosestellung befinden sich die meisten Karzinome bereits im Stadium T_2, d.h. der Tumor mißt 2 bis 5 cm.

Therapie

1. Lokalisiertes Mammakarzinom T_1 bis T_3, M_0 (keine Fernmetastasen):
   Kurative Absicht. Operation: In Abhängigkeit vom Stadium (Tumorgröße) und der Einstellung der Patientin entweder brusterhaltende Therapie (kombiniert mit Radiotherapie), modifizierte radikale Mastektomie (keine Entfernung des Musculus pectoralis major) nach Patey oder Mastektomie (Ablatio mammae = Brustentfernung), immer kombiniert mit Entfernung der axillären Lymphknoten.
   Beachte: Information und Aufklärung der Patientin sind sehr bedeutend. Die Art der Behandlung muss mit der Frau abgesprochen werden!
   Methodenwahl: Brusterhaltung: ein brusterhaltendes Vorgehen kann heute jeder Frau angeboten werden, wenn der Tumor/Brust-Index, das Verhältnis von Tumorgröße zur Brustgröße ein gutes kosmetisches Resultat erlaubt.
   Indikationen zur Mastektomie: inflammatorisches Karzinom, multizentrisches/multifokales Karzinom, Ablehnung der Strahlentherapie, keine gesicherte Nachkontrolle.

2. Postoperative adjuvante systemische Therapie:
   Sowohl die adjuvante Hormon- als auch die adjuvante Polychemotherapie
   vergrößern die Chance auf ein krankheitsfreies Überleben signifikant. Un-
   erläßlich für die Wahl einer adjuvanten Therapie ist die Risikostratifikation.
3. Behandlung des metastasierenden Mammakarzinoms:
   Stichwort: palliative Absicht. Multidisziplinäre Behandlung: operative
   Methoden, Bestrahlung, Hormon- und Chemotherapie. Die Behandlungs-
   richtlinien müssen anhand von randomisierten kontrollierten klinischen
   Studien an Spezialzentren überdacht und immer wieder neu definiert werden. Die Betreuung der Patientinnen erfolgt gemeinsam durch Chirurgen,
   Radioonkologen, internistische Onkologen, Hausarzt und Pflegende.
   Bei der Wahl der Therapie ist grundsätzlich die Toxizität der Behandlung
   den erwarteten Nutzen gegenüber zu stellen und die Prognose der aktuel-
   len Erkrankungssituation einzuschätzen.

Prognose

Das Schicksal der Patientinnen wird bestimmt durch das Ausmaß der Mikro-
metastasierung zum Zeitpunkt der Diagnosestellung. Diese hängt ab einerseits von der Tumorgröße T und vom Lymphknotenbefall (am wichtigsten),
andererseits auch von der Histologie und vom Hormonrezeptorstatus.

Etablierte Prognosefaktoren: Tumordurchmesser (pT), Lymphknotenstatus
(pN), Malignitätsgrad (Grading, G), Hormonrezeptorstatus (R).

Frühe Stadien: 5-Jahres-Überleben in ca. 75%. Beim Vorliegen eines axillären
Lymphknotenbefalls sinkt die Rate auf ca. 50%.

Beachte: Selbst Patientinnen der günstigsten Risikogruppe (T_1/N_0) zeigen
nach 10 Jahren eine Rezidivquote von 30 bis 40% und eine Überlebenschance
von lediglich 70 bis 80%.

Übrige, in der Geriatrie relevante Karzinome

Kolon- und Rektum-Karzinom (Dickdarmkrebs)

Häufigkeit und Vorkommen

Etwa 15% aller Karzinome (Mann und Frau). Jeweils dritthäufigstes Karzinom nach Bronchus-, Prostata- und Mammakarzinom. Vorkommen im höheren Alter mit einem Gipfel um 75 Jahre.

Risikogruppen für die Entwicklung eines Dickdarmkarzinoms

- Beachte: Die meisten Karzinome entstehen aus Polypen (tubuläre und vil-
  löse Adenome).

- Genetische Faktoren (sehr selten): familiäre adenomatöse Polypose (eine
  autosomal-dominant vererbte Polyposis coli, welche unbehandelt zum
  Tod am Karzinom mit ca. 40 Jahren führt). Wichtig ist nicht nur die Behandlung des betroffenen Individuums, sondern die Berücksichtigung der
  gesamten Familie (sogenannte Krebsfamilien). Im voll ausgebildeten Stadium finden sich multiple Polypen, deren Zahl individuell unterschiedlich
  zwischen 100 und mehreren 1'000 schwanken kann!

- Colitis ulcerosa: Etwa 2% der Patienten mit einer mehr als 10 Jahre dauernden symptomatischen Colitis ulcerosa entwickeln ein Kolonkarzinom.

Klinik

Symptomatik:

- Typisch ist der schleichende Beginn mit Stuhlunregelmäßigkeiten (abwechslungsweise Diarrhö und Obstipation) kombiniert mit Tenesmen (= schmerzhafter Stuhldrang). Sehr wichtiges Symptom sind Blutstühle. Plötzlicher Stuhldrang und ungeklärte Temperaturen können ebenfalls auf ein Kolonkarzinom hinweisen. Relativ spät kommt es zu Anämie und Gewichtsabnahme.
- Symptomatik bei Karzinom im *rechten* Hemikolon:
  Stuhl noch relativ dünnflüssig, daher lange Zeit keine Beschwerden.
- Symptomatik bei Karzinom im *linken* Hemikolon:
  Stenosierung mit Koliken (schmerzhafte Kontrakturen) und Obstipation.
- Symptomatik bei Patienten über 80 Jahren: Änderung der Stuhlgewohnheiten in 25%, Kolon-Ileus (als Notfall!) in 25%, peranaler Blutabgang in ca. 20%, Anämie in ca. 10% (wichtig!).

Komplikation

Obturationsileus = Darmverschluss infolge Lumenverlegung durch das Tumorwachstum (Beachte: Der Ileus kann auch das erste Symptom sein!).

Lokalisation

Beachte: 60% aller Kolonkarzinome befinden sich im Rektum und am rektosigmoidalen Übergang, dem untersten Bereich des Dickdarmes.

Diagnostik

1. Rektalpalpation = Austastung des Enddarmes mit dem Finger:
   Palpable Resistenz; pathognomonisch ist Blut am Fingerling (Differentialdiagnose: innere Hämorrhoiden).
2. Labor: Nachweis von Blut im Stuhl mittels Hämoccult-™, Colorectal-Test™.
3. Rektosigmoidoskopie mit Biopsie respektive Koloskopie mit Biopsie = Dickdarmspiegelung mit Gewebeentnahme.
4. Untersuchungen zum Staging: Sonographie des Abdomens zwecks Erfassung von Lebermetastasen. Dies ist wichtig, weil eine solitäre (einzelne) Lebermetastase operiert werden kann. Tumormarker für die Beurteilung des Verlaufes: CEA (nur verwertbar, falls präoperativ erhöht gewesen).

Therapie

Chirurgie: Im Prinzip kann jedes Kolonkarzinom operiert werden; Auch beim Vorliegen von Fernmetastasen (= M_1) besteht die Indikation zur palliativen Operation fast immer zwecks Verhütung des Ileus und Therapie der Anämie.

- Operationstechnik beim Kolonkarzinom: Resektion (Entfernung) des Karzinoms mittels Hemikolektomie, Transversum- oder Sigmaresektion.
- Therapie der Rektumkarzinome:
  - Proximales und mittleres Drittel: Rektosigmoidresektion (Erhaltung der Kontinuität).
    Beachte: je nach Alter des Patienten, Lokalisation und Ausdehnung des Tumors kommen auch ganz spezielle Therapieverfahren in Frage: Vorbestrahlung (bei fortgeschrittenen Stadien) oder Nachbestrahlung, lokale Exzision auf transanalem Weg (kleine Befunde bei älteren Patienten), tiefe vordere Rektumresektion (= low anterior resection), abdomino-transsphinktere Resektion, abdomino-transanale Resektion.

- bei einem Karzinom unterhalb von 4 bis 5 cm ab ano:
Abdomino-perineale Rektumamputation mit endständiger Sigmoido-stomie (= Anus praeter). Beachte die Tendenz: Eine Erhaltung der Kontinuität (und somit ohne Notwendigkeit der Anlegung eines künstlichen Darmausganges) ist auch bei relativ distalen (weit unten) gelegenen Karzinomen noch möglich. Seit etwa 1993 werden kolonchirurgische Eingriffe vermehrt laparoskopisch durchgeführt.

Bronchuskarzinom (Lungenkrebs)

Bedeutung und Häufigkeit

Das Bronchuskarzinom (Lungenkrebs) ist bei Männern das häufigste Karzinom. Vorkommen schon im mittleren Alter (mittelalterliche Raucher).
Siehe dazu: *Rauchen / Tabakkonsum* auf Seite 242!

Prävention

Die primäre Prävention besteht darin, das Zigarettenrauchen einzustellen. Der ursächliche Zusammenhang zwischen Bronchuskarzinom und Zigarettenrauchen ist allen Menschen, auch den Rauchern, geläufig. 95% der Bronchuskarzinomträger sind Raucher! Die Raucherentwöhnung lohnt sich, da etwa 10 bis 20 Jahre nach dem Aufhören mit Rauchen das Risiko des Nichtrauchers erreicht (d.h. gesenkt) werden kann.

Klinik

Symptomatik: Beachte: die Symptomatik ist uncharakteristisch und kann von der chronischen Bronchitis nicht unterschieden werden. Ein Frühsymptom kann ein neu aufgetretener, vor allem unproduktiver Reizhusten sein, der trotz Nikotinstop nicht verschwindet oder gar an Intensität zunimmt. Starker Karzinomverdacht erwecken kleine Blutbeimengungen zum Sputum (Hämoptysen), vor allem bei einem pneumologisch gesunden Menschen.

Diagnostik

1. Radiologie: Thorax-Röntgenbild. Typisch sind das Mittellappensyndrom (Verschattung des rechten Mittelfeldes wegen Mittellappenatelektase) und die einseitige Hilusvergrößerung.
2. Sputum-Zytologie: Untersuchung des Auswurfes auf Beimengung von malignen Zellen.
3. Bronchoskopie = Lungenspiegelung mit Biopsie: die Histologie (Gewebeuntersuchung) erhärtet die Verdachtsdiagnose.

Therapie

1. Chirurgie
Indikation zur Operation: Jeder gesicherte oder irgendwie verdächtige Lungenbefund bei einem Patienten, dem eine Resektion zumutbar ist. Kontraindikationen zur Operation sind: Fernmetastasen, Befall von Trachea und lokale Inoperabilität.

2. Radiotherapie
Indikation zu Bestrahlung: Im Prinzip alle inoperablen Tumoren (50% sind primär inoperabel, 25% anläßlich der explorativen Thorakotomie; lokal operabel sind also nur 25%, von diesen werden 25% durch die Operation geheilt).
Palliative Radiotherapie: Linderung der Symptomatik wie Husten, Hämoptysen, Schmerzen und Dyspnoe in 70 - 80% der Fälle.

Prognose

Tatsache: Die Resultate sind sehr schlecht: bei Diagnosestellung sind die Karzinome in der Regel bereits in weit fortgeschrittenen Stadien. Die Verstärkung der primären Prävention ist daher die wichtigste Maßnahme zur Senkung der Morbidität (Stop dem Zigarettenrauchen!).

Korpuskarzinom (Gebärmutterkrebs)

Häufigkeit

Das Korpus- oder Endometriumkarzinom nimmt an Häufigkeit zu als Folge der gestiegenen Lebenserwartung. Vorkommen: ältere und alte Frau mit Gipfel um 60 Jahre.

Klinik

Begleit-Trias der Korpuskarzinome: Adipositas, Diabetes mellitus und Hypertonie (sogenanntes «Wohlstandskarzinom»).

Kardinalsymptom: PMP-Blutung (Blutung in der Postmenopause). Wichtige Frage: Ist die Blutung anämisierend?

Weitere Symptome: Metrorrhagien (azyklische Zwischenblutungen), Fluor.

Differentialdiagnose

- Menorrhagien bei Uterusmyom (Blutungen zwischen 7 und 14 Tagen dauernd). Beachte: Im Klimakterium, d.h. perimenopausal ist eine Mittelblutung zum Zeitpunkt der Ovulation physiologisch.
- Fluor vaginalis = Ausfluss aus der Scheide, oft blutig tingiert.
  DD: Kraurosis vulvae und Kolpitis senilis = Altersatrophie der Schleimhaut von Vulva und Vagina.
- Wehen-ähnliche Schmerzen sind Hinweis auf Polypen.
- Pyometra = Eiter im Cavum uteri (in der Gebärmutterhöhle).

Diagnostik

1. Fraktionierte Curettage («Ausschabung» der Gebärmutterhöhle; fraktioniert heißt: erste Fraktion aus dem Zervixkanal, zweite aus dem Korpus).
2. Abklärungen zum Staging: CT oder MRI des Beckens, US des Abdomens mit Beurteilung von Leber und Adnexen (Ovarialtumoren können Begleittumoren des Korpuskarzinoms sein).

Therapie

1. Frühe Stadien I und II:
   Stadium I = Karzinom ist auf das Korpus beschränkt; Stadium II = das Karzinom ergreift die Zervix (= Gebärmutterhals):
   Operation: Hysterektomie und Adnexektomie beidseits = Entfernung von Gebärmutter, Eileiter und Ovarien beidseits.
   Postoperative kombinierte Radiotherapie: perkutane Bestrahlung des kleinen Beckens kombiniert mit einer lokalen intrakavitären Radiotherapie mittels Vaginalzylindereinlagen.
2. Stadien III und IV:
   Stadium III = das Karzinom überschreitet das Korpus; Stadium IV = das Karzinom überschreitet das kleine Becken mit Befall von Harnblase und/oder Rektum: kombinierte Radiotherapie.
   Beachte: das Endometriumkarzinom gehört zu den durch Zytostatika günstig beeinflussbaren Tumoren. Es handelt sich dabei um ein palliatives Therapiekonzept. Eingesetzt werden Gestagene: Farlutal®.

Harnblasenkarzinom

Vorkommen

Männer sind in 75% betroffen. Gipfel um 65 Jahre; Vorkommen von 50 bis 75 Jahren gehäuft, aber auch bei jüngeren Menschen vorkommend.

Klink

Beachte: subjektive Beschwerden können bis in weit fortgeschrittene Stadien nur gering sein oder sogar fehlen!

Kardinalsymptom ist die schmerzlose totale Makrohämaturie.

Bei Tumornekrosen (Tumorzerfall mit Zelluntergang) kommt es zu therapieresistenten Harnblaseninfektionen. Eine wegen des Tumorwachstums verminderte Blasenkapazität führt zu Pollakisurie und Nykturie. Bei Stauung in die Nieren entstehen Flankenschmerzen.

Diagnostik

1. Zystoskopie = Blasenspiegelung: Die Zystoskopie ist die entscheidende Untersuchung und bringt Information betreffend Lokalisation, Ausdehnung, Aspekt und Multizentrizität.

2. Abklärungen zum Staging: Obligatorisch sind: Thorax-Röntgenbild und CT oder MRI des Beckens zwecks Beurteilung des regionären Lymphknotenstatus.

   DD: Bei älteren Patienten kann im Gegensatz zu jüngeren eine Makrohämaturie Ausdruck eines Harnwegsinfektes sein. Bei rezidivierenden Makrohämaturien trotz antibiotischer Therapie sollte aber auch beim alten und sehr alten Menschen an ein Harnblasenkarzinom gedacht und die Indikation zur Zystoskopie überdacht respektive gestellt werden! (Resektionen auch aus palliativen Gründen bei rezidivierenden Blasenblutungen und bei Tumorzerfall mit therapieresistenten Harnblaseninfektionen!)

Therapie

1. Frühe Stadien bis T_2:
   Transurethrale Resektion des Tumors aus der Blase = TUR-Blase.

2. Fortgeschrittene Stadien T_3 mit Befall der tieferen Muskelschichten der Harnblase:
   Kurative Radiotherapie, kombiniert mit Chirurgie: totale kurative Zystektomie.

3. Bei Befall von Nachbarorganen (T_4) wird eine perkutane Radiotherapie durchgeführt.

Weitere Karzinome

- Siehe *Ösophaguskarzinom* auf Seite 290.
- Siehe *Magenkarzinom* auf Seite 293.
- Siehe *Lebertumoren* auf Seite 313.
- Siehe *Pankreaskarzinom* auf Seite 320.
- Siehe *Tumoren im Kopf-Hals-Bereich* auf Seite 107.

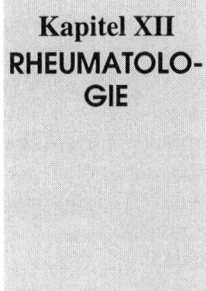

Kapitel XII
RHEUMATOLO-
GIE

Rheumatismus

Definition und Bedeutung

- Unter «Rheumatismus» als Sammelbezeichnung versteht man alle Erkrankungen des Bewegungsapparates, also des Knochen-, Knorpel- und Weichteilsystems unter Einschluss der Veränderungen an anderen Organsystemen (z.B. an inneren Organen).
  Im Zentrum stehen die krankhaften Veränderungen an den Gelenken.

- Leitsymptome der rheumatischen Krankheiten sind deren zwei:
  Schmerzen (vergleiche Teil I!) und Bewegungseinschränkung.

- Chronische rheumatische Erkrankungen sind häufig kombiniert mit depressiven Zuständen.

- Funktionelle Bedeutung: Chronische Schmerzen, Immobilität (Pflegebedürftigkeit!), Instabilität (Stürze!) – und somit:
  Verschlechterung der Lebensqualität; Gefahr der Institutionalisierung.

- Die häufigste degenerative Gelenkserkrankung ist die Gonarthrose.
  Beachte aber: Nur etwa die Hälfte aller objektiv festgestellten Gonarthrosen verursachen subjektive Beschwerden. Ab dem 70.Altersjahr kann bei der gesamten Bevölkerung klinisch eine Gonarthrose objektiviert werden. Etwa $1/3$ aller Menschen erkrankt im Laufe des Lebens an Hand- oder Fußgelenksarthrosen.

- Die wichtigste und beste diagnostische Methode bei degenerativen Gelenkserkrankungen ist die klinische Untersuchung.

Tabelle 135: Schmerzanamnese und Schmerzanalyse

Schmerzcharakter	dahinterstehende häufige Erkrankungen
Anlauf- und Belastungsschmerz	Arthrosen
Morgensteifigkeit und Bewegungsschmerz	rheumatoide Arthritis
schlafdurchbrechender Rückenschmerz	Kompressionsfrakturen bei Osteoporose
wetterabhängige, fließende Schmerzen	Weichteilrheumatismus
gelenknahe Druckschmerzen	Insertionstendopathien
nächtliche parästhetische Schmerzen	Engpass-Syndrome, z.B. CTS

Einteilung

1. Degenerativer Rheumatismus

Erkrankungen der peripheren Gelenke und der Wirbelsäule infolge «Abnützung», «Rückbildung», «Abbau und Umbau», «Deformation».
Die Arthrose ist primär eine degenerative Erkrankung des *Gelenkknorpels*.
Terminologie: «Arth**rosen**», «Polyarthrosen» («poly» = viel).
Vorkommen: Typische Alterskrankheit (ab etwa 60 Jahren).

Krankheitsbilder:

1. Arthrosen der Extremitätengelenke:
   Coxarthrose (Hüftgelenksarthrose); Gonarthrose (Kniegelenksarthrose);
   Polyarthrosen (gleichzeitig in mehreren Gelenken auftretende Arthrosen).
2. Degenerative Wirbelsäulen-Veränderungen:
   Osteochondrosen; Spondylarthrosen; Diskushernien.
3. Arthrose des Iliosakralgelenkes:
   ISG-Arthrose (Os ilium = Darmbein, Os sacrum = Kreuzbein).

2. Entzündlicher Rheumatismus

Erkrankungen der peripheren Gelenke und der Wirbelsäule infolge entzündlicher Prozesse (zur «Entzündung» gehören: Schmerz, Schwellung, Rötung, Überwärmung, Funktionseinbuße).
Terminologie: «Arth**ritis**», «Polyarthritis».
Vorkommen: Eher jüngere Leute, schon im Kindesalter.

Krankheitsbilder:

1. Chronische Arthritiden und Spondylarthritiden (WS-Befall):
   cP = chronische Polyarthritis; Morbus Bechterew = Spondylitis ankylosans; Arthritis psoriatica (Begleitarthritis bei Psoriasis = Schuppenflechte).
2. Systemische Bindegewebserkrankungen (Kollagenosen) und Vaskulitiden (Gefäßentzündungen):
   cP; Lupus erythematodes; Progressive systemische Sklerose; Polymyositis und Dermatomyositis; Polymyalgia rheumatica; Panarteriitis nodosa.
3. Infektiöse (septische) Arthritiden:
   Arthritiden bei Bakteriämien; Gonokokken-Arthritis; Tuberkulöse Arthritis.

3. Extraartikulärer Rheumatismus (= Weichteilrheumatismus)

Erkrankungen der sogenannten «Weichteile», d.h. «außerhalb der Gelenke sich abspielend», infolge degenerativer und/oder entzündlicher Vorgänge.

Krankheitsbilder (und entsprechende Bezeichnungen):

1. Periarthropathien:
   Periarthropathien des Schulter-, Ellenbogen-, Hüft-, Kniegelenks.
2. Generalisiertes Weichteilrheumatisches Syndrom:
   Primäres Fibromyalgie-Syndrom PFS.
3. Erkrankungen des subkutanen Binde- und Fettgewebes:
   Pannikulose, Pannikulitis; Lipomatosen.
4. Erkrankungen der Muskeln:
   Myopathien (Myasthenia gravis); Myositiden; Myalgien.

5. Erkrankungen der Sehnen und Sehneninsertionsstellen (Ansatzstellen):
   Tendopathien; Tendovaginopathien; Insertionstendopathien.

6. Erkrankungen der Nerven:
   Neuropathien, Neuritiden; Engpass-Syndrome, Kompressionssyndrome.

4. Pararheumatische Erkrankungen

1. Rheumatische Symptome im Rahmen von Stoffwechselkrankheiten:
   Kristallarthropathien: Gicht, Chondrokalzinose.

2. Rheumatische Symptome bei neurogenen Erkrankungen:
   Neuropathische Arthropathie; Algodystrophie (Sudeck-Syndrom).

3. Rheumatische Symptome bei Knochen- und Knorpelerkrankungen:
   Osteoporose; Osteomalazie; renale Osteodystrophie; Osteomyelitis; Knochenmetastasen.

Tabelle 136: Typische Gelenksprädispositionen sowie Alters- und Geschlechtsverteilungen «rheumatischer» Krankheiten

Gelenkser-krankungen	bevorzugte Gelenke	typisches Manife-stationsal-ter	Verhältnis Frauen zu Männer (F : M)	Besonderheiten
Fingerpolyar-throse	Fingermittel-/Fingerend-, Daumensattel-Gelenke	> 50 Jahre	10 : 1	erosive Verlaufsform
Arthrose großer Gelenke	Knie > Hüfte	> 50 Jahre	Gonarthrose F>M Coxarthrose F<M	Gonarthrose mit Pannikulose und Varikosis
Spondylitis ankylosans	Iliosakral-, Hüft-, Knie- und Schultergelenke	20 - 40 Jahre	1 : 3	verminderte Atemexkursion
Psoriasis-Arthropathie	Finger-, Zehen-, Knie- und Sprunggelenke	jedes Alter	~ 1 : 1	asymmetrischer Befall, derbe Synovitis
reaktive Arthritiden, M.Reiter	große Gelenke der unteren Extremitäten	20 - 40 Jahre	1 : 1 bis 1 : 20	Konjunktivitis, Urethritis, Iliosakralgelenksarthritis
chronische Polyarthritis	Hand-, Fingergrund- und Fingermittel-Gelenke	40 - 60 Jahre	3 : 1	symmetrischer Befall, weiche sulzige Synovitis
Lupus erythematodes LE	Hand-, Fingergrund- und Fingermittel-Gelenke	20 - 40 Jahre	3 : 1 bis 10 : 1	meist diskrete Synovitis
systemische Sklerose	Hand-, Finger- und Zehengelenke	45 - 65 Jahre	3 : 1	diskrete Synovitis, ödematöse Weichteilschwellung
Infektarthritis	Monarthritis großer Gelenke	jedes Alter	1 : 1	Rötung, Überwärmung und periartikuläres Ödem
Polymyalgia rheumatica	Hand-, Finger- und Schultergelenke	> 50 Jahre	2 : 1	symmetrischer Befall, Gelenksbefall selten
Chondrokalzinose	Hand- und Kniegelenk	> 60 Jahre	F < M	bei Pseudogicht: Rötung und periartikuläres Ödem
Arthritis urica (Gicht)	Großzehengrundgelenk	> 40 Jahre	1 : 6	Rötung und periartikuläres Ödem, sehr schmerzhaft
Hämophilie-Arthropathie	Knie-, Sprung- und Ellbogengelenk	Kindesalter	nur M	bei Gelenkblutung: Begleitsynovitis und Ergusszeichen

Degenerativer Rheumatismus

Klinik der Arthrosen der peripheren Gelenke

Leitsymptome: Schmerz und Bewegungsbehinderung

- Risikofaktoren: Alter; bevorzugt Frauen; Adipositas (Gonarthrosen!).
- Häufigster Befall: Hände, Knie und Hüften.
- Prodromi (Vorboten): Müdigkeitsgefühle, Steifigkeit der Gelenke.
- Wichtigstes Symptom: Schmerz!
  - *Früh-Trias:* Anlaufschmerz (morgens), Belastungsschmerz (nachmittags), Ermüdungsschmerz (abends).
  - *Spät-Trias:* Dauerschmerz, Nachtschmerz, Muskelschmerz (lokal, «gelenkzugehörig»). Beachte: Der AZ ist lange Zeit gut.
- Gestörte Gelenksbeweglichkeit mit abnormen Bewegungen ausgelöst durch die Instabilität der Gelenke. Bewegungsbehinderung (spät).
- Gestörte funktionelle Kapazität (Klinik, Leistung, Selbstbeurteilung).

Der Schmerz entsteht durch eine chemische Entzündung der Synovialis (= Gelenkinnenhaut) genannt Synovitis, eine abnorme Dehnung der Bänder sowie eine Überbeanspruchung des unter dem Knorpel liegenden Knochens.

Die Bewegungsbehinderung wird bewirkt durch Gelenksabbau, Flexionskontrakturen, Streck- und Beugeausfälle sowie muskuläre Schwäche.

Kniegelenksarthrose = Gonarthrose

- Belastungsschmerz vor allem beim Treppabgehen, Bergabgehen.
- Schmerzausstrahlung in die Oberschenkel- und Wadenmuskulatur.
- Instabilität im Kniegelenk mit «Durchsacken» beim Bergabgehen.

Hüftgelenksarthrose = Coxarthrose

- Belastungsschmerz vor allem beim Bergaufgehen, Schonhinken.
- Muskelschmerzen im Oberschenkel mit Ausstrahlung bis zum Knie.
- Hüftgelenkserkrankungen bewirken oft Leistenschmerzen.

Befunde bei Arthrosen der peripheren Gelenke

- Gelenkfehlstellungen und -deformierungen; Umfangvermehrung (ossär).
- Bewegungseinschränkung, aktiv und passiv; Endphasenschmerz; Blockierungen.
- Gelenkgeräusche (Reiben, Knarren, Knacken, Knirschen).
- Abnorme Beweglichkeit (früh); Achsenabweichungen; Kontrakturen (Kapsel, Muskeln); Gelenk ist in Beuge- oder Streckstellung fixiert (spät).
- In der Reizphase: Gelenksschwellungen, lokale Überwärmung.

Siehe auch *Tabelle 138: Allgemeine Merkmale der chronischen Polyarthritis (cP) und der Polyarthrose* auf Seite 464!

Tabelle 137: Klinische Symptomatik der Gonarthrose (Kniegelenksarthrose)

Subjektive Beschwerden	Objektive Befunde
Prodromi (Vorzeichen): Steifigkeit (kurzdauernd) Gelenkschmerzen nach mechanischen, thermischen Reizen (das Gelenk ist weniger belastbar) «Wetterfühligkeit» «Kältegefühle» Parästhesien («Gefühlsstörungen» im Gelenk) *Gonarthrose-Beschwerden:* Leitsymptom: Schmerz: 3 verschiedene typische Schmerz-Formen: 1. Startschmerz (frühmorgens = «Anlaufschmerz») 2. Belastungsschmerz und zwar treppab, bergab 3. Ermüdungsschmerz (nach längerer Belastung; abends) Schmerz ist witterungsabhängig (Kälte, Feuchtigkeit) Nachtschmerz (v.a. nach starker Aktivierung tags) Schmerzen lokal in der Kniekehle, unterhalb der Kniescheibe und an der Kniefläche Innenseite Schmerzen ums Gelenk herum (Periarthropathien) Schmerzausstrahlung in die Oberschenkel- und Wadenmuskulatur (wichtig!) Steifigkeitsgefühl im Gelenk *Funktionsstörungen:* Kraftlosigkeit (Gefühl der Unsicherheit beim Gehen) und somit Gangunsicherheit (wegen der Instabilität und wegen der muskulären Insuffizienz) Schwierigkeiten beim Aufrichten aus Hockestellung «Durchsacken» im Kniegelenk beim Bergabgehen («giving way»-Phänomen, «the knee gives way», heißt Instabilität; wichtig!) Hinken (Schonhinken, Verkürzungshinken bei Streckausfall) Verkürzung der Gehstrecke und der Gehzeit (wegen Schmerz und Schwäche, heißt Immobilität!) *Komplikationen:* Stürze beim Treppabgehen (auf der Kellertreppe!) Aktivierte Gonarthrose (plus Entzündungszeichen)	*Befunde bei Gonarthrose:* Veränderung des Gangbildes, «steifes Gehen», Hinken, eingeschränkte Beweglichkeit Fehlstellungen des Gelenkes (Subluxationen): Genua valga (X-Beine), Genua vara (O-Beine) Gelenkverformungen («aufgetriebenes» Gelenk mit Vergröberung der Gelenkskonturen) Kontrakturen in Flexion (kapsulär + muskulär bedingt) Hypotonie und Atrophie der Quadrizepsmuskulatur Palpable Osteophyten (an den Gelenkrändern) Evtl. Baker-Zyste in Kniekehle *Funktionsprüfungen:* Endphasenschmerz (schmerzhafte Endphase des Bewegungsbereiches) Bewegungsschmerz Streckausfall Beugeausfall Blockierungen, abnorme Beweglichkeit Schlecht verschiebliche Patella, «Hobelzeichen» Fühlbares Reiben und Knacken, besonders retropatellär («arthrotisches Reiben» hinter der Kniescheibe) Periarthropathische Druckpunkte (besonders Seitenbänder) Instabilität (seitliche Aufklappbarkeit, Schubladenzeichen) *Druckdolenzen (Schmerzhaftigkeit bei Druck):* Gelenkspalten v.a. Innenseite, Gelenkränder, Gelenkkapsel (zudem verhärtet); Sehnenansatzpunkte (= Insertionstendopathien); Bänder (= Ligamentosen) *Aktivierte Gonarthrose (Gonarthritis, Reizphase):* Schmerzverstärkung Entzündungszeichen: zusätzlich zum Schmerz Rötung, Schwellung, Überwärmung und Funktionsstörung (verstärkt), evtl. Gelenks-Erguss.

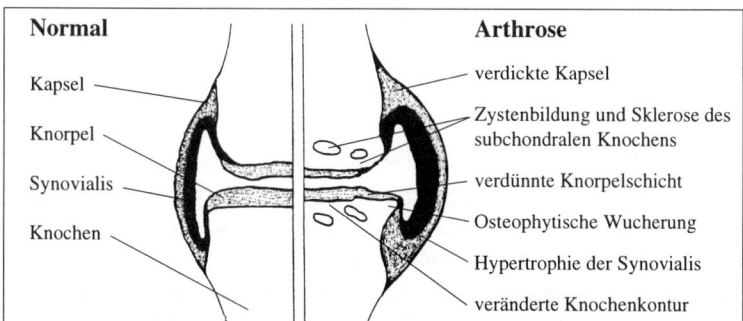

Abbildung 88: Gelenksveränderungen bei Arthrose

Klinik der degenerativen Veränderungen im Bereiche der Wirbelsäule

Pathologische Substrate

- Spondylarthrosen = Arthrosen der Zwischenwirbelgelenke.

- Osteochondrosen = verminderte Bandscheibenhöhe kombiniert mit angrenzender Sklerosierung der benachbarten Wirbelkörperendplatten.

- Spondylosen = konsolen- oder lippenartige Verlängerungen der Wirbelkörper, können dorsal zu Rückenmarks- und Wurzelkompressionen führen (siehe unten).

Pathogenese der verschiedenen Syndrome

- Vertebragene Syndrome: Schmerzen und Bewegungseinschränkung wegen degenerativen Veränderungen am Knochen-Knorpelapparat der Wirbelsäule; lokale und ausstrahlende Schmerzen vor allem ausgehend von den Bändern und der Gelenkkapsel der Intervertebralgelenke (Zwischenwirbelgelenke), welche äußerst schmerzempfindlich sind.

- Radikuläre Syndrome: Schmerzen und Lähmungen entstehen durch Kompression der Spinalnerven (Kompression betrifft den gesamten Spinalnerv, *sensible Äste* sind aber zuerst betroffen!).

- Vaskuläre Syndrome: Durchblutungsstörungen im Bereiche des Rückenmarks vor allem durch Kompression der Arteria spinalis anterior.

- Myelopathische Syndrome: Im Gegensatz zur LWS kann es im Bereiche der HWS auch zu einer medullären Symptomatik kommen, d.h. neurologische Ausfälle entstehen durch Kompression des Rückenmarkes.

- Pseudoradikuläre Syndrome (gehören zum Weichteilrheumatismus): Schmerzen und Bewegungseinschränkung wegen degenerativen Veränderungen an den Ansatzstellen der Sehnen und den Sehnenfasern selbst (= Tendoperiostosen, Kettentendinosen) sowie wegen des reflektorisch erhöhten Spannungszustandes der Muskelfasern (= paraspinale Tendomyosen und Myogelose = Muskelhartspann).

Zervikalsyndrom («HWS-Syndrom»)

- Vertebragenes und radikuläres Syndrom: Nackenschmerzen mit Schmerzausstrahlung in den Hinterkopf sowie in die Schultern und Arme; schmerzhaft eingeschränkte Kopfbeweglichkeit. Schulter-Arm-Schmerzen (= Brachialgien).

- Myelopathisches Syndrom (Synonym: spondylogene zervikale Myelopathie): handschuhförmige Sensibilitätsausfälle (v.a. Schmerz-, Temperatursinn), Ataxie, Tetraparesen, später Tetraspastik.

- Vaskulär-vegetatives Syndrom: Paresen, Sphinkterstörungen.

Lumbovertebralsyndrom («LWS-Syndrom»)

- Vertebragenes und radikuläres Syndrom: Kreuzschmerzen mit Ausstrahlung in die Beine («Ischias»); Schonhinken, Bewegungsbehinderungen im entsprechenden Wirbelsäulen-Abschnitt.

- Cauda-equina-Syndrom (vor allem bei dorso-medialer Diskushernie): doppelseitige Lumbo-Ischialgien, motorische und sensible Ausfälle (Fuß-Senkerlähmung, sakral sog. «Reithosen-Anästhesie»), Reflexstörungen.

- Vaskulär-vegetatives Syndrom: Claudicatio spinalis, Sphinkterstörungen.

Diagnostik

- Klinik: Anamnese und körperliche Untersuchung sind am wichtigsten.
- Radiologie (Röntgenuntersuchung in zwei Ebenen): Indikation ist eigentlich nur die Abgrenzung der Arthrose gegenüber Tumoren, Metastasen, Frakturen, Arthritiden (dasselbe gilt für Laboruntersuchungen). Im Röntgen-Bild finden sich für Arthrose typische Veränderungen, wie z.B. Gelenkspaltverschmälerungen, Gelenksdeformierungen.
- Gelenkspunktion: Indikation sind Entzündungszeichen mit spezieller Fragestellung. Untersuchung des Punktates auf Kristalle und Erreger.

Wichtigste Differentialdiagnosen

- cP: Beginn bevorzugt an kleinen Gelenken.
- Infektiös bedingte Arthritis: Arthrotische Gelenke sind einem erhöhten Risiko ausgesetzt im Verlauf einer Bakteriämie infiziert zu werden.
- Aktivierte Arthrose: Durch Knorpelfragmente und in die Gelenkhöhle geratene Stoffwechselprodukte der Knorpelzellen entstehende akute Entzündung des Gelenks. Oft wird die Aktivierung durch eine zusätzliche Überbeanspruchung des Gelenks (Trauma) ausgelöst.
- Chondrokalzinose («Pseudogicht»): Verkalkung des Gelenkknorpels durch eine Ablagerung von Kalzium-Pyrophosphat. Die Entzündung entsteht durch eine Kristallausschüttung in die Gelenkshöhle.
- Knochen-Metastasen (und Knochen-Tumoren): Häufig in die Knochen metastasieren Bronchus-, Mamma- und Prostata-Karzinome.
- Diskushernie im Bereich der WS (Diskushernie = Bandscheibenvorfall).

Therapie

Gelenkschutz

- Schuhwerk mit stoßdämpfenden Einlagen und guten Spannstützen (wirkt schmerzlindernd bei Patienten mit Arthrosen der Wirbelsäule, Hüft- und Kniegelenke).
- Schutz der Gelenke vor Belastung und Reibung mittels: Regelmäßiger Bewegung (Spaziergänge); Gehstützen (der gute alte Gehstock), Gehhilfen (individuell angepasst!), Orthesen (z.B. Kniegelenksbandagen, Stützverbände).
- Kniescheiben-Pflasterverband (medialer Klebeverband der Patella).

Physiotherapie

- Aktive und passive Bewegungstherapie: Lockerungsmassagen, Kräftigung atrophischer Muskeln (Quadrizepstraining!).
- Thermotherapie: beachte die einfache aber wichtige Regel: chronische Schmerzen: Wärme (in Form von Wickeln, Packungen), akute Schmerzen: Kälte (z.B. Cold Pack™, Kälte-Therapie-Kissen KTK).
- Physikalische Analgesie: Elektrotherapie und Ultraschall.

Lokale (topische) analgetische Therapie

- Äußere Anwendung von NSA als Salben oder Pflaster: z.B. Voltaren® Emulgel, Flector® EP Tissugel (langwirkendes Rheumapflaster).

Periphere Analgetika und Nicht-Steroidale Antiphlogistika (NSAR)

- Periphere Analgetika z.B. Panadol® wirken analgetisch und antipyretisch.
- NSA wirken analgetisch = schmerzlindernd, antipyretisch = fiebersenkend sowie antiphlogistisch = entzündungshemmend. Beispiele: Brufen®, Voltaren®, Froben®, Aulin®.

- COX-2 spezifische Hemmer: 1999 erstmals in der Schweiz und in Europa zugelassen, sind COX-2 Hemmer (Cyclooxygenase-2) hoch wirksam in der symptomatischen Behandlung von Schmerzen und Entzündung bei Arthrose und chronischer Polyarthritis via Hemmung der Prostaglandinsynthese.
  Vorteile: Wirksamkeit wie hochdosierte NSAR, aber keine signifikant höhere Raten an schweren gastrointestinalen Komplikationen als Plazebo, keine Beeinträchtigung der Thrombozytenfunktion, Therapieabbruchrate wegen Nebenwirkungen vergleichbar mit Plazebo (Grund: kaum Einfluss auf COX-1).
  Beispiele: Celebrex® (100 - 200 mg tgl.), Vioxx® (12,5 - 25 mg tgl.).

Operativer Gelenksersatz

Hüftgelenk-Totalprothese.

Verschiedene Systeme, z.B. Metall-Metall-HTP (Weber-Prothese, ALLO PRO AG, Sulzer medica AG Winterthur CH): Metasul™-Paarung 1988: Metall-Inlay ist unverrückbar eingebettet in der Kunststoffpfanne. Das Inlay artikuliert mit dem Metallkugelkopf, welcher auf den Prothesenstiel aufgesteckt wird.

Verlaufsprobleme: Pfannenlockerungen nehmen ab dem zehnten Jahr nach der Einpflanzung deutlich zu. Schaftlockerungen werden erst nach ca. 15 Jahren häufiger (diese Angaben beziehen sich auf zementierte Systeme; Unzementierte Systeme sind erst seit 10 bis 15 Jahren im Gebrauch).

SELK (Syndrom des engen Lumbalkanales)

→ Siehe dazu: Teil I, Kapitel Neurologie!

Spondylogene zervikale Myelopathie

→ Siehe dazu: Teil I, Kapitel Neurologie!

Diskushernien

Bedeutung

«Zivilisationskrankheit». Jeder dritte Mensch wird im Laufe seines Lebens mit Bandscheibenbeschwerden konfrontiert werden.

Funktion und Pathogenese

Bandscheiben dienen der Wirbelsäule als Gelenkverbindung. Sie bestehen aus einem wasserreichen Kern und einem fibrinösen Ring. Im Laufe der Zeit nimmt der Wassergehalt der Bandscheiben ab.

Bei der Diskushernie wird der äußere Faserring gesprengt, so dass das weichere zentrale Gewebe vorprellen kann. Dieser Prolaps erfolgt meistens nach lateral (außen), weniger häufig nach medial (innen).

Zervikale Diskushernie

Häufigkeit: 100x seltener als lumbale Diskushernie.

Klinik: sie ist abhängig von der Topographie der Herniation:

1. Dorso-laterale Diskushernie (in 90%):
   - Vertebragenes Syndrom: Nackenschmerzen mit Ausstrahlung nach frontal, typischerweise halbseitig lokalisierte Kopfschmerzen (Synonym: Migraine cervicale), steife Kopfhaltung, Druck- und Klopfdolenzen, Achsenstoßschmerz, paravertebraler Muskelhartspann.
   - Radikuläres Syndrom: motorische und sensible Ausfälle sowie Reflexstörungen mit Hypo- und Areflexie.

2. Dorso-mediale DH:
- Myelopathisches Syndrom: vergleiche dazu Teil I, Neurologie.
- Tetraparese, evtl. Tetraspastik mit Pyramidenzeichen (Babinski positiv)
- Akutes medulläres Syndrom = Arteria-spinalis-anterior-Syndrom mit innerhalb Minuten bis 1 Stunde sich ausbildender schlaffer Paraparese sowie Störungen von Schmerz- und Temperatursinn bei erhaltenem Bewegungs- und Lagesinn.

Lumbale Diskushernien

Klinik: Typischerweise geht der eigentlichen DH ein Stadium von chronischer Lumbago = Rücken-/Kreuzschmerzen voraus.

1. Dorso-laterale DH:
- Lumbago, «Hexenschuss» als Prodromi (Vorboten)
- Lumbo-ischialgie = Rücken- und Kreuzschmerzen mit Ausstrahlung in ein Bein bis in den Fuß. Typisch ist die Zunahme der Schmerzen bei Druckerhöhung intraspinal beim Husten, Niesen und Pressen. Gefühlsstörungen und Wadenkrämpfe begleiten die Ischialgien.
- Befunde: vertebragenes Syndrom: Versteifung, Abflachung und Kyphoskoliose mit allseitiger Bewegungseinschränkung, paravertebraler schmerzhafter Muskelhartspann.
- Radikuläres Syndrom: positives Lasègue-Phänomen = Schmerzprovokation bei Flexion des gestreckten Beines im Hüftgelenk.
- Motorische und sensible Ausfälle, Reflexstörungen.

2. Dorso-mediale DH: führt zum sog. «Cauda-equina-Syndrom» mit Störung der sakralen Sensibilität (Reithosen-Anästhesie), Sphinkterstörungen (Blase und Rektum) sowie erektiler Dysfunktion (Impotenz).

Diagnostik

Kernspintomographie, zervikale und lumbale Myelographie.

Therapie

Primär konservativ: Bettruhe, Physiotherapie, Analgetika meistens kombiniert mit Muskelrelaxantien, z.B. Trancopal® comp., Sirdalud®, Lioresal® (Aufhebung des Schmerz- und reflexbedingten Muskelhartspannes).
Die Operationsindikation wird im Einzelfall in Abhängigkeit von der Klinik und den radiologischen Befunden gestellt.

Entzündlicher Rheumatismus

Allgemeines und Bedeutung

- Die Hauptmerkmale einer Entzündung wie Schmerz, Schwellung, Rötung, Überwärmung und Funktionseinbuße wurden bereits durch den Römer Celsus beschrieben (53 v.Chr. - 7.n.Chr). Erst im 19.Jahrhundert wurde erkannt, dass die Zellen des Abwehrsystems über das Blut an die Entzündungsorte gelangen und nicht an Ort und Stelle entstehen.
- Die Beschreibung von Entzündungszeichen durch die Krankenbeobachtung ist wichtig einerseits wegen der Diagnosestellung, andererseits damit die Indikation zu einer antiphlogistischen (nicht bloß analgetischen) Therapie gestellt werden kann.
- Das wichtigste Krankheitsbild aus dem Formenkreis des entzündlichen Rheumatismus ist die cP, die chronische Polyarthritis.

Tabelle 138: Allgemeine Merkmale der chronischen Polyarthritis (cP) und der Polyarthrose

Merkmal	cP	Polyarthrose
Häufiges Manifestationsalter und Vorkommen	30 - 55 Jahre. Die cP kann aber in jedem Alter neu auftreten.	Ab 50 Jahren. Vornehmlich bei Frauen im Klimakterium.
Verhältnis Männer : Frauen	1 : 3	1 : 10
Hereditäre Faktoren (Vererbung)	+	++
Typischer Beginn	schleichend und polyartikulär kleine Gelenke beidseits und symmetrisch	schleichend und polyartikulär kleine und große Gelenke symmetrisch: an großen Gelenken asymmetrisch: an kleinen Gelenken
schubweise Progredienz	+++	+
entzündliche Symptome	primär (zur Krankheit gehörend)	sekundär möglich (Aktivierung)
immunpathologische Prozesse	++	-
Beschwerden	obligat	fakultativ (stumme Arthrosen)
Organbefall	möglich	-
Allgemeinsymptome Pathologische Laborbefunde	++ ++ (ohne Frühstadium)	- -
Gefahr der Invalidität	+++	+ (Immobilität)

Tabelle 139: Differenzierung zwischen degenerativen und entzündlichen Gelenkserkrankungen in der Frühphase

Kriterien	degenerativ	entzündlich
Morgensteifigkeit	+	+++
Ruheschmerz	+	+++
Chronizität der Beschwerden	• phasenweises Auftreten • häufig ausgelöst durch Traumata	Dauerbeschwerden wechselnder Intensität
extraartikuläre Symptome	- -	++

In der Folge werden *geriatrisch wichtige Krankheitsbilder* aus dem Formenkreis des entzündlichen Rheumatismus besprochen:

Chronische Polyarthritis (cP; Rheumatoide Arthritis)

Bedeutung

Die cP (auch c.P. abgekürzt) ist die häufigste und schwerste Form der Arthritis. Sie kommt in fast allen Ländern vor. Häufigkeit: etwa 1% der Bevölkerung; Frauen sind 3x häufiger befallen als Männer. Vorkommen zwischen 30 und 60 Jahren, aber auch bei Jugendlichen und jüngeren Erwachsenen.

Definition und Entstehung

Chronische systemische Erkrankung des Bindegewebes, welche typischerweise in entzündlichen Schüben verläuft. Für die Entstehung scheinen immungenetische Aspekte relevant zu sein (Bedeutung von HLA-Gewebetypen bei der ankylosierenden Spondylitis = M.Bechterew, rheumatoiden Arthritis und Arthritis psoriatica).

Familiär gehäufte Gelenkserkrankungen (neben der cP):
- Fingerpolyarthrose
- Psoriasis-Arthropathie
- Spondylitis ankylosans (M.Bechterew)
- Gichtarthropathie

Klinik

Schleichender unterschiedlicher Beginn mit allgemeiner Leistungsabnahme in 38%, Gewichtsabnahme in 26%, vorübergehend schmerzhafte Gelenke in 20%. Schmerzen und Schwellungen in den kleinen Finger- und/oder Zehengelenken. Die Symptomatik kann von Patient zu Patient sehr variieren.

Verlauf

Die Krankheit verläuft unvorhersehbar aber schubweise progredient und führt zur totalen Gelenkszerstörung.

Diagnostik

Sie setzt sich zusammen aus Anamnese, Klinik, Labor und Röntgenbefund.

Diagnostische Kriterien für die cP gemäß ARA (American Rheumatism Association):
1. Morgendliche Steifigkeit der Fingergelenke länger als 30 Minuten.
2. Bewegungs- und Druckschmerz eines Gelenkes.
3. Kapselschwellung oder Ergussbildung in einem Gelenk.
4. Schwellung wenigstens eines weiteren Gelenkes.
5. Symmetrische Schwellung der Gelenke der Gegenseite (bei den Fingergrund- und Mittelgelenken und Zehengrundgelenken ist eine exakte Symmetrie nicht erforderlich). Die Fingerendgelenke finden hierbei keine Berücksichtigung.
6. Subkutane Knoten über Knochenvorsprüngen oder an der Streckseite der Gelenke.
7. Typische Röntgenbefunde (zumindest gelenksnahe Demineralisation).
8. Positiver Rheumafaktor-Nachweis.
9. Gelenkpunktat: flockige Mucin-Präzipitation.
10. Charakteristische histologische Befunde der Synovialis.
11. Charakteristische histologische Befunde in Rheumaknoten.

Auswertung:
- Die Kriterien 1 bis 5 müssen länger als 6 Wochen erfüllt sein.
- Klassische cP: 7 Kriterien sind erfüllt.
- Sichere cP: mindestens 5 Kriterien sind erfüllt.
- Verdacht auf cP: 3 der ersten vier Kriterien sind erfüllt.

Therapie

Therapieziele sind: Schmerzlinderung, Erhaltung der Gelenksmobilität, Verbesserung des Allgemeinzustandes und der Lebenqualität sowie Bewältigung sekundärer psychosozialer Probleme.

1. Symptomatische Therapie:
   - Nicht-steroidale Antirheumatika zur Analgesie und Entzündungshemmung. Die Indikation ist bereits gegeben bei nicht vollständig gesicherter Diagnose und nur langsamer Progression.
   - COX-2 spezifische Hemmer (Celebrex®, Vioxx®), siehe Seite 462.
   - Steroide: Prednison. Die Wirkung ist symptomatisch (antiinflammatorisch = entzündungshemmend) und immunsuppressiv (artikuläre Erosionen werden gehemmt, radiologisch fassbare Destruktionen verlangsamt). Dosierung: zwischen 2,5 und 10 mg pro Tag. Die Erhaltung liegt meistens unter 5 mg täglich.
     Mögliche Nebenwirkungen bei niedrigdosierter Steroidtherapie: Ophthalmologisch: Glaukom und Katarakt; endokrinologisch: Diabetes mellitus; dermatologisch: Akne, Hirsutismus, Hautblutungen, Hautatrophie und verzögerte Wundheilung; rheumatologisch (ossär): Osteoporose (kontrovers beurteilt).

2. Basistherapie:
- Die Indikation ist gegeben nach eindeutiger Diagnosestellung und nicht genügender Wirksamkeit der symptomatischen Therapie.
- Bei leichter Verlaufsform: «Antimalariamittel» Resochin®, Chlorochin® (geringere Effizienz bei weniger Nebenwirkungen).
- Bei schwerem Krankheitsbild Goldpräparate Ridaura® und Tauredon®, D-Penizillamin Mercaptyl® oder Immunosuppressiva (Imurek®).
- Bis zum Eintritt des Therapieerfolges der Basistherapie dauert es oft mehrere Monate. Bis dann müssen NSAR und evtl. Steroide im Therapieplan behalten bleiben.
- Beachte: Die Frühdiagnostik ist sehr wichtig, da sich der Hauptanteil der erosiv-destruktiven Veränderungen in den ersten beiden Jahren entwickkelt. Je früher eine wirksame Basistherapie einsetzt, um so erfolgreicher wird eine Behandlung sein. Die schwierigste Zeit fällt meistens in die ersten beiden Jahre nach Diagnosestellung.

Polymyalgia rheumatica

Bedeutung

Die Polymyalgia rheumatica ist eine relativ häufige Krankheit. Die Inzidenz liegt bei jährlich etwa 50 Erkrankungen pro 100'000 Einwohnern über 50 Jahren. Die Krankheit ist ernst zu nehmen. Bei verzögerter Diagnosestellung besteht die Gefahr von Erblindung.

Vorkommen

Hauptsächlich bei Angehörigen der weißen Rasse über 60 Jahren.
Frauen erkranken häufiger als Männer im Verhältnis 2 : 1.

Symptomatik

- Beachte: nicht bei jedem Patienten sind notwendigerweise alle Symptome vorhanden!
- Starke Schmerzen, Steifigkeit und Schwäche des Schulter- und/oder Beckengürtels einschließlich Nacken, Kreuz, Oberarme und Oberschenkel. Beachte: die Schmerzen und die Bewegungsbehinderung sind so stark, dass der Patient unfähig wird, sich selbst anzuziehen!
- Unwohlsein, Müdigkeit, Appetitabnahme.
- Fieber und Nachtschweiß.
- Gewichtsverlust.
- Depression.

Die Symptome sind unterschiedlich, treten jedoch meistens plötzlich auf. Das vollständige Krankheitsbild entwickelt sich innerhalb eines Monates. In der Regel ist zuerst der Schultergürtel betroffen. Die frühen Symptomen weisen auf eine Myalgie und nicht auf eine Arthritis hin. Morgens sind die Schmerzen und die Muskelsteife am schlimmsten. Die Morgensteifigkeit lässt oft erst nach Stunden langsam nach.

Diagnostische Kriterien

- Bilaterale (beidseitige) Schulterschmerzen oder -steife
- Dauer der Morgensteife mehr als 1 Stunde
- Eskalationsdauer von weniger als 2 Wochen zwischen Erstsymptom und Eintritt des Vollbildes der Krankheit
- Blutsenkungsreaktion (BSR) über 40 mm/Std.
- Alter des Patienten über 65 Jahre

- Depression und/oder Gewichtsverlust
- Bilateraler Oberarmdruckschmerz

Auswertung: Eine Polymyalgia rheumatica ist wahrscheinlich, wenn entweder mindestens drei dieser Kriterien erfüllt sind oder mindestens ein Kriterium erfüllt ist und zusätzlich der histologische Befund einer Arteriitis temporalis vorliegt.

Differentialdiagnose

- Beachte: Bei älteren Patienten kann eine Polymyalgia rheumatica das erste Anzeichen einer rheumatoiden Arthritis (cP) sein. Viele Patienten mittleren und höheren Alters klagen über Muskelschmerzen. Die Fehldiagnose einer Polymyalgia rheumatica ist zu vermeiden, da eine unangemessene Langzeittherapie mit Steroiden schwerwiegende Folgen haben kann.
- Beachte: Polymyalgia rheumatica und Arteriitis temporalis sind wahrscheinlich verschiedene Manifestationen der gleichen Grundkrankheit; es bestehen fließende Übergänge.
  Leitsymptome der Arteriitis temporalis sind: Kopf- und Gesichtsschmerzen, vor allem über der Schläfengegend ein- oder beidseitig, anhaltend, krampfartig, auch nachts. Die Temporalarterie ist druckdolent, später verhärtet und pulslos. Bei klinischem Verdacht soll eine Biopsie aus der Temporalarterie veranlasst werden.
  Der typische Befund einer Riesenzellarteriitis ist bei der Polymyalgia rheumatica in etwa $1/3$ positiv.
  Bei der Riesenzellarteriitis handelt es sich um eine wahrscheinlich immunologisch verursachte Panarteriitis mittelgroßer Gefäße. Es sind extrakraniale Arterien primär betroffen. Intrakraniale Arterien werden selten befallen. Eine Riesenzellarteriitis kann isoliert auftreten; in 50% geht ihr jedoch eine Polymyalgia rheumatica voraus. Am häufigsten ist die Arteria temporalis betroffen. Bei einer Beteiligung der Arteria cerebri und Arteria ophthalmica kann es zu schwerwiegenden Symptomen kommen mit starken Kopfschmerzen, Kiefer- und Gesichtsschmerzen, Sehstörungen, Doppelbildern und Erblindung (siehe dazu *Arteriitis temporalis Horton (Riesenzellarteriitis)* auf Seite 88).

Komplikationen

Irreversible Erblindung ist innerhalb von Stunden möglich, und zwar wegen einer Apoplexie der Papilla nervi optici (Verschluss des sog. Zinn-Haller-Kreislaufes). Visusstörungen und Gesichtsfeldeinschränkungen entstehen durch Retrobulbärneuritis. Vergleiche dazu: *Augenkrankheiten*, Seite 82!

Therapie

Die Patienten sprechen verblüffend gut und schnell auf Steroide an; ein frühzeitiger Therapiebeginn ist wichtig, um vaskuläre Komplikationen v.a. an Augen und Herz zu vermeiden. Die Schmerzen und die Steifigkeit verschwinden innerhalb von 2 bis 5 Tagen. Falls diese positive Reaktion auf eine Steroidtherapie ausbleibt, sollte die Diagnose erneut überprüft werden.
Initialdosis: Prednison® 50 - 100 mg /Tag mit einer Reduktion um 10 mg wöchentlich. Innerhalb von 2 Jahren kann die Therapie oft abgesetzt werden.
Verlaufsparameter: Allgemeinzustand plus CRP-Wert und/oder BSR.
Erhaltungsdosis: Prednison® 5 mg täglich.

Prognose

Bei den meisten Patienten tritt nach unterschiedlich langer Zeit (im typischen Fall nach 6 Monaten bis 3 Jahren) eine langfristige Remission ein. Manchmal verläuft die Krankheit hingegen chronisch und dauert bis zu 7 Jahren.

Kristallarthropathie

Arthritis urica = Gicht

Definition

Artikuläre und extraartikuläre Veränderungen als Folge einer hereditär bedingten Nukleinsäure-Stoffwechselstörung.

Pathogenese

In Kombination mit äußeren Faktoren (Übergewicht, körperliche Inaktivität und Alkoholmissbrauch) kommt es zu einer Erhöhung der Harnsäure im Serum und in Körperflüssigkeiten. Durch Ablagerung von Harnsäurekristallen kommt es zur Gelenkszerstörung, durch Ausfällung entwickelt sich der akute Gichtanfall. Die Uratgicht ist die häufigste Kristallarthropathie.

Vorkommen

Männer : Frauen = 3 : 1. Gipfel der Altersverteilung: bei Männern im 4., bei Frauen im 5. und 6. Lebensjahrzehnt. Häufigkeit der Hyperurikämie in der Gesamtbevölkerung: 20 - 25%. Bei jedem 10. Hyperurikämiker manifestiert sich die Gicht. Gicht ist nach dem Diabetes mellitus die zweithäufigste Stoffwechselerkrankung. Sie steht in engem Zusammenhang mit den sogenannten Zivilisationskrankheiten der Wohlstandsgesellschaft. Mehr als 50% aller Gichtpatienten sind übergewichtig; lebensfrohe Pykniker erkranken bevorzugt.

Ursachen

Hyperurikämie: entweder vermehrte Neubildung oder verminderte Ausscheidung von Harnsäure. Die Ursache der familiär gehäuften primären Hyperurikämie ist nicht genau geklärt. Sekundäre Hyperurikämien finden sich bei myeloproliferativen Syndromen (siehe *Myeloproliferative Syndrome* auf Seite 432), bei akuter oder schwerer chronischer Niereninsuffizienz, medikamentös als Nebenwirkung von Diuretika und bei chronischem Äthylabusus.

Klinik

- Akuter Gichtanfall: Auslösung innerhalb weniger Stunden, häufig nachts, nach fettem Essen, Alkoholexzessen, Anstrengungen, Infekten oder Operationen.
  Ursache der folgenden Anfälle ist die Kristallisation von Harnsäure im Gelenk mit Auslösung eines mechanischen und chemischen Reizes.
  - Artikulärer Gichtanfall (akute Gichtarthritis): Zeichen der Entzündung. Das Gelenk verfärbt sich bläulich-rot und wird extrem schmerzhaft (Gewicht der Bettdecke wird unerträglich). Ausgeprägtes die Gelenkgrenzen überschreitendes entzündliches Ödem. Es besteht Krankheitsgefühl, Fieber, Schüttelfrost, Tachykardie, Nausea. In etwa 50% ist der Gichtanfall am Großzehengrundgelenk lokalisiert (Podagra).
  - Extraartikulärer Gichtanfall: Befall der Schleimbeutel bevorzugt am Ellenbogen (Bursitis urica olecrani).
- Chronische Gicht: polyartikuläre chronische Arthrose. Gichttophus = bindegewebig abgekapselte Anhäufungen von Harnsäurekristallen im Gewebe (als Weichteiltophi sichtbar oder fühlbar, typisch: an Ohrmuschel).
- Andere Manifestationsform: Gichtniere.

Labor

Obligat für die Diagnose ist die Erhöhung der Harnsäure im Serum. Je höher sie ist, desto wahrscheinlicher wird die Manifestation der Krankheit.

Differentialdiagnose

- Chondrokalzinose (= Pseudogicht): Ablagerung von Kalziumpyrophosphat, am häufigsten das Kniegelenk betreffend, aber auch Hüften, Knöchel, Schultern, Ellbogen und Handgelenke. Die Chondrokalzinose ist seltener als die Gicht. Bevorzugt wird das höhere Lebensalter ohne Geschlechtsbevorzugung. Der Verlauf ist meist klinisch stumm.

Therapie

- Akuter Gichtanfall: Nicht-steroidale Antirheumatika, Ruhigstellung des Gelenkes, Kältetherapie.
- Dauertherapie: Zyloric® (verminderte Bildung von Harnsäure), Reduktionskost bei Übergewicht, purinarme Kost, Vermeidung von Alkohol.

Extraartikulärer Rheumatismus

Periarthropathia humeroscapularis (PHS-Syndrom)

Definition und Entstehung

Schmerzhafte Erkrankung der das Schultergelenk umgebenden Weichteile, also Sehnen, Sehnenansatzstellen, Bänder, Muskeln, Bursen (Schleimbeutel) und Faszien. Duplay sprach bereits 1872 von «Periarthritis humeroscapularis». Pathogenetisch sind aber gemäß heutigem Wissensstand viele Faktoren mit im Spiel, d.h. neben entzündlichen vor allem degenerative, traumatische und eventuell sogar psychische, so dass heutzutage von «Periarthropathie» (= Periarthrose plus Periarthritis) als Sammelbegriff gesprochen wird. Vorkommen: Die PHS ist eine sehr häufige Erkrankung (ca. 10% der Gesamtbevölkerung werden davon betroffen).

Klinische PHS-Syndrome

1. PHS tendopathica simplex (subacuta, chronica):
   Leitsymptom: schmerzhafter Reizzustand im Bereiche des Muskel-Sehnen-Verlaufs, häufig der Sehnenansatzstelle eines Muskels mit typischen Befundmustern: am häufigsten finden sich:
   - Supraspinatus-Syndrom: Schmerz bei seitlichem Anheben des Armes zwischen 80 und 120 Grad («painful arc»);
   - Biceps-longus-Syndrom: schmerzhafte Kombinationsbewegungen z.B. beim Schürzengriff, beim Anziehen einer Jacke;
   - Biceps-brevis-Syndrom: Druckschmerz am Processus coracoideus.
     Typisch ist die Schmerzausstrahlung in den Oberarm und Nackenbereich sowie der Nachtschmerz (beim Liegen auf der kranken Schulter).

2. PHS acuta:
   Akuter rasender, brutaler Dauerschmerz tags und nachts, welcher zur Ruhigstellung der Schulter zwingt.
   Ursache: akute Entzündungsreaktionen um Kalkherde in den Schleimbeuteln.

3. PHS pseudoparetica («Pseudo-Armlähmung»):
   Plötzlicher Beginn nach einer abrupten Bewegung mit Anstrengung (Gewicht heben) mit heftigen lokalen Schulterschmerzen («Messerstich»), Gefühl des Reißens oder Krachens in der Schulter. Der Arm kann darauf nicht mehr seitlich angehoben und außenrotiert werden.
   Ursache: Ruptur der Rotatorensehnenplatte (v.a. Supraspinatussehne).

4. PHS ankylosans (fibröse Schultersteife):
   Synonym: eingefrorene Schulter (frozen shoulder). Langsam schleichend ohne Schmerzen sich einstellend. Entweder als Folge von PHS simplex und acuta, nach bewusster oder unbewusster Ruhigstellung der Schulter oder im Verlauf von neurologischen Erkrankungen (Hemi-Parkinson).
   Ursache: fibröse Schrumpfung des Kapselgewebes (retraktile Kapsulose).

Sonderform: Schulter-Hand-Syndrom = Kombination von PHS mit einer Sudeckschen Dystrophie.

Diagnostik

Klinik, evtl. ergänzt durch Radiologie (Schwedenstatus in drei Ebenen).

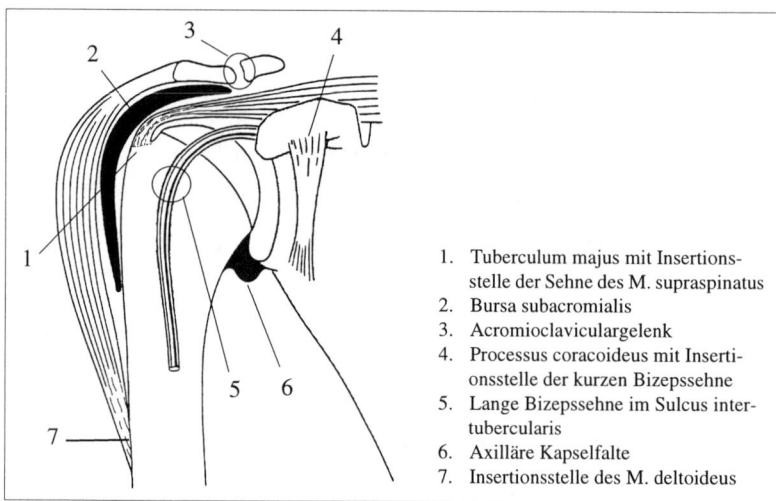

1. Tuberculum majus mit Insertionsstelle der Sehne des M. supraspinatus
2. Bursa subacromialis
3. Acromioclaviculargelenk
4. Processus coracoideus mit Insertionsstelle der kurzen Bizepssehne
5. Lange Bizepssehne im Sulcus intertubercularis
6. Axilläre Kapselfalte
7. Insertionsstelle des M. deltoideus

Abbildung 89: Druckschmerzhafte Punkte beim PHS-Syndrom

Therapie

Wichtig: immer kombiniert: Medikamente plus Physiotherapie.

• PHS chronica: am wichtigsten: Physiotherapie! Bindewebemassage, Segmenttherapie, funktionelle Krankengymnastik. Heublumen-Wickel (feuchte milde Wärme), Ultrakurzwellentherapie, Iontophorese, diadynamische Ströme, Ultraschall.
   Medikamente: Nicht-steroidale Antirheumatika topisch und systemisch: z.B. Flector® EP Tissugel, Voltaren® Emulgel, Voltaren® Drg.
   Mittel der Wahl: Intra- und periartikuläre Steroid-Injektionen an den Insertionsstellen. Bei psychosomatischen Störungen: Unterstützung mit Antidepressiva, z.B. Tolvon®.

• PHS acuta:
   Erste Maßnahme: Ruhigstellung plus Kälte ununterbrochen während 24 bis 48 Stunden! Medikamentös: Steroidstoß subacromial und/oder NSA hoch dosiert.

Primäres Fibromyalgie-Syndrom (PFS)

Bedeutung und Vorkommen

Die Hälfte der Patienten mit sogenannten rheumatischen Schmerzen geben extraartikuläre Symptome an. Die dritthäufigste Erkrankung aus diesem Formenkreis ist das PFS (nach PHS und Tennisellbogen). 80% der Betroffenen sind Frauen mittleren Alters. Die Pathogenese ist unklar.

Klinik

Konstellation: Eine erschöpft und resigniert wirkende Patientin mittleren Alters, die über symmetrische muskulo-skelettale Ruhe- und Bewegungsschmerzen, Morgensteifigkeit und Schlaflosigkeit klagt, ohne dass eindeutig pathologisch objektivierbare Befunde erhoben werden könnten. Weitere Symptome: Schmerzen am ganzen Körper, Adynamie, Angst, Anspannung.

Typischer Befund: Schmerzhafte Druckpunkte (Trapeziusoberrand, M.supraspinatus, Trochanter major, Knie Innenseite).

Differentialdiagnosen: Anhaltende somatoforme Schmerzstörung; Larvierte Depression; cP, Polymyalgia rheumatica, systemischer Lupus erythematodes.

Therapie

Stichwort: schwierig, oft frustrierend für alle Beteiligten. Wichtig: Folgende Maßnahmen helfen *nicht:* Analgetika, passive physikalische Maßnahmen.

Therapiemöglichkeit: Antidepressiva Saroten® ret.; Entspannungsübungen.

Tendopathien = Erkrankungen der Sehnen

Symptomatologie: bewegungsabhängiger Schmerz mit Schonstellung, umschriebener Druckschmerz, Haltungs- und Ermüdungsschmerz; der Schmerz ist reißend, bohrend oder dumpf. Oft klagt der Patient über ein Steifigkeitsgefühl. Eventuell liegen bereits Kontrakturen vor.

Pannikulose = Erkrankung des Unterhautzellengewebes

Symptomatologie: Schmerzen stechend oder brennend (Druck auf die Nervenendigungen); Nachtschmerzen, Schmerzverstärkung auf Druck oder Wärmeapplikation, Schweregefühl, Kneif-/Rollschmerz, Matratzenphänomen. Vorkommen: gehäuft im Klimakterium, vor allem bei adipösen Frauen.

Befunde: Haut ist höckerig (Orangenhaut); Haut und Unterhaut sind verdickt, derb, körnig, verbacken und schlecht auf der Unterlage verschieblich.

Osteoporose

Bedeutung

Die Osteoporose ist ein sehr wichtiges geriatrisches Krankheitsbild wegen der damit vergesellschafteten Frakturen: 4 von 10 Frauen erleiden in der Postmenopause einen osteoporotisch bedingten Knochenbruch (bei den Männern sind es «nur» 15%).

Wegen der mit der Osteoporose verbundenen Frakturen und den daraus entstehenden Kosten für das Gesundheitswesen ist es von großer Bedeutung, diejenigen Patienten zu identifizieren, welche bereits an einer Osteoporose leiden oder ein erhöhtes Risiko aufweisen, eine Osteoporose zu entwickeln (siehe dazu *Prophylaxe* auf Seite 476).

Definition

Aus griechisch «osteo» = Knochen, «poros» = Loch.
Osteoporose ist eine allgemeine Skeletterkrankung, die durch einen Abbau der Knochenmasse und eine Verschlechterung der Feinarchitektur des Knochengewebes beschrieben wird.

Folge ist eine verminderte mechanische Belastbarkeit des Knochens, welche zu einer erhöhten Anfälligkeit auf Knochenbrüche führt.

Pathophysiologische Aspekte

Durch den Einfluss der Sexualhormone kommt es zu einer Beschleunigung des Knochenwachstums in der Adoleszenz, so dass die maximale Knochenmasse zwischen 20 und 30 Jahren erreicht wird.

In der Postmenopause, d.h. nach der Menopause (letzte Regelblutung, «Abänderung»), kommt es zu einer Knochenmassenreduktion durch das Absinken des Östrogenspiegels. Etwa $1/3$ aller Frauen macht postmenopausal eine Phase gesteigerten Knochenverlustes durch. Bei Männern bleibt die Testosteronproduktion bis ins hohe Alter bestehen, so dass kein abrupter Knochenmassenverlust eintritt.

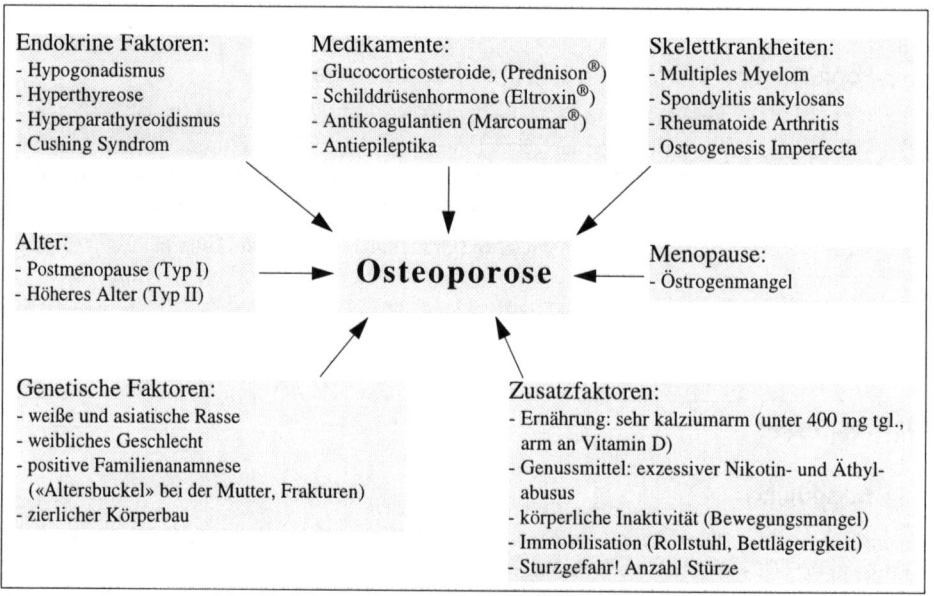

Abbildung 90: Übersicht: Risikofaktoren für Osteoporose

Einteilung der Osteoporosen

- Typ I: Spongiosabetonter Knochenmassenverlust am Stammskelett mit Wirbelkörperfrakturen.
- Typ II: Generalisierter, die Spongiosa *und* die Kompakta betreffender Knochenmassenverlust mit Frakturen an den langen Röhrenknochen (Schenkelhals- und Vorderarmfrakturen).
- Pathogenetisch orientierte Einteilung: siehe folgende Tabelle!

Tabelle 140: Osteoporosen-Einteilung

Primäre Osteoporosen	Sekundäre Osteoporosen
- Juvenile, präklimakterische, präsenile Osteoporose - Postmenopausale (Typ I), senile (Typ II) Osteoporose	- endokrin: M.Cushing, Hyperthyreose, Hypogonadismus, Hyperparathyreoidismus - gastrointestinal: Malnutrition, Malabsorption, Hepatopathie, entzündliche Darmerkrankungen (M.Crohn und Colitis ulcerosa) - neoplastisch: Plasmozytom, Metastasen - iatrogen: Prednison- oder Heparin-Langzeitbehandlung - Immobilisation: Paraplegie, MS; Sudeck-Dystrophie etc.

Risikofaktoren für osteoporotisch bedingten Knochenbruch

- Wichtigster Faktor: die Knochenmasse.
- Zusatzfaktoren: Häufigkeit von Stürzen, Alter und Zustand nach durchgemachten Frakturen.
- Größtes Risiko für Osteoporose haben weiße und asiatische Frauen in der Postmenopause (= Zeit nach der letzten Regelblutung).
- Zusätzliche Risiken: Erbfaktor (Osteoporoseerkrankung in der Familie), Lebensstil (Nikotinabusus, zu hoher Alkoholkonsum, körperliche Inaktivität, ungenügende Kalziumaufnahme), bei älteren Leuten zusätzlich Vitamin D-Mangel. Das frühe Eintreten der Menopause fördert die Entwicklung einer Osteoporose.

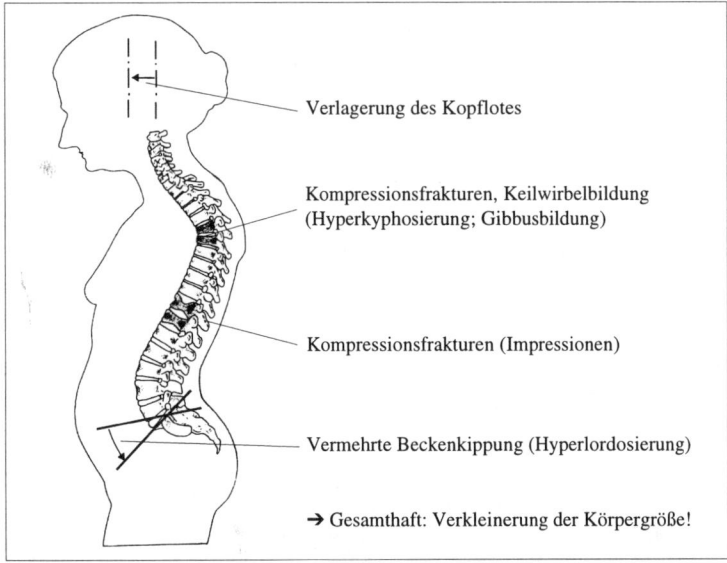

Abbildung 91: Typische Haltungsveränderungen bei Osteoporose

Diagnostik

Eine wichtige Frakturprophylaxe ist die frühzeitige Osteoporosediagnose. Nur die Knochendichte erlaubt das Risiko für Frakturen vorauszusagen. Dieses Risiko kann nur direkt mit der Knochendichte gemessen werden.

Densitometrie = Knochendichtemessung mittels Röntgenstrahlen (Knochendichtemessung mit speziellen Geräten an Vorderarm, Unterschenkel, Wirbelsäule und Oberschenkel).

Indikationen zur Osteodensitometrie

1. Frauen mit Östrogenmangelsituation (mit einer Bereitschaft, sich präventiv und/oder therapeutisch behandeln zu lassen).

2. Patienten mit konventionell-radiologischer Osteopenie oder Wirbelkörperveränderungen, die typisch sind für beginnende Osteoporose oder manifeste Wirbelkörperfrakturen.

3. Langzeit-Steroidtherapie (mindestens 7,5 mg Prednison® pro Tag).

4. Asymptomatischer primärer Hyperparathyreoidismus.

Tabelle 141: Osteoporose – wesentliche Komponenten der Verdachtsdiagnose

Anamnese
- Leitsymptom Rückenschmerz (vertebragen, wechselnd)
- Frakturen nach Bagatelltraumen
- Graviditäten, Menopause, körperliche Aktivität, Ernährung
- Nikotin, Alkohol, Medikamente
- Vorerkrankungen (endokrin, renal, gastrointestinal)
- familiäre Belastung
Körperlicher Befund
- Habitusveränderung (Gibbus, Rumpfverkürzung, Größenabnahme, vorgewölbtes Abdomen, seitlich-schräge Hautfalten am Rücken = Tannenbaum-Phänomen)
- Wirbelsäule klopfdolent
- Hinweise auf endokrine, renale, gastrointestinale, hämatologische Erkrankungen

Tabelle 142: Indikationen für Knochendensitometrie

• Risikofaktoren
- Östrogenmangel-Syndrom: frühzeitige Menopause (< 45 Jahre), sekundäre Amenorrhoe (> 6 - 12 Monate)
- familiäres Vorkommen von osteoporotischen Frakturen
• Klinischer Verdacht auf Osteoporose
- signifikante Größenabnahme (> 3 cm)
- Kyphosierung der BWS («Altersbuckel» bei der Mutter)
• Radiologischer Verdacht auf Osteoporose
• Manifeste Osteoporose mit Fraktur
• Langzeit Glucocorticoidbehandlung
• Chronische gastrointestinale Erkrankung (z.B. M.Crohn, Malabsorption)
• Primärer Hyperparathyreoidismus, bei unklarer Operationsindikation
• Organtransplantation (vor allem Herz, Lunge und Leber)
• Evaluation des Behandlungserfolges

Tabelle 143: Densitometrische Klassifikation der Osteoporose

Normal	Knochendichtewert (BMD[a]) innerhalb 1 Standardabweichung (SD) vom Mittelwert junger Erwachsener
Osteopenie (niedrige Knochenmasse)	Knochendichtewert (BMD) mehr als 1 SD unter dem Mittelwert junger Erwachsener, aber weniger als 2,5 SD unterhalb dieses Wertes
Osteoporose	BMD 2,5 SD oder mehr unterhalb des Mittelwertes für junge Erwachsene
Schwere Osteoporose (etablierte Osteoporose)	BMD 2,5 SD oder mehr unterhalb des Mittelwertes und Anwesenheit von einer oder mehreren osteoporosebedingten Frakturen

a. BMD = Bone Mineral Density

Laboruntersuchungen

Tabelle 144: Laboruntersuchungen zum Ausschluss sekundärer Osteoporosen

Krankheit	Laborparameter
Hypogonadismus	Klinik, FSH, LH (Männer: freies Testosteron)
Hyperparathyreoidismus	Intact PTH, ionisiertes Kalzium
Hyperthyreose	TSH, je nach Resultat fT_3, fT_4
Hypercortisolismus	Klinik, bei Verdacht: Nüchterncortisol im Serum
Plasmozytom	BSR, Serumeiweiß-Elektrophorese
andere Malignome	Blutbild
Osteomalazie	Alkalische Phosphatase, 25.OH-Vitamin D im Serum

Tabelle 145: Laborbefunde bei Osteopenie

	Kalzium (Ca^{2+})	Phosphat (PO_4^{2-})	Alkalische Phosphatase
Postmenopausale Osteoporose	normal	normal	normal
Plasmozytom	erhöht	erhöht	normal
Karzinommetastasen	erhöht	erhöht	stark erhöht
Hyperthyreose	normal/erhöht	normal/erhöht	normal

Prädilektionsstellen osteoporotischer Frakturen

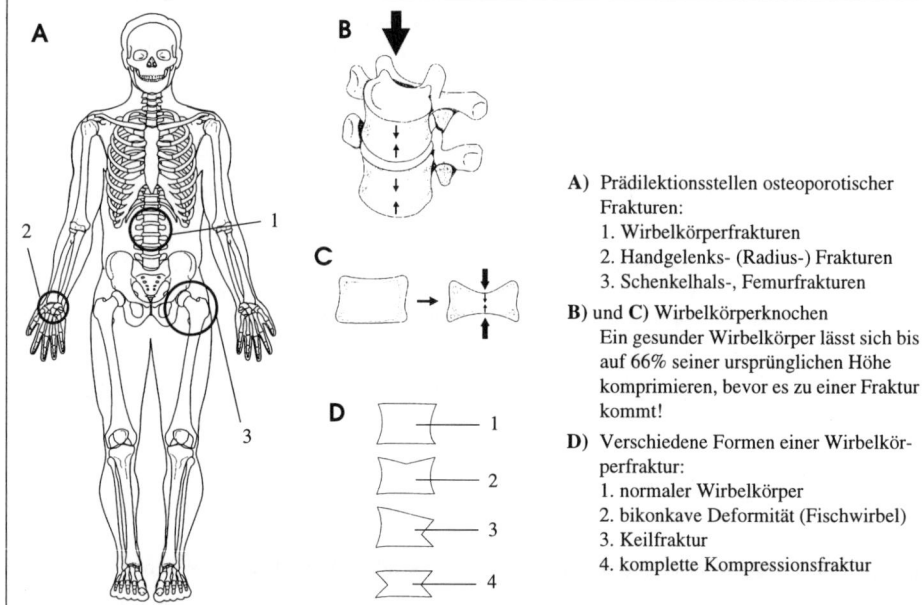

A) Prädilektionsstellen osteoporotischer
   Frakturen:
   1. Wirbelkörperfrakturen
   2. Handgelenks- (Radius-) Frakturen
   3. Schenkelhals-, Femurfrakturen

B) und C) Wirbelkörperknochen
   Ein gesunder Wirbelkörper lässt sich bis
   auf 66% seiner ursprünglichen Höhe
   komprimieren, bevor es zu einer Fraktur
   kommt!

D) Verschiedene Formen einer Wirbelkör-
   perfraktur:
   1. normaler Wirbelkörper
   2. bikonkave Deformität (Fischwirbel)
   3. Keilfraktur
   4. komplette Kompressionsfraktur

Abbildung 92: Osteoporotische Frakturen

Prophylaxe

Primärprophylaxe (Prämenopause)

Entscheidend ist es, möglichst viel Knochenkapital anzusammeln; neben den genetischen Faktoren, welche etwa 80% ausmachen, spielen folgende Faktoren eine Rolle: genügende Kalziumzufuhr (Jugendliche 1'200 - 1'500 mg pro Tag) durch Milchprodukte, Verhinderung eines frühzeitigen Nikotin- und Alkoholkonsums; Behandlung von Anorexie und Amenorrhoe.

Sekundärprophylaxe (Perimenopause)

Ziel: Verhinderung des verstärkten menopausebedingten Knochendichteverlustes (physiologisch: 1 - 2% Spongiosa pro Jahr).

Allgemeine Maßnahmen:

- Kalzium und Ernährung: idealerweise wird die Kalziumaufnahme durch die Ernährung abgedeckt. Ungenügende Kalziumaufnahme kann die maximale Knochenmasse reduzieren. Empfohlene Tagesmengen: Jugendliche 1'200 mg, Erwachsene 800 - 1'000 mg, ältere Leute 1'500 mg, bei Frauen nach der Menopause 1'500 mg, sofern sie keine Östrogene zu sich nehmen.

  Kalziumreiche Lebensmittel sind: alle Milchprodukte, auch Magermilch, -quark, Light-Yoghurt; Sellerie, Broccoli, Grünkohl, Kohlrabi, Lauch, Spinat. 1 Glas Milch (200 ml) enthält etwa $1/5$ der empfohlenen Tageszufuhr für Erwachsene. Mineralwasser.

- Körperliche Aktivität: körperliche Aktivität verstärkt die Knochenentwicklung. Immobilisierung führt zu deutlichem Knochenmassenverlust. Als Aktivitäten kommen idealerweise Ausdauersportarten im aeroben Bereich in Frage (Joggen, Ballspiele, Rudern, Tanzen, Aerobic).

  Literaturhinweis: «Rückenregeln und Gymnastik bei Osteoporose», herausgegeben von der Schweizerischen Vereinigung gegen die Osteoporose, SVGO, Missionsstrasse 24, 4055 Basel.

- Nikotinabstinenz.
  Beachte: Rauchen beschleunigt den Knochenabbau. Raucherinnen kommen früher in die Menopause, neigen zu einem anorektischen Habitus, haben eine eingeschränkte Lungenkapazität und sind daher für körperliche Aktivität weniger motiviert.
- Alkoholabstinenz.
  Beachte: Alkohol hemmt die Aufnahme von Kalzium und Vitamin D und hat zudem auch direkt einen Osteoblasten-hemmenden Effekt.
  Die Osteoporose des Mannes wird immer häufiger auf Alkoholabusus zurückgeführt!

Präventive Interventionsmöglichkeit:

- Östrogen-Gestagen-Substitution:
  Die Östrogensubstitution ist die unumstritten beste medikamentöse Osteoporoseprophylaxe in der frühen Postmenopause. Östrogene können aber auch noch lange in der Postmenopause den Knochenverlust verringern. Alle Frauen, welche ein Risiko für Osteoporose aufweisen, sollten mit Östrogenen behandelt werden. Das erhöhte Risiko für Gebärmutterkrebs durch die alleinige Anwendung von Östrogenen wird durch die Kombination mit Gestagenen umgangen.
  Medikamente: Kliogest®, Trisequens®, Premarin® plus, Estracomb TTS®, Estragest TTS®.
  Wichtig ist eine genügende Kalziumzufuhr (mindestens 1'000 mg pro Tag), welche den Östrogeneffekt potenziert.
  Effekte der Hormonersatztherapie: Senkung des Risikos einer osteoporotisch bedingten Fraktur um 60%, der koronaren Herzerkrankung um 50%. Durch eine Östrogentherapie in der Postmenopause wird das steigende Risiko für die koronare Herzkrankheit reduziert! (Siehe Seite 170!)
  Beachte: Östrogene weisen einen direkten positiven Gefäßeffekt auf. Weitere positive Effekte: Verbesserung der Konzentrationsfähigkeit und Gedächtnisleistung bei Alzheimerpatientinnen, positive Einflüsse auf Augen, Zähne und vasomotorische Funktionen.
  Beachte: Bis anhin wurde keine erhöhte Brustkrebssterblichkeit bei mit Östrogenen behandelten Patientinnen beobachtet. Konsequenz: bei Frauen, welche osteoporosegefährdet sind, überwiegen die Vorteile der Östrogenbehandlung deutlich gegenüber den möglichen Gefahren.
- Genügende Vitamin D-Zufuhr: Empfohlene Dosis: 400 - 1'000 I.E. pro Tag. Die Zufuhr von Vitamin D ist bei alten Leuten indiziert, welche sich zu wenig in der Sonne aufhalten und fehlernährt sind.
  Medikamente: Vi-De 3® (1 ml = 45 Trpf. = 4'500 I.E. Cholecalciferol), Rocaltrol®.
- Weitere gegen Osteoporose eingesetzte Medikamente:
  1. Basistherapie: Kalzium (z.B. Calcium-Sandoz® Brausetabletten, 500 und 1'000 mg), empfohlene Dosis 1'000 - 1'500 mg /Tag.
  2. Vitamin D (siehe oben).
  3. Kombinationspräparate: Kalzium und Vitamin D_3, z.B.: Cal-De® 3ff (Instant-Pulver) oder Calcimagon®-D3 (Kautabletten).
  4. Antiresorptive Therapie: Östrogene (siehe oben).
  5. Bisphosphonate: Hauptwirkung: Hemmung der knochenabbauenden Zellen. Schutz des Knochens bei Kortisonbehandlung.
     Medikamente: Didronel®, Bonefos®, Ostac®, Alendronat Fosamax®10 mg täglich. Wichtig: Einnahme nüchtern, nach der Einnahme aufrecht bleiben, seltene Nebenwirkung: Ösophagitis.

6. Kalzitonin:

Wirkung: Hemmung des Knochenabbaues. Die Substanz ist vor allem bei Patienten indiziert, welche eine Osteoporose mit hoher Umbaurate aufweisen und an frakturbedingten Knochenschmerzen leiden. Kalzitonin ist ein sicheres Medikament und hat gute analgetische Eigenschaften.

Beachte: die zusätzliche Gabe von Kalzium ist bei dieser Therapie unbedingt notwendig.

Medikament: Miacalcic® Nasalspray mite 100 und Nasalspray 200, empfohlene Dosis 50 - 100 I.E. täglich bzw. 3 x wöchentlich (Beachte: hohe Behandlungskosten); Cibacalcin®.

7. Fluoride:

Wirkung: Fluoride fördern die Knochenbildung.

Nebenwirkung: Knochen- und Gelenkschmerzen.

Medikamente: Ossin®, Ossofluor®, Zymafluor®.

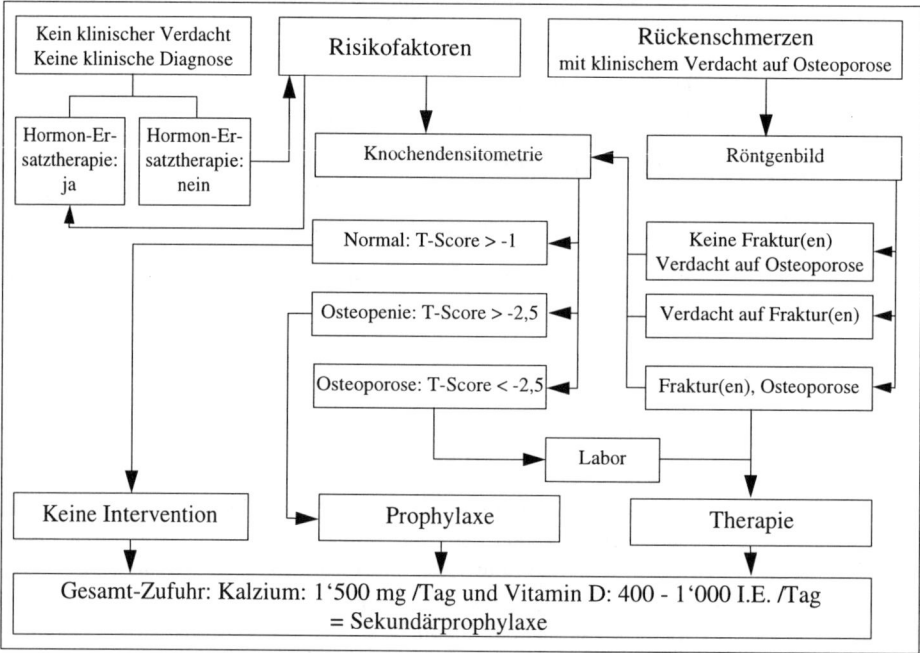

Abbildung 93: Verhinderung des menopausebedingten Knochendichteverlustes

Tertiärprophylaxe (hohes Alter)

Beachte: Bei Patienten mit einer Schenkelhalsfraktur im Alter von über 75 Jahren findet sich ein beschleunigter Knochenstoffwechsel, welchem ursächlich eine jahre- oder jahrzehntelange Unterversorgung mit Kalzium und Vitamin D zugrunde liegt. Eine Substitution von Kalzium und Vitamin D bei betagten Menschen kann zu einer deutlichen Reduktion von Schenkelhalsfrakturen führen. Sehr wichtig ist eine ausgewogene Ernährung mit genügender Eiweiß- und Kalziumzufuhr (kalziumhaltige Mineralwasser). Mit einer Vitamin D-Zufuhr über 400 I.E. pro Tag kann zudem ein knochenabbauender sekundärer Hyperparathyreoidismus verhindert werden.

Beachte: Auch alte und sehr alte Menschen sollten immer wieder zur körperlichen Aktivität animiert werden (Bedeutung des Altersturnens!).

Sturzprophylaxe: Die Inzidenz von Schenkelhalsfrakturen beträgt in der Schweiz 140 pro 100'000 Einwohner/Jahr. 75% davon geschehen im häuslichen Bereich, vor allem im Winter. Daher ganz wichtig: «Sanieren» des häuslichen Umfeldes!

Tabelle 146: Verhinderung von Stürzen / Schenkelhalsfrakturen

• Vermeidung von Stolperfallen im Haushalt (Teppiche, elektrische Kabel etc.) • Vorsicht bei glatten Böden, insbesondere im Badezimmer und in der Badewanne • Optimierung der Lichtverhältnisse im Haus, insbesondere im Treppenhaus, Handlauf durchgehend konstruieren • Achten auf Bordsteinkanten • Vermeiden des Fahrens in ungefederten Fahrzeugen • Vermeiden von schweren Lasten • Bücken unter Aufrechthaltung des Rückens • Überprüfung der Sehstärke • Optimierung des Schuhwerkes • Modifizierung der medikamentösen Therapie (Schlafmittel, Psychopharmaka, Muskelrelaxantien) • Ausreichende Rehabilitation nach Schlaganfällen • Tragen eines Hüftprotektors (Safe hip)

Therapiemöglichkeiten

Medikamentöse Therapie

Beachte: Der Einsatz der medikamentösen Therapie erfolgt meistens über Jahre oder sogar Jahrzehnte.

Bedingung: Behandlungsplan für den einzelnen Patienten, Knochendichtemessung mit aussagekräftigen Messverfahren.

Medikamente: siehe Seite 477 und Seite 477!

Physiotherapie bei Osteoporose

Ziele: Verminderung der Anzahl von neuen Frakturen, Erhöhung der funktionellen Leistungsfähigkeit, Verbesserung der Knochenqualität. Verhinderung von Schmerzen bei akuten Frakturen oder bei chronischen Beschwerden des Bewegungsapparates infolge veränderter Statik und Muskeldysbalance. Sturz- und Frakturprophylaxe mittels Haltungsinstruktion, Verbesserung der Kraft und Ausdauer, Förderung der Bewegungssicherheit.

Methoden: Muskeldehnung, -kräftigung, Förderung der Bewegungskoordination, Ausdauertraining, Rückenschule, Atemgymnastik, Heimprogramm.

Osteomalazie

Definition

Generalisierte Skeletterkrankung aufgrund einer Mineralisationsstörung des Osteoids mit Verminderung des mineralisierten Skelettanteils bei erhaltener Gesamtskelettmasse.

Folgen sind: Verlust der Knochenfestigkeit mit Weichheit der Knochen, Verbiegungen, Fischwirbelbildungen, Pseudofrakturen an Femur, Becken, Skapula, proximaler Fibula und Metatarsalia.

Beachte: Bei etwa 10 - 20% der Patienten mit Schenkelhalsfraktur liegt eine Osteomalazie vor.

Beachte: Bei über 90jährigen Patienten findet sich in etwa 70% eine Osteoporose und in ca. 30% eine Osteomalazie.

Ursachen

Häufigste Ursache bei älteren Menschen ist ein Vitamin-D-Mangel (mangelnde UV-Exposition bei zu geringer Sonneneinwirkung; Fehlernährung, Malabsorption, Zustand nach Magenoperation, Behandlung mit Antikonvulsiva, Lebererkrankungen, Nierenversagen).

Störungen des Vitamin D-Stoffwechsels (mangelhafte Hydroxylierung zum aktiven Metaboliten, verminderte Ansprechbarkeit der Zielorgane).

Seltenere Ursachen: renaler Phosphatverlust, chronische Niereninsuffizienz, Medikamente.

Beachte: Osteomalazien sind häufig multifaktoriell bedingt.

Symptome

Klinisch stehen generalisierte Schmerzen des ganzen Skeletts, insbesondere der stark belasteten Regionen, im Vordergrund: Schmerzen im Beckenbereich, verstärkt durch eine durch den sekundären Hyperparathyreoidismus bedingte Myopathie (Muskelschwäche), führen zu Gangstörungen mit Watschelgang.
Adynamie (Leistungsabnahme) und Muskelschwäche sind wichtige Leitsymptome!

Diagnostik

- *Radiologisch* finden sich an Stellen starker mechanischer Beanspruchung Pseudofrakturen mit bandförmiger Spongiosaverdickung (Looser-Umbauzonen = «Milkman-Syndrom»).

- *Labor:* Leichte Hypokalzämie mit sekundärem Hyperparathyreoidismus, der eine massivere Hypokalzämie verhindert. Das Phosphat ist vermindert oder tiefnormal. Die alkalische Phosphatase ist erhöht (als Ausdruck der gesteigerten Osteoblastentätigkeit).

- *Knochenbiopsie:* Die Diagnose wird definitiv bestätigt durch eine Knochenbiopsie nach Tetracyclinmarkierung.

Therapie

Bei Vitamin-D-Mangel tägliche Substitution von 400 - 4'000 I.E. Vitamin D_3 sowie 1 - 2 g Kalzium p.o.
Beispiele: Cal-De® 3ff (Instant-Pulver) oder Calcimagon®-D3 (Kautabletten).

Beim Vorliegen eines Malabsorptionssyndroms empfiehlt sich die Gabe von 100'000 - 300'000 I.E. Vitamin D_3 in Abständen von 4 - 6 Wochen bis zur Normalisierung der alkalischen Phosphatase, danach alle 3 - 6 Monate.

Prognose

Unter Therapie klingen die klinischen Symptome sehr rasch ab und verschwinden nach wenigen Wochen vollständig. Nach 3 - 6 Monaten kommt es zu einer Normalisierung der Laborwerte und Röntgenbefunde.

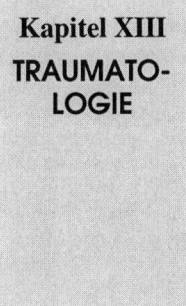

Traumatologie

Allgemeines und Bedeutung

- Verletzungen beim alten Menschen müssen in engem Zusammenhang mit Gangstörungen und Stürzen (siehe Instabilität) gesehen werden. Ein Sturz kann je nach Art und Schwere der Verletzung verheerende Folgen nach sich ziehen oder sogar unmittelbar zum Tode führen (z.B. durch schweres Schädel-Hirn-Trauma mit Hirnblutung).

- Stürze mit Verletzungen oder Frakturen gehören zu den häufigsten geriatrischen Notfällen und verursachen in einer Institution oft erhebliche Unruhe sowie psychische und zeitliche Belastung.

- Schenkelhalsfrakturen sind die häufigste Ursache für eine Verlegung eines geriatrischen Patienten in eine chirurgische Klinik.

- Bei alten Leuten sind folgende Verletzungen häufig:
  - Weichteilverletzungen (sogenannte Rissquetschwunden im Gesicht und an den Extremitäten);
  - Knochenfrakturen von Femur (Oberschenkel inklusive Schenkelhals), Humerus (Oberarm), Radius (Speiche), Metacarpalia (Mittelhand), Clavicula (Schlüsselbein), Rippen.
  - Schädel-Hirn-Trauma (Gehirnerschütterung);
  - Hitzeschäden (Verbrennungen) und Kälteschäden (Unterkühlung).

Beurteilung der Operabilität bei geriatrischen Patienten

Bedeutung

Ein geriatrisch-chirurgisches Assessment versucht durch Abklärung, Beurteilung und Bewertung der kardialen, pulmonalen, renalen, psychiatrischen und pharmakologischen Risiken die durch eine Operation beim alten Menschen entstehende Morbidität und die postoperative Letalität zu verringern.

Allgemeines

- Falls die Indikation zu einer Operation gestellt worden ist, sollte immer ein (geplanter) Wahleingriff angestrebt werden, da notfallmäßige Eingriffe mit wesentlich höheren Risiken verbunden sind.

- Aus kardiologischer Sicht werden wichtige Kriterien zur Beurteilung des Operationsrisikos im sogenannten «Cardiac Risk Index» zusammengefasst, siehe *Tabelle 147: «Cardiac Risk Index»* .
- Folgende Zustände bewirken ein erhöhtes Operationsrisiko:
  - schwere Herzinsuffizienz (Dyspnoe NYHA III)
  - Zustand nach Myokardinfarkt innerhalb der letzten 6 Monate;
  - stark pathologische Werte in der Lungenfunktionsanalyse;
  - erniedrigte (arterielle) Sauerstoff-Sättigung (z.B. unter 90%).

Tabelle 147: «Cardiac Risk Index»

Kriterien	Punktzahl
Anamnese - Alter >70 Jahre - Myokardinfarkt (letzte 6 Monate)	 5 10
Physikalischer Status - Herzinsuffizienz (dritter Herzton, Halsvenenstauung) - gesicherte Aortenstenose - Polypathie (abnormes Routinelabor/Blutgase und/oder Bettlägerigkeit)	 11 3 3
EKG - kein Sinusrhythmus oder supraventrikuläre Extrasystolen - >5 ventrikuläre Extrasystolen (im präoperativen EKG)	 7 7
Operation - Thorax-, Abdominal- oder Aorteneingriff - Notfalleingriff	 3 4
Höchstmögliches Total:	53

Organspezifische Probleme beim operierten Patienten

1. Atmung/Lungen:
   - Oberflächliche Atmung mit Sekretstau.
   - Gefahren:
   a) Atelektase = ungenügende Ausdehnung eines Lungenanteils: Auftreten früh postoperativ, d.h. innerhalb von Stunden.
   Symptomatik: Tachypnoe und Zyanose, Fieber.
   Therapie und Prophylaxe: intensive physikalische Atemtherapie mit Förderung von Expektoration, Ausklopfen.
   b) Hypostatische Bronchopneumonie: Auftreten erst ab 3. oder 4. Tag
   Symptomatik: Fieber, Husten, Tachypnoe, Tachykardie, Dyspnoe und Zyanose.
   c) Periphere Lungenembolie und Lungeninfarkt: Auftreten erst ab 4. Tag
   Symptomatik: sehr oft symptomlos, evtl. lediglich Tachykardie und flüchtiger Fieberschub mit vorübergehender Dyspnoe, evtl. Pleuraschmerz.

2. Herz/Kreislauf:
   a) Volumenmangel oder Überwässerung:
   Parameter: zentraler Venendruck (zu hoher ZVD postoperativ bei dekompensierter Herzinsuffizienz und Perikarderguss).
   b) Zentrale Lungenembolie:
   Dramatisches Krankheitsbild mit extremer Tachykardie und Zyanose. Lebensgefahr!

3. Nieren: akutes Nierenversagen (Beachte: Als Schmerzmittel eingesetzte Nicht-steroidale Antirheumatika NSAR können die Nierenfunktion beim älteren Patienten zusätzlich verschlechtern).

4. Magen/Darm-Trakt: postoperative Darmatonie, Gefahr: paralytischer Ileus.

Allgemeine Traumatologie

Arten der Frakturentstehung

Wir unterscheiden äußere und innere Ursachen von Frakturen:

1. Direkte oder indirekte Gewalt:
   im Rahmen von Stürzen, Unfällen oder als Folge eines Deliktes;
2. Spontanfrakturen:
   a) pathologische Frakturen = Frakturen eines krankhaft vorgeschädigten Knochens, z.B. im Rahmen einer generalisierten Osteoporose oder bei Knochenmetastasen. Typisch ist die sehr geringe Schmerzhaftigkeit.
   b) Ermüdungsfrakturen: sogenannte «Marschfrakturen» bilden sich häufig im Bereiche von Mittelfuß, Schambeinast und Tibia.

Differentialdiagnose zu Fraktur

1. **Luxation** = Verrenkung
   Definition: Verschiebung der Gelenksflächen mit Verletzung des Kapsel-Band-Apparates der Gelenke (Subluxation = unvollständige Verschiebung zweier durch ein Gelenk verbundener Knochenenden).
2. **Distorsion** = Verstauchung
   Definition: Auseinanderweichen der Gelenksflächen mit Dehnung oder Einriss der Bänder.

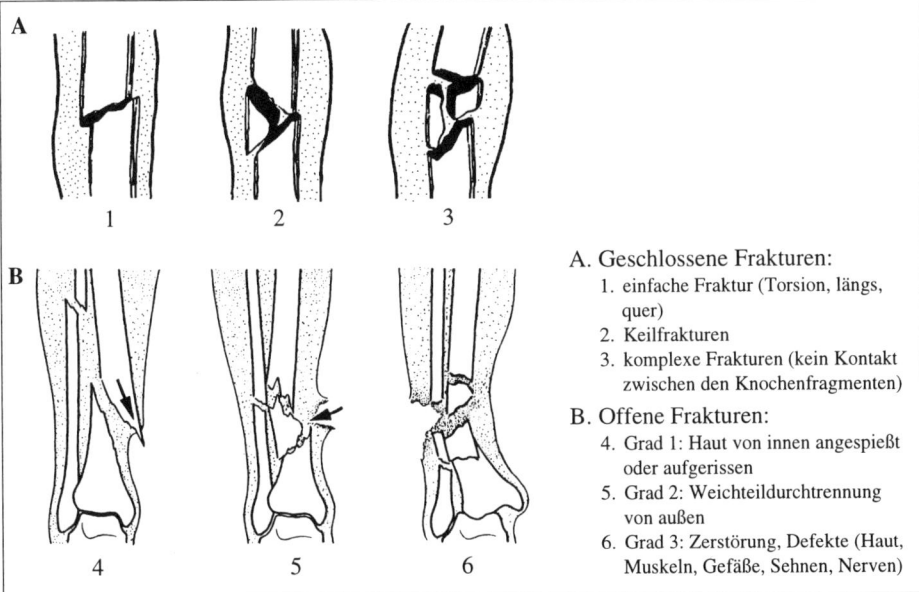

A. Geschlossene Frakturen:
1. einfache Fraktur (Torsion, längs, quer)
2. Keilfrakturen
3. komplexe Frakturen (kein Kontakt zwischen den Knochenfragmenten)

B. Offene Frakturen:
4. Grad 1: Haut von innen angespießt oder aufgerissen
5. Grad 2: Weichteildurchtrennung von außen
6. Grad 3: Zerstörung, Defekte (Haut, Muskeln, Gefäße, Sehnen, Nerven)

Abbildung 94: Einteilung von geschlossenen und offenen Frakturen

Diagnose einer Fraktur

Beachte: Einzige *sichere Frakturzeichen* sind deren drei:

1. Die Fehlstellung (Deformierung)
2. Eine falsche Beweglichkeit
3. Die Krepitation (aus lateinisch «crepitare» = knarren): knisterndes Gefühl beim Aneinanderreiben der Knochenfragmente.

Unsichere Frakturzeichen, welche auch im Rahmen einer Prellung, Verrenkung oder Verstauchung vorkommen können, sind:

1. Schmerz
2. Hämatome (Blutergüsse)
3. Funktionsausfall: für Laien oft am spektakulärsten.

Heilung einer Fraktur

Beachte: Diese ist abhängig von Art des Bruches (am besten heilen Mehrfragmentfrakturen), der Dislokation der Knochenfragmente, von der Beschaffenheit der Weichteile (wichtige Voraussetzung für die Heilung einer Fraktur ist die gesunde Haut über der Fraktur), dem Periost (Regel: je mehr Periost verletzt ist, desto schlechter heilt die Fraktur), dem Alter und Allgemeinzustand des Patienten.

Heilungsdauer

- Radiusfraktur loco classico: 4 Wochen
- Humerusfraktur: 8 Wochen
- Klavikulafraktur: 4 Wochen
- untere Extremität: durchschnittlich 12 Wochen
- Wirbelsäule: 12 Wochen

Behandlung einer Fraktur

Arten der Frakturbehandlung

1. Konservative Therapie:
   - Vorteile: geringes Infektrisiko;
   - Nachteile: intensive Überwachung, Prophylaxe der Gelenksversteifung wegen Kapselschrumpfung notwendig (vor allem im Schulter- und Ellbogengelenk).
2. Operative Therapie:
   - Vorteile: Gute Reposition und Fixation, frühe Mobilisation möglich;
   - Nachteile: Belastung durch Verlegung, Narkose, Operation.

Grundprinzip bei der Behandlung einer offenen Fraktur (mit Weichteilschädigung)

Einteilung der offenen Frakturen (Grobeinteilung):
- Grad 1: Haut von innen angespießt oder aufgerissen;
- Grad 2: Weichteildurchtrennung von außen;
- Grad 3: Zerstörung, Defekte an Haut, Muskeln, Gefäßen, Sehnen und Nerven.

Frakturtherapie heißt Weichteiltherapie mit dem Ziel der Dämmung einer Infektgefahr.

Prinzipielles Vorgehen:
1. Schritt: Débridement = Wundtoilette: sorgfältige Reinigung der Wunde mit Entfernung sämtlicher Fremdkörper, vor allem aus der Tiefe der Wunde inklusive Säuberung der Wundränder.
2. Schritt: Ruhigstellung respektive operative Versorgung der Fraktur.

Beachte: Jede Fraktur muss individuell behandelt werden. Vor Therapieeinleitung muss untersucht werden, ob zusätzlich Gefäß- und/oder Nervenverletzungen vorliegen.

Begleitverletzungen bei einer Fraktur

- Gefäßverletzungen:
  Symptomatik: Leitsymptome sind Blutung und/oder Ischämiesyndrom. Ischämiesyndrom: fehlender Puls, Schmerz (von Wundschmerz oft schwer abzugrenzen), Sensibilitäts- und Motilitätsverlust mit abgeblasster, kalter Extremität.

- Nervenverletzungen:
  Symptomatik: bei frischer Verletzung ist die Beurteilung der Innervation unsicher, denn die Sensibilität kann nach Durchtrennung eines Nervs scheinbar erhalten sein.
  Allgemeine Regeln bezüglich Prognose: Die Sensibilität erholt sich rascher als die Motorik und zwar besser an den Armen als an den Beinen.

Komplikationen während der Frakturbehandlung

Sudeck'sche Algodystrophie (Sudecksyndrom)

- Ursachen:
  a) Traumata in 90% (zu enge Gipsverbände, zu frühe Mobilisation)
  b) Entzündungen
  c) Schulter-Hand-Syndrom (vergleiche Seite 470)
- Stadieneinteilung:
  - Entzündungsähnliches Stadium (Stadium I):
    Schmerzen bei leichtester Bewegung, intensiv, dauernd, brennend.
  - Dystrophisches Stadium (Stadium II):
    Belastungs- und Druckschmerzen; im Röntgenbild klassisch: fleckige Osteoporose.
  - Atrophisches Stadium (Stadium III):
    Defektheilung, Kontrakturen im Vordergrund, Knochenatrophie.

Kompartment-Syndrome (Logensyndrome)

- Definition: Ausfall der Kapillardurchblutung wegen Druckanstieges innerhalb der geschlossenen Faszienloge mit Funktionsausfall von Nerven und Muskeln.
- Vorkommen: Polytraumata mit Muskelkompression; offene Frakturbehandlung ohne Faszieneröffnung; Lagerungsdruck, Bandagendruck, Gipsdruck; Ödeme, Hämatome.
- Symptome: unverhältnismäßiger zunehmender Schmerz; harte Schwellung der Muskelloge; funktioneller Ausfall. Beachte: intakte periphere Zirkulation: Pulse normal.
- Therapie: notfallmäßige operative Spaltung der Faszien.

Tibialis-anterior-Syndrom

- Definition: wichtigstes Logensyndrom an der unteren Extremität. Ischämie mit Nekrose (Absterben) der vorderen und äußeren Muskelgruppen am Unterschenkel.
- Vorkommen: posttraumatisch und postoperativ durch Ödem und Selbstkompression im geschlossenen Kompartment.
- Symptome: starker Schmerz, pralle druckdolente Loge; Ausfall der Großzehen-Extension. Beachte: Die Gabe von starken Analgetika kann die Diagnosestellung verzögern!

Osteomyelitis

Ursachen:
- offene Frakturen und
- Operation (Beachte: Operation bedeutet offene Fraktur)

Pulmonale Komplikationen

1. Lungenembolie
2. Hypostatische Bronchopneumonie
3. Atelektasen (unvollständige Entfaltung eines Lungenanteils)
4. Respiratorische Insuffizienz, vor allem bei alten Leuten
5. Fett-Embolie bei schweren Oberschenkel- und Beckenfrakturen mit ausgedehnten Weichteilverletzungen.

Pseudarthrose

- Definition: alle innerhalb von 8 Monaten nicht geheilten Frakturen.
- Formen:
  - infizierte Pseudarthrosen;
  - reaktionslos atrophische Pseudarthrosen.

Sekundäre posttraumatische Arthrose

Frakturbedingte Fehlstellung führt zu Fehlbelastung von Gelenken und dadurch zur Entstehung von Arthrosen (auch bei Jüngeren!).

Ausgewählte Kapitel aus der Traumatologie

In der Folge werden einzelne Krankheitsbilder aus dem Formenkreis der Traumatologie behandelt, die auch in der Geriatrie von Bedeutung sind.

Schädel-Hirn-Trauma (SHT)

Bedeutung

Schädel-Hirn-Traumata sind häufig und variieren im Schweregrad zwischen einer Bagatelle und einer unmittelbar tödlich wirkenden Hirnschädigung. Die Unterscheidung des Schweregrades kann schwierig sein: sehr oft bleibt die Triage beim praktizierenden Arzt oder einer Pflegeperson in einer geriatrischen Institution hängen.

Die wichtigste Frage für den erstbehandelnden Arzt lautet: Sind Spezialuntersuchungen notwendig und zeitlich verantwortbar?

Regel: Jeder bewusstseinsgestörte Schädel-Hirn-Verletzte ist so lange als hirnblutungsverdächtig anzusehen, bis eine Hirnblutung ausgeschlossen worden ist.

Maßgebend für die Überwachung des Schädel-Hirn-Traumatikers sind:

1. Bewusstseinsveränderungen, vor allem quantitativ (Bewusstseinsabnahme!) und
2. Neurologische und vegetative Symptome.

Einteilung

Klassische Einteilung nach Tönnis-Loew:

- Commotio cerebri (in 75%): Hirnerschütterung
  - Pathologisch-anatomisch: keine fassbaren Läsionen (Schädigungen)!
  - Prognose: funktionelle Störungen bis etwa 1 Woche, in der Regel restitutio ad integrum (vollständige Erholung).
  - Klassifikation: siehe folgende Tabelle.

Tabelle 148: Klassifikation der Commotio cerebri

Grad I	Grad II	Grad III
Vorübergehender Verwirrungszustand (z.B. Unaufmerksamkeit, Konzentrationsschwäche, Unfähigkeit, Informationen zu verarbeiten oder aufeinanderfolgende Aufgaben auszuführen) ohne Amnesie und Bewusstseinsverlust. Symptome oder mentale Anomalitäten bestehen weniger als 15 Minuten.	Vorübergehender Verwirrungszustand ohne Bewusstseinsverlust. Symptome oder mentale Anomalitäten (z.B. Konzentrationsschwäche oder posttraumatische Amnesie) bestehen länger als 15 Minuten.	Jeglicher Bewusstseinsverlust kurzer (Sekunden) oder langer (Minuten) Dauer. • Grad III a = kurzzeitiger Bewusstseinsverlust (Sekunden); • Grad III b = längerdauernder Bewusstseinsverlust (Minuten).

Tabelle 149: Mögliche Symptome der Commotio cerebri

Sofort (Minuten und Stunden)	Später (Tage bis Wochen)
• Kopfschmerzen • Benommenheit oder Schwindel • nicht Wahrnehmen der Umgebung • Übelkeit und Erbrechen	• persistierende Kopfschmerzen • Schwächegefühl • Erinnerungsschwierigkeiten • schnelle Ermüdbarkeit • schlechte Aufmerksamkeit und Konzentration • Reizbarkeit, niedrige Frustrationsschwelle • Intoleranz gegenüber hellem Licht / Schwierigkeiten zu akkommodieren • Intoleranz gegenüber Lärm, manchmal Tinnitus • Beklemmung und/oder depressive Stimmung • Schlafschwierigkeiten

- Contusio cerebri: Hirnquetschung
  - Koma kurzer oder längerer Dauer, in der Regel Stunden.
  - Symptome: Spektrum von Symptomlosigkeit bis zum Exitus reichend wegen des Hirnödems.
  - Pathologisch-anatomisch sind Läsionen fassbar, vor allem Blutungen im Bereiche der Hirnrinde und ein Hirnödem.
  - Prognose: funktionelle Störungen in der Regel bis 3 Wochen dauernd, in $^2/_3$ Erholung, in $^1/_3$ neurologische und/oder psychische Defektzustände.

- Compressio cerebri: schweres und schwerstes SHT (in ca. 10%)
  - Koma und Hirnstammsymptome, bedingt durch die Hirndrucksteigerung wegen lokaler Blutung, posttraumatischen Hirnödems sowie einklemmungsbedingter Durchblutungsstörungen (mit Strukturschäden!).
  - Pathologisch-anatomisch finden sich schwere substantielle Läsionen.
  - Prognose: funktionelle Störungen bleiben länger als 3 Wochen. Exitus ist häufig. Nur noch Defektheilung möglich.

Tabelle 150: Untersuchung des Patienten mit Zustand nach Schädel-Hirn-Trauma

Testen des Mentalzustandes	
Orientierung	Zeit, Ort, autopsychisch, Situation (Verletzungshergang)
Konzentration	Zahlen aufzählen, die vorher dargeboten wurden (normal 7 bis 8 Zahlen), rückwärts rechnen oder zählen (z.B. 100 - 7 - 7 - 7 ... oder 20, 19, 18, ...); Monate rückwärts aufzählen
Erinnerung	Wiederholen von 3 Wörtern und 3 Objekten nach 0 und 5 Minuten; aktuelle Nachrichtenereignisse
Neurologische Tests	
Pupillen	Symmetrie und Reaktion
Koordination	Finger-Nase-Versuch, Strichgang
Wahrnehmung	Finger-Nase (Augen geschlossen), Stehversuch nach Romberg und Unterbergscher Tretversuch
Jedes Auftreten von Symptomen ist abnormal. Posterschütterungssymptome sind: Kopfweh, Schwindel, Nausea, Schwanken, Photophobie, verschwommene Sehkraft oder Doppelbilder, emotionale Labilität oder Veränderungen des mentalen Zustandes.	

Symptomatik der Hirndrucksteigerung (wichtig!)

Zentrales Leitsymptom ist die Verschlechterung der Bewusstseinslage, die quantitative Bewusstseinsstörung.

Anamnestisch wichtig ist Tatsache, ob der Patient von Anfang an ohne Bewusstsein gewesen ist, oder ob die Bewusstseinstrübung nach einem sog. freien Intervall eingetreten ist.

Grade der Bewusstseinsverminderung, gemessen mit der Glasgow Coma Scale (vergleiche Teil I).

- Benommenheit: Patient schläft nicht, Reaktionen sind verlangsamt
- Somnolenz: Schlafartiger Zustand, Patient aber weckbar
- Sopor: Patient nur auf starke Reize weckbar
- Koma: keine spontane Aktivität, Augen werden nie geöffnet
  - Grad I: gezielte Abwehr
  - Grad II: ungezielte Abwehr
  - Grad III: keine Reaktion, Sehenreflexe vorhanden
  - Grad IV: keine Reaktion, Areflexie
  - Grad V: Beatmung notwendig

Komplikationen der Schädel-Hirn-Traumata
- Epidurales Hämatom:
  - Ätiologie: Blutung aus der Arteria meningea media
  - Symptomatik: typischerweise Wiedereintrübung des Bewusstseins nach einem freien Intervall von 1 bis 12 Stunden (das freie Intervall ist nicht obligatorisch). Bei rascher Entwicklung folgt eine Mittelhirn-Einklemmung mit Maschinenatmung, Tachykardie und Blutdruckanstieg.
  - Therapie: notfallmäßige Kraniotomie (Schädeleröffnung).

- Akutes Subduralhämatom:
  - Ätiologie: venöse Blutung aus Brückenvenen im Subarachnoidalraum. Subakute Hämatome entwickeln sich innerhalb von 1 Tag bis 1 Monat.
  - Symptomatik: anfangs bestehen schwere zerebrale Funktionsstörungen, die sich innerhalb von Stunden fluktuierend verschlechtern.
  - Therapie: Kraniotomie mit Hämatomevakuation (-Ausräumung).
  - Die Prognose ist schlechter als beim epiduralen Hämatom.

- Chronisches Subduralhämatom:
  - Ätiologie: subdurales, primär kleines Hämatom, das gegen die Dura von einer Neomembran umgeben wird und langsam an Volumen zunimmt.
  - Symptomatik: einige Wochen bis mehrere Monate nach einem SHT kommt es zu fluktuierenden Bewusstseinstrübungen, Wesensveränderung (Patienten werden mürrisch und abweisend) sowie wechselhaften Kopfschmerzen.
    Beachte: oft sind die Symptome ganz diskret.
    Typisch ist die Diskrepanz zwischen Bewusstseinseinschränkung und dem meistens normalen Neurostatus. Diskrete Hemisyndrome und Parkinsonsyndrome sind beschrieben.
  - Vorkommen: chronische Subduralhämatome kommen v.a. bei Äthylikern vor, welche gehäufte SHT erleiden.
  - Diagnostik: Schädel-CT
  - Therapie: Kraniotomie mit Neomembran-Resektion.

- Schädelbasisfrakturen:
  - Ursache: Berstungsbrüche durch indirekte Gewalteinwirkung.
  - Symptomatik: Läsionen von Hirn, Nasennebenhöhlen, Hirnnerven und basalen Blutsinus.
  - Befunde: Brillen- oder Monokelhämatome, Blutungen aus Nase und Ohr, Hirnnervenläsionen, Liquorfluss aus der Nase.

- Kopfschwartenverletzung:
  - Rissquetschwunden der Kopfhaut mit starker Blutung.
  - Therapie: optimal 2-schichtige Wundversorgung. Beachte: es besteht praktisch keine Infektionsgefahr. Wichtig: die Defekte *müssen* gedeckt werden.

Folgeerscheinungen nach Schädel-Hirn-Traumata

- Posttraumatische Epilepsie
  Pathogenese: lokale Gewebezerstörung führt zu einer Narbe.
  Formen:
  a) Frühepilepsie: Anfälle innert Tagen nach SHT (beweisend für eine Contusio cerebri)
     Komplikation: Verstärkung des Hirnödems! Aus diesem Grunde müssen diese Anfälle unter allen Umständen coupiert werden.
  b) Spätepilepsie:
     Pathogenese: Narbenepilepsie; Anfälle nach 6 Wochen bis noch nach Jahren nach einem SHT.
     Therapie: medikamentös, bei Therapieresistenz evtl. Resektion der Narbe.

- Weitere Folgeerscheinungen: Liquorfisteln, Hydrozephalus internus und Carotis-cavernosus-Fisteln.

Betreuung des Schädel-Hirn-Traumatiker im Krankenheim

Wichtig ist die engmaschigere Krankenbeobachtung in den ersten Tagen nach dem SHT mit spezieller Beurteilung der Bewusstseinslage: wichtig ist die Früherfassung allfälliger Hirndrucksymptome (quantitative Bewusstseinsabnahme, Übelkeit und Erbrechen).

Konservative Therapie des SHT:
1. Gegen die Raumforderung:
   - Flüssigkeitsrestriktion unter 1'000 ml tgl.
   - Dexamethason, Millicorten® gemäß spezieller Verordnung
   - Diuretika: Furosemid, Lasix®
2. Temperaturregulationsstörungen:
   - physikalische Maßnahmen (kalte Umschläge, Eisblase)
   - Antipyretika: Panadol® Supp.
3. Antiepileptika: gemäß spezieller Verordnung, in der Regel Benzodiazepine (Valium®, Stesolid® Supp., 5 - 10 mg)
4. Allgemeine Verordnungen: gegen Kopfschmerzen: Panadol®; gegen Erbrechen: Itinerol® B₆ Supp., Torecan® Supp.; gegen Singultus: Octinum® ¹/₂ bis 1 Amp. s.c.; gegen psychomotorische Unruhe (wichtig ist das Erfassen einer Harnverhaltung und die Abgrenzung gegen die Hirndrucksymptomatik!).

Wirbelsäulenverletzungen

Unfallursachen (Statistik Paraplegikerzentrum Balgrist Zürich 1996)

1. Verkehrsunfälle 39% (Frontal-, Auffahr-Kollisionen)

2. Freizeitunfälle 34% (Tauchen, Reiten, Bergsteigen)

3. Arbeitsunfälle 12% (Sturz aus großer Höhe auf die Fersen / das Gesäß)

4. Haushaltunfälle 8% (Sturz von Treppe, Leiter. Beachte: an 5. Stelle: Suizid 7%!)

Allgemeines

- Diagnose am Unfallort:
  Der Verdacht auf eine Wirbelsäulenfraktur ergibt sich durch die Anamnese, den Unfallhergang und die Schmerzlokalisation.
  - Beim wachen Patienten: Prüfung der Motorik: Fuß-/Hand-Bewegungen durchführen lassen. Kann der wache Patient Hände und Arme nicht bewegen, besteht der Verdacht auf eine Tetraplegie. Mittels Prüfung der Gefühlsreaktionen kann das Niveau der Lähmung festgestellt werden.
  - Beim bewusstlosen Patienten: Ist der Patient bewusstlos, besteht der Verdacht auf eine Tetraplegie, wenn ausschließlich eine Bauchatmung vorliegt. Bei einem Bewusstlosen kann auch die Areflexie der entscheidende Hinweis auf eine Querschnittläsion sein.

- Verhalten am Unfallort:
  Kontrolle der Vitalfunktionen (Bewusstseinslage, Atmung, Puls); Primärversorgung; Reanimation (Mund-zu-Nase-Beatmung, externe Herzmassage).

- Bergung und Lagerung:
  Bei Verdacht auf eine Querschnittläsion muss man den Patienten und die Angehörigen darauf hinweisen, daß keine Manipulationen mehr ausgeführt werden sollten (Verhinderung von Wirbelkörperverschiebungen). Einer Unterkühlung muss vorgebeugt werden. Der Patient darf nichts essen und nichts trinken.

- Der Transport:
  Verwendet werden Schaufelbahre und Vakuummatratzen. Der Helikoptertransport ist schonender als der Straßentransport. Der Patient sollte, falls irgend möglich, direkt einem Paraplegikerzentrum zugewiesen werden.

Beachte folgende Punkte:
  - Bei Verdacht auf Wirbelsäulenverletzungen sollen Wirbelverschiebungen unbedingt vermieden werden mittels «en bloc»-Drehungen und -Lagerungen mit vier Helfern.

- Bei Mehrfachverletzten werden Querschnittläsionen sehr oft übersehen (daran denken). Umgekehrt: bei diagnostizierter Querschnittlähmung werden Zusatzverletzungen oft übersehen (z.B. Schädel-Hirn-Trauma).

Vergleiche auch Teil I, Kapitel *Rückenmarks-Erkrankungen*!

Begleitverletzungen

Schädel-Hirn-Trauma, Frakturen, Pneumothorax, Verletzung von inneren Organen. Wichtig: immer ganze Wirbelsäule röntgen!

Rippenfrakturen

Ätiologie: Trauma. Typische Situation: Autounfall (Auffahrkollision). Kompression des Brustkorbes in ventro-dorsaler Richtung. Typische Prädilektionsstellen sind Axillarlinie und Rippenwinkel (Angulus costae).

Klinik: Stechender Lokalschmerz, schmerzhafte Atemtätigkeit und Schmerzen beim Husten, evtl. Krepitation (Knackgeräusche) bei Auskultation.

Die Diagnose wird klinisch gestellt mittels Palpation lokal. Rippenfrakturen sind auf dem Röntgenbild schlecht zu erkennen.

Komplikationen: Schmerzbedingte, oberflächliche Schonatmung → verminderte Ventilation und Expektoration → Bronchopneumonien!
Rippenfrakturen sind bei alten Leuten sehr ernst zu nehmende Frakturen wegen der Gefahr der hypoventilationsbedingten Pneumonie.
Beachte: die Schmerzen können bis zu 2 Monaten andauern!

Therapie: gute Analgesie, primär mit nicht-steroidalen Antirheumatika, evtl. werden Opiate (z.B. Tramal®) nötig. Regulierung der gestörten Atmungstätigkeit mittels Physiotherapie (sehr wichtig), expektorationsfördernde Maßnahmen unter Analgesie (Thorax des Patienten während des Aushustens festhalten). Stabilisierung des Thorax mit Hemicingulum (= Methode der Wahl: in Atmungsmittelstellung über Thoraxmitte hinaus dachziegelartig angelegter Verband).

Verletzungen der oberen Extremitäten

Klavikulafraktur

Ätiologie: indirektes Trauma (Sturz).

Lokalisation: in 3/4 der Fälle im zentralen, doppelt gebogenen Stück.

Befund: das mittlere Fragment des Schlüsselbeins ist nach oben hinten, das äußere nach vorne unten verlagert.

Differentialdiagnose: Akromio-Klavikular-Luxation (A-C-Luxation): typische Stufenbildung an der Schulter mit «Klaviertastenphänomen».

Therapie: Rucksackverband für 4 Wochen. Sinn: die Schulter muss nach hinten gezogen werden. Verband alle 3 Tage kontrollieren. Infektprophylaxe in den Axillen, Pulskontrolle beim Hängenlassen des Armes.

Schulterluxation (Luxatio humeri)

Vorkommen: Die Schulterausrenkung ist auch bei sehr alten Patienten eine nicht seltene Verletzung!

Ursache: indirektes Trauma (Sturz).

Häufigste Form: Luxatio humeri subcoracoidea in 95% mit Humerusverlagerung nach vorne.

Befund: die Schulter ist wie abgeschlagen, genannt «Epaulettenphänomen». Vergleiche dazu *Abbildung 95: Schultergelenksluxation* auf Seite 491!

Diagnostik: klinisch und radiologisch.

Wichtig: häufige Mitverletzung ist die Abrissfraktur des Tuberculum majus.

Beachte: schulterluxierte Patienten halten den Arm in abduzierter Stellung und können ihn nicht mehr bewegen. Wichtig ist die Prüfung einer möglichen Verletzung des Nervus axillaris (Prüfung der Kontraktion des Musculus deltoideus über der Schulter bei fixiertem Arm).

Therapie: Reponierung = Rückverlagerung: verschiedene Methoden: über die Stuhllehne (gelingt häufig, ist schonend), nach Hippokrates oder Kocher. Ruhigstellung für 2 bis 3 Tage. Wichtig: das Schultergelenk darf nicht länger als maximal 6 Tage ruhiggestellt werden; danach Pendelübungen im Schultergelenk, Physiotherapie.

Komplikationen: Thrombose der Vena axillaris; Nervenläsion (N.axillaris).

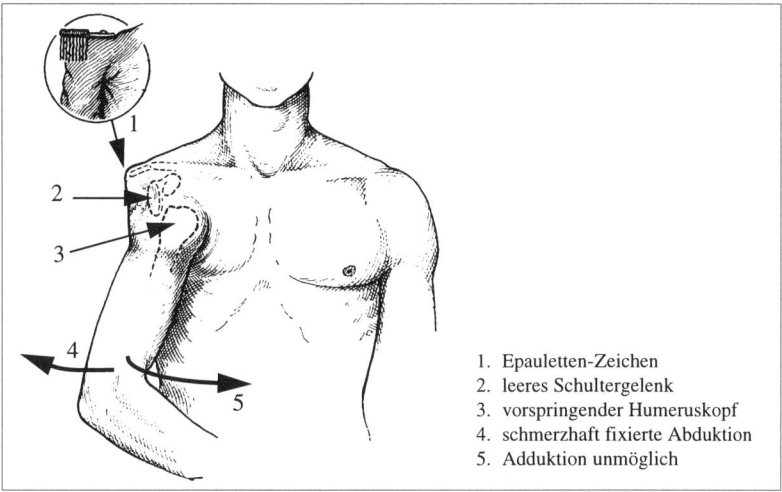

1. Epauletten-Zeichen
2. leeres Schultergelenk
3. vorspringender Humeruskopf
4. schmerzhaft fixierte Abduktion
5. Adduktion unmöglich

Abbildung 95: Schultergelenksluxation

Subkapitale Humerusfraktur (Oberarmkopf-Fraktur)

Bedeutung: sehr häufige Frakturform vor allem beim alten Patienten, oft kombiniert mit Abriss des Tuberculum majus oder minus.

Ursache: direkte oder indirekte Gewalt nach Sturz.

Klinik: lokale Schmerzen und Funktionsstörung (der Arm kann nicht mehr oder fast nicht mehr bewegt werden).

Befund: klinisch oft wenig eindrücklich, evtl. kann ein Hämatom an der Oberarminnen- und Thoraxaussenseite gefunden werden. Die passive Beweglichkeit ist sehr schmerzhaft.

Diagnostik: klinisch und radiologisch. Wichtig: man achte auf den Abriss des Tuberculum majus, vor allem bei jüngeren Patienten.

Therapie: Allgemeine Regel: konservativ! Die Frakturen können entweder durch den Hausarzt oder im Krankenheim behandelt werden. Eine genaue Reposition der Knochenfragmente spielt keine große Rolle. Methodik: halbaktiv-funktionell: Ruhigstellung bis zur Schmerzfreiheit mit vereinfachtem Desault-Verband oder Gilchrist-Bandage = Mitella (Halsschlinge) und Zirkulärbandagen für maximal 5 bis 6 Tage. Wichtig: Frühprophylaxe der Gelenkkapselschrumpfung mittels Pendelübungen bereits nach Tagen, danach aktive Schulterbewegungen. Physiotherapie bis zur vollen Schulterfunktion.

Komplikation: in der Regel keine (einzige Komplikation wäre eine Schultergelenksversteifung wegen zu später Mobilisation).

Die Schmerzen dauern unbehandelt ca. 4 bis 5 Wochen an; eine Stabilität wird nach etwa 6 bis 10 Wochen erreicht.

Sonderform: Subluxationsfraktur mit Abriss des Tuberculum majus
Der Arm kann seitlich nicht über die Horizontale gehoben werden. Therapie beim jüngeren Patienten: operativ mit Refixation des nach kranial (= oben) verlagerten Tuberculum majus.

Humerusschaftfraktur

Wichtige Komplikation: Verletzung des Nervus radialis. Prüfung der Motorik: Fingerstreckung.

Therapie: individuell: operativ (Marknagelung) oder konservativ (Ruhigstellung in Desault-Verband oder Ortho-Gilet für 2 bis 3 Wochen; Sarmiento-Manschette, Hanging cast oder U-förmige Oberarmgipsschiene).

Olekranonfrakturen (Ellenbogenfrakturen)

Bedeutung: Ellenbogenfrakturen sind Problemfrakturen, welche in der Regel operativ angegangen werden müssen (Verhinderung von Pseudarthrosen). Bei Ellenbogenverletzungen muss man das Handgelenk untersuchen, und umgekehrt bei Verletzungen im Bereiche des Handgelenkes muss der Ellenbogenbereich untersucht werden.

Ätiologie der Olekranonfrakturen (Bruch des Hakenfortsatzes):
Sturz auf den Ellenbogen.

Therapie: Operation (Zuggurtungsosteosynthese mit Kirschner-Drähten und gekreuzter Drahtschlinge).

Radiusfraktur loco classico (distale Fraktur der Speiche)

Bedeutung: häufigste Fraktur beim Menschen! Typische Fraktur alter Leute nach Sturz aus voller Mobilisation auf die Hand bei gestrecktem und proniertem Vorderarm (Ausgleiten auf rutschigem Boden wegen Gehens in Socken oder auf Glatteis).

Klinik: Fraktursymptome und Befunde mit typischen Fehlstellungen (= Dislokationen) nach radial (= «Bajonett-Fehlstellung») oder nach dorsal (= «Gabelrücken-Fehlstellung»).

Komplikationen: Ruptur der Sehne des Musculus extensor pollicis longus, Nervenverletzungen mit Sensibilitätsstörungen, Sudeck'sche Dystrophie, Karpaltunnelsyndrom, Gelenksversteifung.

Therapie: konservativ: Ziel ist die Wiederherstellung der Radiuslänge und der Gelenkwinkel. Technik: 1. Reposition in Lokalanästhesie (Aufhängung mit Mädchenfängern, Gewicht von 3 bis 4 kg am Oberarm 15 bis 30 Minuten lang. Die Fraktur stellt sich spontan ein oder wird modelliert); 2. Fixation mit dorsaler Gipsschiene vom Ellenbogen bis zu den Fingergrundgelenken.

Dauer der Frakturheilung (Gipsfixation): 4 (bis 6) Wochen. Wichtig ist nach Entfernung der Gipsschiene die *aktive* Bewegungstherapie in warmem Wasser. Beachte: *keine passive* Physiotherapie!

Handverletzungen

Fraktur des Os naviculare (Kahnbein):
- Ursache: Sturz auf dorsal flektierte Hand.
- Befund: Druckdolenz in der Tabatière, Achsenstoßschmerz des I. und II. Fingerstrahles.
- Diagnostik: Radiologie mit Naviculare-Serienaufnahmen.
- Therapie: Naviculare-Gips.
- Komplikation: Naviculare-Pseudarthrose des proximalen Segmentes.

Frakturen der Metacarpalia (Mittelhandknochen):
- Relativ häufige Frakturform bei alten Leuten.
- Lokalisation: meistens distal/subkapital: Schräg-, Quer- und Basisfrakturen.
- Symptomatik: Lokal- und Fernschmerz, Achsenstoßschmerz.
- Typischer Befund: vorspringendes Köpfchen in der Hohlhand, deutlich tastbar.
- Diagnostik: klinisch und radiologisch.

- Therapie: Reposition durch Zug und lokalen Druck, Fixation: dorsale Gipslonguette.
- Heilungsdauer: mindestens 6, eher 8 Wochen.

Frakturen des Metacarpale I: Rolandofraktur (basisnahe Querfraktur), Bennett'sche Fraktur (Luxationsfraktur) nach Sturz auf adduzierten und opponierten Daumen (Boxen). Therapie: operativ: genaueste Reponierung mit Spickdrähten.

Beckenfrakturen

Allgemeines

Der Schweregrad reicht von Bagatelltrauma (undislozierte Schambeinfraktur) über invalidisierende Läsionen (Azetabulumfrakturen) bis zur lebensbedrohlichen Verletzung mit Verblutungsgefahr.

Die Beurteilungskriterien beinhalten:

1. Wie steht es mit der Stabilität des Beckenringes? Wichtig ist die Integrität oder die Sprengung des hinteren Ringsegmentes (des sog. sakroiliakalen Komplexes).
2. Einbezug des Hüftgelenkes? Den Azetabulumfrakturen kommt in therapeutischer und prognostischer Hinsicht eine besondere Bedeutung zu wegen des Arthroserisikos.

Schambeinastfrakturen

Häufige Frakturen bei alten Leuten.

Ursache: Sturz aufs Gesäß. Lokale, häufig unklar ausstrahlende Schmerzen im Leisten- oder Beckenbereich. Lokale Druckdolenz.

Therapie: konservativ.

Komplikationen bei Beckenfrakturen

1. Hypovolämischer Schock (v.a. bei Oberschenkel- und Beckenfrakturen)
2. Blasenruptur und Urethraverletzungen
3. Verletzungen des nervus ischiadicus
4. Fettembolie
5. Sepsis

Verletzungen der unteren Extremitäten

Femurfrakturen (Oberschenkelbrüche)

Bedeutung: häufigste Fraktur beim alten Menschen. Enger Zusammenhang mit dem Problemkreis Osteoporose.

Ätiologie: direkte Gewalt: Sturz auf die Seite mit Hüftprellung; indirekte Gewalt: Fehltritt.

Pathogenese: typische Fraktur des alten Menschen mit pathologisch vorgeschädigter Knochenstruktur: Osteoporose (manifestiert sich am deutlichsten in der Aussparung der Spongiosastruktur zwischen Schenkelhals und -kopf).

Klinik: lokale Schmerzen, Fehlstellung, Funktionsstörung.

Beachte: Das Ausmaß des Schmerzsyndromes bei alten Patienten ist außerordentlich variabel: Patienten mit Schenkelhalsfrakturen können über extreme Schmerzen mit starker psychomotorischer Unruhe klagen oder aber relativ ruhig mit typischen Frakturzeichen im Bett liegen.

Befunde: typische Konstellation: das kranke Bein ist verkürzt, außenrotiert und kann nicht mehr oder nur erschwert und mit starken Schmerzen verbunden bewegt werden; häufig starke lokale Druckdolenz, Achsenstoßschmerz.

Beachte: Die klinische Diagnosestellung ist nicht etwa einfach: passiver Bewegungsschmerz und Achsenstoßschmerz können bei einer Fraktur nur gering sein; umgekehrt kann eine traumatisierte Coxarthrose (Hüftprellung bei vorbestehender Hüftgelenksarthrose) extremsten Bewegungsschmerz produzieren. In Zweifelsfällen ist die radiologische Abklärung immer indiziert!

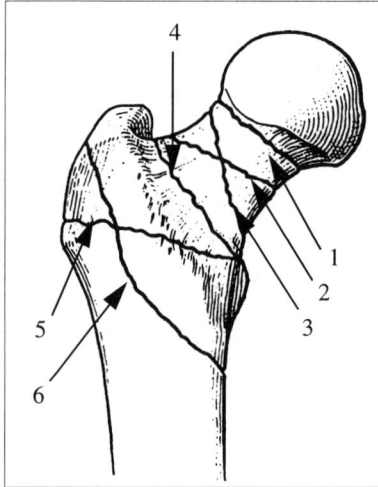

- Schenkelhalsfrakturen:
  - mediale (innen):
    1. subkapitale SHF
    2. transzervikale SHF mit horizontaler Frakturlinie
    3. transzervikale SHF mit vertikaler Frakturlinie
  - laterale (aussen):
    4. laterale SHF
- Trochantere Femurfrakturen:
    5. intertrochantere Femurfraktur
    6. pertrochantere Femurfraktur

Abbildung 96: Frakturtypen bei Femurfrakturen

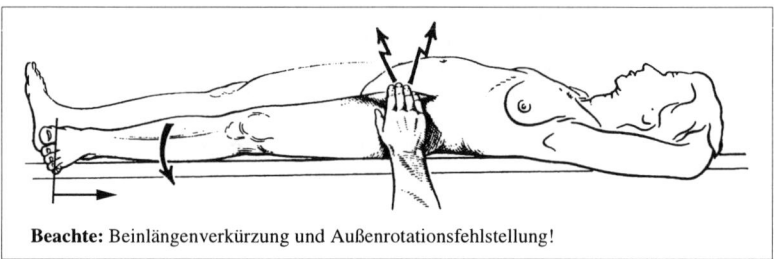

Beachte: Beinlängenverkürzung und Außenrotationsfehlstellung!

Abbildung 97: Schenkelhalsfraktur: auffällige Befunde

Formen und Einteilung:

- Schenkelhalsfrakturen:
  - mediale SHF: mit horizontaler Frakturlinie (Abduktionsfraktur, meistens verkeilt; Adduktionsfraktur mit Verkürzung des Beines, Abkippen des Kopfes nach hinten) oder mit vertikaler Frakturlinie (Abscherfraktur, sehr instabil).
  - laterale SHF (extrakapsulär): bezüglich Kopfvitalität gutartig.
- Femurfrakturen:
  - inter- und pertrochanter: einfache, stabile Frakturen;
  - Mehrfragment-Frakturen: instabil wegen Abriss der Trochanteren.

Therapie: in der Regel operativ.
Bezüglich der Operationstechnik wird individuell entschieden.
Technische Möglichkeiten:

- Dynamische Hüftkopfschraube (DHS = Dynamic Hip Screw);
- Gamma-Nagel: Operationstechnik bei pertrochanterer Femurfraktur; siehe *Abbildung 98: Gamma-Nagel* ;
- Proximaler Femur-Nagel (PFN);
- Kopfendoprothese (höheres Lebensalter, ab ca. 70 Jahren);
- Hüftgelenkstotalprothese (TP; wird selten durchgeführt; Indikationen: schwere vorbestehende Coxarthrose).

Die Osteosynthese der Schenkelhalsfraktur wurde bereits 1931 durch Smith/ Peterson eingeführt. In der Folge wurde seine Methode des 3-Lamellennagels mannigfach modifiziert und weiterentwickelt.

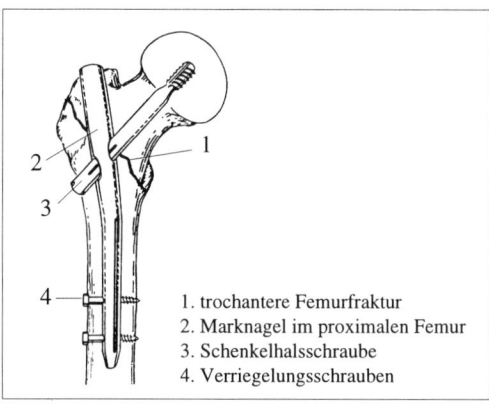

1. trochantere Femurfraktur
2. Marknagel im proximalen Femur
3. Schenkelhalsschraube
4. Verriegelungsschrauben

Abbildung 98: Gamma-Nagel

Die Behandlung der Schenkelhalsfraktur hat aber durch die Fortschritte auf dem Gebiete der Arthroplastik immer günstigere Ergebnisse gebracht.

Wichtigstes Ziel der Behandlung ist die frühzeitige Mobilisation des Patienten. Dank den Fortschritten auf den Gebieten Anästhesie und Intensivmedizin konnten sowohl Früh- wie auch Gesamtletalität wesentlich gesenkt werden.

In den letzten Jahren werden vermehrt Bipolarprothesen eingesetzt, bei welchen sich ein kleiner Prothesenkopf in einem der Größe des Acetabulums (Gelenkspfanne) angepassten cup bewegen kann. Dadurch weniger Reibung, weniger Protrusionen.

Komplikationen der Osteosynthese bestehen in der Möglichkeit einer instabilen Fixation, eines Implantat-Bruches oder Ausbrechens des Implantates aus dem osteoporotischen Knochen.

Angaben bezüglich Kosten: In den USA kostet die akute Versorgung der Femurfraktur pro Jahr mehr als 1 Milliarde Dollar.

Wichtig ist die Herabsetzung der Hospitalisationszeit dank Frühmobilisation und Frühbelastung.

Beachte: In der stationären Geriatrie soll die Operationsindikation sorgfältig geprüft und beurteilt werden: Vor- und Nachteile eines operativen Vorgehens müssen gegeneinander abgewogen werden.

Folgende Gesichtspunkte müssen berücksichtigt werden:
*   Belastung des Patienten durch die Verlegung an sich, die Narkose und Operation (vergleiche psychosozialer Stress)
*   Cardiac Risk Indices (vergleiche *Tabelle 147: «Cardiac Risk Index»*)
*   subjektive Motivation des Patienten bezüglich Operation (und nicht bloß Motivation der Betreuer oder Angehörigen!)
*   subjektiver Profit des Patienten dank gewährleisteter Mobilisation.

Vorteile des konservativen Vorgehens:
*   keine Belastung durch Verlegung, Anästhesie und Operation
*   keine Kosten durch Hospitalisation

Nachteile des konservativen Vorgehens:
*   anspruchsvoller Pflegeaufwand (z.B. Dekubitusprophylaxe)
*   Schmerzsyndrom (meistens analgetisch gut beherrschbar)
*   Patient bleibt meistens gehunfähig (aber nicht stehunfähig).

Beachte: Bei dementen, desorientierten und urteilseingeschränkten Patienten ist «volle Mobilisation» nicht immer gleichbedeutend mit «optimale Lebensqualität»: die Wiederherstellung der vollen Mobilität dank der Operation kann auch eine weitere Bedrohung des Patienten darstellen in Form von Sturz- und Weglaufgefahr.
Bei dementen und verwirrten Patienten kann eine gewollte oder ungewollte Rückstufung des Mobilisationsgrades, z.B. von voller Mobilisation in den Rollstuhl, auch eine Verbesserung der Lebensqualität mit sich bringen dank positiver Beeinflussung der psychomotorischen Unruhe. Die möglichen Vorteile eines konservativen Vorgehens können somit die potentiellen Nachteile (Instabilität bei Pseudarthrosen und Kopfnekrosen) überwiegen.

Knöchelbrüche (Malleolarfrakturen)

Einteilung der Malleolarfrakturen nach Danis und Weber:

- Typ A: Supination - Adduktion, Fibula-Verletzung mit Varus-Fehlstellung, Fuß nach innen abgewinkelt
- Typ B: Pronation - Abduktion, Valgus-Fehlstellung, Fuß nach außen abgewinkelt
- Typ C: Pronation - Außenrotation mit proximaler Fibulaverletzung

Therapie: Typ B/C: prinzipiell Operation, da es sich um intraartikuläre Frakturen handelt (Gelenk ist mitbetroffen). Wichtig ist die Rekonstruktion der Gelenkflächen und die genaue Einstellung der Fibula in Länge und Drehung.

Infektionen und Verletzungen von Haut und Weichteilen

Tabelle 151: Häufige Haut- und Weichteilinfektionen

Krankheitsbilder	Lokalisierung	Ätiologie
Impetigo contagiosa	Haut	Streptococcus pyogenes, Staphylococcus aureus
Follikulitis	Haut, Haarfollikel	Staphylococcus aureus
Furunkel Karbunkel (siehe auch Seite 497)	Subkutangewebe Mehrere Furunkel in Gebieten mit «dicker» Haut (Nacken, Schulter, etc.)	Staphylococcus aureus Staphylococcus aureus
Erysipel (siehe auch Seite 118)	Haut	Streptococcus pyogenes
Tinea	Haut (Tinea pedis, barbae, unguium etc.)	Fadenpilze, v.a. Trichophyten, auch Epidermophyten
Candidose	Haut und Schleimhäute	Hefepilze, v.a. Candida albicans

Panaritium

Definition

Sammelbegriff für purulente (= eitrige) Lokalinfektionen durch Staphylokokkus aureus und Streptokokken, vor allem im Bereiche der Fingerkuppen. Die Lokalinfektion kann dann gefährlich werden, wenn sie sich in die Tiefe ausbreitet und auf Knochen und Sehnen übergreift.

Formen

1. Oberflächliches Panaritium cutaneum bzw. subcutaneum:
   Subkutaner Abszess in der bindegewebigen Fingerkuppe.
   Sonderform: Paronychie («Umlauf»): eitrige Infektion des seitlichen oder hinteren Nagelwalles mit Schwellung und Rötung, sehr starken evtl. klopfenden Schmerzen, die sich bei hängendem Arm verstärken.
2. Tiefe Panaritien (Panaritium tendinosum / ossale / articulare):
   Symptomatik: die fünf Entzündungszeichen lokal, sowie regionale Lymphadenopathie im Bereiche von Ellbogen und Axilla (schmerzhaft palpable Lymphknoten).

   Komplikation: Handphlegmone = diffus in die Tiefe sich ausbreitende Infektion der Beugesehnenscheiden, Ausdehnung nach proximal. Da die Sehnenscheiden an Daumen und Kleinfinger bis zum Handgelenk reichen und hier miteinander kommunizieren, entsteht die sog. V-Phlegmone. Gefahr: Vorderarmphlegmone, Lymphangitis, Thrombophlebitis, Sepsis.

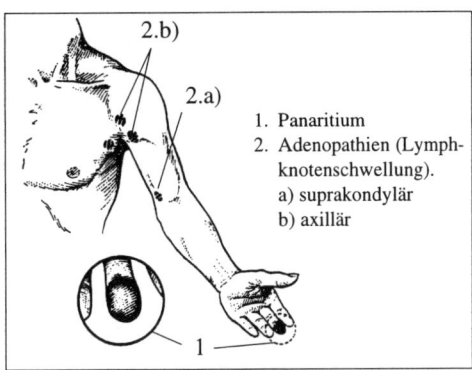

Abbildung 99: Panaritium

1. Panaritium
2. Adenopathien (Lymph-knotenschwellung).
   a) suprakondylär
   b) axillär

Therapie

Wichtigster Behandlungsgrundsatz lautet: «ubi pus ibi evacua!», heißt: dort, wo sich Eiter gebildet hat, soll er entfernt (abgelassen) werden.

Technik: Inzision plus Drainage = Abszess-Eröffnung und Eiterabfluss.

Ausgedehntere Panaritien müssen immer operativ angegangen werden mit radikaler Exzision (Entfernung) aller nekrotischer Massen.

Operationsindikationen: Klopfen = pulssynchroner Schmerz, Lymphangitis.

Eine konservative Behandlung ist nur kurzfristig im frühen Anfangsstadium mit umschriebener Rötung und mäßigem Druckschmerz ohne Lymphangitis berechtigt (Ruhigstellung, Kälteapplikation, tägliche Kontrollen).

Abszess, Furunkel, Karbunkel

Definitionen und Ursache

- Abszess: abgekapselte Eiteransammlung.
- Impetigo (lateinisch Hautausschlag): Eiter-, Pustelflechte. Impetigo contagiosa (vulgaris): bei Kindern bevorzugt im Gesicht lokalisiert.
- Follikulitis: eitrige Entzündung eines Haarfollikels (Haarbalg, Talgdrüse).
- Furunkel («furunculus» lateinisch: kleiner Dieb): tiefergehende, schmerzhafte knotige Entzündung des Haarbalgs und der Talgdrüse mit zentraler Einschmelzung, ausgedehnter Rötung und Ödem.
  Bei rezidivierender Furunkulose liegt meistens keine Grundkrankheit vor; auch bei Personen mit guter Hygiene beobachtet. Ausgedehnte Laboruntersuchungen sind nicht indiziert. Oft liegt dem Krankheitsbild ein Trägertum von Staphylokokkus aureus im Nasen-Rachenraum zugrunde.
- Karbunkel («carbunculus» lateinisch: fressendes Geschwür): Zusammenfließen von Furunkeln, meistens mit Fieber und Lymphangitis; bevorzugt an Nacken und Rücken lokalisiert.

Häufigste Erreger: Staphylokokkus aureus, seltener Streptokokken.

Pathogenetische Faktoren

Abwehrschwäche (Alter, Diabetes mellitus, HIV-Infekt), kleine Hautverletzungen, Schädigung oder Reizung der Haut durch zu intensives Waschen, starke Schweißbildung und mangelnde Hygiene.

Lokalisationen

Gesicht, Nacken, Achselhöhlen, Leisten, Gesäß.

Klinik

Primär Follikulitis mit Rötung, Schwellung und Schmerzen. Sekundäres Fortschreiten führt zur eitrigen Einschmelzung (= Furunkel).

Therapie

Konservativ: Ruhigstellung, kalte Umschläge; aber: keine Zugsalben.
Beachte: eitrige Infektionen im Gesicht, vor allem im Nasenbereich, sind gefährlich wegen der Ausbreitung der Erreger über die Vena angularis mit anschließender Sinus-cavernosus-Thrombose, Sepsis oder Abszess-Metastase. Manipulationen sind streng verboten! Oft sind sogar stationäre Behandlungen zur Beobachtung und parenteraler antibiotischer Therapie indiziert.

Erysipel

Siehe Seite 118!

Unguis incarnatus (eingewachsener Nagel)

Definition und Entstehung

Eingewachsener Nagel mit lokalen Schmerzen infolge Druckes des seitlichen Nagelwalles gegen den scharfkantigen Nagelrand. Chronischer Druck verursacht Ulzeration und chronische Infektion. Die chronische Entzündung bewirkt ein Wachstum der Weichteile von der Seite her über den Nagel. Betroffen ist fast immer die Großzehe, medial (innen) oder lateral (außen).
Beachte: häufigste Ursachen sind: zu enges Schuhwerk und falsche Nagelpflege, wobei der seitliche Nagelrand zu kurz geschnitten wird!

Prophylaxe

Vermeidung von zu engem Schuhwerk; korrekte Nagelpflege: gerades, also horizontales Zuschneiden des Zehennagels, senkrecht zur Seitenkante und außerhalb vom seitlichen Nagelwall im freien, die Zehenkuppe überragenden Ende, so dass die lateralen Kanten des Nagelrandes frei liegen!

Therapie

Vorsichtiges Einlegen eines mit Alkohol getränkten Gazestreifens oder Wattebausches zwischen seitliche Nagelkante und Nagelwall.
Operation: Nagelkeilexzision (Entfernung von Nagelwall, Nagelbett inklusive Nagelmatrix).
Alternative: Unterschieben eines Plastik-Schienchens in Leitungsanästhesie.
Beachte: die einfache Nagelextraktion ist wegen der Rezidivhäufigkeit abzulehnen, da der krankhafte Befund belassen wird.

Bursitis

Definition

Entzündung der Schleimbeutel. Schleimbeutel sind Gleitpolster zum Schutz besonders exponierter Körperstellen gegen mechanische Einflüsse.

Häufigste Lokalisation

Bursitis olecrani (Ellenbogen), Bursitis präpatellaris (Kniescheibe).

Klinik

Chronischer Reiz bewirkt Entzündung mit lokalen Schmerzen, Rötung und Schwellung, evtl. Ergussbildung.

Komplikation

Wegen der oberflächlichen Lage kann es nach kleineren Hautverletzungen zu Infektionen mit Staphylokokkus aureus und epidermidis sowie hämolysierenden Streptokokken kommen. Berufsbedingte Überlastung (vergleiche «Dienstmädchen-Knie») führt zur chronischen Flüssigkeitsansammlung und Wandverdickung mit Ausbildung von Zotten (abgestoßene Zotten bilden kleine, harte, mobile Knoten, ähnlich Reiskörnern).

Therapie

Akute Bursitis: Punktion unter streng aseptischen Kautelen, anschließend Kompressionsverband und Ruhigstellung für 1 bis 2 Wochen.

Chronische Bursitis: Bursektomie (Entfernung des Schleimbeutels).

Weichteilverletzungen

Einteilung und Beurteilung der Rissquetschwunden (RQW)

- RQW ohne großen Epitheldefekt
- RQW mit großem Hautdefekt
- RQW mit Gefäß-, Nerven- und Sehnenläsion
- Komplexe RQW mit offener Fraktur

Wichtig ist die Unterscheidung zwischen sauberen bzw. wenig infektionsgefährdeten Wunden und stark verschmutzten und kontaminierten Wunden. Besonders als stark infektionsgefährdet sind anzusehen: Biss-, Schuss-, und Pfählungswunden.

Wundheilungsstörungen sind zu erwarten bei Quetschwunden mit unregelmäßigen Wundrandkonfigurationen oder subkutanen Taschenbildungen sowie bei Patienten mit Abwehrschwäche (Diabetiker, Steroidtherapie).

Therapie

Débridement heißt radikale Säuberung der Wunde unter sterilen Kautelen mit Kopfbedeckung, Mundschutz und sterilen Handschuhen mittels Exzision (Entfernung) von totem Gewebe, Entfernung von Fremdkörpern aus der Tiefe, Evakuation (Ausräumung) von Hämatomen und Koagula, gute Hämostase (Blutstillung), evtl. Drainage; Zeitpunkt: «so früh wie möglich».

Sinn des Débridements: Verhinderung des Übergangs von Wund*kontamination* (= mikrobielle, bakterielle Verunreinigung) in Wund*infektion* (= Vermehrung der Erreger im Gewebe mit Reaktion des Wirtes)!

Behandlung von oberflächlichen, kleinen, glattrandigen und sauberen Wunden im ambulanten oder stationären geriatrischen Bereich (Krankenheim): Wundversorgung (WV): Reinigung, Desinfektion, Adaptation der Wundränder mittels Steri-Strip™ 3M (verschiedene Größen) oder Hautklammerung (Klammern: 3M Precise™ DS Disposable Skin Stapler).

Komplikation

Wundinfektion, welche dann eine operative Wundrevision notwendig macht. **Wundrevision** heißt: Inzision (Einschnitt), Drainage (Ableitung) und offene Wundbehandlung.

Tetanus (Wundstarrkrampf)

Erreger: Clostridium tetani. Inkubationszeit: 4 bis 21 Tage.

Klinik: erhöhter Muskeltonus, Krampfanfälle. Beachte: In der Schweiz dank konsequenter Impfprophylaxe heute eine sehr seltene Komplikation, welche aber auch heute noch in ca. 50% der Fälle zum Tode führt.

Tetanus-gefährdete Wunden: Starke Verschmutzung, insbesondere mit Erde; tiefe Gewebeschädigung mit Taschenbildungen; Fremdkörpereinsprengung; Verbrennungen.

Prophylaxe: Aktive Immunisierung: Tetanustoxid, z.B. Te Anatoxal® (Impfschutz ab 2. bis 3. Woche; Auffrischimpfung alle 10 Jahre); passive Immunisierung mit Tetanusantitoxin (humanes Anti-Tetanus-Immunglobulin) Tetuman® (Schutz für etwa vier Wochen).

Temperaturschäden

Verbrennungen

Vorkommen

Kriege; Katastrophen; Unfälle (Haushalt, Arbeitsplatz, Starkstrom). In der Geriatrie im Rahmen von Selbstunfällen durch demenzbedingtes gefährliches Hantieren mit Apparaten (vor allem anläßlich des Kochens; auch Apraxie-assoziiertes Verschütten von heißen Flüssigkeiten) oder Heizkissen.

Allgemeines

Die Schwere einer Verbrennung hängt ab von der Einwirkungsdauer der Hitze und der Höhe der Temperatur. Bedeutend für die Prognose sind Alter des Patienten, Ausdehnung und Grad der Verbrennung: Verbrennungen zweiten Grades führen meistens zum Tode, wenn mehr als 50% der Körperoberfläche verbrannt ist; bei Verbrennungen dritten Grades ist dies bereits bei ca. 30% der Körperoberfläche der Fall.

Verbrennungen des Gesichtes erhöhen die Sterblichkeit; zudem sind sie häufig vergesellschaftet mit einer Inhalation von toxischen Gasen (Kohlenmonoxyd, Ammoniak, Zyanide, Phosgen etc).

Unter Katastrophenbedingungen richtet sich die Triage nach dem Index der 80%igen Überlebenswahrscheinlichkeit: Priorität haben 11- bis 35-jährige Patienten mit höchstens 35% tiefgreifend verbrannter Körperoberfläche, da sie erfolgreich durch perorale Flüssigkeitszufuhr behandelt werden können.

Beurteilung der Schwere einer Verbrennung

Die Beurteilung erfolgt gemäß vier Parametern:
1. Ausdehnung (sehr wichtiger Parameter, wichtiger als die Tiefe)
2. Grad (oberflächliche oder tiefe Verbrennungen, Grad I bis III)
3. Lokalisation (unterschiedliche Hautdicke)
4. Allgemeinzustand des Patienten (Alter, Grundkrankheiten)

Ausdehnung

9er-Regel (die Handinnenfläche entspricht 1% der Körperoberfläche):
Thorax 18% (2 x 9); Abdomen 18% (2 x 9); Beine 36% (2 x 18); Arme 18% (2 x 9); Kopf 9%; Genitalregion 1%.

Schweregrade von Verbrennungen (in Abhängigkeit von der Tiefe)

• Verbrennungen I. Grades:
Symptome: Schmerzen, gesteigerte Sensibilität (Hyperpathie).
Befunde: Rötung, keine Blasen.
Therapie: allererste Maßnahme: Wasser, und zwar kalt, viel, lange Zeit.
Wirkungen der Wasserzuführung sind deren 3: Abkühlung, Schmerzlinderung und Verminderung der Sekundärinfektionen (sehr wichtig).

• Verbrennungen II. Grades:
Definition: Epithel ist noch erhalten; nur Epidermis und obere Anteile des Koriums betroffen. (Die Schwere der Einwirkung ist abhängig von der Epitheldicke: in der Schläfenregion ist das Hautepithel lediglich 1 mm dick.)
Symptome: Schmerz. Regel: je oberflächlicher die Verbrennung, desto ausgeprägter der Schmerz (bei tieferen Korium-Verbrennungen also weniger Schmerzen).
Befunde: Rötung (noch zurückbildbar, entsteht durch Gefäßerweiterung), Blasen (Eiweißmoleküle sind ausgetreten); Wundrand nass, rot und dolent.
Indikation zur Spitalbehandlung: Verbrennungen II. Grades über 10% der Körperoberfläche von Gesicht, Händen und Genitalien; Inhalationsschäden.

Therapie: 1. Wundtoilette (Entfernen von Haaren, Hautfetzen und Blasen); 2. Salbentulle (z.B. Sofra-Tulle®) oder Flammazine® Crème applizieren; 3. Saugkräftiger Verband (d.h. sehr dick) für mehrere Tage (beachte: Es darf keine feuchte Kammer entstehen).

Prognose: Heilung nach ca. zwei Wochen, bei tieferer Verbrennung vier bis sechs Wochen.

- Verbrennungen III. Grades

    Beachte: Spitalbehandlung!

    Definition: Die Haut ist zerstört; dies bedeutet: Hautersatz ist notwendig.

    Symptome: keine Schmerzen mehr (Grund: Sensibilitätsverlust, da die für die Schmerzempfindung zuständigen freien Nervenendigungen zerstört sind).

    Befunde: Rötung (jetzt nicht mehr zurückbildbar, da Erythrozyten zerstört worden sind und Hämoglobin ausgetreten ist); Haut ist durchsichtig, evtl. weiß oder gelblich-wachsartig (Grund: denaturierte = ausgefällte Eiweiße), evtl. schwarz (= Verkohlung); Hautvenen sind thrombosiert.

    Therapie: 1. Exzision der toten Haut; 2. Wunden sofort decken, antiseptische Wundcrème applizieren (Flammazine®); 3. Verbandwechsel täglich.

- Ausgedehnte Verbrennungen III. Grades

    Beachte: Behandlung falls möglich nur in spezialisierten Zentren (vor allem bei Verbrennungen von über 30% der Körperoberfläche, des Gesichtes, bei Betagten). Hauptproblem ist der Flüssigkeitsverlust mit drohendem Verbrennungsschock!

    Pathogenese des Flüssigkeitsverlustes: Ödem/Brandwasser/Verdunstung (bis 4 Liter pro m^2 und Tag!).

    Therapieprinzip: möglichst rasch möglichst viel Flüssigkeit zuführen (und zwar mit Zentralvenenkathetern: Vena jugularis externa und Vena subclavia); am ersten Tag muss vor allem viel Flüssigkeit mit Natrium (Ringerlaktat), ab dem zweiten Tag Plasma zugeführt werden. Analgesie mit Opiaten.

Hitzesyndrome

Definition und Vorkommen

Wärmestauung im Körper, bevorzugt auftretend bei Temperaturen über 30° Celsius und hoher Luftfeuchtigkeit über 60%. Besonders gefährdet sind alte Leute und Patienten, welche Psychopharmaka, Anticholinergika oder Diuretika einnehmen müssen.

Klinik

- Hitze-Erschöpfung

    Symptome: Hitzekollaps durch Versagen der kardiovaskulären Reaktion auf hohe Umgebungstemperaturen. Schwäche, Schwindel, Kopfschmerzen, Übelkeit und Erbrechen können dem Kollaps vorausgehen.

    Therapie: Flache Lagerung in einem kühlen Raum. Prognose meistens gut.

- Hitzschlag (Hitze-Hyperpyrexie)

    Entstehung: Vasokonstriktion verhindert die Wärmeabgabe vom Kern zur Peripherie (es ist unklar, ob die Engerstellung der Gefäße Ursache oder Folge der Störung ist).

    Symptome: Warnsymptome sind Kopfschmerzen, Schwindel, Schwächegefühl, Abdominalbeschwerden, plötzliches Aufhören der Schweißbildung, Verwirrung (beachte: diese Symptome sind aber nicht obligat).

    Befunde: Hyperpyrexie mit Temperaturen über 41°, evtl. bis 44° Celsius; die Haut ist heiß und trocken; Tachykardie; die Atmung ist rasch und schwach, der BD tief; entweder ist der Patient delirant oder bereits komatös.

Komplikationen: Nierenversagen (akut); Herzinfarkt, Herzversagen.

Erste Maßnahmen bei Hitzschlag:
Im ambulanten Bereich: beachte: der Zeitfaktor ist entscheidend! Körper mit allen Mitteln abkühlen: Patienten in den Schatten bringen, von allen Kleidern befreien, falls möglich Eispackungen auflegen, Kopf und Oberkörper hoch lagern, Hautmassagen, Flüssigkeitszufuhr.

Beachte: Beste Maßnahme ist es, den Patienten in ein Eiswasserbad zu tauchen, bis die Temperatur unter 38° Celsius gefallen ist.

Kälteschäden

Vorkommen

Kriege (weitaus am häufigsten); Katastrophen; Alkoholabhängige; Schlafmittelintoxikationen; Clochards und andere arme Leute; Stürze von dementen Betagten im Freien während der kalten Jahreszeit.

Allgemeine Unterkühlung

Vorkommen: Lawinenunfälle, Schiffskatastrophen; Alkohol-, Drogen- und Schlafmittel-Intoxikation; alleinstehende kranke und alte Leute; Clochards.

Symptomatik: Akutstadium: Exzitationsstadium mit starkem Schüttelfrost, gefolgt vom adynamischen Stadium mit Gefahr des akuten Herzversagens (bei Temperaturen unter 28°). Protrahierte Unterkühlung: Gefahr: Die Betroffenen geben ihrer allgemeinen Müdigkeit nach und schlafen ein. Bewusstlosigkeit tritt in der Regel dann ein, wenn der Körperkern eine Temperatur unter 28 bis 30° aufweist.

Komplikationen: Herzrhythmusstörungen; Kreislaufstillstand; Atmungsstillstand; Bergungstod = Kammerflimmern, verursacht durch die Durchmischung von Kern- und Schalen-Blut.

Therapie: langsame, graduelle Erwärmung in einem Raum von 18 bis 20° Celsius; CPR (cardio-pulmonale Reanimation) auf keinen Fall zu früh abbrechen (erfolgreiche Reanimationen sind in diesen Situationen nicht etwa selten!); beim Passieren von 32 bis 34° kommt es in der Regel zu einem Schüttelfrost, dann heiße Zuckerlösung zu trinken geben.

Erfrierungen

Entstehung: Gefährlich sind Temperaturen unter dem Gefrierpunkt unter Windeinfluss.

Therapieprinzip: beachte: Da die einzige vernünftige Behandlung die möglichst rasche Erreichung einer optimalen Vasodilatation (Gefäßerweiterung) ist, kommt die Behandlung im Spital meistens zu spät. Aus diesem Grunde kommt der Ersten Hilfe die größte Bedeutung zu.

Erste Maßnahmen bei Erfrierungen:
Im Freien: Windgeschützten Platz aufsuchen; direkte Wärmeüberführung von einer zur anderen Körperpartie (= auftauen); nicht mit Schnee einreiben; nach dem Auftauen die Haut trocken halten; warme Getränke verabreichen und Muskeltätigkeit des Patienten aktivieren (passiv und vor allem aktiv).
Unter Hüttenverhältnissen: Erfrorene Gliedmaßen so rasch wie möglich in ein Wasserbad von 40 bis 42° Celsius eintauchen (das Auftauen eines Fußes kann bis zu 30 Minuten erfordern); Schmerzmittel bereithalten (Auftauen kann, muss aber nicht schmerzhaft sein); aufgetretene Blasen (nach Stunden bis Tagen) nicht abtragen; Haut nach dem Auftauen trocken halten. Spätbehandlung von Erfrierungen: streng konservativ (Auto-Amputation).

Medizinische Spezialgebiete

Sozial- und Präventivmedizin

Definition

praevenire = lateinisch zuvorkommen: Vorsorgemedizin.
Wichtigste Grundlagenwissenschaft ist die Epidemiologie.

Epidemiologie

«epidemios» griechisch «im Volke verbreitet»; eigentlich Seuchenkunde.
Lehre von der Häufigkeit (Prävalenz und Inzidenz) und Verteilung von Krankheiten sowie deren Ursachen und Risikofaktoren für das Auftreten von Krankheiten in Bevölkerungsgruppen weltweit und regional.

Todesursachen-Statistik

Wichtig: Große regionale und weltweite Unterschiede:
- Mitteleuropa (Industrienationen): medizinische Hauptprobleme:
  Herz-Kreislauferkrankungen; Krebs; Unfälle; seelische Erkrankungen.
- Dritte Welt: Hauptprobleme (medizinisch, politisch):
  Hunger (Überbevölkerung); Infektionskrankheiten; rohe Gewalt (Krieg!).

Tabelle 152: Häufigste Todesursachen (Schweiz) 1996

Todesursachen (Schweiz)[a] 1996	Frauen	Männer
Herz-Kreislaufkrankheiten	44,5%	37,6%
Krebskrankheiten	21,9%	27,9%
Krankheiten der Atmungsorgane	5,3%	6,7%
Unfälle und Gewalt	3,0%	4,1%
Nervensystem	3,9%	2,9%
Krankheiten der Verdauungsorgane	3,8%	3,5%
Selbstmorde	1,3%	3,3%

a. Quelle: Todesursachen-Statistik 1996. Bundesamt für Statistik, Neuchâtel.

Allgemeine Pathologie

Definitionen

Die Pathologie als medizinische Spezialwissenschaft beschäftigt sich mit den pathologischen (= krankhaften) Vorgängen im Leben und speziell im menschlichen Organismus.

Methode: Morphologie, also die Untersuchung des Gewebes und der Zellen makroskopisch (= von Auge) und mikroskopisch (= im Mikroskop).

In spezieller Hinsicht untersucht die Pathologie die Krankheitsursachen und die Krankheitsentwicklung. Wichtige Begriffe sind:

Ätiologie = Lehre von den Krankheitsursachen;

Pathogenese = Lehre von der Krankheitsentstehung.

Krankheitsursachen

Ein gesunder menschlicher (und tierischer) Organismus kann sich auf folgende Art und Weise krankhaft verändern:

1. Missbildungen

Definition: Angeborene Störungen von Körperform oder des Aufbaus einzelner Organe verursacht durch genetische Faktoren (Vererbung) oder durch Schädigung von Ei- oder Samenzellen, oder aber durch schädigende Einflüsse auf den sich in Entwicklung befindenden Menschen (vergleiche Teratogenese, Embryopathien, angeborene Missbildungssyndrome).

2. Regressive und degenerative Veränderungen

Definition: Erworbene Entwicklungsstörung, z.B. Atrophie = Verkleinerung eines Organes mit folglicher Minderfunktion. Altersbedingte Abbauprozesse werden auch als «Degeneration» bezeichnet («degeneratio» lateinisch «Entartung», heißt morphologische und funktionelle Minderwertigkeit).

Beispiele: degenerativer Gelenkrheumatismus, neurodegenerative Erkrankungen (z.B. M.Parkinson).

3. Zirkulationsstörungen

Definition: Beeinträchtigung der arteriellen und/oder venösen Blutzirkulation. Alle auf dem Boden von Arteriosklerose entstehenden Folgeerscheinungen werden als *ischämische Krankheiten* bezeichnet. (Ischämie = lokale Blutarmut, speziell Sauerstoffarmut im Gewebe.)

Beispiele: Koronare Herzkrankheit, Multiinfarktsyndrom, periphere arterielle Verschlusskrankheit PAVK.

4. Stoffwechselbedingte und endokrine Störungen

Beispiele: Diabetes mellitus, Gicht, Schilddrüsenfunktionsstörungen.

5. Physikalische Krankheitsursachen

Beispiele: mechanische Einwirkungen (Unfälle), extreme Temperaturen (Verbrennungen, Erfrierungen), elektrischer Strom (Elektrounfall), Strahlenkrankheit (Kernkraftwerkunfall, Atombombe), chemische Krankheitsursachen (Chemieunfall, Arzneimittel- und Suchtmittelintoxikation).

6. Entzündungsreaktionen

Definition: Entzündung = Abwehrmechanismus oder Überlebensreaktion des Organismus auf verschiedenste Entzündungsreize als schädigende Ursachen.

7. Infektionskrankheiten

Definition: Krankheitsentstehung durch den Eintritt von Mikroorganismen in unseren Körper («inficere» lateinisch = «eindringen», «anstecken»). Am häufigsten werden Infektionskrankheiten verursacht durch Viren, Bakterien und Pilze.

8. Neubildungen

Ein Tumor (= Geschwulst) entsteht durch das autonome, progrediente Wachstum von pathologischen Zellen in einem Organ resp. Organsystem.

9. Seelische und psychosomatische Störungen

Wir unterscheiden zwischen entweder rein organisch oder rein seelisch verursachten und psychosomatischen Krankheiten. Seelische Krankheiten mit physischen Auswirkungen werden auch als funktionelle Störungen bezeichnet. Der Mensch wird heutzutage als Leib-Seele-Einheit angesehen und nicht mehr als technische Maschine, so dass sich die Grenzen zwischen Psyche («Seele») und Soma («Körper») mehr und mehr verwischen.

Medizinische Mikrobiologie

Definition

Lehre von den Ursachen (und der Klinik) der Infektionskrankheiten. Infektionskrankheiten werden durch krankmachende Mikroorganismen verursacht. Diese werden in einem eigenen «Reich der Mikroorganismen» zusammengefasst und von den Reichen der Tiere und der Pflanzen abgegrenzt.

Infektion

Vorgang des Eindringens von Mikroorganismen in Gewebe eines Wirtes verbunden mit einer Reaktion des Wirtes. Die sogenannte «stille Feiung» entsteht durch laufende Infektionen während des Lebens, welche meistens klinisch stumm bleiben, aber zur Stimulierung des Immunsystems führen. Die Infektions*krankheit* ist gekennzeichnet durch das Auftreten von Symptomen.

Ablauf einer Infektion

Lokalinfektion: Keime bleiben auf die Eintrittspforte und die nähere Umgebung beschränkt. Allgemeininfektion: Erreger gelangen ins Lymphsystem und vermehren sich dort (während der sogenannten Inkubationszeit). Nachher treten sie ins Blut über (Fieber) und erreichen auf dem Blutwege die Organe. Die Inkubationszeit ist die Zeit zwischen dem Eindringen eines Erregers und dem Auftreten der Krankheitssymptome. Inkubationszeit und Symptomatik hängen ab von der Virulenz («Aggressivität») und Infektionsdosis (Anzahl) der Erreger sowie von der Abwehrlage («Abwehrstärke») des Wirtes.
Sepsis (oder Septikämie) heißt Systemerkrankung (mit reduziertem Allgemeinzustand), indem die Erreger permanent ins Blut gelangen.

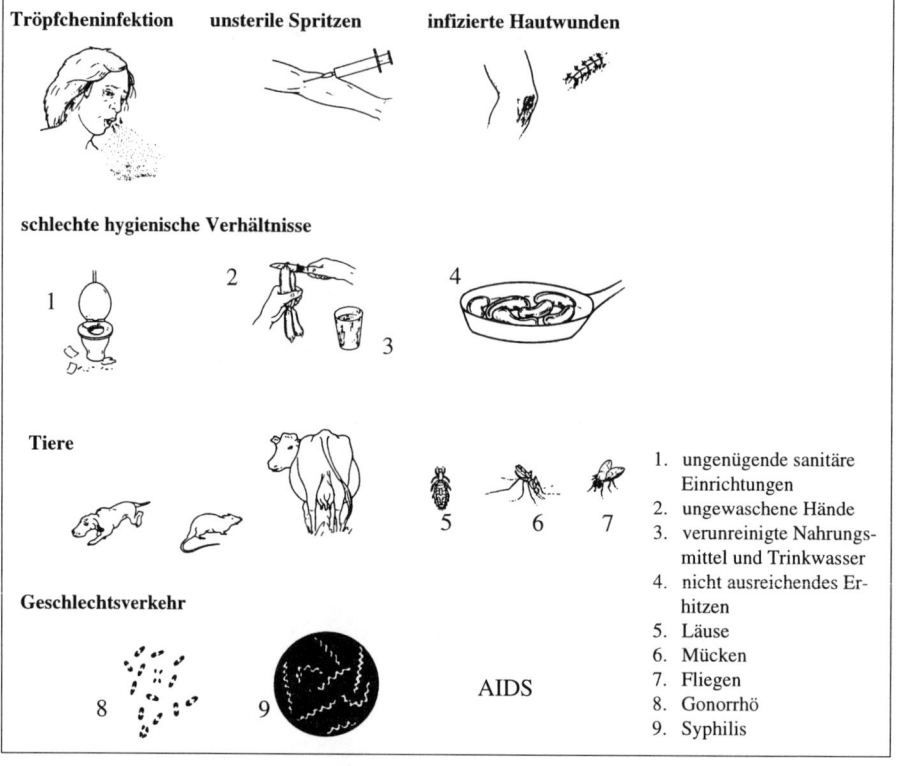

Abbildung 100: Die häufigsten Infektionswege
(modifiziert nach Toohey M., Lehrbuch der Inneren Medizin für Pflegeberufe, Enke)

Erreger von Infektionskrankheiten (Mikroorganismen)

Bakterien

Bakterien besitzen ein Chromosom und vermehren sich ungeschlechtlich durch einfache Querteilung.

Größe: 1 - 5 µm, Chlamydien 0,2 - 1 µm.

Grundformen: Kokken (Kugelbakterien), Stäbchen (gerade und gekrümmt).

Diagnostik: Eine bakterielle Infektion wird entweder *direkt* durch den Nachweis des Erregers im Mikroskop oder *indirekt* durch den Nachweis von Antikörpern diagnostiziert. Gemäß der Färbemethode nach Gram (Hans Chr. Gram, 1853 - 1938) unterscheidet man zwischen gramnegativen (in der Regel Stäbchen) und grampositiven Bakterien (Kokken).

Beachte: Bis vor wenigen Jahrzehnten waren bakterielle Infektionen gefürchtet und traten in großen Seuchenzügen auf. Dank dem verbesserten Lebensstandard und der Entwicklung der Chemotherapeutika in den industrialisierten Ländern sind Morbidität und Letalität bakterieller Infektionen stark zurückgegangen. In der modernen Medizin spielen vermehrt die im Krankenhaus (nosokomial) erworbenen Infekte eine große Rolle.

Therapie-Prinzip: Antibiotika, lokal und systemisch.

Mögliche Einteilung von bakteriellen Infektionskrankheiten

- Klassische Infektionskrankheiten:
  Ihre Erreger sind die Verursacher der sogenannten «Killer»-Krankheiten
  (häufig mit Seuchencharakter):
  Yersinia pestis (Pest); Vibrio cholerae (Cholera); Corynebacterium diph-
  theriae (Diphtherie); Mycobacterium tuberculosis (Tuberkulose).

- Nosokomiale Infektionen:
  Griechisch «nosokomeion» = «Krankenhaus». Im Spital erworbenen Infektionskrankheiten. Die wichtigsten Spitalinfektionen sind: Harnwegsinfekte (20-40%), respiratorische Infekte (nosokomiale Pneumonien, 10-
  30%), postchirurgische Wundinfekte und Bakteriämien.

  Zu Beginn des Jahrhunderts wurden diese Infektionen vor allem durch Missachtung der
  klassischen Hygieneregeln verursacht (Tuberkulose, Diphtherie, Kindbettfieber). Heutzutage stehen die nosokomialen Infektionen in Zusammenhang mit: Überalterung der
  Bevölkerung, verlängertes Überleben von chronisch Kranken, Häufung von invasiven
  diagnostischen und therapeutischen Eingriffen, Implantation von Prothesen aller Art,
  intensive Chemotherapie, gesteigertem Gebrauch und Missbrauch von Antibiotika.

Klinische Beispiele von bakteriellen Infektionskrankheiten gemäß Erreger

- Staphylococcus aureus: Abszess; Sinusitis; Osteomyelitis; Septik-
  ämien.
- Streptococcus: Erysipel, Phlegmone, Sinusitis, Tonsillitis; Glomerulo-
  nephritis; Pneumonie (Streptococcus pneumoniae = Pneumokokkus).
- Clostridium tetani: Tetanus (Wundstarrkrampf).
- Mycobacterium leprae: Lepra (Aussatz).
- Salmonella typhi (typhöse Salmonellen): Typhus.
- Escherichia coli: Harnwegsinfekte, Gallenwegsinfekte, Wundinfekte.
- Haemophilus influenzae: Meningitis; Pneumonie; Sinusitis.
- Pseudomonas aeruginosa: schwere Infekte bei Abwehrgeschwächten
  (Harnwegsinfekte, Wundinfekte, respiratorische Infekte).
- Treponema pallidum: Lues (Syphilis).
- Borrelia burgdorferi (beachte: erst 1982 entdeckt): Lyme-Borreliose.

Pilze

Pilze haben eine starre Zellwand und einen Zellkern. Sie sind bewegungsun-
fähig. Sie verursachen die Mykosen, welche häufig lokal (harmlos), selten
aber auch systemisch, dann aber lebensbedrohlich auftreten können.
Diagnostik: Klinik und Mikroskop (Direktpräparat).

Wichtigste Einteilung

- Dermatomykosen: Erreger: Dermatophyten = Fadenpilze.
  Befall der Epidermis, Haare, Nägel (Onychomykosen = Nagelmykosen).

- Hefepilzmykosen: Erreger: Candida albicans = Sprosspilz (Soorpilz).
  Hefepilzmykosen kommen bevorzugt in feuchtem, warmem Milieu und
  fast nur bei systemischen Störungen vor (Abwehrschwäche bei Diabetes
  mellitus, Immunsuppression).
  Vorkommen: Genitalschleimhaut (Vulvo-Vaginitis); Candida-Intertrigo
  (unter den Brüsten, Analfalte, Bauchnabel); zwischen den Fingern und
  Zehen; Mundschleimhaut (Mundsoor), Soor-Ösophagitis; bei Kleinkin-
  dern auch unter der Windelpackung (Windelsoor).

Therapie-Prinzip: Antimykotika, lokal und systemisch.

Protozoen

Protozoen sind frei oder parasitisch lebende Mikroorganismen von wechselnder Größe und Gestalt. Es gibt Geißeltierchen, Wurzelfüßler, Sporentierchen und Wimperntierchen. Sie besitzen einen Zellkern und können sich fortbewegen.

Klinische Beispiele

- Amöben (Entamoeba histolytica): Dickdarmamöbiasis; Leberabszess.

- Lamblien (Giardia lamblia): chronische Darminfektion.

- Trichomonaden (Trichomonas vaginalis): urogenitale Trichomonose.

- Toxoplasmose (Toxoplasma gondii): ZNS-Befall bei Immunschwäche.

- Pneumocystis carinii: Pneumonie bei Immungeschwächten (AIDS).

- Plasmodien: Malaria (Übertragung durch Stechmücke Anopheles).

Therapie-Prinzip: Chemotherapie.

Viren

Viren (Einzahl: das Virus) sind ultramikroskopische, obligate Zellparasiten, die nur einen Typ von Nukleinsäure enthalten (DNA oder RNA) und auf infizierte Wirtszellen zum Überleben angewiesen sind. Man kann sie als eigenständige infektiöse Einheiten oder «vagabundierende Gene» bezeichnen.

Die große virusbedingte Seuche der Pocken ist in den letzten Jahrzehnten weltweit ausgerottet und die Poliomyelitis (Kinderlähmung) in einigen Teilen der Welt weitgehend eingedämmt worden.

Beachte: Virus-Erkrankungen sind aber auch auf dem Vormarsch: Herpes-simplex-genitalis-Infektionen und Retrovirus-Infektionen (HIV 1980 neu aufgetreten!).

Einteilung der Viren und einige Beispiele

- DNA-Viren: Herpes-Viren (Fieberblasen = Herpes labialis und Herpes genitalis); Varizellen-/Zoster-Virus VZV (Windpocken, Gürtelrose); Zytomegalie-Virus; Hepatitis-B-Virus (Hepatitis B = Serum-Hepatitis, Transfusions-Hepatitis).

- RNA-Viren: Enteroviren (Polio, Coxsackie); Hepatitis-A-Virus (Hepatitis A = infektiöse Hepatitis); Rhinoviren (Schnupfen); Togaviren (Gelbfieber, Zeckenenzephalitis); Paramyxoviren (Masern).

- Retroviren: HIV (HIV = human immunodeficiency virus, Erreger von AIDS = acquired immune deficiency syndrome).

Bei einer Virus-Infektion vermehren sich die Viren am Eintrittsort und erreichen die Zielorgane über den Lymph- oder Blutweg aber auch über Nervenbahnen.

Therapie-Prinzip: Prophylaktische Schutzimpfungen. Die Virusvermehrung kann durch Interferon und gewisse Chemotherapeutika gehemmt werden, z.B. Zovirax® gegen Herpes zoster, Zovirax® Creme gegen Herpes labialis. Merke: Da es bis dato noch keine befriedigende Therapie gibt (Antibiotika sind gegen Viren wirkungslos), ist die *Prophylaxe* die wichtigste Maßnahme: die Schutzimpfungen.

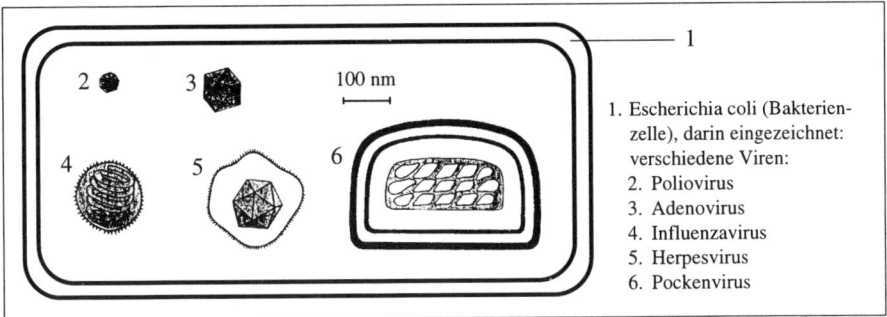

Abbildung 101: Größenvergleich: Viren und Bakterien

Mechanismen der Infektabwehr

A) Mechanische Faktoren

Haut und Schleimhäute; Schleimsekretion und Schleimfluss; nach außen gerichtete Ziliarbewegung des Flimmerepithels des Respirationstraktes.

B) Humorale Faktoren

Säuremantel der Haut; Milchsäure der Schweißdrüsen; Salzsäure des Magens; Schleim (Virus-Bindung); Lysozym im Speichel und in der Tränenflüssigkeit; C-reaktives Protein (CRP); Interferon.

C) Zelluläre Faktoren

Normalflora der Haut und Schleimhäute; Phagozytose (Phagozyten und Makrophagen); «Aufstöbern» durch Chemotaxis (chemische «Anziehung»); Aufnahme von Mikroorganismen durch «Umfließen».

Immunität

Immunität aus lateinisch «immunis» = «frei», «unberührt». Erworbene veränderte Reaktionsbereitschaft eines Makroorganismus gegenüber einem Mikroorganismus, die schließlich zur erworbenen Resistenz (Immunität) führt (Diese ist von der angeborenen Resistenz zu unterscheiden). Gegenstand der Immunologie bilden die Immunreaktionen (beachte: enorm komplexe Materie).

Immunreaktion und Entzündung

Immunreaktionen werden durch das Aufeinandertreffen von 2 Partnern ausgelöst (genannt «Immunisierung»): dem *Antigen*, das von irgendwoher stammen kann (Bestandteil eines Mikroorganismus, Medikament, transplantiertes Organ u.a.) und dem *Antikörper* (AK), welcher vom Makroorganismus gebildet worden ist. Wenn der Makroorganismus zum ersten Mal mit einem neuen Antigen konfrontiert wird, kommt es zur primären Immunantwort mit der Bildung von Antikörpern und Gedächtniszellen. AK stehen im Zentrum der humoralen Immunität; Es sind Proteine (= Eiweiße) mit Immunglobulinstruktur. Die sogenannten Gedächtniszellen sind langlebige Lymphozyten.

Das zelluläre Immunsystem besteht aus Lymphozyten und Makrophagen. Unter den Lymphozyten unterscheidet man B-Zellen, deren Rezeptoren Immunglobuline heißen und als AK sezerniert werden können, und die T-Zellen.

Im Verlaufe einer Immunreaktion entstehen pharmakologisch aktive Substanzen, welche chemotaktisch auf Granulozyten einwirken (chemisch ausgelöste Bewegung), die Permeabilität (Durchlässigkeit) der kleinen Gefäße erhöhen oder Fieber auslösen können, alles Erscheinungsformen der Entzündung.

Merke: Die Entzündungsreaktion ist durch die folgenden fünf Symptome und Befunde charakterisiert (die «fünf Kardinalsymptome der Entzündung»):
1. Schmerz, 2. Rötung, 3. Schwellung, 4. Überwärmung (lokal) und/oder Fieber (systemisch) sowie 5. Funktionseinbusse.

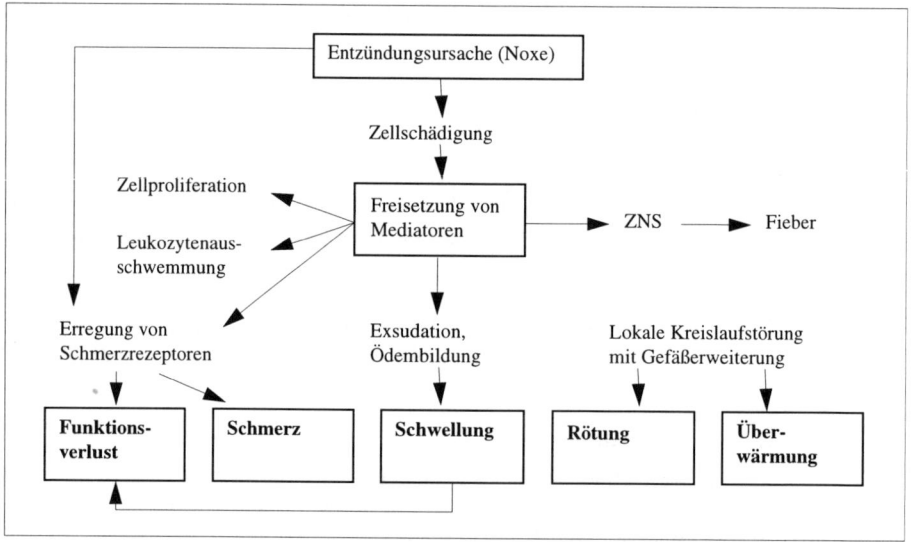

Abbildung 102: Ablauf der Entzündungsreaktion und Kardinalsymptome

Hygiene

Bedeutung

Die Wichtigkeit des Themas «Spitalhygiene» ist unbestritten; trotzdem sei an dieser Stelle bezüglich der Akutmedizin und des Spitalbereiches auf die Spezialliteratur verwiesen.

Im Krankenheim (in geriatrischen Institutionen) kommt dem Thema oft zwiespältige Bedeutung zu: einerseits können hochinfektiöse Keime vorhanden sein (beachte besonders ansteckende, übertragbare Krankheiten), andererseits wird oft versucht, eine wohnliche Atmosphäre («im Heim daheim») zu gestalten. Einen sinnvollen Mittelweg zu suchen, ist angebracht.

Begriffsdefinitionen

- Antibiogramm: Liste der empfindlichen oder resistenten Reaktionen eines Mikroorganismus gegenüber einer Reihe von Antibiotika.

- Antisepsis: Entfernung bzw. Verminderung vorhandener Keime. Die Krankheitserreger werden durch chemische oder physikalische Desinfektion abgetötet oder irreversibel inaktiviert (z.B. Haut- oder Händedesinfektion, Steckbeckenautomat).

- Asepsis: Unterbindung der Keimverschleppung, z.B. durch Sterilisation, strikte Trennung von Unsterilem und Sterilem, Nicht-Berührtechnik.

- bakterizid: Bakterien werden abgetötet.

- Desinfektion: Entfernung bzw. Verminderung bestimmter unerwünschter Mikroorganismen mit dem Ziel, eine Übertragung auf Gegenstände und Personen zu verhindern.

- Endemie: Örtlich begrenztes Auftreten einer Infektionskrankheit.

- Epidemie: Zeitlich und örtlich in besonders starkem Maße auftretende Infektionskrankheit.

- fungizid: Pilze werden abgetötet.

- Gezielte Desinfektion: Unmittelbar nach Kontamination mit infektiösem Material (Sekret, Exkret, Blut usw.) erfolgt mit einem desinfektionsmittelgetränkten Lappen eine Scheuer-Wischdesinfektion.

- Hygiene: Lehre von der Erhaltung der Gesundheit.

- Infektion: Eindringen und Haften des Erregers im Wirtsorganismus, Vermehrung desselben und Reaktion des Wirtes (nur ein lebender Organismus kann infiziert werden!).

- Infektionskrankheit: Siehe Infektion. Charakteristische Körperreaktionen auf bestimmte Erreger.

- infektiös/infiziert: ansteckend/angesteckt (siehe auch Kontamination und Kolonisation).

- Inkubationszeit: Zeitintervall zwischen Eintritt des Erregers in den Organismus und den ersten Krankheitszeichen.

- Kolonisation: Besiedlung, ohne Reaktion des Wirtes (z.B. Darm, Körperoberfläche, Rachenraum usw.).

- Kontamination: Mikrobielle Verunreinigung von Gegenständen, Substanzen, Lebensmitteln usw.

- Laufende Desinfektion: Tägliche Desinfektionsmaßnahmen im Bereich von Patienten mit dem Ziel, eine Übertragung von pathogenen Mikroorganismen (inkl. Hospitalkeimen) auf Patienten, Personal oder Besucher zu verhindern.

- Mikrobiologie: Lehre von den Mikroorganismen.

- mikrobistatisch: Mikroorganismen werden in ihrer Vermehrung gehemmt.

- mikrobizid: Mikroorganismen werden abgetötet.

- Mikroorganismen: Kleinlebewesen (Bakterien, Pilze, Viren, Parasiten).

- Nosokomiale Infektion: im Spital erworbene Infektion, z.B. Harnwegsinfekt, Wundinfektion, Atemwegsinfektion, Bakteriämie, Sepsis usw.

- Pathogenität: Fähigkeit eines Mikroorganismus, in einem Wirt eine Krankheit zu erzeugen.

- Schluss-Desinfektion: Unter Schlussdesinfektion werden alle Desinfektionsmaßnahmen im Krankenzimmer, am Bett und an Gebrauchsgegenständen zusammengefasst. Sie bildet den Abschluss der laufenden Desinfektionsmaßnahmen und wird mit Desinfektionsmitteln im Nass-Wischverfahren (Scheuer-Wischdesinfektion) durchgeführt.

- Spitalhygiene: Erfassen, Verhüten und Bekämpfen von Spitalinfektionen.

- Sterilisation: Abtöten und Eliminieren aller Mikroorganismen.

- Virulenz: Gesamtheit der krankmachenden Eigenschaften eines Infektionserregers in einem Wirt.

- virus-inaktivierend: Viren werden unwirksam gemacht.

Praktische Vorschläge im geriatrischen Bereich
Richtlinien erstellt in Zusammenarbeit mit Frau Margrith Bühler Steiner, Expertin für Spitalhygiene, Universitätsspital Zürich

Handpflege

Der Handpflege kommt im pflegerischen Alltag große Bedeutung zu, insbesondere, was den natürlichen Säureschutzmantel der Haut betrifft:

- Händewaschmittel vollständig wegspülen

- Hände ganz trocknen lassen

- Handcreme benützen (aus der Tube, nicht aus dem Topf).

Hände waschen

Die Hände sollen immer gewaschen werden:

- vor Arbeitsbeginn

- vor dem Essen-Eingeben

- nach der Toilettenbenützung

- bei sichtlicher Verschmutzung (Schmutz, Urin, Stuhl), gefolgt von Hände-Desinfektion.

Hände-Desinfektion

Stichwort: «gezielt», und nicht «routinemäßig»!

- Im sogenannten «Wohnbereich» und im Umgang mit «gesunden» Patienten ist die Desinfektion Ermessenssache (nicht zwingend vorgeschrieben). Umgekehrt formuliert: Hände-Desinfektion nur vor oder nach direktem Hautkontakt mit Patienten im sogenannten «Pflegebereich»!

- Hände-Desinfektion ist Vorschrift bei folgenden Verrichtungen:

  - nach dem Wechseln von DK-Säcken (nach dem Ausziehen der Handschuhe)

  - nach Entsorgungen im Ausguss

  - vor dem Verlassen des Patientenzimmers gezielt, d.h. nach pflegerischen Handlungen, welche zu einem möglichen Kontakt mit Körperausscheidungen geführt haben könnten (Stuhl, Urin, Blut, Erbrochenes, Sputum, Wundsekrete)

  - nach dem Ausziehen von Handschuhen!

- Vorgehen bei steril auszuführenden Arbeiten:

  - Hände *waschen vor* dem Vorbereiten des Sterilgutes

  - Hände *desinfizieren vor* dem Öffnen des Sterilgutes.

- Technik der Hände-Desinfektion

  - z.B.: Sagrosept®: Desinfektionsmittel auf Basis von Alkoholen, Milchsäure enthaltend (rückfettend, hautschonend, toxikologisch unbedenklich)

  - alle Händedesinfektionsmittel müssen unverdünnt in die Hände eingerieben werden, bis diese *trocken* sind (beachte: es dauert relativ lange, ca. 20 - 30 Sekunden)!

Tabelle 153: Benützung von Handschuhen

Plastik-Handschuhe	Latex-Handschuhe
Applikation von Salben und Cremen	Intimpflege
Abgabe von Urinflaschen	Kontakt mit Stuhl:
Kübel leeren im Ausguss	- Reinigen nach Stuhlgang
Zahnprothesen einlegen, entnehmen, reinigen	- Reinigen nach Toilettenbesuch
Schuhe reinigen	- Anus-praeter-Pflege
Mundpflege	- rektales Ausräumen
Nasenpflege	- Applikation von PC, MC, Darmrohr
Absaugen in Mund/Rachen	- hoher Einlauf
Wechsel des DK-Sackes	Kontakt mit Urin:
Urinsack entleeren	- Tena-Wechsel
Urinflasche entleeren	Kontakt mit Blut:
	- Blutentnahmen
	- Reinigen nach Bluterbrechen
Keine Handschuhe nötig	- Pflege von blutenden Wunden
Ganzwäsche	Kontakt mit Sputum/Auswurf:
Betten besorgen	- Reinigen und Wegwerfen
Einlagen (Tena)	Kontakt mit Erbrochenem:
Haare kämmen	- Reinigen und Wegwerfen
Rasieren	Wundverbände
Rasierapparat reinigen	Wundspülungen
Topf/Urinflasche trocknen	Umgang mit Verstorbenen
Nierenschalen trocknen	Umgang mit septischen Patienten
Ess-Tableaux abräumen	

Anhang

TERMINOLOGIE **A**bkürzungen und
Begriffserklärungen

Abkürzungen

AB	Asthma bronchiale
ABGA	arterielle Blutgas-Analyse
ACBP	aorto-koronarer Bypass
ACE-H	ACE-Hemmer: Angiotensin-Converting-Encyme-Hemmer
Aet.	Ätiologie, Ursache (gemeint Krankheitsursache)
AFP	Alpha-Fetoprotein (ein Tumormarker)
AGI	Alpha-Glucosidase-Hemmer
AIDS	acquired immune deficiency syndrome (human immunodeficiency virus, HIV)
AK	Antikoagulation; OAK = orale Antikoagulation
anamn.	anamnestisch, aus der Krankengeschichte hervorgehend
Ap	Anus praeter (praeter naturalis = lat «neben dem natürl. Darmausgang»)
AZ	Allgemeinzustand
BD	Blutdruck
BG	Biguanide (orale Antidiabetika)
BMI	Body Mass Index: Körper-Massen-Index
BSR	Blutkörperchen-Senkungs-Reaktion
BZ	Blutzucker
Ca	Carcinom, Karzinom (Krebs, bösartige Neubildung)
CAPD	kontinuierliche ambulante Peritonealdialyse
CB	chronische Bronchitis
CEA	carcino-embryonales Antigen (ein Tumormarker)
CHK	siehe unter «KHK»
CNI	chronische Niereninsuffizienz
CO	Kohlenmonoxid
COPD	chronisch-obstruktive Lungen-Erkrankung
COX-2	Cyclooxygenase-Hemmer
cP	chronische Polyarthritis
CPR	Cardio-pulmonale Reanimation
CRP	C-reaktives Protein (Entzündungsparameter)
CT	Computer-Tomographie (spezialisierte Röntgen-Untersuchung)
CTS	Karpaltunnelsyndrom
CVI	chronisch-venöse Insuffizienz (an unteren Extremitäten; Ödeme, Ulkus)
	cerebro-vaskuläre Insuffizienz (= MIS)
DA	Dosier-Aerosol
DAT	Demenz vom Alzheimer-Typ, siehe auch SDAT

DD	Differential-Diagnose (Abgrenzung von möglichen Krankheiten)
DFS	diabetisches Fuß-Syndrom
DH	Diskushernie (Bandscheibenvorfall)
DHS	dynamische Hüftschraube (ein Op-Verfahren bei Schenkelhalsfraktur)
DILF	diffuse interstitielle Lungenfibrosen
DK	Dauerkatheter (Blasenkatheter)
EEG	Elektroenzephalogramm (-graphie)
EK	Einmalkatheter (Blasenkatheter)
EKG	Elektrokardiogramm (-graphie)
ERCP	endoskopische retrograde Cholangiopankreatographie
ES	Extrasystolie (Extra-Schläge des Herzens, eine Rhythmusstörung)
ESWL	extrakorporelle Stoßwellenlithotripsie (Nierensteinzertrümmerung)
FEV1	forciertes Exspirationsvolumen, exspiratorische Sekundenkapazität
FTD	Fronto-Temporallappen-Demenz
GAD	Glutamatdekarboxylase
GD	gemischte Demenz (Mischung aus SDAT plus MID)
GFR	glomeruläre Filtrationsrate
Hb	Hämoglobin
HbA_{1C}	glykolysiertes Hämoglobin
HIV	human immunodeficiency virus (acquired immune deficiency syndrome, AIDS)
Hp	Helicobacter pylori
HS	Hemisyndrom (Halbseitenlähmung infolge Hirnschlag)
HWI	Harnwegsinfekt (Infektion von Harnblase, Harnröhre)
i.m.	intra-muskulär, in den Muskel hinein (injiziert)
i.v.	intravenös, in eine(r) Vene
I.E.	Internationale Einheiten (z.B. als Mass für Insulin-Dosierungen)
IFG	«impaired fasting glucose», gestörte Nüchtern-Glukose
IGT	«impaired glucose tolerance», verminderte Glukosetoleranz
INR	international normalized ratio: Intensitätsbereiche für die orale Antikoagulation
KAI	Knöchel-Arm-Index
KHK	Koronare Herz-Krankheit (Arteriosklerose der Herzkranzgefäße)
LE	Lungenembolie (ZLE = Zentrale Lungenembolie)
LSB	Linksschenkelblock (Überleitungsstörung am Reizleitungssystem; EKG)
LUFU	Lungenfunktionsanalyse
M.	Morbus, lateinisch «Krankheit»
MCV	mean cell volume = mittleres Erythrozyten-Volumen
MID	Multiinfarkt-Demenz (Demenz nach wiederholten Schlaganfällen)
MIS	Multiinfarkt-Syndrom (Zustand nach wiederholten Schlaganfällen)
MMS	Mini-Mental-Status (Test zur Untersuchung auf Demenz)
MRI	Magnet-Resonanz-Untersuchung (= Kernspintomographie)
MS	Multiple Sklerose
MUSE	medizinisches Urethrales System zur Erektion
NPG	nüchtern-Plasmaglukose
NSA	nichtsteroidale Antirheumatika
NYHA	New York Heart Association: Klassifizierungsschema für Herzinsuffizienz
O_2	Sauerstoff (CO_2 = Kohlendioxyd)
OAD	orale Antidiabetika
OH	orthostatische Hypotonie *oder* Ovulationshemmer
Op	Operation
OSAS	obstruktives Schlaf-Apnoe-Syndrom
p.o.	per os, durch den Mund (schlucken)
PAVK	periphere arterielle Verschluss-Krankheit (infolge Arteriosklerose)
PEF	«peak exspiratory flow», maximale Atemstromstärke

PEG	perkutane endoskopisch kontrollierte Gastrostomie (enterale Nahrungszufuhr)
PFS	primäres Fibromyalgie-Syndrom
PHS	Periarthropathia humero-scapularis
PLE	periphere Lungenembolie
PM	Pacemaker = Herzschrittmacher
PMP	Post-Menopause (Zustand nach der letzten Regelblutung)
PND	post nasal drip
PNS	peripheres Nervensystem (periphere Nerven)
POS	Psycho-organisches Syndrom (Organisch bedingte Hirnkrankheit)
Proc.	Prozedere, geplantes Vorgehen
PSA	Prostata-spezifisches Antigen (ein Tumormarker)
PSE	Porto-systemische Enzephalopathie (bei Leberzirrhose)
PSP	progressive supranukleäre Paralyse
PTA	perkutane Transluminale Angioplastik (Op bei PAVK)
PTCA	perkutane Transluminale Coronare Angioplastik (Op bei KHK)
RAAS	Renin-Angiotensin-Aldosteron-System
RDW	red cell distribution width = Erythrozyten-Verteilungsbreite
rec.	rezidivierend, immer wiederkehrend, wiederholt (z.B. rez. HWI)
RT	Radiotherapie (Behandlung mit ionisierenden Strahlen, Strahlentherapie)
SAE	subkortikale arteriosklerotische Enzephalopathie
s.c.	sub-cutan, unter die Haut (injiziert)
s.l.	sub-lingual, unter die/der Zunge
SDAT	senile Demenz vom Alzheimer Typus (Alzheimersche Krankheit)
SELK	Syndrom des engen Lumbalkanals
SH	Sulfonylharnstoffe (orale Antidiabetika)
SHF	Schenkelhals-Fraktur (= Oberschenkelhals-Bruch)
SHT	Schädel-Hirn-Trauma (Hirnerschütterung / Fraktur / Hirnverletzung)
SKAI	Schwellkörperautoinjektion (bei erektiler Dysfunktion)
SPA	suprapubische Ableitung (DK durch die Bauchdecke hindurch, Cystofix)
STD	sexually transmitted diseases, sexuell übertragene Krankheiten
St.n.	Status nach, Zustand nach (aus der Krankengeschichte bekannt)
SZM	spondylogene zervikale Myelopathie
Tbc	Tuberkulose
TBVT	tiefe Beinvenen-Thrombose
TC	Gesamt-Cholesterin
TEE	transösophageale Echokardiographie
TENS	transkutane Elektro-Neuro-Stimulation
TIA	Transient-Ischämische Attacke (kleiner Insult, «Streifung»)
TG	Triglyzeride
TP	Total-Prothese (eine Op-Form bei SH-Fraktur) / Tagesprofil (Blutzuckermessung)
TSH	Thyreoidea-stimulierendes Hormon
TUR-P	Trans-Urethrale Resektion der Prostata (Op-Verfahren «durch die Harnröhre»)
TVT	tiefe Venenthrombose
	tension free vaginal tape
UKPDS	United Kingdom Prospektive Diabetes Study
US	Ultraschall (= Sonographie; diagnostische Untersuchungsmethode)
Vdg	Verdachtsdiagnose
VHF	Vorhof-Flimmern (häufige Herzrhythmusstörung)
VLA-P	visuelle Laserablation der Prostata
VW	Verbandwechsel
WHO	Welt-Gesundheitsorganisation
WS	Wirbelsäule (LWS = Lendenwirbelsäule, BWS = Brustwirbelsäule)
ZNS	zentrales Nerven-System (= Groß- und Stammhirn und Rückenmark)

Begriffserklärungen

Anamnese	Vorgeschichte von Krankheiten des Patienten, seiner Familie und von lebensgeschichtlichen Daten, die für die jetzige Krankheit von Belang sind.
Atrophie	Schwund von Zellen, Geweben und Organen; Ursachen unter anderen: Ernährungsstörungen, Druck, Degeneration (Altern), Inaktivität.
atrophieren	schwinden, schrumpfen (wirkt sich auch auf die Funktion des Organes aus!).
Degeneration	Verfall von Zellen, Geweben und Organen (Untergang einzelner Zellen).
degenerieren	verfallen, verkümmern (spezifische Minderfunktionen der betreffenden Organe).
Diagnose	Erkennen, Benennen der Krankheit aufgrund genauer Beobachtungen, Untersuchungen, Abklärungen und der Anamneseerhebung.
Differential-diagnose	Krankheitsbestimmung durch unterscheidende, abgrenzende Gegenüberstellung mehrerer Krankheitsbilder mit ähnlichen Symptomen.
differenzieren	unterscheiden, trennen, aufgliedern.
diffus	ohne genaue Abgrenzung, zerstreut.
Fremd-anamnese	Mitteilungen durch Auskunftspersonen (Angehörige, Bekannte, Pflegende, Sozialarbeiter, Arbeitgeber usw.).
Insult	Schlaganfall (Hirnschlag, Apoplexie).
kausal	die Ursache angreifend.
kurativ	in heilender Absicht.
lokal	örtlich, örtlich beschränkt.
palliativ	in lindernder Absicht.
Pathologie	Lehre (Wissenschaft) von den Krankheiten, von ihrer Entstehung und den durch sie hervorgerufenen organisch-anatomischen Veränderungen.
pathologisch	die Krankheit betreffend, krankhaft.
physisch	den Körper betreffend, körperlich.
Prozedere	das weitere Vorgehen, die geplanten nächsten Schritte.
Psychiatrie	Teilgebiet der Medizin: Erkennung und Behandlung von seelischen Störungen und Geisteskrankheiten.
psychisch	die Psyche betreffend, seelisch.
Psychologie	Lehre von den normalen seelisch-geistigen Funktionsabläufen.
Psycho-pathologie	Lehre von den seelischen und geistigen Abnormitäten und Funktionsstörungen.
Résumé	Zusammenfassung (in der Psychiatrie: Zusammenfassung der Untersuchungen in schriftlicher Form).
Status	Zustand, allgemeiner Gesundheits- oder Krankheitszustand; der sich aus der ärztlichen Untersuchung ergebende Allgemeinbefund.
Symptom	Krankheitszeichen.
symptomatisch	die Symptome bekämpfend.
Syndrom	eine erscheinungsbildlich typische Symptomenkombination (= Symptomkomplex); Krankheitsbild, das sich aus dem Zusammentreffen verschiedener charakteristischer Symptome ergibt.

Anhang

Verzeichnis der Abbildungen

Abbildungsverzeichnis Teil II

Abb. 1   Übersicht über die Krankheitsentwicklung 2

Abb. 2   Verlaufsformen von Krankheiten 5

Abb. 3   Polymorbidität beim älteren Menschen: Auswahl von wichtigen Krankheitsbildern 6

Abb. 4   Fieber-Typen 21

Abb. 5   Dyspnoe: visuelle Analogskala VAS 30

Abb. 6   Perkutane endoskopisch kontrollierte Gastrostomie (PEG) 44

Abb. 7   Beckenbodengymnastik (Übungsanleitung) 75

Abb. 8   Miktionskalender 76

Abb. 9   rechtes Auge, Horizontalschnitt 80

Abb. 10   vordere Hälfte des Auges 80

Abb. 11   Schematischer Aufbau der Netzhaut 81

Abb. 12   Übersicht über den Aufbau der unbehaarten Haut (Leistenhaut) 112

Abb. 13   Austrocknung und Atrophie von Haut und Schleimhäuten, Pflegemaßnahmen 120

Abb. 14   Dekubitus: gefährdete Körperstellen 122

Abb. 15   Beurteilung Herzstillstand (GABI) 149

Abb. 16   Universalalgorithmus für Erwachsene 149

Abb. 17   Maßnahmen beim Herzstillstand: A-B-C-Schema 150

Abb. 18   Cardio-pulmonale Reanimation (Schema CPR) 150

Abb. 19   WHO-Richtlinien zum antihypertensiven Behandlungsbeginn 152

Abb. 20   Antihypertensive Therapie, falls BD nach 6 Mt Lebensstil-Instruktion ≥ 140/90 mmHg 161

Abb. 21   Orthostase-Test 164

Abb. 22   Paroxysmaler Lagerungsschwindel (Diagnose und Therapie) 168

Abb. 23   Kardiovaskuläre Risikofaktoren bis zum Tod 172

Abb. 24   Einige Risikofaktoren für Arteriosklerose und KHK 172

Abb. 25   Angina pectoris 175

Abb. 26   Primärprävention der KHK: Richtlinien zur Kontrolle des Blutdruckes 183

Abb. 27   Primärprävention der KHK: Richtlinien zur Kontrolle der Lipide 184

Abb. 28   Wichtigste, häufigste Ursachen für Herzinsuffizienz 187

Abb. 29   Circulus vitiosus der Herzinsuffizienz 188

Abb. 30   Ventrikuläres Remodeling 188

Abb. 31   Pathophysiologische Mechanismen bei Herzinsuffizienz: Systolische Dysfunktion 189

Abb. 32   Pathophysiologische Mechanismen bei Herzinsuffizienz: Diastolische Dysfunktion 191

Abb. 33   Symptome der Herzinsuffizienz 192

Abb. 34   Dekompensierte Herzinsuffizienz 193

Abb. 35   Indirekte Messung des Venendruckes 194

Abb. 36   Therapiealgorhythmus bei linksventrikulärer Herzinsuffizienz 195

Abb. 37   Behandlungsstrategien bei Herzinsuffizienz 199

Abb. 38   Gefäßstatus bei PAVK (Erfassungsblatt, Messprotokoll) 205

Abb. 39   Schema Thrombose und Embolie 208

Abb. 40   Pathophysiologie der chronischen venösen Insuffizienz 218

Abb. 41   Lymphödem 224

Abb. 42   Lang- und Kurzzugbinden 227

Abb. 43   Technik der Entstauungsverbände 228

Abb. 44   Atemfrequenz und -tiefe, Atemrhythmus 230

Abb. 45   venöse Thrombose und Lungenembolie 240

Abb. 46   Auswirkungen von Schadstoffen des Tabakrauches 243

Abb. 47   Diagramm der COPD: Beziehung zwischen chronischer Bronchitis, Emphysem, Asthma bronchiale und Atemflussbehinderung 246

Abb. 48   Zusammenhang zwischen Pathophysiologie und Klinik   249

Abb. 49   Steroidversuch, «Steroid-Trial»   261

Abb. 50   Übersicht: Infektiosität der Tbc   273

Abb. 51   Anatomie des Schluckens   280

Abb. 52   Briden- und Torsionsileus   285

Abb. 53   Gastro-ösophageale Refluxkrankheit   289

Abb. 54   Wechselwirkungen zwischen exogenen und endogenen Risikofaktoren bei der Entstehung des Ulcus duodeni   291

Abb. 55   Stadieneinteilung der Hämorrhoiden   301

Abb. 56   Häufige Hernien-Lokalisationen   303

Abb. 57   Spektrum der alkoholischen Hepatopathie   310

Abb. 58   Ikterussyndrom   311

Abb. 59   Körperliche Befunde bei Leberzirrhose   312

Abb. 60   Cholostatischer Ikterus   317

Abb. 61   Vereinfachter Algorithmus der Cholostase mit Leitsymptom und Suchtest   317

Abb. 62   Abklärungsschema bei «rotem Urin»   328

Abb. 63   Urämie: die wichtigsten Symptome und Befunde   341

Abb. 64   Prostatahyperplasie   347

Abb. 65   Rektalpalpation: Untersuchung von Prostata und Rektum   349

Abb. 66   Zystoskopie (= Blasenspiegelung)   349

Abb. 67   männliche Geschlechtsorgane / Becken   351

Abb. 68   Akute Harnverhaltung   355

Abb. 69   weibliche Geschlechtsorgane / Becken   357

Abb. 70   Katheterspitzen   370

Abb. 71   Übersicht über das endokrine System   378

Abb. 72   Direkter Feedback-Mechanismus: B-Inselzellen, insulinabhängige Gewebe, BZ 378

Abb. 73   Hormonsystem: endokrine Drüsen   379

Abb. 74   Zusammenhang zwischen Diabetes, Adipositas und Hypertonie   383

Abb. 75   Die Komponenten des metabolischen Syndroms   386

Abb. 76   Metabolisches Syndrom: pathogenetisch relevante Faktoren   387

Abb. 77   Hauptformen der Fettverteilung   387

Abb. 78   Therapiemöglichkeiten beim Typ-2-Diabetes   391

Abb. 79   Flussdiagramm für die Behandlung des Typ 2-Diabetes   392

Abb. 80   Diabetische Spätschäden   404

Abb. 81   Charakteristische Fußdeformität beim Diabetiker   410

Abb. 82   Ursachen und Wirkungsmechanismen des infektiösen diabetischen Fußulkus   411

Abb. 83   Rationale Abklärung der Schilddrüsenfunktion im Alter   415

Abb. 84   Abklärung eines solitären Schilddrüsenknotens   417

Abb. 85   Übersicht: Blutbestandteile   425

Abb. 86   Einige Ursachen von Blutungsanämien   431

Abb. 87   Gutartige und bösartige Tumoren   442

Abb. 88   Gelenksveränderungen bei Arthrose   459

Abb. 89   Druckschmerzhafte Punkte beim PHS-Syndrom   470

Abb. 90   Übersicht: Risikofaktoren für Osteoporose   472

Abb. 91   Typische Haltungsveränderungen bei Osteoporose   473

Abb. 92   Osteoporotische Frakturen   476

Abb. 93   Verhinderung des menopausebedingten Knochendichteverlustes   478

Abb. 94   Einteilung von geschlossenen und offenen Frakturen   483

Abb. 95   Schultergelenksluxation   491

Abb. 96   Frakturtypen bei Femurfrakturen   494

Abb. 97   Schenkelhalsfraktur: auffällige Befunde   494

Abb. 98   Gamma-Nagel   495

Abb. 99   Panaritium   497

Abb. 100   Die häufigsten Infektionswege   506

Abb. 101   Größenvergleich: Viren und Bakterien   509

Abb. 102   Ablauf der Entzündungsreaktion und Kardinalsymptome   510

Anhang

**Verzeichnis
der
Tabellen**

Tabellenverzeichnis Teil II

Tab. 1   Screeningsystem zur Identifikation der funktionellen Kompetenz alter Menschen 7

Tab. 2   Auswahl wichtiger Labor-Parameter 8

Tab. 3   Medizinisch-technische Untersuchungen / Apparate 18

Tab. 4   DD akuter arterieller Verschluss / akute tiefe Beinvenenthrombose 34

Tab. 5   Übersicht: Therapeutische Lagerungen 36

Tab. 6   Malnutritions-Grad 38

Tab. 7   Ursachen und Therapiemöglichkeiten bei Fehlernährung 41

Tab. 8   Störungsbilder bei Kau- und Schluckstörungen 42

Tab. 9   Kost bei Kau- und Schluckstörungen 43

Tab. 10   Diarrhö: Unterscheidung zwischen Cholera- und Ruhr-Syndrom 47

Tab. 11   Kriterien für eine normale Stuhlentleerung bzw. für Obstipation 54

Tab. 12   Basismaßnahmen zur symptomatischen Behandlung der habituellen Obstipation 56

Tab. 13   Einteilung und Wirkungsweise von Laxantien 58

Tab. 14   Vor- und Nachteile der Flüssigkeitszufuhr bei Sterbenden 64

Tab. 15   Medikamente als Auslöser einer Urin-Inkontinenz im Alter 68

Tab. 16   Unterscheidung von Urge-, Stress- und Misch-Inkontinenz 73

Tab. 17   Schrittweises Vorgehen: Abklärung und Therapie der geriatrischen Inkontinenz 74

Tab. 18   Medikamentöse Therapie der allergischen Rhinitis 103

Tab. 19   Charakteristika der häufigsten Ursachen von Riechstörungen 104

Tab. 20   Basistherapie für nasale Mukosaprobleme 106

Tab. 21   Risikofaktoren für die Bildung eines Dekubitus 121

Tab. 22   Die richtige Lagerung entsprechend der Dekubuslokalisation 122

Tab. 23   Dekubitustherapie nach fünf Prinzipien 124

Tab. 24   Differentialdiagnose von Synkopen und epileptischen Anfällen 134

Tab. 25   Buchstabensymbole eines Schrittmachers (Pacemaker-Code) 135

Tab. 26   Arbeitsweise der Herzschrittmacher-Systeme 136

Tab. 27   Abnahme oder Begrenzung des Herzminutenvolumens als Folge von Herzkrankheiten (kardiogene Synkopen) 136

Tab. 28   Abnahme des Herzminutenvolumens durch extrakardiale Mechanismen 137

Tab. 29   Gestörte orthostatische Kreislaufregulation (inadäquate Vasokonstriktion) 137

Tab. 30   Diagnostische Kriterien der infektiösen Endokarditis (nach Duke) 140

Tab. 31 Medikamentöse Prophylaxe der infektiösen Endokarditis 141

Tab. 32 Schweregrade des hämorrhagischen Schocks 145

Tab. 33 Notfalltherapie beim anaphylaktischen Schock 147

Tab. 34 Notfalltherapie zur Selbstapplikation beim anaphylaktischen Schock 147

Tab. 35 Cardio-pulmonale Reanimation: Einhelfer- und Zweihelfer-Methoden 150

Tab. 36 WHO-Definitionen und Klassifikationen des Blutdrucklevels (mmHg) 152

Tab. 37 Mögliche Fehler bei der BD-Messung 155

Tab. 38 Die europäischen Empfehlungen zur Primär- und Sekundärprävention bei KHK 157

Tab. 39 Begleiterkrankungen und Therapieindikation bei Altershypertonie 160

Tab. 40 Begleiterkrankungen und Wahl des Antihypertensivums bei Altershypertonie 160

Tab. 41 Checkliste bei therapierefraktärer Hypertonie 161

Tab. 42 Häufige Ursachen von Synkopen 166

Tab. 43 Wesentliche Risikofaktoren der koronaren Herzkrankheit 171

Tab. 44 Die häufigsten Todesursachen in der Schweiz 1996 172

Tab. 45 Charakteristiken von Myokardinfarkt und KHK bei Frauen 173

Tab. 46 Effekt verschiedener Therapien bei KHK 177

Tab. 47 Therapieschema bei KHK 177

Tab. 48 Nachbehandlung nach Myokardinfarkt: 4 wichtigste Punkte 179

Tab. 49 Einteilung der Herzinsuffizienz 186

Tab. 50 Grundkrankheiten bei Herzinsuffizienz 186

Tab. 51 Häufige Gründe für eine Dekompensation der chronischen Herzinsuffizienz 187

Tab. 52 Nicht-medikamentöse Maßnahmen in der Behandlung der Herzinsuffizienz 195

Tab. 53 Therapie der Herzinsuffizienz: systolische versus diastolische Dysfunktion 197

Tab. 54 Herzinsuffizienz: Medikamentenwahl in Abhängigkeit der Symptomatik 197

Tab. 55 Medikamentöse Auslösung einer Herzinsuffizienz resp. Verschlechterung einer bestehenden Herzinsuffizienz (Dekompensation) 197

Tab. 56 Therapeutische Maßnahmen bei der akuten Herzinsuffizienz 199

Tab. 57 Risiken der Herzinsuffizienz-Therapie im Alter 200

Tab. 58 Praktische Behandlungsmöglichkeiten 213

Tab. 59 Differentialdiagnose der Beinschwellungen infolge Ödembildung 217

Tab. 60 Differentialdiagnose des Ulcus cruris 220

Tab. 61 Die 4 Phasen der Wundheilung 221

Tab. 62 Lokalbehandlung von Bein-Ulzera 221

Tab. 63 Die Vorteile der permanenten Feuchttherapie 223

Tab. 64 Farbstofftherapie bei dermatologischen Erkrankungen 223

Tab. 65 Behandlung mit Kompressionsstrümpfen 225

Tab. 66 Entstauungstherapie: Material und Technik 227

Tab. 67 Zigarettenkonsum und Bronchialkarzinom-Risiko 242

Tab. 68 Abstinenzraten bei der Raucherentwöhnung 244

Tab. 69 Gesichtspunkte der Definition: COPD und Asthma bronchiale 247

Tab. 70 Typische Befunde bei extrinsischem und intrinsischem Asthma 250

Tab. 71 Schweregrade von Asthma bronchiale 251

Tab. 72 Therapieziele bei Asthma bronchiale 253

Tab. 73 Therapieschema Asthma bronchiale 255

Tab. 74   Schweregrade der COPD   256

Tab. 75   Klinische Charakteristika und Diagnostik der COPD   257

Tab. 76   Langzeitliche Sauerstoff-Heimtherapie   261

Tab. 77   Unterteilung der Pneumonien   264

Tab. 78   Typische / atypische Pneumonien   264

Tab. 79   Prognostisch ungünstige Faktoren bei der Pneumonie   267

Tab. 80   Konstellationen und Interpretation von Mantoux-Testen   274

Tab. 81   Kontraindikationen und Nebenwirkungen gebräuchlicher Tuberkulostatika   278

Tab. 82   Übersicht: mögliche Komplikationen nach Anlage eines Enterostomas   306

Tab. 83   Prinzipien bei der Anlage der endständigen, einläufigen Sigmoidostomie   306

Tab. 84   Übersicht: wichtigste Hepatitis-Formen   308

Tab. 85   Ikterus: Differentialdiagnose und Einteilung   316

Tab. 86   Symptomatik der Katheterzystitis (HWI bei liegendem DK)   330

Tab. 87   Diabetische Nephropathie: Stadieneinteilung   339

Tab. 88   Klinische Zeichen eines Androgendefizits beim alternden Mann   346

Tab. 89   Subjektive Symptome / objektive Befunde bei Prostatahyperplasie   347

Tab. 90   Physiologie der Vagina   358

Tab. 91   Genitale Kontaktinfektionen (sexually transmitted diseases)   363

Tab. 92   Häufigste Scheidenentzündungen: Eigenschaften und DD   368

Tab. 93   Alternativen zur transurethralen Katheterisierung   375

Tab. 94   Blasenkatheter – «State of the Art»   376

Tab. 95   Störungen der Insulinwirkung   380

Tab. 96   Störungen der Glukose-Homöostase: Stadien und Typ   381

Tab. 97   Charakteristische Unterschiede zwischen Typ-1- und Typ-2-Diabetes   381

Tab. 98   Kriterien für die Diagnose eines Diabetes mellitus   382

Tab. 99   Diagnostische Grenzwerte für die Diagnose Diabetes mellitus (Vollblut vs Plasma)   382

Tab. 100   Kriterien für die Untersuchung auf Diabetes bei asymptomatischen Individuen   384

Tab. 101   Auswirkung einer Blutzucker- und Blutdrucksenkung auf mikro- und makrovaskuläre Komplikationen und Mortalität bei Typ-2-Diabetikern   385

Tab. 102   Diabetes mellitus bei Betagten   385

Tab. 103   Internationale Klassifikation der Adipositas gemäß BMI (nach WHO)   386

Tab. 104   Diagnose und Therapie des Metabolischen Syndroms   388

Tab. 105   Metabolisches Syndrom: Punkte-Score   388

Tab. 106   Therapieziele beim Diabetes mellitus   390

Tab. 107   Positive Einflüsse regelmäßiger körperlicher Aktivität auf die Gesundheit   394

Tab. 108   Insulintherapie: Wirkungen und Nebenwirkungen   397

Tab. 109   Kriterien zur Beurteilung der Stoffwechseleinstellung   397

Tab. 110   Ziele der Diabetes-Therapie bei älteren Patienten   398

Tab. 111   Lipide: Idealwerte   398

Tab. 112   Indikation zur medikamentösen Lipidtherapie bei Patienten ohne Zeichen einer Atherosklerose (Primärprävention)   399

Tab. 113   Indikationen zur medikamentösen Lipidtherapie bei KHK oder anderen Manifestationen einer Atherosklerose (Sekundärprävention) oder einem Diabetes mellitus   399

Tab. 114   Wahl des lipidregulierenden Medikamentes   399

Tab. 115 Ursache und Prophylaxe von Therapiekomplikationen beim Coma diabeticum 401

Tab. 116 Hypo- und hyperglykämische Komata im Vergleich 401

Tab. 117 Unterscheidung zwischen hyper- und hypoglykämischen Komata 402

Tab. 118 Diabetes mellitus: Gefahren für Betagte 403

Tab. 119 Klassifikation diabetischer Neuropathien 407

Tab. 120 Symptomatologie der autonomen Neuropathien der inneren Organe 407

Tab. 121 Klinische Untersuchung bei diabetischer peripherer Neuropathie 408

Tab. 122 Klinik der diabetischen peripheren Neuropathie 408

Tab. 123 Differenzierung Polyneuropathie / arterielle Verschlusskrankheit 409

Tab. 124 Symptomatische Therapie bei diabetischen Neuropathien 410

Tab. 125 Diabetischer Fuß: Stadieneinteilung des Malum perforans (nach Wagner) 411

Tab. 126 Maßnahmen zur Primärprävention des diabetischen Fußes 412

Tab. 127 Differentialdiagnose des erniedrigten TSH im Alter 416

Tab. 128 Differentialdiagnose des erhöhten TSH im Alter 416

Tab. 129 Struma-Klassifikation nach WHO 416

Tab. 130 Amiodaron-induzierte Hyperthyreose (Cordarone®) 416

Tab. 131 Behandelbare metabolische Ursachen für Demenz-Syndrome (sek. Demenz) 420

Tab. 132 Neurologische und neuropsychologische Symptome der Hypothyreose; Ansprechen
auf Eltroxin® (T_4-Therapie) 421

Tab. 133 Indikationen zur Antiaggregation und Antikoagulation 440

Tab. 134 Unterscheidungsmerkmale benigner und maligner Tumoren 442

Tab. 135 Schmerzanamnese und Schmerzanalyse 455

Tab. 136 Typische Gelenksprädispositionen sowie Alters- und Geschlechtsverteilungen
«rheumatischer» Krankheiten 457

Tab. 137 Klinische Symptomatik der Gonarthrose (Kniegelenksarthrose) 459

Tab. 138 Allgemeine Merkmale der chronischen Polyarthritis (cP) und der Polyarthrose 464

Tab. 139 Differenzierung zwischen degenerativen und entzündlichen Gelenkserkrankungen
in der Frühphase 464

Tab. 140 Osteoporosen-Einteilung 473

Tab. 141 Osteoporose – wesentliche Komponenten der Verdachtsdiagnose 474

Tab. 142 Indikationen für Knochendensitometrie 474

Tab. 143 Densitometrische Klassifikation der Osteoporose 475

Tab. 144 Laboruntersuchungen zum Ausschluss sekundärer Osteoporosen 475

Tab. 145 Laborbefunde bei Osteopenie 475

Tab. 146 Verhinderung von Stürzen / Schenkelhalsfrakturen 479

Tab. 147 «Cardiac Risk Index» 482

Tab. 148 Klassifikation der Commotio cerebri 486

Tab. 149 Mögliche Symptome der Commotio cerebri 486

Tab. 150 Untersuchung des Patienten mit Zustand nach Schädel-Hirn-Trauma 487

Tab. 151 Häufige Haut- und Weichteilinfektionen 496

Tab. 152 Häufigste Todesursachen (Schweiz) 1996 503

Tab. 153 Benützung von Handschuhen 513

Anhang Produkte-Index

Präparateverzeichnis Teil II

eingetragene Markennamen ($^{®}$) – **Generika (fette Schrift)**

A

Acarbose - Glucobay   390, 392, 394

Accolate - **Zafirlukast**   255

Acenocoumarol - Sintrom   217, 438

Acetazolamid - Diamox   93

Acetylcystein - Fluimucil, Solmucol   236, 255, 260, 270

Acetylsalicylsäure - Aspirin   12, 180, 205, 439

Aciclovir - Zovirax   105, 352, 508

Acimethin - **Methionin**   74, 75, 374

Adalat - **Nifedipin**   158, 162, 177

Adenosin - Krenosin   132

Adrenalin - **Adrenalinum**   13

Adrenalinum - Adrenalin, Epi-Pen   13, 147

Agopton - **Lansoprazol**   41, 290

Aldactone - **Spironolacton**   158, 196

Alendronat - Fosamax   477

Alfacorton - **Hydrocortison**   114, 223

Alfuzosin - Xatral   350

Allergodil - **Azelastin**   103

Allopurinol - Zyloric   335, 469

Alprazolam - Xanax (CH), Tafil (D)   234

Alucol - **Aluminium-, Magnesiumhydroxid**   288

Aluminium-, Magnesiumhydroxid - Alucol (CH), Progastrit (D)   288

Amantadin - PK-Merz, Symmetrel   100

Amiodaron, Cordarone (CH), Cordarex (D)   133, 196, 416, 419, 423

Amitriptylin - Saroten, Laroxyl   409, 410, 471

Amlodipin - Norvasc   158, 177

Amorolfin - Loceryl   413

Amoxicillin - Clamoxyl   141, 358

Amoxicillin + Clavulansäure - Augmentin (CH), Augmentan (D)   12, 242, 260, 268, 297, 358

Ampho-Moronal - **Amphotericin B**   287

Amphotericin B - Ampho-Moronal   287

Antra - **Omeprazol**   41, 236, 283, 290, 292, 431

Aprovel - **Irbesartan**   158

Arteoptic - **Carteolol**   92

Arthrotec - **Diclofenac + Misoprostol**   293

Ascorbinsäure - Redoxon (CH), Ascorvit (D)   374

Aspirin - **Acetylsalicylsäure**   12, 180, 205, 439

Atacand - **Candesartan**   158

Atarax - **Hydroxyzin**   118

Atenolol - Tenormin   158, 176, 197

Atorvastatin - Sortis   177

Atrovent - **Ipratropiumbromid**   32, 236, 260, 270

Augmentin - **Amoxicillin + Clavulansäure**   12, 242, 260, 268, 297, 358

Aulin - **Nimesulid**   461

Auranofin - Ridaura   466

Avandia - **Rosiglitazon**   395

Axotide - **Fluticason**   236, 237, 242, 253, 254

Azathioprin - Imurek   114, 466

Azelastin - Allergodil   103

Azithromycin - Zithromax   260, 268, 364

B

Bacitracin + Neomycin - Batramycin (CH), Nebacetin   209

Baclofen - Lioresal   410, 463

Bactrim - **Trimethoprim + Sulfamethoxazol**   12, 260, 269, 331, 374

Batramycin - **Bacitracin + Neomycin**   209

Beloc - **Metoprolol**   195, 196

Beloc ZOK- **Metoprolol**   398

Betacorton - **Halcinonid**   114, 223, 360

Betadine - **Polyvidon-Jod**   114

Betahistin - Betaserc   168

Betamethason - Betnovate   116

Betamethason + Salicylsäure - Diprosalic   118

Betaserc - **Betahistin**   168

Betnovate - **Betamethason**   116

Bexin - **Dextromethorphan**   236, 270

Bioflorin - **Enterokokken (Milchsäurebakterien)**   52

Bisacodyl - Dulcolax   410

Bismut - De-Nol   292

Bisoprolol - Concor 196
Bonefos - **Dinatrii clodronas** 477
Bopindolol - Sandonorm (CH), Wandonorm (D) 158
Bricanyl - **Terbutalin** 254
Bromocriptin - Parlodel 416
Brufen - **Ibuprofen** 100, 461
Budesonid - Pulmicort 236, 242, 253, 254, 260
Bulboid - **Glycerol** 58
Buscopan - **Butylscopolamin** 17, 297, 354
Buserelinacetat - Suprefact 448
Busulfan - Myleran 434
Butylscopolamin - Buscopan 17, 297, 354

C

Calcimagon-D3 - **Calcium + Cholecalciferol** 477, 480
Calcipotriol - Daivonex 118
Calcitonin - Cibacalcin 478
Calcitoninum salmonis - Miacalcic (CH), Karil (D) 478
Calcitriol - Rocaltrol 342, 477
Calcium + Cholecalciferol - Calcimagon-D3, Cal-De3ff 477, 480
Cal-De 3ff - **Calcium + Cholecalciferol** 477, 480
Candesartan - Atacand 158
Canesten - **Clotrimazol** 368
Captopril - Lopirin 32, 158, 162, 196, 241
Carbamazepin - Tegretol, (CH), Tegretal (D) 120, 409, 410, 416, 436, 448
Carbimazol - Néo-Mercazole 419
Carbomer - Lacrinorm 82
Carteolol - Arteoptic 92
Carvedilol - Dilatrend 195, 196
Cefixim - Cephoral 366
Cefpodoxim - Orelox 268
Ceftriaxon - Rocephin 269, 366
Cefuroxim - Zinat (CH), Zinnat (D) 268
Celebrex - **Celecoxib** 462, 465
Celecoxib - Celebrex 462, 465
Cephoral - **Cefixim** 366
Cerivastatin - Lipobay 177
Cetiprin - **Emeproniumbromid** 71, 197, 374
Cetirizin - Zyrtec 13, 147
Chinidin - Kinidin-Duriles (CH), Chinidin-Duriles (D) 133
Chininsulfat - Limptar 410
Chlorambucil - Leukeran 434
Chlorazin - **Chlorpromazin** 416
Chlormezanon - Trancopal 463
Chlorochin - **Chloroquini phosphas** 466
Chloroquini phosphas - Chlorochin (CH), Resochin 466
Chlorpromazin - Chlorazin 416
Chlortalidon - Hygroton 158, 195
Cholecalciferol - Vi-De 3 (CH), D-Tracetten (D) 477
Cibacalcin - **Calcitonin** 478

Cinnarizin - Stugeron 168
Ciprofloxacin - Ciproxin (CH), Ciprobay (D) 294, 331, 353, 366
Ciproxin - **Ciprofloxacin** 294, 331, 353, 366
Cisaprid - Prepulsid (CH), Propulsin (D) 41, 51, 290, 410
Citalopram - Seropram 234
Clamoxyl - **Amoxicillin** 141, 358
Clarithromycin - Klacid 98, 260, 268, 292
Clemastin - Tavegyl (CH), Tavegil (D) 13, 118, 147
Clindamycin - Dalacin (CH), Sobelin (D) 141, 367
Clopidogrel - Iscover, Plavix 177, 205, 440
Clostridiopeptidase - Iruxol 222
Clotrimazol - Canesten 368
Clotrimazol + Hexamidin - Imazol 115
Codein Knoll - **Codeinphosphat** 410
Codeinphosphat - Codein Knoll 410
Colestyramin - Quantalan 315
Concor - **Bisoprolol** 196
Cordarone - **Amiodaron** 133, 196, 416, 419, 423
Corvaton - **Molsidomin** 176, 177
Cosaar - **Losartan** 158
Coversum - **Perindopril** 398
Creon - **Pankreatin** 319
Crotamiton - Eurax (CH), Euraxil (D) 118
Cytotec - **Misoprostol** 293

D

Daivonex - **Colcipotriol** 118
Daktarin - **Miconazol** 115
Dalacin - **Clindamycin** 141, 367
Dancor - **Nicorandil** 177
Daonil - **Glibenclamid** 395, 439
Darmol - **Sennoside** 58
De-Nol - **Bismut** 292
Der-med - **Disodium undecylenamido MEA-sulfosuccinate** 114
Detrusitol - **Tolderodin** 71
Dexamethason - Decadron, Millicorten 489
Dextromethorphan - Bexin (CH), Calmerphan-L (CH), Pulmofor, Arpha (D) 236, 270
Diamicron - **Gliclazid** 392, 395
Diamox - **Acetazolamid** 93
Diastabol - **Miglitol** 390, 392, 394
Diazepam - Stesolid, Valium 180, 489
Diclofenac - Voltaren 12, 353, 461
Diclofenac + Misoprostol - Arthrotec 293
Didronel - **Dinatrii etidronas** 477
Diflucan - **Fluconazol** 368, 374
Digoxin - Digoxin 132, 133
Digoxin - Digoxin (CH), Digacin (D) 132, 133
Dihydergot - **Dihydroergotamin** 165
Dihydroergotamin - Dihydergot 165
Dilatrend - **Carvedilol** 195, 196

Diltiazem - Dilzem   133, 177
Dilzem - Diltiazem   133, 177
Dimetinden - Fenistil   12, 13
Dinatrii clodronas - Bonefos, Ostac   477
Dinatrii etidronas - Didronel (CH), Diphos (D)   477
Diovan - Valsartan   158
Diphenoxylat - Reasec   410
Diprosalic - Betamethason + Salicylsäure   118
Disodium undecylenamido MEA-sulfosuccinate - Dermed   114
Disopyramid - Norpace   197
Ditropan - Oxybutynin   71, 197, 374, 448
Docusat-Natrium - Norgalax   58
Dogmatil - Sulpirid   168, 416
Domperidon - Motilium   41, 51, 410
Dorzolamid - Trusopt   92
Doxycyclin - Vibramycin   268
D-Penicillaminum - Mercaptyl (CH), Metalcaptase (D)   466
Dulcolax - Bisacodyl   410
Duphalac - Laktulose   58, 297, 410
Duspatalin - Mebeverin   297

E

Econazol - Pevaryl, Gyno-Pevaryl   115, 368
Effortil - Etilefrin   165, 197
Eisensalz - Resoferon   431
Elocom - Mometason   360
Elotrans - Glukose, Natriumchlorid, Natriumcitrat, Kaliumchlorid   49
Eltroxin - Levothyroxin   416, 421
Elyzol - Metronidazol   367
Emeproniumbromid - Cetiprin   71, 197, 374
Emodella - Faulbaumrindentrockenextrakt   58
Enalapril - Reniten (CH), Xanef (D)   158, 196, 398
Enterokokken (Milchsäurebakterien) - Bioflorin   52
Epanutin - Phenytoin   410
Epi-Pen - Adrenalinum   147
Escophyllin - Theophyllin   14, 32, 190, 199
Esidrex - Hydrochlorothiazid   158, 196, 198
Estracomb - Estradiol + Norethisteronacetat   477
Estradiol + Norethisteronacetat - Estracomb, Estragest   477
Estragest - Estradiol + Norethisteronacetat   477
Estriol - Ortho Gynest D   69
Ethambutol - Myambutol   278
Etilefrin - Effortil   165, 197
Eurax - Crotamiton   118

F

Famciclovir - Famvir   120, 364
Famvir - Famciclovir   120, 364
Fasigyn - Tinidazol   367

Faulbaumrindentrockenextrakt - Emodella   58
Felodipin - Plendil (CH), Munobal (D)   158, 177
Fenistil - Dimetinden   12, 13
Fenofibrat - Lipanthyl   399
Finasteridum - Proscar   350
Flagyl - Metronidazol   51, 297, 367
Flammazine - Silbersulfadiazin   222, 501
Flavoxat - Urispas (CH), Spasuret (D)   71, 374
Floxapen - Flucloxacillin   141
Flucloxacillin - Floxapen (CH), Staphylex (D)   141
Fluconazol - Diflucan   368, 374
Fludex - Indapamid   158
Fluimucil - Acetylcystein   236, 255, 260, 270
Flumetason + Salicylsäure - Locasalen   118
Fluorometholon + Neomycin - FML-Neo   81
Flurbiprofen - Froben   461
Fluticason - Axotide   236, 237, 242, 253, 254
FML-Neo - Fluorometholon + Neomycin   81
Foradil - Formoterol   253, 254
Formoterol - Foradil, Oxis   253, 254, 260
Fosamax - Alendronat   477
Fosinopril - Fositen   158, 196, 398
Fositen - Fosinopril   158, 196, 398
Fraxiforte - Nadroparin   216
Fraxiparine - Nadroparin   216
Froben - Flurbiprofen   461
Fucidin - Fusidinsäure   209, 352
Furosemid - Lasix   14, 32, 147, 180, 196, 198, 199, 343, 489
Fusidinsäure - Fucidin (CH), Fucidine (D)   209, 352

G

Gabapentin - Neurontin   120, 404, 409, 410, 448
Gen-HB-Vax - Hepatitis-B-Vakzine   308, 309
Glibenclamid - Daonil (CH), Euglucon (CH), Euglucon N (D)   395, 439
Glibornurid - Glutril   395
Gliclazid - Diamicron   392, 395
Glucobay - Acarbose   390, 392, 394
Glucophage - Metformin   389, 392, 395
Glukose, Natriumchlorid, Natriumcitrat, Kaliumchlorid - Elotrans   49
Glutril - Glibornurid   395
Glycerol - Bulboid (CH)   58
Gutron - Midodrin   69, 165, 197
Gynoflor - Lactobacillus acidophilus   358, 367
Gyno-Pevaryl - Econazol   368

H

Halcinonid - Betacorton   114, 223, 360
Haldol - Haloperidol   416
Haloperidol - Haldol   416
Havrix - Hepatitis-A-Virusprotein   308

Heparin - Liquemin   436, 438
Hepatitis-A-Virusprotein - Havrix   308
Hepatitis-B-Vakzine - Gen-HB-Vax   308, 309
Hydrochlorothiazid - Esidrex (CH), Esidrix (D)   158, 196, 198
Hydrochlorothiazid + Amilorid - Moduretic (CH), Amiloretik (D)   158, 195, 198
Hydrocortison - Alfacorton   114, 223
Hydroxocobalamin - Vitarubin (CH), Depogamma (D)   429
Hydroxyzin - Atarax   118
Hygroton - **Chlortalidon**   158, 195

I

Ibuprofen - Brufen   100, 461
Imazol - **Clotrimazol + Hexamidin**   115
Imodium - **Loperamid**   49, 51, 410
Imovane - **Zopiclon**   242
Imurek - **Azathioprin**   114, 466
Indapamid - Fludex (CH), Natrilix (D)   158
Inderal - **Propranolol**   132, 158
Instillagel - **Lidocain + Chlorhexidin**   370
Insulin Actrapid - **Insulinum humanum**   396, 402
Insulin Humalog - **Insulinum humanum-Analog**   396
Insulin Huminsulin Lilly Basal (NPH) - **Insulinum humanum**   396
Insulin Insulatard - **Insulinum humanum**   396
Insulin NovoRapid - **Insulinum humanum-Analog**   396
Insulinum humanum - Insulin Actrapid, Insulin Insulatard, Insulin Huminsulin Lilly Basal (NPH)   396, 402
Insulinum humanum-Analog - Insulin Humalog, Insulin NovoRapid   396
Interferon alpha - Intron A   309
Intron A - **Interferon alpha**   309
Ipratropiumbromid - Atrovent, Rhinovent   32, 103, 236, 260, 270
Irbesartan - Aprovel   158
Iruxol - **Clostridiopeptidase**   222
Iscover - **Clopidogrel**   205, 440
Isoket - **Isosorbiddinitrat**   176
Isomethepten - Octinum   489
Isoniazid - Rimifon   278
Isoniazid + Pyrazinamid + Rifampicin - Rifater   278
Isoptin - **Verapamil**   132, 133, 197, 242
Isosorbiddinitrat - Isoket, Sorbidilat   176
Itinerol B6 - **Meclozin + Pyridoxin**   489

K

Kenacort - **Triamcinolon**   254
Ketoconazol - Nizoral   116
Kinidin-Duriles - **Chinidin**   133
Klacid - **Clarithromycin**   98, 260, 268, 292
Kliogest - **Östradiol + Östriol + Norethisteronacetat**   477

Konakion - **Phytomenadion**   439
Kontexin - **Phenylpropanolamin**   69
Krenosin - **Adenosin**   132

L

Labetalol - Trandate   162
Lacrinorm - **Carbomer**   82
Lactobacillus acidophilus - Gynoflor   358, 367
Laktobazillen - Ribolac   52
Laktulose - Duphalac (CH), Lactofalk (D)   58, 297, 410
Lansoprazol - Agopton   41, 290
Lasix - **Furosemid**   14, 32, 147, 180, 196, 198, 199, 343, 489
Latanoprost - Xalatan   92
Leukeran - **Chlorambucil**   434
Levodopa + Benserazid - Madopar   416, 436
Levofloxacin - Tavanic   242, 260, 268
Levothyroxin - Eltroxin (CH), Euthyrox (D)   416, 421
Lidocain + Chlorhexidin - Instillagel   370
Limptar - **Chininsulfat**   410
Lioresal - **Baclofen**   410, 463
Lipanthyl - **Fenofibrat**   399
Lipobay - **Cerivastatin**   177
Liquemin - **Heparin**   436, 438
Lithiofor - **Lithiumsulfat**   416
Lithiumsulfat, Lithiofor   416
Locasalen - **Flumetason + Salicylsäure**   118
Loceryl - **Amorolfin**   413
Lomusol - **Natrii cromoglicas**   103
Loperamid - Imodium   49, 51, 410
Lopirin - **Captopril**   32, 158, 162, 196, 241
Lopresor - **Metoprolol**   158
Lorazepam - Temesta (CH), Tavor (D)   180, 234
Losartan - Cosaar   158
Luminal - **Phenobarbital**   12

M

Madopar - **Levodopa + Benserazid**   416, 436
Magaldrat - Riopan   288
Marcoumar - **Phenprocoumon**   217, 438
Mebeverin - Duspatalin (CH), Duspatal (D)   297
Meclozin + Pyridoxin - Itinerol B6   489
Melleril - **Thioridazin**   409
Mercaptyl - **D-Penicillaminum**   466
Metamizol - Minalgin (CH), Novalgin, Baralgin M (D)   270, 297, 436
Metamucil - **Plantago ovata-Samenschalen**   51
Metformin - Glucophage   389, 392, 395
Methenamine - Urotractan   71
Methenamine - Urotractan (D)   374
Methionin - Acimethin   74, 75, 374
Metoclopramid - Paspertin   410, 416
Metolazon - Zaroxolyn   195, 196

Metoprolol - Beloc, Beloc ZOK, Lopresor   158, 195, 196, 398

Metronidazol - Elyzol, Flagyl   51, 297, 367

Mexiletin - Mexitil   410

Mexitil - **Mexiletin**   410

Miacalcic - **Calcitoninum salmonis**   478

Mianserin - Tolvon   409, 410, 470

Micardis - **Telmisartan**   158

Miconazol - Daktarin   115

Midodrin - Gutron   69, 165, 197

Miglitol - Diastabol   390, 392, 394

Millicorten - **Dexamethason**   489

Minalgin - **Metamizol**   297

Misoprostol - Cytotec   293

Moduretic - **Hydrochlorothiazid + Amilorid**   158, 195, 198

Molsidomin - Corvaton   176, 177

Mometason - Elocom   360

Montelukast - Singulair   255

Morphin - **Morphin-HCl**   180, 199

Morphin - MST Continus   209

Morphin-HCl - Morphin   180, 199

Motilium - **Domperidon**   41, 51, 410

MST Continus - **Morphin**   209

Myambutol - **Ethambutol**   278

Myleran - **Busulfan**   434

N

Nadroparin - Fraxiforte, Fraxiparine   216

Nardyl - **Scopolamin**   410

Nasacort - **Triamcinolonacetonid**   103

Nasivin - **Oxymetazolin**   98

Natrii cromoglicas - Lomusol   103

Natriumaurothiomalat - Tauredon   466

Natriumchlorid - Rhinomer   102

Natriumfluorid - Ossin, Ossofluor, Zymafluor   478

Néo-Mercazole - **Carbimazol**   419

Neurontin - **Gabapentin**   120, 404, 409, 410, 448

Nicorandil - Dancor   177

Nifedipin - Adalat   158, 162, 177

Nifurtoinol - Urfadyne   374

Nimesulid - Aulin   461

Nitroderm TTS - **Nitroglycerin**   32, 176, 180

Nitroglycerin - Nitrolingual (CH), Nitroderm TTS   14, 32, 176, 180

Nitrolingual - **Nitroglycerin**   14, 32

Nizoral - **Ketoconazol**   116

Norfloxacin - Noroxin (CH), Barazan (D)   331, 374

Norgalax - **Docusat-Natrium**   58

Noroxin - **Norfloxacin**   331, 374

Norpace - **Disopyramid**   197

Norvasc - **Amlodipin**   158, 177

Novalgin - **Metamizol**   270, 297, 436

NovoNorm - **Repaglinide**   392, 395

O

Octinum - **Isomethepten**   489

Octreotid - Sandostatin   283

Omeprazol - Antra   41, 236, 283, 290, 292, 431

Orelox - **Cefpodoxim**   268

Ornidazol - Tiberal   367

Ortho Gynest D - **Estriol**   69

Oseltamivir - Tamiflu   100

Ossin - **Natriumfluorid**   478

Ossofluor - **Natriumfluorid**   478

Ostac - **Dinatrii clodronas**   477

Östradiol + Östriol + Norethisteronacetat - Trisequens, Kliogest   477

Otrivin - **Xylometazolin**   98, 103

Oxazepam - Seresta (CH), Adumbran (D)   17

Oxcarbazepin - Trileptal   410

Oxis - **Formoterol**   253, 254, 260

Oxybutynin - Ditropan (CH), Dridase (D)   71, 197, 374, 448

Oxymetazolin - Nasivin   98

P

Panadol - **Paracetamol**   270, 410, 461, 489

Pankreatin - Creon, Pankrotanon   319

Pankrotanon - **Pankreatin**   319

Pantoprazol - Pantozol, Zurcal   41, 290

Pantozol - **Pantoprazol**   41, 290

Paracetamol - Panadol (CH), Benuron (D)   270, 410, 461, 489

Paragol - **Phenolphtalein + Paraffin**   58

Parlodel - **Bromocriptin**   416

Paspertin - **Metoclopramid**   410, 416

Perenterol - **Saccharomyces boulardii-Lyophilisat**   52

Perindopril - Coversum   398

Pevaryl - **Econazol**   115

Phenergan - **Promethazin**   168

Phenobarbital - Luminal   12

Phenolphtalein + Paraffin - Paragol   58

Phenprocoumon - Marcoumar (CH), Marcumar (D)   217, 438

Phenylephrin + Carbinoxamin - Rhinopront   98

Phenylpropanolamin - Kontexin   69

Phenytoin - Phenytoin-Gerot (CH), Phenhydan, Epanutin   12, 410

Phenytoin-Gerot - **Phenytoin**   12

Phytomenadion - Konakion   439

Pilocarpin - **Pilocarpin**   92

Pilocarpin - Pilocarpin   92

Pindolol - Visken   197

PK-Merz - **Amantadin**   100

Plantago ovata-Samenschalen - Metamucil   51

Plavix - **Clopidogrel**   177, 205, 440

Plendil - **Felodipin**   158, 177

Polyvidon-Jod - Betadine   114
Pravastatin - Selipran   177, 399
Prednisolon - Ultracorten H (CH), Solu-Dacortin (CH),
   Solu-Decortin H (D)   14, 32, 253
Prednison - **Prednison**   103, 242
Prednison - Prednison   103, 242
Prepulsid - **Cisaprid**   41, 51, 290, 410
Procutol - **Triclosan**   114
Promethazin - Phenergan   168
Propranolol - Inderal (CH), Dociton (D)   132, 158
Proscar - **Finasteridum**   350
Protamin - Protamin Roche   438
Protamin Roche - **Protamin**   438
Pulmicort - **Budesonid**   236, 242, 253, 254, 260
Pulmofor - **Dextromethorphan**   270

Q

Quantalan - **Colestyramin**   315

R

Ramipril - Triatec   398
Ranitidin - Zantic   147, 431
Reasec - **Diphenoxylat**   410
Redoxon - **Ascorbinsäure**   374
Relenza - **Zanamivir**   100
Reniten - **Enalapril**   158, 196, 398
Repaglinide - NovoNorm   392, 395
Resochin - **Chloroquini phosphas**   466
Resoferon - **Eisensalz**   431
Rhinocort - **Budesonid**   103
Rhinomer - **Natriumchlorid**   102
Rhinopront - **Phenylephrin + Carbinoxamin**   98
Rhinovent - **Ipratropiumbromid**   103
Ribolac - **Laktobazillen**   52
Ridaura - **Auranofin**   466
Rifater - **Isoniazid + Pyrazinamid + Rifampicin**   278
Rimifon - **Isoniazid**   278
Riopan - **Magaldrat**   288
Rocaltrol - **Calcitriol**   342, 477
Rocephin - **Ceftriaxon**   269, 366
Rofecoxib - Vioxx   462, 465
Rosiglitazon - Avandia   395
Roxithromycin - Rulid   268
Rulid - **Roxithromycin**   268

S

Saccharomyces boulardii-Lyophilisat - Perenterol, Ul-
   tra-Levure   52
Salbutamol - Ventolin (CH), Sultanol (D)   14, 32, 236,
   242, 252, 253, 254, 255, 270
Salmeterol - Serevent   236, 237, 253, 254, 255, 260
Sandonorm - **Bopindolol**   158
Sandostatin - **Octreotid**   283

Saroten - **Amitriptylin**   409, 410, 471
Scopoderm - **Scopolamin**   168, 410
Scopolamin - Nardyl, Scopoderm   168, 410
Selensulfid - Selsun   116
Selipran - **Pravastatin**   177, 399
Selsun - **Selensulfid**   116
Sennoside - Darmol, X-Prep Liquid   58
Seresta - **Oxazepam**   17
Serevent - **Salmeterol**   236, 237, 253, 254, 255, 260
Seropram - **Citalopram**   234
Silbersulfadiazin - Flammazine   222, 501
Sildenafil - Viagra   410
Simvastatin - Zocor   177, 399
Singulair - **Montelukast**   255
Sintrom - **Acenocoumarol**   217, 438
Sirdalud - **Tizanidin**   463
Sodip-phylline - **Theophyllin**   260, 268
Solmucol - **Acetylcystein**   236, 260
Solu-Dacortin - **Prednisolon**   253
Sorbidilat - **Isosorbiddinitrat**   176
Sortis - **Atorvastatin**   177
Sotalex - **Sotalol**   132, 133
Sotalol - Sotalex   132, 133
Spasmo-Urgenin Neo - **Trosbiumchlorid**   71, 73, 197,
   374, 448
Spironolacton - Aldactone   158, 196
Stesolid - **Diazepam**   489
Stilnox - **Zolpidem**   242
Stugeron - **Cinnarizin**   168
Sulpirid - Dogmatil   168, 416
Suprefact - **Buserelinacetat**   448
Symmetrel - **Amantadin**   100

T

Tamiflu - **Oseltamivir**   100
Tapazole - **Thiamazol**   419
Tauredon - **Natriumaurothiomalat**   466
Tavanic - **Levofloxacin**   242, 260, 268
Tavegyl - **Clemastin**   13, 118, 147
Te Anatoxal - **Tetanusimpfstoff**   499
Tegretol - **Carbamazepin**   120, 409, 410, 416, 436, 448
Teldane - **Terfenadin**   13
Telmisartan - Micardis   158
Temesta - **Lorazepam**   180, 234
Tenormin - **Atenolol**   158, 176, 197
Terbutalin - Bricanyl   254
Terfenadin - Teldane   13
Tetanus-Immunglobulin - Tetuman   499
Tetanusimpfstoff - Te Anatoxal   499
Tetuman - **Tetanus-Immunglobulin**   499
Theophyllin - Escophyllin (CH), Sodip-phylline (CH),
   Solosin (D), Unifyl (CH), Uniphyllin (D)   14, 32, 190,
   199, 254, 260, 268, 416
Thiamazol - Tapazole (CH), Favistan (D)   419

Thiamphenicol - Urfamycine 366
Thiethylperazin - Torecan 489
Thioridazin - Melleril 409
Tiberal - **Ornidazol** 367
Timolol - Timoptic 92
Timolol + Pilocarpin - Timpilo 92
Timoptic - **Timolol** 92
Timpilo - **Timolol + Pilocarpin** 92
Tinidazol - Fasigyn 367
Tizanidin - Sirdalud 463
Tolderodin - Detrusitol 71
Tolvon - **Mianserin** 409, 410, 470
Torasemid - Torem 158, 196, 198
Torecan - **Thiethylperazin** 489
Torem - **Torasemid** 158, 196, 198
Tramadol - Tramal 209, 409, 410, 490
Tramal - **Tramadol** 209, 409, 410, 490
Trancopal - **Chlormezanon** 463
Trandate - **Labetalol** 162
Triamcinolon - Kenacort (CH), Delphicort (D) 254
Triamcinolonacetonid - Nasacort 103
Triatec - **Ramipril** 398
Triclosan - Procutol 114
Trileptal - **Oxcarbazepin** 410
Trimethoprim + Sulfamethoxazol - Bactrim 12, 260, 269, 331, 374
Trisequens - **Östradiol + Östriol + Norethisteronacetat** 477
Trosbiumchlorid - Spasmo-Urgenin Neo 71, 73, 197, 374, 448
Trusopt - **Dorzolamid** 92
Tuberkulin Berna - **Tuberkulin PPD RT 23** 274
Tuberkulin PPD RT 23 - Tuberkulin Berna 274

U

Ultracorten-H - **Prednisolon** 14, 32, 253
Ultra-Levure - **Saccharomyces boulardii-Lyophilisat** 52
Unifyl - **Theophyllin** 254, 260, 416
Urfadyne - **Nifurtoinol** 374
Urfamycine - **Thiamphenicol** 366
Urispas - **Flavoxat** 71, 374
Urotractan - **Methenamine** 71, 374

V

Valaciclovir - Valtrex 120, 364
Valium - **Diazepam** 180, 489
Valsartan - Diovan 158
Valtrex - **Valaciclovir** 120, 364
Vancocin - **Vancomycin** 141
Vancomycin - Vancocin (CH), Vancomycin (D) 141
Ventolin - **Salbutamol** 14, 32, 236, 242, 252, 253, 254, 255, 270

Verapamil - Isoptin 132, 133, 197, 242
Viagra - **Sildenafil** 410
Vibramycin - **Doxycyclin** 268
Vi-De 3 - **Cholecalciferol** 477
Vioxx - **Rofecoxib** 462, 465
Visken - **Pindolol** 197
Vitarubin - **Hydroxocobalamin** 429
Voltaren - **Diclofenac** 12, 353, 461

X

Xalatan - **Latanoprost** 92
Xanax - **Alprazolam** 234
Xatral - **Alfuzosin** 350
X-Prep Liquid - **Sennoside** 58
Xylometazolin - Otrivin (CH), Otriven (D) 98, 103

Y

Yohimbin - **Yohimbin-HCl** 165
Yohimbin-HCl - Yohimbin 165

Z

Zafirlukast - Accolate 255
Zanamivir - Relenza 100
Zantic - **Ranitidin** 147, 431
Zaroxolyn - **Metolazon** 195, 196
Zinat - **Cefuroxim** 268
Zithromax - **Azithromycin** 260, 268, 364
Zocor - **Simvastatin** 177, 399
Zolpidem - Stilnox 242
Zopiclon - Imovane 242
Zovirax - **Aciclovir** 105, 352, 508
Zurcal - **Pantoprazol** 41, 290
Zyloric - **Allopurinol** 335, 469
Zyrtec - **Cetirizin** 13, 147

Anhang

INDEX

Stichwortverzeichnis Teil II

A

ABCDE-Regel (beim malignen Melanom) 116
ABC-Schema (Herzstillstand) 150
Abdomen (akutes), siehe akutes Abdomen
Abduzensparese 83
Abführmittel, siehe Laxantien
ABGA, siehe Blutgasanalyse
Abszess **497**
  retroperitoneal 304
  subhepatischer 304
  subphrenischer 304
Abwehrspannung, siehe Défense
ACBP, siehe aortokoronare Bypassoperation
ACE-Hemmer (Angiotensin Converting Enzyme)
  126, 157, **158**, 196, 199, 200, **202**
  Angiotensin II 196
  bei Diabetes mellitus 398
  bei diabetischer Nephropathie 339
  chronischer Husten (NW) 236
  siehe auch Angiotensin II-Rezeptorantagonisten
Acetylsalicylsäure 439
Achalasie 281
Adams-Stokes-Syndrom 127
Addison-Syndrom 420
Adenom 441
Adipositas 171, **385**, 387
  Fettverteilung 387
  internationale Klassifikation **386**
  körperliche Aktivität 393
  Metabolisches Syndrom 386
  Risikofaktor 171
  Übergewicht (BMI-Richtwerte) 40
  und Diabetes mellitus 383, 384
Adnexitis 284
Adrenalin 147
Adynamie 480
Aerophagie 305
AFP (alpha-Fetoprotein) 443
Aggregationshemmer, siehe Thrombozyten-Aggrega-
  tionshemmer
AGI, siehe Alpha-Glucosidase-Hemmer
Agonie 230
AIDS 508

Akkommodation 86
Akne 113
Akromio-Klavikular-Luxation 490
Aktivität
  Einflüsse auf die Gesundheit 394
  Grundumsatz 393
  und Hypertonie 394
  und Insulinresistenz 394
  und Lipidprofil 394
  und metabolisches Syndrom 393
  und Osteoporose 476
Akustikus-Neurinom 167
akuter arterieller Verschluss **33, 207**
  DD Polyneuropathie 409
  obere Extremitäten 209
  Thrombose und Embolie 207
akutes Abdomen **15**, 284
Albumin 38, 40
  Ödeme bei Albuminverlust 217
Aldosteron-Antagonisten 158, 196
Aldosteronismus 153
Aldosteronom 153
Algodystrophie, vgl. Sudeck
Algurie 325, 330
  Algurie-Pollakisurie-Syndrom 330
alkalische Phosphatase 8
Alkalose, metabolische 198
Alkoholismus
  und Fehlernährung 38
  und Hepatopathie **309**
  und Osteoporose 477
Allergie 247
  allergische Reaktion **12**
  Nahrungsmittelallergie 252
  und Asthma bronchiale 248
Allgemeinzustand 11
Allodynie 406
Alpha-1-Antitrypsinmangel 257
Alpha-1-Rezeptorenblocker 350
Alpha-5-Reduktase 347
  -hemmer 347, 350
Alpha-Glucosidase-Hemmer 389, 390, 392, 394
Alphamimetika 69
Alters-Anämien (siehe auch Anämie!) 428

Altershaut   114
    -blutungen   117
Altershyperthyreosen, siehe Hyperthyreose   417
Altershypertonie, siehe Blutdruck resp. Hypertonie
Altersjuckreiz, siehe Pruritus
Altersschwerhörigkeit, siehe Presbyakusis
Alterssichtigkeit   79, 86
Amaurose   85
    Amaurosis fugax   88
Aminosäuren   379
Amöben   508
Amotio retinae   83
Amputation (PAVK)   205
Amylase   319
Amyotrophie, diabetische   406
Analgetika-Nephropathie, siehe Nephropathie
Anämie   8, **426**
    Abklärung   40
    aplastische   **432**
    Begleitanämie   427
    bei Urämie   341
    Blutungsanämie   426, 431
    Folsäure-Mangel   426
    hyperchrome, makrozytäre   426
    hypochrome, mikrozytäre   426
    im Alter   **427**, 428, 431
    Malabsorption   428
    Malnutrition   429
    Perniziosa   429
    Symptome   427
    verminderte Blut-Produktion   426
    Vitamin-B12-Mangel   426
Anamnese   3
Anaphylaxie   146
    Notfalltherapie   147
Androgenmangel
    siehe Testosteron-Mangel
Aneurysma   **207**
    Bauchaortenaneurysma   **142**
    disseziierend, thorakal   **143**
    geplatztes Aorten-Aneurysma   16
    thorakales Aorten-Aneurysma   181
Angina
    abdominalis   295
    pectoris   170, **175**
        beim älteren Patienten   175
        Therapie im Krankenheim   **180**
Angiodysplasie   212
Angiographie   204
Angiologie   33
Angiopathie   206
Angiosarkom   225
Angiotensin II-Rezeptorantagonisten   157, **158**
    bei diabetischer Nephropathie   339
    siehe auch ACE-Hemmer
Angst
    Angstneurose   181
    Angstsyndrom und Hyperventilation   234
    Todesangst (präterminaler Patient)   199
    Todesangst bei Herzinfarkt   178
Anhidrosis   407
Anisokorie   84

Anonyma-steal-syndrome   210
Anorexie   280
Anosmie   98
Anoxie   148
Anstrengungsdyspnoe, siehe Dyspnoe
Antazida   **289**
Anthropometrie   40
Antiaggregation, siehe Thrombozyten-Aggregations-
    hemmer
Antiarrhythmika   133
Antibiogramm   511
Anticholinergika   260, 374
Antidiabetika, siehe Diabetes mellitus
anti-diuretisches Hormon (ADH)   60
Antigen   509
antigenic drift / shift   99
Antikoagulation   133, 196, 197, 217
    Antikoagulantien   **438**
    bei Lungenembolie   240
    Indikationen   **440**
    Kontraindikationen   438
    Risikofaktoren für Blutung   438
Antikonvulsiva   410
Antikörper   509
Antioxidantien   260
Antiphlogistika, COX-2 Hemmer   **462**, 465
Antiphlogistika, nicht-steroidale (NSAR)   **461**
Antirefluxlagerung   **36**, 236, 289
    siehe auch Reflux
Antireflux-Operation   290
Antisepsis   511
Anurie   323, 342
Anus praeter   305, **306**
    Stoma-Komplikationen   305
aortale Atherome   143
Aortenbogensyndrom   210
Aortendissektion   143
Aorten-Erkrankungen   **142**
    Aortenaneurysma, siehe Aneurysma
Aortenklappen-Operation   139
Aortenstenose   **138**
aortokoronare Bypassoperation (ACBP)   125, **177**
Apathie   418, 420
Aphthen   105
Apoplexie   17, 27, 201, 203
Appendizitis   284, 295, **297**
    bei alten Menschen   298
    perforata   15
Appetitmangel   63
Appositionsthrombus   216
Arabin-Würfel   361
Arcus senilis   87
arterielle Blutgasanalyse, siehe Blutgasanalyse
arterieller Verschluss, siehe akuter arterieller Ver-
    schluss
Arterienpulse   129
Arteriitis temporalis   **467**
    (siehe auch Polymyalgia rheumatica)
    (siehe auch Riesenzellarteriitis)
    Augensymptome   82, 88

Arteriosklerose **201**
  (siehe auch Athersoklerose)
  Diabetes mellitus 383
  Pathogenese 202
  Prävention 399
  Risikofaktoren **170**
Arthritis 456
  psoriatica 456, 464
  rheumatoide, siehe Polyarthritis 464
  urica, siehe auch Gicht 468
Arthritis-Dermatitis-Syndrom 365
Arthrose 455, 456, **458**
  aktivierte 461
  Coxarthrose 458
  Gelenksveränderungen 459
  Gonarthrose 455, 458, **459**
  Immobilität 27
  sekundäre 485
  Wirbelsäule 460
Asepsis 511
Asphyxie 148, 229
Aspirationspneumonie, siehe Pneumonie
Assessment **7**
  chirurgisches 481
    Cardiac Risk Index 482
  geriatrisches **6**, 163, 415
Asthma bronchiale 181, **247**
  allergisches 248
  anstrengungsinduziert 248, 255
  Asthmaanfall 14
    bei latenter Linksherzinsuffizienz 237
    bei Refluxkrankheit 290
  Asthma-Trias 249
  Atemnotasthmatiker 250
  auslösende Faktoren 250
  bei chronischer Rhino-Sinusitis 102
  Hustenasthmatiker 250
  nächtliche Asthmaanfälle 251
  nicht-allergisches 248
  Pathogenese 248
  Salizylat-Asthma 248, 250, 252
  Schweregrade 251
  Status asthmaticus 252
  Therapie **253**
    Stufentherapie **254**
    Übersicht 255
Asthma cardiale 190, 192
Astigmatismus 83
Asystolie 131, 133, 148
Aszites 312
Atelektase 230, 266, 482, 485
Atemfrequenz 230
Atemgeräusche, auskultierte 231
Atemnot, siehe Dyspnoe
Atherom 113
  aortales 143
Atherosklerose **201**, 377
  (siehe auch Arteriosklerose)
  Primärprävention 399
  Sekundärprävention 399
Ätiologie 2, 504
Atmung **29**

Atmungsgymnastik 269
Atmungstypen **230**
Atmungszentrum 232
Atopie 247, 250
atrioventrikulärer Block 131, 133
Atrophie 113
  blanche 219
Audiometrie 106
Aufstoßen, siehe Regurgitation
Auge (Anatomie) 80
Augenkrankheiten **79**
Ausfluss vaginal, siehe Fluor vaginalis
Ausnahmesituationen (Vorgehen in) 9
AV-Block 131, 133
Azetabulumfrakturen 493
Azetonurie 322, 393
Azidose, metabolische 145

B

Babinski 402
Bajonett-Fehlstellung 492
Bakteriämie 21
Bakterien (Übersicht) 506
Bakteriurie 371
Balanitis 345, **352**, 382
Ballaststoffe 57
Bartholinitis 365
Basaliom **116**
  Augenlid 85
Bauchfellentzündung, siehe Peritonitis
Bazzoli-Schema 292
Beckenbodengymnastik 69, 71, 75, 361
Beckenbodeninsuffizienz 360
Beckenfraktur **493**
Beckenvenenthrombose 216
Bedarfshypertonie 17, 159
Befund (Definition) 4
Beinschmerzen (Differentialdiagnose) **211**
Beinschwellung (Differentialdiagnose) 217
Beinvenenthrombose 26, **34**, 208, **215**, 216
  siehe auch Thrombose
Besenreiser-Varikose 213
Beta-2-Stimulatoren 260
Betablocker 133, 158, 197, 199
  kardiologische Indikation 176
Bettruhe, Gefahren der **26**, **120**
Beweglichkeit, falsche 483
Bewegungsmangel 171, 384, 385
Bewegungsstörung 25, 455, **458**
Bewusstseinslage 11, 487
Bewusstseinsstörungen
  kardiale **127**
  Schädel-Hirn-Trauma 487
Biguanide 389, 390, 392, 395
Bindehautentzündung, siehe Konjunktivitis
Bio-psycho-soziales Modell 1
Biotsche Atmung 230
Bisphosphonate 477
Bladder Scan 18
Blasenatonie 348, 407, 410

Blasenentleerungsstörungen **71, 325**
  neurogene 72
Blasenkarzinom **454**
Blasenspülung **372**
Blasentamponade **355**, 370, 372
Blasentraining 76, 375
Blepharitis 83
Blindheit
  Einteilung 79
  Ursachen 79
Blut
  Aufgaben 425
  Bestandteile **425**
  Produktion 426
  Verlust 426, **430**
    gastrointestinal 430
    medikamentös 430
    urologisch 430
    vaginale Blutungen 430
  Zusammensetzung 425
Blutdruck **151**
  (siehe auch Hypertonie / Hypotonie!)
  beim älteren Patienten **152**
  Blutdruck-Messung 154
    24 Stunden 154
    Praxis-Hypertonie 154
  hypertensive Herzkrankheit 151
  Hypertonie **151**
  Hypotonie **163**
  Messfehler 155
  Richtlinien 183
Bluterbrechen, siehe Hämatemesis
Blutgasanalyse 260
Blutkörperchensenkungsgeschwindigkeit 8
Blutkulturen 140
Blutungsanämien 431
Blutungsrisiko 438
Blutverdünnung, siehe Antikoagulation
Body Mass Index **40**, 171, 384, 385, **386**
  Adipositas-Klassifikation 386
Bolustod 30
Bone-probing 412
Borrelia burgdorferi 507
Botulinus-Toxin 72
Bradypnoe 230
Bride 285
Briden-Ileus **285**
Bronchitis **245**
  (siehe auch chronische Bronchitis)
Bronchodilatatoren 254, 261
Bronchospasmolytika 237
Bronchospasmus 247, 248, 256
Bronchuskarzinom 242, 441, **452**
Brustwirbelsäule 489
Budd-Chiari-Syndrom 312
Bursitis **498**
  Bursektomie 499
  olecrani 498
  urica olecrani 468
Bypass-Operation 205
  (siehe auch aortokoronare Bypassoperation)

C

Café au lait-Kolorit 333
Calcitriol 340, 341
Campylobacter jejuni 46
Candida albicans 367, 368, 496, 507
Candidose 404, 496
Candidose, vulvovaginale 367, 368
Cardiac Risk Index 482
Cauda-equina-Syndrom 460, 463
CEA (Carcino-embryonales Antigen) 443
Cerumen obturans 106, 120
Chalazion 85
Charcot-Gelenke 409
Charcot-Trias 315
Charrière 371
Chemotherapie 444
Cheyne-Stokes-Atmung 128, 192, 230
Chlamydia trachomatis 362, 363, 364
Chlamydien 506
  -Infektion **364**
Cholangitis
  acuta 315
  chronica 316
Cholelithiasis **314**
Cholera-Syndrom 47
Cholesterin 170, 171
  Cholesterin/HDL-Quotient 170
  HDL 387
  körperliche Aktivität 394
  LDL 156, 387
  Primär- und Sekundärprävention 156
  Richtlinien 184
  siehe auch Dyslipidämie, Triglyzeride und Lipide
Cholezystektomie 314
  laparoskopische 314
Cholezystitis 23
  acuta **314**
  chronica 315
Cholezystolithiasis 314
Cholostase **315**
  -Syndrom 8
Chondrokalzinose 457, 461, **469**
Chorea minor 138
chronische Bronchitis **256, 258**
  Pathogenese 258
  und COPD **246, 256**
Chronische Rhino-Sinusitis
  und Asthma bronchiale 102
chronisch-venöse Insuffizienz **35, 217**
  Hautkrankheiten 117
  primäre 218
  sekundäre 218
  Stadieneinteilung 219
Claudicatio
  intermittens 34, 202, 203
  intermittens der Arme 210
  neurogenica 204
  spinalis 460
  venosa 203
Clostridium
  difficile 46, **51**
  tetani 499, 507

CO2-Narkose   32, 232, 259
  (siehe auch Hyperkapnie)
Colitis ulcerosa   46, 298
  (siehe auch Kolitis)
Colon Albumin-Test   296
Colon irritabile-Syndrom   49, **49**, 54, 295, **299**
Color Castellani   223
Colorectal-Test   40, 296, 451
Coma, siehe Koma
Commotio cerebri
  Klassifikation und Symptome   486
Compressio cerebri   487
Computertomographie   4
Condyloma acuminatum   362, 365
Conn-Syndrom   153
Contusio cerebri   487, 488
COPD   31, 241, **245**, **256**
  Definition   256
  klinische Charakteristika   257
  Lungenemphysem   258
  Schweregrade   256
  Übersicht   246
Cor pulmonale   31, 187, **241**, 259
  chronicum   241
    bei Emphysem   **259**
Corona phlebectatica paraplantaris   219
Courvoisier-Syndrom   316
COX-2, siehe Antiphlogistika und Cyclooxygenase-
  Hemmer (COX-2)
Coxarthrose, traumatisierte   493
CPAP-Therapie   235
C-Peptid   381, 383, 396
  stimuliert   383
CPR, siehe Reanimation (cardio-pulmonale)
Crossektomie   213
CRP (Entzündungsparameter)   8, 509
Crush-Syndrom   327
CT, siehe Computertomographie
Cumarine   438
Cushing-Syndrom   153, 384, 420
Cyclooxygenase-Hemmer (COX-2)   462

D

Darmatonie   286
Darmverschluss, siehe Ileus
Dauer-Katheter   **371**
  Blasenspülung   372
  Bypassing   373, 374
  Hämaturie   327
  Harnwegsinfekt   329, 374
  Indikationen   371
  Katheterzystitis, siehe Zystitis
  Komplikationen   **373**
  Richtlinien   **373**
  Schrumpfblase (Komplikation)   375
  suprapubischer   **371**, 375
  Synopsis   376
  Technik   371
  Wechsel   373
Deadly Quartet (Metabolisches Syndrom)   385, 386
Débridement   124, 222, 484, 499

Défense   16, 284
Defibrillation   133
Dehydratation
  beim sterbenden Patienten   64
  hypertone   61
  hypotone   61
  siehe auch Exsikkose-Syndrom
Dekubitus   26, **120**
  Einteilungen   122
  Lagerung   122
  Lokalisationen   121
  Pathogenese   121
  Risikofaktoren   121
  Therapie (Schema)   124
Demenz   25, 26
  bei Anämie   427
  bei B12-Mangel   431
  bei Herzinsuffizienz   198
  bei Hypothyreose   415, 420
  Hypoxie-induzierte   234
  obstruktives Schlaf-Apnoe-Syndrom   234
  Pseudodemenz, siehe dort!
  sekundäre   420
  -Syndrome (metabolische Ursachen)   **420**
Densitometrie   474
Deprivation
  negative Folgen   26
  Vorteile   28
Dermatitis, seborrhoische   116
Dermatoliposklerose   219
Dermatomykosen   115, 496, 507
Dermatomyositis   456
Dermatophyten   115, 507
Dermis   111
Dermitis   214
Desault-Verband   491
Descensus uteri   68, 73, **360**
Desinfektion   511
Detrusor-Hyperaktivität   67, 69
Detrusor-Hypoaktivität   67, 71
Diabetes insipidus   323
Diabetes mellitus   **377**
  «Individuelle Ernährung»   391
  Adipositas   384
  Antidiabetika   394
  Definitionen   **380**
  diabetischer Fuß   **206**, 403, **405**
    Therapie   404, 412
  Früh-Symptome   382
  Hautinfekte   115
  Hautpflege   413
  HbA1C   156, 383
    Korrelation mit Spätkomplikationen   390
    therapeutisches Fenster   389
  Insulin, siehe unter Insulin
  Insulinsekretionsstörung   380
  KHK-Risiko bei Frauen   173
  Komata   400, 401, 402
    Coma diabeticum   402
    hypoglykämisches Koma   402
    ketoazidotisches Koma   400
  Komplikationen   **400**

körperliche Aktivität 393
Lipidtherapie (Sekundärprävention) 399
Makroangiopathie 403, 405
Manifestationsfaktoren 384
Metabolisches Syndrom 383, 385
  Hypertonie **153**
  körperliche Aktivität 393
  Risikofaktor 170
  Therapie 395
Mikroangiopathie 403, 406
Nephropathie **337**
  Therapie 339
Neuropathie 407
  autonome 407
  Therapie 410
Nüchtern-Plasmaglukose 382
Osteoarthropathie 409
Polyneuropathie-Syndrom **406**
Retinopathie 88
Risikofaktoren **384**
Screening 384
Spätkomplikationen **403**
Therapie 388
Typ 1 380, 383, 392
Typ 2 377, 380, 383, 392
UKPDS **377**, 389, 395
diabetischer Fuß, siehe Diabetes mellitus
Diagnose (Definition) 2
Dialysebehandlung **342**
  Indikation 343
Diarrhö **45**, 281
  akute 45, **46**
    Ursachen 46
  antibiotika-induzierte 51
  bei alten Menschen 50
  chronische 45, **49**
  endemische 45
  funktionelle 49
  in Langzeitinstitutionen 45
  infektiöse 294
    Prophylaxe 48
  paradoxe **51**, 52
  Therapie **48**
diastolische Dysfunktion 188, 191, 197
diastolische Stauungsinsuffizienz 189
Diätfehler 393
Dickdarm-Erkrankungen **295**
  Appendizitis **297**
  Colon irritabile **299**
  Divertikulitis 297
  Divertikulose **296**
  Ileus 296
  Kolitis 298
  Krebs 450
  Peridivertikulitis 297
  Volvulus 296
Differentialdiagnose (Definition) 4
Digitalis 133, 195, 197, 199, 200
  Digitalisierung 196
  Intoxikation 133
DILF 238
Diplopie 83

Diskushernie 461, **462**
disseminierte intravaskuläre Gerinnung 146
Distorsion 483
Diuretika **158**, 195, 199
  -therapie bei Herzinsuffizienz **198**
Divertikulitis 46, 284, 295, **297**
  Komplikationen 297
  perforata 15
Divertikulose 295, **296**
  Therapie 297
Döderlein-Flora 358
Dolichocolon 58
Dopaminantagonisten 416
Doppelbilder 83
Doppler-Ultraschall 18, 204, 216
Dünndarm-Erkrankungen **294**
  Enteritis 294
    Durchfallerreger 294
  Mesenterialinfarkt **295**
Durchfall, siehe Diarrhö
Durchwanderungsperitonitis 295
Durst 59, **60**
  Durst-Defizit **55**, **61**
  Durstgefühl **57**, 64
  siehe auch Flüssigkeitshaushalt
Dynamische Hüftkopfschraube 494
Dyslipidämie 170, 386
  (siehe auch Cholesterin)
  Ernährungstherapie 398
  Risikofaktor 170
  Therapie
    beim Typ-2-Diabetiker 398
Dyspareunie 77
Dysphagie **38**, 41, 42, **279**, **287**, 290
  Physiologie des Schluckaktes 279
Dyspnoe **29**, **126**, **192**, **229**, **232**
  akut auftretend 31
  Anstrengungsdyspnoe 190, 193, 246
  Behandlung 31
  chronische 31
  exspiratorische 31
  inspiratorische 30
  NYHA-Klassen 30
  psychogen verursachte 127
  Ruhedyspnoe 193
  sterbender Patient 32
  subjektiv/objektiv 30
  visuelle Analogskala 30
  Zyanose 32
Dysurie 325, 330, 353, 357, 365
  Dysurie-Pollakisurie-Syndrom 357

E

E. coli, siehe Escherichia coli
Echokardiographie 130, 174
Effloreszenzen **113**
Eisenmangel
  Ursachen 430
Eisenmangelanämie 427
Eiweißzufuhr, siehe Proteinsubstitution
Ekchymosen 117, 437

EKG 5, 18, 129
    Holter-EKG 130
Ektropium 85
Ekzem 112
    allergisches 114
    Exsikkationsekzem 114
    seborrhoisches 114
Elektrokardiogramm, siehe EKG
Elektrokonversion 132
Elektrolyte 61
    Elektrolytentgleisung 51
Elektrotherapie 409, 410
Elektrounfall 133
Elephantiasis 225
Embolie **207**
    arterielle 208
    Embolektomie 34, 209
    Fett-Embolie 485
    venöse 208
    Vorhofflimmern 132
Emesis **15**, 279, **281**
Endarterektomie 205
Endemie 511
Endokarditis 128, **140**
    Prophylaxe **141**
endokrine Drüsen 379
endokrines System 378
Endometritis 365
Endometriumkarzinom 362
Endorphine 64
Enophthalmus 86
Entamoeba histolytica 508
Enteritis **294**
    endemische 51
    infektiöse 50, **294**
Enterokolitis 294
Enterostomie, siehe Anus praeter
Entropium 85
Entstauung
    Entstauungstherapie **226**, 227
        Entstauungsverband **221**, **226**
        Kontraindikationen 226
        Technik der Entstauungsverbände **228**
    Kompressionsklassen 225
    Kompressionsstrümpfe **225**
    Kompressionstherapie 217
    venöses Ulkus 221
Entzündung 504, **509**
    Entzündungsreaktion **510**
Enzephalopathie 312
    bei Leberzirrhose 310, 312
    hypertensive 156
    metabolische 45, 59, 61
    porto-systemische **311**, 312
    subkortikale arteriosklerotische 27, **167**
    urämische 342
Epidemie 511
Epidemiologie **503**
Epidermis 111
Epididymitis 329, 353, 365
epidurales Hämatom 488
Epiglottis 30, 279, 280

Epilepsie
    DD Synkope 134
    posttraumatische 488
Epipharynx 108
Epipharynxkarzinom 108
Epistaxis (Nasenbluten) **101**, 101, 430
Epithelialisierungsförderung 222
Erbrechen, siehe Emesis
ERCP 317
erektile Dysfunktion 403
Erfordernishochdruck 17, 159
Ergometrie 130, **174**
Ernährung, siehe Nahrungsaufnahme
Ernährungsparameter **40**
    Body Mass Index 40, 386
    Waist Hip Ratio 40, 387
Erstickungsanfall 17
Erysipel 36, 112, **118**, 214, 225, 507
Erythropoietin 340, 341
Erythrozyten **426**
    Verteilungsbreite 427
Erythrozyturie 322, 326
Escherichia coli 46, 507
Euler-Liljestrand-Reflex 241, 246
Euthyreose 415
Exophthalmus 84
Expektoration 269
Exsikkose
    Befunde bei **62**
    Exsikkose-Syndrom 24, 45, **61**
    pflegerische Maßnahmen **64**, **120**
    versus Stauung 64, 198
Exsudation (Behandlung) 222
Extrakorporelle Stoßwellenlithotripsie (ESWL) 335
Extrasystolie 127, **131**

F

Falk-Pessar 361
Familienanamnese 3
Farbstofftherapie dermatolog. Erkrankungen 223
Fehlernährung 38
    (siehe auch Malnutrition)
    beim alten Menschen 37
Fehlstellung 483
Femurfraktur **493**
    Frakturtypen 494
    siehe auch Schenkelhalsfraktur!
Ferritin 430
Fettleber 309
Fettstoffwechselstörung
    Lipidkriterien 399
    Therapie 399
    und Diabetes mellitus 383
Fettverteilung (Formen) 387
FEV1 (Sekundenvolumen) 256
Fibromyalgie-Syndrom, primäres 456, **471**
Fieber **19**, 20
    bei Krankenheim-Patienten 22
    Delir 22
    Formen 21
    Status febrilis 23
    Trinkbilanz 24

Fitz-Hugh/Curtis-Syndrom   365
Fluor vaginalis   362, 364, 367, 453
Fluoride   478
Flüssigkeitsaufnahme   **57**
Flüssigkeitshaushalt   **57, 59**
   beim alten Menschen   **61**
   Flüssigkeitsbilanz   60
   Flüssigkeitsmangel   **59**
   Flüssigkeitszufuhr, Pro und Contra   **64**
   siehe auch Durst
foetor ex ore   110, 288
Follikulitis   496, 497
Fovea centralis   79, 90
fraktionierte Curettage   453
Frakturen   **483**
   Begleitverletzungen   **484**
   Behandlung   **484**
   Ermüdungsfrakturen   483
   Frakturheilung   **484**
   Frakturtypen   483
   Frakturzeichen   483
   offene (Einteilung)   484
   pathologische   483
   Spontanfrakturen   483
Fremdkörperaspiration   17, 30, 32, 193
Frenzel-Brille   18, 28
Frontalhirnsyndrom
   bei Hypothyreose   420
Fundoplicatio   290
Furunkel   **497**
   Furunkulose   382
Fußpulse   203

G

GABI (Herzstillstand)   149
GAD 65, siehe Glutamatdekyrboxylase
Gallenblase
   Atonie   407
   Empyem   314
   Hydrops   315
   Perforation   16
Gallenblasenerkrankungen   **314**
   Cholelithiasis   **314**
   Karzinom   315
Gallensteinileus   314, 315
Gallenwegserkrankungen   **315**
Gamma-Nagel   494, 495
Gangrän   35, 202, **203**, 411
   diabetische   403
   feuchte   203
      Wundpflege   **209**
   trockene   203
Gangstörung   10, 28, 166, 481
   siehe auch Bewegungsstörung
Ganzkörperplethysmographie   233
Gardnerella vaginalis   367, 368
Gastritis, erosive   15, 281
Gastro-Enteritis   46
   bei Salmonellose   **294**

Gastrointestinalblutung   **282**
   obere   15, 282, **312**
   Therapie   283
   untere   282
   Ursachen   283
Gastro-ösophagealer Reflux, siehe Reflux
Gastroparese   51, 281, 407
Gastroskopie   4, 15, 282
Gastrostomie, siehe PEG
Gaumensegel   280
Gefäßkrankheiten   **33**
   Regeln   **35**
genitale Kontaktinfektionen   **362**
   siehe auch sexuell übertragbare Krankheiten
   Übersicht   363
Gentianaviolett   115, 223
geriatrische Hauptprobleme   **25**
Gerinnungsstörungen   215
Geruchsinn, siehe Riechstörung
Gesamtcholesterin   156, 397
Geschlechtskrankheiten, siehe sexuell übertragbare
      Krankheiten und genitale Kontaktinfektion
Gesichtsfeld   86
Gesundheit (Definition)   **1**
Gicht   8, **468**
   Gichttophus   468
   siehe auch Hyperurikämie!
Gilchrist-Bandage   491
Glasgow Coma Scale   487
Glaukom   **91**
   Glaucoma chronicum simplex   92
   Glaukomanfall   82, **93**
Glomerulonephritis   322, **337**, 342
Glomerulopathie   **337**
Glomerulosklerose, diabetische   338
Glukagon   318
Glukagonom   384
Glukoneogenese   379
Glukose   8, 379
   Glukosetoleranz   386
   Glukoseverwertung   380
   Homöostase   381
   Speicherform (Glykogen)   379
Glukosurie   379
Glutamatdekarboxylase   380, 383, 392
Glykogen   379
Gonarthrose, siehe Arthrose
Gonorrhö   352, 363, **365**
Gram-Färbung   506
Granulationsförderung   222
Granulozyten   510
grauer Star, siehe Katarakt
grippaler Infekt   97, 100
Grippe   **99**
   grippale Infekte   97, 100
   Influenza-Virus, Typus A, B und C   99
grüner Star, siehe Glaukom
Gürtelrose, siehe Herpes zoster
Gynäkologie, geriatrische   **357**
Gynäkomastie   310, 311, 312

H

Haarausfall 116
  bei Hypothyreose 420
Haemophilus
  ducreyi 363
  influenzae 268, 507
Hals-Nasen-Ohren-Krankheiten **97**
Halsvenen
  Halsvenenstauung 32, 128, 189, 192
  Kollapspunkt 194
Hämatemesis **15**, 237, **281**, 283, 430
Hämatokrit 8
Hämaturie 322, **326**, 326
  allgemeine DD 327
  DD «roter Urin» 326, 328
  DD beim älteren Patienten 327
  Makrohämaturie 326, 372
  Mikrohämaturie 326
Hamman Rich-Fibrose 239
Hämoccult-Test 40, 296, 451
Hämoglobin 8, 426
  Gehalt der Erythrozyten 426
  glykolysiertes, siehe HbA1C
  Werte im Alter **427**
Hämoglobinurie 322, 326
Hämophilie **437**
Hämoptoe 127, **237**
hämorrhagische Diathesen 312, 430, 433, **436**
Hämorrhoiden **300**
  äußere 300
  innere 300
  Stadieneinteilung 301
Hämostix 15
Hände-Desinfektion 512
Handpflege **512**
Handschuhe, Benützungsrichtlinien 513
Handverletzungen 492
Harnblasenkarzinom, siehe Blasenkarzinom
Harndrang 347
Harnsäure 8
Harnsäuresteine (Urolithiasis) 334, 335
Harnsteinleiden, siehe Urolithiasis
Harnverhaltung **16**, 71, 325, 349, 369
  akute **354**, **369**
  Restharn 369
  überdehnte Harnblase 370
  Urinretention **374**
    klinische Hinweise **369**
Harnwegsinfekt **329**, 345
  (siehe auch Zystitis)
  Dauerkatheter 329, 374
  einfacher **330**
  komplizierter 330
  Östrogensubstitution 359
  Pathogenese 329
  Prostatahyperplasie 349
  Symptomatik in der Geriatrie 329, **330**
  Urethritis 327, 330, 365
Haut
  Aufbau **111**
  -Infektionen 496
  -Krankheiten **111**, **112**

-Krebs 115, 441
-Mykosen 112, 496, 507
-Pflege beim Diabetiker 413
-Reinigung 114
-Symptome 113
HbA1C 156, 383, 389, 390, 397
Hefepilzmykosen 496, 507
Heiserkeit 107
  Differentialdiagnose 107
Helicobacter pylori 291, 292
  Eradikation 292
Hemikolektomie 451
Heparin 438
  tiefe Beinvenenthrombose 217
Hepatitis **307**
  alkoholische 309
  Prävention 309
  Übersicht 308
  -Viren 307, 508
Hepatom, siehe Leberzellkarzinom
Hepatosplenomegalie 432
Hernien **302**
  Gleithernie 302
  Hiatushernie **288**, 304
  Inguinalhernie 303, 349
  Inkarzeration 16
  Narbenhernien 304
  Umbilikalhernie 304
Herpes
  genitalis 352, 362, **364**
  simplex 105, 364, **508**
  zoster 112, **119**, **508**
  zoster ophthalmicus **87**, 119, 120
  Zoster-Neuropathie 120
Herzchirurgie im Alter **138**
Herzdekompensation, siehe Herzinsuffizienz
Herzfehler **137**, 186
  angeborene 137
  Aortenklappenstenose **138**
  erworbene **137**
  Mitralinsuffizienz 131
Herzinfarkt 14, 170, **178**
  Abklärungen 180
  bei Frauen 173
  beim älteren Patienten **179**
  Definition 178
  Differentialdiagnose 181
  Nachbehandlung 179
  Schutz durch Östrogene 173
  Sterblichkeit 178
  stummer 175, 377
Herzinsuffizienz 170, **185**
  als Pneumoniefolge 265
  Bedeutung beim alten Menschen 198
  Behandlungsziele **194**
  Cor pulmonale 31, 187, **241**
  dekompensierte 186, 193
  diastolische Stauungsinsuffizienz 189
  dilatative 137
  Einteilungen **186**
  Häufigkeit 125
  kompensierte 186

Lebensqualität   125, 185
Linksherzinsuffizienz   **170**, **182**, **192**
NYHA-Klassen   **191**
Nykturie   191
prärenales Nierenversagen   323
Rechtsherzinsuffizienz   **192**
Symptome   191
systolische Pumpinsuffizienz   189
Therapie   **194**
Ursachen   **186**
Wirkung der ACE-Hemmer   196
Herzkatheter-Untersuchung   4
Herzklappenfehler
   Antikoagulation   440
Herzklopfen   127
Herzkrankheit
   Dyspnoe   126
   hypertensive   151
   koronare (KHK), siehe koronare Herzkrankheit
   rheumatische   **138**
   und Husten   127
Herz-Kreislauferkrankungen   33, **169**
Herz-Kreislaufstillstand   134, **148**
   Herzstillstand   **148**
      GABI   **149**
      Herzmassage   148
      Sofort-Maßnahmen   **150**
   Herzversagen   148, 169
   Kammerflimmern   133
   Kreislaufstillstand   133, **148**
   plötzlicher Herztod   169, 194
   Schock   **144**
   weak action   148
Herzminutenvolumen   136, 137
Herzmonitor   18
Herzneurose   127, 163, **181**
Herzrhythmusstörungen   **131**, 193
   bradykarde   **133**, 136
   tachykarde   127, **131**, 136
   Vorhofflimmern   132
Herzschrittmacher   **134**
Herzspitzenstoß   129
Herzszintigraphie   130
Herzversagen, siehe Herz-Kreislaufstillstand
Herzvitien, siehe Herzfehler
Heterophorie   83
Hiatushernie   281, **288**
Hirndruck
   -steigerung   **487**
   -symptome   488, 489
Hirnstammsymptome   487
Hitzesyndrome   **501**
   Hitze-Erschöpfung   501
   Hitzeschäden   481
   Hitzschlag   501
HIV   362, 363, 508
HLA-Typisierung   381
HMG-CoA-Reduktasehemmer (Statine)   177
Hodenatrophie   310, 312
Holter-EKG, siehe EKG
Hordeolum   85

Hörgeräteversorgung   106
   Hörhilfen   107
Hormonersatztherapie
   Östrogene   173
Horner-Syndrom   84
Hospitalismus   28
Hüftgelenk-Totalprothese   462, 494
Humane Papilloma-Virus-Infektion   365
Humerusfraktur
   Humerusschaftfraktur   492
   subkapitale   491
Husten   **235**, 258
   bei ACE-Hemmern   236
   bei Aspiration / Reflux   236
   bei Herzkrankheiten   127
   bei Linksherzinsuffizienz   236
   bei Lungenstauung   190
   beim alten Menschen   236
   chronischer   235, 245
   Hustentypen   235
   nächtlicher   192, 289
Hydrozele   353
Hydrozephalus internus   488
Hygiene   **510**
   im Krankenheim   510
      Handschuhe   513
      praktische Vorschläge   **512**
   -Regeln   48
Hypalbuminämie   336
Hyperabduktionssyndrom   210
Hyperaldosteronismus   158
Hypercholesterinämie   399
Hyperglykämie   379, 393, 400
   hyperglykämisches Koma   402
Hyperhidrosis   407
Hyperhomocystinämie   171
Hyperkalziurie   334
Hyperkapnie   32, 229, 260
   (siehe auch CO2-Narkose)
Hyperkoagulabilität   215
Hyperlipidämie   336, 399
Hypernephroides Karzinom der Nieren   **344**
Hyperosmolares nicht-azidotisches Koma   400
Hyperoxalurie   334
Hyperparathyreoidismus   342
   primärer   474
   sekundärer   341, 480
Hyperphosphatämie   341
Hypersalivation   289
Hyperseborrhö   116
Hyperspleniesyndrom   312, 313
Hypertensive Krise   **162**
Hyperthyreose   8, 415, **417**
   Amiodaron-induziert   416
   Diagnostik   418
   funktionelle Autonomien   417
   iatrogene   416
   im Alter   418
   M.Basedow   417
   subklinische   422
      Ätiologie   423
   Symptomatik   **418**

Therapie 418
Thyreotoxicosis factitia 417
toxisches Adenom 417
Hypertonie **151**
(siehe auch Blutdruck)
«Weißkittel-Hypertonie» 154
Bedarfshypertonie 17, 159
beim älteren Patienten **152**, 160
beim Diabetiker 383
Blutdruck-Messung 154
Definitionen 151
Einteilung 153
hypertensive Herzkrankheit 186
hypertensive Krise **162**
Komplikationen **156**
körperliche Aktivität 394
Metabolisches Syndrom **153**
Netzhautveränderungen 156
orthostatischer BD-Abfall **155**
portale **311**, 312
primäre = essentielle 153
Pseudohypertonie **155**
pulmonal-arterielle **241**
reno-vaskuläre 161
sekundäre 153
systolische 153
Therapie **156**
    beim Diabetiker 398
    im Alter 159
    therapierefraktäre 161
Hypertriglyzeridämie 399
Hyperurikämie 8, 198, 334, 335, **468**
    beim metabolischen Syndrom 385
Hyperurikosurie 334
Hyperventilationssyndrom 31, 167, 230, **233**
    akuter Hyperventilationsanfall 234
    Angstzustände 31
    chronisches 233
    Differentialdiagnose 234
    Hyperventilation **231**
    Hyperventilationstetanie 31
Hypodipsie, siehe Durst-Defizit
Hypoglykämie 395, 400
    hypoglykämisches Koma 400, 402
Hypokaliämie 61, 159, 198, 401
Hypokalzämie 341, 342
Hypopharynx 109
    -karzinom 109
Hypophyse **379**
Hypophysen-Insuffizienz 418
Hyposphagma 83
hypothalamisches Steuerzentrum 379
Hypothyreose 8, 415, **419**
    asymptomatische 415
    Diagnostik 421
    Klinik 420
    medikamentöse 419
    neurologische Symptome 421
    neuropsychologische Symptome 420, 421
    Struma 419
    subklinische 422
    Therapie 421

Hypotonie **163**
Orthostase-Test 163, 164
orthostatische 159, **163**, 167
    asympathikotone 164
    neurogene 164
    sympathikotone 163
Schock 146
Hypoventilation 231
alveoläre 245
Hypoventilationssyndrom **234**
    obstruktives Schlaf-Apnoe-Syndrom 234
    zentrales 234
Hypovolämie 145, 401
Hypoxämie 229, 232, 238

I

Ikterus 315, **315**
Differentialdiagnose **316**
Einteilung 316
Ikterus-Syndrom **311**
Verschlussikterus-Syndrom **315**
Ileostomie, siehe Anus praeter
Ileus 16, **284**
Briden-Ileus 285
DD Pseudoobstruktion 285
Dickdarmileus 284
Dünndarmileus 284
Gallenstein-Ileus 315
mechanischer Dickdarmileus 296
mechanischer Dünndarmileus 285, 296
paralytischer 285, 286
Subileus 284
Torsionsileus 285
Immobilität **25, 455**
und Dekubitus 121
Immunität **509**
Immunreaktionen 509
impaired fasting glucose 381
impaired glucose tolerance 381
Impetigo contagiosa 496
Impotenz 346, 350, 407
Infektabwehr 509
Infektion **505**
nosokomiale 507, 511
Infektionskrankheiten 505
Bakterien **506**
nosokomiale 507, 511
Pilze 507
Pneumonie **263**
Protozoen 508
Viren **508**
Infektionswege 506
Influenza epidemica, siehe Grippe
Inguinalhernie, siehe Hernien
Inkontinenz (Stuhl-) **52**
DD Diarrhö 45
vegetative Polyneuropathie 51
WC-Training 52

Inkontinenz (Urin-) **65**, 325, 357
 Abklärungsschema **73**, **74**
 als medikamentöse Nebenwirkung 68
 Assessment 73
 Bedeutung im Alter **65**, 330, 345
 bei Querschnittsläsion **72**
 beim DK-Träger (Bypassing) 374
 Blasentraining 76
 Grad-Einteilung **69**
 Hilfsmittel **77**
 Kontinenzfaktoren **324**
 Miktionskalender 76
 Stress-Inkontinenz **68**
  Stress-Test 74
 Therapie 69, **75**
 Überlauf-Inkontinenz **71**
 Urge-Inkontinenz **69**
 Ursachen **67**
Inkubationszeit 511
INR-Wert 8, 217, **438**
Insektenstich-Allergie 12
Insertionstendopathien 457
Insulin **378**
 -abhängige Gewebe 378
 Insulinbedarf 396
 Insulindefizit 380
 Insulinmangel 379
 Insulinresistenz 380, 384, 391
  angeborene 385
  erworbene 385
  körperliche Aktivität 394
  -Syndrom **385**
  Teil des Metabolischen Syndroms 383
 Insulinsekretion 380
 Insulin-Sensitizer 395
 Wirkungen des Insulins 379, **380**
Interferon 508
Intertrigo 115
Inzidenz 443
Ischämiesyndrom **208**, 484
 Maßnahmen 209
 praktische Aspekte 206
ischämische Krankheiten 202

J

Jod-Mangel-Struma 419
Jodzufuhr 416
Juckreiz, siehe Pruritus
Jugularvenenfüllung 62
 (siehe auch Halsvenen)

K

Kalium 8
Kaliumpermanganat 222, 223
Kälteschäden 481, **502**
 Erfrierung 502
 Unterkühlung 502
Kalzitonin 478
Kalzium 8
Kalziumantagonisten 133, 157, **158**, 177, 180, 197
Kalzium-Oxalat-Steine (Urolithiasis) 334, 335

Kammerflimmern 131, 133, 178
Kammertachykardie 131
Kaposi-Sarkom 220
Karbunkel 496, **497**
Kardiologie **125**
 Anamnese 126
Kardiomyopathie 186
 hypertensive 156
Kardiovaskuläre Prävention **156**
Karotis-Sinus-Syndrom 134
Karpaltunnelsyndrom 492
Karzinom 441
Katarakt **89**
Katheterismus **369**
 (siehe auch Dauerkatheter)
 Alternativen 375
 Blasenspülung 372
 Dauerkatheter **371**
 Einmalkatheter **369**
 Katheterzystitis 330
 Komplikationen **371**
 Richtlinien 373
 Synopsis 376
 Tamponade-Katheter **356**, 372
 Technik 370, 371
 Tiemann 370
Kausalitätsprinzip 1
Kaustörungen 42
Keilwirbelbildung 473
Keratokonjunktivitis sicca 81, 85
Kernspintomographie 5
KHK, siehe Koronare Herzkrankheit
Klavikulafraktur 490
klimakterisches Syndrom 345
 Östrogenersatztherapie 359
Knöchel-Arm-Index 205
Knöchelarteriendruckmessung 204
Knochendichtemessung 474
Knochenfrakturen 481
Knochenmarktransplantation 433
Knochen-Metastasen 461
Knochentuberkulose 276
Koagulopathie **437**
Kohlenmonoxid 243
Kolitis
 (siehe auch Colitis)
 ischämische 298
 pseudomembranöse **51**, 52
Kollagenosen 456
Kollateralbildung 204
Kolonkarzinom 441, **450**
Kolon-Polypen 52
Koloskopie 4, 282
Kolostomie, siehe Anus praeter
Koma
 diabetisches, siehe Diabetes mellitus
 Gradeinteilung 487
 hepatisches 310
Kompartment-Syndrome **485**
 Tibialis-anterior-Syndrom 485
Kompression/Entstauung, siehe Entstauung
Kompressionsfraktur 473

Kompressionssyndrome (Engpass-Sdr) 421, 457
Kondomkatheter 77, 375
Konjunktiva 80
Konjunktivitis 81
Kontamination 511
Kontrakturen 26
Kopfschwartenverletzung 488
Koprostase, siehe Obstipation
Korium 111
Koronarangiographie 130, 174, 181
    Indikationen 174
koronare Herzkrankheit **169**
    Aggregationshemmung 440
    Angina pectoris 170
    bei Frauen 173
    Definition **170**
    Diagnostik **180**
    Differential-Diagnose **181**
    Herzinfarkt 170, 182
    Herzinsuffizienz 170, 182
    Komplikationen **182**
    plötzliches Herzversagen 169, 182
    Primär- und Sekundärprophylaxe **156, 157**
        Primärprävention (BD) 156, 183
        Primärprävention (Lipide) 184, 399
        Primärprävention (Östrogene) 175
        Sekundärprävention **176**, 399
    Risikofaktoren 170
    Ursache für Herzinsuffizienz 186
Korotkow-Töne 155
Körper-Temperatur 20
Korpuskarzinom **453**
Kosto-Klavikular-Syndrom 210
Kragenknopfulkus 206
Krankenbeobachtung **4**, 10
Krankengeschichte (KG) 2
Krankengymnastik 438
Krankheit
    Definition 1
    degenerative Veränderungen 504
    endokrine Störungen 504
    Entzündungsreaktionen 504
    Infektionskrankheiten 505
    Krankheitsentwicklung 2
    Krankheitsursachen (Übersicht) **504**
    Missbildungen 504
    Neubildungen 505
    seelische und psychosomatische Störungen 505
    Verlaufsformen 2, 5
Kraurosis vulvae, Kraurosis penis 360
Kreatinin 348
Kreatinin-Clearance 8, 342
Kreislaufregulation, orthostatische **137**
Kreislaufstillstand, siehe Herz-Kreislaufstillstand
Krepitation 483
Kristallarthropathie 457, **468**
Krupp 30
Küchenhygiene (Salmonellen) 48
kuratives Konzept 6
Kurzzugbinden 220, 227
Kussmaulsche Atmung 230
Kutis 111

L

Labor-Untersuchungen 5
    Auswahl wichtiger Parameter **8**
Lactobacillus acidophilus 358
Lagerungen, therapeutische **36**
Lagerungsschwindel 168
    paroxysmaler benigner **167**
Laktase-Mangel 46
Laktose-Intoleranz 46, 51
Lamblien 508
Langerhans'sche Inseln 318, 378
Langzeit-EKG 130
Langzugbinden 220
Laryngitis 98
    posterior 289, 290
Laryngopharynx 280
Larynxkarzinom 107
Larynx-Ödem 13
Lasègue-Phänomen 463
Laxantien 56
    Indikationen 57
    Übersicht **58**
Lebensmittelintoxikation 46
    Staphylokokken 48
Lebensqualität 25
    bei Schilddrüsen-Erkrankungen 418
    und Diabetes mellitus 377, 398
    und Esskultur 37, 279
    und Herzinsuffizienz 125, 185, 194
    und Mobilitätsgrad 25, 28, 495
    und Östrogenersatztherapie 359
Lebererkrankungen **307**
    alkoholische Hepatopathie **309**
    cholostatische 315
    Hepatitis **307**
    Hyperspleniesyndrom 312
    Leberzirrhose **310**
    portale Hypertonie **312**
Lebermetastasen 313
Leberzellkarzinom 311, 313
Leberzellnekrose 310
Leberzirrhose 309, **310**
    Koagulopathie 437
    Ösaphagusvarizen-Blutung 281
    Übersicht (Befunde) **312**
Lederhaut 111
Legionellen 269
Lentigo senilis 115
Letalität 443
Leukämie 432, **433**
    akute lymphatische (ALL) 433
    chronische lymphatische (CLL) 434
    chronische myeloische (CML) 432, 434
Leukotrien-Rezeptor-Antagonisten 254, 255
Leukozyten 8, **433**
    Leukopenie 8
    Leukozytose 8, 433
Leukozyturie 322, 373
    sterile 333
Libidoverlust 346
Lichen sclerosus et atrophicus 359
Lidödeme (bei Proteinurie) 336

Linsentrübung, siehe Katarakt
Lipide
(siehe auch Cholesterin und Triglyzeride)
Idelawerte 398
Lipidkriterien 399
Lipidprofil und körperliche Aktivität 394
Lipidtherapie
Indikationen 399
Richtlinien (Primärprävention KHK) 184
Lipödem 211
Lipolyse 379
Lipomatosen 456
Lipoprotein-Lipase 380
Lipoproteinprofil 388
Lippenkarzinom 108
Lisfranc-Gelenke 409
Lithotripsie 335
Logensyndrom, siehe Kompartment-Syndrome
Looser-Umbauzonen 480
Lues 363, **366**
cerebrospinalis 366
Neurolues 366
Primäraffekt 366
Progressive Paralyse 366
Sekundärstadium 366
Tabes dorsalis 366
Tertiärstadium 366
Lumbalpunktion 4
Lumbovertebralsyndrom 460
Lungenabszess 265
Lungenblutung 238
Lungenembolie 34, 181, 212, 216, **239**, **240**, 266,
482, 485
Antikoagulation 440
periphere 239
Rezidivprophylaxe **240**
Vena-cava-Filter 240
zentrale 240
Lungenemphysem 246, **256**, **258**
COPD **256**
Typ A, «pink puffer» 259
Typ B, «blue bloater» 259
Lungenfibrose 230, **238**
Lungenfunktionsdiagnostik **233**, 238, 245
Lungengefäß-Obstruktion 231
Lungeninfarkt 266, 482
Lungenkrankheiten
obstruktive **230**, **245**
restriktive **230**, **238**
und Rechtsherzinsuffizienz **187**
Lungenkrebs, siehe Bronchuskarzinom
Lungenödem 14, 179, **190**, 193
Lungenstauung 182, **190**, 231
versus Exsikkose 198
Lungenszintigraphie 233, 239
Lungentuberkulose **242**, **271**
Diagnostik 275
Epidemiologie 272
Infektiosität 273
Primärtuberkulose 276
Sekundärtuberkulose 276
Tertiärtuberkulose 276

Therapie 277
Umgebungsuntersuchungen 277
Lupus erythematodes 456
Luxation 483
Lyme-Borreliose 507
Lymphangitis 214
Lymphdrainage 213, 225
Lymphödem **211**, 211, **224**
primäres 224
sekundäres 224
Stadieneinteilung 225
Lymphozyten 434

M

M.Addison 163
M.Basedow **417**, 419, 423
M.Bechterew 456, 464, 465
M.Biermer 429
M.Binswanger **27**, 156, 167
M.Boeck 239
M.Crohn 46, 285, 298
M.embolicus 132
M.Hodgkin 435
M.Menière 167
M.Parkinson 26
M.Sudeck, siehe Sudeck
M.Werlhof 436
M.Winiwarter-Buerger 202, 209
Macula 113
Magen-/Darm-Motorik 281
Magenkarzinom **293**
Magnetresonanz 5
Makroangiopathie 206
diabetische 403, 405
Makrohämaturie 371, 373
allgemeine DD 327
beim älteren Patienten 327
Makula lutea 80, 90
Makuladegeneration **90**
Malabsorption
Malabsorptionssyndrom **50**
Vitamin-K-Mangel 437
Ursache für Anämie 428
Maldigestion 50
Malleolarfraktur **496**
Mallory-Weiss-Syndrom 15, 281, 283
der Lunge 237
Malnutrition **37**, 38
(siehe auch Fehlernährung)
Abklärung 39
bedingt durch Medikamente 39
Gradeinteilung 38
therapeutisches Vorgehen 41
Ursache für Anämie 428
Ursachen 38
Malum perforans 206, 207, 211, **411**
Stadieneinteilung 411
Mammakarzinom 441, **448**
Mammographie 449
Mantoux 274
Interpretation 274

Marshall-Marchetti-Krantz 69
MCV (mean cell volume) 426
Medikamenten-Nebenwirkungen
    allergische Reaktion **12**
    Analgetika-Nephropathie 333, 340
    Anämie 430
    diabetische Stoffwechsellage 384
    Husten 236
    Hyperthyreose 416
    Hyperurikämie 198
    Hypokaliämie 159, 198
    Hyponatriämie 198
    Hypothyreose 419
    Hypotonie 159, 198
        orthostatische 137, 164
    Hypovolämie 159, 198
    Krampfanfälle 270
    Malnutrition 39
    metabolische Alkalose 198
    Obstipation 56
    Osteoporose 472
    Panzytopenie 433
    Schock 146
    Schwindel 167
    Sylizylat-Asthma, siehe Asthma bronchiale
    Thrombopenien 436
    toxisches Nierenversagen 342, 343
    TSH-Veränderungen 416
    Übelkeit 270, 280
    Ulcus ventriculi / duodeni 291, 293
    Urin-Inkontinenz 68
Megakolon 295
Meibom-Drüsen 83
Meläna **281**, 283
Melanom, malignes **116**, 313
Menorrhagien 453
Mesenterialinfarkt 16, **295**
Metabolisches Syndrom **385**, 386, 387
    (siehe auch Diabetes mellitus!)
    Punkte-Score 388
Metastasierung 441, **446**
Migräne 83
Mikroalbuminurie 338
Mikroangiopathie, diabetische 403, 406
Mikrobiologie **505**
Miktionsprotokoll 73, 76
Miktionsstörungen **324**
    Blasenentleerungsstörungen **325**
Miktionszentrum 72
Milkman-Syndrom 480
Milzvenen-Thrombose 312, 313
Miosis 84
Miserere 285
Missbildungen **504**
Mitralinsuffizienz 131, 139
Mitralklappenoperation 139
Mitralstenose 127, 139
Mittelstrahlurin 322
Mobilisationsgrad
    Einschränkung **25**
    Rückstufung 495
    und Lebensqualität **25**, 28, 495

Morbidität 443, 481
Morgagni-Adams-Stokes-Syndrom 133
Morphium (Wirkungen und Einsatz) 199
Mortalität 443
Motilitätsstörungen, siehe Magen-/Darm-Motorik
MRI, siehe Magnetresonanz
Mucositis sicca 61, 110
Müdigkeit 128
    Schilddrüsen-Erkrankungen 415
Mukoviszidose 51
Multiple Sklerose 5
Multiples Myelom, siehe Plasmozytom
Mundgeruch, siehe foetor ex ore
Mundhöhlenerkrankungen im Alter 287
Mundhöhlenkarzinom 108
Mundsoor 287
Mundwinkelrhagaden 287, 430
MUSE 410
Muskelatrophien 26
Muskelschwäche 480
Myasthenie 84
    Myasthenia gravis 94
Mycobacterium
    leprae 507
    tuberculosis **272**
        Diagnostik 275
Mydriase 84
Myelopathie, spondylogene zervikale 460
myeloproliferative Syndrome **432**, 434
Myelose, funikuläre 420, 429
Mykoplasmen 268
Myogelose 460
Myoglobinurie 327
Myokardfibrose 190, 191
Myokardinfarkt, siehe Herzinfarkt und koronare Herz-
    krankheit
Myokardischämie, stumme 175
Myokardszintigraphie 130
Myopathie 421, 456
Myxödem 418

N

Nachlast 189
Nahrungsaufnahme 37
    enterale Nahrungszufuhr **43**
    faserarme Ernährung 54, 55
    gesunde Ernährung 37
    individuelle Ernährung beim Diabetiker 391
    parenterale Nahrungszufuhr 44
    PEG 44
    perorale Nahrungszufuhr **42**
    Supplementnahrung 42
Nahrungsmittelallergie 252
Narbenhernien, siehe Hernien
Nasenbluten, siehe Epistaxis
Nasennebenhöhlen-Tumoren 109
Nasopharynx 108, 280
Nausea 279, **280**
Nebenhoden 347
Nebenhoden-Entzündung, siehe Epididymitis
Nebenniere 379

Neisseria gonorrhoeae   362, 365
Nephrolithiasis   **334**
    siehe auch Urolithiasis
Nephropathie
    Analgetika-   333, 340
    diabetische   **337**
        Stadieneinteilung   **339**
        Therapie   339
Nephrosklerose   156
nephrotisches Syndrom   215, 323, **336**
Netzhaut   81
    -ablösung   83
Neuralgie, postherpetische   119
Neuraminidase-Hemmer   100
Neuritis nervi optici   82
neurogene Blase   **72**
Neurolues, siehe Lues
Neuropathie   28, **403**
    (siehe auch Polyneuropathie)
    autonome   **165, 407**, 408
        Hypotonie   164
    diabetische   377, 403, 407, 411
        Therapie   410
    neurogene Darmlähmung   **57**
    neuropathischer Fuß   **206**
    periphere   204
    vegetative   **72**
        Obstipation   55
Nierenarterienstenose   153
Nierenersatztherapie   339
Nierenfunktion bei älteren Menschen   321
Niereninsuffizienz   8, **340**
    akute   **342**
    akute Oligo-Anurie   **343**
    chronische   **340**
    diabetische Nephropathie   **337**
    Dialysebehandlung   342
    intrarenales Nierenversagen   323
    postrenales Nierenversagen   324
    prärenales Nierenversagen   59, 323, 336
    toxische   **342**
    Urämie   **340**
Nieren-Karzinom, siehe Hypernephroides Karzinom
    der Nieren
Nieren-Kolik   17, **354**
Nierenversagen, siehe Niereninsuffizienz
Nieren-Zysten   **343**
Nikotin
    siehe auch Rauchen
    Wirkungen   243
Nitrate   196, 197
nosokomiale Infektionen   507, 511
Nosologie   2
Notfallsituationen   9
    gastro-intestinale   15
    kardio-pulmonale   14
    neurologische   17
    urogenitale   16
NSAR, siehe Antiphlogistika, nicht-steroidale
Nüchtern-Plasmaglukose   382
Nuklearmedizin   5

NYHA (Dyspnoe-Klassen)   **30**
NYHA (Herzinsuffizienz-Klassen)   **191**
Nykturie   70, 191, 325, 348
Nystagmus   167

O

Obstipation   **53**, 281
    als Folge von Bettlägerigkeit   26
    als medikamentöse Nebenwirkung   56
    bei Querschnittslähmung   58
    beim alten Menschen   **55**
    Entleerungsstörung   54
    funktionelle   54
    habituelle   53
    Koprostasesyndrom   **51**
        Koprostase-Ileus   59
        und paradoxe Diarrhö   52
    Laxantien
        Übersicht   58
    Therapie   **56**
    verlangsamte Passage   54
obstruktives Schlaf-Apnoe-Syndrom   234
Ödem
    bei Proteinurie   336
    bei Rechtsherzinsuffizienz   **192**
    bei Schilddrüsen-Erkrankungen   420
    Beinödeme   36
    Differentialdiagnose   **217**
Odynophagie   288
Offenwinkelglaukom   92
Ohnmacht, siehe Synkope
Okulomotoriusparese   83, 84, 85
Olekranonfraktur   492
Oligo-Anurie   60
    akute   **343**
Oligurie   323, 341, 342
    Schock   145
Onkologie   **441**
    therapeutische Zielsetzungen   444
Operabilität geriatrischer Patienten   **481**
    Cardiac Risk Index   482
    organspezifische Probleme   482
Operationsrisiko   482
Ophthalmopathie, endokrine   418
Ophthalmoskop   18
orale Candidiasis, vgl. Mundsoor
ORL-Erkrankungen   **97**
Oropharynx   109, 280
    -karzinom   109
Orthesen   461
Ortho-Gilet   492
Orthopnoe   **29**, 128, **192**
Orthostase   **165**
    als medikamentöse Nebenwirkung   137
    neurogene orthostatische Hypotonie   137
    Orthostasesyndrom   137
        funktionelles   **165**
    Orthostase-Test   163, **164**
Oslersche Knötchen   141, 437
Osmoregulation   60

Ösophagus
-divertikel 235, 281
-karzinom **290**
Refluxösophagitis 287, 288
Stadieneinteilung 288
Regurgitation 287
-sphinkter 288
-stenose 287, 290
-varizen 283, 312
-Blutung 15, 281, 283, **312**, 313
Osteoarthropathie 206
diabetische **409**
Osteochondrose 460
Osteodensitometrie 474
Osteomalazie 37, 457, **479**
Therapie 342
Osteomyelitis 122, 207, 211, 411, 457, 485
malum perforans 411
Osteomyelofibrose **432**
Osteopathie, renale 341
Therapie 342
Osteopenie 409, 475
Osteoporose 346, 457, **472**, **473**
Einteilung 473
Femurfraktur 493
Fraktur-Lokalisationen 476
Knochendichteverlust 478
medikamentöse Therapie 479
Östrogenersatztherapie 359
Prophylaxe **476**
Risikofaktoren 472
Osteosynthese 495
Östrogen 379
-einfluss (vaginales Ökosystem) 358
-Ersatztherapie **358**, **359**
bei Osteoporose 477
in der PMP 358
KHK-Prohphylaxe 175, 177
Kontraindikationen 359
-Mangel (PMP) 77, 171, 345, **358**
Schutz vor Myokardinfarkt 173
Oszillographie 204
Otalgie 107, 109
Otitis
externa 101
media 99
Otoskop 18
Oxidationswasser 60, 63

P

Pacemaker, siehe Herzschrittmacher
palliatives Konzept 6
Flüssigkeitszufuhr bei Sterbenden 64
Palliativmedizin 6, **169**
Pneumonie 266
und Antibiotika 263, 269
Palmarerythem 311, 312
Palpitationen 132, 418
Panaritium **496**
Panarteriitis nodosa 456
Pandemie 99

Panendoskopie 282, 292, 293
Panikattacke 234
(siehe auch Angst)
Pankreas **318**
endokrin 318
exokrin 318
Funktionsteste 318
Insulin 378
Pankreasinsuffizienz 319
Pankreaskarzinom 318, **320**
Pankreaskopfkarzinom 317
Pankreatitis 314
akute **318**
chronische **319**
und Ileus 286
Panmyelopathie 432
Pannikulitis 456
Pannikulose 456, 471
Panzytopenie 432
Papilla nervi optici-Apoplexie 467
Papilloma-Virus-Infektion 362, 365
Papula 113
Paraneoplastische Syndrome **443**
Paraphimose 352
Paraplegikerzentren 489
Parasympathikolytika 71
Parathyreoidea 379
paroxysmale supraventrikuläre Tachykardie **131**
paroxysmaler benigner Lagerungsschwindel **167**
Pathogenese 2, 504
Pathologie (Allgemeine) **504**
Patientenverfügung, siehe Wille des Patienten
PAVK **201**
(siehe auch Akuter arterieller Verschluss) 207
Aggregationshemmung 440
Gefäßstatus 205
Knöchel-Arm-Index 205
koronare Herzkrankheit 201
Stadieneinteilung 203
Symptome **34**
Therapie 204
operative 205
Ursachen und Risikofaktoren 202
zerebrovaskuläre Erkrankungen 201
Peak Flow 252
-Meter 233, 246
Pediküre (diabetischer Fuß) 413
PEG 41, **44**, 291
Pemphigoid, bullöses 114
Pendelübungen 491
Perforansvenen 213
Perfusionsszintigraphie 174
Perianalabszess 301
Periarthropathia humeroscapularis **469**
Peridivertikulitis 297
(siehe auch Divertikulitis)
Perihepatitis 314
gonorrhoica 365
Perikarderguss 142
Perikard-Tamponade 142, 143
Perikarditis **141**, 341
Periostosen 225

Peritonealdialyse   339
Peritonitis   **284**, 286, 297, 298
perityphlitischer Abszess   298
perniziöse Anämie, siehe Anämie
Perspiratio insensibilis   60
Pessar   69, 361
Petechien   437
Pflegeheimeinweisung   25
Pfortader-Hochdruck   312
Pfortader-Thrombose   312
PFS, siehe Fibromyalgie-Syndrom, primäres
Phagozytose   509
Phäochromozytom   162, 384
Pharyngitis   98, 103
Phenacetin-Abusus   333, 340
Phimose   **351**, 360
      Paraphimose   352
Phlebektasie   35
Phlebektomie   213
Phlebödem   35, 219
Phlebographie   216
Phlebothrombose   **215**
Phlegmasia coerulea dolens   215
Phlegmone   119, 496
Phosphatsteine (Urolithiasis)   334, 335
PHS-Syndrom, siehe Periarthropathia humeroscapu-
      laris
Physiotherapie   461
      Osteoporose   479
Pingueculum   87
Plantarphlegmone   411
Plasmodien   508
Plasmozytom (Multiples Myelom)   **434**
Pleuraempyem   266
Pleuraerguss   193, 266
Pleuritis   266
PND, siehe post nasal drip
Pneumocystis carinii   508
      -Pneumonie   269
Pneumokokken   268
Pneumologie   **229**
Pneumonie   100, **263**
      ambulant erworben   264, 268
      atypische   **264**
      Behandlungskonzept   269
      bei anderen Erkrankungen   267
      bei Aspiration   267
      bei COPD   267
      bei Diabetes mellitus   404
      bei Grippe   267
      Erreger   268
      hypostatische   26, 485
      hypoventilationsbedingt   490
      Komplikationen   **265**
      Manifestation bei älteren Patienten   265
      nosokomial erworben   264, 268
      palliatives Konzept   266
      Pneumocystis carinii   269
      Therapie   **268**
Pneumothorax   181, 193
Pollakisurie   69, 70, 325, 330, 353, 357
Polyarthritis, chronische (cP)   456, **464**

Polyarthrose   456, 464
Polycythaemia rubra vera   **432**
Polydipsie   323
Polyglobulie   259
Polymorbidität   **6**
Polymyalgia rheumatica   456, **466**
      siehe auch Arteriitis temporalis
Polymyositis   456
Polyneuropathie
      (siehe auch Neuropathie)
      DD akuter arterieller Verschluss   409
      diabetisches Polyneuropathie-Syndrom   **406**
      Hypothyreose   421
      vegetative   **51**
Polyphagie   281
Polyposis nasi   104
Polyurie   60, **323**, 382
Porphyrie   314, 327
Porphyrinurie   322
portale Hypertonie   312
portosystemische Enzephalopathie, siehe Enzephalo-
      pathie
post nasal drip   **102**, 104, 235, 236, 250
post-fall syndrome   27
Postmenopause
      Blutung   **361**
      Östrogen-Ersatztherapie   173, **358**, **359**
            Kontraindikationen   359
postthrombotisches Syndrom   34, 212, 216, 218
Prävention
      Primärprävention (BD)   156, 183
      Primärprävention (KHK)   156, 157
      Primärprävention (Lipide)   184, 399
      Primärprävention (Östrogene)   175
      Sekundärprävention (BD)   156
      Sekundärprävention (KHK)   156, 157, 176
      Sekundärprävention (Lipide)   399
      Sekundärprävention (Östrogene)   175
Prävention (Definition)   **443**
      primäre   443
      sekundäre   443
Präventivmedizin, siehe Sozial- und Präventivmedizin
Presbyakusis   97, **106**
Presbyopie   86
Progesteron   379
Pro-Insulin   383
Proktologie   **299**
Proktoskopie   300
Prostaglandin-Synthese   439
      -Hemmer   252
ProstaKath   375
Prostata
      Anatomie   347
      -hyperplasie   345, **346**
            gutartige   346
            Komplikationen   **349**
            Stadieneinteilung   **348**
            Symptome, Befunde   347
            Überlauf-Inkontinenz   71
      -Karzinom   345, 441, **445**
Prostata-spezifisches Antigen, siehe PSA

Prostatektomie 350
   Lasertherapie VLA-P 350
   retropubisch 350
   TUR-P 350
Prostatikerzeichen **347**, 348
Prostatitis 329, 365
   -Syndrom **352**
Prostatodynie 352
Prostatovesikulektomie 447
Proteinsubstitution 41, 42
Proteinurie 336, 337
   Folgen 336
Protonenpumpenblocker 41, 290, 292
Protozoen (Übersicht) 508
Pruritus 382
   bei Cholostase 315, 317
   Pruritus senilis 112, **117**
   Pruritus vulvae 77
PSA (Prostataspezifisches Antigen) 348, 443, 446
Pseudarthrose 485
Pseudodemenz
   bei Anämie 427
   bei Herzinsuffizienz 193
   bei Hyperthyreose 418
   bei Hypothyreose 420
Pseudofraktur 480
Pseudogicht 461, 469
pseudomembranöse Kolitis, siehe Kolitis
Pseudomonas aeruginosa 507
Pseudoptosis 84
Psoriasis 112, **118**
PTA 205, 413
   PTCA 177, 181
Ptosis 84
   bei Myasthenie 84
   Pseudoptosis 84
Pulsbefunde, pathologische 129
Pulslosigkeit 208
Pulsoximetrie 18, 130, 234
Pupillenstörungen 84
Purpura 117, **437**
   idiopathische thrombozytopenische 436
   senilis 437
Pustula 113
Pyelographie 331
Pyelonephritis 321, 330, **331**, 349, 404
   akute 331
   ältere Patienten 331
   chronische 332
   DD interstitielle Nephritis 333
   Komplikationen 332
   und Ileus 286
Pyoktanin 223
Pyometra 362, 453
Pyrogene 20

Q

Querschnitt-Syndrom **489**
Quetschhahn-Phänomen 354, 360
Quick 8, 217, 438
Quincke-Ödem 13

R

RAAS, siehe Renin-Angiotensin-Aldosteron-System
Radio-Jod-Therapie 419
Radiotherapie 444
Radiusfraktur **492**
Rasselgeräusche 231, 251, 265
   bei Pneumonie 266
Rauchen 33, 170, 202, **242**, 243
   Bronchuskarzinom 452
   COPD 257
   Husten 235
   Osteoporose 477
   Risikofaktor 170
Raucherentwöhnung 244, 259
Raynaud-Syndrom 209, 210
RDW (red cell distribution width) 427
Reanimation 133, **148**
   cardio-pulmonale **150**
   Universalalgorithmus 149
Reduktionsdiät 393
Reflux
   gastro-ösophagealer 235, 250, 288, 289
      Husten 236
      Lagerung **36**
      -Krankheit 288
      -Ösophagitis **288**
      Therapie 289
   vesico-ureteraler **72**, 332
Regenbogenhautentzündung, siehe Uveitis
Regurgitation **281**, 288
Rehabilitation 25, **28**
Reisediarrhö 46
Reizüberflutung 28
Rektalpalpation 284, 331, 348, 349, 451
Rektosigmoidoskopie 451
Rektoskopie 296
Rektozele 58, 360, 361
Rektumkarzinom **450**
Rektumprolaps 302
Remodeling (Ventrikel) 172, 188
Renin 340
Renin-Angiotensin-Aldosteron-System 188
Residualvolumen 258
respiratorische Insuffizienz 258
Restharn **72, 74**, 325, 329, 347
   -Bestimmung **74, 348, 369**
Restless-legs-Syndrom **204**
Retina 80
Retinopathie 403
   diabetische 88
Retrobulbärneuritis 82, 85, 467
retrosternales Brennen 288
Rhabdomyolyse 327, 342
rheumatische Krankheiten **455**
   degenerative **456, 458**
      Diagnostik 461
      Therapie 461
   entzündliche **456, 463**
   extraartikuläre 456, **469**
   Gelenksprädispositionen 457
   pararheumatische Erkrankungen **457**
Rheumatismus **455**

Gelenksprädispositionen 457
Schmerzanamnese 455
rheumatoide Arthritis, siehe Polyarthritis
Rhinitis 98, 101
Rhinopathia allergica 102
   Asthma bronchiale 102
Riechstörung 104
Riesenzellarteriitis 467
   (siehe auch Arteriitis temporalis und Polymyalgia
     rheumatica)
Ringknorpel 280
Rippenfraktur **490**
Risikofaktoren für KHK und Atherosklerose **170**
Rissquetschwunde 481, **499**
Röntgendiagnostik 4, 282
Ruhr-Syndrom 23, 47, 294

S

Salizylat-Asthma, siehe Asthma bronchiale
Salmonella
   enteritidis 48, **294**
   typhi 23, 294, 507
Salmonellen
   -Dauerausscheider 294
   -Infektion 48
   Küchenhygiene 48, **294**
Salmonellose 45, 51
   in geriatrischer Institution 51
   Salmonellen-Gastroenteritis **294**
   Therapie 294
Sarkoidose 239
Sauerstoff-Langzeittherapie 260, 261
Sauerstoff-Zufuhr 32
Savary-Dilatatoren 290
Schädelbasisfrakturen 488
Schädel-Hirn-Trauma **486**
   Commotio cerebri 486
   Compressio cerebri 487
   Contusio cerebri 487
   Folgeerscheinungen 488
   Hirndrucksteigerung 487
   Untersuchung 487
Schädel-Hirn-Traumatiker im Krankenheim 488
Schalleitungs-Schwerhörigkeit 99, 106
Schallempfindungs-Schwerhörigkeit 106
Schambeinastfraktur 493
Schaufenster-Krankheit 203
Schellong-Test **164**
Schenkelhalsfraktur 479, 481
   (siehe auch Femurfraktur!)
   auffällige Befunde 494
   Frakturtypen 494
   Gamma-Nagel **495**
   Verhinderung 479
Schilddrüsen-Erkrankungen **415**
   Abklärungen 415
   asymptomatische 415
   bei älteren Menschen 415, 418
   funktionelle Autonomie 417
   Funktionsstörung 415
   Hyperthyreose, siehe dort!

Hypothyreose, siehe dort!
M.Basedow 417
Schilddrüsenkarzinom 423
Schilddrüsenknoten (Abklärung) 417
Struma **419**
   Klassifikation nach WHO 416
   subklinische Schilddrüsenfunktionsstörungen
     422
   toxisches Adenom 417
   TSH 415
Schilddrüsenszintigraphie 416
Schildknorpel 280
Schlaf-Apnoe-Syndrom, siehe obstruktives Schlaf-
   Apnoe-Syndrom
Schleifendiuretika 198
Schluckakt (Physiologie) 279
Schluckstörung, siehe Dysphagie
Schluckweh 107, 109
   schmerzhafter Schluckakt 288
Schmerz
   degenerativer Rheumatismus 458
   Schmerzanamnese 455
   viszeraler 336, 354
Schnarchen, gefährliches 234
Schock **144**
   anaphylaktischer 13, 146
     Notfalltherapie 147
   Differentialdiagnose 147
   hämorrhagischer 145
   hypovolämischer 144, 145
   -Index **144**
   kardiogener 144, 147
   obstruktiver 144
   septischer 144, 145
   Therapie **147**
   und akute Niereninsuffizienz 342
   und Organversagen 146
Schrumpfblase 372, 375
Schuhversorgung (beim Diabetiker) 414
Schultergürtelsyndrom 210
Schulter-Hand-Syndrom 470
Schulterluxation 490
Schüttelfrost 22
Schwangerschaftsvarikose 212
Schweigepflicht 2, **3**
Schweißdrüsen 116
Schwellkörperautoinjektion 410
Schwindel 156, **166**, 193
   bei Mittelohr-Erkrankungen 168
   internistische DD 167
   Paroxysmaler Lgerungsschwindel 168
   Störung des Gleichgewichtsorganes **167**
   vestibulärer 168
Schwitzen, übermäßiges 116
Screening 445
seborrhoische Warze 115
Sehbehinderung 79
   akute 82
   Einteilung nach WHO 79
   Hilfsmittel 95
   im Alter 94
   langsame 83

Sehleistung 79
Sehschärfe 79, 86
Sekundenherztod 182
Sekundenkapazität 246
Sekundenvolumen FEV1 256
Sensicult 323, 369
Sepsis 20, 22
   Septikämie 505
Sexualfunktion 346
   Impotenz 346
   Libidoverlust 346
sexuell übertragbare Erkrankungen 345, 357, **362**
   (siehe auch genitale Kontaktinfektionen) 362
   Bedeutung 363
   Übersicht 363
Sheehan-Syndrom 419
Shy-Drager-Syndrom 165
Sick-Sinus-Syndrom 134
Sigma-Volvulus 296
Sigmoidostomie **306**
Sikka-Syndrom (Ophthalmologie) 81, 407
Sikka-Syndrom (ORL) 110
Singultus 289
Sinus
   ethmoidalis 110
   frontalis 110
   maxillaris 110
   sphenoidalis 110
Sinus-caroticus-Syndrom 133, 134
Sinusitis 103
   acuta 98, 103
   chronica 103
Sinusknoten 131
   -Syndrom 133
SKAI 410
Skalenus-Syndrom 210
Skelettmetastasierung 446
Sklera 80
Sklerotherapie 213
Skorbut 437
Skybala 300
Sodbrennen 288
Sonographie 5
   Abdomen **282**
Soor 507
Soor-Vaginitis 77
Sozial- und Präventivmedizin **503**
Spider naevi 311, 312
Spinaliom **116**
   Augenlid 86
Spirometrie 233
Splenektomie 313
Splenomegalie 310, 312
Spondylarthrose 460
Spondylitis ankylosans 465
Spondylose 460
Spontanfrakturen, siehe Frakturen
Spontanpneumothorax 31
Sprue-Syndrom 50
Spurenelemente 37

Sputum **232**, 273, 275
Staging **443**
Staphylococcus aureus 46, 496, 507
Staphylokokken 496
   -Endokarditis 140
   -Kontamination 48
   -Pneumonie 268
Statine 177, 399
Status asthmaticus **252**
Stauungsdermatitis 219
Stauungsinduration 219
Steatorrhö 50, 428
Stent 291, 313
Sterbebereitschaft 63
Sterbewunsch 63
Steroide 260
Stethoskop 18, 231
Stewart-Treves-Syndrom 225
Stimmgabel 18
Stoma, siehe Anus praeter
Strangulationsileus, siehe Ileus
Streptokokken 496, 507
   -Endokarditis 140
   rheumatische Herzkrankheiten 138
   Streptococcus pneumoniae 268, 269
Stress-Echokardiographie 130, 174
Stress-Inkontinenz 67, **68**, 360
Stress-Ulkus 26, 146
   Prophylaxe 293
Stridor, inspiratorischer 31
Stripping-Operation 213
Struma **419**
   Jod-Mangel-Struma 419
   Klassifikation nach WHO 416
Stuhlgang
   «Schmieren» **52**
   Durchfall, siehe Diarrhö
   normale Stuhlentleerungen **53**
   normale Stuhlwerte **45**
   Obstipation, siehe dort
   Stuhlgewohnheiten 295
   Stuhlinkontinenz, siehe Inkontinenz (Stuhl-)
   Stuhlunreglemäßigkeiten 52
   Stuhluntersuchung 47
Sturz 25, 27, 155, 166, **481**
   post-fall syndrome 27
Sturzprophylaxe 479
Subclavian-steal-syndrome 210
Subduralhämatom 488
Subkutis 111
sudden death 130
Sudeck 457, 470, **485**, 492
Suffusionen 117
Sulfonylharnstoffe 389, 390, 392, 395, 439
suprapubische Ableitung 371, 375
Sympathikusaktivität 199
Symptom (Definition) 3
Syndet 114
Syndrom X (Metabolisches Syndrom) 385
Syndrome descendent 104

Synkope **127, 166**
  Adams-Stokes-Syndrom   127
  DD Epilepsie   134
  kardiale   127, 136
  kardio-vaskuläre   **134**
  Übersicht   **166**
  vaso-vagale   127, 134, 167
Syphilis, siehe Lues
systolische Dysfunktion   188, 189, 197
systolische Pumpinsuffizienz   189
Szintigraphie   5, 418

T

Tabakkonsum, siehe Rauchen
Tabes dorsalis, siehe Lues
Tachykardie   127, 418
Tachypnoe   230, 233
Talgdrüsen   116
Tamponade-Katheter, siehe Katheterismus
Tapping   42
Teerstuhl, siehe Meläna
Temperatur-Regulation   19
Temperaturschäden   **500**
TenderWet   123, 222
Tendopathien   471
Tenesmen   285, 298, 325
  chronische Obstipation   54
TENS   409, 410
Testosteron   346, 379
  -Mangel beim alternden Mann   345, 346
Tetanus   499, 507
Tetraparese   463
Tetraplegie   489
Tetraspastik   460
Theophylline   260, 270
  Nebenwirkungen im Alter   270
Therapie, kurative/palliative   2, **6**
Thiazide   198
Thorax-Röntgenbild   129, 266
Thoraxschmerz   **126**, 143
  DD psychogener Brustschmerz   126
Thrombangiitis obliterans   202
Thrombektomie   34, 205, 209
Thromboembolie-Prophylaxe   **438, 440**
thrombogener Zustand   215
Thrombolyse   34
Thrombophlebitis   **214**
Thromboplastinzeit
  Quick und INR   217
Thrombose   **207**, 214
  (siehe auch Beinvenenthrombose)
  arterielle   208
  Prophylaxe   **216**
  venöse   208
Thrombozyten   **436**
  -Aggregationshemmer   176, 205, 436, **439**
  Indikationen   **440**
Thrombozytopathie   **436**
Thrombozytopenie   312, **436**
Thrombozytose (essentielle)   432

Thyreoidea   379
  Malignom   441
  Schilddrüsenerkrankungen   **415**
  Schilddrüsen-Hormon, Thyroxin   418
Thyreoiditis
  De Quervain   419
  Hashimoto   **419**, 420, 423
Thyreostatika   419
Thyreotoxicosis factitia   417
Thyreotropin   8
Tibialis-anterior-Syndrom   485
Tiffeneau-Quotient   233, 246, 256
Tinea   496
Tinnitus   156, 167
TIPS (transjugulärer intrahepatischer portosystemi-
  scher Shunt)   313
TNM-System   **444**
Todesursachen-Statistik   169, **503**
  Pneumonie   263
Toilettentraining   56, 57
Torsionsileus   285
Toxoplasma gondii   508
Toxoplasmose   508
TPHA   367
Tränenersatzmittel   82
transösophageale Echokardiographie   130, 140
Traumatologie   **481**
  Beckenfrakturen   493
  Frakturen   **483**
  Rippenfrakturen   490
  Schädel-Hirn-Trauma   **486**
    Compressio cerebri   487
    Contusio cerebri   487
  Temperaturschäden   500
  Verletzungen oberer Extremitäten   490
  Verletzungen unterer Extremitäten   493
  Wirbelsäulenverletzungen   489
Treponema pallidum   362, 366, 507
Trichomonas vaginalis   362, 368, 508
Trichophyten   496
Triglyzeride   184, 397
  Cholesterin/HDL-Quotient   170
  Indikation zur Lipidtherapie   399
Triglyzerid-Lipase   380
Trigonum vesicae   374
Trinkmenge   41, **57, 61**
  Trinkbilanz   24
  Trinkmengekontrollblatt   62
Trinkunfähigkeit   62
Trochlearisparese   83
Troponin   8
Troponin T   180
Troponin-T   8
TSH   8, 415, 418, 422
  erhöhtes (DD)   416
  erniedrigtes (DD)   416
Tuberkulintest   274, 276
Tuberkulose   **271**
  (siehe auch Lungentuberkulose!)
  Knochen-Tbc   276
  Lymphknoten-Tbc   271
  Therapie   277

Tuberkelbazillus 272
Umgebungsuntersuchungen 277
Urogenital-Tbc 271, **333**
weltweit 272
Tubulusnekrose 342, 343
Tumor
    Abklärungsplan 443
    allgemeine Tumorlehre 441
    bösartig (maligne) 441
    gutartig 441
    gutartig/bösartig **442**, 442
    Metastasierung 441
    Tumormarker **443**
TUR-P **350**
TVT (tension free vaginal tape) 69
Typhus 47

U

Übelkeit, siehe Nausea
Übergewicht, siehe Adipositas
Überlaufblase 325, 369
Überlaufinkontinenz 71, 348, 349
UKPDS, siehe unter Diabetes mellitus
Ulcus cruris 35, **219**
    arterielles Ulkus 220
    Behandlung **221**
    bei CVI Stadium III 219
    diabetisches **411**
    Differentialdiagnose 220
    gemischt arteriell-venös 220
    konservative Therapie 220
    Lokalbehandlung 221, **222**
    venosum 222
Ulcus duodeni 15, **291**
    Risikofaktoren 291
Ulcus molle 363
Ulcus ventriculi 15, **291**
    DD Magenkarzinom 293
    perforatum 15
Umbilikalhernie, siehe Hernien
Umgebungsuntersuchungen (Tbc) 277
Umweltverschmutzung und COPD 257
Unguis incarnatus **498**
Unruhe, innere 415, 418
Untergewicht 40
Upper-Airway-Resistance-Syndrom 234
Urämie **340**
    Symptome und Befunde **341**
Urethralinsuffizienz 68
Urethra-Striktur 354, 370
Urethritis, siehe Harnwegsinfekt
Urethrozystoskopie 348
Urge-Inkontinenz **69**
Uricult 323
Uridom 71, 77, 375
Urinansäuerung 71, 374
Urininkontinenz, siehe Inkontinenz (Urin-)
Urinretention
    siehe Harnverhaltung
Urinuntersuchung **321**, 331
    Bakteriologie 323

DD «roter Urin» 326, 328
Farbveränderungen 322
Uringewinnung 322
Urinsediment 322
Urogenitaltuberkulose 276, **333**
Urolithiasis 322, **334**
    Harnsteinchirurgie 335
    Steinzusammensetzung 334
    Therapie 335
Urologie **345**
Urosepsis 321
Urtica 113
Uteruskarzinom 362, 441
Uterusprolaps 73, **360**
Uveitis 82

V

Vaginalflora 358
Vaginalökologie 358
Vaginose, bakterielle 363, 367, 368
Varikophlebitis **214**
Varikosis, siehe Varizen
Varizella-Zoster-Virus 87, 112, 119
Varizellen 112
Varizen **212**
    Entstauungstherapie **226**
    Therapie **212**
    Varikosis 218, 225
Vasa nervorum 404
Vasculitis allergica 117
Vaskulopathie **437**
vaso-vagale Synkope, siehe Synkope
vegetative Dystonie 127, 163, 167
Vena cava-Filter 240
Vena saphena 212
Venendruck, indirekte Bestimmung **194**
Venen-Leiden **211**
Venenregeln **212**
venerische Erkrankungen **362**
    siehe auch genitale Kontaktinfektionen und sexuell
        übertragbare Krankheiten
Ventilationsstörung 231
Ventrikelseptumdefekt 137
Verbrauchskoagulopathie 436, 437
Verbrennungen **500**
    9er-Regel 500
    Grad-Einteilung 500
    Schweregrade (I-IV) 500
    Verbrennungsschock 501
Verdauungsenzyme 318
Verlaufsformen von Krankheiten 5
Verschlusskrankheit, periphere arterielle, siehe PAVK
Verstopfung, siehe Obstipation
vertebro-basiläre Insuffizienz 167
Verweigerungshaltung **63**
Verwirrungszustände, Differentialdiagnose 62
Vesicula 113
Vesiculae seminales 347, 351
Vestibularapparat 28
Vestibularis/Kleinhirnbrückenwinkel-Neurinom 167
Vestibularis-Ausfall, akuter 167

Vestibulopathien   28
Vibrio cholerae   46
Virchow'sche Trias   215
Viren (Übersicht)   **508**
Virulenz   511
Visus (Normwerte)   79
Visusstörung, siehe Sehbehinderung
Vitalparameter   **10**, 489
Vitamine
    Substitution   41
    Vitamin B12-Mangel   37, 420, 426
    Vitamin D (Osteoporose)   477
    Vitamin D-Mangel   480
    Vitaminmangel   37, 420
VLA-P (visuelle Laserablation Prostata)   **350**
Volumenmangel, siehe Exsikkose
Volvulus   15, 295, 296
Vorhofflimmern   **132**
    Antikoagulation   440
Vorhofseptumdefekt   137
Vorlast   189
Vulva-Atrophie   77

Zöliakie   50
Zollinger-Ellison-Syndrom   283
Zoster ophthalmicus, siehe Herpes zoster
Zuggurtungsosteosynthese   492
Zyanose   128, 229, 231
    Ausschöpfungszyanose   208
    periphere   128
    zentrale   128
Zylinder (Urinbefund)   323
Zyste   113
Zystennieren   344
Zystitis   327, **330**
    (siehe auch Harnwegsinfekt)
    bei Dauer-Katheter   330, 345, 373
    hämorrhagische   327
    mechanische   355, 371, 372, 375
Zystolithiasis   334, 349, 355
Zystoskopie   4, 328, 349
Zystostomie   371
    (siehe auch Dauerkatheter, suprapubischer)
Zysto-Urethrozele   68
Zystozele   73, 360, 361
Zytomegalie   363

W

Waist Hip Ratio   40, 387
Wärmestauung   501
Warze, seborrhoische   **115**
Wasserbedarf   **57**
Weichteilinfektionen   496
Weichteilrheumatismus   456, **469**
Wesensveränderung   488
Wiederbelebungsversuche   148
Wille des Patienten   **9**, 44
    bzgl. Operation   495
    Sterbewunsch   63
Windpocken   119, 508
Winkelblockglaukom   82, 93
Wirbelsäulenverletzungen   **489**
    Querschnitt-Syndrom   489
Wolff-Parkinson-White-Syndrom   134
Wundheilung, 4 Phasen   221
Wundheilungsstörungen   499
Wundliegen, siehe Dekubitus
Wundrevision   499
Wundstarrkrampf   499

X

Xanthelasmen   85
Xerodermie   114

Z

Zentralarterienverschluss   82, 87
Zentralvenenverschluss   82, 88
zerebrovaskuläre Erkrankungen   201
Zervikalsyndrom   460
Zeugungsfähigkeit   346
Zigarettenrauchen, siehe Rauchen
Zinkleimverband   221
Zinkmangel   37
Zirkumzision   352

Manfred D. Hafner / Andreas Meier

Geriatrische Krankheitslehre

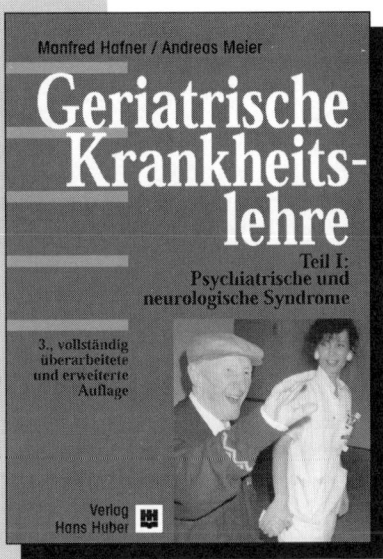

Teil I: Psychiatrische und neuro-psychologische Syndrome

3., vollständig überarbeitete Auflage 1998. 420 Seiten, Abb., Tab., Kt
DM 58.– / Fr. 49.80 / öS 423.–
(ISBN 3-456-83000-9)

Eine zunehmende Entfremdung zwischen ärztlichem und pflegerischem Wissen und Tun beeinträchtigt die optimale Zusammen arbeit in der Patientenbetreuung. Diese kann aber nur gewährleistet sein, wenn jede betreuende Person weiß, was die andere kann und tut.
Den Dialog zwischen Arzt- und Pflegeberuf auf dem Gebiet der Geriatrie zu fördern ist daher das Ziel dieses Buches. Der Inhalt bewegt sich über die Grenzen zwischen Arzt- und Pflegebereich hinweg und fördert eine interdisziplinäre Annäherung.
Einerseits werden sämtliche medizinischen Fachbegriffe erklärt, andererseits werden auch anspruchsvolle Themenkreise aus den Gebieten der Neurologie und Neuropsychologie beleuchtet.

Verlag Hans Huber
Bern Göttingen Toronto Seattle

http://Verlag.HansHuber.com

Alt sein ist keine Krankheit.

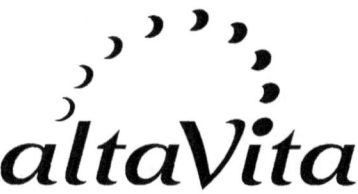

Alt sein ist keine Krankheit. Alt sein heisst, ein Leben aktiv gemeistert zu haben.
Wenn alte Menschen krank oder kranke Menschen alt werden entsteht eine spezielle Situation bei speziellen Menschen.
Und für diese speziellen Menschen wurden eigene medizinische Abklärungs- und Behandlungsmethoden entwickelt - altersmedizinische Methoden.

Altersmedizin.
Altersmedizin ist nicht einfach Medizin für Menschen über 65.
Altersmedizin ist Medizin für Menschen, bei denen die Kombination von Alterungsprozessen, chronischer Erkrankung und allenfalls akuter Erkrankung oder Unfall zu einer Situation drohenden Verlustes von Selbständigkeit geführt hat.

Der Verein zur Förderung der Altersmedizin altaVita unterstützt die Anliegen der Altersmedizin.
Die alten mehrfach kranken Menschen wie auch die in der Altersmedizin tätigen Fachleute geniessen zur Zeit weder viel Ansehen noch viel Unterstützung.
altaVita unterstützt deshalb gezielt die Altersmedizin: Durch Beiträge an Forschungs- und Entwicklungsprojekte, durch altersmedizinische Weiterbildungsveranstaltungen und durch den Aufbau und Betrieb einer mobilen geriatrischen Assessment-Einrichtung.
altaVita will Probleme im altersmedizinischen Bereich mit Ideen, innovativen Problemlösungen oder schlicht mit finanzieller Unterstützung angehen.

Auch Sie können einen wichtigen Beitrag zur Förderung der Altersmedizin im Interesse von hochbetagten, kranken Menschen leisten.
Eine Mitgliedschaft bei altaVita steht allen Interessierten, Betroffenen und deren Angehörigen offen.
Auch Gönner und Sponsoren sind sehr willkommen.

Weitere Informationen erhalten Sie bei:
altaVita
Verein zur Förderung der Altersmedizin
Tièchestrasse 99
8037 Zürich
E-mail: info@altavita.ch

Oder im Internet:
www. altavita.ch oder www.altersmedizin.ch.